北大医学"新时代"器官系统整合教材

供本科临床医学及相关专业用

神经系统

主　编　樊东升　王　韵

副主编　张卫光　袁　云　刘如恩　叶　珊

北京大学医学出版社

SHENJING XITONG

图书在版编目（CIP）数据

神经系统 / 樊东升，王韵主编．—北京：北京大学医学出版社，2025.1
ISBN 978-7-5659-3096-6

Ⅰ．①神… Ⅱ．①樊…②王… Ⅲ．①神经系统疾病－教材 Ⅳ．①R741

中国国家版本馆CIP数据核字（2024）第043727号

神经系统

主　　编：樊东升　王　韵
出版发行：北京大学医学出版社
地　　址：（100191）北京市海淀区学院路 38 号　北京大学医学部院内
电　　话：发行部 010-82802230；图书邮购 010-82802495
网　　址：http：//www.pumpress.com.cn
E - m a i l：booksale@bjmu.edu.cn
印　　刷：北京金康利印刷有限公司
经　　销：新华书店
责任编辑：郭　颖　　　责任校对：靳新强　　　责任印制：李　啸
开　　本：850 mm×1168 mm　1/16　印张：36.75　字数：1053 千字
版　　次：2025 年 1 月第 1 版　2025 年 1 月第 1 次印刷
书　　号：ISBN 978-7-5659-3096-6
定　　价：135.00 元
版权所有，违者必究
（凡属质量问题请与本社发行部联系退换）

编委会

主　　编　樊东升　王　韵

副 主 编　张卫光　袁　云　刘如恩　叶　珊

编　　委　（按姓名汉语拼音排序）

常　青（北京市神经外科研究所）	林国中（北京大学第三医院）
陈春花（北京大学基础医学院）	刘　彬（北京大学第三医院）
陈　璐（北京大学第三医院）	刘　波（北京大学人民医院）
陈素华（北京大学第三医院）	刘风雨（北京大学基础医学院）
陈晓东（北京大学第三医院）	刘怀存（北京大学基础医学院）
陈　新（北京大学第三医院）	刘　娜（北京大学第三医院）
崔素颖（北京大学基础医学院）	刘如恩（北京大学人民医院）
丁　虎（北京大学人民医院）	刘小璇（北京大学第三医院）
樊东升（北京大学第三医院）	刘尊敬（北京大学人民医院）
范存刚（北京大学人民医院）	栾丽菊（北京大学基础医学院）
方　璇（北京大学基础医学院）	马长城（北京大学第三医院）
傅　瑜（北京大学第三医院）	马国佛（北京大学第三医院）
高　枫（北京大学第一医院）	马千权（北京大学第三医院）
郭淮莲（北京大学人民医院）	南　燕（北京大学基础医学院）
韩芸峰（北京大学第三医院）	欧阳佳（北京大学人民医院）
何　洋（北京大学人民医院）	秦广彪（北京大学人民医院）
姜　红（北京大学人民医院）	司　雨（北京大学第三医院）
蒋海辉（北京大学第三医院）	宋红松（北京大学第三医院）
李　凡（北京大学第一医院）	孙建军（首都医科大学附属北京友谊医院）
李　慧（北京大学基础医学院）	
李小刚（北京大学第三医院）	万　有（北京大学基础医学院）
李亦婧（北京大学基础医学院）	王　涛（北京大学第三医院）
李永杰（北京大学人民医院）	王月丹（北京大学基础医学院）

王　韵（北京大学基础医学院）	于国强（北京大学第三医院）
王朝霞（北京大学第一医院）	于　涛（北京大学第三医院）
邬海博（北京大学第三医院）	于　宇（北京大学基础医学院）
吴　超（北京大学第三医院）	袁　云（北京大学第一医院）
伍　刚（北京大学人民医院）	张　嘉（北京大学第三医院）
武广永（北京大学人民医院）	张　嵘（北京大学基础医学院）
谢京城（北京大学第三医院）	张　巍（北京大学第一医院）
谢志颖（北京大学第一医院）	张卫光（北京大学基础医学院）
邢国刚（北京大学基础医学院）	张新华（北京大学人民医院）
杨辰龙（北京大学第三医院）	张新宇（北京大学第三医院）
杨　军（北京大学第三医院）	张　瑛（北京大学基础医学院）
杨　琼（北京大学第三医院）	张英爽（北京大学第三医院）
叶　珊（北京大学第三医院）	赵海燕（北京大学第三医院）
伊　鸣（北京大学基础医学院）	郑丹枫（北京大学基础医学院）
尹晓亮（北京大学第三医院）	钟延丰（北京大学基础医学院）

北大医学"新时代"器官系统整合教材评审委员会

主 任 委 员 乔 杰 陈宝剑

副主任委员 徐善东 王维民

委　　　员（按姓名汉语拼音排序）

常英军　丁士刚　樊东升　付　瑶
高　炜　韩江莉　纪立农　姜冠潮
李海潮　栗占国　刘　虹　齐建光
沈　宁　司天梅　唐　妮　田　华
王建六　王　颖　杨　莉

序

没有全民健康就没有全面小康。身处我国医学教育和健康事业发展的最佳历史机遇期，医学教育承担起培养高水平医疗人才的历史使命。人民群众对医疗健康的更高需求以及健康中国战略的全面推行、全球的新技术发展、生命科学进步，对全球疫情防治的反思和新医科建设都对医学人才培养提出了更高要求。

纵观全球医学教育发展，自1910年的Flexner报告发表以来，医学教育沿着以学科为基础、以问题为基础、以卫生系统为基础和以健康为基础的脉络发展。在健康需求和医学教育的新时代交汇点，以器官系统为中心的整合式教学模式，较传统的学科模式在结果导向的医学人才培养中更具适用性，更加符合胜任力导向目标。

整合课程通过打破学科之间的界限，实现基础医学知识、临床医学、公共卫生和医学人文知识与技能的有机整合，从而为医学生合理知识结构及能力素养的建立奠定基础，并通过对知识学习总量的合理控制，减少不必要的学时数，为胜任力导向医学教育的实施预留出时间和空间。

2019年，北京大学医学部全面启动新时代医学教育改革，以问题为导向，抓住促进学科交叉、完善信息化建设、提高创新能力培养等关键词迎难而上，确定了"引领中国医学教学的发展方向、创造中国医学教学的美好未来"的改革愿景；提出了"革新传统的教学理念和模式、提高教师队伍的教学水平、培养拔尖医学创新人才"的改革目标。通过创新教学模式，打破基础医学、临床医学、公共卫生、医学人文等学科内部和学科之间的界限，创建以"医学基础综合＋器官系统课程"为主的课程模式，将原来以学科、教师为主的知识呈现方式的教学转变为以器官系统、学生为中心的知识建构过程，引导学生主动构建螺旋式上升的知识体系。同时，通过早期接触临床、高度融合的课程体系和系统的临床思维培养，增强临床医学专业学生的职业认同感，激发学生的学习热情和潜力，培养学生自主学习、终身学习的能力，树立"大卫生""大健康"的观念。

整合课程系列教材与课程体系保持一致的整合内涵和编排逻辑，围绕肌肉骨骼血管、呼吸、消化、神经、血液、精神、内分泌、风湿病、泌尿、生殖系统和儿童健康与疾病共12个模块，并以临床诊断学基础贯穿全程，突破学科界限组织教学内容，将传统以学科为单位的知识传授，转换成以人体系统为单元的知识和能力要求。

教材是学生学习的直接依据，是实现立德树人和学科育人的重要途径。本套教材旨在探索多维度整合，包括基础与基础间、临床与临床间的横向整合，基础与临床间的纵向整合，以及跨学科整合，实现基础与临床的相互观照。以内容整合为外在抓手，以思维培养为贯穿主线，将整合的内涵和思维外显化、具象化。在内容选择上，始终以本科生培养目标和未来临床所需为标准，体现核心知识，帮助学生构建知识图谱，为学生的未来发展搭建"脚手架"。希冀通过以上努力，使这套教材由老师教授所用的"教材"向学生自主学习所需的"学材"转变，将学生培养成爱学、善学、精学且具有人文情怀的未来医者。

琢之磨之，玉汝于成。"北大医学"在时代进步的浪潮中，坚定自信，扎实践行，提质增效，将谱写出医学教育内涵式发展的新篇章。

乔 杰

前言

在国家新医科发展战略的引领下，医学教育正经历着前所未有的变革。这一战略强调以"大健康"理念为核心，深化医教协同，推进教育教学改革，优化医学专业结构，促进信息技术与医学教育的深度融合，旨在建设具有中国特色、世界水平的一流医学专业，培养一流的医学人才，服务健康中国建设。在这样的宏观背景下，器官系统整合教材——《神经系统》应运而生，它不仅是一部教材，更是国家医学教育战略的具体实践。

本教材的突出之处在于，它以医学教学经验为导引，力图用最简单清晰的方式，呈现复杂的概念。编写者们不仅仅是在呈现事实，更希望能使医学生意识到，在神经系统这一人类最复杂的系统中，不论是基础神经科学还是临床神经疾病，都还有很多未知的问题亟待探索。我们希望通过这本教材，不仅帮助医学生更好地从临床视角学习和理解神经系统的基础知识和基本理论，初步掌握一些神经系统疾病诊治的基本技能，而且能够激发他们对基础及临床神经科学的兴趣和热情。

在创新型医学人才的培养中，我们深刻认识到，仅仅依靠简单的知识积累是远远不够的，还需要通过实践、研究与探索来实现。因此，我们鼓励学生积极投身到神经系统相关基础科学及临床问题的学习、研究与探索中去，以期成为未来我国医学事业发展亟需的临床科学家。

"以器官系统为中心"的新时代教改课程教材的编写，是一种全新的尝试。在这一过程中，可资参考的材料极为有限，各位编写者花费了大量的时间和精力，每一章节都通过反复的集体讨论、斟酌和修改，付出了艰辛的劳动。在此，向参与本教材编写的所有老师及出版社的编辑致以衷心的感谢！

然而，我们也清醒地认识到，尽管已经尽了最大努力，在编写过程中仍难免存在疏漏甚至不当之处。因此，恳请同学、老师和专家同道的批评指正，以便我们及时进行修改或勘误，不断优化和完善这本教材，为培养新时代的医学人才贡献力量。

再次感谢各位对本教材的关注和支持，让我们携手共进，为实现健康中国战略目标而努力。

樊东升

目录

神经系统导论 ········· 001

一、神经系统发展简史 ········· 001
二、现代医学对神经系统的理解 ········· 002
三、新技术在神经系统探究的应用 ········· 003
四、怀揣创新精神探索神经系统 ········· 005
五、神经系统学习导读 ········· 006

第一章 神经系统基础 ········· 008

第一节 神经组织和神经细胞 ········· 008

一、神经组织的发生 ········· 009
二、神经元 ········· 010

第二节 神经系统的组成和脑外形 ········· 021

一、神经系统的构成 ········· 021
二、神经系统的常用术语 ········· 022
三、脊髓 ········· 023
四、脑干 ········· 025
五、小脑 ········· 028
六、间脑 ········· 029
七、端脑 ········· 031

第三节 神经元信息传递和神经反射 ········· 034

一、突触传递 ········· 035
二、神经递质 ········· 042

第二章 感受器 ········· 060

第一节 感受器概述 ········· 060

一、感受器的一般生理特性 ········· 062

二、躯体感觉感受器 …………………………………… 066
第二节　感受器的结构和功能 …………………………… 071
　　一、视器 …………………………………………………… 072
　　二、前庭蜗器 …………………………………………… 088
　　三、嗅觉和味觉感受器 ………………………………… 100

第三章　周围神经系统 …………………… 104

第一节　脊神经 ……………………………………………… 104
　　一、颈丛 ………………………………………………… 106
　　二、臂丛 ………………………………………………… 108
　　三、胸神经前支 ………………………………………… 112
　　四、腰丛 ………………………………………………… 112
　　五、骶丛 ………………………………………………… 113
第二节　脑神经 ……………………………………………… 116
　　一、嗅神经 ……………………………………………… 118
　　二、视神经 ……………………………………………… 118
　　三、动眼神经 …………………………………………… 120
　　四、滑车神经 …………………………………………… 121
　　五、三叉神经 …………………………………………… 121
　　六、展神经 ……………………………………………… 123
　　七、面神经 ……………………………………………… 124
　　八、前庭蜗神经 ………………………………………… 126
　　九、舌咽神经 …………………………………………… 127
　　十、迷走神经 …………………………………………… 128
　　十一、副神经 …………………………………………… 130
　　十二、舌下神经 ………………………………………… 131
第三节　内脏神经系统 ……………………………………… 132
　　一、内脏神经系统周围部 ……………………………… 132
　　二、作用于内脏神经的药物 …………………………… 143

第四章　中枢神经系统 …………………… 156

第一节　脊髓 ………………………………………………… 156
　　一、灰质 ………………………………………………… 157

- 二、白质 …… 160
- 三、脊髓的功能 …… 163
- 四、脊髓的被膜与血管 …… 164
- 五、脊髓损伤与脊髓的定位诊断 …… 167

第二节 脑干和小脑 …… 169
- 一、脑干 …… 170
- 二、小脑 …… 184

第三节 间脑 …… 188
- 一、背侧丘脑 …… 188
- 二、后丘脑 …… 191
- 三、上丘脑 …… 191
- 四、底丘脑 …… 191
- 五、下丘脑 …… 191

第四节 端脑 …… 193
- 一、大脑皮质 …… 194
- 二、侧脑室和基底核 …… 198
- 三、大脑半球的髓质 …… 201
- 四、嗅脑和边缘系统 …… 204
- 五、基底前脑 …… 205

第五节 神经系统的感觉分析功能 …… 206
- 一、感觉传导通路 …… 207
- 二、脊髓和脑干的感觉传导功能 …… 209
- 三、丘脑及其感觉投射系统 …… 212
- 四、大脑皮质的感觉分析功能 …… 213

第六节 神经系统对姿势和躯体运动的调节 …… 223
- 一、概述 …… 224
- 二、脊髓对姿势和躯体运动的调节 …… 228
- 三、脑干对肌紧张和姿势的调控 …… 236
- 四、大脑皮质对躯体运动的调节 …… 238
- 五、基底核对躯体运动的调节 …… 242
- 六、小脑对躯体运动的调节 …… 245

第七节 神经系统对内脏活动的调节 …… 247
- 一、脊髓对内脏活动的调节 …… 248
- 二、低位脑干对内脏活动的调节 …… 248

三、下丘脑对内脏活动的调节 ……………………………… 249
四、边缘系统对内脏活动的调节 …………………………… 252
五、大脑新皮质对内脏活动的调节 ………………………… 252
六、内脏与大脑的相互作用 ………………………………… 252
七、应激 ……………………………………………………… 252

第八节 脑电活动、睡眠-觉醒 ………………………………… 254
一、脑电活动 ………………………………………………… 255
二、睡眠-觉醒及睡眠障碍 …………………………………… 259

第九节 学习与记忆、语言与认知 …………………………… 266
一、学习与记忆概述 ………………………………………… 267
二、语言 ……………………………………………………… 275
三、认知 ……………………………………………………… 277

第五章 脑血管病 …………………………………………… 280

第一节 脑血管病基础 ………………………………………… 280
一、概述 ……………………………………………………… 281
二、脑血管解剖与影像 ……………………………………… 282
三、脑血管病的病理生理学 ………………………………… 303

第二节 缺血性脑血管病 ……………………………………… 308
一、短暂性脑缺血发作 ……………………………………… 309
二、脑梗死 …………………………………………………… 315
三、脑静脉系统血栓形成 …………………………………… 321

第三节 出血性脑血管病 ……………………………………… 325
一、脑出血 …………………………………………………… 326
二、蛛网膜下腔出血 ………………………………………… 333

第六章 癫痫、疼痛 ………………………………………… 340

第一节 癫痫 …………………………………………………… 340
一、癫痫的基本概念 ………………………………………… 341
二、癫痫的流行病学 ………………………………………… 342
三、癫痫的病因 ……………………………………………… 342
四、癫痫的发病机制 ………………………………………… 344
五、癫痫相关的分类与临床特征 …………………………… 345

六、癫痫的诊断 ……………………………………… 355
七、癫痫的治疗 ……………………………………… 357
第二节 疼痛 …………………………………………… 372
一、疼痛概述 ……………………………………… 373
二、镇痛药 ………………………………………… 380
三、头痛 …………………………………………… 388

第七章 神经系统遗传、退行性疾病 …………… 395

第一节 神经系统遗传性疾病 …………………… 395
一、概述 …………………………………………… 396
二、常染色体显性遗传脑动脉病伴皮质下梗死及
白质脑病 ………………………………………… 399
三、脊髓小脑性共济失调 ………………………… 402
四、抗肌萎缩蛋白病 ……………………………… 404
五、线粒体脑肌病伴高乳酸血症和卒中样发作 … 408

第二节 神经系统退行性疾病 …………………… 413
一、概述 …………………………………………… 414
二、阿尔茨海默病 ………………………………… 414
三、帕金森病 ……………………………………… 423
四、运动神经元病 ………………………………… 430

第八章 神经系统免疫及感染相关性疾病 ……… 434

第一节 神经系统疾病的免疫学基础 …………… 434
一、免疫的概念及其作用机制 …………………… 435
二、神经系统的免疫豁免现象及其作用机制 …… 436
三、神经系统中的免疫系统成分及其生理功能 … 439
四、神经系统疾病的免疫学防治 ………………… 444

第二节 中枢神经系统免疫性疾病 ……………… 446
一、CNS特发性炎性脱髓鞘病 …………………… 447
二、副肿瘤综合征 ………………………………… 458

第三节 周围神经系统免疫性疾病 ……………… 462
一、免疫性周围神经病 …………………………… 463
二、免疫性神经肌肉接头疾病 …………………… 469

三、特发性炎性肌病 ······ 473
第四节 神经系统感染性疾病 ······ 485
一、神经系统细菌感染 ······ 486
二、神经系统真菌感染 ······ 489
三、神经系统螺旋体感染 ······ 491
四、神经系统寄生虫感染 ······ 493
五、神经系统病毒感染 ······ 495
六、朊蛋白病 ······ 497

第九章 神经系统外伤、肿瘤 ······ 502

第一节 神经系统外伤 ······ 502
一、概述 ······ 502
二、神经系统外伤生物力学机制 ······ 502
三、脑水肿 ······ 504
四、颅内压增高 ······ 504
五、脑疝 ······ 506
六、神经系统损伤分类 ······ 509
七、临床病例 ······ 510

第二节 神经系统肿瘤 ······ 527
一、概述 ······ 528
二、胶质瘤 ······ 528
三、脑神经和椎旁神经肿瘤 ······ 534
四、脑（脊）膜瘤 ······ 537
五、鞍区肿瘤 ······ 539
六、间叶性非脑膜上皮来源的肿瘤 ······ 541
七、淋巴和造血系统肿瘤 ······ 544
八、生殖细胞肿瘤 ······ 545
九、CNS的转移性肿瘤 ······ 546
十、头皮颅骨肿瘤 ······ 548

参考文献 ······ 552

中英文专业词汇索引 ······ 556

神经系统导论

一、神经系统发展简史

早在3700多年前的公元前1700年，设计建造金字塔的古埃及建筑师同时也是一位了不起的医生——伊姆霍特普（Imhotep），就已采用象形文字的"脑""脑膜"等现代医学专用名词描述人体神经系统及相关组织的构造。使用这些古老的象形文字，伊姆霍特普描述了颅脑损伤导致人体对侧肢体的瘫痪、颈椎脱位导致四肢瘫痪以及尿失禁。在对一例颅骨外伤男子进行描述的文献中，他生动地描绘了颅骨破碎处脑的肿胀及向外突出、伤侧的眼睛斜视、伤者曳步而行等症状。这一切表明，人类远在古埃及时代，就已经充分注意到脑创伤可以导致身体功能障碍。这是人类医学史上迄今第一份有文字记载的医学文献，也是人类认识神经系统及其相关疾病的发轫之作。

在古希腊时代，心脏被视为灵魂、意识和思想的中心。然而，希波克拉底（Hippocrates）这位被尊为西方医学之父的先哲却不以为然，他认为脑不仅与感觉有关，也是智慧的来源，听觉、视觉等感官都与脑相连，脑也与意识和思想相关。另一位古希腊先贤亚里士多德（Aristotle）也曾描述过脑，并对大脑和小脑进行了剖析和区别，然而，亚里士多德坚持认为意识来源于心脏而非大脑，大脑只不过是一个散热器官而已，是用来冷却被心脏加热的血液的，颇有"心灵涌动热血，而头脑保持冷静"的喻义。

在公元1世纪的罗马帝国时代，盖伦（Galen）医生应用实验动物模型，发现了动脉运输血液，在肾形成尿液。同时，他在对神经系统结构的研究中，发现了我们今天所知道的12对脑神经中的7对，以及颈、胸、腰、骶部位的神经和神经丛。盖伦通过对脑损伤的研究，重拾希波克拉底的观点，确定了脑功能理论，从而彻底纠正了亚里士多德的错误观念，明确了人类的意识和思想皆产生于大脑。因此，盖伦也被认为是人类医学史上仅次于希波克拉底的第二个医学权威，而这一时期也被称为人类早期神经系统及其疾病研究发展的第二个伟大阶段。

文艺复兴以后的17世纪，英国医生威利斯（Willis）出版了其著名的《脑解剖学》专著。在这本重要的著作里，威利斯详细描写了脑部解剖和脑血液循环的结构和特点，从而奠定了神经解剖学的基础。作为一名卓越的解剖学家，他将大脑从颅骨中取出，较前人更为仔细地观察大脑的构造，最早发现并准确地描述了大脑动脉环，阐述了它的生理功能。后人为纪念他的贡献，将大脑动脉环命名为威利斯环（Circle of Willis）；除此而外，威利斯还是对脑神经和脊神经加以区分的第一人，并将脊神经进一步分为周围神经和自主神经。此外，他还对脊髓进行了详细的描述。1664年，威利斯首次使用"神经病学（Neurology）"一词，提出神经病学应作为一门独立的学科，并于1667年出版了其神经病理学方面的专著——《脑病理学》，由此奠定了神经病学这门临床学科坚实的理论基础，因此，威利斯被认为是近代神经病学当之无愧的缔造者和奠基人。

1786年，意大利生理学家伽伐尼（Galvani）偶然发现起电机放电时会引起蛙腿的肌肉收缩，这被视为神经电生理学发展的起点。但直到19世纪中叶，才由德国生理学家杜布瓦-雷蒙（du Bois-Reymond）通过实验，证明了神经在受电刺激时会沿神经冲动方向产生电位变化，进而发现了神经的动作电位和静息电位，以及运动神经离心传导和感觉神经向心传导的生物电变化。杜布瓦-雷蒙也因此成为现代神经电生理学的奠基人，开启了神经系统功能研究的新时代。

细胞学说是19世纪生命科学最伟大的发现之一。作为创立人之一而开创了现代组织学先河的德国动物学家和生理学家施万（Schwann），在神经系统研究方面也做出了深入和杰出的贡献。他通过研究发现，周围神经系统的神经胶质细胞是沿着神经元的突起分布的，它包绕轴突形成髓鞘，起着绝缘、保护和营养的作用，这些神经胶质细胞后来被命名为施万细胞（Schwann cell）。

1861年，法国外科医生和神经病理学家布罗卡（Broca）通过细致的临床观察，描述了2例只能听懂别人的话但自己却不能说话的患者。后来，他通过解剖学研究发现，这类患者的病变位于左额叶后下部。经过更多病例资料的积累分析，布罗卡提出人脑的语言中枢位于左侧半球的额下回后部，并宣称人是"用左侧半球说话"。以后，根据左、右利手的不同，人们确定优势半球的该区域为布罗卡区，这种运动性失语也被称为布罗卡失语。这是人类第一次证明我们的某一特定能力与大脑的某一特定区域有关。布罗卡的发现促进了对脑功能的研究，在其后大约20年里，大脑的大部分功能区域得以被精确地绘制出来。

现代临床神经病学的发展与19世纪法国医生夏科（Charcot）的名字密不可分，后者被誉为"神经病学之父"，不仅仅因为他在神经精神疾病专业知识上的巨大贡献，还与他在教书育人上"桃李不言，下自成蹊"有很大关系。在神经精神疾病领域发展史上有许多大名鼎鼎的人物，如弗洛伊德、巴宾斯基等，他们都曾是夏科门下的学生。

20世纪是现代医学及生命科学大发展的时期。俄罗斯生理学家巴甫洛夫（Pavlov）创立的著名的条件反射学说，奠定了其作为高级神经活动生理学的奠基人的地位，并因此荣获了1904年诺贝尔生理学或医学奖。巴甫洛夫也是世界上第一个获得诺贝尔奖的生理学家。

1924年，德国精神病学家伯杰（Berger）用两根白金针从患者头皮刺入，针尖直抵颅骨，然后将它们作为记录电极，用真空管放大器将此电场所传出的电流加以放大，用普通心电图电流计记录其电位差，首次发现并记录了脑电图的α波及β波。通过进一步的研究，确认这两种波型是脑的正常活动，故将其命名为脑电图（electroencephalogram）。之后，伯杰相继观察并报道了正常人及癫痫、脑肿瘤和精神病患者的脑电图。如今，脑电图检查技术已经发展成熟为一项临床重要检测手段，伯杰则被公认为是脑电图的创始人。

二、现代医学对神经系统的理解

如今，在前人对神经系统知识不断探索和积累的基础上，我们已经知晓神经系统是整个人体的控制枢纽，它接收和处理来自各种感觉器官的外部和内部环境的信息，然后由这个系统中的大脑从几种可能的方案中进行选择，产生并控制身体的反应。而从感觉器官接收到的信息，也可能被储存为一种"记忆"，去整合过去的历史和现在的经验。

神经联系和整合的主要中心结构是大脑和脊髓，两者合称为中枢神经系统（central nervous system）。由脑神经、脊神经及其相关神经节组成的周围神经系统（peripheral nervous system）则负责进出大脑和脊髓的信息传递。大脑和脊髓在骨性的颅骨和脊柱中受到很好的保护，它们浸泡在流动于大脑内部一系列相互连接的腔室及脊髓内外的脑脊液中；而周围神经系统则位于骨骼之外，因此缺乏骨骼良好的保护。

将神经冲动传送到中枢神经系统的神经，称为传入（或感觉）神经；而将神经冲动传送到中枢神经系统以外的神经，则称为传出（或运动）神经。支配躯干或四肢的传入或传出神经也被称为躯体神经，而那些支配内脏平滑肌、血管和心肌的神经，被称为内脏神经，另有支配腺体的神经，则被称为分泌神经。

大脑和脊髓由神经细胞（神经元）组成，并由一种被称为神经胶质细胞的特殊细胞所支撑。

每个神经元都有一个细胞体和几个突起。传统上，神经元是根据它们的大小、数量、长度和突起的分支来进行分类的，这些突起被归类为轴突或树突。

轴突是一个长长的突起，通常是单个的，在其从细胞的起源处与细胞体之间有明显的界线。它一般但不完全地将脉冲（动作电位）引导出细胞体。周围神经系统中直径大于 1 μm 的轴突和中枢神经系统中直径大于 0.25 μm 的轴突具有髓鞘，轴突的长度与髓鞘直径是一致的。树突与细胞体的轮廓结合在一起，它们分布广泛，形成细胞的受体位点，因此倾向于将信息传递给胞体。

神经纤维由轴突及其支持细胞组成。神经元在功能上是由突触（synapse）连接起来的，突触是一个神经元和另一个神经元之间的小间隙，信息通过这个特殊的位点由化学信使（神经递质）进行传递。

神经递质与细胞体或轴突上的受体相互作用，这种相互作用导致细胞功能的改变。神经递质可分为兴奋性、抑制性和调节神经元功能的三类。在中枢神经系统中，最常见的兴奋性神经递质是一种氨基酸——谷氨酸。大脑中最普遍的抑制性神经递质是 γ- 氨基丁酸，脊髓中的则是甘氨酸。发挥调节作用的神经递质不会直接刺激或抑制神经元，但可能会改变神经元对兴奋性或抑制性神经递质的反应或敏感性。中枢神经系统中其他常见的神经递质有乙酰胆碱、多巴胺、去甲肾上腺素和神经肽。更复杂的因素是，给定的递质可能既有兴奋性又有抑制性，它取决于相关细胞突触后膜上受体的性质和反应。

大脑和脊髓由两种组织组成：灰质和白质。灰质由神经纤维网（neuropil）组成，它是轴突和树突的混合物，彼此建立突触联系。灰质还含有神经元细胞体和神经胶质细胞。白质由神经纤维和周围的神经胶质细胞组成。在中枢神经系统中，有共同起源和归宿的神经纤维束被称为神经束。在周围神经系统中，神经纤维束形成周围神经和神经根。传导通路是功能上相互连接的神经元链。

此外，存在于中枢和周围神经系统的神经纤维可以被描述为有髓纤维或无髓纤维。有髓神经纤维是那些被绝缘的髓鞘包围的轴突，这种髓鞘是由中枢神经系统中被称为少突胶质细胞的支持神经细胞和周围神经系统中的雪旺氏细胞产生的；后者促进受损神经纤维的再生。

三、新技术在神经系统探究的应用

尽管在解剖学和组织学上，人们对神经系统似乎已有了较为详尽的了解，然而，用历史发展的眼光看，对大脑这样一个超级复杂的系统，人们今天所拥有的知识其实仍远远不足。纵观神经科学发展的悠久历史，尽管人类对脑功能的认识与研究已取得长足进步，然而，神经系统迄今为止无疑仍然是人体内最为复杂也最为神秘的器官系统，在很多方面，我们对其仍知之甚少甚至几无所知。随着现代新技术新手段的不断发展和进步，即便是古老的解剖学知识，也在不断地有新的发现，甚至对原有认识产生颠覆性的更新。

譬如，近年来一项关于大脑结构领域的研究获得重磅突破：美国麻省总医院 Fultz 等发现在睡眠状态下，神经胶质细胞会组成一种起到清除大脑废物作用的类淋巴系统，这个系统揭示了脑脊液在运输、清理大脑废物中的复杂作用。但这个系统基于传统解剖学和组织学研究方法是难以观测到的，因为它只在活体组织处于睡眠状态时才会呈现，换言之，这些新突破的前提是工具与方法的革新和进步，是伴随着现代神经成像技术的快速发展，方使研究者得以在更高的分辨率上研究活体状态下的神经系统。

这样的例子近年来越来越多。例如脑脊液如何在蛛网膜下运输一直是一个未解之谜，根据以前的研究结果，脑膜在传统教科书中一直都被认为是由硬脑膜、蛛网膜和软脑膜这三层膜所组成。美国罗切斯特大学 Nedergaard 与丹麦哥本哈根大学 Møllgård 教授共同主导的一项研究，聚焦包裹在脑组织周围的脑膜，他们使用能够探测组织深层内部结构的双光子显微镜技术，利用绿色荧光蛋白标记了 Prox1 蛋白（淋巴液发挥作用所需的转录因子），同时对血管、星形胶质细胞等分别进行标记，这样就能在双光子显微镜下捕捉到这些分子或细胞的结构分布。这项技术的高分辨率使人们首次看到了前所未见的结构，即在蛛网膜下方的空间里，还有一层含 Prox1 蛋白的细胞整齐地排列着，与疏松的胶原纤维交织，这层膜将人们原来熟知的蛛网膜下的空间分成了内、外两个区域，这个新发现的结构被命名为蛛网膜下淋巴样膜（subarachnoidal lymphatic-like membrane，SLYM）（图 0-1）。SLYM 虽然非常薄，厚度仅为一个或几个细胞，却形成了一道紧密的屏障，使得细胞因子、生长因子这些脑脊液中的物质无法穿过。由此，SLYM 将"干净"与"脏"的脑脊液区分开来。

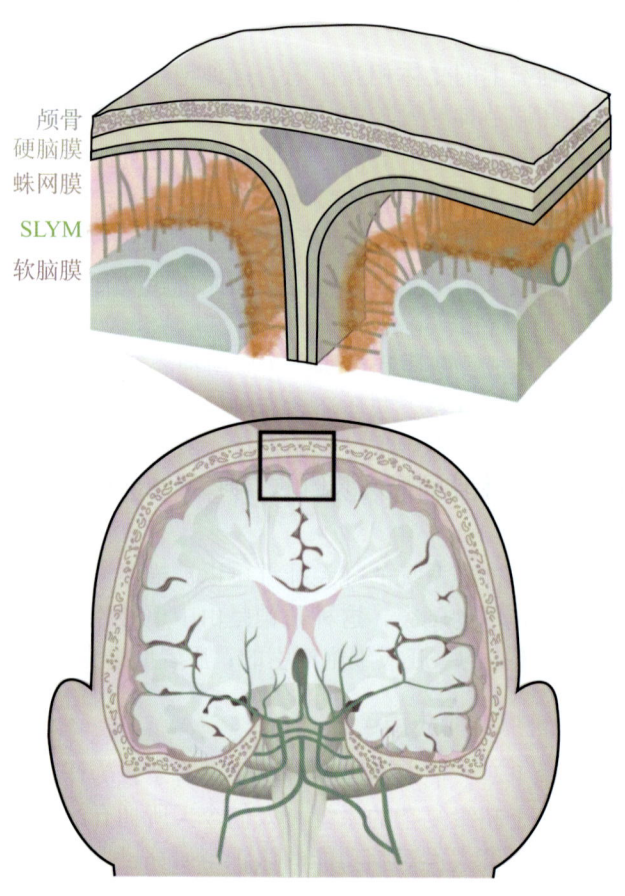

图 0-1　蛛网膜下淋巴样膜（SLYM）的解剖位置

在类淋巴系统中，SLYM 的存在引导了脑脊液的受控流动以及与静脉血液的物质交换：一方面，新鲜的脑脊液能够流入，同时冲洗与老年痴呆或其他神经系统疾病相关的毒性蛋白；另一方面，SLYM 在大脑的免疫防御机制中也扮演了重要角色，它含有大量中枢神经系统免疫细胞，这些细胞通过 SLYM 在大脑表面进行监视，从而扫描流经它的脑脊液，监测是否有感染的迹象。当大脑遭遇创伤、SLYM 破损时，就会影响脑脊液的流动，造成类淋巴系统的损伤，进而导致外部的免疫细胞穿过 SLYM 而抵达大脑——这可能解释了为什么经历创伤的大脑，会出现长期的神经炎症。

新发现的 SLYM 不仅加深了人们对大脑结构的认识，将教科书上一直以来描述的 3 层脑膜结构改写为 4 层，使人们能够更深入地理解类淋巴系统的工作机制，并且开始探寻 SLYM 在脑部疾病中的作用和影响。根据这项研究，多发性硬化、中枢神经系统感染以及老年痴呆等许多疾病，都可能由 SLYM 功能异常引起或者加剧。事实上，在这层极其菲薄的膜上，还有很多未知的功能等待日后更加深入地挖掘。

四、怀揣创新精神探索神经系统

除了新的技术能够帮助人们对神经组织结构的认识不断更新完善，对神经系统发育及功能进行更普遍的机制解析，诸如发育过程中装配起来的神经回路是如何感受周围世界、如何实施行为的？它们如何从记忆中找回知觉，以及一旦找回，它们又是如何能对知觉的记忆有所作用的？再比如情绪是如何影响人的思想和行为的？以及当情绪、思想和行为异常时，为什么会产生抑郁、狂躁、精神分裂和老年痴呆等病症？这些都是极为复杂的问题，其复杂程度远远超过我们在其他生物学领域中曾经遭遇的问题。因此，神经系统及其相关疾病毫无疑问是当今生物学及医学中最大的挑战。

对于一些人们认为早已是基本医学常识的神经系统的解剖知识，当用临床这只"眼睛"去凝视它时，有时也会产生颠覆以往认知的新观念。众所周知，人的右脑控制左手，左脑控制右手，当一侧大脑受损时，相应大脑与手之间的"通路"被打断，因此会导致病变大脑对侧的肢体瘫痪而失去功能，这早在古埃及时代就已由伊姆霍特普（Imhotep）医生采用古老的象形文字进行了描述。那么，对于患者的治疗，在通常情况下，医生大多会考虑如何去挽救受损的大脑，从而使其支配的对侧肢体功能尽可能获得保存。

然而，是否可以换个思路，将因大脑受损而瘫痪侧的支配神经转接到另一侧健康的"大脑-手"的神经通路上，使健侧的大脑同时控制和支配两只手呢？这一突破常理的大胆设想，来自于我国手外科著名学者徐文东、顾玉东教授团队，他们根据丰富的临床经验，提出有没有可能在外周建立由健侧大脑半球到瘫痪肢体的"通道"，使健侧大脑控制左、右两侧肢体，从而使瘫痪上肢重获新生！

这一大胆想法在大量动物实验中得到了验证，随后在临床上进行了一项Ⅱ期随机、双盲对照、前瞻性临床试验——"健侧颈神经移位手术治疗脑卒中后上肢痉挛性瘫痪"。在这项临床研究中，他们通过手术将健侧上肢颈神经移位至瘫痪侧的颈神经，避开损伤侧大脑半球，使瘫痪上肢与同侧健康大脑半球相连接，激发健康大脑半球的潜能，从而促使瘫痪上肢恢复功能（图0-2）。研究结果显示，接受创新手术治疗的患者，不仅偏瘫上肢运动功能较传统康复治疗组明显改善（Fulg-Meyer 评分，手术组平均提高 17.7 分，对照组平均提高 2.6 分），且功能磁共振和经颅磁刺激检查均证实手术后健康大脑半球除了支配原有上肢外，还建立了对偏瘫上肢的支配，用临床实践成功验证了外周神经通路改变影响中枢功能重塑的新理论。

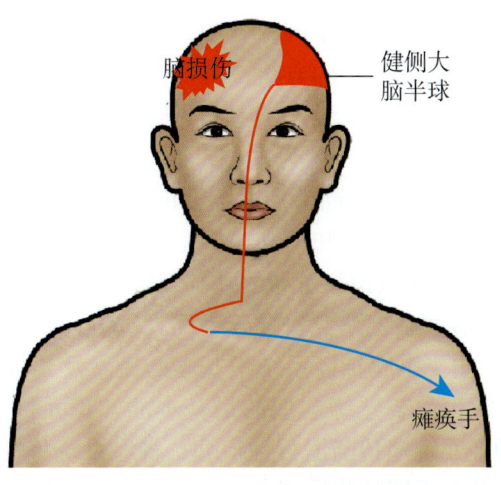

图 0-2　健侧颈神经移位术

2017年12月21日，复旦大学华山医院徐文东、顾玉东教授将该项研究成果以原创论著形式发表于世界医学权威期刊《新英格兰医学杂志》，将人类对大脑可塑性的了解推进了一大步，在国际上提出了一个脑科学领域的全新观点：一侧大脑具有同时控制双侧上肢的潜能！2024年6月，这项极具源头创新的成果，荣获国家科技进步一等奖。

这一研究成果的发表不仅为中枢损伤后致上肢痉挛性偏瘫的广大患者带来了福音，使这些曾经生活不能自理的患者重获一双灵巧的手，拓展了手外科的学科领域，而且为人类认识大脑、调控大脑提供了新视角，具有重要的科学意义和社会效益，因此，这项全新技术被国际专家赞誉为"全新治疗领域的开端"。但是，正如徐文东教授所指出的，现在这一全新的技术还处在发展阶段，神经移位接通后，诸如健侧大脑是如何与手进行信息交互、反馈的，还有许许多多的问题尚待研究和阐明，在人类认知大脑功能的漫漫旅途中，与其说是解决了一个问题，不如说是提出了更多的问题。

鉴于此，美国早在1989年就已批准其科学家提出的"脑的十年"（the Decade of Brain, 1991—2000），之后包括欧洲诸国以及日本在内的许多国家也相继分别提出了自己的"脑计划"，神经科学研究因此成为当今世界生命科学最重要和最活跃的一个领域，受到空前的重视和发展。不论是基础研究方面的神经科学，还是临床实践方面的神经病学，二者在相互的促进中都取得了前所未有的进步。如今，我国的"脑计划"也已启动，相信通过中国科学家和临床医生的不懈努力，我们对神经系统的认识和研究也将取得丰硕成果，为人类的健康和福祉贡献中国人的智慧和力量。

五、神经系统学习导读

作为一名医学生，一方面，在本科学习阶段当然要学习和获得一些知识，打下坚实的基础；但另一方面，仅仅以掌握已有知识为目的的学习，显然并不是本科学习的主要目的。爱因斯坦曾说："大学教育的价值不在于记住很多事实，而是训练大脑学会思考。"曾任耶鲁大学校长20年之久的莱文说得可能更为极端："真正的教育不传授任何知识和技能，却能令人胜任任何学科和职业，这才是真正的教育。如果一个学生从耶鲁大学毕业后，居然拥有了某种很专业的知识和技能，这是耶鲁教育最大的失败。"

在学习神经系统的过程中，一方面要学习和吸收医学史上一代又一代先贤前辈在神经系统这一最具挑战性的器官系统领域所开创和积累下来的丰富的基础知识；另一方面，更要尊崇这些先贤前辈在探寻科学问题时对前人成果保持的一种尊重传统而不拘泥传统的批判精神，以独立思考的创新思维去探索、开拓和发展，为神经科学的发展贡献自己的一份力量。

为了提高医学生具备和拥有创造性的学习能力，迄今为止，全球的医学院校已探索采用多种多样的策略来教授神经科学这门复杂的学问，其中，最新的方法之一，是整合了解剖学、生理学、药理学等多种基础学科知识和门类的方法，其目的是使医学生对各种病理过程能达到一个整体认识的水平。而对于临床医学生来说，学习和了解一个如此复杂系统的正常和异常结构与功能，行之有效的办法之一是以临床问题为中心，通过临床老师对临床情景的介绍和带入，在讨论相关神经系统疾病的症状表征及诊断治疗所需要的知识中，去整合上述解剖学、生理学、药理学以及免疫学等更多相关基础学科的知识和内容，以获得基于临床视角的对各种神经疾病发生及发展过程更加全面和切合临床认识和思考的基础知识体系。

基于以上基础，神经系统器官系统整合教材分为两大部分，前面三章（神经系统基础、周围神经系统、中枢神经系统）主要讲解神经系统最基本的概念及其整体组成和调控其功能的细胞和分子基本机制，这是医学生需要熟练掌握的最基本的知识元件。后面的第四章至第八章（脑血管病，癫痫及疼痛，神经系统遗传与退行性疾病，神经系统免疫及感染相关性疾病，神经系统外伤及肿瘤），则分别从几个不同的临床视角，通过围绕临床案例或临床问题的展开，形成本教材的建构部分。但是，这里的临床疾病只是作为引子，把所涉及的神经系统基础知识"引出来""灌进去"，这来回地"一引一灌"，能够更好地建立起基础知识与临床应用的关联关系，以便学生从专业学习的初始就尽可能地从临床医生的角度来理解、掌握和应用这些基本知识。

具体来说，本书各章大部分都以临床情景开始，通过对患者临床表现的呈现，在对相关疾病的症状、体征建立初步认识的同时，更重要的是学习掌握这些症状、体征产生的组织学和解剖学基础，以及其背后复杂的病理生理机制。对相关疾病的诊断和治疗知识进行的讲解和讨论，并不是按照一个临床医生的实际应用情景进行要求，而是融合了生理、生化、神经生物、遗传、免疫、药理等多方面多学科的知识，从不同临床疾病的独特角度切入，将这些与神经系统及其疾病密切相关学科中的基本知识、基本概念乃至基本技能融会贯通，遵循临床的逻辑去理解和掌握疾病诊断治疗的相关知识要点，而非使医学生死记硬背每个疾病的诊断标准、治疗药物的具体名称和剂量等。

希望通过本教材的学习，能够帮助医学生更好地从临床视角学习和理解神经系统的基础知识和基本理论，并初步掌握神经系统疾病诊治的基本技能，而且能够激发他们对基础及临床神经科学的兴趣和热情，充分认识创新型医学人才的培养不是仅靠简单的知识积累就能完成的，要积极投身到神经系统相关基础科学及临床问题的学习、研究与探索中去，力争成为未来我国医学事业发展亟需的临床科学家。

（樊东升）

第一章 神经系统基础

第一节 神经组织和神经细胞

导学目标

- **基本目标**
  1. 概括典型多极神经元的形态结构特点。
  2. 分析不同种类神经元的特征。
  3. 总结有髓神经纤维的形态结构特点，并与无髓神经纤维进行比较。
  4. 概括神经末梢的类型、位置分布、结构及功能。

- **发展目标**
  综合运用有关神经元和神经纤维的知识分析神经系统疾病的病理改变。

本节数字资源

案例1-1

女性，46岁。主因"进行性四肢麻木、无力7天"入院。

现病史：患者于14天前出现腹泻，7天前出现四肢麻木无力，持物、开锁动作不灵活，抱孩子自觉费力，尚能自行行走，有手足麻木感，当时未在意，在家休息未治疗。次晨行走蹒跚，需人搀扶，不能持久站立，蹲起困难。心电图等检查未见异常。为进一步诊治入院。

查体：神志清楚，言语流利，双侧瞳孔等大正圆，对光反射灵敏，双眼球各向活动正常，无眼震及复视，双侧面部针刺觉对称，双侧额纹、鼻唇沟变浅，伸舌居中，颈软，四肢肌力3级，肌张力减低，腱反射消失。双侧巴宾斯基征未引出。双侧针刺觉对称存在。

辅助检查：腰椎穿刺：脑脊液压力120 mmH$_2$O，细胞数4×10^6/L，白细胞0，蛋白质300 mg/dl（正常值15～45 mg/dl），糖3.5 mmol/L，氯化物12.5 mmol/L。肌电图：四肢运动神经传导速度减慢，感觉神经传导速度减慢。

初步诊断：吉兰-巴雷综合征（Guillain-Barré syndrome，GBS）。

问题：
1. 神经纤维兴奋传导的方式有哪几种？
2. 神经传导速度减慢可能是由什么结构受损引起的？

神经组织（nerve tissue）主要由神经细胞（nerve cell）和神经胶质细胞（neuroglial cell）组成。神经细胞又称神经元（neuron），是神经系统的结构和功能单位。神经胶质细胞对神经元起支持、营养、保护、绝缘和修复等作用，参与构成神经元功能活动的微环境。

一、神经组织的发生

（一）神经管的发生

人类神经组织发生于胚胎时期的神经管（neuronal tube）和位于神经管两侧的神经嵴（neuronal crest）（图 1-1）。人胚发育至第 18 天时，在脊索诱导下，胚盘中轴外胚层细胞增殖形成一个细胞板，称为神经板（neural plate）；神经板沿其长轴凹陷形成神经沟（neural groove）；神经沟两侧的边缘隆起称为神经褶（neural fold）。人胚发育至第 3 周末，神经沟加深，神经褶由中部逐渐聚合并向头尾部延伸成管状，形成神经管。神经管头端的孔称为前神经孔，大约在人胚发育第 25 天时闭合，闭合后神经管头端发育成脑；尾端的孔称为后神经孔，大约在人胚发育第 27 天时闭合，闭合后神经管其余部分发育成脊髓。神经管的管腔将分化成脑室和中央管。如果前神经孔未闭合，则发育成无脑儿；如果后神经孔未闭合，则发育成脊柱裂或脊髓裂。

神经管形成时，神经褶与外胚层相连处的细胞与神经管分离，在神经管的背外侧形成两条纵行的细胞索，称为神经嵴（neural crest）。神经嵴细胞迁移至胚胎不同部位，分化为周围神经系统的神经节、施万细胞、肾上腺髓质以及皮肤的黑色素细胞。

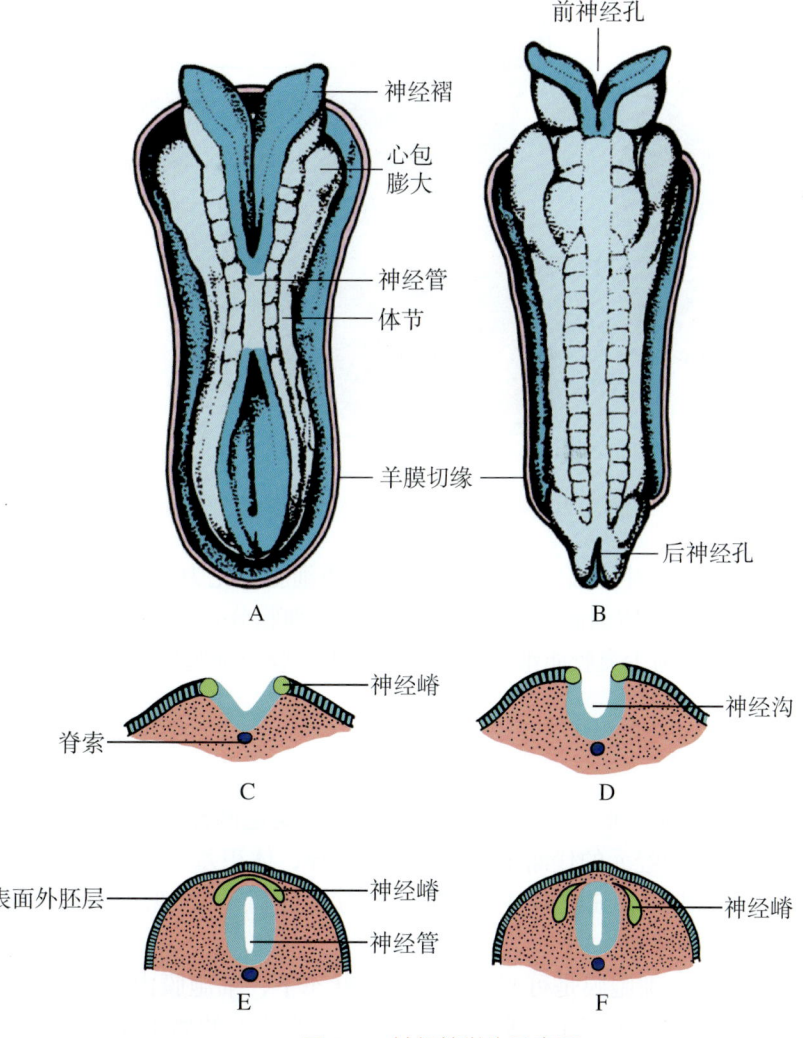

图 1-1　神经管发生示意图

(二) 神经细胞和神经胶质细胞的发生

神经管的上皮是假复层柱状上皮，称为神经上皮 (neuroepithelium)。在神经上皮的腔面和基底面分别有两层膜，位于管壁内表面的膜，称为内界膜，所有的细胞均固定在内界膜上；位于神经管外周的基膜，称为外界膜。在神经上皮细胞不断分裂增殖的过程中，部分细胞迁移至神经上皮的外周，成为成神经细胞 (neuroblast)。之后，神经上皮细胞又分化出成神经胶质细胞 (glioblast)，也迁移至神经上皮的外周。此时，在神经上皮的外周由成神经细胞和成神经胶质细胞构成一层新的细胞层，称为套层 (mantle layer)。套层的成神经细胞起初为圆球形，但很快长出突起，并逐渐增长，伸至套层外周，形成一层新的结构，称为边缘层 (marginal layer)。原来的神经上皮停止分化，变成一层立方形或矮柱状细胞，称为室管膜层 (ependymal layer)。至此，神经管管壁由内向外分为3层：室管膜层（神经上皮层）、套层和边缘层（图1-2）。成神经细胞属于分裂后细胞，一般不再分裂增殖，起初为圆形，称为无极成神经细胞。随后，细胞朝向内、外界膜方向发出两个突起，成为双极成神经细胞，此时的神经元已经开始合成神经递质，具有电兴奋性。双极成神经细胞朝向神经管腔一侧的突起退化消失，而伸向边缘层的突起迅速增长，形成原始轴突，成为单极成神经细胞。单极成神经细胞的细胞体又发出若干短突起，形成原始树突，成为多极成神经细胞。多极成神经细胞进一步发育分化为各种神经元（图1-3）。

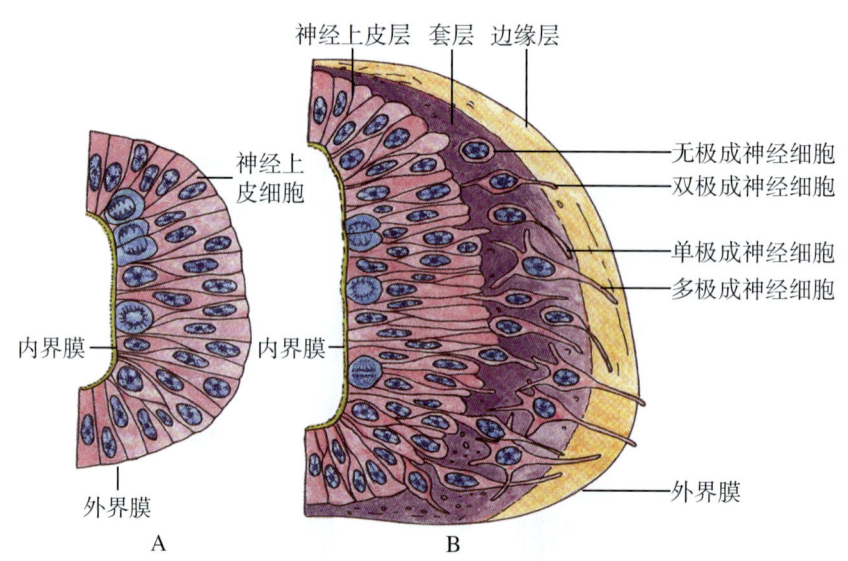

图1-2 神经管上皮的早期分化示意图

神经胶质细胞的发生晚于神经细胞，先由成神经胶质细胞分化为各类胶质细胞的前体细胞，即成星形胶质细胞和成少突胶质细胞；然后，成星形胶质细胞分化为原浆性和纤维性星形胶质细胞；成少突胶质细胞分化为少突胶质细胞（图1-3）。神经胶质细胞始终保持分裂增殖能力。

二、神经元

(一) 神经元的结构

神经元是高度分化的细胞，形态多种多样，由细胞体和突起两部分组成（图1-4）。

1. **细胞体** 细胞体是神经元的代谢中心，其形态各异，体积差异也很大。比如，大脑皮质内的主要投射神经元锥体细胞，细胞体呈锥体形，分为大、中、小三型；小脑皮质中最大的神经元浦肯野细胞，细胞体呈梨形。

(1) 细胞膜：神经元的细胞膜是可兴奋膜，静息状态下，细胞膜内外维持一定的电位差，即膜外带正电荷、膜内带负电荷。当受到特定刺激后，细胞膜上的离子通道开放，细胞膜内外

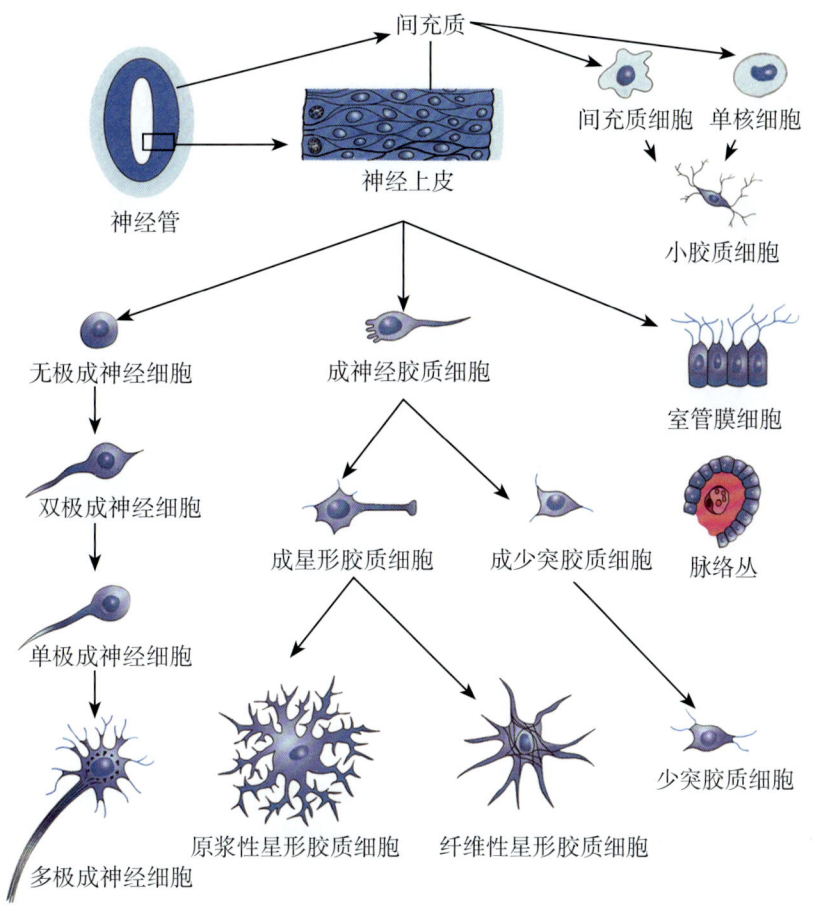

图 1-3　神经管上皮细胞的分化

产生明显的电位变化,即动作电位或神经冲动。神经冲动沿细胞膜向周围传导。神经元细胞膜上镶嵌着某些特殊蛋白质,对特定的离子进出起控制作用,这类蛋白质称为离子通道(ionic channel)。受膜电位控制离子通道开关的,称为电压门控通道(voltage-gated channel)。受化学信号与膜受体结合而控制的离子通道,称为化学门控通道(chemical-gated channel)。

(2) 细胞核:大多数神经元只有一个大而圆的细胞核,多位于神经元的细胞体中央,少数神经元有两个核。细胞核染色质颗粒较少,常染色质丰富,故着色浅,呈空泡状。神经元的核仁明显,呈圆形,通常只有一个(图 1-5)。

(3) 细胞质(核周质):核周质除了含有滑面内质网、高尔基复合体、线粒体、溶酶体等细胞器外,还富含尼氏体、神经原纤维和脂褐素等结构。

尼氏体(Nissl body)最初由 Nissl 于 1892 年在猫面神经核的神经元核周质内发现。尼氏体在光镜下呈嗜碱性小体或颗粒(图 1-5)。不同种类的神经元尼氏体的形态和大小有所不同,如脊髓灰质前角运动神经元的尼氏体较大,呈虎斑样,又称为虎斑小体(tigroid body)(图 1-5A);而小脑浦

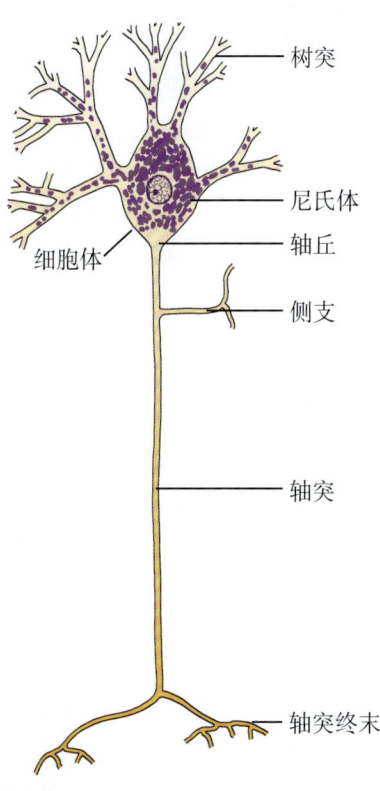

图 1-4　神经元模式图

肯野细胞和脊神经节神经元的尼氏体呈细颗粒状，并且散在分布（图1-5B）。尼氏体的形态和数量因神经元的功能状态不同而有差别。当神经元受到损伤或代谢功能发生障碍时，尼氏体即出现形态变化甚至溶解。尼氏体在电镜下由许多平行排列的粗面内质网及其间的游离核糖体构成。其主要功能是合成蛋白质，包括与复制细胞器和生成神经递质有关的蛋白质和酶。

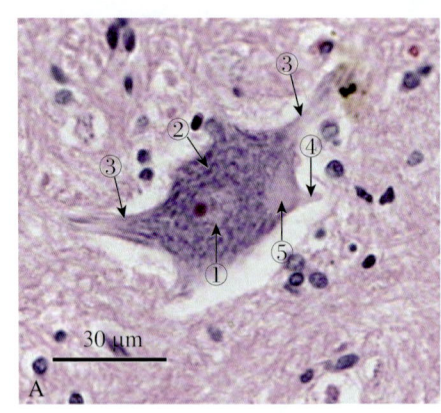 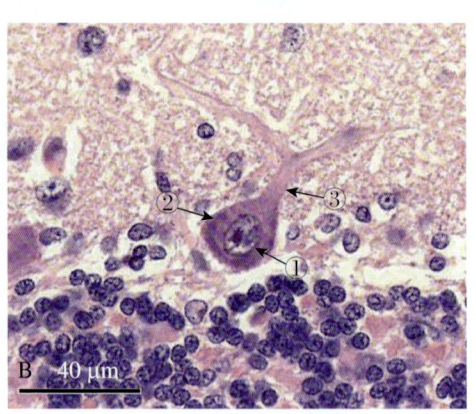

A．脊髓前角运动神经元　　　　　　　　　　B．小脑浦肯野细胞
①细胞核；②尼氏体；③树突；④轴突；　　　①细胞核；②尼氏体；③主树突
⑤轴丘

图1-5　神经元光镜像

滑面内质网在神经元内也很发达，常与粗面内质网相连续，如小脑浦肯野细胞的滑面内质网几乎充满于尼氏体之间。滑面内质网从胞体延伸至树突和轴突，纵行于突起内，并且随突起而分支。神经元的滑面内质网常呈宽而扁的有孔膜囊，分布在质膜下方并与质膜相贴，称为膜下囊泡。神经元的膜下囊泡是神经元的特征之一。

神经原纤维（neurofibril）构成神经元的细胞骨架。在神经组织银染切片标本中，神经原纤维在神经元核周质内呈交织成网的棕褐色细丝状结构，并且延伸入突起。电镜下，神经原纤维由微丝、微管和神经丝成束分布而成。神经丝是神经元内的中间丝，直径介于微丝和微管之间。神经原纤维构成神经元的细胞骨架，参与物质转运。

脂褐素（lipofuscin）在光镜下呈棕黄色颗粒状，是沉积在核周质内的一种棕黄色的色素。脂褐素的内容物为溶酶体消化后的残存体，随年龄增长而积累增多。

2．突起　突起自细胞体伸出，分为轴突（axon）和树突（dendrite）。

神经元有一个或多个树突，一般自细胞体发出后即反复分支，逐渐变细。树突内的结构与神经元的核周质基本相似，也含有尼氏体（图1-5）。树突表面可见许多棘状小突起，形状和长短不一，称为树突棘（dendritic spine）。树突的分支情况与神经元的形态有关，小脑浦肯野细胞的主树突反复分支后排列成扇形，伸向皮质表面（图1-6），各级分支上布满树突棘。大脑锥体细胞的锥体尖端向皮质表面伸出一条粗大的主树突，沿途发出许多小分支（图1-7）。细胞体周围还发出一些短而细的树突，水平伸向四周。大脑锥体细胞的主树突的树突干上无树突棘，其分支上的树突棘逐渐增多。光镜下，树突棘有不同形态。电镜下，树突棘内含有2～3层滑面内质网形成的板层，其间有少量致密物质，称为棘器（spine apparatus）。树突的功能是接受刺激并将冲动传入神经元的细胞体，树突棘可扩大神经元接受刺激的表面积。树突分支多及树突棘数量多的神经元易接受较多的冲动。

神经元一般只有一个轴突，细而长，表面光滑无棘，直径均一。与树突不同，轴突分支少，只有在距细胞体较远处或在接近轴突终末处才发出分支，多呈直角分出，直径与主干相同（图1-6，图1-7）。轴突表面的细胞膜称为轴膜（axolemma），细胞质称为轴质（axoplasm）。光镜下，轴突自细胞体发出的部位称为轴丘（axon hillock），呈圆锥形，为无尼氏体的浅染区（图1-5A），特殊染色可见神经原纤维在此聚集。轴质内也无尼氏体。电镜下，轴质内有大量与轴突长轴平行排列的微丝、神经丝和微管，微丝分布在轴膜下方，微管成束分布在轴突中央，神经丝构成轴质中的主要网架结构。轴丘内有少量粗面内质网和核糖体，随着轴突的延伸，粗面内质网和核糖体逐渐减少至消失。轴突的主要功能是传导神经冲动。神经冲动在轴丘处轴膜发生，并沿着轴膜传导至轴突终末。

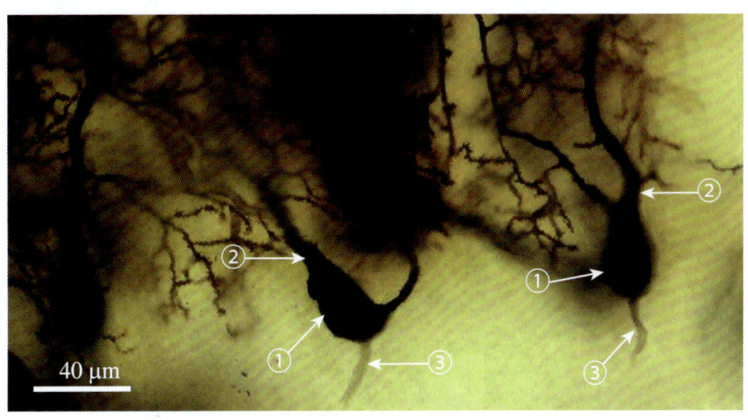

图 1-6　小脑浦肯野细胞
①细胞体；②主树突；③轴突

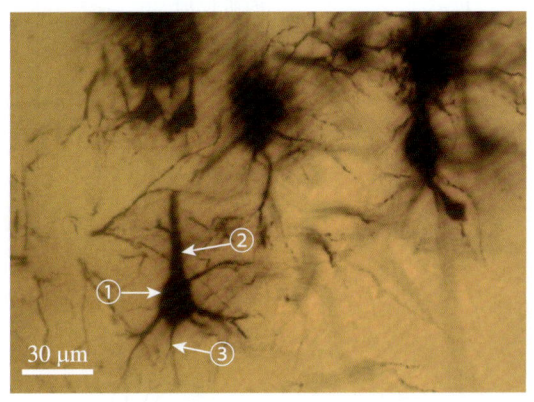

图 1-7　大脑锥体细胞
①细胞体；②主树突；③轴突

（二）神经元的分类

神经元种类繁多，通常根据神经元突起的数量、轴突长短，神经元的功能及其释放的神经递质进行分类（图1-8，图1-9）。

根据突起的数量，可将神经元分为假单极神经元（pseudounipolar neuron）、双极神经元（bipolar neuron）和多极神经元（multipolar neuron）。假单极神经元从细胞体发出一个突起，但在距细胞体不远处呈"T"形分为两支，一支进入中枢，称为中枢突，另一支分布到外周组织或器官，称为周围突。按神经冲动的传导方向，假单极神经元的中枢突为轴突，周围突为树突；双极神经元具有两个突起，即一个树突和一个轴突；多极神经元只有一个轴突，但有多个（两个或以上）树突，是体内数量最多的一类神经元。

根据轴突的长短，分为高尔基Ⅰ型神经元（Golgi type Ⅰ neuron）和高尔基Ⅱ型神经元（Golgi type Ⅱ neuron）。高尔基Ⅰ型神经元细胞体较大，轴突较长（可长达1 m以上）；高尔基Ⅱ型神经元细胞体小，轴突短，可短至仅数微米。

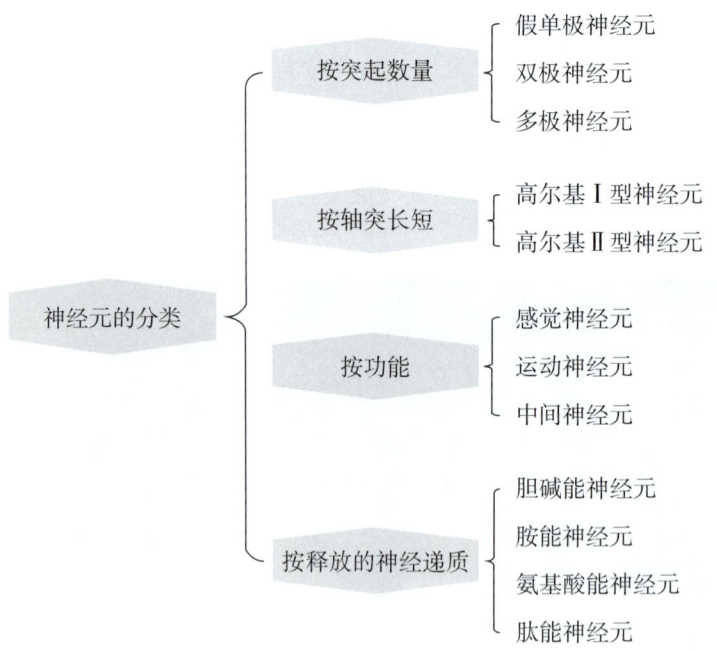

图 1-8 神经元的分类

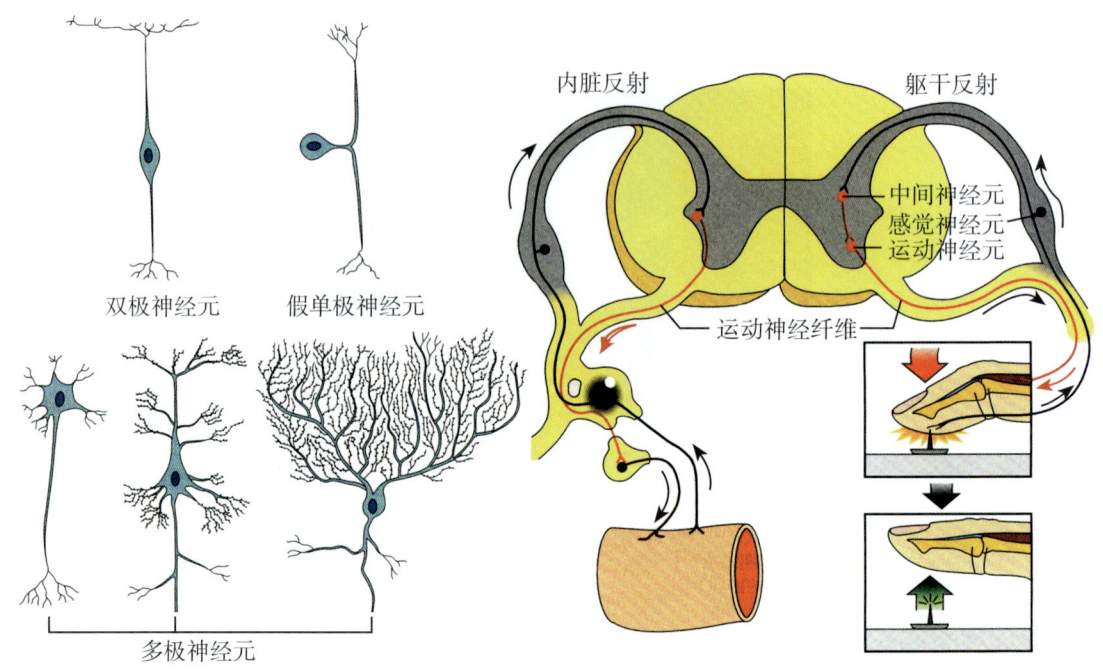

图 1-9 神经元的主要类型模式图

根据功能的不同，可将神经元分为感觉神经元（sensory neuron）、运动神经元（motor neuron）和中间神经元（interneuron）。感觉神经元（又称传入神经元）的细胞体位于脑神经节或脊神经节内，可接受体内外刺激，并将信息传入中枢。运动神经元（又称传出神经元）的细胞体主要位于中枢神经系统灰质和自主神经节内，突起参与白质和周围神经的组成，负责将神经冲动传递给肌细胞或腺细胞。中间神经元（又称联络神经元）在前两种神经元之间起联络和信息加工作用。

根据释放神经递质的不同，可将神经元分为胆碱能神经元（cholinergic neuron）、胺能神经元

(aminergic neuron)、氨基酸能神经元（aminoacidergic neuron）和肽能神经元（peptidergic neuron）。胆碱能神经元释放乙酰胆碱；胺能神经元释放单胺类神经递质，根据释放递质的不同，进一步分为肾上腺素能神经元、去甲肾上腺素能神经元、多巴胺能神经元、5-羟色胺能神经元等；氨基酸能神经元释放氨基酸类神经递质，根据释放递质的不同，进一步分为谷氨酸能神经元、γ-氨基丁酸能神经元等；肽能神经元释放肽类神经递质或神经调质，如脑啡肽、P物质等肽类物质。

（三）神经胶质细胞

神经胶质细胞简称为神经胶质（neuroglia）或胶质细胞（glial cell），广泛分布于中枢和周围神经系统。胶质细胞也具有突起，但无树突和轴突之分，无传导神经冲动的功能。中枢神经系统的神经胶质细胞包括星形胶质细胞（astrocyte）、少突胶质细胞（oligodendrocyte）、小胶质细胞（microglia）和室管膜细胞（ependymal cell），周围神经系统的神经胶质细胞包括施万细胞（Schwann cell）（又称神经膜细胞）和卫星细胞（satellite cell）（图1-10）。

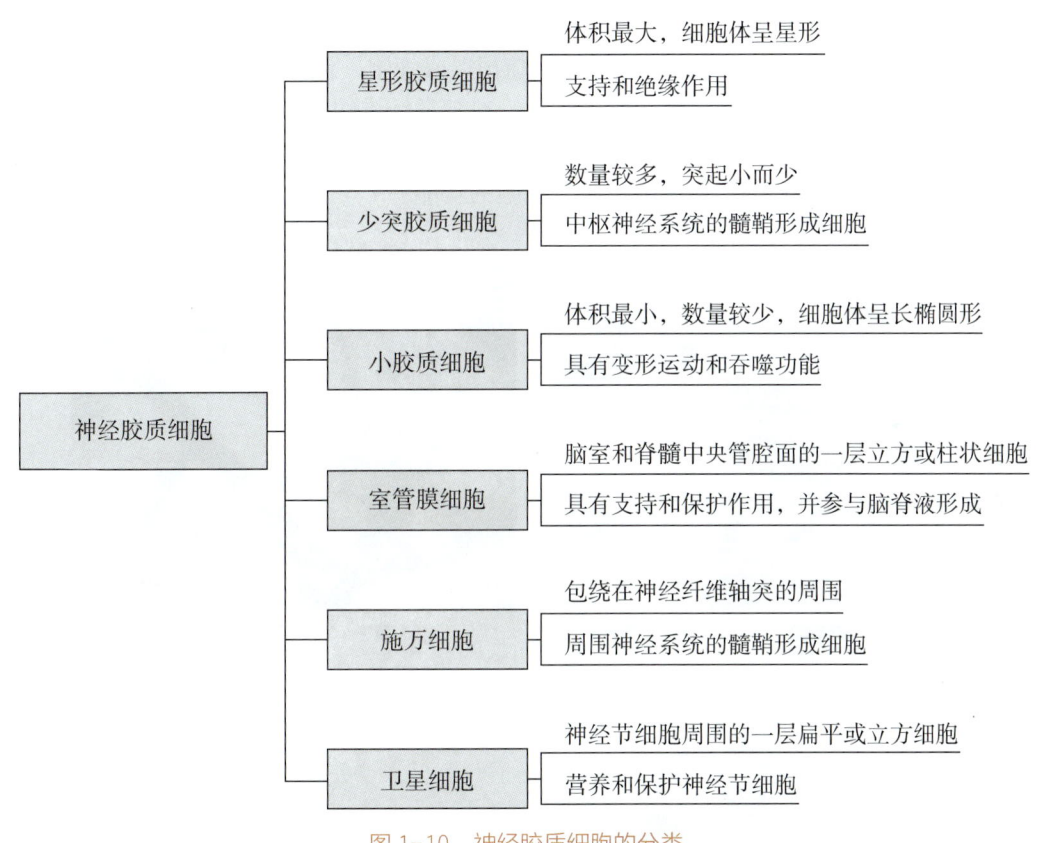

图1-10 神经胶质细胞的分类

1. **星形胶质细胞** 胶质细胞中体积最大的一种，细胞体呈星形，细胞核大，呈圆形或椭圆形，染色较浅。细胞质内有交织走行的神经胶质丝，胶质丝是由胶质原纤维酸性蛋白构成的一种中间丝。星形胶质细胞的突起多充填于神经元的细胞体及突起之间，起支持和绝缘作用；有些突起末端膨大形成脚板（foot plate）或终足（end foot），贴附在毛细血管基膜上，参与构成血-脑屏障；还有一些突起可伸到脑和脊髓的表面形成胶质界膜（glia limitans）。星形胶质细胞可分为2种，即原浆性星形胶质细胞（protoplasmic astrocyte）和纤维性星形胶质细胞（fibrous astrocyte）。原浆性星形胶质细胞多分布在灰质内，突起较短粗，分支较多，表面不光滑，细胞质内的神经胶质丝较少（图1-11A）。纤维性星形胶质细胞多分布在白质，突起细长，分支较少，表面光滑，细胞质内含大量神经胶质丝（图1-11B）。星形胶质细胞可分泌神经营养因子和多种生长因子，对神经元的分化、功能维持等有重要作用。

2．少突胶质细胞　少突胶质细胞数量较多，位于神经元的细胞体及神经纤维的周围，细胞核小而圆，染色较深（图 1-11C）。少突胶质细胞是中枢神经系统的髓鞘形成细胞，其突起末端扩展成扁平薄膜，包卷神经元的轴突形成髓鞘。

3．小胶质细胞　小胶质细胞数量较少，是胶质细胞中体积最小的一种，细胞体较小，呈长椭圆形，常从细胞体长轴的两端伸出两个较长突起，反复分支，其表面有小棘突。细胞核小，呈椭圆形或三角形，染色较深（图 1-11D）。小胶质细胞属于单核巨噬细胞系统，具有变形运动和吞噬功能。正常情况下，小胶质细胞处于静止状态，但在中枢神经系统受损时，可转变为巨噬细胞，清除细胞碎屑及退化变性的髓鞘。此外，小胶质细胞还具有免疫功能，是中枢神经系统的抗原提呈细胞和免疫效应细胞。

4．室管膜细胞　室管膜细胞是覆盖在脑室和脊髓中央管腔面的一层立方或柱状细胞，其表面有微绒毛或纤毛，有的细胞基部发出细长突起伸向脑和脊髓深部。室管膜细胞具有支持和保护作用，并参与脑脊液形成。

5．施万细胞　施万细胞是周围神经系统的髓鞘形成细胞，包绕在神经纤维轴突的周围，形成髓鞘和神经膜。施万细胞能分泌神经营养因子，在神经纤维的再生中发挥作用。

6．卫星细胞　卫星细胞是分布在神经节细胞周围的一层扁平或立方形细胞，细胞核呈圆形或卵圆形，染色较深，具有营养和保护神经节细胞的功能。

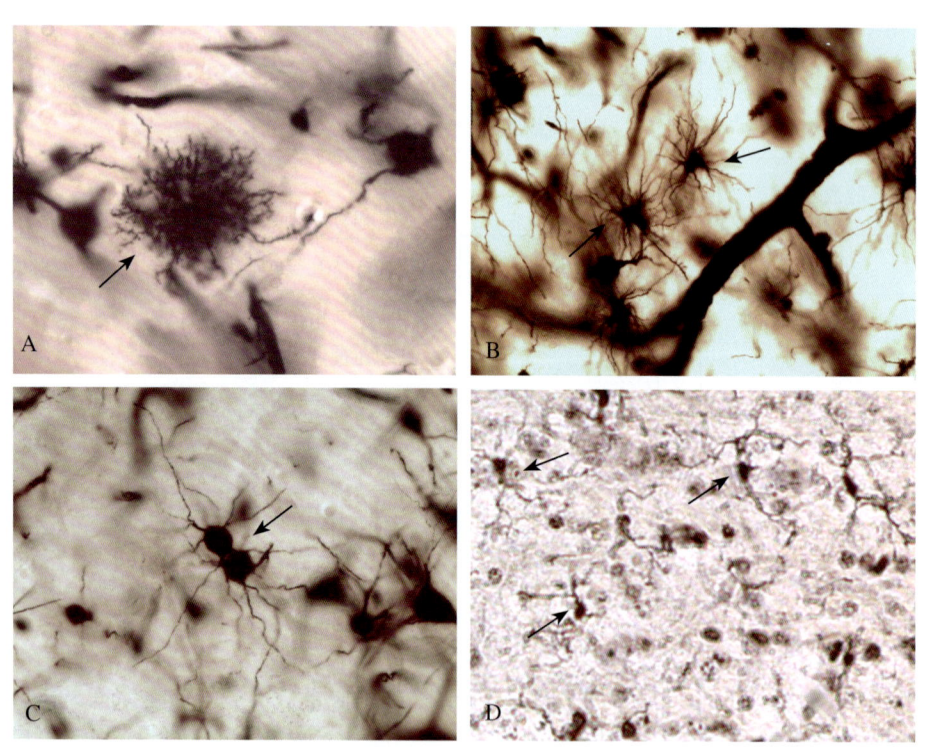

图 1-11　神经胶质细胞

（四）神经纤维和神经

神经纤维（nerve fiber）由神经元的长轴突和包在其外面的神经胶质细胞组成。神经纤维参与构成中枢神经系统的白质和周围神经系统的脑神经、脊神经和自主神经。根据胶质细胞是否形成髓鞘（myelin sheath），可将神经纤维分为有髓神经纤维（myelinated nerve fiber）和无髓神经纤维（unmyelinated nerve fiber）两大类。

1. 有髓神经纤维 周围神经系统和中枢神经系统的有髓神经纤维的形成方式和形态结构有所不同。周围神经系统的有髓神经纤维由施万细胞包绕神经元轴突构成（图1-12，图1-13A）。多个施万细胞呈长卷筒状一个接一个地套在轴突外面，形成藕节样的节段性髓鞘。施万细胞的细胞核呈长椭圆形，位于髓鞘边缘的少量细胞质内。施万细胞外有一层基膜，基膜与施万细胞最外面的一层细胞膜共同构成神经膜（neurilemma）。相邻施万细胞之间并非紧密连接，细胞之间有小段的轴突裸露，形成节段性缩窄，该缩窄部分称为郎飞结（Ranvier node）。相邻郎飞结之间的一段神经纤维称为结间体（internode），结间体是有髓神经纤维的基本结构单位。电镜下，每一个结间体的髓鞘是由一个施万细胞的双层细胞膜呈同心圆反复环绕轴突所构成的明暗相间的板层样结构。

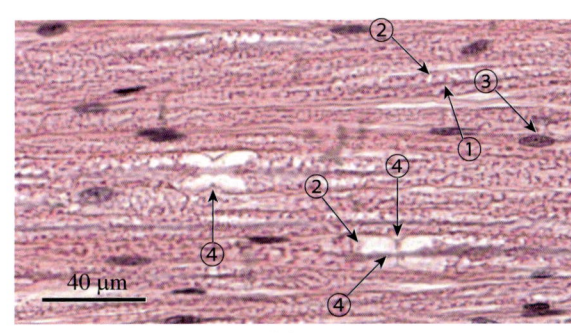

A．纵断面　　　　　　　　　　　　　　B．横断面

图1-12　周围有髓神经光镜像
①轴突；②髓鞘；③施万细胞的细胞核；④郎飞结

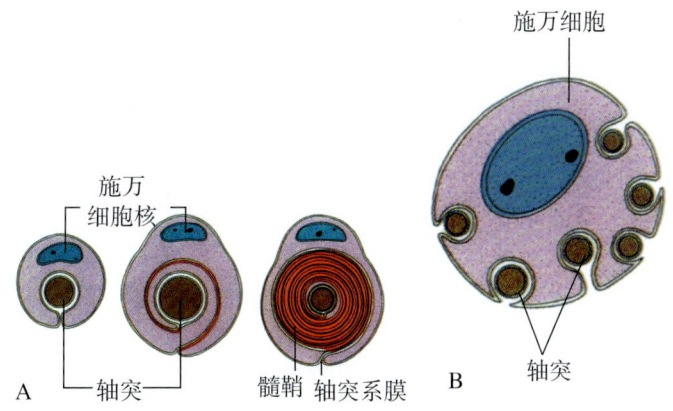

图1-13　周围有髓神经髓鞘（A）和周围无髓神经纤维（B）模式图

中枢有髓神经纤维的髓鞘较薄，由少突胶质细胞突起末端的扁平薄膜包卷轴突形成（图1-14）。一个少突胶质细胞有多个突起分别包卷多个轴突或同一轴突的不同部位，其细胞体位于神经纤维之间。相邻少突胶质细胞的突起不像施万细胞一样靠拢排列，使神经纤维的一些短段没有髓鞘，从而形成较宽的郎飞结。

髓鞘主要由类脂和蛋白质组成，称为髓磷脂（myelin）。在常规染色组织切片上，因髓鞘中的类脂被溶解，仅见呈网状的残存蛋白质。髓鞘有保护和绝缘作用，可防止神经冲动的扩散。有髓神经纤维的神经冲动传导速度较快，这是因为冲动在相邻郎飞结之间呈跳跃式传导。

2. 无髓神经纤维 无髓神经纤维因无髓鞘和郎飞结，其神经冲动的传导是沿着轴突连续进行的，故其传导速度明显慢于有髓神经纤维。周围神经系统的无髓神经纤维由较细的轴突及其外面的施万细胞构成。若干施万细胞沿轴突连续排列，包裹轴突，但不形成髓鞘，也无郎飞结。每个施万细胞可以包裹多条轴突，这些轴突被包埋在施万细胞表面深浅不一的纵沟内（图1-13B）。中枢神经系统的无髓神经纤维其轴突外面无任何鞘膜而完全裸露，与有髓神经纤维混杂在一起。

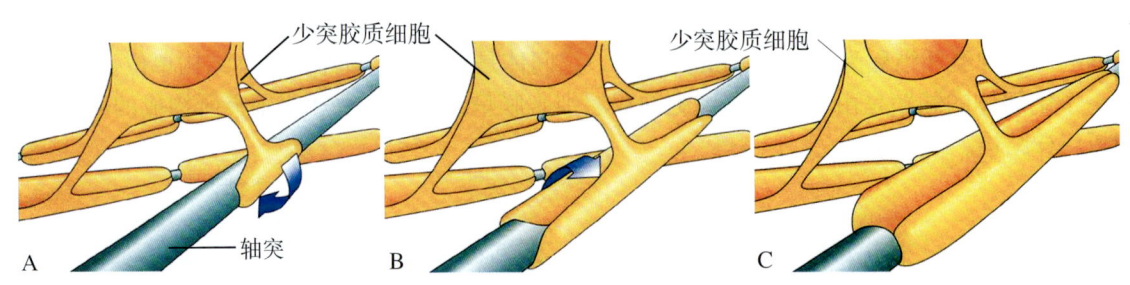

图1-14 中枢有髓神经髓鞘形成模式图

3. 神经　神经（nerve）由许多神经纤维及其周围的结缔组织、血管和淋巴管等在周围神经系统共同构成。多数神经同时含有有髓和无髓神经纤维。每条神经纤维周围的结缔组织称为神经内膜（endoneurium）。若干神经纤维集合而成神经纤维束（简称神经束），包绕在神经束周围的结缔组织称为神经束膜（perineurium）（图1-15）。许多神经束聚合成一根神经，包裹在其外面的结缔组织称为神经外膜（epineurium）。

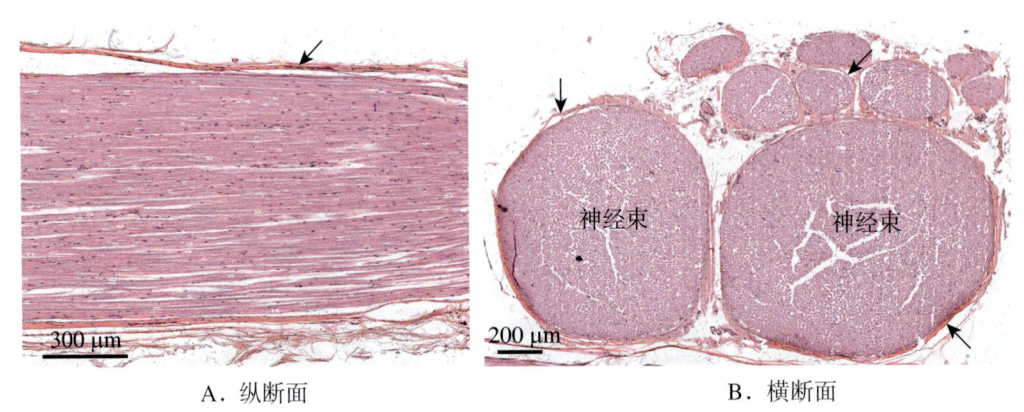

A. 纵断面　　　　　　B. 横断面

图1-15 周围有髓神经光镜像
箭头所示为神经束膜

（五）神经末梢

神经末梢（nerve ending）是指周围神经纤维的轴突终末部分，分布于全身各组织或器官内。按其功能不同，可将神经末梢分为接受体表和内脏感觉的感觉（传入）神经末梢和支配肌肉或腺细胞等效应器官的运动（传出）神经末梢两类。

1. 感觉神经末梢　感觉神经末梢（sensory nerve ending）是感觉神经元周围突的终末部分，该终末常与周围其他组织共同形成感受器（sensory receptor），能感受人体内外的各种刺激，并将其转化为神经冲动通过传入纤维传向中枢。按照感觉神经末梢的分布及功能，分为三类：①外感受器：分布在皮肤上，与外环境接触，感受各种机械性刺激；②本体感受器：分布于骨骼肌、关节及肌腱，感受肌张力的变化和关节的运动位置；③内感受器：分布于内脏和血管，感受来自内脏的刺激。

感觉神经末梢按其结构又可分为游离神经末梢（free nerve ending）和有被囊的神经末梢

（encapsulated nerve ending）两种。游离神经末梢的结构较简单，就是有髓或无髓神经纤维的终末部分失去施万细胞，以裸露的终末分成细支，广泛分布于表皮、角膜和毛囊的上皮间，或分布在结缔组织内，如骨膜、脑膜、关节囊、肌腱、韧带、牙髓等处，感受疼痛、冷热和轻触觉等刺激。游离神经末梢还可分布于心脏、血管和内脏，能感受所在部位的分子物质的浓度和酸碱度等变化。有被囊神经末梢均由感觉神经元周围突的终末和包裹其外的结缔组织被囊构成，形式繁多，大小不一，常见以下三种。

（1）触觉小体（tactile corpuscle）：又称为梅氏小体（Meissner corpuscle），分布于皮肤的真皮乳头内，口唇、手指掌面和足趾底面密度较高，手背及背部皮肤密度较低，可感受触觉。触觉小体表面有薄层细胶原纤维，通过与结缔组织连接将其固定在表皮下。触觉小体呈椭圆形，长轴与皮肤表面垂直，外周包有结缔组织被囊，囊内有许多横列的扁平细胞（图1-16A）。有髓神经纤维从触觉小体基部进入触觉小体后，即失去髓鞘穿入被囊内，分支盘绕在扁平细胞间。

（2）环层小体（lamellar corpuscle）：又称为帕奇尼小体（Pacinian corpuscle），分布于真皮深层、皮下组织、肠系膜、韧带和关节囊等处，感受压力和振动觉。环层小体多呈球形或卵圆形，体积较大。小体外周是由数十层扁平细胞呈同心圆排列组成的被囊，环层小体的中轴为一个均质性的圆柱体，有髓神经纤维失去髓鞘后穿行于圆柱体内（图1-16B）。

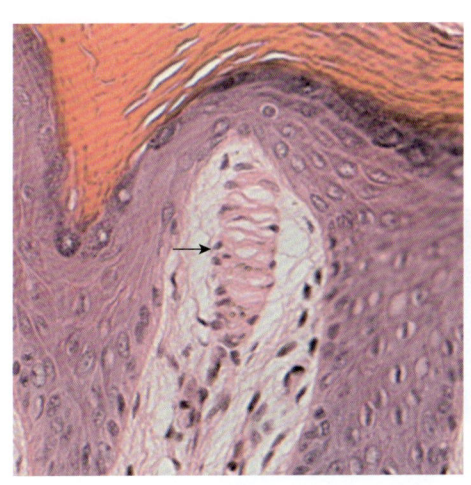
A．触觉小体

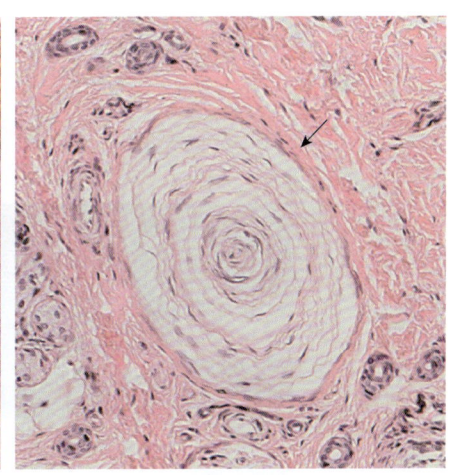
B．环层小体

图1-16 触觉小体和环层小体

（3）肌梭（muscle spindle）：肌梭广泛分布于全身骨骼肌内，是感觉肌的运动和肢体位置变化的本体感受器。肌梭是细长的梭形小体，表面有结缔组织被囊，内含若干条较细的骨骼肌纤维，称为梭内肌纤维（intrafusal muscle fiber）。其细胞核成串排列或集中在肌纤维中段而使中段膨大，肌质较多，肌原纤维较少。感觉神经纤维进入肌梭时失去髓鞘，其终末分支环绕梭内肌纤维的中段，或呈花枝样终止于梭内肌纤维。此外，肌梭内还有一种细的运动神经纤维，呈葡萄样终止于梭内肌纤维的两端（图1-17）。肌梭位于肌纤维束之间，当肌肉收缩或舒张时，梭内肌纤维被牵张，从而刺激神经末梢，产生神经冲动，传向中枢而产生感觉。故肌梭对骨骼肌的活动起调节作用。

2．运动神经末梢（motor nerve ending） 是运动神经元轴突向周围发出的传出神经纤维的终末结构，终止于肌组织和腺，支配肌纤维的收缩和腺体的分泌。运动神经末梢与邻近组织共同组成效应器（effector）。运动神经末梢可分为躯体运动神经末梢和内脏运动神经末梢两类。

（1）躯体运动神经末梢（somatic motor nerve ending）：为分布于骨骼肌的运动神经末梢。位于脊髓灰质前角或脑干的运动神经元的轴突到达所支配的骨骼肌纤维之前失去髓鞘，并反复分支，每一个分支终末形成葡萄状膨大，与一条骨骼肌纤维形成化学突触连接，此连接区呈椭圆形板状隆起，称为运动终板（motor end plate）或神经肌连接（neuromuscular junction）（图 1-18）。

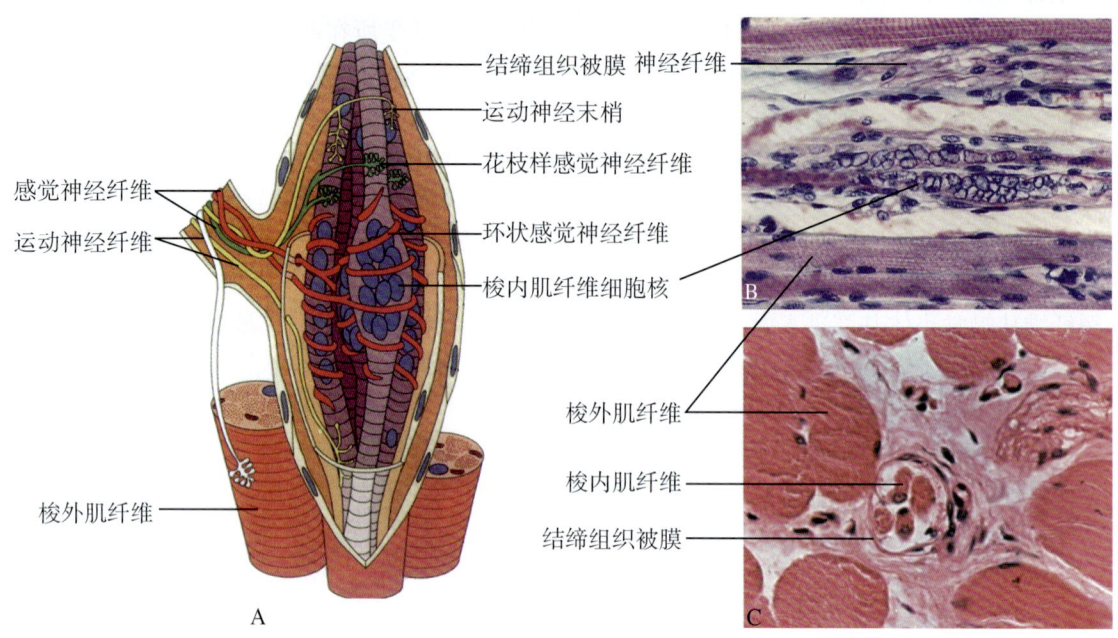

图 1-17　肌梭

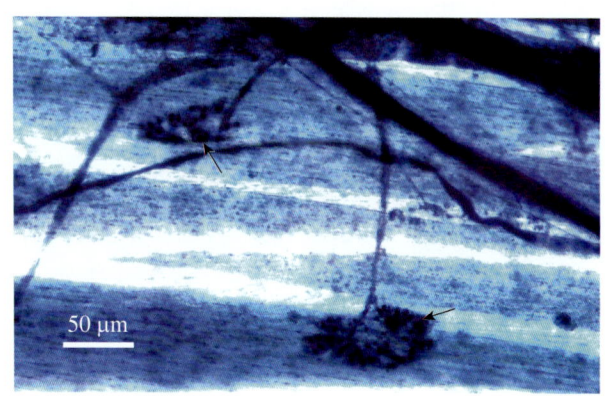

图 1-18　运动终板光镜像
箭头所示为终板

电镜下，运动终板处的肌纤维向内凹陷成浅槽，膨大的轴突终末嵌入浅槽内。轴突终末表面的轴膜是突触前膜，槽底的肌膜（sarcolemma）为突触后膜，两者之间的间隙为突触间隙。槽底肌膜又凹陷形成许多深沟和皱褶，使突触后膜的表面积增大。因此，运动终板的本质为化学突触。膨大的轴突终末为突触前成分，内有许多含乙酰胆碱的圆形突触小泡，当神经冲动到达轴突终末时，乙酰胆碱被释放入突触间隙，并与突触后膜上相应的受体（乙酰胆碱 N 型受体）结合，使突触后膜兴奋，兴奋经肌膜、横小管系统传导至整个肌纤维，引起肌纤维收缩。

（2）内脏运动神经末梢（visceral motor nerve ending）：为分布于内脏及血管的平滑肌、心肌和腺细胞等处的自主神经末梢。从中枢到效应器的通路通常要经过两个神经元：第一个神经元称为节前神经元（preganglionic neuron），细胞体位于脊髓灰质侧角或脑干，其轴突称为节前纤维（preganglionic fiber）；第二个神经元称为节后神经元（postganglionic neuron），细胞体位于自主神经节或神经丛内，其轴突称为节后纤维（postganglionic fiber）。节后纤维的终末分布到内脏及血管的平滑肌、心肌和腺细胞，形成内脏运动神经末梢。内脏运动神经纤维（节后纤维）多为无髓神经纤维，轴突较细，其终末结构简单，分支呈串珠状膨大，附于心肌纤维、平滑肌纤维或腺细胞间。终末支呈串珠膨大的部分，称为膨体（varicosity），是与效应细胞建立突触的部位。膨体的轴膜是突触前膜，与其相对应的效应细胞膜是突触后膜，两者间是突触间隙。膨体内有许多突触小泡，为圆形清亮型或颗粒型，含乙酰胆碱或去甲肾上腺素、肽类神经递质。

> **整合思考题**
>
> 支配骨骼肌收缩的神经末梢是哪种类型？这种神经末梢与骨骼肌纤维连接处形成的结构是什么？该结构在电镜下有哪些特点？

（于 宇）

第二节 神经系统的组成和脑外形

> **导学目标**
>
> - **基本目标**
>   1. 概括中枢神经系统和周围神经系统的基本构成。
>   2. 区分脑的各部，并识别、命名各部的主要结构。
>   3. 分析脊髓节段与椎骨的对应关系，并结合解剖特点辨析脊髓圆锥和马尾病变的临床特征。
> - **发展目标**
>
>   将脑的外部形态与内部结构建立联系，以达到准确定位的目的。

本节数字资源

神经系统有别于其他各系统，是人体中结构和功能最复杂并起主导作用的调节系统，控制和调节其他各系统器官的功能活动，使人体成为一个有机的整体。神经系统既能使机体感受到内、外环境的变化，也能调节机体内、外环境的相互关系，使机体能及时地做出适当的反应，以保证生命活动的正常进行。

一、神经系统的构成

神经系统在结构和功能上是一个不可分割的整体，为了叙述方便，将其分为中枢神经系统（central nervous system）和周围神经系统（peripheral nervous system），前者包括位于颅腔内的脑（brain）和位于椎管内的脊髓（spinal cord），后者包括与脑相连的脑神经（cranial nerves）和与脊髓相连的脊神经（spinal nerves）（图1-19）。

中枢神经系统的脑又分为端脑、间脑、中脑、脑桥、延髓和小脑。通常将中脑、脑桥和延髓合称为脑干。周围神经系统依据其在各器官、系统中的分布不同分为：①分布于体表、黏膜、骨、关节和骨骼肌的躯体神经（somatic nerves）；②分布于内脏、心血管、平滑肌和腺体的内脏神经（visceral nerves）。根据其功能不同分为感觉神经（sensory nerves）和运动神经（motor nerves），感觉神经将神经冲动自感受器传向中枢，故又称传入神经（afferent nerves）；运动神经将神经冲动自中枢传向周围，故又称传出神经（efferent nerves）。内脏神经中的传出纤维即内脏运动神经（visceral motor nerve），支配心肌、平滑肌和腺体的活动，因其不受人的主观意志控制，故又称自主神经系统（autonomic nervous system）或植物神经系统（vegetative nervous system），其又可分为交感神经和副交感神经。

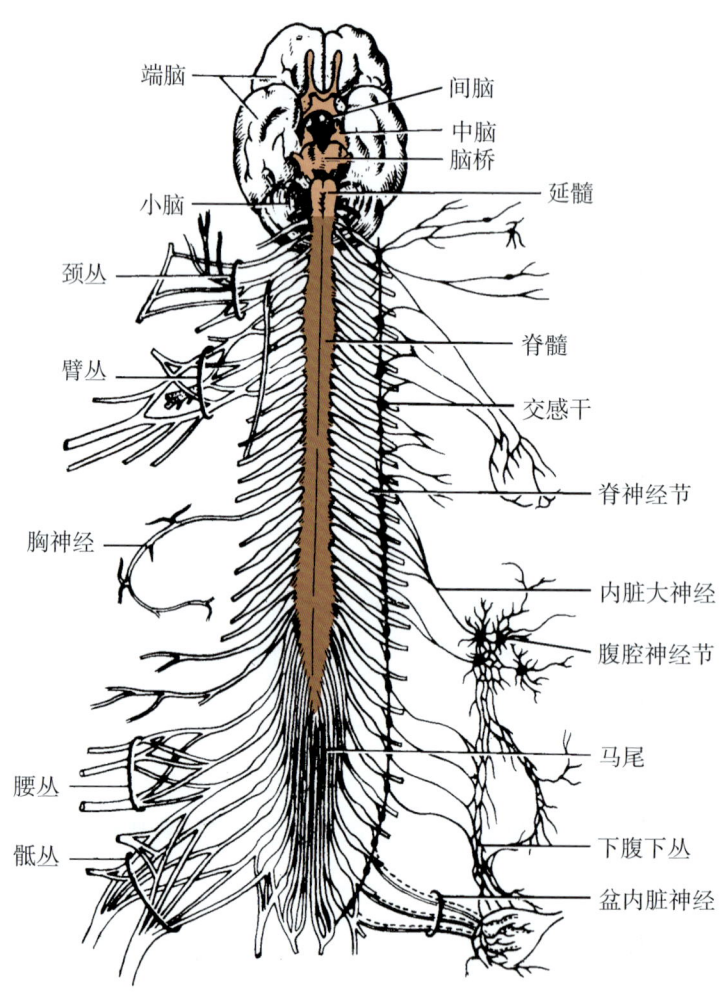

图 1-19　神经系统概况

二、神经系统的常用术语

在中枢和周围神经系统中，神经元胞体或轴突的集聚，因在不同部位的组合和编排方式不同而具有不同的术语名称。

在中枢神经系统中，灰质（gray matter）泛指神经元胞体及其树突的集聚部位，在新鲜标本中呈暗灰色，如脊髓灰质。白质（white matter）泛指神经纤维的集聚部位，在标本中髓鞘色泽明亮呈亮白色，如脊髓白质。位于脑表面的灰质称为皮质（cortex），如大、小脑皮质。在皮质以外，形态和功能相似的神经元胞体聚成团或柱状，称为神经核（nucleus）。大、小脑皮质深部的白质又称髓质（medulla）。在白质中，起止、行程和功能基本相同的神经纤维聚集在一起，称为纤维束（fasciculus）。

在周围神经系统中，神经元胞体集聚的部位称为神经节（ganglion）。神经节有感觉神经节和内脏运动神经节。神经纤维在周围神经系统中聚集为粗细不等的神经（nerve）。每条神经纤维由称为神经内膜（endoneurium）的结缔组织包绕，若干条神经纤维聚集为一条神经束（nerve tract），包被神经束的结缔组织称为神经束膜（perineurium），由神经束汇聚成一条神经，包裹在神经外面的结缔组织称为神经外膜（epineurium）。一条神经内的若干神经束，在行程中常相互反复编排、重新组合。了解神经内神经束的编排组合，在周围神经的显微外科中具有重要临床意义。

三、脊髓

脊髓（spinal cord）起源于胚胎时期神经管的尾端，与脑相比其分化较少，结构也相对简单，并保留着明显的节段性。脊髓约重 30 g，仅占脑重的 2%，是中枢神经系统功能较低级的部分。

脊髓（图 1-20）位于椎管内，上端在平枕骨大孔处与延髓相连，下端在成人平第 1 腰椎的下缘（新生儿平第 3 腰椎），全长 42～45 cm（男性约 45 cm，女性约 42 cm）。脊髓呈前后稍扁的圆柱形，最宽处直径仅为 1～1.2 cm。

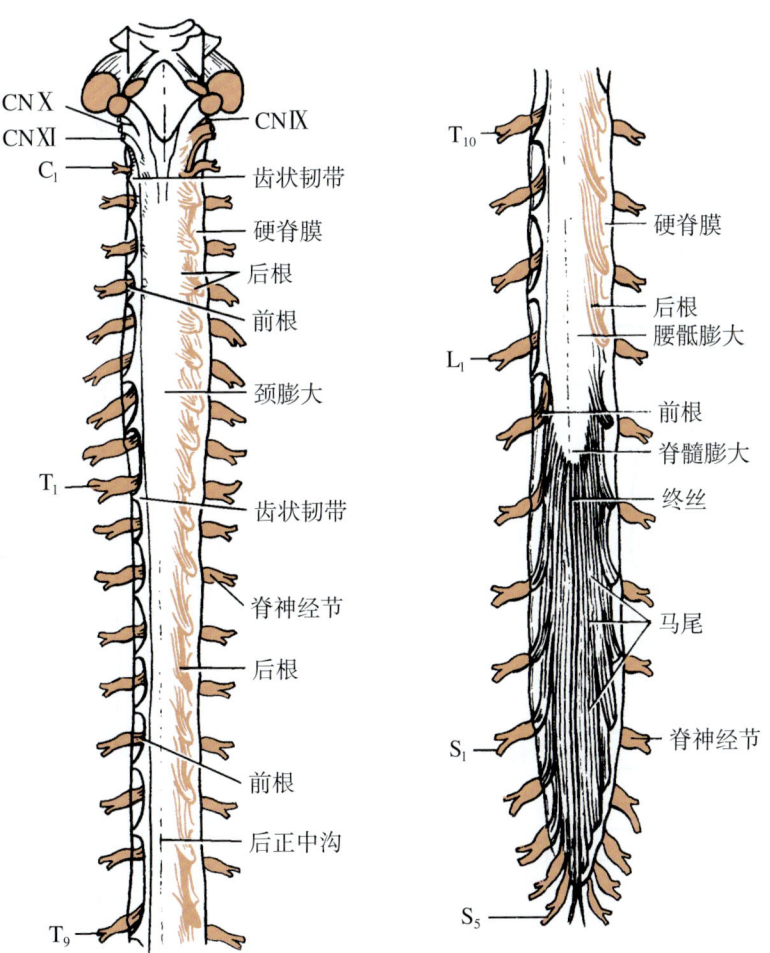

图 1-20　脊髓的外形

脊髓与31对脊神经相连，通常将与每对脊神经前、后根相连的一段脊髓称为一个脊髓节段（segment of spinal cord）（图1-21）。脊髓全长分为31个脊髓节段，分别为8个颈节、12个胸节、5个腰节、5个骶节和1个尾节。脊髓全长粗细不等，有两个膨大的部分：颈膨大（cervical enlargement）和腰骶膨大（lumbosacral enlargement）。颈膨大相当于脊髓颈4至胸1节段（$C_4 \sim T_1$），是臂丛发出处，支配上肢；腰骶膨大相当于脊髓腰1至骶3节段（$L_1 \sim S_3$），是腰骶丛发出处，支配下肢。脊髓膨大的出现与种系进化中四肢的出现相关，由神经元胞体和纤维数量增加所致。脊髓末端变细称为脊髓圆锥（conus medullaris）。脊髓圆锥以下延续为无神经组织的终丝（filum terminale），在第2骶椎水平以下，由硬脊膜包绕终丝止于尾骨背面。

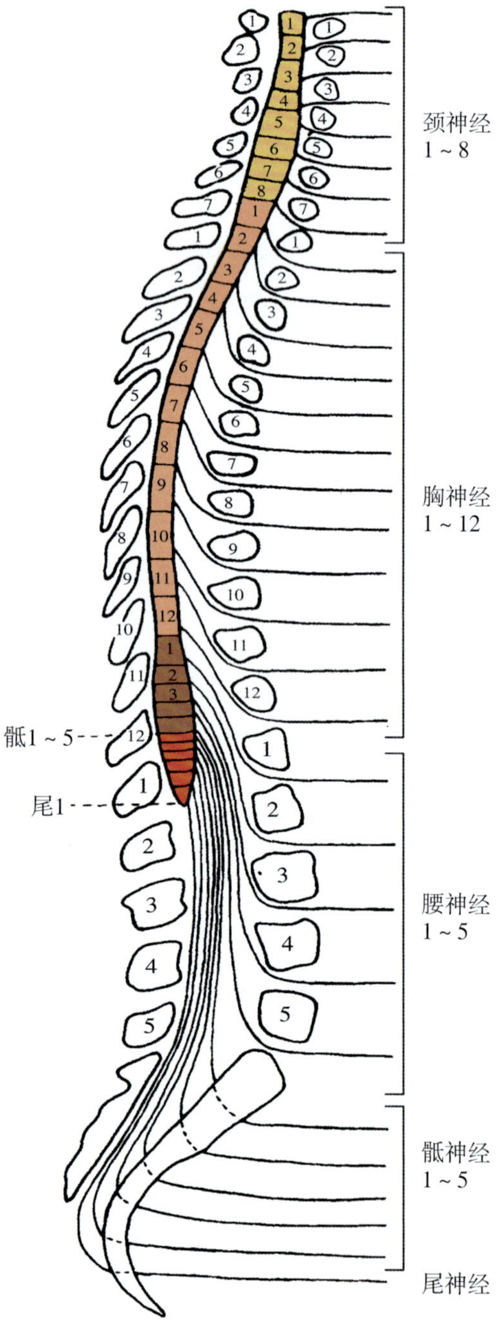

脊髓表面有数条纵沟，前面正中有较深的前正中裂（anterior median fissure）（行经脊髓前动、静脉），后面正中有较浅的后正中沟（posterior median sulcus），此二纵沟将脊髓分为左、右对称的两半。外侧面有前外侧沟（anterolateral sulcus）和后外侧沟（posterolateral sulcus），分别有脊神经的前、后根附着。在颈髓和中胸髓以上的后正中沟和后外侧沟之间还有一较浅的后中间沟（posterior intermediate sulcus），分界薄束和楔束。

脊髓节段与椎骨的对应关系：脊髓与脊柱在胚胎前3个月是等长的，脊髓占据椎管全长，此时脊神经根几乎均呈直角与脊髓相连，平行进入相应的椎间孔内。以后脊髓的生长速度较脊柱缓慢，脊髓上端与延髓相连，位置固定，使脊髓节段的位置由上而下逐渐高于相应的椎骨，因此成人的脊髓和脊柱的长度是不等的（图1-21）。因为脊髓比脊柱短，因而发自腰、骶、尾的神经根在穿出相对应椎间孔之前要在椎管内垂直下行一段而形成马尾（cauda equina）。因此，成人第1腰椎以下的椎管内已无脊髓，只有马尾。在临床上常选择在第3、第4或第4、第5腰椎间行腰椎穿刺，获取脑脊液或注射麻醉药，以避免损伤脊髓。

掌握脊髓节段与椎骨的对应关系有重要的临床应用意义。成人脊髓的长度与椎管的长度不一致（图1-21），所以脊髓的各个节段与相应的椎骨并不在同一高度。成人的上颈髓节段（$C_1 \sim C_4$）大致平对同序数椎骨，下颈髓节段（$C_5 \sim C_8$）和上胸髓节段（$T_1 \sim T_4$）约平对同序数椎骨的上1块椎骨，中胸髓节段（$T_5 \sim T_8$）约平对同序数椎骨的上2块椎骨，下胸髓节段（$T_9 \sim T_{12}$）约平对同序数椎骨的上3块椎骨，腰髓节段平对第10～12胸椎，骶髓、尾髓节段平对第1腰椎。

图1-21 脊髓节段与椎骨的相应位置关系

四、脑干

脑干（brain stem）由中脑、脑桥和延髓组成，位于颅腔内，伏在枕骨大孔与鞍背之间的斜坡上。脑干上连间脑，下延脊髓，在外形上大体呈圆柱形，颅底的骨折和脑疝可伤及脑干。

（一）延髓

延髓（medulla oblongata）是脑干的最尾侧部分，形似倒置的圆锥体，下端在枕骨大孔处与脊髓相连，长约 3 cm。上端与脑桥在腹侧面（图 1-22）以横行的延髓脑桥沟（bulbopontine sulcus）分界，在背侧面（图 1-23）以第四脑室底横行的髓纹（striae medullares）为界。脊髓的中央管向上延续到延髓的下半部，在延髓的上半部，中央管展开形成第四脑室下部。延髓的下部形似脊髓，脊髓表面的诸多纵行沟裂——前正中裂、后正中沟以及前、后外侧沟都延伸到延髓。

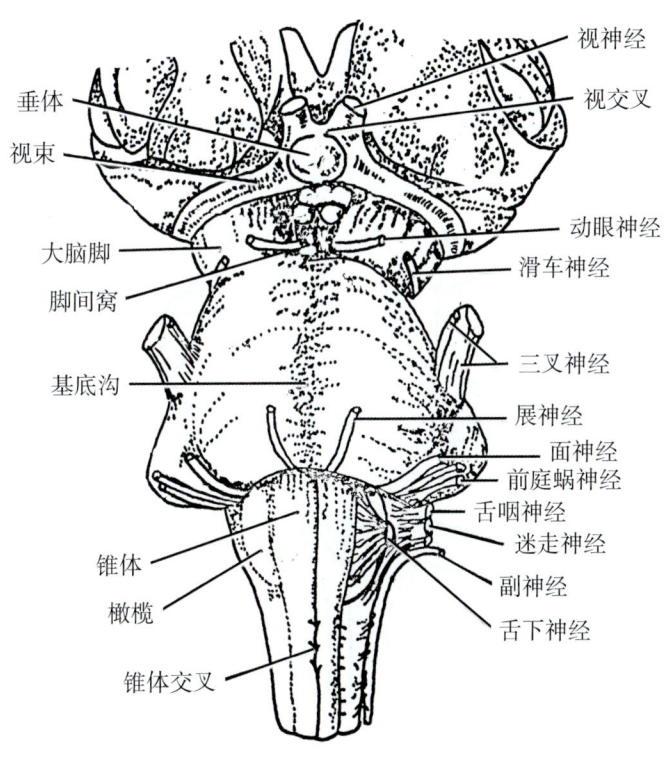

图 1-22 脑干腹侧面

在延髓腹侧面，前正中裂的两侧有纵行隆起的锥体（pyramid）（其内有锥体束通过）。在延髓上部，锥体背外侧的卵圆形隆起称为橄榄（olive），内隐下橄榄核。锥体和橄榄之间为前外侧沟，沟中有舌下神经根丝出脑。橄榄的背侧有小脑下脚（inferior cerebellar peduncle）。在橄榄与小脑下脚之间为后外侧沟，沟内自上而下有舌咽、迷走和副神经根丝依次排列。

在背侧面（图 1-23），脊髓的薄束和楔束向上延伸，分别扩展为膨隆的薄束结节（gracile tubercle）和楔束结节（cuneate tubercle），其深面有薄束核和楔束核。在楔束结节外上方的隆起即小脑下脚，构成第四脑室侧界的一部分。延髓上部中央管敞开为第四脑室，构成菱形窝的下部。

（二）脑桥

脑桥（pons）长约 2.5 cm，腹侧面膨隆为脑桥基底部（basilar part）（图 1-22），下缘借延髓脑桥沟与延髓分界，沟中自中线向外侧为展神经、面神经和前庭蜗神经根。脑桥上缘与中脑的大脑脚相接。基底部正中有纵行的基底沟（basilar sulcus），有基底动脉通过。基底部向外侧逐渐变窄，移行为小脑中脚（middle cerebellar peduncle），脚内纤维向背侧进入小脑。脑桥腹侧面（图1-22）与小脑中脚交界处，有粗大的三叉神经根。延髓、脑桥和小脑的交角处，临床上称为脑桥小脑三角（cerebellopontine triangle）。该部位的肿瘤常累及位于此处的前庭蜗神经和面神经。

脑桥的背侧面形成第四脑室底的上部，左、右小脑上脚（superior cerebellar peduncle）构成此处室底的外侧壁，两上脚间夹有薄层的白质板称为上髓帆（superior medullary velum），构成第四脑室顶的上半。上髓帆上有滑车神经根出脑，它是唯一自脑干背面出脑的脑神经（图1-23）。

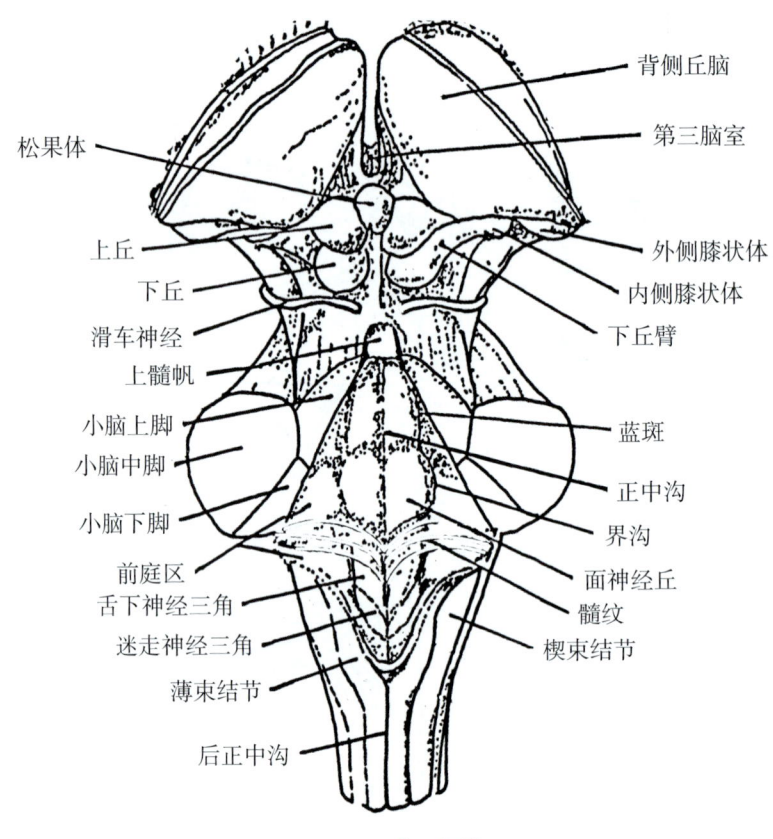

图1-23　脑干背侧面

（三）中脑

中脑（mesencephalon）长约2 cm，其腹外侧面上界是属于间脑的视束，下界为脑桥上缘。中脑腹侧面（图1-22）有一对粗大的柱状隆起，称为大脑脚（cerebral peduncle），由大量来自大脑皮质的下行纤维组成。大脑脚之间为深陷的脚间窝（interpeduncular fossa）。窝底有许多血管穿过，故此区又称后穿质（posterior perforated substance）。大脑脚的内侧有动眼神经根出脑。

中脑背侧称为顶盖（图1-23），由两对圆形隆起组成，上方一对为上丘（superior colliculus），下方一对为下丘（inferior colliculus），二者合称四叠体（corpora quadrigemina）。联系上丘与间脑的外侧膝状体的长形隆起为上丘臂（brachium of superior colliculus），下丘与间脑的内侧膝状体之间的条状隆起称为下丘臂（brachium of inferior colliculus）。

胚胎时期的神经管腔在中脑成为中脑水管（mesencephalic aqueduct）（又称大脑水管cerebral aqueduct），向颅侧连通第三脑室，向尾侧与第四脑室相通（图1-24）。

(四)菱形窝

菱形窝(rhomboid fossa)又称第四脑室底(图1-23),位于延髓上部和脑桥的背面。其下部边界为薄束结节、楔束结节和小脑下脚,上部边界为小脑上脚,两外侧角与其背侧的小脑之间为第四脑室的外侧隐窝(lateral recess)。菱形窝的外侧角与中线之间浅表的横行纤维束为髓纹,是延髓和脑桥在背侧面的分界线。室底的正中有纵行的正中沟(median sulcus),正中沟的两侧各有一条纵行的界沟(sulcus limitans),将每一半边的菱形窝分成内侧区和外侧区。外侧区呈三角形,称为前庭区(vestibular area),因其深方为前庭神经核而得名。在前庭区的外侧角上有一小隆起,称为听结节(acoustic tubercle),内藏蜗神经背核。界沟与正中沟之间为内侧隆起(medial eminence)。靠近延髓髓纹上方,内侧隆起上有一圆形隆凸为面神经丘(facial colliculus),内含面神经膝和展神经核。延髓髓纹以下有两个小三角区:内上方的为舌下神经三角(hypoglossal triangle),内隐舌下神经核;外下方的称为迷走神经三角(vagal triangle),内含迷走神经背核。在界沟上端的外侧,有一在新鲜标本呈蓝灰色的小块区域,称为蓝斑(locus ceruleus)。

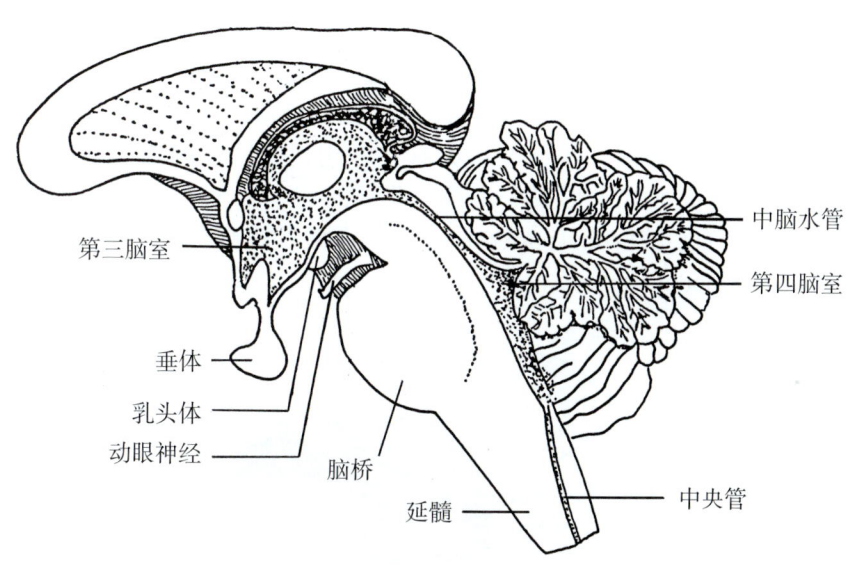

图1-24 脑干矢状面

(五)第四脑室

第四脑室(fourth ventricle)形如帐篷,顶朝向小脑,底为菱形窝,其内充满脑脊液,第四脑室向颅侧与中脑的大脑水管相通,向尾侧通向延髓的中央管(图1-24)。第四脑室顶的上部由小脑上脚内侧端和上髓帆(superior medullary velum)构成,顶的下部由下髓帆(inferior medullary velum)和第四脑室脉络组织(tela choroidea of fourth ventricle)构成。下髓帆亦为白质薄片,伸入小脑,以锐角与上髓帆相会合。附于下髓帆和菱形窝下角之间的室管膜,其外面覆以软膜和血管,它们共同形成第四脑室脉络组织。脉络组织上部分血管反复分支成丛,夹带着软膜和室管膜上皮,突入室腔,成为第四脑室脉络丛(choroid plexus of fourth ventricle)。

第四脑室借三个孔与蛛网膜下腔相通:分别为位于菱形窝下角尖部正上方的第四脑室正中孔(median aperture of fourth ventricle)和位于第四脑室外侧隐窝尖端成对的第四脑室外侧孔(lateral aperture of fourth ventricle)(Luschka孔)。脑室系统诸脉络丛所产生的脑脊液经上三孔注入蛛网膜下腔。

五、小脑

小脑（cerebellum）位于颅后窝，约重 150 g（成人）。胚胎发生上与脑桥共同起源于菱脑前部。小脑的背侧面平坦，并与硬脑膜形成的小脑幕贴近，其腹侧面与菱形窝围成第四脑室。

（一）小脑的外形

小脑两侧的膨大部为小脑半球（cerebellar hemispheres），中间部狭窄为小脑蚓（vermis）（图 1-25）。小脑上面稍平坦，其前、后缘凹陷，称为小脑前、后切迹（anterior and posterior cerebellar notches）；下面膨隆，其前内侧各有一突出部，称为小脑扁桃体（tonsil of cerebellum）。小脑扁桃体紧邻延髓和枕骨大孔的两侧，当颅内压增高时，小脑扁桃体有可能被挤压入枕骨大孔，形成枕骨大孔疝或称小脑扁桃体疝，压迫延髓，危及生命。

小脑表面有许多近似横向走行的浅沟，将小脑分成众多横行的小脑叶片（cerebellar folia）。有些横沟比较深，把小脑分成若干小叶。其中最显著的是水平裂（horizontal fissure），始自小脑中脚，以水平方向绕小脑半球的外侧缘和后缘，终于小脑后切迹。此裂为小脑上面和下面的界限。

小脑上面前、中 1/3 交界处有一略呈"V"形的深沟，称为原裂（primary fissure）；小脑下面中间的小脑蚓由前向后依次为小结（nodule）（紧靠下髓帆）、蚓垂（uvula of vermis）（紧靠小脑扁桃体）、蚓锥体（pyramid of vermis）。小结向两侧借极薄的绒球脚（peduncle of flocculus）与绒球（flocculus）相连。绒球和小结的后方有一深沟，为后外侧裂（posterolateral fissure）；原裂和后外侧裂于小脑表面几乎形成一个环，此环的前上部分为小脑前叶（anterior lobe of cerebellum），后下部分为小脑后叶（posterior lobe），占据后外侧裂的绒球、绒球脚和小结，称为绒球小结叶（flocculonodular lobe）。

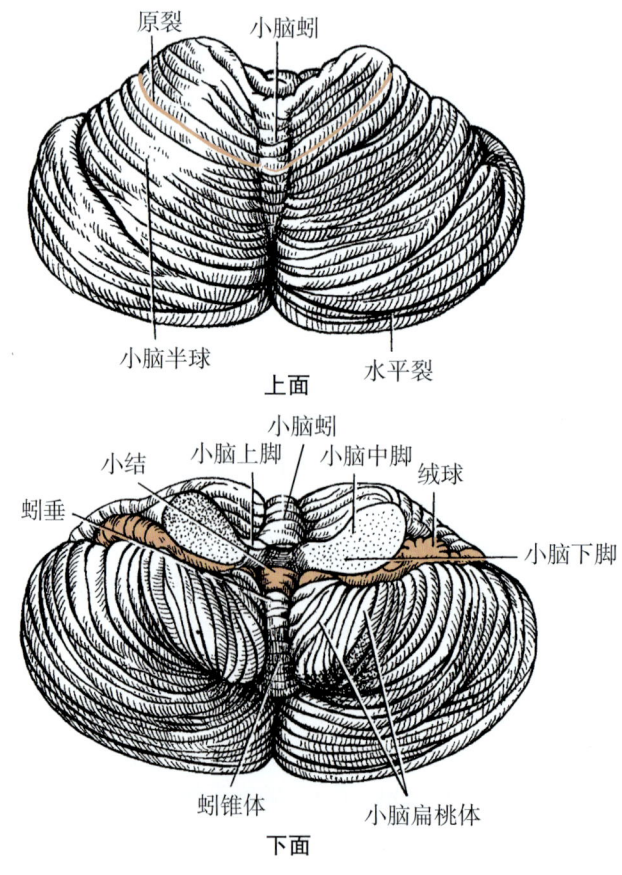

图 1-25　小脑外形

(二) 小脑的功能分区

Larsell 根据进化，以最早分化出来的后外侧裂为界，将人的小脑分成绒球小结叶和小脑体。小脑体由内侧向外侧可分为3个纵区，即蚓部（vermis）、小脑半球中间部（middle part of hemisphere）和小脑半球外侧部（lateral part of hemisphere）（图1-26）。

小脑的分区（解剖分区和功能分区）与小脑的种系发生密切相关。绒球小结叶在进化上出现最早，构成原小脑（archicerebellum），因其纤维联系及功能与前庭密切相关，故又称前庭小脑（vestibulocerebellum）。小脑体蚓部和小脑中间部在进化上出现较晚，共同组成旧小脑（paleocerebellum），因其主要接受来自脊髓的信息，故又称脊髓小脑（spinocerebellum）。小脑体的外侧部在进化中出现最晚，构成新小脑（neocerebellum），因其与大脑皮质同步发展，又称大脑小脑（cerebrocerebellum）。

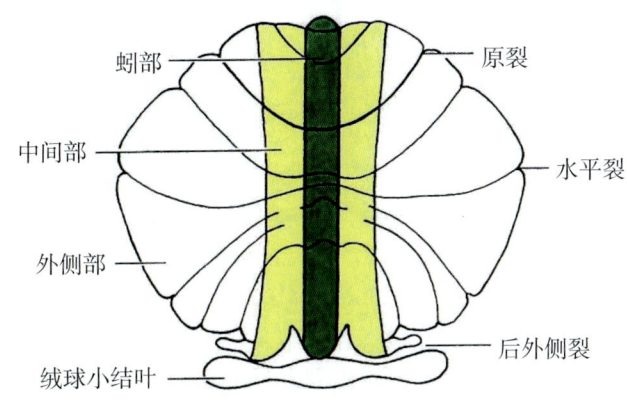

图1-26 小脑分部的模式图

六、间脑

间脑（diencephalon）位于中脑和端脑之间，与端脑共同起源于前脑泡。间脑的背侧面和两侧面由高度发展的大脑半球所掩盖，仅部分腹侧面露于脑底。间脑的内腔为一正中矢状面的窄隙，称为第三脑室。间脑可分为背侧丘脑、后丘脑、上丘脑、底丘脑和下丘脑5个部分。

(一) 背侧丘脑

背侧丘脑（dorsal thalamus）又称丘脑（thalamus），位于间脑的背侧部（图1-27），其外侧紧邻内囊的后肢，内侧为第三脑室侧壁，腹侧以下丘脑沟（hypothalamic sulcus）（连于室间孔和中脑水管的浅沟）与下丘脑分界，背外侧与尾状核体、尾相接壤，其间行有终纹，背内侧构成侧脑室前角的底，其内侧缘行有丘脑髓纹。背侧丘脑为一对卵圆形的灰质团块，前端的突出部分为丘脑前结节（anterior thalamic tubercle），后端膨大称为丘脑枕（pulvinar）。背外侧面的外侧缘与端脑尾状核之间隔有终纹（terminal stria），两侧背侧丘脑之间借丘脑间黏合（interthalamic adhesion）又称中间块（massa intermedia）相连接。

(二) 后丘脑

后丘脑（metathalamus）位于丘脑枕的后下方（图1-23，图1-28），由两个圆丘形结构组成，位于内侧的称为内侧膝状体（medial geniculate body）（MGB），经下丘臂连于下丘；位于外侧的称为外侧膝状体（lateral geniculate body）（LGB），经上丘臂连于上丘。

(三) 上丘脑

上丘脑（epithalamus）位于第三脑室顶部的周围，即背侧丘脑背侧面与中脑顶盖前区移行处，从前向后依次为丘脑髓纹（thalamic medullary stria）、缰三角（habenular trigone）、缰连合（habenular commissure）、松果体（pineal body）和后连合（posterior commissure）（图1-27）。

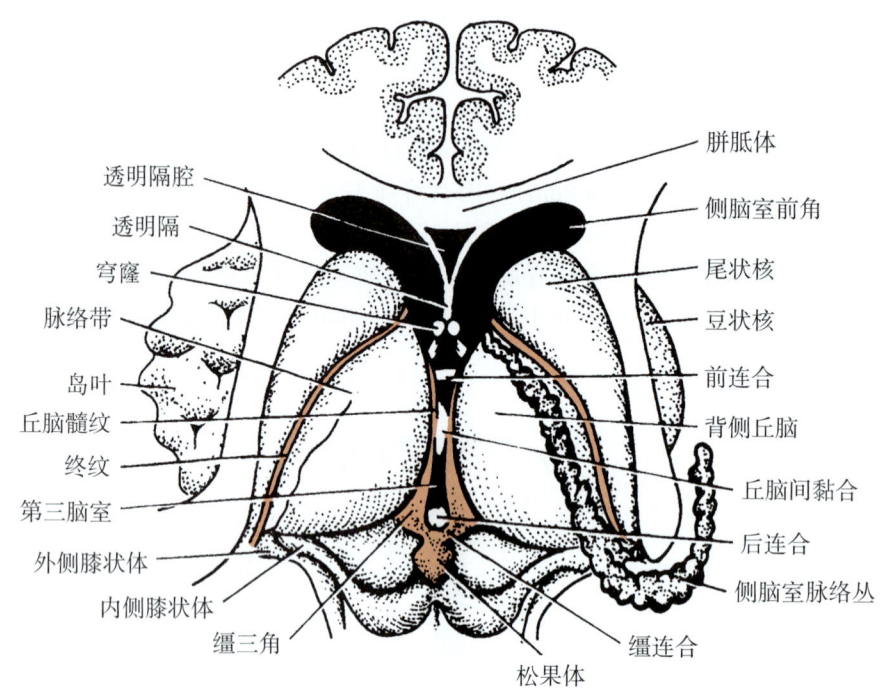

图 1-27 间脑背侧面

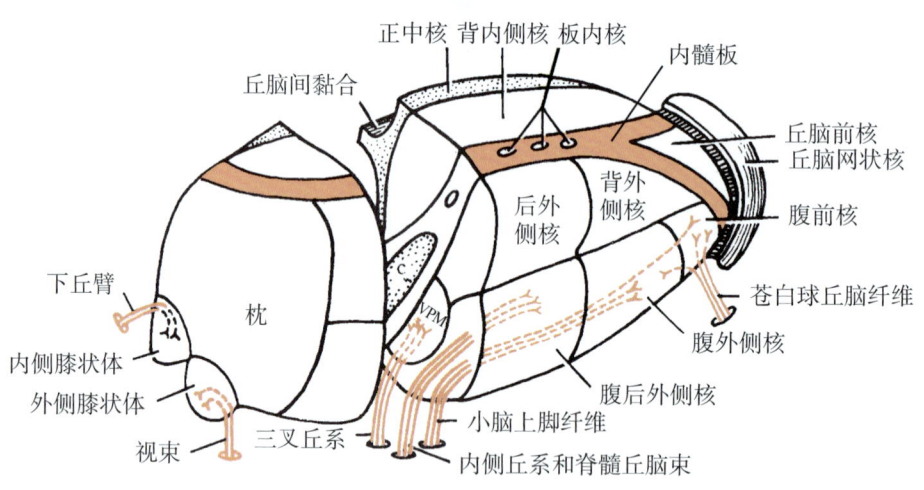

VPM. 腹后内侧核　C. 中央中核

图 1-28 右背侧丘脑核团模式图

(四) 底丘脑

底丘脑 (subthalamus) 是背侧丘脑和中脑被盖之间的过渡区,位于背侧丘脑的下方,内囊和下丘脑之间,外形只能在脑切片上辨认其范围。

(五) 下丘脑

下丘脑 (hypothalamus) 位于下丘脑沟腹侧,构成第三脑室侧壁的下份和底壁。在脑的底面,下丘脑从前向后包括视交叉 (optic chiasma)、灰结节 (tuber cinereum) 和乳头体 (mamillary body)。视交叉向后延伸为视束 (optic tract),灰结节向前下方形成中空的圆锥状部分称为漏斗 (infundibulum),灰结节与漏斗移行部的上端膨大处称为正中隆起 (median eminence),漏斗下端与垂体相连。

(六) 第三脑室

第三脑室 (third ventricle) 是两侧背侧丘脑和下丘脑之间的狭窄腔隙 (图 1-24, 图 1-27), 其前部以室间孔与左、右侧脑室相通, 向后经中脑水管与第四脑室相通。第三脑室的顶为两侧丘脑髓纹之间的薄层脉络组织, 此处脉络组织的内面有两条前后纵行的血管丛, 顶着室管膜突入第三脑室脉络丛, 并在室间孔处与侧脑室脉络丛相连续; 底由视交叉、灰结节、漏斗和乳头体构成, 其中室腔延入漏斗称为漏斗隐窝 (infundibular recess); 前界的下部由终板 (lamina terminalis) (视交叉前上方的薄白质板) 构成, 上部由前连合 (anterior commissure) 和穹窿柱构成; 后界为松果体和后连合 (posterior commissure), 其中室腔突入松果体柄内称为松果体隐窝 (pineal recess); 两侧壁为背侧丘脑和下丘脑。

七、端脑

端脑 (telencephalon) 由前脑泡演化而来, 两侧高度发育, 向外膨出形成端脑, 即左、右大脑半球。端脑为脑的最大组成部分, 由浅入深分为大脑半球表面的皮质 (灰质)、大脑深部的髓质 (白质) 和髓质内的基底核 (白质内的灰质核团)。大脑半球内的腔隙为侧脑室。

端脑在颅内发育的胚胎期第 3 个月末, 大脑半球的表面积开始迅速增大, 增大速度较颅骨快, 而且大脑半球内各部发育速度不均, 形成凹凸不平的表面, 凹陷处为大脑沟 (cerebral sulci), 每一条沟就是一个皮质的皱褶, 使皮质表面积增大, 相较光滑表面的面积增大了 3 倍。沟间隆起的部分为大脑回 (cerebral gyrus)。左、右大脑半球由大脑纵裂 (cerebral longitudinal fissure) 分隔开, 但在纵裂底部两侧半球借胼胝体 (corpus callosum) 相连, 端脑和小脑间由大脑横裂 (cerebral transverse fissure) 分隔。大脑半球可分为外侧面、内侧面和底面, 半球的前后末端分别为额极 (frontal pole) 和枕极 (occipital pole)。

(一) 大脑半球外侧面

大脑半球外侧面由外侧沟、中央沟和两条假想线分为额叶、顶叶、枕叶、颞叶和岛叶 (图 1-29)。外侧沟 (lateral sulcus) 也称外侧裂, 起于大脑半球下面, 行向后上方。中央沟 (central sulcus) 起于大脑半球中点稍后方, 斜向前下方, 下端与外侧沟隔一脑回, 上端延伸至大脑半球内侧面。两条假想线为: 顶枕沟 (parietooccipital sulcus) (顶枕沟与上缘的交界处) 和枕前切迹 (preoccipital notch) (枕极前下缘约 4 cm 处) 的连线及此线中点与外侧沟末端的连线。

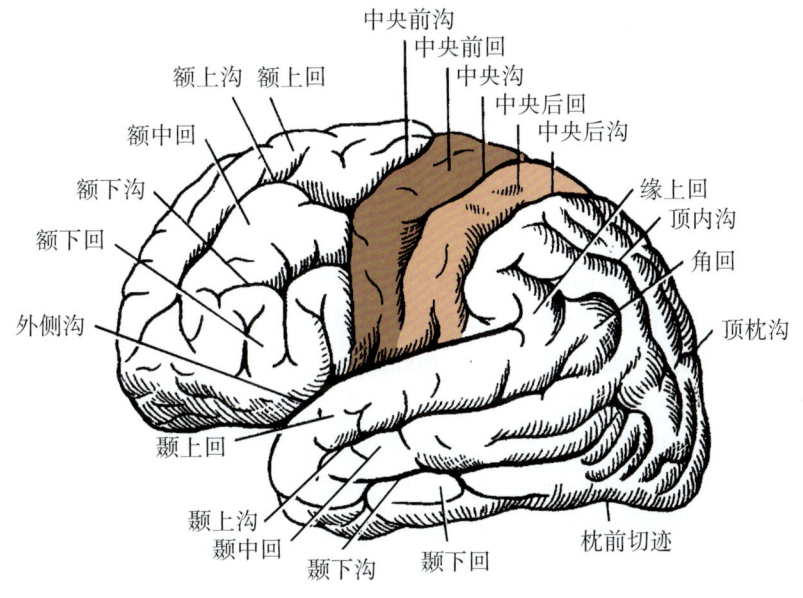

图 1-29 大脑半球外侧面

中央沟分界了额叶和顶叶，外侧沟分界了颞叶和额叶及部分顶叶，假想线分界了枕叶、顶叶及颞叶（图1-29，图1-30）。

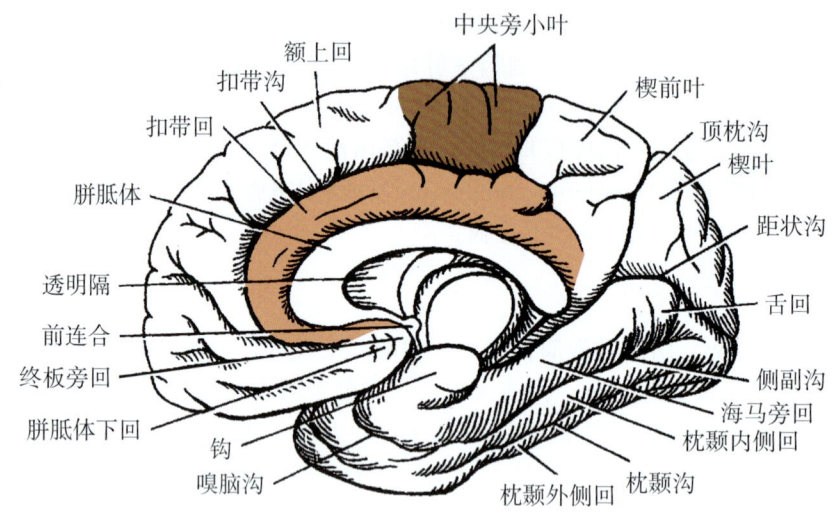

图1-30　大脑半球内侧面

岛叶（insula）（图1-31）位于外侧沟的底，由额叶、顶叶和颞叶的岛盖（opercula）所覆盖。

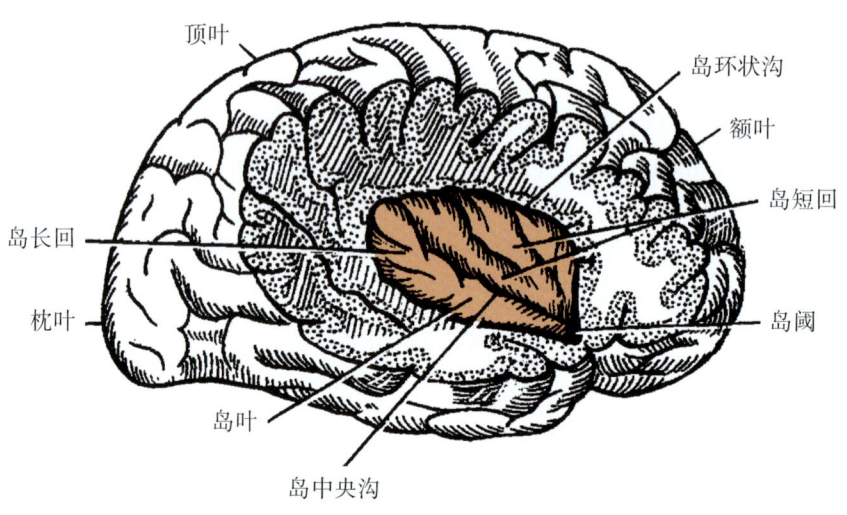

图1-31　岛叶

额叶（frontal lobe）由中央前沟（位于中央沟前方并与之伴行）、额上沟和额下沟（与大脑半球上缘平行）分为中央前回（precentral gyrus）（中央沟和中央前沟之间）、额上回（superior frontal gyrus）（额上沟上方）、额中回（middle frontal gyrus）（额上、下沟之间）和额下回（inferior frontal gyrus）（额下沟和外侧沟之间）。

顶叶（parietal lobe）由中央后沟（位于中央沟后方并与之伴行）和顶内沟（与大脑半球上缘平行）分为中央后回（postcentral gyrus）（中央沟和中央后沟之间）、顶上小叶（superior parietal lobule）（顶内沟上方）和顶下小叶（inferior parietal lobule）（顶内沟下方），顶下小叶又分为缘上回（supramarginal gyrus）（包绕于外侧沟末端）和角回（angular gyrus）（包绕于颞上沟末端）。

颞叶（temporal lobe）由颞上沟和颞下沟（与外侧沟平行）分为颞上回（superior temporal gyrus）（颞上沟上方）、颞横回（transverse temporal gyrus）（颞上回转入外侧沟的横行小回）、颞中回（middle temporal gyrus）（颞上、下沟之间）和颞下回（inferior temporal gyrus）（颞下沟下方），颞叶的前端称为颞极。

枕叶（occipital lobe）相对较小，位于半球后部，形似三角形，后端称为枕极。

（二）大脑半球内侧面和底面

额、顶、枕和颞叶均延伸到大脑半球的内侧面。内侧面（图1-30）最显著的结构是位于中部略呈弓形的胼胝体。

在胼胝体的后方有顶枕沟（parietooccipital sulcus）（自前下而后上至枕前上切迹）和距状沟（calcarine sulcus）（向后至枕极）。在胼胝体的背面有胼胝体沟（callosal sulcus），沿胼胝体的后方向前移行为海马沟（hippocampal sulcus）。在距状沟的前方有与海马沟平行的侧副沟（collateral sulcus）。在胼胝体沟的上方，有与之平行的扣带沟（cingulate sulcus），此沟在额叶后部发出短升支称为中央旁沟（paracentral sulcus），末端转向背侧称为边缘支（marginal ramus）。中央前、后回移行至内侧面的部分（中央旁沟和边缘支之间）为中央旁小叶（paracentral lobule）。顶枕沟与距状沟之间为楔叶（cuneus），距状沟和侧副沟后部之间为舌回（lingual gyrus）。

胼胝体沟和扣带沟之间为扣带回（cingulate gyrus），海马沟和侧副沟之间为海马旁回（parahippocampal gyrus），海马旁回前端的弯曲结构称为钩（uncus），或称海马旁回钩，是嗅觉系统的一部分。在海马沟处，部分皮质卷入侧脑室下角呈弓形隆起，称为海马（hippocampus），在海马的内侧有锯齿状的齿状回（dentate gyrus），海马与海马旁回之间的过渡区称为下托（subiculum）。海马和齿状回合称为海马结构（hippocampal formation）（图1-32）。

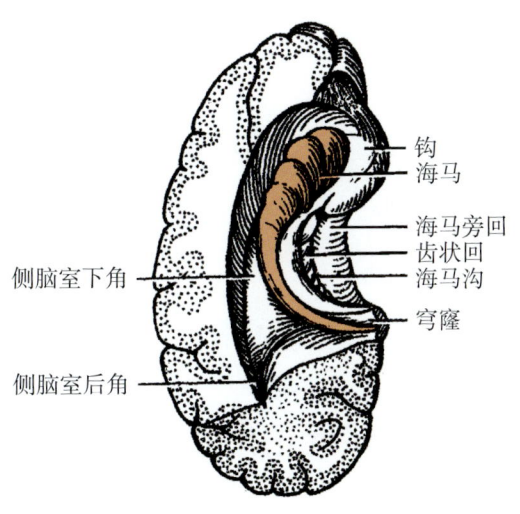

图1-32 海马结构（左侧上面观）

在大脑半球内侧面，将位于胼胝体周围和侧脑室下角底壁的一圈弧形结构称为边缘叶（limbic lobe），包括隔区（septal area）、扣带回、海马旁回、海马和齿状回，其中隔区由位于终板前方的终板旁回（paraterminal gyrus）和位于胼胝体嘴下方的胼胝体下回（subcallosal gyrus）组成。

额叶底面（图1-33）又称额叶眶部，额叶内有纵行的沟，称为嗅沟（olfactory groove），沟的内侧部称为直回（straight gyrus），外侧部总称为眶回（orbital gyrus）。嗅沟内容纳嗅束（olfactory tract），嗅束前端膨大为嗅球（olfactory bulb）（与嗅神经相连），嗅束向后扩大为嗅三角（olfactory trigone），由此分出内侧嗅纹（medial olfactory stria）和外侧嗅纹（lateral olfactory stria），外侧嗅纹将嗅觉传至海马旁回前部和钩等嗅觉高级中枢。嗅三角与视束之间为前穿质（anterior perforated substance），内有许多血管穿入脑实质。

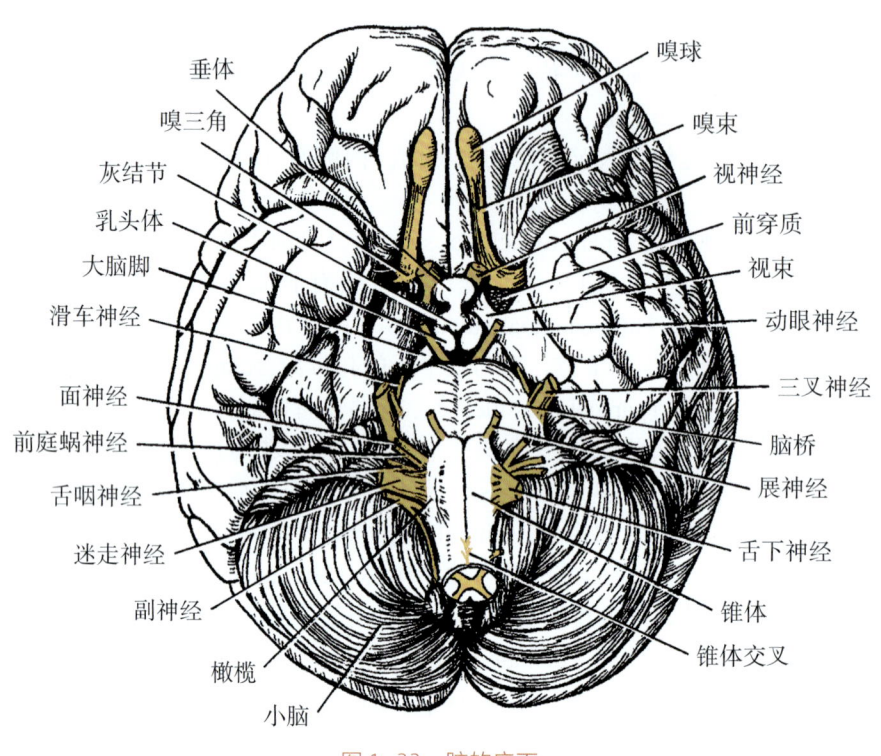

图1-33 脑的底面

> **整合思考题**
>
> 区分神经纤维、神经和纤维束的不同。

（张卫光 栾丽菊）

第三节 神经元信息传递和神经反射

导学目标

- **基本目标**

  1. 定义突触和化学性突触。
  2. 说明突触传递的分类，比较二者的异同。
  3. 解释化学性突触传递过程，兴奋性/抑制性突触后电位的产生机制。
  4. 定义神经递质，说明其判断标准。

5. 说明囊泡内递质释放的特征。

6. 举例说明常见神经递质的分类及其合成和代谢情况。

7. 定义受体，举例说明其分类。

- **发展目标**

1. 根据神经递质的合成、代谢过程，提出可能的增强或抑制某种神经递质功能的策略，以用于临床相关疾病的治疗。

2. 说明囊泡内释放的动力学过程及其相关分子机制。

案例1-2

男性，65岁。3个月前起间断出现双眼睑下垂，晨轻暮重，活动后加重。2周前劳累后出现言语不清、吞咽困难，且在活动后加重。无明显肢体无力，无胸闷、气短。

体格检查：体温36.5℃，心率76次/分，血压125/68 mmHg。神清，言语不清，双侧眼睑下垂，双侧瞳孔等大正圆，直径3 mm，对光反射灵敏，眼球活动大致正常，面纹对称，咽反射存在，伸舌居中，舌肌无明显萎缩。躯干和四肢感觉正常，腱反射正常，病理征未引出。

实验室检查：血清抗乙酰胆碱受体抗体（AChR-Ab）阳性。

问题：

1. 血清抗乙酰胆碱受体抗体阳性提示哪种疾病？
2. 抗乙酰胆碱受体抗体阳性为何会导致上述临床症状？
3. 可能的治疗策略是什么？

人脑有多少个神经元呢？最新的研究显示，人脑大约有860亿个神经元，这个数字较以往估计的1000亿个神经元有所减少，但相差的这140亿神经元相对其他物种的大脑而言，也是天文数字。果蝇、小鼠、猫、黑猩猩的大脑神经元数量分别为10万、7500万、2.5亿和70亿。这些神经元相互连接，形成神经回路（neural circuit）以及更为复杂的神经网络，从而完成特定的脑功能。1897年，英国生理学家Charles Sherrington将神经元间相互"接触"并传递信息的部位命名为突触（synapse）。由突触介导的信息传递称为突触传递（synaptic transmission）。本节将介绍突触传递的基本过程、相关分子以及由神经回路介导的神经反射（neural reflex）。

一、突触传递

根据信息传递方式的不同，可将突触分成两种基本类型：化学性突触（chemical synapse）和电突触（electrical synapse）。神经元之间的信息传递主要依靠化学性突触完成。在化学性突触传递中，突触前膜释放的神经递质作用于突触后膜的特异受体，直接引起突触后膜产生电位变化或激活突触后膜内的信号传导通路，间接引起膜电位的变化。在中枢神经系统的一些部位如下橄榄核内还存在电突触。这些部位的神经元之间形成缝隙连接（jap junction）样的电耦合，通过电的形式直接进行信息传递。

（一）化学性突触传递

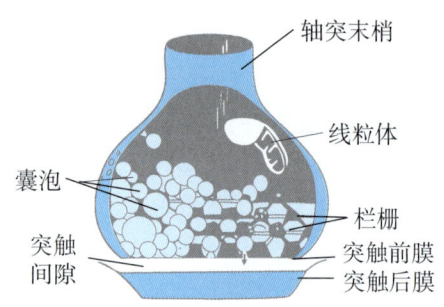

图1-34 化学性突触结构示意图

化学性突触由突触前膜（presynaptic membrane）、突触间隙（synaptic cleft）和突触后膜（postsynaptic membrane）构成（图1-34）。其中，突触前膜由轴突末梢的膨大结构形成，突触后膜可以是神经元任意的结构成分，如胞体、树突和轴突。突触前膜和后膜较一般的神经细胞膜稍增厚，约7.5 nm。突触间隙为20～50 nm，其间有黏多糖和糖蛋白。突触前神经元的轴突末梢膨大成球形，称为突触小体（synaptic knob）。突触前膜含有大量直径为20～80 nm的囊泡，称为突触小泡（synaptic vesicle）。突触前膜内侧有致密突起，致密突起和网格形成囊泡栏栅，其间隙正好容纳一个囊泡。栏栅结构具有引导囊泡与突触前膜接触以释放囊泡内递质的作用。

不同突触内突触小泡的形态、大小和内容物不同，一般可将其分为三类：①小而清亮、透明的小泡，内含乙酰胆碱、甘氨酸、γ-氨基丁酸或谷氨酸等神经递质；②小而具有致密中心的小泡，内含儿茶酚胺类神经递质；③大而具有致密中心的小泡，称为大致密核心囊泡（large dense-core vesicle，LDCV），内含神经肽类物质。其中前两种囊泡分布在轴浆内靠近突触前膜的部位，在活性带部位发生膜融合，快速释放其所含递质，第三种囊泡则均匀分布在突触前轴突末梢内，可从突触前膜的所有部位通过胞吐作用释放其所含递质。

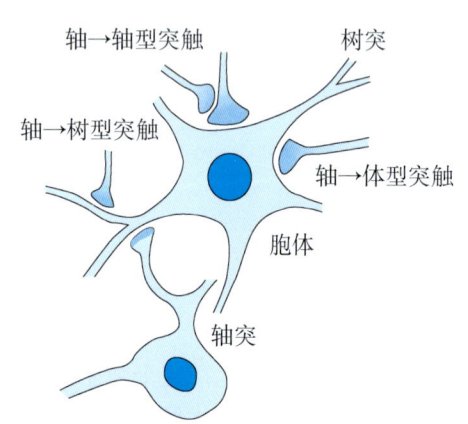

图1-35 突触根据发生部位的不同进行的分类

1. 突触的分类

（1）根据发生的部位不同，突触可分为三类：①轴→体（轴突→胞体）型突触，即一个神经元的轴突末梢与另一个神经元的胞体形成突触连接；②轴→树（轴突→树突）型突触，即一个神经元的轴突末梢与另一个神经元的树突形成突触连接；③轴→轴（轴突→轴突）型突触，即一个神经元的轴突末梢与另一个神经元的轴突形成突触连接（图1-35）。其中，轴→轴型突触是构成突触调节即突触前易化和突触前抑制的结构基础。

（2）根据对下一级神经元的效应不同，突触可分为两类：兴奋性突触（excitatory synapse）和抑制性突触（inhibitory synapse），二者又分别被称为Gray Ⅰ型突触和Gray Ⅱ型突触。其中，前者介导的突触传递引起突触后膜去极化，导致突触后神经元兴奋；后者介导的突触传递引起突触后膜超极化，导致突触后神经元抑制。兴奋性突触通常在树突棘形成，即轴→树型突触，大量存在的树突棘，保证了神经元可以接受广泛和丰富的信息传入。抑制性突触通常在胞体或树突干形成，利于对胞体兴奋发挥抑制作用。

2. 化学性突触传递过程　化学性突触传递是"电→化学→电"的信号传递过程，即由突触前神经元的动作电位，促发突触末梢神经递质（本质是化学物质）的释放，引起突触后神经元的电位变化。当动作电位扩布到突触前神经元的轴突末梢时，突触前膜去极化，电压门控钙通道（voltage-gated calcium channel，VGCC）开放，Ca^{2+}进入末梢，突触前膜以出胞或胞吐

(exocytosis)的方式释放神经递质至突触间隙。活性带是突触前膜向内突出的锥形区域，该锥形区是神经递质释放的部位。这些神经递质与突触后膜受体结合，可直接或通过 G 蛋白介导开启或关闭突触后膜递质门控离子通道，产生突触后电位（post-synaptic potential，PSP）。

（1）神经递质释放的分子机制：神经元在静息状态时，胞内 Ca^{2+} 的浓度很低。一旦轴突末梢去极化，VGCC 开放，Ca^{2+} 大量涌入，突触前活性带的钙微区中 Ca^{2+} 瞬间达到很高的浓度，促发突触小泡向突触前膜的活性带移动，并与活性带处的突触前膜融合，以胞吐的方式将内容物释放至突触间隙。胞吐是一个非常快速的过程，可在 Ca^{2+} 进入末梢后 0.2 ms 内发生。

囊泡释放要经历动员（mobilization）、栓系（tethering）、锚定（docking）、启动（priming）和膜融合（fusion）等几个过程（图 1-36）。静息状态下，突触小泡由突触蛋白锚定在细胞骨架上，当 Ca^{2+} 浓度升高时，Ca^{2+} 与钙调蛋白（calmodulin，CaM）结合形成 Ca^{2+}-CaM 复合物，进而激活 Ca^{2+}/CaM 依赖的蛋白激酶 Ⅱ（Ca^{2+}/calmodulin dependent kinase Ⅱ，CaMK Ⅱ），磷酸化突触蛋白（synapsin），使突触小泡与细胞骨架的结合力减弱，从骨架丝上游离下来，这一过程称为动员。继而突触小泡被引渡到前膜活性带附近，松散地附着于靶膜上，这一过程称为栓系。栓系后的囊泡进一步靠近靶膜，两层膜之间的距离缩小为 5～10 nm，使突触小泡在与突触前膜融合之前固定在前膜上，这一过程称为锚定。囊泡锚定后，随即启动可溶性 N- 乙基顺丁烯二酰亚胺敏感因子附着蛋白的受体蛋白（soluble N-ethylmaleimidesensitive factor attachment proteins receptors，SNARE）复合体的形成。

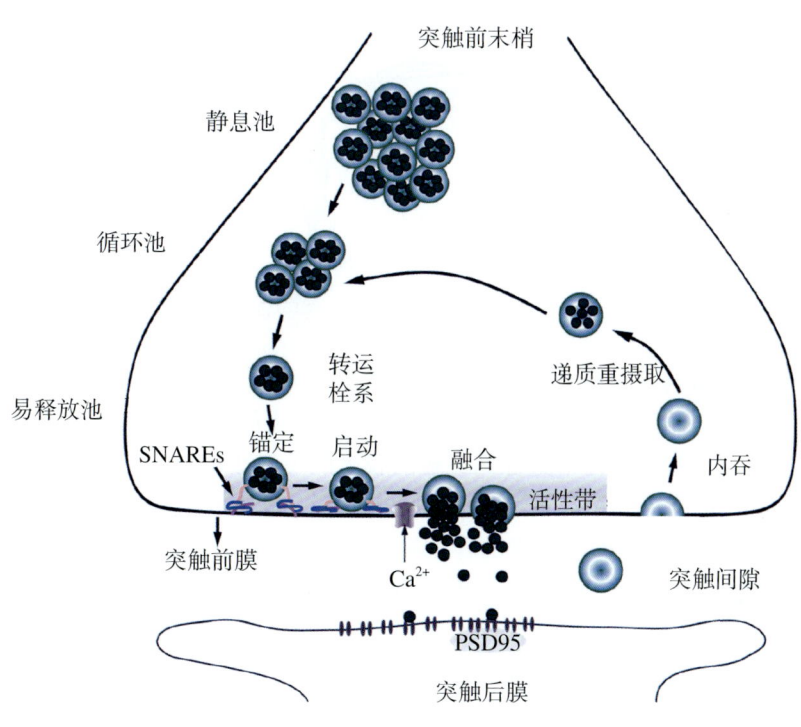

图 1-36　神经递质的释放机制示意图

SNARE 复合体是介导囊泡融合的核心分子。突触小泡膜上的突触小泡蛋白 v（vesicle）-SNARE 即囊泡相关膜蛋白（vesicle-associated membrane proteins 2，VAMP2 或 synaptobrevin）与突触前膜上的 t（target）-SNARE 蛋白即突触融合蛋白 -1（syntaxin-1）和突触相关蛋白 -25（synapsomal-associated protein-25，SNAP-25），以 1∶1∶1 的比例形成反式 SNARE 复合体。核心 SNARE 卷曲螺旋区由 4 个 α- 螺旋组成，其中 Syntaxin-1 和 VAMP2 分别提供一个 α- 螺旋，而 SNAP-25 提供两个 α- 螺旋。该螺旋卷曲结构域像一个拉链，通过将囊泡膜和突触前膜锚定拉近的方式介导膜融合。突触前膜胞内蛋白 Munc18 蛋白分子形状呈弓形，弓形结构一侧的空腔可以与闭合构象的 syntaxin-1 结合并使后者保持闭合构象，从而抑制 SNARE 复合物的聚集形成。Munc13 是参与囊泡激活的主要因子，其 MUN 结构域通过与 syntaxin-1 连接区域的相互作用促进 Munc18 与 syntaxin-1 复合物构象改变，使 syntaxin-1 从闭合构象打开，从而暴露其 SNARE 基序，然后与 SNAP-25 结合，再与 VAMP-2 结合，形成 SNARE 核心复合体。

突触小泡膜上分布有一种 Ca^{2+} 敏感蛋白突触结合蛋白（synaptotagmin，Syt），其 C 端含有 C2 结构域 C2A 和 C2B（图 1-37）。C2 结构域具有磷脂依赖性的 Ca^{2+} 结合位点，C2A 可以结合 3 个 Ca^{2+}，C2B 结合 2 个 Ca^{2+}。在高 Ca^{2+} 的条件下 Syt 发生变构，促进突触小泡膜与突触前膜融合，形成融合孔，并且融合孔径迅速由 1 nm 扩大到 50 nm，使递质从囊泡释放到突触间隙。

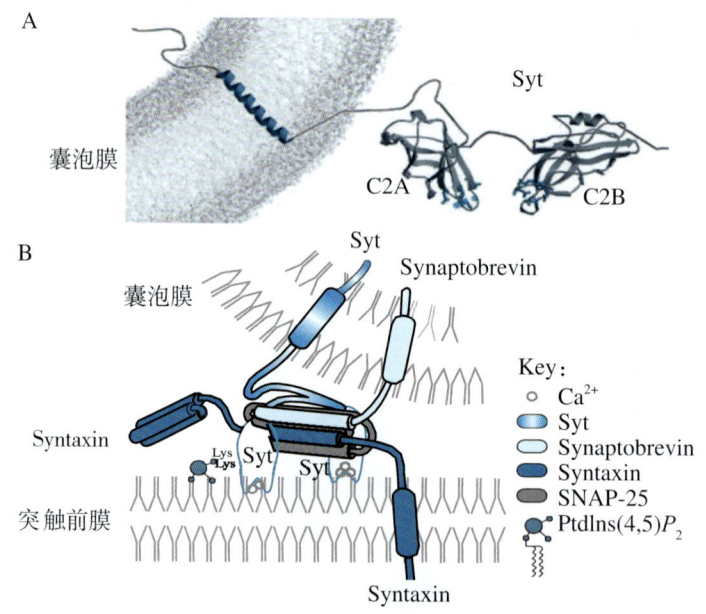

图 1-37　Synaptotagmin 的结构（A）及其介导的囊泡膜-突触前膜融合过程（B）

在囊泡与质膜融合后，反式 SNARE 复合体变成顺式 SNARE 复合体。顺式 SNARE 复合体可以被 NSF 和 SNAP 解聚，释放出组成 SNARE 复合物的各种成分，供再次形成反式 SNARE 复合体使用。同时，胞吐过程中融合到突触前膜上的突触小泡膜，可通过内吞（endocytosis）被重新利用。内吞后的囊泡膜填充神经递质后可进入新一轮的囊泡循环中。

SNARE 复合体是一些神经毒素的作用靶点，如破伤风毒素（tetanus toxin，TeNT）和肉毒杆菌毒素（botulinum toxin，BoNT），单个毒素分子就可以阻断整个轴突末梢的递质释放。构成 SNARE 复合体的三个组分：VAMP2 突触融合蛋白-1 和突触相关蛋白-25 上均存在 TeNT 和 BoNT 的特异性水解位点。BoNT 是目前已知毒力最强的神经毒素，0.1 g 的剂量就可以使人致死。BoNT 作用于神经肌肉接头处，可阻断乙酰胆碱递质的释放，造成肌肉松弛性麻痹，因而可用于美容去皱。

> **知识拓展**
>
> **作用于神经系统的生物毒素**
>
> 自然界中存在着很多有毒的生物，包括动物、植物、真菌、细菌和原生生物等，它们通过释放毒素进行狩猎或者对抗捕食者。这些生物毒素大多作用于神经系统，因此科研人员可以通过研究这些神经毒素的作用靶点，以开发相关药物，造福人类。

突触传递是神经系统进行信息传递的基本结构和功能单元，也是这些生物毒素的作用靶点。破伤风毒素（tetanus toxin）和肉毒杆菌毒素（botulinum toxin）可以通过特异性切割在突触小泡和突触后膜融合过程中发挥重要作用的 SNARE 蛋白，进而阻断突触前膜向突触后膜的信息传递。

还有一部分毒素通过作用于突触后膜上的受体发挥毒性作用。突触后膜上的受体可以分为兴奋性受体和抑制性受体。绝大多数的生物毒素作用于突触后膜上的兴奋性受体，如乙酰胆碱受体和谷氨酸受体等。乙酰胆碱受体在神经肌肉接头的传递中起着至关重要的作用，分为烟碱型受体（nicotinic receptor, N-AChR）和毒草碱型受体（muscatinic receptor, M-AChR）。α-银环蛇毒素（α-bungarotoxin）、眼镜蛇α神经毒素（cobra α neurotoxin）、海蛇神经毒素（sea snake peptide erabutoxin）和α-芋螺毒素（α-conotoxin）均可通过特异性竞争结合神经肌肉接头处的 N-AChR，阻止突触间隙中的乙酰胆碱与突触后膜上的受体结合，进而阻断运动神经元支配的肌肉收缩，导致肌肉麻痹。作用于 M-AChR 的神经毒素主要来源于植物，如在颠茄（deadly nightshade）中提取到的阿托品（atropine）和从天仙子（henbane）中提取到的莨菪碱（scopolamine）等。

除胆碱能神经毒素外，还有一部分神经毒素作用于突触后膜上的谷氨酸受体。例如，红藻氨酸（kainate）和使君子氨酸（quisqualate）等可以通过兴奋谷氨酸受体发挥毒性作用。与之相反，由园蛛（orb weaver spider）分泌的 NSTX-3 和从黄蜂毒（wasp venom）中提取的 β-蜂毒（β-philanthotoxin）可以通过阻断谷氨酸受体发挥毒性作用。

以上所提及的神经毒素均通过与兴奋性受体的结合发挥毒性作用。自然界中作用于抑制性受体的生物毒素也很常见。长期以来，士的宁（strychnine）一直作为毒鼠药而被大家熟知。它同时也是目前已知的唯一作用于甘氨酸受体的药物，其过量使用会导致脊髓和脑干的过度兴奋，进而引起癫痫。抑制性受体除甘氨酸受体外，主要还包括 GABA 受体。从蘑菇中提取的蝇蕈醇（Muscimol）是 $GABA_A$ 受体的强效激动剂，它既是强效镇静剂，也是一种迷幻剂。还有一种植物毒素苦毒宁（picrotoxin）是 $GABA_A$ 受体的强效抑制剂，在脊椎动物和无脊椎动物中都可介导快速抑制作用。

"物竞天择，适者生存"，在大自然的物种竞争中，各种生物在进化过程中产生的神经毒素可作为化学武器为其生存保驾护航，同时这些生物毒素对科学研究和疾病治疗也有重要的意义。

（2）量子释放理论：神经递质释放的量子假说（quantal hypothesis of neurotransmitter release）提出单个囊泡包含的神经递质的量为递质释放的基本单位。神经递质释放总量为一批囊泡释放递质量的总和。

20 世纪 50 年代，Bernard Katz 及其同事应用胞内记录技术进行神经肌肉接头处突触传递的研究。他们发现在青蛙的神经肌肉接头处，即使不对神经元进行电刺激，肌纤维内也会产生一些小的终板电位（end-plate potential），称为微小终板电位（miniature end-plate potential, mEPP）。这些 mEPP 呈现出一个显著的特点：在任意一个神经肌肉接头记录的 mEPP 有一个固定的、单一的强度，偶尔会出现这个固定值整数倍大小的信号（图 1-38）。Katz 等推测 mEPP 是由运动神经元自发释放的乙酰胆碱引起的。降低细胞外 Ca^{2+} 浓度会降低 mEPP 的诱发概率，但不会引起 mEPP 强度的减小。这种现象表明，mEPP 是神经元受到刺激后，通过突触传递诱发的 EPP 的基本单位。通常情况下，EPP 是几百个同时发生的 mEPP 的总和。

随后在 20 世纪 90 年代，Katz 和膜片钳创始人 Bert Sakmann 等通过膜片钳技术证明，要产生一个数值为 0.5~1 mV 的 mEPP，大约要有 1000 个通道被打开，而这需要大约 2000 个乙酰胆碱分子到达终板膜与受体结合。如果同时考虑胆碱酯酶的降解作用和递质的弥散，突触前膜需要释放 5000~10 000 个乙酰胆碱分子。而应用微电泳方法将乙酰胆碱直接注入终板区的实验表明，引起一个 mEPP 大约需要 10 000 个乙酰胆碱分子的同时释放，这个数量恰好相当于一个囊泡中所含乙酰胆碱分子的数量。包含在一个囊泡中的乙酰胆碱的数量，称为量子，以囊泡为单位进行的释放，称为量子释放。每个量子的递质产生一个相对恒定幅度的突触后电位，总的突触后电位的幅度基本等于每个量子单位的幅度乘以量子数目。

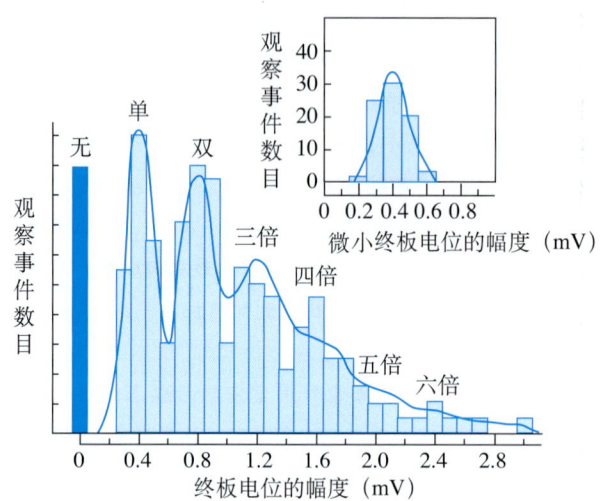

图1-38 终板电位幅度的频率分布统计图和高斯分布的拟合曲线
图中所示的自发终板电位也符合正态（高斯）分布

（3）突触后电位：神经递质使突触后神经元的膜电位发生短暂的电位变化，称为PSP。PSP属于局部电位，根据其时程可分为快、慢突触后电位两种，这取决于突触后受体的类型。

1）快突触后电位（fast postsynaptic potential）：①兴奋性突触后电位（excitatory postsynaptic potential，EPSP）：突触前膜释放的兴奋性递质如谷氨酸，与突触后膜的离子型受体结合后，引起Na^+内流或K^+外流，导致突触后膜去极化，产生EPSP。当EPSP幅值增大到阈电位水平时，可使突触后神经元兴奋，产生动作电位。②抑制性突触后电位（inhibitory postsynaptic potential，IPSP）：突触前膜释放抑制性递质如γ-氨基丁酸（γ-aminobutyric acid，GABA）和甘氨酸，与突触后膜的离子型受体结合，引起Cl^-内流或K^+外流，导致突触后膜发生超极化而产生IPSP。IPSP使神经细胞不易发生兴奋，从而产生抑制效应。EPSP和IPSP均属于局部电位，可以发生时间总和（temporal summation）和空间总和（spacial summation）。

2）慢突触后电位（slow postsynaptic potential）：在交感神经节后神经细胞和大脑皮质神经细胞内进行电位记录时，除了能观察到上述快EPSP和快IPSP以外，还可观察到慢突触后电位，包括慢EPSP和慢IPSP，它们的潜伏期为100～500 ms，持续时间可达几秒。慢突触后电位并非是突触前膜释放的递质与突触后受体结合后，直接引起离子通道开放所产生的，而是通过促使细胞产生第二信使（如cAMP），引起细胞内蛋白质磷酸化和去磷酸化，进而调节一些离子通道开启的数量和速度，改变突触后神经元的兴奋性，或作为调控蛋白，控制神经递质的释放量和释放速度。

（4）化学性突触传递的功能特征

1）单向传递（unidirectional conduction）：神经递质由突触前膜释放后，作用于突触后膜的受体，引起突触后神经元产生兴奋性或抑制性反应，因此，化学性突触传递是由突触前神经元传向突触后神经元的单向传递过程。

2）突触延搁（synaptic delay）：兴奋由突触前神经元释放递质开始到引起突触后神经元的兴奋至少需要0.3～0.5 ms，通常在1～5 ms，这一现象称为突触延搁。这一延搁主要发生在递质释放、通过突触间隙以及与突触后受体结合并发挥效应上。神经反射过程中通过的突触越多，突触延搁造成的反射行为延迟时间就越长，因此突触延搁是造成中枢延搁的主要原因。所以，中枢延搁的本质就是突触延搁。对于一些多突触接替的反射，中枢延搁可达 10 ~ 20 ms，而在那些与大脑皮质活动相联系的反射，中枢延搁可长达 500 ms。

3）突触整合（synaptic integration）：一个神经元上可以有上万个突触，因此能够接受大量的兴奋性或抑制性信息输入。这些兴奋性或抑制性输入对神经元活性的最终效应，取决于兴奋性和抑制性输入的相对强弱，也就是说，突触后神经元综合其离子通道和受体激活后的离子和化学信号，决定是否输出动作电位，这一过程称为突触整合。

PSP 的总和是突触整合的基础，但突触整合不是 PSP 数值的简单相加。突触所在部位与轴突起始段的距离、突触的几何形状及其可塑性等，均与某处突触介导的信息输入对神经元兴奋的影响有关。

4）突触可塑性（synaptic plasticity）：突触传递受到很多因素的影响，包括大脑外环境因素的影响，如缺氧、CO_2 浓度和麻醉剂等，还受到药物的影响，如抗抑郁药、抗精神病药和镇静催眠药等，它们均可作用于突触传递过程，影响神经递质的合成、释放、代谢或回收等过程。此外，突触传递过程还会受到之前突触传递活动的影响而产生较长时间的增强或者抑制。人们把不同环境刺激下突触水平的结构和功能发生的适应性改变，称为突触可塑性。

知识拓展

冯德培先生与突触可塑性

冯德培先生（Te-Pei Feng，1907—1994 年）是世界知名的肌肉、神经和突触生理学家。1934 年，留学归来的冯先生回到北平协和医学院生理学系工作，于 1936 年发表了关于神经肌肉接头生理学研究的第一篇论文。1936—1941 年，冯先生在 The Chinese Journal of Physiology 杂志上连续发表了有关神经肌肉接头的研究论文达 26 篇之多，其中包括了对于神经肌肉接头部位"强直后增强"现象的报道。冯先生投入很大的精力研究了长时间给予不同频率的神经刺激期间或刺激之后神经肌肉传递的易化现象，并首次描述了强直刺激后能够持续几分钟的终板电位增大的现象，即强直后增强（post-tetanic potentiation，PTP）。这是神经科学历史上，科学家首次得到的"突触可塑性"的实验证据。直到 30 余年后的 1973 年，英国的 Tim Bliss 和挪威的 Terje Lømo 才发现海马长时程增强（long-term potentiation）现象，由此开启了神经科学领域长达数十年的对于突触可塑性现象的持续关注和研究。

此外，冯先生还首次发现钙离子可增加乙酰胆碱释放的现象，接近英国生理学家克茨（Bernard Katz）的结论。Katz 后来因为对神经肌肉接头递质释放的研究而获得诺贝尔奖。获奖后，Katz 感慨地表示，如果不是抗日战争使冯先生的研究被打断，这个诺贝尔奖或许应该属于冯德培先生了。

资料来源：

1. Feng TP. Studies on the neuromuscular junction：XXVI. The changes of the end-plate potential during and after prolonged stimulation. Chin J Physiol，1941，3：341-372.

2. T P Feng. Looking back, looking forward. Annu Rev Neurosci，1988，11：1-12.

突触可塑性参与了神经系统发育、学习和记忆以及脑的认知等高级神经活动过程，包括形态学的变化和功能学的变化。前者表现为神经元树突分支数量的改变、树突棘形态的改变如细的棘、短而粗的棘和蘑菇状的棘、突触前活性带的改变和突触数量或密度的改变等，后者体现在突触传递效能的改变。当突触前膜接受一串高频电刺激时，突触后记录到的 PSP 随电刺激逐渐增强，并且这种增强的效应会持续至刺激停止后的一段时间，这种现象称为强直后增强

(posttetanic potentiation)。当突触前膜受到多次短时间的高频电刺激后，在突触后膜上可以记录到持续时间更长的 PSP 增强，这种现象可以持续数小时，甚至数日，称为长时程增强（long-term potentiation，LTP）。LTP 现象可以在脑内很多脑区中被记录到，特别是在海马、皮质等与学习和记忆密切相关的脑区。此外，这些脑区还存在相反的长时程抑制（long-term depression，LTD）过程。LTP 和 LTD 被认为是学习和记忆的细胞基础，其机制涉及突触前和（或）突触后的变化，前者包括神经递质的合成、储存和释放等过程的变化，以及突触后释放的逆行信使如一氧化氮（nitric oxide，NO）、内源性大麻素（花生四烯酸乙醇胺即大麻素和 2- 花生四烯酸甘油酯）对突触前的影响等，后者包括突触后受体数量和活性以及胞内信号通路的变化等。

（二）电突触传递

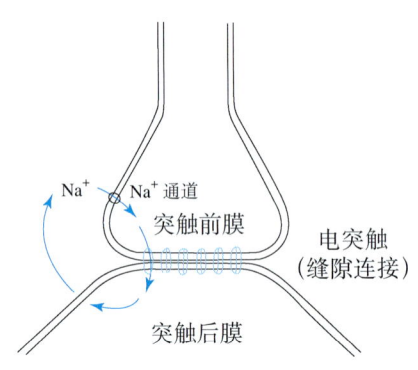

图 1-39　电突触传递示意图

电突触普遍存在于无脊椎动物的神经系统中，参与介导快速逃避反射，同时广泛存在于哺乳动物的大脑皮质星形胶质细胞和小脑的篮状细胞。电突触的结构基础是缝隙连接（gap junction）（图 1-39）。两侧细胞膜上各由 6 个连接蛋白（connexin）亚单位构成的连接子（connexon），它们相互对接形成中间有孔的水相通道。该通道允许分子量小于 1000～1500 Da 或直径小于 1.0 nm 的带电离子自由通过。

电突触允许离子电流从一个细胞直接流入另一个细胞，无方向区分，因此电突触无突触前、后膜之分，同时电信号在细胞间快速传播，几乎不存在延搁。增加胞内 Ca^{2+} 水平或降低胞内 pH 值，通常会引起通道的关闭。

（三）化学性突触与电突触的区别

电突触和化学性突触在突触结构、信息传递方式和传递特征上有着显著的区别，具体如表 1-1 所列。

表 1-1　化学性突触与电突触的结构和功能比较

	化学性突触	电突触
突触前后膜之间的距离	20～50 nm	3.5 nm
突触前后细胞之间胞质的连续性	无	有
结构特征	突触小泡与突触前活性带，突触后受体	缝隙连接通道
传递介质	神经递质	离子流
突触延搁	明显，通常 0.3～0.5 ms	基本无
传递方向	单向	双向

二、神经递质

大多数神经元之间的信息传递是通过化学性突触进行的，在化学性突触传递过程中起信息传递作用的化学物质称为神经递质（neurotransmitters）。经典神经递质的主要鉴定标准如下：①突触前神经元存在合成递质的前体和酶系统，并能合成该递质；②递质贮存于突触小泡中，当神经冲动抵达末梢时，囊泡内递质能被释放入突触间隙；③递质被释放后经突触间隙作用于突触后膜上的特异性受体发挥其生理效应，外源给予该物质可引起突触后神经元产生类似的反应；④特异性受体拮抗剂可阻断刺激突触前神经元或外源给予该物质引起的效应；⑤释放至突触间隙的递质通过重摄取（reuptake）或酶促降解，快速终止作用。

（一）经典神经递质

经典神经递质都是小分子物质，相对分子量 100 或数百，包括胆碱类的乙酰胆碱（acetylcholine）、单胺类（monoamine）的去甲肾上腺素（norepinephrine，NE）、多巴胺（dopamine，DA）、5-羟色胺（5-hydroxytrptamine，5-HT）和氨基酸类的谷氨酸（glutamate）、γ-氨基丁酸（γ-aminobutyric acid，GABA）。其中 NE、DA 和 5-HT 因其在分子结构上均带有一个乙氨基，因此统称为单胺类递质。此外，NE 和 DA 因在其苯环的 3、4 碳位上有羟基，即含有 β-苯乙胺的基本结构，因此被称为儿茶酚胺（catecholamine）。在脑内，氨基酸类递质最为丰富，谷氨酸在大鼠脑内的含量约为 14 μm/g，在人的大脑皮质为 9～11 μmol/g，乙酰胆碱与单胺类递质的含量只有氨基酸类递质的千分之一。

（二）神经调质

神经调质（neuromodulator）即神经肽（neuropeptide）（以下简称神经肽），也是介导神经元之间信息传递的一类化学物质（表 1-2）。它不直接参与突触传递，但能够调节信息传递的效率，增强或减弱递质介导的突触传递效应，因此被称为神经调质。与经典神经递质不同，神经肽属于小分子蛋白，其合成不能在轴突末梢完成，而需要在胞体合成，并经过内质网和高尔基体等细胞器完成翻译后修饰，再通过轴浆运输至轴突末梢。此外，神经胶质细胞或其他细胞也可以合成和释放神经肽，如小胶质细胞在受到刺激后可以释放脑源性神经生长因子（brain-derived neurotrophic factor，BDNF），一些淋巴细胞可以释放阿片肽。在释放条件上，低频刺激即可诱导小囊泡中神经递质的释放，而大囊泡中所含的神经肽类物质通常要在神经元高频放电、胞内 Ca^{2+} 浓度显著升高的情况下才会被释放（图 1-40）。在代谢方面，神经肽缺乏特异性酶促降解和重摄取机制，因此在其释放之后，可以进行短距离弥散，影响范围更广，并在较长时间内发挥作用。神经肽作用的持续时间通常长于神经递质的作用时间。

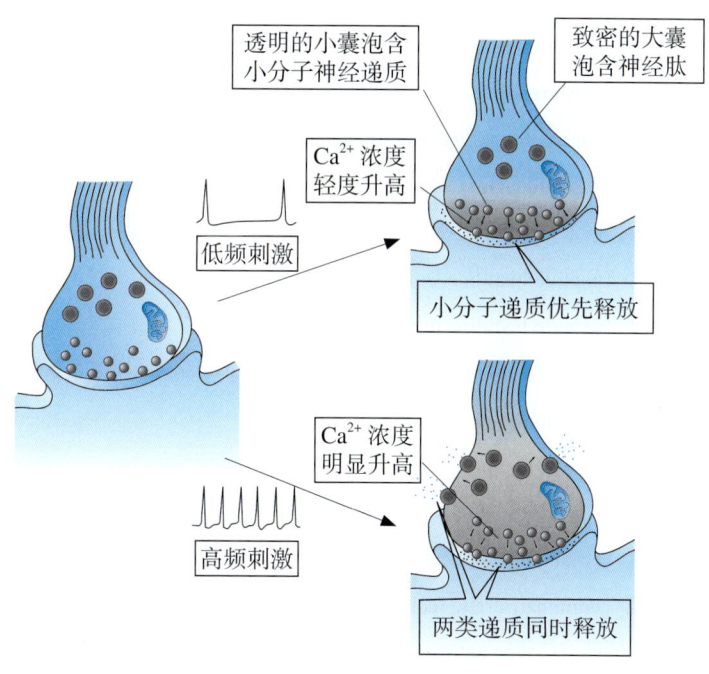

图 1-40　神经递质与神经肽的释放

表 1-2　神经肽的分类和种类

类别	名称
速激肽	P 物质（substance P，SP）
	神经激肽 A（neurokinin A，NKA）
	神经激肽 B（neurokinin B，NKB）
	神经肽 K（neuropeptide K，NPK）
	神经肽 γ（neuropeptide γ，NPγ）
下丘脑神经肽	促皮质激素释放激素（corticotropin releasing hormone，CRH）
	生长激素释放激素（growth hormone releasing hormone，GHRH，GRH）
	生长抑素（somatostatin，SS）
	促性腺激素释放激素（gonadotropin releasing hormone，GnRH）
	促甲状腺激素释放激素（thyrotropin releasing hormone，TRH）
垂体后叶激素	血管加压素（vasopressin，VP），又称为抗利尿激素（antidiuretic hormone，ADH）
	催产素（oxytocin，OT）
内阿片肽	甲硫脑啡肽（met-enkephalin，M-Enk）
	亮脑啡肽（leu-enkephalin，L-Enk）
	α- 内啡肽（α endorphin，α-EP）
	β- 内啡肽（β endorphin，β-EP）
	强啡肽 A（dynorphin A，Dyn A）
	强啡肽 B（dynorphin B，Dyn B）
	α- 新内啡肽（α-neo-endorphin）
	内吗啡肽（endomorphin，EM）
神经肽 Y 基因家族	神经肽 Y（neuropeptide Y，NPY）
	胰多肽（pancreatic polypeptide-related peptide，PP）
高血糖素相关肽	胰高血糖素（glucagon，G）
	血管活性肠肽（vasoactive instestinal peptide，VIP）
	组异肽（peptide histidine isoleucine，PHI）
	组甲肽（peptide histidine methionine，PHM）
	垂体腺苷酸环化酶激活肽（pituitary adenylate cyclase activating polypeptide，PACAP）
内皮素家族	内皮素 -1（endothelin-1，ET-1）
	内皮素 -2（endothelin-2，ET-2）
	内皮素 -3（endothelin-3，ET-3）
心房肽家族	心房肽（atrial natriuretic peptide，ANP），又称为心房钠尿肽、心钠素
	脑钠素（brain natriuretic factor，BNF），又称为脑钠尿肽
	C 型钠尿肽（C-type natriuretic peptide，CNP）
铃蟾样肽家族	铃蟾肽（bombesin，Bn），又称为蛙皮素
	胃泌素释放肽（gastrin releasing peptide，GRP）
	Neuromedin B（NMB）

续表

类别	名称
其他神经肽	缓激肽（bradykinin，BK）
	缩胆囊素（cholecystokinin，CCK），又称为胆囊收缩素
	神经降压肽（neurotensin，NT）
	血管紧张素（angiotensin，Ang）
	甘丙肽（galanin，Gal）

（三）递质共存

1935 年，Henry Dale 提出：一个神经元的所有末梢均释放同一种递质。1957 年，John Carew Eccles 将其概括为"一个神经元释放一种递质"的 Dale 原则。这一观点曾被广泛接受，但是，1979 年瑞典化学家 Tomas Hokfelt 等发现，在交感神经节内可同时检测到经典神经递质去甲肾上腺素（norepinephrine，NE）和神经肽生长抑素（somatostatin）。这一发现对 Dale 原则提出了重大挑战。随后的研究陆续发现，脑、脊髓和外周神经组织中都有神经递质和神经肽共存的现象。

递质共存的现象普遍存在，且其共存方式多种多样，可以是经典神经递质与经典神经递质的共存，如在中脑腹侧被盖区（ventral tegmental area，VTA）存在谷氨酸和 GABA 递质共存的现象；也可以是经典神经递质和神经肽的共存，如交感神经节神经元可同时释放 NE 和神经肽 Y（neuropeptide Y，NPY）；还可以是神经肽与神经肽的共存，如背根神经节的初级感觉神经元可同时表达 P 物质（substance P）和降钙素基因相关肽（calcitonin gene related peptide，CGRP）。

（四）受体

1．概念　大部分神经递质都不能通过细胞膜脂质双分子层直接进入细胞内，需要经过细胞膜上某些特殊的蛋白质介导，才能将信号传递到细胞内。这种可感知细胞外第一信使（包括神经递质、神经肽、细胞因子和激素），并将信号传递至细胞内的跨膜蛋白称为受体（receptor）。一种递质的不同受体或同一受体的不同亚型，其跨膜信号转导机制及其介导的生物学效应不尽相同。

神经递质受体位于胞膜上，这些受体有两个共同的特征：①能够识别并结合内源性和（或）外源性配体；②能够启动细胞的信号转导，并引发相应的生物学效应。作为配体的神经递质与其受体的结合具有如下特点：①特异性：受体只能在与相应配体结合后才能产生生物学效应，但这种特异性结合是相对的，而非绝对的；②饱和性：分布于细胞膜上的受体数量是有限的，因此其能结合的配体数量也是有限的；③可逆性：配体与受体的结合是可逆的，但解离常数差别很大，有些拮抗剂与受体结合后很难解离。

2．分类

（1）离子型受体：这类受体本质上是配体门控的离子通道，谷氨酸受体——N- 甲基 -D- 天冬氨酸（N-methyl-D-aspartate，NMDA）受体和 α- 氨基 -3- 羟基 -5- 甲基 -4- 异唑丙酸（α-anino-3-hydroxy-5-methyl-4-ioxazole propionic acid，AMPA）受体、N 型胆碱受体、γ- 氨基丁酸 A 受体（GABA$_A$ 受体）和甘氨酸受体都属于此类。这类受体的分子结构特征是：①受体蛋白含有 4～5 个亚基，这些亚基聚合形成中央具有水相孔洞的离子通道；②每个亚基具有由 4 个螺旋构成的跨膜区，其中第 2 个跨膜螺旋形成通道的内壁；③每个亚基都有一个大的细胞外 N 末端，其上携带有配体结合位点。离子型受体的激活表现为，在配体控制下离子通道的"开放"以及由此形成的离子跨膜流动，因此这类受体显著的功能特征是介导细胞兴奋或抑制的快速效应。

（2）代谢型受体：这类受体本质上是 G 蛋白耦联受体，代谢型谷氨酸受体、M 型胆碱受体、

肾上腺素受体和 $GABA_B$ 受体都属于此类。这类受体的分子结构特征是：①受体蛋白含有 7 个疏水性的 α 跨膜螺旋，因此此类受体也被称为 7 次跨膜受体；②受体的 N 末端、3 个胞外环和 7 个跨膜区均参与配体的结合。其中，小分子配体主要结合到跨膜区围成的囊袋中，神经肽如中等大小的肽类结合到细胞外环和跨膜区上，大分子肽或蛋白结合到 N 末端、细胞外环以及跨膜区上；③胞内区与受体对鸟苷酸结合蛋白（G 蛋白）的识别和激活有关。这种受体需要通过 G 蛋白介导信号转导，因此其发挥效应的时程较离子型受体更长，但由于 G 蛋白介导的信号传递具有逐级放大的特性，因此这类受体激活介导的效应广泛而持久。

目前已知神经肽作用的受体均为 G 蛋白耦联受体，因此神经肽发挥作用的时程较晚，其功能类似于神经递质的慢速突触传导作用。神经肽受体被配体激活后，激活 G 蛋白，再通过第二信使如环磷酸腺苷（cyclic adenosine monophosphate，cAMP）、环磷酸鸟苷（cyclic guanosine monophosphate，cGMP）、三磷酸肌醇（inositol triphosphate，IP_3）、甘油二酯（diacylglycerol，DAG）等引起细胞功能状态的变化。心房肽也称为心钠素或心房钠尿肽，其受体本身就是细胞膜上的鸟苷酸环化酶，受体激活可直接引起鸟苷酸环化酶活化，使胞内 cGMP 水平升高，无需 G 蛋白的介导。

（3）酪氨酸激酶受体：神经生长因子（nerve growth factor，NGF）受体 TrkA、BDNF 受体 TrkB、粒细胞集落刺激因子（granulocyte colony stimulating factor，G-CSF）受体 G-CSFR 和粒/巨噬细胞集落刺激因子（granulocyte-macrophage colony stimulating factor，GM-CSF）受体 GM-CSFR 即属于此类受体。该类型受体的胞外区具有配体结合位点，跨膜区是由 22～26 个氨基酸组成的一段保守的疏水片段，胞内区是高度保守的具有酶活性的片段，含有 ATP 结合位点、底物结合位点以及其他蛋白激酶的作用位点。当胞外信号与受体胞外区的配体识别位点结合后，胞内段可发生自身磷酸化，继而引起底物蛋白的相应氨基酸残基被磷酸化，产生相应的生物学效应。

3. 突触前受体　神经递质受体不仅位于突触后膜，在突触前膜也有表达，称为突触前受体（presynaptic receptor）。由于这类受体以神经元自身释放的递质作为配体，因此称为自身受体（autoreceptor）。自身受体一般都是 G 蛋白耦联受体。这类受体的主要功能是反馈调节神经递质的释放，尤其是负反馈调节。儿茶酚胺和 5-羟色胺能神经元的突触前自身受体还可以调节递质的合成。如果突触前受体不以该神经元分泌的神经递质为配体，则称之为异源受体（heteroreceptor）。这类受体也具有调节递质释放的功能，如谷氨酸能突触的突触前 GABA 受体可以抑制谷氨酸递质释放。

以下就经典神经递质的合成、释放、清除、受体及其信号通路进行简要介绍。

（五）乙酰胆碱

1. 乙酰胆碱的合成和储存　乙酰胆碱（acetylcholine，ACh）由乙酰辅酶 A（acetyl coenzyme A，A-CoA）和胆碱在胆碱乙酰化酶（choline acetylase，ChAC）或胆碱乙酰基转移酶（choline acetyltransferase，ChAT）的催化下在神经末梢合成。ChAT 分子中的咪唑环可结合 A-CoA 上的乙酰基（CH_3CO^-），胆碱则结合在 ChAT 上的阴离子结合部位，然后胆碱转移至乙酰基上形成 ACh。

$$(CH_3)_3N^+CH_2CH_2OH + AcCoA \xrightarrow{ChAT} (CH_3)_3N^+CH_2CH_2OCOCH_3 + CoA$$
$$\text{胆碱} \hspace{5em} \text{乙酰胆碱}$$

胆碱含量是 ACh 生成的限速步骤。神经元自身不能合成胆碱，血液中的胆碱也不易透过血-脑屏障，因此合成 ACh 所需的胆碱 50%～85% 来自于突触前膜的重摄取，其余部分来自于肝内磷脂酰胆碱（卵磷脂）和脑组织中磷脂酰乙醇胺（脑磷脂）的分解。轴突末梢对胆碱的重摄取主要依赖于胆碱高亲和力转运载体（$K_m = 1 \sim 5$ μmol/L）。该转运载体将细胞外胆碱逆浓度差地主动转运入胞质，转运过程消耗 ATP，同时依赖于细胞外 Na^+ 和细胞膜电位，当膜去极化时可抑制转运。在 ACh 合成过程中，胆碱的浓度受胆碱高亲和力载体转运能力的限制，因此该载体是 ACh 合成的限速因子，而胆碱是其合成的限速底物。当神经冲动到达神经末梢时，Ca^{2+} 内流，胞质内 Ca^{2+} 浓度升高可以增加丙酮酸脱氢酶系的活性，促进乙酰 CoA 生成，加速 ACh 的合成。除了受底物胆碱和乙酰 CoA 含量的影响，ACh 合成还受其自身浓度的影响。ACh 浓度降低时，末梢对胆碱的转运增加，ACh 合成随即加速；相反，胞内胆碱和乙酰 CoA 含量降低或终产物 ACh 浓度增高时，则 ACh 合成减少。

ChAT 在神经元胞体合成后经轴浆运输至末梢。ChAT 是 ACh 合成的关键酶，可以作为胆碱能神经元的标志酶，用以显示 ACh 能神经元。

ACh 合成后在乙酰胆碱转运体囊泡乙酰胆碱转运体（vesicle acetylcholine transporter，VAChT）/SLC18A3 的协助下，与带负电荷的 ATP 一起结合在囊泡蛋白上，并储存在囊泡中。VAChT 转运 ACh 的功能依赖于囊泡内的 H^+ 浓度。囊泡膜上的质子泵将 H^+ 逆浓度梯度泵入囊泡，VAChT 转运一分子 ACh 及 ATP 伴随囊泡内相应数量的 H^+ 流出。囊泡中高 H^+ 浓度可保证 ACh 囊泡转运过程的顺利完成。

2. 乙酰胆碱的释放与清除　在静息状态下，ACh 囊泡存在少量的自发性释放。当神经冲动到达神经末梢时，胞内 Ca^{2+} 水平升高，靠近突触前膜的活动囊泡（内含 ACh 储存量的 85%）移向突触前膜并与之融合释放 ACh。突触前膜回收后形成的新囊泡又迅速从胞质中摄取新合成的 ACh 加以补充，形成回收囊泡（recycling vesicle）。还有一些储存 ACh 的囊泡远离突触前膜，称为储存囊泡（reserve vesicle），储存剩余 15% 的 ACh。

药物可以影响囊泡的储存和释放。Vesamicol 是 ACh 囊泡转运体的特异性阻断剂，可以抑制 VAChT 对 ACh 的转运，从而抑制 ACh 递质的释放。黑寡妇蜘蛛毒（latrotoxin）能够阻止囊泡膜与突触前膜的分离，使 ACh 从囊泡中大量释放，导致 ACh 递质耗竭，甚至使胆碱能末梢无囊泡存在。

释放到突触间隙的 ACh 主要由乙酰胆碱酯酶（acetylcholinesterase，AChE）水解失活。AChE 有两种：一种是真性或特异性 AChE，在神经组织中含量丰富，通常以膜结合方式分布在突触后膜邻近 ACh 受体处，可迅速灭活 ACh；另一种是丁酰 AChE，又称假性或非特异性 AChE，主要在肝组织合成，在非神经组织（血浆、肝）和神经胶质细胞内均有分布，具有较弱的水解 ACh 的作用。突触间隙内的 ACh 主要由真性 AChE 水解，末梢释放的 ACh 在 2 ms 内即被水解而终止其效应。AChE 的高效灭活作用保证了胆碱能神经元突触传递的精确性。ACh 的水解产物胆碱有 30%~50% 被神经末梢重摄取，循环利用于 ACh 的合成。

$$(CH_3)_3N^+CH_2CH_2OCOCH_3 + H_2O \xrightarrow{AChE} (CH_3)_3N^+CH_2CH_2OH + CH_3COOH$$
$$\text{乙酰胆碱} \qquad\qquad\qquad\qquad\qquad \text{胆碱} \qquad \text{乙酸}$$

农药中的有机磷可抑制 AChE 的活性，导致 ACh 在突触间隙堆积，引起中毒症状。新斯的明和二氟磷酸盐等 AChE 抑制剂可以减缓 ACh 在突触间隙中的降解，从而延长其作用时间。

3. 乙酰胆碱受体　ACh 通过作用于突触后膜上的胆碱能受体发挥生物学效应。根据特异性配体的不同将胆碱能受体分为毒蕈碱型受体（muscatinic receptor，M-AChR）和烟碱型受体（nicotinic receptor，N-AChR）。这两种受体在中枢神经系统和外周神经系统及其支配的效应器中均有分布。

（1）M-受体：因其可以被毒蕈碱（muscarine）激活而得名。M-受体属于 GPCR，分为 $M_1 \sim M_5$ 五种亚型。其中 M_1、M_3 和 M_5 受体具有相似的化学结构，受体激活后与 $G_{q/11}$ 蛋白耦联，活化磷脂酶 C（phospholipases C，PLC），激活 IP_3 和蛋白激酶 C（protein kinase C，PKC）信号通路。而 M_2、M_4 受体激活时与 $G_{i/o}$ 蛋白耦联，可降低 cAMP 水平和蛋白激酶 A（protein kinase A，PKA）的活性。

在中枢神经系统中，各种 M- 受体亚型都有，其中以 M_1 受体最为丰富。在突触前，M_2 和 M_5 受体可作为自身受体，M_2 受体被激活，负反馈调节 ACh 的释放；M_5 自身受体被激活，ACh 释放增加。在突触后，M_1、M_3 受体被激活，抑制 K^+ 通道，K^+ 外流减少，同时少量 Na^+ 内流，引起缓慢的去极化，产生慢 EPSP。相反，M_2 受体激活可促进 K^+ 通道开放和 K^+ 外流，引起缓慢的超极化，产生慢 IPSP。

（2）N- 受体：因其可以被烟碱（尼古丁，nicotine）激活而得名。N- 受体属于离子型受体，是由多个（一般是 5 个）亚基围成的配体门控离子通道。目前已克隆 16 种 N- 受体亚基（$\alpha_1 \sim \alpha_9$，$\beta_1 \sim \beta_4$，γ，δ，ε），同一种亚基（同源性）或不同种亚基（异源性）可聚合形成功能 N- 受体。神经元的 N- 受体是由异源性亚基形成的五聚体，只有 α 和 β 两种亚基，其中 α 亚基是 ACh 的结合位点。与多数离子型受体一样，每个亚基有 4 个跨膜区（图 1-41）。

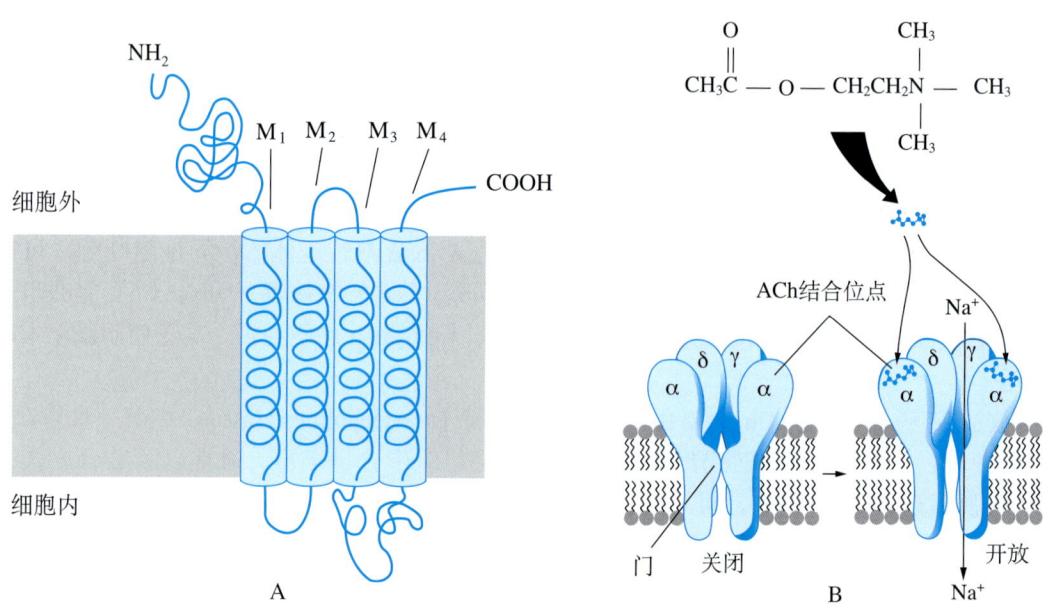

图 1-41　N- 胆碱受体亚基结构示意图（A）和 ACh 激活 N- 胆碱受体模式图（B）

中枢神经系统中 N- 受体被激活后，一方面由于其对 Ca^{2+} 的通透性高，另一方面可引起邻近电压门控 Ca^{2+} 通道 VGCC 激活，最终导致大量 Ca^{2+} 内流，影响一系列 Ca^{2+} 介导的生物学效应。神经元 N- 受体分布于突触前和突触后，突触前 N- 受体作为自身受体，正反馈调节 ACh 的释放。在脑内，突触前 N-AChR 主要作为异源受体，增加 NE、DA、谷氨酸和 GABA 的释放。海马和感觉皮质的突触前和突触后 N-AChR 起着增强兴奋性突触传递的作用，有利于神经系统结构和功能发生长时程的变化，如感觉皮质的发育、学习记忆功能的建立，N-AChR 也可以增加 VTA 区 DA 的释放，增强多巴胺神经元兴奋和多巴胺奖赏系统的活动。

筒箭毒（curare）是 N 型胆碱能受体的竞争性拮抗剂，可以降低 ACh 引起的通道开放的频率。α- 银环蛇毒（α-bungarotoxin）和芋螺毒素也是其竞争性拮抗剂，与 ACh 结合位点的亲和力很高。普鲁卡因及其衍生物是 AChR 通道的阻断剂，通过与通道壁上某些结构的特异性结合达到阻断效应。

4. 乙酰胆碱的生理功能 在外周，乙酰胆碱作为神经肌肉接头处的神经递质，作用于运动终板上的N_2受体，引起骨骼肌兴奋—收缩耦联。在交感和副交感神经节、副交感节后纤维和部分交感节后纤维，均以乙酰胆碱作为神经递质（图1-42）。在中枢，海马胆碱能神经元参与学习记忆功能；上行网状激活系统（ascending reticular activating system，ARAS）的胆碱能神经元通过向皮质输入感觉传入信息，维持觉醒状态；纹状体胆碱能神经元功能增强，与帕金森病的发生有关。此外，胆碱能神经元还参与情绪情感的调节。

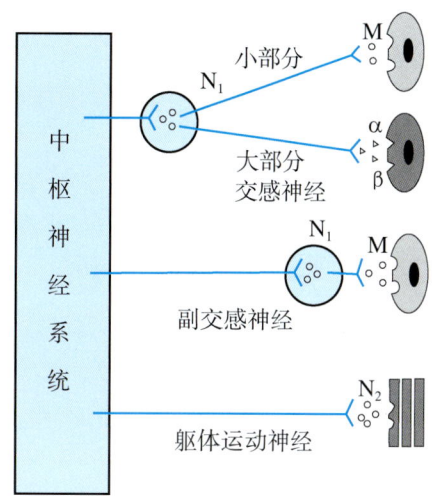

图1-42 胆碱能纤维和肾上腺素能纤维及其受体的分布

知识拓展

奥拓洛维的"梦"——乙酰胆碱递质的发现

乙酰胆碱是第一个被鉴定出的神经递质，它的发现充满着传奇色彩。

心脏有两种神经支配，一种可以加快心率（交感神经），另一种可以减慢心率（副交感神经——迷走神经）。20世纪初，奥地利科学家Otto Loewi（1873—1961）对刺激迷走神经引起心率减慢的现象感到很不解。而同时期，其实验室同事Thomas Renton Elliott发现刺激动物的交感神经所引发的反应与注射肾上腺素的作用非常相似。Loewi深受启发，推测是在刺激交感或迷走神经后，在其末梢释放了一些化学物质，以传递其神经冲动对效应器官的作用。但是，这个想法因为第一次世界大战的发生而被搁置了。

在17年后的1921年3月，Loewi做了一个梦，在梦境中他完成了一个极为巧妙的实验。受到这个梦境的启发，Loewi在历史上第一次证明——迷走神经末梢通过释放化学物质抑制心脏活动，从而奠定了神经冲动化学传递（chemical transmission of the nervous impulses）的基础。

根据Loewi本人在自传中的描述："1921年复活节前夜，星期日，我从梦中醒来，开亮了灯，在一小张纸上匆匆记录下梦中所想到的，一躺下又睡着了。第二天早晨6点钟起床后，想起夜间曾写下一些很重要的东西，但由于记录太过潦草，无法辨认，这使我感到十分沮丧。但是，第二天夜间3点钟，这个想法又出现在梦中。这一次我没有冒险，而是立即起床，直奔实验室，在蛙心上完成了这个实验。到5点钟，神经冲动的化学传递被结论性证实……"

Loewi的实验设计大致是这样的：将两个蛙心分离出来，第一个保留迷走神经，第二个不保留，将其浸泡在任氏液中。刺激第一个蛙心的迷走神经几分钟后，蛙的心率减慢，随即将其浸泡的任氏液吸出，转移到第二个未被刺激的蛙心中，后者的搏动也慢了下来，正如刺激了它的迷走神经一样。Loewi将迷走神经释放的这种物质命名为vagusstoff（vagus substance）。

此后通过Henry Dale与Loewi的不懈努力，终于揭示了迷走神经释放的这种物质实际上是乙酰胆碱（acetylcholine，ACh）。由于这一开创性的工作，Henry Dale和Loewi于1936年共同获得诺贝尔生理学或医学奖。

（六）去甲肾上腺素

1. 去甲肾上腺素的合成和储存 在儿茶酚胺能神经元中，食物摄取的酪氨酸在胞质中酪

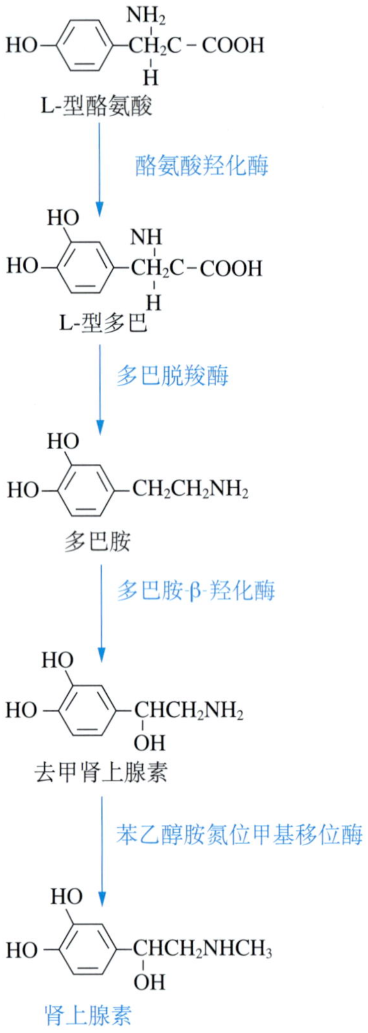

氨酸羟化酶（tyrosine hydroxylase，TH）的作用下，苯环第 3 位被羟化生成多巴，后者进一步在多巴脱羧酶（dopa decarboxylase，DDC）的作用下，脱去羧基形成多巴胺。在去甲肾上腺素能神经元中，合成的多巴胺很快被摄入囊泡中，在囊泡多巴胺-β-羟化酶（dopamine-β-hydroxylase，DβH）的作用下，形成去甲肾上腺素（NE），因此 NE 主要在大囊泡中合成（图 1-43）。TH 活性是 NE 合成过程中的限速步骤。

NE 在囊泡内合成后就地储存。带正电的 NE 和带负电的 ATP 与嗜铬颗粒蛋白结合，形成大分子复合物，储存在囊泡内。囊泡内 NE 的浓度为 0.1～0.2 mol/L，是胞质内浓度的 10^4～10^6 倍，这种浓度梯度的维持依赖于囊泡膜上的跨膜蛋白——囊泡单胺转运体（vesicular monoamine transporters，VMATs）。这些转运体一方面阻止单胺类递质从囊泡内的溢出，另一方面可以主动摄取胞质内游离的 NE，避免其被线粒体膜上的单胺氧化酶（monoamine oxidase，MAO）所降解。

2. 去甲肾上腺素的释放和清除　作为经典的神经递质，NE 的释放将伴随 ATP 的释放，释放至突触间隙的 ATP 可协同递质发挥作用。当 NE 释放过多并导致突触间隙 NE 的浓度过高时，可以通过作用于突触前膜的 NE 自身受体——$α_2$ 肾上腺素能受体，负反馈调节抑制突触前膜 NE 的进一步释放。

突触间隙的 NE 主要通过以下四种方式代谢：①被突触前膜 NE 转运体重摄取（reuptake），这是 NE 作用被终止的主要方式；②被突触后膜摄取；③在突触间隙内被儿茶酚胺氧化甲基移位酶（catechol-O-methyl transferase，COMT）和 MCAO 降解（图 1-44）。COMT 主要分布于非神经组织如平滑肌、内皮细胞、胶质细胞中。④经血循环带到肝组织中被破坏。其中除重摄取进入突触前膜的一部分 NE 可以被囊泡再摄入循环利用外，其余大部分被降解，并最终经肾的代谢排出体外。

图 1-43　儿茶酚胺递质合成示意图

3. 去甲肾上腺素受体　去甲肾上腺素受体均为 GPCR，分为三类：$α_1$、$α_2$ 和 β 受体。其中，$α_1$ 受体与 $G_{q/11}$ 耦联，可激活 PLC，水解磷脂酰肌醇（phosphotidyl inositol，PI）生成 IP_3 和 DAG。IP_3 能够促进细胞内非线粒体钙库释放 Ca^{2+}，使细胞内 Ca^{2+} 浓度升高，DAG 则激活 PKC 信号通路，调控细胞功能。$α_2$ 受体与 $G_{i/o}$ 耦联，被激活后可以抑制腺苷酸环化酶（adenylate cyclase，AC）的活性，减少 cAMP 的生成，抑制 PKA 的活性，激活内向整流 K^+ 通道，增加 K^+ 电流，降低 Ca^{2+} 电流，抑制细胞活性。β 肾上腺素受体和 G_s 耦联被激活后，可以增加 AC 的活性，促进 cAMP 的合成和 PKA 的活化，引起与上述相反的效应。

4. 去甲肾上腺素的生理功能　在外周，NE 介导了多数交感节后纤维的功能。交感神经支配心脏、腺体、平滑肌和血管，因此 NE 可影响这些效应器的活动。$α_1$ 激活具有散瞳、收缩血管和促进糖原分解的作用。$α_2$ 受体位于突触前膜，可负反馈调节 NE 的释放。$β_1$ 受体分布于心脏等部位，其激活可引起心率增加、传导加快和心肌收缩力增强，以及脂肪分解加速和肾素释放增加。$β_2$ 受体分布于支气管平滑肌、血管平滑肌和心肌等部位，其激活可引起支气管扩张和血管扩张。因此，临床上在对哮喘患者使用 β 受体阻滞剂时，需考虑到对其气道可能产生的不良影响。

脑内 NE 受体的分布非常广泛，NE 几乎参与了所有脑功能的调节，包括注意力、睡眠-觉醒周期、警觉、学习和记忆、焦虑和疼痛、情绪以及神经内分泌等。蓝斑核是脑内 NE 能神经元胞体的聚集分布部位，其可以向海马和杏仁核等部位发出纤维投射，这可能是 NE 参与情绪调节的结构基础。MAO 抑制剂和三环类抗抑郁药分别通过抑制 NE 降解和阻断突触前膜对 NE 的重摄取，达到增加突触间隙 NE 浓度的作用，发挥抗抑郁效果。

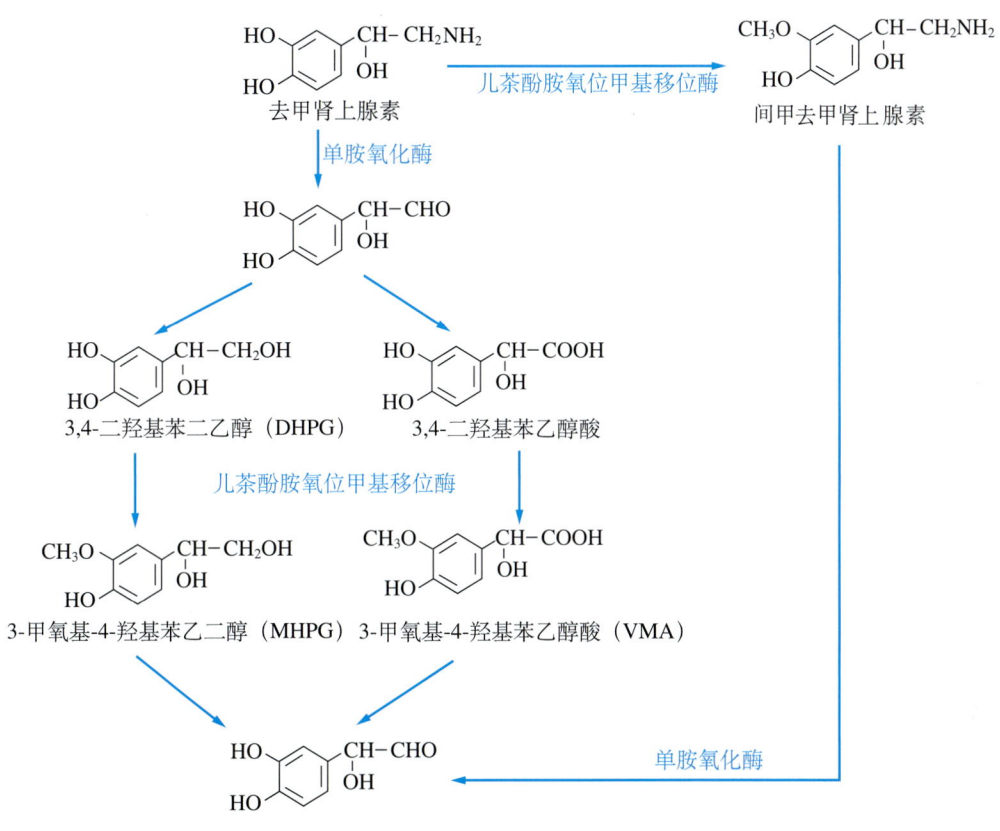

图 1-44　去甲肾上腺素降解途径

（七）多巴胺

1. 多巴胺的合成和储存　如前所述，在去甲肾上腺素能神经元中，DA 是 NE 合成过程的中间产物。而在多巴胺能神经元中，由于囊泡内缺乏 DβH，因此胞质内合成的 DA 被囊泡摄取后即被储存。由于 DA 合成中的两个关键酶——TH 和 DDC，需在神经元胞体合成，因此，这两种分子可被用作多巴胺能神经元鉴定的标记物。

多巴胺能神经元末梢含有储存单胺递质的特征性致密中心囊泡。约 75% 的 DA 储存在囊泡中，其向囊泡内的摄取同样依赖于 VMAT（图 1-45）。DA 囊泡对 NE 也具有一定的摄取能力，且对左旋体和右旋体 NE 的摄取无显著差别，而 NE 囊泡摄取左旋体 NE 的能力较强，因此被 DA 囊泡摄取的少量 NE 为右旋体 NE。

2. 多巴胺的释放和清除　DA 的释放受到突触前自身受体（一般为 D_2 受体）的负反馈调节，从而抑制 DA 的进一步释放。此外，神经末梢及效应器释放的前列腺素可作用于多巴胺能神经元突触前膜上的前列腺素受体，抑制 DA 释放。相反，神经冲动的刺激能够增加 TH 活性和 DA 的合成，使神经元内 DA 浓度保持相对稳定。

突触间隙的 DA 主要通过以下四种方式代谢：①被突触前膜上的多巴胺转运体（dopamine

transporter，DAT）重摄取（约占 1/3），这是 NE 作用被终止的主要方式。DAT 对 DA 的摄取是主动转运过程，每转运 1 分子 DA，协同转运 1 分子 Cl^- 和 2 分子 Na^+。DAT 可以识别包括 DA 在内的多种底物或神经毒素，结合后发生构象改变，将底物从胞膜外侧摄入并在胞膜内侧释放。毒品如可卡因（cocaine）和安非他命（amphetamine）可抑制 DAT 活性，从而导致突触间隙 DA 水平异常升高。②被突触后膜摄取。③在突触间隙内被 MAO 降解。DA 通过 MAO 氧化脱氨基变成醛基，后者进一步氧化变成酸或醇（氨基修饰），也可以通过 COMT 在 3-氧位甲基化修饰，或在氧位与硫酸或葡糖醛酸结合形成复合物（儿茶酚胺侧链修饰）。④经血液循环带到肝内被破坏。与 NE 相似，除进入突触前膜的一部分 DA 可以被 DA 囊泡再摄取循环利用外，其余大部分被降解，并最终经肾的代谢排出体外。

3. 多巴胺受体　DA 受体为 GPCR，分为 D_1 和 D_2 受体两个亚家族，其中 D_1 受体亚家族包括 D_1 和 D_5 受体，D_2 受体亚家族包括 D_2、D_3 和 D_4 受体。其中 D_2 受体根据氨基酸序列的长短又分为长型（D_{2L}）和短型（D_{2S}）两种，D_{2L} 比 D_{2S} 多 29 个氨基酸残基。D_1 受体亚家族与 G_s 蛋白耦联，可以激活 AC→cAMP→PKA 信号通路，磷酸化底物蛋白质，引起细胞功能改变。相反，D_2 受体亚家族与 G_i 蛋白耦联，抑制 AC→cAMP→PKA 信号通路，激活 K^+ 通道，使 K^+ 外流，引起细胞膜超极化，并抑制 Ca^{2+} 内流。

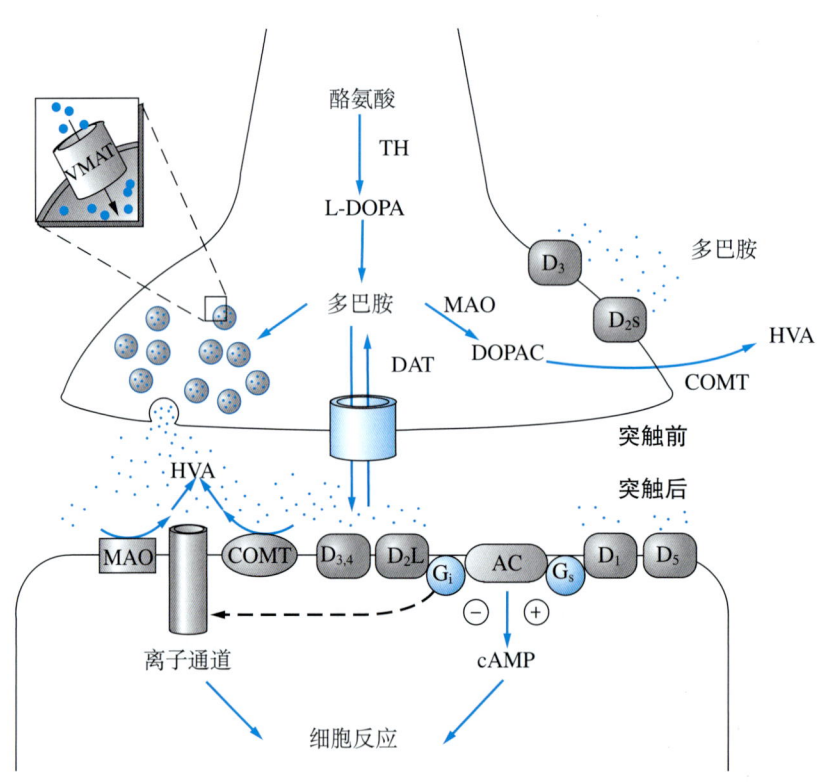

图 1-45　多巴胺的合成、代谢和信号转导示意图

4. 多巴胺的生理功能　在外周，DA 对心血管、肾和肾上腺等器官功能均有调节作用。D_1 受体分布于内脏血管平滑肌和肾小管上皮细胞，D_2 受体分布于躯体部位的血管平滑肌、肾上腺皮质和髓质。例如，肾血管 D_1 受体激活可引起血管扩张，肾上腺髓质 D_2 受体激活可以抑制去甲肾上腺素释放。

在中枢，DA 主要影响机体的运动、情绪和神经内分泌等活动。黑质是大脑多巴胺能神经元聚集的一个脑区。黑质-纹状体通路的 DA 通过作用于 D_1 受体激活直接通路，即"皮质-新纹状体（尾核和壳核）- 苍白球（内侧部）- 丘脑 - 皮质"通路，同时通过 D_2 受体抑制间接通路，即"皮质 - 新纹状体（尾核和壳核）- 苍白球（外）- 底丘脑核 - 苍白球（内）- 丘脑 - 皮质"通路，引起运动功能的增强，是产生好奇、觅食和探索等活动的基础。中脑 VTA 是多巴胺能神经元胞体聚集的另一区域，也是构成奖赏通路的关键核团。VTA 向伏隔核（nucleus accumbens，NAc）、皮质和海马的投射通路，与成瘾行为以及个体的情绪和精神活动密切相关。DA 受体是抗精神病药的重要作用靶点。此外，下丘脑 - 垂体的多巴胺能通路还可以通过作用于 D_2 受体，调节垂体内分泌功能。

（八）5-羟色胺

1. 5-羟色胺的合成和储存 5-HT 的合成以色氨酸为前体，在色氨酸羟化酶（tryptophan hydroxylase，TPH）的作用下，其苯环上 5- 位被羟基化，生成 5- 羟色氨酸（5-hydroxytryptophan，5-HTP），接着在 5- 羟色氨酸脱羧酶（5-hydroxytryptophan decarboxylase，5-HTPDC）的作用下脱羧，生成 5-HT（图 1-46）。TPH 是 5-HT 合成的限速酶，其在 5- 羟色胺能神经元的胞体合成，经轴浆运输到达轴突末梢。血液中的色氨酸可通过特异性转运体透过血 - 脑屏障和神经元的细胞膜，因此通过增加 TPH 的底物浓度可以提高脑内色氨酸浓度。生理条件下脑内 TPH 未被色氨酸饱和，因此转入 5- 羟色胺能神经元中的色氨酸数量越多，5-HT 的合成速度就越快。

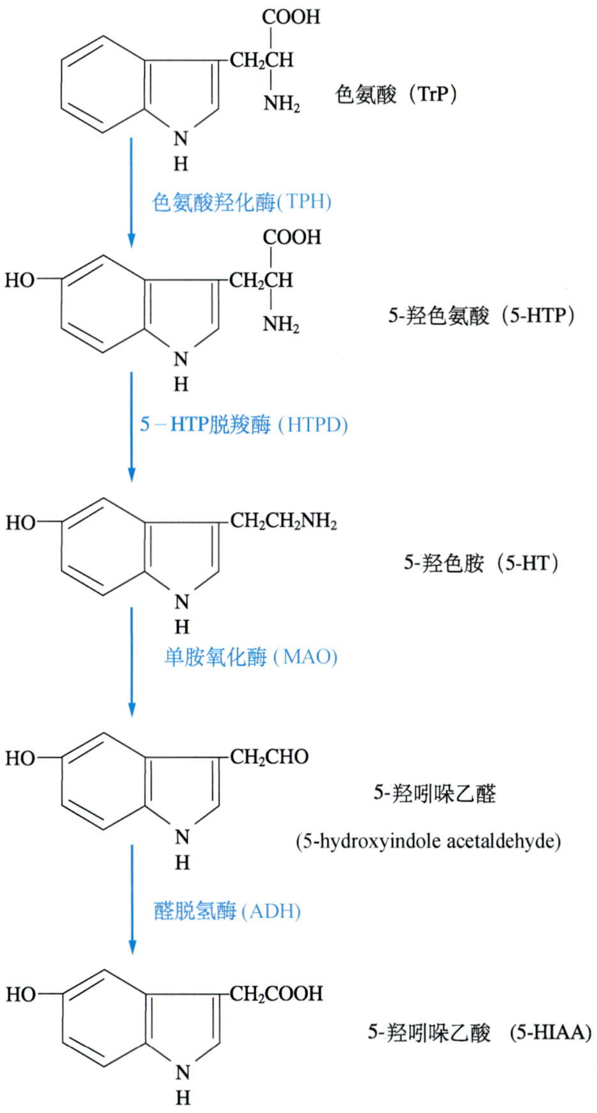

图 1-46 5- 羟色胺的合成和代谢

5-HT 储存于 5-羟色胺能神经末梢的致密中心囊泡内，与 NE 和 DA 的囊泡储存基本相似。胞质中合成的 5-HT 在囊泡膜上 VMAT 的作用下，进入囊泡。5-HT 囊泡内有特异的 5-HT 结合蛋白（serotonin-binding proteins，SBP），5-HT 一旦进入囊泡，即与 SBP 结合形成大分子复合物，利于 5-HT 在囊泡内的储存。

2. 5-羟色胺的释放和清除　神经冲动引起突触末梢的 5-HT 以胞吐的形式释放。5-HT 自身受体可调节其释放，5-羟色氨能神经元胞体上的 $5-HT_{1A}$ 受体和末梢上的 $5-HT_{1B/1D}$ 受体是其自身受体，与 $G_{i/o}$ 蛋白耦联，激活后可抑制 AC-cAMP-PKA 信号通路，进而抑制 5-HT 的释放。

突触间隙的 5-HT 主要通过以下两种方式代谢：①被突触前膜上特异性的跨膜转运体——5-HT 转运体（serotonin transporter，SERT）重摄取。SERT 对 5-HT 有选择性地摄取，该转运体与 NE 转运体、DA 转运体同属 Na^+/Cl^- 依赖型转运体，摄取过程需要 Na^+ 和 Cl^- 的同向共转运，同时 K^+ 或 H^+ 被反向转运，Na^+/K^+-ATP 为维持离子梯度提供能量。阻断 SERT 的功能即可阻断 5-HT 的重摄取，如三环类抗抑郁药（tricyclic antidepressants，TCAs）和新型抗抑郁药——选择性 5-HT 重摄取抑制剂（selective serotonin reuptake inhibitors，SSRIs）即为此种作用机制。②在突触间隙内被 MAO 降解。MAO 可使 5-HT 氧化脱氨成为 5-羟吲哚乙醛，接着经醛脱氢酶快速氧化生成 5-羟吲哚乙酸（5-hydroxyindole acetic acid，5-HIAA）。5-HIAA 作为 5-HT 的代谢产物，可以通过检测其在脑脊液、血和尿液中的含量来推断患者体内 5-HT 的功能。COMT 也可以代谢 5-HT，生成少量 5-甲氧基色胺（5-methoxytryptamine）。

3. 5-羟色胺受体　5-HT 受体家族庞大，迄今为止已经克隆出 14 种不同的亚型（表 1-3）。根据其功能和结构不同，分为 $5-HT_1 \sim 5-HT_7$ 七大亚家族，具体包括 $5-HT_{1A}$、$5-HT_{1B}$、$5-HT_{1D}$、$5-HT_{1E}$、$5-HT_{1F}$、$5-HT_{2A \sim 2C}$、$5-HT_{3A \sim 3E}$、$5-HT_4$、$5-HT_5$、$5-HT_6$ 和 $5-HT_7$。除 $5-HT_3$ 为离子型受体外，其余均为 GPCR，其中 $5-HT_1$ 和 $5-HT_5$ 与 G_i 耦联，抑制 PKA 信号通路，$5-HT_2$ 与 $G_{q/11}$ 耦联，激活 IP_3 和 PKC 信号通路，$5-HT_4$、$5-HT_6$ 和 $5-HT_7$ 受体与 G_s 耦联，激活 PKA 信号通路。由于 5-HT 受体亚型种类繁多，还未能找到特异性地针对某个亚型的选择性激动剂和拮抗剂。

表 1-3　5-羟色胺受体分类及其信号转导通路

亚型	类型	作用机制	效应
$5-HT_1$	GPCR	降低胞内 cAMP 水平	抑制
$5-HT_2$	GPCR	升高胞内 IP_3 和 DAG 水平	兴奋
$5-HT_3$	配体门控阳离子通道	阳离子内流，细胞去极化	兴奋
$5-HT_4$	GPCR	升高胞内 cAMP 水平	兴奋
$5-HT_5$	GPCR	降低胞内 cAMP 水平	抑制
$5-HT_6$	GPCR	升高胞内 cAMP 水平	兴奋
$5-HT_7$	GPCR	升高胞内 cAMP 水平	兴奋

4. 5-羟色胺的生理功能　人体中约有 90% 的 5-HT 存在于消化道黏膜嗜铬细胞中，8% ~ 10% 存在于血小板中，1% ~ 2% 存在于中枢神经系统中，一小部分存在于肥大细胞中。由于血-脑屏障的存在，血液中的 5-HT 很难进入中枢神经系统，因此外周和中枢神经系统中的 5-HT 基本属于两个独立的系统。本文主要介绍 5-HT 在神经系统中的功能。

中枢神经系统中 5-HT 能神经元集中分布在脑干中缝核群，向颞叶皮质、下丘脑、新皮质、基底节、海马、丘脑和小脑发出广泛的纤维投射，称为 5-HT 弥散性调节系统（diffuse modulatory system）。5-HT 的作用十分广泛，对摄食、体温、情绪、物质成瘾、睡眠觉醒、性取向和疼痛等均有调节作用。目前临床上广泛使用的 SSRI 类抗抑郁药则是通过提高突触间隙内

5-HT 水平，增强 5-HT 能系统功能，发挥抗抑郁作用。激活 5-HT$_{1A}$ 受体可缓解焦虑症状，促进摄食。麦角酰二乙胺（lysergic acid diethylamide，LSD）通过激动 5-HT$_{1A}$ 受体引起幻觉，即具有致幻效应。丁螺环酮（buspirone）也是 5-HT$_{1A}$ 受体激动剂，是临床较为理想的抗焦虑药。5-HT$_{2A}$ 受体可作为异源受体，调节 ACh、DA 和谷氨酸等递质的释放。

在疼痛调节方面，源于延髓头端腹内侧部（rostral ventromedial medulla，RVM）的中缝大核（nucleus raphe magnus，NRM）和中脑背缝核 DRN（dorsal raphe nucleus，DRN）向脊髓发出的 5-HT 能下行投射纤维是痛觉下行调制系统的重要组成部分。下行 5-HT 能系统既可以发挥对痛觉传递的易化作用，也可以发挥抑制作用，取决于受其调控的靶细胞上表达的受体类型。如果抑制了参与痛觉传递的兴奋性神经元或投射神经元的活动，则可以发挥镇痛作用；相反，如果抑制了对痛觉传递发挥门控作用的抑制性神经元的功能，则可以对痛觉传递发挥易化作用，加重痛感觉。

（九）兴奋性氨基酸

酸性氨基酸——谷氨酸（glutamate，Glu）和天冬氨酸（aspartate，Asp）对大脑皮质神经元具有普遍而强烈的兴奋作用，因此被称为兴奋性氨基酸。星形胶质细胞在细胞肿胀或毒物刺激下，可释放 D- 天冬氨酸，但谷氨酸是中枢神经系统中含量最高的一种氨基酸，故下文仅介绍谷氨酸。

1. 谷氨酸的合成和储存　谷氨酸是一种不能透过血 - 脑屏障的非必需氨基酸，不能通过血液供给大脑。脑中主要有两种途径合成谷氨酸：①谷氨酰胺（glutamine，Gln）在谷氨酰胺酶的作用下脱氨基生成谷氨酸。该过程与星形胶质细胞和神经元之间的"谷氨酸 - 谷氨酰胺（glutamate glutamine cycle）循环"密切相关（图 1-47）。星形胶质细胞高表达谷氨酸转运体（glutamate transporter，GluT），其可以摄取突触间隙的谷氨酸，生成谷氨酰胺。后者再被释放至细胞外，被神经元摄取。然后谷氨酰胺由胞体运输至轴突末梢，在末梢内合成谷氨酸，这是作为神经递质的谷氨酸合成的主要途径。②作为三羧酸循环的一个分支，可以由 α- 酮戊二酸（α-keto glutarate）在转氨酶的作用下脱水形成，此过程需要维生素 B$_6$ 作为催化剂。这一途径合成所需的时间较长，并且由于三羧酸循环主要存在于线粒体中，是代谢性谷氨酸合成的主要方式。

谷氨酸能神经元合成的 Glu 在囊泡膜上低亲和性 GluT（K_m=1.6 mmol/L）的协助下，储存在小而清亮的囊泡中。囊泡内谷氨酸浓度可达到 100 mmol/L。GluT 每向囊泡内转运一分子谷氨酸，就伴随着 3 个 Na$^+$ 和 1 个 H$^+$ 进入胞内，以及一个 K$^+$ 运出胞外，因此伴随谷氨酸的摄取有内向电流的产生。

2. 谷氨酸的释放和清除　谷氨酸是中枢神经系统最为丰富的一种神经递质，其释放过程与其他神经递质的释放类似。释放到突触间隙的谷氨酸主要以重摄取的方式被清除。采用同位素标记放射自显影的结果显示，海马区约有 80% 的 ^{3}H-Glu 被重摄入神经元，其余则主要被周围的星形胶质细胞摄取。上述重摄取过程是由神经元和星形胶质细胞膜上的高亲和性 GluT（K_m = 2～20 μmol/L）完成的。因此静息状态下，胞外谷氨酸含量维持在 1 μmol/L，胞质谷氨酸浓度为 10 μmol/L。胶质细胞对谷氨酸的摄取可防止过量谷氨酸在突触间隙或突触外堆积引起神经元的过度兴奋。

3. 谷氨酸受体　谷氨酸受体包括离子型谷氨酸受体（ionotropic glutamate receptor，iGluR）和代谢型谷氨酸受体（metabotropic glutamate receptor，mGluR）两个大家族。iGluR 是递质门控离子通道，根据激动剂和功能特性的不同分为三种亚型：N- 甲基 -D- 天冬氨酸（N-methyl-D-aspartate，NMDA）受体、α- 氨基 -3- 羟基 -5- 甲基 -4- 异唑丙（α-anino-3-hydroxy-5-methyl-4-ioxazole propionic acid，AMPA）受体和海人藻酸（kainic acid，KA）受体。mGluR 属于 GPCR，与 G 蛋白耦联，通过激活 G 蛋白进行信息传递。

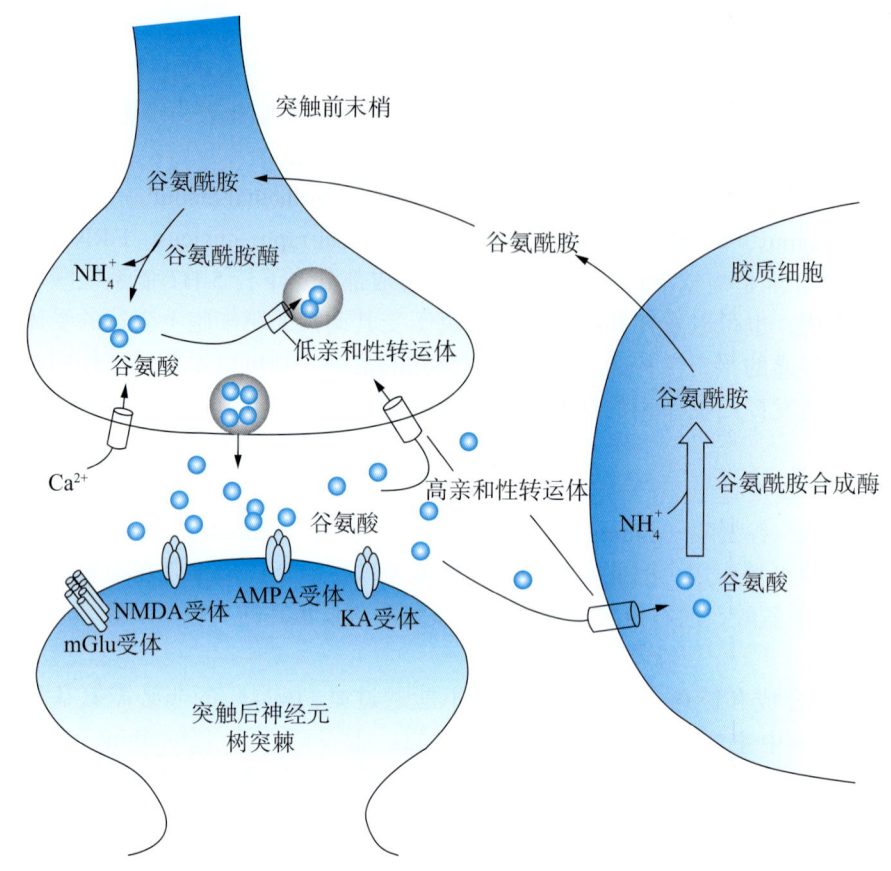

图 1-47 谷氨酸的释放和摄取、神经元和胶质细胞之间的"谷氨酸-谷氨酰胺循环"

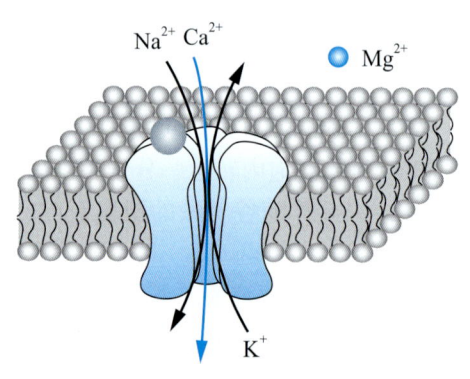

图 1-48 NMDA 受体的双重门控特性：谷氨酸递质结合和细胞去极化

（1）NMDA 受体：NMDA 受体是一种配体和电压双门控的阳离子通道。NMDA 受体的激活不仅需要谷氨酸与谷氨酸结合位点的结合，还需要甘氨酸作为协同激动剂（co-agonist）结合于甘氨酸结合位点。同时，NMDA 受体的 Mg^{2+} 作用位点对受体起到电压依赖性阻滞作用（图 1-48）。谷氨酸递质被释放后，需要首先作用于 AMPA 受体，使 Na^+ 内流、细胞去极化，才能去除 Mg^{2+} 对 NMDA 受体的阻滞作用，NMDA 受体被激活，Na^+ 和 Ca^{2+} 内流，K^+ 外流，使突触后膜去极化，产生慢时程 EPSP。Ca^{2+} 是重要的第二信使，能活化钙调蛋白（calmodulin）和多条信号通路，如 PKC、CaMK Ⅱ 信号通路等，完成各种复杂的生物学过程。但若 NMDA 受体过度激活，可导致细胞内 Ca^{2+} 超载，对神经元也会产生毒性作用，称为兴奋性毒。后者已被证明参与了脑缺血、脑外伤、癫痫和神经退行性疾病等多种疾病的病理过程。

NMDA 受体广泛分布于中枢神经系统中，在海马和皮质最多，纹状体次之。NMDA 受体有 GluN1、GluN2 和 GluN3 三种亚基。GluN1 亚基存在八种不同的功能剪接形式，GluN2 亚基包括四种亚型，即 GluN2A、GluN2B、GluN2C 和 GluN2D，GluN3 亚基包括 GluN3A 和 GluN3B。一般情况下，NMDA 受体是由 2 个 GluN1 亚基和 2 个 GluN2 亚基组成的异四聚体，其中 GluN1 是功能亚基，GluN2 是调节亚基。只有当 GluN1 和 GluN2 共表达时，才能构成有功能的 NMDA 受体。不同类型的 GluN2 亚基组成的 NMDA 受体的功能特性和表达模式有显著不同。大脑发育阶段 GluN2B 型 NMDA 受体发挥主要作用，随发育过程，GluN2A 亚基的表达逐渐上调。到成年阶段，突触部位主要表达 GluN2A 型 NMDA 受体，其激活可促进细胞存活，而 GluN2B 型 NMDA 受体主要在突触外表达，其激活可导致细胞损伤和死亡，是引起兴奋性毒的关键分子。GluN3 亚基被认为对 NMDA 受体发挥负性调控作用。

（2）AMPA 受体和 KA 受体：二者属于配体门控离子通道型受体。与 NMDA 受体不同的是，AMPA 受体和 KA 受体通透 Na^+ 和 K^+，通常情况下对 Ca^{2+} 是不通透的。组成 AMPA 受体的亚基包括 GluR1～GluR4。其中，GluR2 亚基具有 Q/R 位点编辑的特性，即未经编辑的 GluR2 相应位点为谷氨酰胺（glutamine，Q），经 RNA 编辑的 GluR2 该位点变为精氨酸（arginine，R）。如果 AMPA 受体不含 GluR2 亚基或者含有未编辑的 GluR2 亚基，受体会表现出 Ca^{2+} 通透性。相应地，如果 AMPA 受体含有经 Q/R 位点编辑的 GluR2 亚基，其对 Ca^{2+} 不会有通透性。组成 KA 受体的亚基包括 GluR5、GluR6、GluR7、KA1 和 KA2。

（3）代谢型谷氨酸受体：mGluR 是一类 GPCR。mGluR 亚基的 N 末端结构呈"V"形，与谷氨酸的特异性结合有关，而第二胞内环则决定了耦联 G 蛋白（鸟苷酸结合蛋白）的特异性。这与其他 GPCR 通过其 C 端或第三胞内环结合 G 蛋白有着显著的不同。目前，已经克隆到 mGluR 的 8 个亚型（mGluR1～mGluR8）。根据氨基酸序列同源性及其耦联的信号转导通路的不同，mGluR 可分为 3 组：Ⅰ组包括 mGluR1 和 mGluR5；Ⅱ组包括 mGluR2 和 mGluR3；Ⅲ组包括 mGluR4、mGluR6、mGluR7 和 mGluR8。其中Ⅰ组 mGluR 与 G_q 耦联，激活 PLC 介导的下游信号通路；Ⅱ组和Ⅲ组 mGluR 主要通过 G_i 抑制 AC-cAMP-PKA 通路。mGluR 分布于离子型谷氨酸受体周围，启动缓慢，但作用持久，在调节突触传递和突触可塑性方面发挥重要作用。

4. 谷氨酸的生理功能　谷氨酸作为中枢神经系统中含量最丰富的氨基酸类神经递质，参与许多重要的生理过程，包括兴奋性突触传递、神经发育和突触可塑性等。在突触部位，谷氨酸递质首先与 AMPA 受体结合，使 Na^+ 内流，产生快速 EPSP。在此基础上，谷氨酸递质激活 NMDA 受体，使 Ca^{2+} 内流，产生慢速 EPSP，神经元进一步去极化，并通过 Ca^{2+} 引起一系列信号转导通路的激活。NMDA 受体被认为是介导突触可塑性的核心分子，受其激活的 PKA、PKC 和 CaMKⅡ信号通路，可直接或间接促进 AMPA 受体的膜表达，这是构成 LTP 的分子基础。相反地，AMPA 受体的内吞被认为是引起 LTD 的分子基础。mGluR1 和 mGluR5 分别在小脑和海马 LTD 的发生中发挥关键作用。

NMDA 受体还被证明参与脑缺血、脑外伤、癫痫和神经退行性疾病等多种疾病的病理过程。在脑缺血和颅脑损伤等疾病过程中，由于能量代谢障碍，导致细胞膜 Na^+-K^+ 泵功能障碍，Na^+ 和 K^+ 的浓度梯度被破坏，神经元去极化，引起谷氨酸递质的过度释放，产生神经元兴奋性毒性损伤。NMDA 受体拮抗剂或其下游信号通路的阻断剂具有神经保护作用。此外，一种 NMDA 受体拮抗剂——美金刚（memantine）已被用于阿尔茨海默病的治疗。另一种 NMDA 受体拮抗剂——氯胺酮（ketamine）由于显示出快速抗抑郁的特性，临床应用前景良好。

（十）γ- 氨基丁酸

GABA 和甘氨酸（glycine）对神经元活性具有抑制作用，因此被称为抑制性氨基酸（inhibitory amino acid）。

1. γ- 氨基丁酸的合成和储存　GABA 是谷氨酸在谷氨酸脱羧酶（glutamine acid decarboxylase，GAD）的作用下脱羧形成的。该反应以磷酸吡哆醛（pyridoxal 5'-phosphate，PLP，亦称为维生素 B_6）为辅酶。GAD 有两种同工酶 GAD65 和 GAD67，前者以膜结合形式与突触小泡紧密连在一起，后者以游离形式存在于胞质中。脑内的 GABA 主要由 GAD67 催化合成，而 GAD65 能够快速合成 GABA，填补突触小泡以备释放之用。

$$\underset{\text{COOHCHHCH}_2\text{CH}_2\text{COOH}}{\overset{\text{NH}_2}{|}} \xrightarrow[\text{PLP}]{\text{GAD}} \underset{\text{GABA}}{\overset{\text{NH}_2}{\underset{}{|}}}\text{HCHCH}_2\text{CH}_2\text{COOH} + \text{CO}_2$$

合成的 GABA 依靠囊泡 GABA 转运体（vesicular GABA transporter，VGAT）的主动运输，被摄入囊泡并储存。与圆形的谷氨酸囊泡不同，GABA 储存囊泡呈椭圆形或扁平状。VGAT 除了可以转运 GABA 外，也可以转运甘氨酸。GAD 和 VGAT 通常被用作 GABA 能神经元和抑制性神经元的分子标记物。

2. γ-氨基丁酸的释放和清除　GABA 从囊泡中释放后，作用于突触后膜或突触前膜上的相应受体。细胞外的 GABA 主要通过依赖于 Na^+、Cl^- 的高亲和力 GABA 转运体（GAT）被转运至 GABA 能神经元和胶质细胞中，以维持细胞外 GABA 处于微摩尔级的低浓度水平。GAT 逆化学梯度将 GABA 跨膜转运至细胞内，通常转运 1 分子 GABA 需要 2 分子 Na^+ 和 1 分子 Cl^-。此外，在一定生理和病理条件下，受离子梯度和膜电位的影响，GAT 也可以反向释放 GABA。目前已经克隆获得的小鼠 GABA 转运体有四种：GAT-1、GAT-2、GAT-3 和 GAT-4。GAT-1 主要存在于神经元上，少量在胶质细胞上；GAT-2 在神经元和胶质细胞上均有分布；GAT-3 和 GAT-4 则表达较为广泛，以胶质细胞和非神经元细胞为主。

被摄入到神经末梢或胶质细胞内的 GABA 被进一步分解代谢。首先由 γ-氨基丁酸转氨酶去除氨基，生成琥珀酸半醛（succinic semialdehyde，SSA）。与 GABA 的合成过程类似，此过程以 PLP 或维生素 B_6 为辅酶。脱去的氨基主要被 α-酮戊二酸接受，重新生成谷氨酸。SSA 经琥珀酸半醛脱氢酶（succinylsemialdehyde dehydrogenase，SSADH）氧化生成琥珀酸（succinic acid，SA），然后进入三羧酸循环，产生 α-酮戊二酸，后者氨基化后成为 GABA 的前体谷氨酸，该路径称为 GABA 旁路；或者 SSA 经琥珀酸半醛还原酶（succinic semialdehyde reductase，SSAR）还原成 GABA。

3. γ-氨基丁酸受体　GABA 受体可分为三类：$GABA_A$、$GABA_B$ 和 $GABA_C$（图 1-49）。

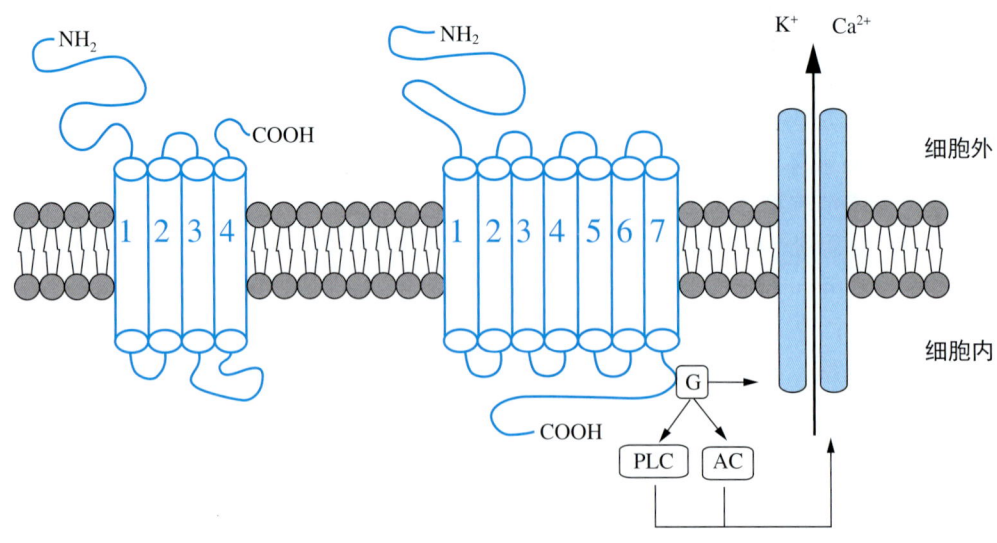

图 1-49　$GABA_{A/C}$ 和 $GABA_B$ 受体结构及其下游信号通路

（1）$GABA_A$ 受体：$GABA_A$ 受体属于配体门控氯离子通道。受体激活时 Cl^- 通道开放，细胞外 Cl^- 内流，引起突触后膜超极化，由此产生 IPSP。$GABA_A$ 受体的组成多样，其中 α 亚基有 6

种，分别为 $\alpha_1 \sim \alpha_6$；β 亚基有 3 种，分别为 $\beta_1 \sim \beta_3$；γ 亚基有 3 种，分别为 $\gamma_1 \sim \gamma_3$。此外，还有 δ、ε、θ 和 π 亚基。$GABA_A$ 受体的典型结构由两个 α（α_1 或 α_2）、两个 β（β_1 或 β_2）和一个 γ_2 亚基组成。但由于 $GABA_A$ 受体亚基数量众多，这些亚基可以形成多种不同的组合，并表现出不同的细胞定位和功能。例如，$\alpha_1\beta\gamma$、$\alpha_2\beta\gamma$ 和 $\alpha_3\beta\gamma$ 这些亚基组成的 $GABA_A$ 受体定位于突触部位，介导时相性抑制（phasic inhibition），而由 $\alpha_4\beta\delta$、$\alpha_5\beta\gamma$ 和 $\alpha_3\beta\delta$ 亚基组成的 $GABA_A$ 受体主要位于突触外，介导紧张性抑制（tonic inhibition）。GABA 与 $GABA_A$ 受体的结合位点位于 β 亚基。苯二氮䓬类和巴比妥类镇静催眠药都是临床常用的 $GABA_A$ 受体的选择性激动剂。前者与 $GABA_A$ 受体的结合位点在 α 和 γ 亚基相互作用的界面（interface）上，通过变构作用增强 GABA 与识别位点的结合，增加 $GABA_A$ 受体通道开放的频率，减少关闭时间；后者也可以增加通道的开放时间。

需要指出的是，$GABA_A$ 受体激活不一定是抑制性效应。未成熟神经元胞内处于高 Cl^- 状态，$GABA_A$ 受体激活引起 Cl^- 外流，细胞去极化。此外，感觉神经元和交感神经节细胞由于高表达 Na^+-K^+-$2Cl^-$ 同向转运体（Na^+-K^+-$2Cl^-$ cotransporter，NKCC）和 Cl^--HCO_3^- 交换体，胞内亦处于高 Cl^- 状态，因此这些神经元中的 $GABA_A$ 受体激活亦表现出激活效应。

(2) $GABA_B$ 受体：$GABA_B$ 受体属于 GPCR，与 $G_{i/o}$ 蛋白耦联。$GABA_B$ 受体是由 $GABA_{B1}$ 和 $GABA_{B2}$ 亚基组成的异源二聚体。突触前膜 $GABA_B$ 受体通过抑制 Ca^{2+} 通道来减少递质的释放，突触后膜 $GABA_B$ 受体通过激活内向整流 K^+ 通道，使突触后神经元超极化。

(3) $GABA_C$ 受体：$GABA_C$ 受体结构与 $GABA_A$ 受体类似，也是通过打开 Cl^- 通道产生抑制效应。$GABA_C$ 与 $GABA_A$ 的不同在于：① $GABA_C$ 对 GABA 的亲和力更高，$GABA_C$ 比 $GABA_A$ 受体敏感 7~40 倍；② $GABA_C$ 使 Cl^- 通道开放缓慢而持久；③ $GABA_C$ 不易脱敏。$GABA_C$ 主要存在于视网膜和视觉通路中，参与视觉功能的调节。

4. γ-氨基丁酸的生理功能　GABA 在神经系统有着广泛的作用，在中枢兴奋-抑制平衡、感觉门控和运动调节等过程中发挥重要作用。精神神经疾病（如癫痫、孤独症、精神分裂症、抑郁症和双相情感障碍等疾病）的发生都被证明与兴奋-抑制失衡有关。通过调节 GABA 突触传递效能，恢复兴奋-抑制平衡，是治疗这些疾病的一个基本策略。此外，慢性痛的发生也涉及兴奋-抑制失衡，GABA 类似物加巴喷丁（gabapentin）已被广泛用于难治性神经病理痛的治疗。

$GABA_A$ 受体是镇静催眠药和抗焦虑药的作用靶点。突触前膜的 $GABA_B$ 受体激活会抑制多种神经递质，包括谷氨酸、GABA、DA 和 5-HT 等的释放。通过减少突触前 GABA 的释放，使得突触后膜上 $GABA_A$ 和 $GABA_B$ 受体激发的 IPSP 减小，从而产生负反馈效应，以活动依赖性方式调节 GABA 能突触的抑制作用。但是最新研究表明，$GABA_B$ 受体激活也可发挥兴奋作用。巴氯芬激活内侧缰核（medial habenula）胆碱能神经元的 $GABA_B$ 受体，可促进这些神经元介导的兴奋性突触传递，减轻恐惧记忆。

整合思考题

1. 何谓递质的量子释放学说？请列举相关证据。
2. 最新研究发现外周触觉感受细胞 Merkel 细胞通过释放去甲肾上腺素向触觉传入纤维传递信息。请问可以通过哪些实验证明去甲肾上腺素递质介导了从 Merkel 细胞到触觉传入纤维的信息传递？
3. 中枢神经系统中，乙酰胆碱递质对神经元发挥兴奋还是抑制性效应？其机制是什么？
4. 中枢神经系统最主要的抑制性氨基酸是什么？其对突触前、后神经元活性可能产生的影响及其机制是什么？
5. 抑郁症发生的机制之一与脑内 5-HT 递质水平的降低有关。请根据 5-HT 合成和降解代谢途径，提出可能用于抑郁症治疗的策略。

（张　瑛）

第二章 感受器

第一节 感受器概述

本节数字资源

导学目标

- **基本目标**
  1. 定义感受器,说明其分类。
  2. 说明感受器的主要功能及其发挥相关功能的机制。
  3. 概述感受器的适应现象,解释具有不同适应特性的感受器的功能特性。
  4. 说明躯体感觉感受器的分类及其功能。
  5. 说明伤害性感受器的分类及其激活机制。
- **发展目标**
  1. 从感受器水平,解释神经系统对刺激性质和刺激强度的编码机制。
  2. 针对伤害性感受器的激活机制,提出靶向性镇痛策略。

案例2-1

女,65岁,6个月前出现双手近端指间关节和腕关节疼痛,伴有晨僵,且呈进行性加重,目前已影响日常生活。体格检查:双手近端指间关节和腕关节肿胀。双膝关节轻微肿胀,活动受限。实验室检查:C反应蛋白和红细胞沉降率升高,抗环瓜氨酸肽(cyclic citrullinated peptide,CCP)抗体阳性,类风湿因子阳性。诊断为风湿性关节炎(Rheumatic Arthritis)。

问题:
1. 造成RA患者持续性疼痛的机制是什么?
2. RA患者通常采用哪种类型的镇痛药物?其作用机制是什么?

感觉(sensation)是生物体赖以生存的基本功能之一,通过不同感觉信号和感觉通路的相互作用,使机体能够迅速、准确地对瞬时或持续的、有害或有利的环境做出反应,以更好地适应环境变化。

人的感觉系统包含了多种不同的感觉模态，包括：①由视、听、嗅、味、平衡觉构成的特殊感觉（special sense）；②由触、压、痛、温、冷觉构成的躯体感觉（somatic sensation）；③由位置觉、运动觉和振动觉构成的本体感觉（proprioception）；④内脏感觉（visceral sense），主要是痛觉，还有一些机械感觉，如胃肠收缩和膀胱充盈等；⑤对血氧、血液酸度、血浆渗透压和血浆葡萄糖浓度等感知形成的化学感觉（chemical sense）。感觉的产生是从感受器（sensory receptor）的激活开始的。感受器是分布在体表或组织内部的一些专门感受机体内、外环境改变的结构或装置，它将所接受到的不同形式的能量刺激转换为分级电位，即感受器电位（receptor potential），之后再变成传入神经的动作电位。每种感觉模态都有其对应的感受器（表2-1）。需要指出的是，并不是所有的感觉都能引起明确的主观印象，有些感觉只有当传入冲动比较强烈时才会上升到意识水平，如胃发生强烈收缩时，可伴有饥饿感；直肠、膀胱充盈到一定程度时，可引起便意、尿意。此外，人们对上述各种化学感觉也不会产生主观意识，只有当其显著影响机体的稳态时，才会引起一些反射性调节行为，如加快呼吸、促进饮水和进食等。这些感受器的激活只是向中枢神经系统提供内环境变化的信息，引起机体的各种调节性反应，维持稳态。

机体内众多的感受器有不同的方法来分类。如根据感受器的分布部位，可分为内感受器和外感受器；根据感受器所接受刺激的性质，可分为光感受器、机械感受器、温度感受器、化学感受器和伤害性感受器等。

表2-1　不同的感觉模态及其感受器

分类	感觉模态	感受器
特殊感觉	视觉	视杆和视锥细胞
	听觉	毛细胞
	嗅觉	嗅觉感受细胞
	味觉	味觉感受细胞
	旋转加速度	毛细胞（半规管）
	直线加速度	毛细胞（椭圆囊和球囊）
躯体感觉	触-压觉	触觉小体、环层小体、Merkel盘
	温觉	游离神经末梢
	冷觉	游离神经末梢
	痛觉	游离神经末梢
本体感觉	关节位置和运动觉	神经末梢
	肌肉长度	肌梭
	肌肉张力	腱器官
机械感觉	动脉血压	颈动脉窦和主动脉弓（神经末梢）
	肺扩张	神经末梢
化学感觉	头部血液温度	下丘脑视前区
	动脉氧分压	颈动脉和主动脉化学感受器
	脑脊液pH值	延髓腹外侧区感受器
	血浆葡萄糖	下丘脑腹内侧核
	血浆渗透压	下丘脑视上核及周围区

一、感受器的一般生理特性

感受器的结构形式多种多样，有些感受器就是神经末梢本身，如体表或组织内部与痛觉和温度觉有关的游离神经末梢；有的感受器是神经末梢周围再包绕一些特殊的、由结缔组织构成的被膜样结构，如触觉小体和环层小体。但是对于一些与机体生存密切相关的感觉来说，体内存在着一些结构和功能上都高度分化的感受细胞，它们以类似突触的形式直接或间接地同感觉神经末梢相联系，如视网膜中的视杆和视锥细胞是光感受细胞，耳蜗螺旋器中的毛细胞是声波刺激的感受细胞，椭圆囊和球囊中的毛细胞是直线加速运动的感受细胞。这些感受细胞连同它们的非神经性附属结构（如眼的屈光系统和耳的集音装置）构成了各种复杂的感觉器官，如眼、耳等。高等动物中最重要的感觉器官（如眼、耳、前庭、嗅和味等）因具有特化的感受细胞，因此被称为特殊感官。不管是哪种类型的感受器，它们都有一些类似的基本特性。

（一）感受器的换能作用

感受器是一种换能（transduction）装置，将各种形式的刺激能量（机械能、热能、光能和化学能）转换为电信号，并以神经冲动的形式经传入神经纤维到达神经系统各个部位，因此，感受器本质上是一种生物换能器。

在感受器换能过程中，不是直接将刺激能量转变为神经冲动，而是先在感受器细胞或传入神经末梢产生过渡性的局部膜电位变化。这种膜电位变化对于需要将信息进一步传递至传入神经末梢的感受器细胞而言称为感受器电位，而对于传入神经末梢型感受器则称为发生器电位（generator potential），直接促发动作电位的产生。感受器电位的形式绝大多数是去极化的，但也有超极化的（如感光细胞的感受器电位）。感受器电位或发生器电位是过渡性的等级电位，故具有局部兴奋的基本特性（非"全或无"、可以总和及电紧张性扩布），但它们可以通过幅度、持续时间和波动方向的变化，如实地反映和转换外界刺激信号所携带的信息（如听觉毛细胞的感受器电位）。感受器电位或发生器电位的产生并非感受器功能的完成，只有当它们触发了传入神经纤维的动作电位（有些是降低传入神经动作电位的频率）时，才标志着感受器或感觉器官作用的完成。

多数情况下，换能发生在感受器细胞的某一特化部位，如味觉感受细胞的微绒毛、嗅觉感受细胞的纤毛、感光细胞特殊的细胞内膜或细胞器——膜盘、皮肤和内脏的游离神经末梢或埋在特殊结构（如肌梭）中的神经末梢。但某些化学感受器，如对血中氧分压敏感的感受器，整个细胞都是感受器。

感受器换能主要通过两种分子机制完成。一是直接引起离子通道开放状态的改变，在听觉、痛觉、温度觉和平衡觉感受中可见。如声波振动的感受与螺旋器毛细胞顶部机械门控 K^+ 通道的开放和关闭有关。这些通道的开放或关闭，可使毛细胞出现与声波振动相一致的感受器电位，即微音器电位。此外，作为痛、温觉感受器的游离神经末梢上分布有温度敏感的受体——瞬时受体电位（transient receptor potential，TRP）家族、机械敏感的离子通道 Piezo、酸敏感离子通道 3（acid-sensing ion channel 3，ASIC3）等，这些通道在受到其敏感的刺激作用后开放，引起离子流动，从而产生跨膜电位变化，即感受器电位。二是通过 G 蛋白介导的信号转导影响离子的运动，由不同的 G 蛋白耦联受体介导，在视觉、嗅觉和味觉感受中可见。如视杆和视锥细胞外段的膜盘（membranous disk）上存在受体蛋白（如视紫红质），它们在吸收光子后，通过 G 蛋白——转导素（transducin）激活效应酶——磷酸二酯酶，引起光感受器细胞外段胞质中的 cGMP 分解，cGMP 门控 Na^+ 通道关闭，从而使外段膜出现超极化的感受器电位。由此可见，所有神经末梢性感受器或特化的感受器细胞出现电位变化，都是通过跨膜信号转换，将不同能量形式的外界刺激转换成跨膜的电位变化。

> **知识拓展**

热和伤害性信息感受分子 TRPV1

2021年的诺贝尔生理学或医学奖获得者是美国神经科学家 David Julius 和 Ardem Patapoutian，以表彰他们发现了温度觉和触觉受体。加利福尼亚大学旧金山分校（University of California San Francisco，UCSF）的 David Julius 在1997年克隆出了辣椒素受体（vanilloid receptor 1，VR1，或称为香草酸受体，由于在研究中用到的化合物其化学基团上都含有香草酸基序而得名）。后来 cDNA 的序列比对发现，VR1 受体与已知的 TRP（transient receptor potential）家族高度相似，因此后续统称为 TRPV1（transient receptor potential vanilloid type 1）。TRPV1 为一种非选择性的阳离子通道，可以被43℃以上的热刺激、H^+、辣椒素和内源性脂质（如 anadamide）等激活。通过对 *Trpv1* 基因敲除小鼠的研究，Julius 课题组最先揭示了 TRPV1 在伤害性热感受中的关键作用。此后，他们对 TRPV1 的功能调控机制进行了系列研究，证明 PIP2 对 TRPV1 的抑制作用以及炎症刺激下炎症因子如何解除这种抑制。此外，他们还克隆出了感受冷和薄荷醇刺激的受体 TRPM8（transient receptor potential melastatin type 8）和芥子油受体 TRPA1（transient receptor potential ankyrin 1）。由于电镜技术的进步，2013年，Julius 与其同事程亦凡合作解析了 TRPV1 的蛋白结构，使人们第一次在原子分辨率的水平看到 TRPV1 的结构和其被激活之后的构象变化，从而成为电镜解析蛋白结构领域的标志性事件。

机械敏感的离子通道 Piezo

2021年诺贝尔生理学或医学奖获得者之一——美国斯克利普斯研究所（The Scripps Research Institute）的 Ardem Patapoutian，首次鉴定了哺乳动物体内感受机械力的阳离子通道 Piezo（源自希腊语 piesi，意为压力），并发现它们在触觉、本体感知以及排尿、血压和呼吸等内脏功能方面发挥着重要作用。在通常不响应机械刺激的细胞中表达 Piezo1 或 Piezo2，可使其获得对机械刺激的敏感性，而敲减 Piezo 可使细胞内机械刺激诱发的内向电流大大减少。Piezo 蛋白是一种机械门控非选择性阳离子通道，翻转电位在0 mV 左右。Piezo1 三聚体呈三叶螺旋桨状结构，其单体呈现由9个重复性的、以4次跨膜区为基础的跨膜螺旋单元（THU）所组成的38次跨膜区结构。Merkel 细胞和初级感觉神经元中表达 Piezo2 亚型，若选择性敲除背根神经节（dorsal root ganglion，DRG）神经元 Piezo2，可显著减轻神经元对弱机械刺激的反应，但对强机械刺激的反应不受影响；若选择性敲除 Merkel 细胞的 Piezo2，可使 SA I（slowly adapting type I）纤维不能持续发放冲动，但不影响其初始反应。这些研究表明 Piezo2 对于轻触觉感知和 SA I 型感受器的持续激活是必需的。

（二）感受器的编码功能

感受器在把外界刺激转换为传入神经动作电位的同时，不仅发生了能量的转换，而且把刺激所包含的环境变化信息转移到了动作电位的频率和序列中，起到了信息的转移作用，此即为感受器的编码（coding）功能。中枢根据这些经过编码的信号获得对刺激的性质和强度的主观认识。

不同性质的刺激是如何被编码的呢？事实上，不同感受器所产生的传入神经冲动，都是一些在波形和产生原理上十分相似的动作电位，并无本质上的差别。因此，不同性质的外界刺激不可能通过动作电位的幅度大小或波形特征来编码。许多实验和临床经验都证明，不同种类感觉的引起，不但取决于刺激的性质和被刺激的感受器类型，而且取决于传入冲动投射到大脑皮质的特定部位。19世纪30年代，德国生理学家缪勒（Johannes Peter Müller）提出，各种感觉神经的性质互不相同，每种感觉神经都具有特殊的能量，其激活只能产生一种感觉，而不能产生另外的感觉。例如，临床上因肿瘤或炎症等病变，使听神经受到刺激时，会产生耳鸣的症状；与痛觉有关的传入通路或中枢发生病变时，常会引起身体一定部位的疼痛；电刺激患者的视神经或枕叶皮质，都会引起光感。不论刺激发生在一个特定感觉通路上的哪个部位，也不论刺激是如何引起的，它所引起的感觉都与感受器受到刺激时引起的感觉相同，称为特殊能量定律（doctrine of specific nerve energies）。例如，用电刺激患者的视神经，或者直接刺激枕叶皮质，都会引起光亮的感觉。这些事实都说明，感觉的性质取决于传入冲动所到达高级中枢的部位，而不是由动作电位的波形或序列差异所致。换言之，不同性质感觉的产生，与传输感觉信号的传入通路密切相关，即经由某一专用线路（labeled line）将信号传至特定终端部位时，可引起某种性质的主观感觉。由于感受器细胞在进化过程中高度分化，这就使得某一感受器细胞选择性地只对某种特定性质的刺激发生反应，由此而产生的传入冲动又只能沿着特定的途径到达特定的高级中枢，从而产生特定的感觉。

不同强度的刺激是如何被编码的呢？刺激强度可通过单个神经纤维感受器电位的幅度、神经冲动频率的高低和参与该信息传输的神经纤维数量的多少来编码。刺激强度越大，单个神经纤维所记录到的感受器电位的幅度就越大（图 2-1）。一旦这种感受器电位达到神经元兴奋的阈电位（threshold potential），就可以触发神经冲动的发放，并且随着刺激强度的增大，冲动的发放频率增高，参与该信息传输的神经纤维数目也增多。

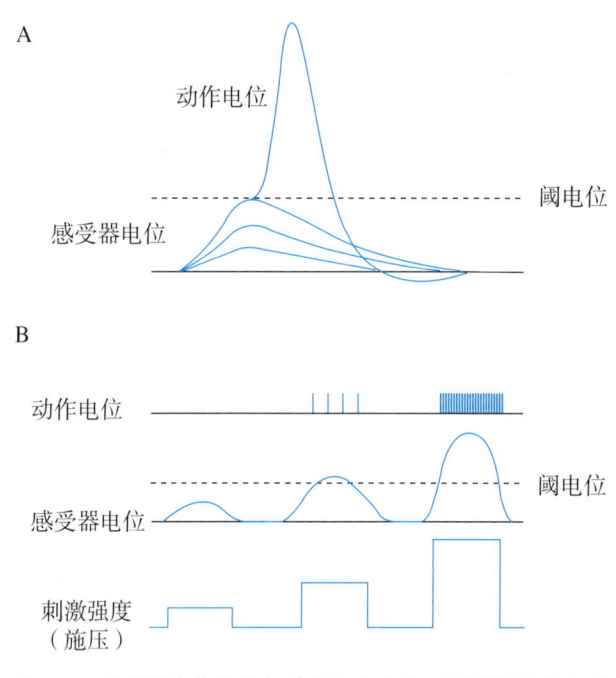

图 2-1　感受器电位和传入神经动作电位对刺激强度的编码

感觉信号的编码并不仅仅发生在感受器部位，传入信息在中枢神经元网络的传输和处理过程中，不断地进行编码，使信息得到不断处理和整合。这种整合包括自下而上（bottom-up）的、从外周向中枢的上行传导通路的整合，如由抑制性神经元介导的侧向抑制（lateral inhibition）。这种抑制机制在躯体感觉、视觉和听觉传导通路中均可见到，是造成感觉系统对比增强（contrast enhancement）的生物学基础。传入信息整合还包括了自上而下（top-down）的、从大脑皮质和中脑网状结构等高级中枢发出的下行调节通路，可以是加强信息传递的，也可以是减弱信息传递的，如痛觉传递中的下行易化通路和下行抑制通路。

（三）感受器的适宜刺激

各种感受器的一个共同功能特点，是它们各自有自己最敏感、最容易接受的刺激形式；也就是说，用某种能量形式的刺激作用于某种感受器时，只需要极小的强度（即感觉阈值）就能引起相应的感觉。这一刺激形式或种类，就称为该感受器的适宜刺激（adequate stimulus），如一定波长的电磁波是视网膜光感受细胞的适宜刺激，一定频率的机械振动是耳蜗毛细胞的适宜刺激等。但是，适宜刺激对感受器来说并不是唯一刺激，某些非适宜刺激也可引起感受器一定的反应，但所需的刺激强度通常要比适宜刺激大得多。对大多数感受器来说，电刺激一般都能成为有效刺激，这是由于电刺激直接促发了动作电位的产生。

由于每种感受器都有其相应的适宜刺激，因此机体内、外环境中所发生的各种形式的变化，总是先作用于与其相对应的那种感受器。这是因为动物在长期进化过程中，逐步形成了具有各种特殊结构和功能的感受器以及相应的附属结构，使得它们有可能对内、外环境中有意义的变化信息进行灵敏的感受和精确的分析。但是，由于不同动物所处的生活环境和条件不同，这就使得一些动物的感受器在进化过程中形成了一些有别于人体的特殊功能。研究这些特殊的感受装置，不仅对理解感受器活动的一般规律有帮助，而且还有很大的仿生学意义。

（四）感受器的适应现象

当某一恒定强度的刺激持续作用于一个感受器时，感觉神经纤维上动作电位的频率却逐渐降低，这一现象称为感受器的适应（adaptation）。适应是所有感受器的一个功能特点，但其出现的快慢在不同感受器间有很大的差别，据此可以将感受器分为快适应（rapidly adapting，RA）和慢适应（slowly adapting，SA）感受器两类。

快适应感受器以皮肤触觉感受器为代表，当它们受到刺激时，只在刺激开始后的短时间内有传入冲动发放，之后虽然刺激仍然存在，但传入冲动频率可以逐渐降低到零。该类感受器适应很快，不能用于传递持续性信号，但对于刺激的变化十分灵敏，适于传递快速变化的信息，有利于机体探索新异的物体质地，使感受器和中枢再接受新的刺激，如触觉小体、环层小体和温度感受器。慢适应感受器以肌梭、主动脉窦压力感受器和痛觉感受器为代表。它们在刺激持续作用时，一般只是在刺激开始以后不久出现一些冲动频率的下降，但可以较长时间维持在这一水平，直至刺激解除为止（图2-2）。这类感受器适应很慢且不完全，经长时间刺激后，感受器电位和冲动频率仍能维持在相当高的水平。该类感受器有利于机体对某些功能状态进行长时间的持续性监测，并根据其变化引起反射活动，以随时调整机体的活动，维持稳态。适应并非疲劳，因为对某一刺激产生适应之后，如增加该刺激的强度，又可以引起传入冲动的增加。有些感受器如痛觉感受器在伤害性刺激的长期作用下，不仅不会发生适应，甚至会发生敏化（sensitization），表现出感受器激活阈值的下降，对同一伤害性刺激反应程度的加大。

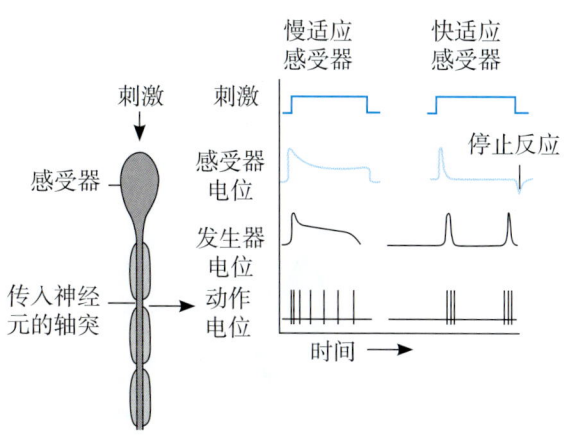

图2-2 慢适应感受器和快适应感受器在接受到同样的刺激时表现出不同的电位变化特征

感受器产生适应的机制比较复杂，与感受器的换能、离子通道的功能状态，以及感受器细胞与感觉神经纤维之间的突触传递特性等因素有关。适应也与感受器的附属结构有关。环层小体的快适应与其环层结缔组织包囊有关。结缔组织的包囊具有弹性，当突然施压刺激时，包囊内的黏液将压力传递至轴心纤维，引起感受器电位；但在几毫秒至几十毫秒之内，小体内的液体重新分布，使整个小体内的压力又变得均匀，感受器电位立即消失，不再触发传入纤维的动作电位（适应）。剔除环层小体的环层结构，感受器电位不易消失（不易适应）。

在人体的主观感受方面，也常常体验到类似"入芝兰之室，久而不闻其香"的感觉适应现象。感觉适应的产生机制可能更为复杂，其中只部分与感受器的适应有关，因为适应的产生还与传导途径中的突触传递和感觉中枢的某些功能改变有关。

二、躯体感觉感受器

躯体感觉包括机械刺激作用于皮肤引起的感觉、温度刺激引起的温度觉和伤害性刺激引起的痛觉。以下就这些感觉的感受器分别进行介绍。

（一）触-压觉感受器

对皮肤施以机械性触、压刺激所引起的感觉，分别称为触觉（touch sense）和压觉（pressure sense），由于两者在性质上类似，故统称为触-压觉。无毛皮肤区（glabrous skin）的触压觉感受器有4种，包括环层小体（lamellar corpuscle）、Meissner触觉小体（Meissner's corpuscle）、Ruffini小体（Ruffini's corpuscle）和Merkel盘（Merkel's disk）（图2-3）。有毛皮肤区（hairy skin）的感受器也有4种，除毛囊感受器（hair follicle receptor）代替Meissner触觉小体发挥功能外，其余3种感受器与无毛皮肤区大致相同。相对于感知伤害性刺激的高阈值机械感受器（high-threshold mechanoreceptor，HTMR）而言，这些感受器属于低阈值机械感受器（low-threshold mechanoreceptor，LTMR）。其中，Meissner触觉小体和环层小体分别属于快适应Ⅰ型（rapidly adapting type Ⅰ，RA Ⅰ）和快适应Ⅱ型（RA Ⅱ）感受器，Merkel盘和Ruffini小体分别属于慢适应Ⅰ型（slowly adapting type Ⅰ，SA Ⅰ）和慢适应Ⅱ型（SA Ⅱ）感受器。在位置分布上，RA Ⅰ型和SA Ⅰ型较RA Ⅱ型和SA Ⅱ型更接近表皮。形成这些不同感受器的神经纤维可以是有髓Aβ或Aδ纤维，也可以是无髓C纤维即C-LTMR，而感受器的附属结构可能是决定它们适应快慢的原因。总体上讲，A类LTMR主要负责物体的鉴别，而C类LTMR介导触觉相关的情感成分的产生，如表达MrgB4（mas-related G-protein coupled receptor member B4）的C-LTMR激活可产生令人愉悦的按摩样抚触感。

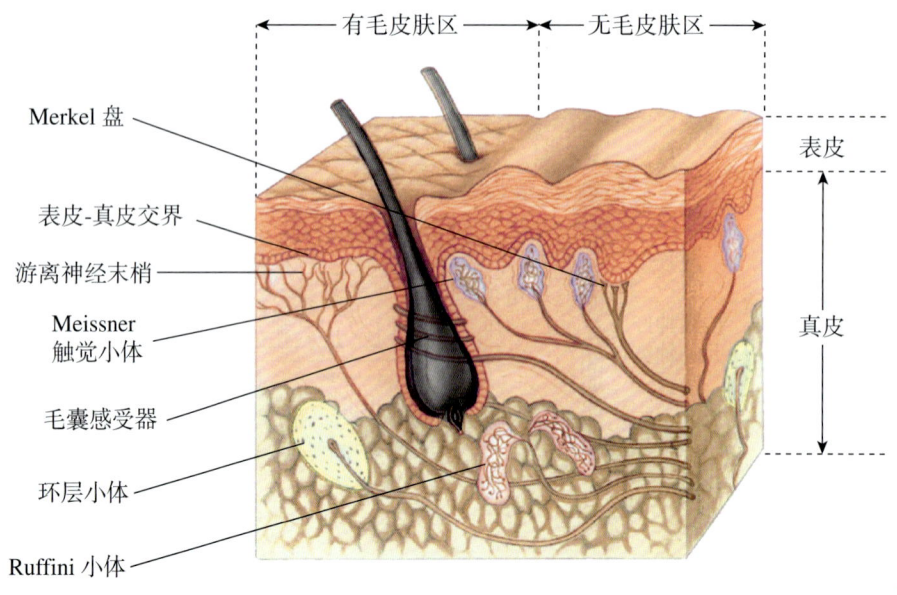

图 2-3　皮肤机械感受器

> **知识拓展**
>
> 触觉传入纤维
>
> 　　低阈值机械感受器（LTMRs）是对一组介导皮肤触觉感受的神经纤维的统称。根据髓鞘化和动作电位传导速度的不同，LTMRs 分为 Aβ-LTMRs、Aδ-LTMRs 和 C-LTMRs。其中 Aβ-LTMRs 动作电位传导速度快（30～100 m/s，平均为 60 m/s），具有较大的胞体和较粗的轴突直径，并且高度髓鞘化；Aδ-LTMRs 的传导速度较慢（4～30 m/s，平均为 12 m/s），胞体和轴突直径居中，髓鞘较薄；C-LTMRs 的传导缓慢（<2.5 m/s，平均为 0.6～1 m/s），细胞体和轴突直径小，无髓鞘。LTMRs 的胞体位于背根神经节（dorsal root ganglion，DRG）或三叉神经节（trigeminal ganglion）内。这些神经元的形态为假单极神经元，一个轴突分支延伸到外周，并与皮肤机械感受器相关联，另一个分支传递至脊髓，与背角神经元形成突触。
>
> 　　传统上，人们认为 C 纤维与痛觉传导相关，但 C-LTMR 的存在在动物和人体实验中都已得到证实。在小鼠体内，MrgprB4（Mas-related G protein-coupled receptor B4）可标记 C-LTMR，化学遗传介导的激活可促进条件性位置偏好的形成，表明 C-LTMR 激活可产生积极的情感体验。在人体内，缓慢移动的爱抚类型的触摸对 C-LTMR 是一种有效的刺激，其响应的最佳运动速度在 1～10 cm/s，对速度更慢或更快的运动刺激响应较弱，并且 C-LTMR 传入冲动的发放频率与个体愉悦体验程度呈正相关，因此 C-LTMR 的激活被认为介导了抚触带来的愉悦感受。

　　机械刺激是触压觉感受器的适宜刺激。机械刺激可引起感受器变形，导致机械门控 Na^+ 通道开放和 Na^+ 内流，产生感受器电位，并触发神经纤维产生动作电位，完成换能。但不同感受器对机械刺激的反应形式及换能过程存在一定的差异。

　　1. **环层小体**　环层小体是一个直径约 1 mm 的洋葱样多层囊样的结构，位于真皮深处，插入囊内的神经纤维是真正的感受器结构，主要感知快速振动和深部压力，感受野范围较大。当机械刺激引起囊的外层变形时，位于轴心的神经末梢也随之变形，产生去极化的感受器电位，进而引起神经纤维产生动作电位。如果一个刺激缓慢作用于或离开环层小体，小体外周的结缔组织包囊将发生适应性变化，其中的神经末梢也不再继续变形，因此无论多么强的刺激，也只是在刺激开始时产生少数动作电位。如果刺激是波动性的，每一次波动将引起环层小体快速变形并传递到小体中心，使神经末梢出现与刺激频率一致的动作电位。波动性刺激的频率在 50～500 Hz 范围内均可有效激活环层小体，其中最佳频率为 250 Hz。因此，环层小体主要编码的是刺激的频率，而不是强度。但刺激强度不同时，每一次波动变形所产生的动作电位数量可以不同。此外，被兴奋的环层小体数目也不同，从而体现出不同的编码。

　　2. **Meissner 触觉小体**　Meissner 触觉小体位于皮肤的表皮下，也是一个小囊，伸入其中的神经纤维末梢是真正的感受器结构。当小体上方皮肤的小区域变形时，就可受到刺激，故其感受野小而且边界清楚。当刺激持续作用时，其动作电位的频率明显变慢，故属于快适应感受器。Meissner 触觉小体主要感知刺激强度的变化速度。当两个最终强度相同但强度增加速度不同的刺激作用于这一感受器时，强度增加快的刺激引起传入神经的动作电位频率高，强度增加慢的刺激引起传入神经的动作电位频率低。因而，这一感受器用于对物体的质地（texture）进行编码。当用手指抚摸粗糙物体时，皮肤发生快速变形，这时 Meissner 触觉小体被显著激活。这种感知物体质地的意义在盲文识别中可被充分体现。Meissner 触觉小体也可感受低频机械刺激（最佳范围为 30～40 Hz），引起颤动感觉。

　　3. **Merkel 盘**　Merkel 盘位于表皮内，是皮肤中唯一一种不是由神经末梢形成的机械感受器。它由一群含有囊泡的特化感受器细胞组成，并与一根感觉神经纤维末梢的分支构成突触联系。Merkel 盘可感受持续的触压觉刺激，负责精细的质地辨别。一个 Merkel 盘的直径约为 0.25 mm，只有当刺激作用到其上的皮肤表面时才能被觉察到，因而其感受野范围很小，参与两点辨别觉的产生。在触觉敏感度高的区域，如指尖、动物的胡须毛囊和触觉圆顶（touch dome）区域，Merkel 盘高度聚集分布。

4. Ruffini 小体　Ruffini 小体位于真皮底部，是一个充满胶质丝状物的小囊，伸入其中并与胶质丝状物相接触的神经末梢是真正的感受器结构。皮肤受到的任何变形或牵拉均可引起 Ruffini 小体神经末梢去极化，产生动作电位，其感受野范围较大。

5. 毛囊感受器　近年来，人们对有毛区域毛囊感受器的特性也有了进一步认识。其中，Guard 毛发最长，但含量最少（1%～2%），有圆周形（circumferential）和披针形（lanceolate）分支的 Aβ 纤维分布。相反地，呈现弯曲形状的 Zigzag 毛发最细，但数量最多（约 70%），有圆周形分支的 Aδ 和 C 纤维分布。此外，Awl/auchene 毛发大约组成躯干部毛发的 25%，有 Aβ、Aδ 和 C 三种纤维分布。

外周感受器所产生的触压觉信息主要通过背柱（Aβ-LTMR）和脊颈束（Aδ-LTMR 和 C-LTMR），途经内侧丘系，最终到达皮质感觉区。在皮质信息处理的早期阶段，皮质神经元的反应与外周感受器类似，即忠实于皮肤感受器所接受的刺激特征。但在信息处理的后期，信息的整合和皮质神经元对信息的加工越来越凸显。皮质需要将各感受器接受的触 - 压觉信息进行整合才能识别物体的大小、形状和运动状态，以及引发适当的感觉 - 运动整合行为。

6. 触压觉感受的分子机制　上述躯体感觉感受器均属于机械感受器类型，这些感受器是如何感受机械刺激的？近年来，人们发现 Piezo（源自希腊语 piesi，意思为压力）蛋白是响应这种机械刺激的分子底物。敲减 *Piezo* 基因可使细胞内机械刺激诱发的内向电流大大减少，而在通常不响应机械刺激的细胞中表达 Piezo1 或 Piezo2，可使其产生机械刺激诱发的内向电流。Piezo 蛋白是一种机械门控非选择性阳离子通道，翻转电位在 0 mV 附近。Piezo1 三聚体呈三叶螺旋桨状结构，其单体呈现 9 个重复性的、以 4 次跨膜区为基础的跨膜螺旋单元（THU）组成的 38 次跨膜区结构。Merkel 细胞和初级感觉神经元中表达 Piezo2 亚型，若选择性敲除背根神经节（dorsal root ganglion，DRG）神经元 *Piezo2*，可显著减轻神经元对弱机械刺激的反应，但对强机械刺激的反应不受影响；若选择性敲除 Merkel 细胞中的 *Piezo2*，可使 SA I 纤维不能持续发放冲动，但不影响其初始反应。这些研究表明，Piezo2 对于轻触觉感知和 Merkel 盘的持续激活是必需的。

7. 触压觉敏感性的指标——触觉阈和两点辨别阈　用点状触压刺激皮肤，只有某些点被触及时才引起触觉，这些点称为触点（touch spot）。在触点上引起触觉的最小压陷深度，称为触觉阈（touch threshold）。触觉阈可随身体部位的不同而不同，其中手指和舌的触觉阈最低，背部的触觉阈最高。触觉阈的高低与皮肤中触觉感受器的密度和感受器的神经支配密度有关。

两点辨别阈（threshold of two point discrimination）是指如果将两个点状刺激同时或相继触及皮肤，人体能分辨出这两个刺激点的最小距离。该阈值也可随身体部位的不同而不同，其中手指、脚趾和头面部的阈值最低，躯干部（背部和腹部）的阈值最高。这种现象也与皮肤中触觉感受器的密度和感受器的神经支配密度有关。

（二）温度感受器

在人类的皮肤上有专门的"热点"和"冷点"，用热和冷刺激这些点能分别引起热觉和冷觉，这两种感觉合称为温度觉。其中冷点密度高于热点。在人的手部，冷点为 1～5 个 $/cm^2$，热点仅 0.4 个 $/cm^2$。在热点和冷点中存在热感受器（warm receptor）和冷感受器（cold receptor）。

1. 温度感受器的结构、分布和神经支配　热和冷感受器均是游离神经末梢，前者分布于皮肤表面下 0.3～0.6 mm 处，由无髓 C 纤维支配；后者分布于皮肤表面下 0.15～0.17 mm 处，由有髓 Aδ 纤维支配。

2. 温度感受器的适宜刺激及反应特点　热感受器选择性地对32～45℃的热刺激发生反应。在这个范围内，感受器的放电频率随皮肤温度的升高而逐渐增加，所引起的热感觉也随之增强。冷感受器选择性地对10～40℃的冷刺激发生反应。如果皮肤温度逐步降低到30℃以下，冷感受器的放电频率逐渐增加，冷感觉也逐渐增强。某些化学物质（如薄荷）作用于皮肤也能激活冷感受器，从而引起冷感觉。

皮肤中还存在一些对温度敏感的伤害性感受器（nociceptor）。当皮肤温度超过45℃时，由热感受器感受的热感觉会突然消失，代之出现热痛觉。这是因为温度超过45℃时，伤害性感受器被激活，从而产生由该感受器介导的热痛觉。

3. 温度感受可能的分子机制　目前发现一类瞬时受体电位（transient receptor potential，TRP）通道的28个成员中有多个成员可以感受温觉和热觉刺激，如TRPV1～TRPV4和TRPM3，TRPA1和TRPM8可以感受冷觉刺激，这些分子统称为温度敏感的TRP（thermoTPRs）。它们可以感受从10～53℃的温度觉刺激，这些通道所感受的温度范围如图2-4所示。由此可见，thermoTPRs的激活温度很好地覆盖了整个生理学的温度范围。目前，TRPV1和TRPM8已被广泛用作热感受和冷感受神经元的分子标记物。

除TRP通道之外，其他一些通道也表现出温度敏感特性。如机械和温度门控的双孔钾通道TREK-1（TWIK-related K^+ Channel 1），又称为KCNK2（potassium two pore domain channel subfamily K member 2），当温度从22℃升高到42℃时，该通道活性增加约20倍。当温度在32～37℃时，TREK-1对温度的敏感性最高，而温度一旦超过42℃，通道活性反而降低，因此在哺乳动物正常的体温范围内，TREK-1激活并控制细胞膜电位的能力接近最佳。类似地，同家族TRAAK（TWIK-related arachidonic acid

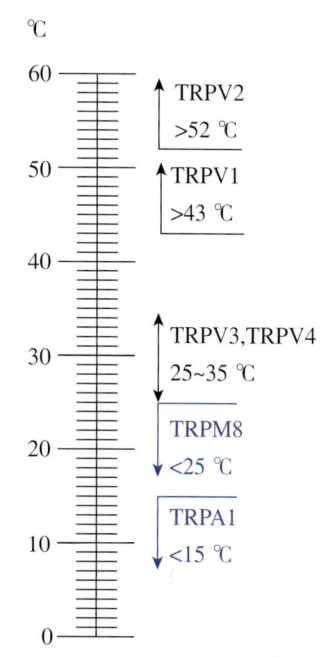

图2-4　TRP通道的温度感受范围

activated K^+ channel）通道，当温度从17℃升高到40℃时，通道活性增加12～20倍。当温度为37～42℃时，TRAAK通道活性最高。TREK-1和TRAAK已被证明参与感觉神经元的热和冷感受。此外，钙激活氯通道Anoctamin 1（ANO1，又被称为TMEM16A）在温度大于44℃时，被显著激活，并且ANO1主要表达在小直径感觉神经元中，其已被证明参与伤害性热痛的产生。

（三）伤害性感受器

根据国际疼痛研究组织（international association for the study of pain，IASP）提出的最新定义，疼痛（pain）是一种与实际或潜在的组织损伤相关的不愉快的感觉和情绪体验，或与此相似的经历。痛觉感受器不存在特定形式的适宜刺激，任何形式（机械、温度、化学）的刺激只要达到对机体伤害的程度均可使痛觉感受器兴奋，因而痛觉感受器又称为伤害性感受器（nociceptor）。伤害性感受器不易发生适应，在伤害性刺激的反复作用下，甚至可以发生敏化，因而痛觉可成为机体遭遇伤害性刺激的警报信号，对机体具有保护意义。

1. 伤害性感受器的分类及其特征　根据传入纤维的不同，伤害性感受器分为由纤细的薄髓Aδ纤维形成的"Aδ伤害性感受器"和由无髓C纤维形成的"C伤害性感受器"（图2-5）。Aδ纤维传导速度较快，为3～30 m/s，介导第一痛（first pain）或快痛（fast pain），这种疼痛的性质是锐痛或刺痛（sharp pain），其特点是感觉敏锐、定位明确、痛感觉发生和消失都快，一般不伴有明显的情绪反应。相反地，C纤维传导速度较慢，为0.5～2 m/s，介导第二痛（second pain）或慢痛（slow pain），这种疼痛的性质是钝痛（dull pain）或灼痛（burning pain），其特点是定位模糊、痛感觉发生和消退均比较缓慢，往往伴有明显的情绪反应。因此，人体首先感受到的是 Aδ 纤维兴奋介导的快痛，随后感受到的是 C 纤维兴奋介导的慢痛。

根据激活其反应的刺激性质的不同，伤害性感受器可分为三类：①机械伤害性感受器（mechanical nociceptor），又称高阈值机械感受器，它们只对强的机械刺激起反应，对针尖刺激特别敏感，这类感受器属于 Aδ 和 C 传入纤维。②机械温度伤害性感受器（mechanothermal nociceptor）：对机械刺激产生中等程度的反应，同时也对 40～51℃的温热刺激（45℃为热刺激引起痛反应的阈值）起反应，且反应的幅度随温度的升高而逐渐增强。此类感受器属于 Aδ 类传入纤维。③多觉型伤害性感受器（polymodal nociceptor）：对多种不同的伤害性刺激均发生反应，包括机械、热和化学的伤害性刺激，数量较多，遍布于皮肤、骨骼肌、关节和内脏器官。这类感受器本质上为脱去髓鞘的游离神经末梢，即无髓 C 纤维的游离神经末梢可以直接接受伤害性刺激或致痛化学物质的刺激。

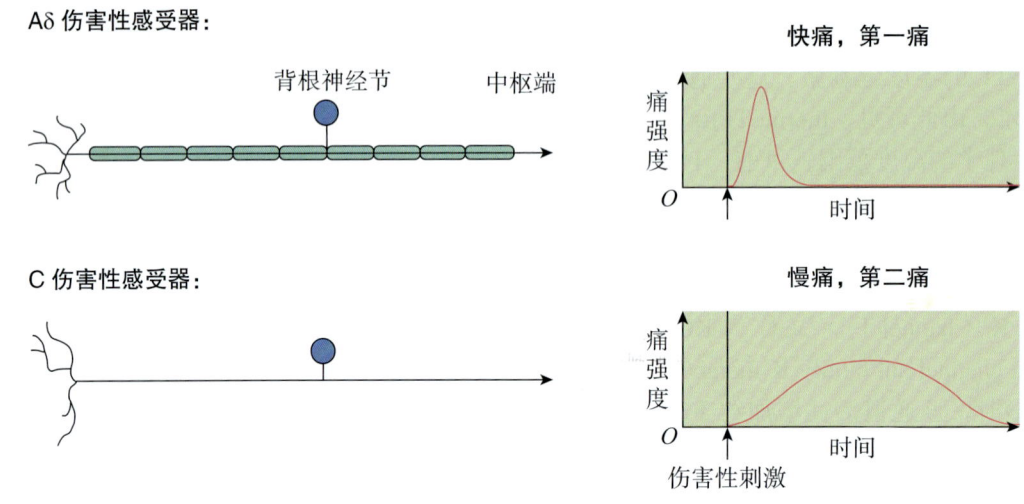

图 2-5　伤害性感受器的分类及其介导疼痛的特点

2．致痛物质的来源及其作用　能引起疼痛的外源性和内源性化学物质，统称为致痛物质。组织损伤或发生炎症时，由受损组织或细胞释出的引起痛觉的物质称为内源性致痛物质，包括：①直接从损伤组织或细胞中溢出的物质，如 K^+、H^+、三磷酸腺苷、乙酰胆碱、组胺和 5-HT 等；②在损伤区酶促合成的物质，如细胞膜降解产物花生四烯酸（arachidonic acid，AA）在环氧化酶的作用下合成前列腺素（prostaglandin，PG），血浆激肽原在激肽释放酶的作用下释放的缓激肽（bradykinin，BK）等；③由伤害性感受器本身释放的物质，如 P 物质（substance P，SP）和降钙素基因相关肽（calcitonin gene related peptide，CGRP）；④神经胶质细胞及免疫细胞释放的物质，如神经生长因子（nerve growth factor，NGF）、白细胞介素（interleukin）IL-1 和 IL-6，肿瘤坏死因子 α（tumor necrosis factor α，TNF-α）等（图 2-6）。

以上致痛物质或直接激活伤害性感受器，引起神经末梢去极化，促发动作电位的产生，如 K^+、H^+、ATP 等，称为伤害性感受器激活剂（nociceptor activator）；或使伤害性感受器的激活阈值下降，使神经末梢更容易去极化，如 BK、NGF、脑源性神经营养因子（brain-derived neurotrophic factor，BDNF）、PGE_2 等，称为伤害性感受器敏化剂（nociceptor sensitizer）。这些致痛物质除直接作用于伤害性感受器末梢外，还可发挥间接和协同作用，如 SP 可引起血管舒张和组织水肿，增加致痛物质的积累，还可促使肥大细胞释放组胺，促进血小板释放 5-HT，增加其他致痛物质的释放。在损伤局部会有大量的炎症介质、神经肽和细胞因子等聚集，受损或未受损的神经纤维及其末梢就浸润在这样一个所谓的"炎症汤"（inflammatory soup）内，通过激活相应的受体和受体后信号转导途径，引起伤害性感受器的激活以及敏化。

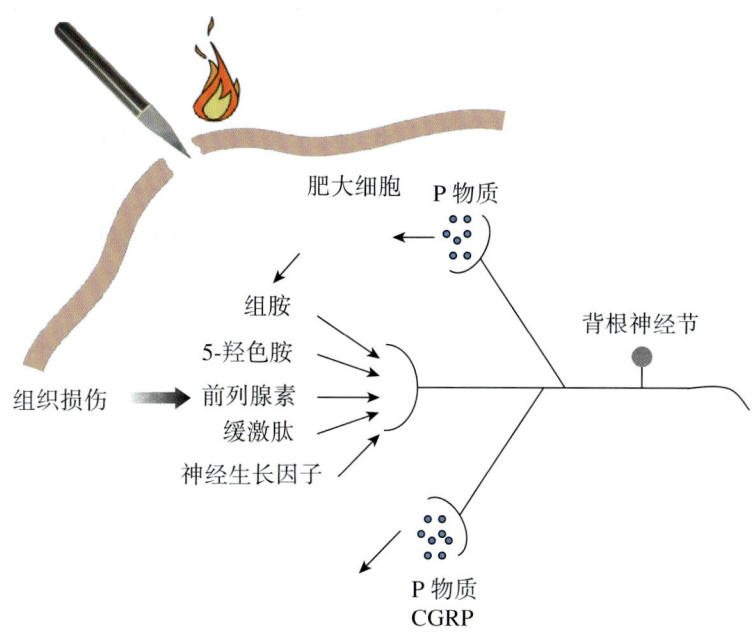

图 2-6　激活伤害性感受器的致痛物质的来源及其作用

整合思考题

1. 感受器如何感受化学、机械或光刺激等多种形式的刺激？其生物学机制是什么？
2. 人的皮肤上分布有几种躯体感觉感受器？其功能分别是什么？
3. 根据纤维类型，伤害性感受器可以分为几类？伤害性感受器是如何被激活的？

(张　瑛)

第二节　感受器的结构和功能

导学目标

- **基本目标**
  1. 解释人眼视近物时的调节过程及其神经通路。
  2. 说明光感受器细胞的分类及其功能特征。
  3. 分析光感受器细胞感受器电位产生的分子机制。
  4. 说明双极细胞和神经节细胞对光反应的特性及其原因。
  5. 解释毛细胞感受器电位的形成机制。
  6. 说明声音频率和声音强度编码的外周机制。

本节数字资源

- **发展目标**
  1. 根据光感受器细胞的换能机制，提出可能用于光感受器细胞功能障碍所致视觉障碍疾病的治疗策略。
  2. 解释原发性视网膜色素变性（或称为色素性视网膜炎）和年龄相关性黄斑变性两种疾病的视觉障碍特征及其主要机制。
  3. 根据嗅觉和味觉感受细胞对不同嗅觉和味觉信息的外周编码机制，说明感觉信息外周编码的一般规律。

案例2-2

男性，60岁。主因右眼视力下降、视物变形1周就诊。既往体健，无高血压及糖尿病史。左眼视力1.0，右眼视力0.2。左侧眼压16 mmHg，右侧眼压17 mmHg。球结膜无充血，角膜透明，晶状体透明，玻璃体清。右眼眼底视神经盘边界清晰，颜色正常，黄斑区可见灰黄病灶，中心凹光反射不见。右眼光学相干断层成像（OCT）检查结果：脉络膜新生血管。眼底荧光血管造影（FFA）检查结果：双眼老年性黄斑变性（右眼渗出性）。

问题：
1. 根据AMD视网膜病变的发生部位，推测患者视力缺损有何特点？
2. 该疾病的病理分型有哪些？
3. 临床可采用哪一类药物治疗该疾病？

一、视器

（一）视器的结构

视器（visual organ）即眼，是人体重要的感觉器官，能感受光波的刺激，并将光的刺激转换为神经冲动，经由视觉传导通路传至大脑皮质视觉中枢而产生视觉。视器由眼球和眼副器两部分组成。眼球具有屈光成像和将光刺激转换为神经冲动的功能。眼副器位于眼球周围，包括眼睑、结膜、泪器、眼球外肌、眶筋膜和眶脂体等，对眼球有保护、支持和运动等作用。

1. 眼球　眼球（eyeball）是视器的主要部分，居眶内，借筋膜与眶壁相连。眼球前面有眼睑保护，后面由视神经连于视交叉。眼球周围附有泪腺和眼外肌等眼副器，并有眶脂体衬垫。眼球大致为球形（图2-7），前面的正中点称为前极，后面的正中点称为后极。通过前、后极的连线称为眼轴（ocular axis）。在眼球表面，与前、后极等距离的各点连接起来的环形连线称为中纬线（赤道）。由瞳孔的中央至视网膜中央凹的连线，与视线方向一致，称为视轴（optic axis）。眼轴与视轴作锐角交叉。

眼球由眼球壁和眼球内容物两部分构成。

（1）眼球壁（wall of the eyeball）：分为三层，由外向内依次为眼球纤维膜、眼球血管膜和视网膜（图2-7）。

1）眼球纤维膜：眼球纤维膜由强韧的纤维结缔组织构成，具有保护和支持作用。可分为角膜和巩膜两部分。

①角膜（cornea）：占眼球纤维膜的前 1/6，无色透明，前凸后凹，有屈光作用，角膜炎会导致角膜混浊，使其失去透明性，影响视觉。角膜无血管，营养物质主要来源于房水和角膜周围的毛细血管。角膜有丰富的感觉神经末梢，故角膜的感觉十分敏锐，受刺激后可发生角膜反射。

②巩膜（sclera）：角膜之后的整个外膜部分均属巩膜，不透明，呈乳白色，不同状态下常可见色素沉着，如黄疸等。在巩膜与角膜交界处，深部有一环形的巩膜静脉窦（亦称施莱姆管），是房水流出的主要通道；巩膜向后与视神经鞘相延续。巩膜在视神经穿出处最厚，越向前越薄，但在眼球外肌附着处再次增厚。

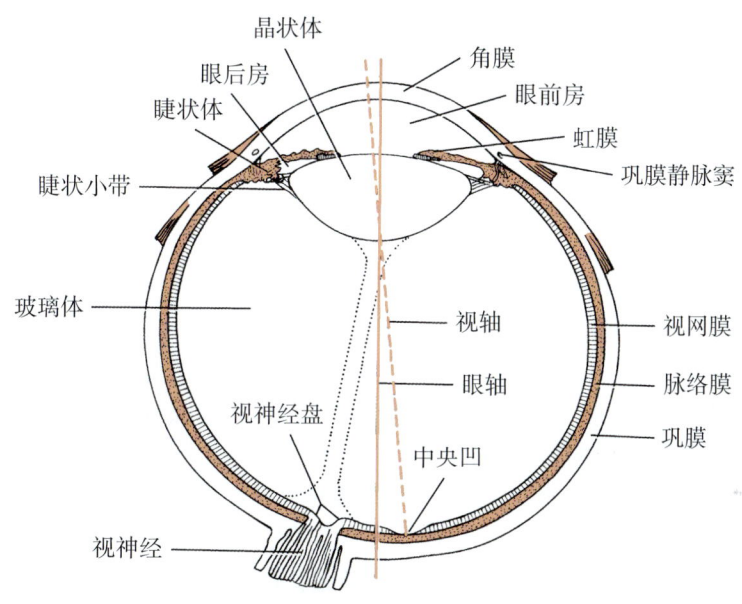

图 2-7　眼球的水平切面模式图（右侧）

2）眼球血管膜：眼球血管膜含丰富的血管、神经和色素，呈棕黑色，故又称色素膜。此膜自前向后可分为虹膜、睫状体和脉络膜三部分。

①虹膜（iris）（图 2-7，图 2-8）：为眼球血管膜的最前部，呈圆盘状，中央的圆形小孔称为瞳孔（pupil），瞳孔可随光距变化和光线强弱而缩小或扩大，类似于照相机的光圈。虹膜内有两种不同方向排列的平滑肌：环绕瞳孔呈环形排列的称为瞳孔括约肌，受副交感神经支配；瞳孔周围呈放射状排列的称为瞳孔开大肌，受交感神经支配，它们分别缩小和开大瞳孔。在弱光下或看远方时瞳孔开大，在强光下或看近距离物体时瞳孔缩小。在活体，透过角膜可见虹膜和瞳孔。

虹膜的颜色有人种差异，黄种人的虹膜多为棕黑色。在同一人种，颜色的深浅也有个体差异，通常由所含色素的多少而定。

②睫状体（ciliary body）（图 2-7，图 2-8）：呈环形，位于巩膜与角膜移行处的内面，在眼球的矢状面上呈三角形，是眼球血管膜的最肥厚部分。其后部较平坦，称为睫状环；前部有许多向内突出的皱襞，称为睫状突。自睫状突发出睫状小带，或称晶状体悬韧带，连于晶状体的周缘。睫状体内有平滑肌，称为睫状肌，受副交感神经支配，该肌的收缩与舒张，可使睫状小带松弛与紧张，从而调节晶状体的曲度。睫状体同时也是房水产生的主要场所。

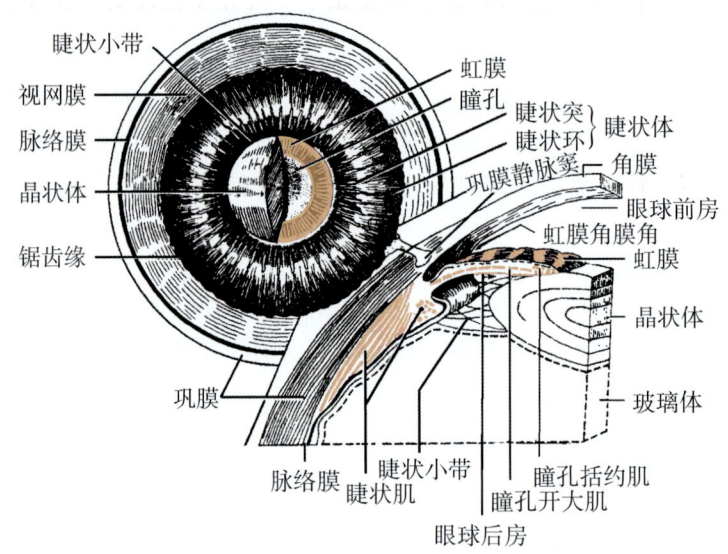

图 2-8 眼球前半部后面观及虹膜角膜角

③脉络膜（choroid）：富含血管和色素，约占眼球血管膜的后 2/3。脉络膜为柔软的薄膜，后方有视神经穿过，外面与巩膜疏松结合，其间有淋巴间隙；内面紧贴视网膜的色素层。其功能是输送营养物质，并吸收眼内分散的光线，以免扰乱视觉。

3）视网膜：视网膜（retina）（图 2-7，图 2-9）位于眼球血管膜的内面，根据部位可将视网膜分为虹膜部、睫状体部和脉络膜部。视网膜虹膜部和睫状体部分别贴附于虹膜和睫状体的内表面，无感光作用，合称为视网膜盲部。

视网膜脉络膜部贴附在脉络膜的内面，为视器的感光部分，又称为视网膜视部。视部以锯状缘与盲部为界（图 2-8）。视部的后部最厚，越向前越薄。视部的后部亦称眼底，可用眼底镜观察（图 2-9）。在视神经的起始处有乳白色圆形隆起，称为视神经盘（optic disc）（或称视神经乳头）。此处无感光细胞，故称为生理盲点。视网膜中央动、静脉即由此穿行。在视神经盘颞侧的稍下方约 3.5 mm 处有一淡黄色区域，称为黄斑（macula lutea），其中央有一凹陷称为中央凹（fovea centralis），此处无血管，是视网膜感光最敏锐的部位。

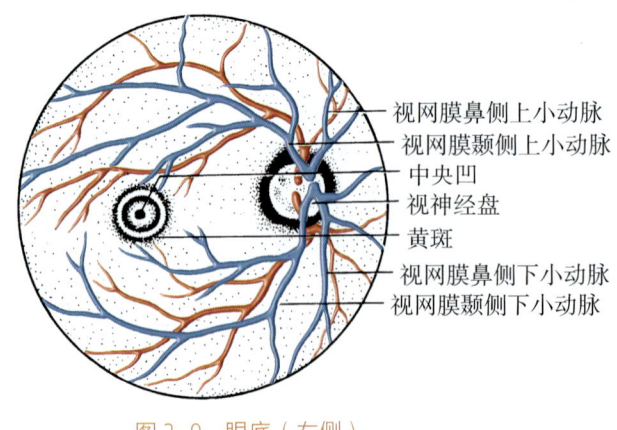

图 2-9 眼底（右侧）

视网膜视部的组织结构可分为两层。外层为色素上皮质，由大量的单层色素上皮细胞组成。内层为神经层，含有多种神经细胞（图 2-10）。两层之间有一潜在性间隙，容易分离，在固定标本上揭取视网膜时，常见色素上皮质保留在脉络膜上。某些病理情况导致的视网膜剥离症即此两层之间的分离。

视网膜视部内层主要由3层神经元构成，由外向内依次为感光细胞（视杆细胞和视锥细胞）、双极细胞和节细胞。视杆细胞负责昏暗光线下的视物，而视锥细胞则负责处理色彩和细节。视杆细胞在光线较暗时活动，有较高的光敏度，但不能做精细的空间分辨，且不参与色觉。在较明亮的环境中以视锥细胞为主，它能提供色觉以及精细视觉。在视网膜黄斑部位的中央凹区，几乎只有视锥细胞，这一区域有很高的空间分辨能力（视锐度，也称视力）。它还有良好的色觉，对于视觉最为重要。中央凹以外区域，两种细胞兼有，离中央凹越远，视杆细胞越多，视锥细胞则越少。双极细胞将来自感光细胞的神经冲动传导至内层的节细胞。节细胞的轴突向视神经盘处汇聚，穿过脉络膜和巩膜后构成视神经。视神经向后经视神经管入颅腔连于脑。光线进入眼球投射到视网膜上，视杆细胞和视锥细胞接受光的刺激，将刺激转变为神经冲动，经双极细胞传到节细胞，再经视神经传入脑，从而产生视觉（图2-10）。

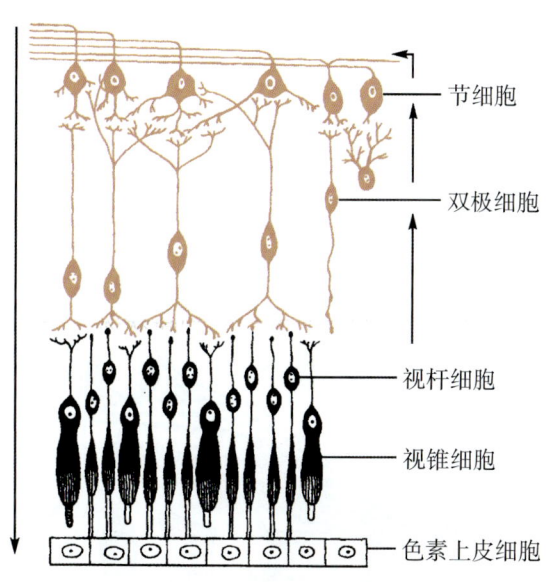

图2-10　视网膜的神经细胞示意图

（2）眼球内容物（content of the eyeball）　包括房水、晶状体和玻璃体。这些结构透明而无血管分布，具有屈光作用。它们与角膜合称为眼的屈光系统（图2-7）。

1）眼房和房水

①眼房（chamber of eyeball）（图2-7，图2-8）：是位于角膜和晶状体、睫状体之间的腔隙，被虹膜分隔为较大的眼前房和较小的眼后房，二者借瞳孔相通。在眼前房内，虹膜和角膜交界处的环形腔隙称为虹膜角膜角（iridocorneal angle），又称前房角，此角是房水循环的必经之路。

②房水（aqueous humor）：澄清的液体，充满眼房内。房水由睫状体产生后自眼后房经瞳孔入眼前房，然后由虹膜角膜角入巩膜静脉窦，再经睫前静脉汇入眼静脉。房水除有屈光作用外，还具有滋养角膜和晶状体以及维持眼内压的作用。正常情况下，房水的产生与排出总是保持恒定的动态平衡，在循环障碍时，则充滞于眼房中，引起眼内压增高，可致视力受损，临床上称之为青光眼。

2）晶状体（lens）（图2-7，图2-8）：紧靠虹膜后方，为睫状体所环绕，并以睫状小带与睫状体相连；为一双凸透镜，后面较前面隆突，无色透明，具有弹性，不含血管和神经。晶状体外表包覆具有高度弹性的透明薄膜，称为晶状体囊。晶状体的周围部较软，称为晶状体皮质；

其中央部较硬，称为晶状体核。晶状体若因疾病或创伤而变混浊，则称为白内障。

晶状体是眼球屈光系统的主要装置，类似变焦镜头。视近物时，睫状肌收缩，睫状环缩小，使睫状小带松弛，晶状体则由于本身的弹性回缩而变凸，特别是前面的曲度加大，屈光力加强，使物像能聚焦于视网膜上；视远物时，则与此相反。随着年龄的增长，晶状体逐渐失去弹性，睫状肌也逐渐萎缩，调节功能减退，从而出现老视。

3) 玻璃体（vitreous body）：无色透明的胶状物质，表面覆有玻璃体囊（图2-9）。玻璃体充满于晶状体和视网膜之间，除有屈光作用外，尚有支撑视网膜的作用。若玻璃体发生混浊，可影响视力。若支撑作用减弱，可导致视网膜剥离。

眼的屈光和调节是由眼的屈光系统——角膜、房水、晶状体和玻璃体共同完成的。其中以角膜和晶状体的屈光作用较强。外界物体发射或反射出来的光线，经过眼的屈光系统后，在视网膜上形成清晰的物像，这种视力称为正视。若眼轴较长或屈光系统的屈光度过大，则物像落在视网膜前，称为近视（myopia）；反之，若眼轴较短或屈光系统的屈光度过小，物像落在视网膜后，则称为远视（hypermetropia）。由于角膜表面曲度的改变而造成的屈光障碍，在临床上被称为散光。

2．眼副器

眼副器（accessory organs of the eye）包括眼睑、结膜、泪器、眼球外肌以及眶内的筋膜和脂肪等，对眼球起保护、运动和支持作用。

眼球外肌（extraocular muscles）（图2-11）包括6条运动眼球的肌和一条提上睑的肌，都是骨骼肌，统称为视器的运动装置。

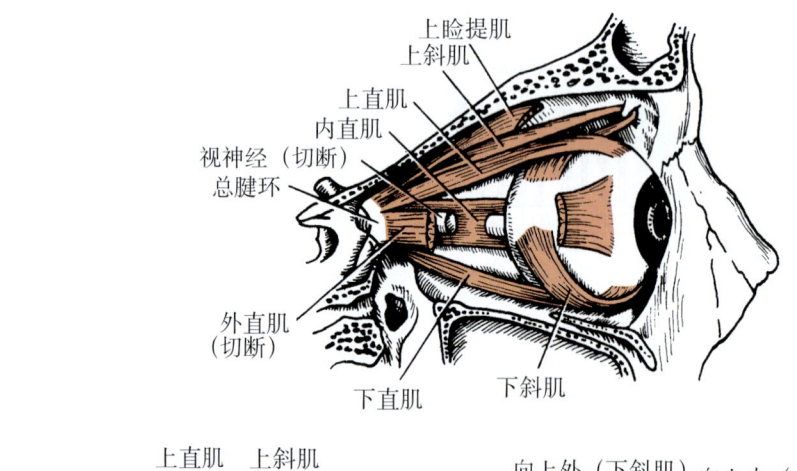

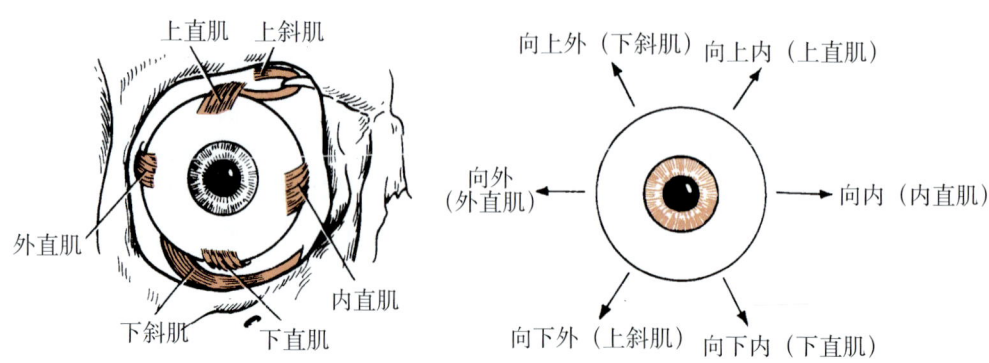

图2-11　眼球外肌

上睑提肌（levator palpebrae superioris）起自视神经管上方的眶壁，在上直肌上方前行，以宽阔的腱膜止于上睑。此肌收缩可上提上睑、开大睑裂，该肌瘫痪可导致上睑下垂。在上睑提肌下份的横纹肌纤维间含有平滑肌纤维，称 Müller 肌，又称上睑板肌，止于上睑板的上缘，由交感神经支配，助提上睑。

运动眼球的各直肌共同起自视神经管周围的总腱环，向前至眼球中纬线前方，分别止于巩膜的上、下、内侧和外侧。上直肌位于上睑提肌的下方、眼球的上方，该肌收缩可使瞳孔转向上内侧。下直肌在眼球的下方，使瞳孔转向下内侧。内直肌在眼球的内侧，使瞳孔转向内侧。外直肌在眼球的外侧，使瞳孔转向外侧。

上斜肌（superior oblique muscle）位于上直肌和内直肌之间，起自蝶骨体，经细腱通过附于眶内侧壁前上方的纤维滑车，转向后外侧，在上直肌的下方止于眼球中纬线后方，该肌收缩可使瞳孔转向下外侧。下斜肌（inferior oblique muscle）位于眶下壁与下直肌之间，起自眶下壁的内侧近前缘处，斜向后外侧，止于眼球下面中纬线的后方，该肌收缩可使瞳孔转向上外侧。

眼球的正常运动，并非单一眼球外肌的收缩，而是双侧数条眼球外肌协同作用的结果。如仰视时，双眼上直肌和下斜肌同时收缩；俯视时，双眼下直肌和上斜肌同时收缩；侧视是一侧外直肌和另一侧内直肌同时收缩；两眼聚视中线（聚合）时，则必须两眼的内直肌同时收缩。当某一眼球外肌麻痹时，可出现斜视或复视现象。

（二）视觉成像原理和光感受器细胞

1. 视觉成像原理　眼的折光系统（refractive system）由无血管分布的透明组织——角膜、房水、晶状体和玻璃体共同组成。折光系统对光的折射能力及其调节是外界物体的像清晰呈现在视网膜上的基础。

（1）眼的折光成像原理——简化眼　眼的折光成像原理与物理学上凸透镜成像原理相似，因此外界物体在视网膜的成像具有"上下颠倒、左右相反"的空间特性，并且这种空间特性在视觉通路的逐级投射中得到保持。但眼的折光系统不是一个简单的凸透镜，而是一个复杂的生物透镜光学系统。外界物体发出的光线，依次经过空气、角膜、房水、晶状体和玻璃体等多种透明介质才能到达视网膜。由于光在上述介质中的传播速度不同，光从一种透明介质进入另一种透明介质会发生折射现象，且折光能力除了与两种介质折光率的差值有关以外，还与折射面的曲率半径有关，曲率半径越大，其折光能力越小；曲率半径越小，则其折光能力越大。因此，当光线进入角膜时，发生的折射程度最大。在光线进入眼内后，晶状体是唯一具有可调节折光能力的结构，可随所视物体距离眼睛的远近而变扁平或变凸，即晶状体可通过改变曲率半径而调节其对光线的折射能力，因此晶状体在眼的折光系统调节中起着十分重要的作用。

光线入眼后经过折光系统时，发生折射的实际路径十分复杂。为了简化眼视物时的成像分析和用于计算，德国数学家和物理学家 Johann Benedict Listing 根据人眼的光学特性，设计了与正常眼在视远物（6 m 以外）时折光效果相同的等效光学系统或模型，称为简化眼（reduced eye）。简化眼将光线射入眼内后在视网膜上形成物像的过程，简单地近似为单个凸透镜的成像过程，其效能为平行光线入眼经一次折射后聚焦在视网膜上。该模型假定眼球由一个前后径为 20 mm 的单球面折光体构成，其折光率为 1.33，外界光线由空气进入球形界面时发生一次折射，此球面的曲率半径为 5 mm，即节点（nodal point）（或称为光心）在球形界面后方 5 mm 的位置，后主焦点在节点后 15 mm 处，正好是简化眼的后极，相当于视网膜的位置（图 2-12）。

假设眼的折光力不变，利用简化眼可以方便地计算出不同远近的物体在视网膜上所形成物像的大小。如图 2-12 所示，AnB 和 anb 是具有对顶角的两个相似三角形，因此可以得到如下数学关系。由于 nb 为 15 mm，若已知 AB 和 Bn，就可以计算出视网膜上物像的大小 ab。如果 ab 小于 5 μm，即小于一个视锥细胞的直径，则不能引起清晰视觉。

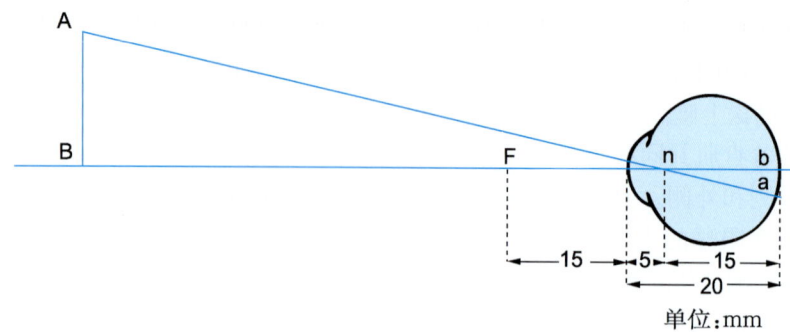

图 2-12 简化眼及其成像

n 为节点，AB 为物体，ab 为物像，F 为前焦点

$$\frac{AB（物体的大小）}{Bn（物体至节点的距离）} = \frac{ab（物像的大小）}{nb（节点至视网膜的距离）}$$

人眼清晰成像的基础是物体每个点发出的光线经过眼折光系统后，在视网膜上对应位置聚焦为一点。在正常状态下，人眼折光系统的效能是使外来平行光线刚好聚焦在视网膜上。实际上，物体任何一点发出的光线都是发散而不是平行入眼的，因此不能聚焦在视网膜上；但是该点离眼球越远，其发出的发散光到达角膜时就越近似于平行。对于人眼来说，来自 6 m 以外物体上各点发出的光线入眼后，折光系统已能使其聚焦在视网膜上并形成清晰物像，故可以认为 6 m 远的物体每点发出的光是平行光线。因此，生理学上将 6 m 以外的物体称为远物，将 6 m 以内的物体称为近物。

虽然视远物时，人眼无需进行任何调节就可使整个物像清晰呈现在视网膜上，但由于光线变弱以及感光细胞和视中枢的分辨能力下降等因素，人眼看远物的能力实际上是有限的。通常将人眼不做任何调节所能看清物体的最远距离称为远点（far point）。

（2）视调节：人眼视近物时，来自近物上每个点的光线呈不同程度的辐射状，它们经过与视远物时同样的过程折射到视网膜时尚未聚焦（聚焦位置在视网膜之后），只能在视网膜上形成模糊的物像。此模糊物像的信息经视神经上传至视中枢并分析整合后，经传出神经发出指令引起眼的调节反射，通过增加进入眼的光亮和增大晶状体的曲度等调节活动，使物像在视网膜上清晰成像。人眼视近物时，所经历的上述一系列调节过程称为视调节（visual accommodation），这一过程主要包括晶状体变凸、瞳孔缩小和双眼会聚。

1）晶状体变凸：晶状体的凸度变化是眼折光系统中折光力唯一可调节的部分。人眼视近物时，晶状体变凸，使折光系统的折光能力加强，使原本应聚焦在视网膜后的物像前移到视网膜平面上而形成清晰的物像。在一定范围内，晶状体随入眼光线辐散程度的增加而凸度加大，加强其折光能力，从而使人眼能看清楚一定范围内不同距离的近物（图 2-13）。因此，晶状体变凸是视调节最重要的内容。

晶状体为一透明的富有弹性的双凸透镜形半固体物，通过睫状韧带附着于睫状体上。人眼视远物时，睫状肌松弛，睫状体后移，睫状韧带被拉紧，因此晶状体受牵拉，形状相对扁平，折光能力较弱。当视近物时，模糊物像信息经视神经传递至视觉中枢，发出皮质中脑束至中脑正中核，经中脑动眼神经缩瞳核（E.W. 核）至睫状神经节（副交感神经节），发出睫状神经传至睫状肌（环形肌），引起睫状肌收缩，反射性地使睫状体向前内移动，睫状韧带松弛，晶状体受牵拉的力减小，晶状体由于自身的弹性回缩，凸度加大，尤其是向前凸。当晶状体回弹至自然状态时，其凸度达最大。故人眼看清近物的能力也有一定限度。

临床上常用近点（near point）来评价晶状体的调节能力。近点是指人眼在做最大能力的调节后所能看清物体的距离。近点越近，表示晶状体的弹性越好，看近物时晶状体可变凸的程度越强。例如，8 岁左右儿童眼的近点平均约为 8.6 cm，20 岁左右时平均约为 10.4 cm，而 60 岁时可远移至 83.3 cm。老年人由于晶状体弹性减低，看近物时无法变凸而致视物模糊，这种现象称为老视（presbyopia），即老花眼。因此，老人看近物时需戴上适度的凸透镜，使来自物体的光线先汇聚之后再进入眼，补偿晶状体折射能力的减弱，以使物体在视网膜上形成清晰的图像。

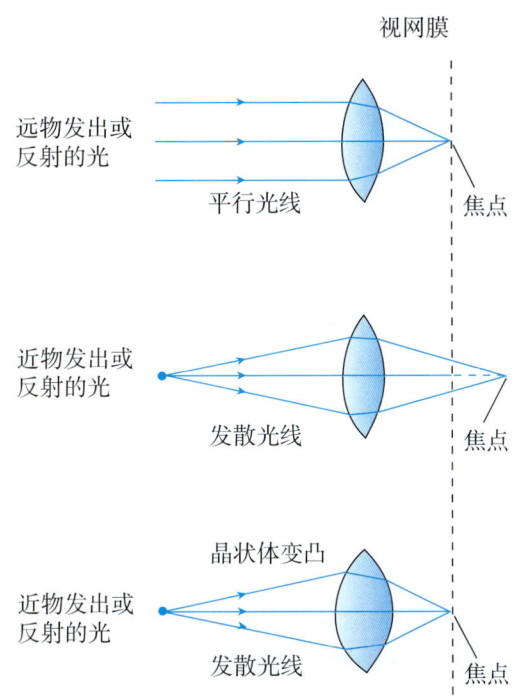

图 2-13　人眼视近物时晶状体变凸，以增加折光能力，使物像在视网膜清晰成像

2）瞳孔缩小：眼视近物时，反射性地引起瞳孔缩小的现象称为瞳孔近反射（near reflex of the pupil）。瞳孔缩小可减少进入眼的光线量，从而减小球面像差和色像差，使所视物体更加清晰。正常人眼瞳孔的直径可随所视物体远近和光线强弱的不同在 1.5 ～ 8.0 mm 之间变动。视近物时，模糊的物像或近物的强光刺激等信息经视神经传入中脑顶盖前区，然后到达动眼神经缩瞳核，再经动眼神经副交感纤维传出，引起瞳孔括约肌收缩，使瞳孔缩小。

在强光照情况下，眼也可以出现瞳孔变小，此为瞳孔对光反射（pupillary light reflex）。瞳孔对光反射是重要的适应机制，其生理意义在于调节进入眼内的光线量，在强光下避免造成视网膜受损，在弱光下可增加进入眼的光量，以产生清晰视觉。瞳孔对光反射具有双侧效应，即一侧眼被强光照射时，除被照射眼的瞳孔缩小外，另一侧眼的瞳孔也缩小，这种现象称为间接对光反射，又称互感性对光反射。与之相对应，瞳孔对光反射又称为直接对光反射。瞳孔对光反射的中枢在中脑，临床上常将瞳孔对光反射作为判断中枢神经系统病变的部位、麻醉深度和病情危重程度的重要指标。瞳孔对光反射与瞳孔近反射的神经反射通路相似，但前者位于后者的背侧，因此可以出现前者丧失而后者完好的病例。

以上两种视调节过程中，均有动眼神经副交感纤维的参与。这些源于睫状神经节的副交感纤维不仅支配睫状肌，也支配瞳孔括约肌，因其末梢释放乙酰胆碱递质，因此，临床上可应用 M 受体阻断剂——阿托品滴眼，阻断瞳孔括约肌的功能，以达到放大瞳孔的目的。

3）双眼会聚：视近物时，反射性地引起两眼视轴同时向鼻侧会聚的现象，称为双眼会聚，又称为辐辏反射（convergence reflex）。双眼会聚可使看近物时物像落在两眼视网膜的对称点上，从而在两眼视物的情况下产生单一的清晰视觉，避免复视。视近物时，双眼视神经上传的信息达视觉中枢经分析整合后，使动眼神经中躯体运动纤维支配的两眼球内直肌收缩，两眼球向鼻侧会聚。

（3）眼的折光异常：正常人眼不需任何调节即可将来自 6 m 及以外的物体的平行光线聚焦于视网膜，也可通过调节将来自 6 m 以内的近物聚焦于视网膜，从而在视网膜上形成清晰的图像和产生清晰的视觉，此为正视眼（emmetropia）。若因眼的折光能力或眼球的形态异常而出现眼视物能力下降，则称为非正视眼或屈光不正，主要包括近视眼、远视眼和散光眼。

1）近视眼（myopia）：表现为视远物不清楚，只有当物体距离眼较近时才能看清楚。近视眼的发生多数是由于眼球前后径过长或折光系统的折光能力过强。视远物时，来自物体各点的近似平行光线成像于视网膜前面，而非视网膜平面，故视远物时模糊不清；视近物时，来自物体各点的辐散光线，不需或只需较小的视调节，就可在视网膜上清晰成像，故近视眼的近点比正视眼近。近视眼的矫正办法是配戴合适的凹透镜，在光线经过晶状体之前先发散一次来调整物体的聚焦平面，以便使物像能够聚焦于视网膜上形成清晰物像。

2）远视眼（hyperopia）：表现为视近物模糊不清，只有当物体距离眼较远时才能看清楚。远视眼的发生多数是由于眼球的前后径过短或折光系统的折光能力过弱。视远物时，来自物体的平行光线成像于视网膜后方，必须经视调节增强折光系统的折光能力，才能使物像前移至视网膜上；视近物时，需要进行更大程度的调节，但眼做最大调节仍不能使远物物像聚焦在视网膜上，以致视近物模糊不清，故远视眼的近点比正视眼远。远视眼无论视近物还是视远物都需要调节，因此容易发生视物疲劳。远视眼的矫正办法是配戴合适的凸透镜，增强折光以帮助看清近物。

3）散光眼（astigmatism）：表现为无论视近物还是视远物，均出现视物模糊不清或变形。其产生的主要原因是角膜的球面曲率半径不同，故折光面的不同方位折光能力不一致，使来自物体的光线进入眼内不能同时聚焦在视网膜上，从而导致视物模糊。散光眼的矫正办法是配戴合适的圆柱形透镜或角膜接触镜，使折光系统各方位不一致的曲率异常得到纠正。

（4）视觉相关现象

1）暗适应与明适应：暗适应（dark adaptation）和明适应（light adaptation）现象主要由视网膜对光的敏感性改变引起，也与瞳孔调节入眼光线和视觉传导通路中各级神经细胞调节对光的敏感性有关。视网膜对光的敏感度取决于未被分解的感光色素（视色素在受到光照时发生分解，在暗处合成）的量。

暗适应是指人长时间在明处而突然进入暗处时，最初看不见任何物体，需要等一定的时间后视觉功能才逐渐恢复的现象。暗适应的产生与视锥和视杆细胞的视色素有关，且主要取决于视杆细胞的视色素——视紫红质。人长时间处于明处时，视色素的量少，尤其是视紫红质含量极少，使视杆细胞对光的敏感性低。因此，刚进入暗处时，视力很差。随时间的延长，先出现视锥色素的合成增加，使进入暗处后数分钟内视力出现一次提高，随着在暗处时间的延长（约 20 min 后），视杆细胞中的视紫红质合成逐渐增多，视觉再次提高并稳定于某一水平，即暗视觉逐渐恢复。

明适应是指当人长时间在暗处而突然进入明处时，会产生耀眼的光感，暂时失去视物的能力，稍等片刻才能恢复视物的现象。明适应过程较快，约需 1 min 即可完成。人长时间在暗处时，视紫红质的含量很高，突然到亮处时，视紫红质迅速分解而产生炫目的光感。随后，对光相对不敏感的视锥细胞中的视色素感光，使人眼得以看清物体。

2）视敏度：视敏度（visual acuity）又称视力，是指人眼能够分辨物体上两点间最小距离的能力。物体上两点光线入眼，通过节点相交时所形成的夹角称为视角。正常人眼视物时，当两点形成的视角为 1 分度时（1/60 度），在视网膜上所形成的两点物像之间的距离为 5 μm，稍大于一个视锥细胞的平均直径,此时两点间刚好隔着一个未被兴奋的视锥细胞,因此该信息会产生两点分开的感觉。如果物体在视网膜上的清晰成像两点间距离小于 5 μm,即使光照良好也不能引起清晰视觉(图 2-14)。

受试者能分辨的最小两点间视角越小,视力越好。值得注意的是,视网膜上物像的大小和是否清晰还与折光系统的折光能力和眼球前后径密切相关,故根据此原理设计视力表以测量受试者的视力,并以此作为视力矫正的依据。国际视力表用视角的倒数,以小数值来记录视力,视角为 1 分度时的视力值定为 1.0,而视角为 10 分度时的视力值定为 0.1。我国学者缪天荣设计的对数视力表将视角为 1 分度时的视力值定为 5.0,而视角为 10 分度时的视力值定为 4.0。

3)视野:视野(visual field)是指单眼固定注视前方一点不动时,该眼所能看到的空间范围。人两眼视野的重叠范围很大,因此盲点恰好被双眼视野所弥补。视野可反映视网膜的感光能力,还与视网膜中各类感光细胞的分布和感受不同颜色刺激的能力等有关。正常人颞侧视野大于鼻侧视野,下方视野大于上方视野。在同一光照条件下,以白色视野最大,其次是黄蓝色、红色,绿色视野最小。如前所述,视野检查可发现生理盲点的存在,还有助于诊断视网膜或视觉传导通路的病变。

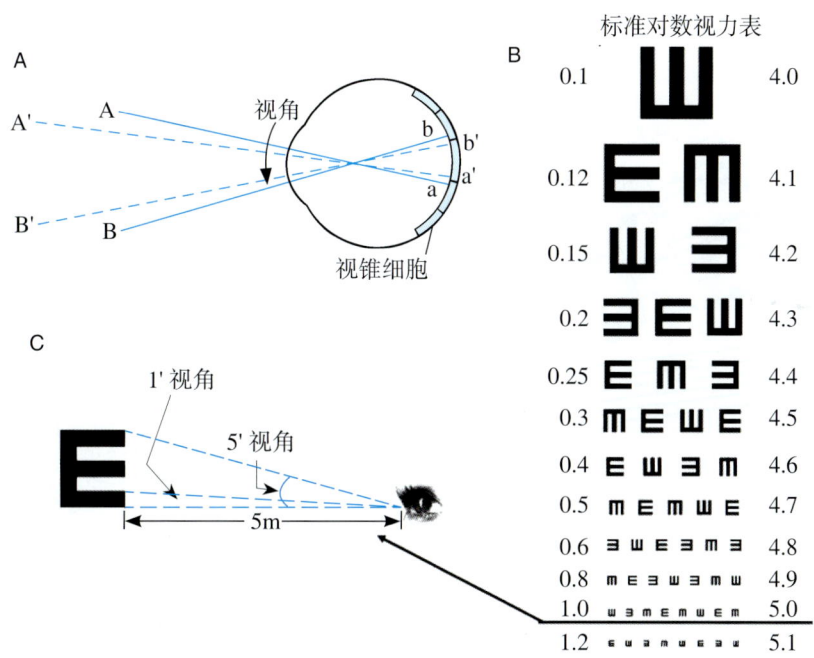

图 2-14 视敏度原理示意图

A. 不同视角下,在视网膜上形成的物像大小不同,ab 物像大于 5 μm,能够辨认,a′b′物像小于 5 μm,不能辨认;B. 视力表;C. 视力表中标注 1.0(国际视力表)一行"E"形成的视角为 1 分度

2. 视网膜视觉信息处理　来自外界物体的光线,通过眼的折光系统在视网膜上所形成的物像仅仅是一种物理范畴的像,该物像还要通过视觉系统(视网膜、视觉传导通路和大脑皮质)的作用才能转换成意识或心理范畴的主观映象。视网膜在这一过程中的作用是感光换能和视觉信息的编码。

(1)视网膜的结构特点:视网膜(retina)是位于眼球最内层的神经组织,仅有 0.1～0.5 mm 的厚度,但其结构却非常复杂。在组织学上,视网膜从外向内依次为:色素上皮质、光感受器外段层、外核层、外网状层、内核层、内网状层和神经节细胞层。按细胞层次划分,可将视网膜分成 4 层,从外向内依次为:色素细胞层、光感受器细胞层、双极细胞层和神经节细胞层（图 2-15）。

1）色素上皮质：色素上皮质不属于神经组织，其血液供应来自脉络膜一侧。色素上皮细胞含有能吸收光线的黑色素颗粒，具有防止强光对视觉影响和保护光感受器细胞的功能，表现在可以防止光线的反射和消除来自巩膜的散射光线；当强光照射视网膜时，细胞能伸出伪足样突起，包被光感受器细胞外段，避免后者受到过度的光刺激。色素上皮细胞为光感受器细胞提供来自脉络膜的营养，吞噬光感受器细胞外段脱落的膜盘和代谢产物，还含有丰富的维生素 A，对于维持光感受器细胞视色素的正常代谢有重要意义。因此，许多视网膜疾病都与色素上皮功能失调有关。此外，由于色素上皮质与相邻视细胞层的组织学发生不同，临床上常见的视网膜剥离就是发生在此层与神经上皮质之间。

2）光感受器细胞层：光感受器细胞（photoreceptor）包括视杆细胞（rod cell）和视锥细胞（cone cell），两者均为特殊分化的神经上皮细胞。在形态上，视杆和视锥细胞都可分为三部分，由外向内依次为外段（outer segment）、内段（inner segment）和终足（突触终末）（图 2-16）。其中，外段是视色素集中的部位，在感光换能中起重要作用。视杆细胞的外段呈圆柱状，有一些重叠、排列整齐的圆盘状结构，称为膜盘（membranous disk）；视锥细胞的外段呈圆锥状，胞内也有类似的膜盘结构。

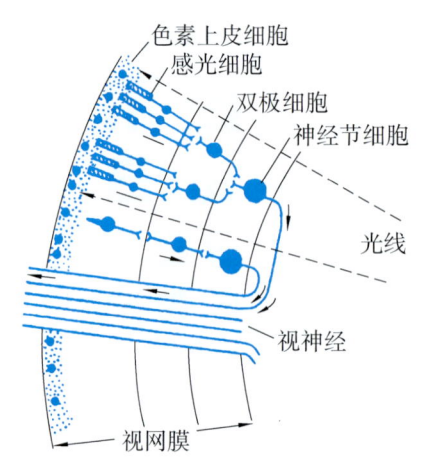

图 2-15 视网膜细胞层次及其联系示意图

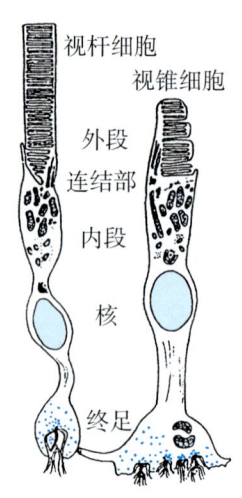

图 2-16 视杆和视锥细胞示意图

膜盘是由一些脂质双分子层构成的膜性扁平囊状物，在膜盘的膜上镶嵌着一些蛋白质，其中绝大多数的蛋白质是一些能够被光作用后产生光化学反应的视色素（photopigment），这些视色素是产生视觉的物质基础。视杆细胞只有一种视色素，称为视紫红质（rhodopsin）。人的每个视杆细胞外段中重叠有近千个膜盘，而每个膜盘中约含 100 万个视紫红质分子。由于这两方面的结构特点，使得进入视网膜的光量子有很多机会接触到视紫红质分子。视杆细胞的外段比视锥细胞的外段长，所含的视色素较多，因而使得单个视杆细胞就可能对入射的光线起反应，而且视杆细胞对光的敏感性极高，使视网膜能够察觉出单个光量子的刺激强度。与视杆细胞只含一种视色素不同，人和绝大多数哺乳类动物的视锥细胞含有三种不同的视色素，统称为视锥色素，分别存在于三种不同的视锥细胞中，它们不仅是产生视觉的物质基础，也是产生色觉的物质基础。但是，无论是视杆细胞还是视锥细胞，单个光感受器细胞中只含一种视色素。

两种光感受器细胞在视网膜中的分布很不均匀。黄斑中央凹（macula fovea）是视敏度最高（对物体细节的分辨能力高）的部位，其中心只有视锥细胞，且密度最高。视网膜周边视锥细胞的分布逐渐减少，代之以视杆细胞分布的逐渐增多，视网膜周边部主要是视杆细胞。由黄斑向鼻侧约 3 mm 处有一直径约 1.5 mm 的淡红色圆盘结构，为视神经乳头（optic papilla），又称视神经盘（optic disc）。此处是视神经纤维汇集穿出眼球的部位，与中央凹处相反，该处没有光感受器细胞分布，故无光感受作用，成为视野中的盲点（blind spot）。正常时，由于用双眼视物，一侧眼视野中的盲点可被对侧眼的视野所补偿，因而人们并不会感觉到视野中有盲点的存在。

3）视网膜神经回路：视网膜各细胞层次间形成纵向连接，是视觉信息流的直接传递通路，其路径为光感受器细胞→双极细胞（bipolar cell）→神经节细胞（ganglion cell）。在两种光感受器细胞与双极细胞和神经节细胞间的联系中，普遍存在会聚现象，但视锥细胞与双极细胞之间的会聚程度比视杆细胞要小得多。在中央凹处常可见一个视锥细胞仅连接一个双极细胞，而该双极细胞也只连接一个神经节细胞，三者形成一对一的"单线联系"，这是视网膜中央凹具有高视敏度的结构基础。

除纵向层次的连接外，水平细胞（horizontal cell）和无长突细胞（amacrine cell）构成横向连接。水平细胞接受光感受器细胞的输入，并通过侧向轴突影响双极细胞和光感受器细胞的活动；无长突细胞接受双极细胞的输入，并通过侧向投射影响神经节细胞、双极细胞和其他无长突细胞的活动。需要注意的是，在视网膜神经环路中，光感受器细胞是唯一的光敏感细胞，神经节细胞是视网膜唯一的传出途径。神经节细胞能够对光刺激产生动作电位，这些神经脉冲通过视神经传向大脑视皮质而引起视觉。

（2）光感受器细胞的感光换能：在人和大多数脊椎动物的视网膜中存在两种感光换能系统，即视杆系统（暗光觉系统）和视锥系统（亮光觉系统）。前者由视杆细胞及其连接的双极细胞和神经节细胞等组成，此系统光敏度高（能在暗环境中感受弱光刺激而引起暗视觉）、视敏度低（对物体细节的分辨能力差）、无色觉；后者由视锥细胞及其相连接的双极细胞和神经节细胞等组成，此系统光敏度低、视敏度高、有色觉。视杆和视锥系统功能上的这种差异有其结构基础。首先，视杆和视锥细胞所含视色素有差异：视杆细胞中只有一种视色素（视紫红质），视锥细胞含有三种吸收光谱特性不同的视色素，导致两个感光系统在色觉上存在巨大差异；其次，如前所述，两种光感受器细胞在视网膜中的分布有差异：视网膜中央凹处只有视锥细胞，而中央凹以外的视网膜周边部主要是视杆细胞，造成中央视觉和周边视觉在视敏度、光敏度和色觉上的巨大差异；最后，两种光感受器细胞与下一级细胞的连接有差异：视杆系统普遍存在会聚现象（在视网膜周边部可见多达 250 个视杆细胞经少数几个双极细胞会聚于一个神经节细胞），这有助于视杆系统对光刺激的反应发生总和，提高系统的对光敏感度，而视锥系统的会聚则少得多（在中央凹处可见一个视锥细胞通过一个双极细胞连接一个神经节细胞），这有助于提高系统的视觉敏感度。不同动物所含光感受器细胞不同，因此造成昼夜视觉活动的差异，如白昼活动的动物（如鸡、松鼠等），视网膜中的光感受器细胞以视锥细胞为主；而夜间活动的动物（如猫头鹰等），视网膜中只有视杆细胞。

1）视杆细胞的感光换能机制

①视紫红质的光化学反应：视紫红质是一种结合蛋白质，由 1 分子视蛋白（opsin）和 1 分子视黄醛（retinene）组成。其中，视蛋白为 G 蛋白耦联受体，视黄醛为其配体，与视蛋白上的赖氨酸残基结合。当受到光照时，视黄醛从 11- 顺式构象转变为全反式构象，并且这种构象变化可引起视蛋白的构象改变，形成 G 蛋白转导素（transducin，Gt）结合位点，激活下游效应酶，诱发视杆细胞产生感受器电位。视色素（视紫红质）在这一过程中会失去颜色，称为漂白（bleaching）。

视紫红质光化学反应的效率非常高，一个光子被其吸收后即可使 11- 顺式视黄醛变为全反式视黄醛，而且这种光化学反应是可逆的（图 2-17）。视紫红质在暗处可重新合成，反应的平衡点取决于光照强度。因此，在暗处视物时，视紫红质既有分解，也有合成，这是在暗处能不断视物的基础。但总体上，在暗处，视紫红质的合成超过分解，视网膜中处于合成状态的视紫红质数量较多，使视网膜对弱光敏感；在亮处，视紫红质的分解大于合成，使视杆细胞几乎失去感受光刺激的能力，由视锥系统取代视杆系统感受光刺激。在视紫红质分解和再合成的过程中，有一部分视黄醛被消耗，需要经由食物进入血液循环中的维生素 A（为具有视黄醇生物活性的物质，相当部分储存于肝中）来补充，如果长期维生素 A 摄入不足，会影响人的暗视觉，引起夜盲症。

②视杆细胞的静息电位和感受器电位：一般情况下，细胞具有超极化静息电位，受到刺激兴奋时产生去极化电位，但视杆细胞与此相反，静息电位为 –40 ～ –30 mV，处于低极化或部分去极化状态，光照时产生的感受器电位为超极化。在视杆细胞外段膜上特异性分布有 cGMP 门控 Na^+ 通道，在暗处时，有相当数量的 Na^+ 通道在胞内 cGMP 的作用下处于开放状态，发生持续的 Na^+ 内流，称之为暗电流（dark current）（图 2-18）；而进入细胞的 Na^+ 由内段膜上的 Na^+-K^+ 泵不断移出胞外，维持了细胞膜内外的 [Na^+] 平衡。因此，视杆细胞在静息时处于去极化状态，其轴突末梢持续释放兴奋性递质——谷氨酸。光照时，外段膜盘的视紫红质发生光化学反应，引起膜盘上的 Gt 蛋白活化，激活磷酸二酯酶（phosphodiesterase，PDE），PDE 将细胞外段胞质中的 cGMP 分解成 5′-GMP，cGMP 浓度降低，致使外段膜上 cGMP 门控 Na^+ 通道关闭，Na^+ 内流减少，胞膜超极化，因此视杆细胞具有超极化感受器电位（图 2-19）。感受器电位电紧张性地扩散到细胞终足，引起谷氨酸释放量发生改变，其下游的双极细胞产生超极化或去极化电位改变，进一步引起神经节细胞放电频率发生变化，逐级传递至视皮质产生视觉。

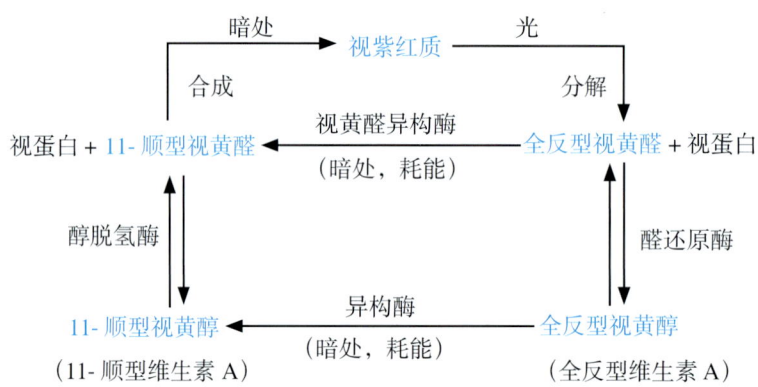

图 2-17 视紫红质的光化学反应

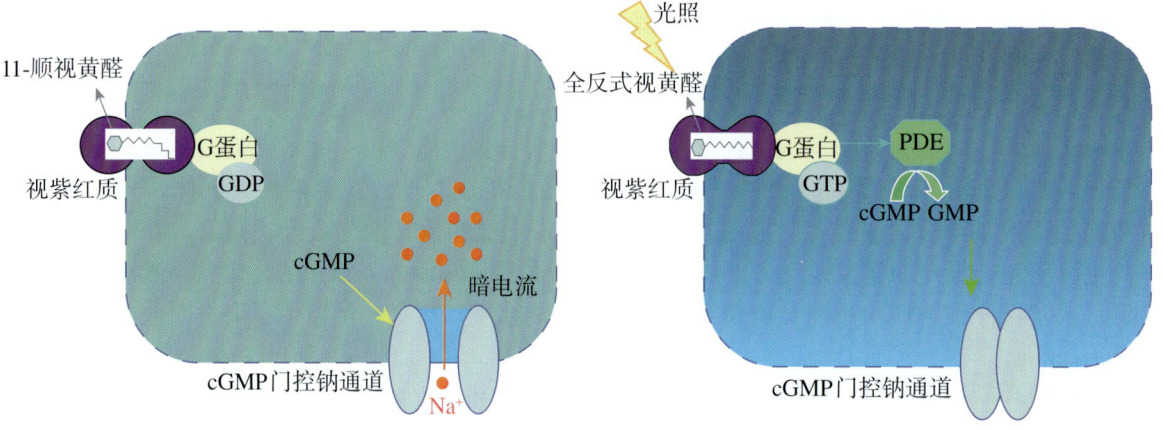

图 2-18 视杆细胞去极化静息电位的形成机制　　图 2-19 视杆细胞超极化感受器电位的形成机制

在这种光-电转导过程中，具有显著的信号放大作用。据统计，1 个视紫红质分子被激活后，至少能激活 500 个 Gt 蛋白，而 1 个被激活的 PDE 每秒钟可分解 2000 个 cGMP，这种生物放大作用使 1 个光子便足以将 2% 的 Na^+ 通道关闭，产生 –1 mV 的感受器电位变化。

此外，Ca^{2+} 在保持光感受细胞对光敏感性中发挥重要作用。由于光照能使 cGMP 分解（随之引起 Na^+ 通道关闭），故持续光照可导致视杆细胞丧失对光产生反应的能力（即光感受器的"适应"现象）。但是，由于 cGMP 门控 Na^+ 通道也允许 Ca^{2+} 通过，而进入细胞的 Ca^{2+} 能降低鸟苷酸环化酶（guanylate cyclase，GC）的活性和增高 PDE 的活性，故光照在引起 Na^+ 通道关闭和减少 Na^+ 内流的同时，也可减少 Ca^{2+} 内流和降低细胞内的 Ca^{2+} 浓度，从而使鸟苷酸环化酶活性增强和 PDE 活性降低，结果使细胞内 cGMP 合成增加，恢复至原有水平，从而保持了视杆细胞对持续光照的敏感性。

2）视锥细胞的感光换能和颜色视觉：视锥细胞的视色素（视锥色素）也是由视蛋白和视黄醛结合而成的，只是视蛋白的组成不同。视锥细胞有 S（蓝色敏感）、M（绿色敏感）和 L（红色敏感）三种视蛋白，它们与视杆细胞视蛋白的氨基酸序列相似性约有 40%，M 和 L 视蛋白的序列相似性达 96%。差异序列均是一些带电氨基酸，定位在与视黄醛相互作用的跨膜结构域上。当光线作用于视锥细胞时，其外段膜也发生与视杆细胞类似的超极化型感受器电位。感受器电位可引起细胞终足递质释放的变化，通过双极细胞的转接引起神经节细胞放电频率的变化和视觉激发。

①色觉和色觉形成理论：颜色视觉即色觉（color vision），是一种复杂的物理心理现象，其产生依赖于视网膜、视觉传导通路和视皮质的共同作用。在视网膜，视锥细胞是色觉感受细胞，它使得视网膜可以分辨波长为 380 ~ 760 nm 的约 150 种不同的颜色，通过视觉系统的作用，最后在脑中形成不同的主观色觉映象。每种颜色都与一定波长的光线相对应，在可见光谱的范围内，波长只要有 3 ~ 5 nm 的增减，就可被视觉系统分辨为不同的颜色。但是，视网膜中并不可能存在上百种对不同波长的光线起反应的视锥细胞或视色素。因此，视杆细胞的光感受机制不适用于解释视锥细胞的色光感受机制，也不能解释颜色视觉现象。关于颜色视觉的形成，有三原色学说（trichromatic theory）和对立色学说（opponent color theory）两种理论解释。

三原色学说最初由英国物理学家 Thomas Young 于 1802 年提出，并在 50 年后被德国生理学家 Hermann von Helmholtz 加以发展，从而形成著名的 Young-Helmholtz 三原色学说。该学说认为：在视网膜上存在三种视锥细胞，分别含有对红、绿、蓝三种波长敏感的视色素，因此，当某一种色光作用于视网膜时，兴奋对此色光敏感的视锥细胞，引起相应的颜色感受。当三种视锥细胞都被同等程度地激活时，可引起白色的颜色感受。当三种色光以不同的比例混合作用于视网膜时，会使三种视锥细胞产生不同程度的兴奋，引起任何一种颜色的感受。

该学说已被许多实验所证实。最直接的证据是用小于单个视锥细胞直径的细小单色光束，逐个检查视锥细胞的光谱吸收曲线，发现视网膜上存在三类吸收光谱，其峰值分别在 564 nm、534 nm 和 420 nm 处，相当于红、绿、蓝三种色光的波长。而且，用微电极记录单个视锥细胞的感受器电位，观察到不同单色光引起的超极化型感受器电位幅度在不同视锥细胞内是不同的。

三原色学说虽能较圆满地解释许多色觉现象和色盲产生的原因，但不能解释颜色对比现象，也未考虑视觉传导通路和视皮质在色觉产生中的作用，故德国心理物理学家 Hering 于 1878 年提出了与三原色学说不同的对立色学说（opponent color theory），又称四色学说。这种学说认为视网膜上存在三对视色素，即白-黑、红-绿、黄-蓝，这些拮抗的颜色对在感知上是不相容的，既不存在带绿的红色，也不存在带蓝的黄色，故称为拮抗色。视色素的代谢作用包括建设和破坏两种对立的过程。光刺激破坏白-黑视色素，引起神经冲动产生白色感觉。无光刺激时，白-黑视色素便重新建设起来，所引起的神经冲动产生黑色感觉。对红-绿视色素，红光起破坏作用，绿光起建设作用；对黄-蓝视色素，黄光起破坏作用，蓝光起建设作用。因为每种颜色都有一定的明度，即含有白色成分，所以每一颜色不仅影响其本身视色素的活动，而且影响白-黑视色素的活动。

三原色学说和四色学说自19世纪以来一直处于对立的地位。事实上，这两种学说都只是对问题的一个方面取得了正确的认识，只有通过二者的相互补充才能对颜色视觉获得较为全面的认识。颜色视觉的机制很可能在视网膜感受器水平是三色的，符合三原色学说，而在视网膜感受器以上的视觉传导通路水平则是四色的，符合对立色学说。

②色觉障碍：色盲（color blindness）是对全部颜色或某些颜色缺乏分辨能力的色觉障碍，可分为全色盲和部分色盲。其中前者极为少见，表现为只能分辨光线的明暗，呈单色视觉，后者可分为红色盲、绿色盲及蓝色盲，其中以红色盲和绿色盲最为多见。

色盲属遗传性疾病，男性居多，女性少见。这是因为编码红敏色素和绿敏色素的基因位于X染色体（性染色体）上，而编码蓝敏色素的基因位于第7对常染色体上。因此，当男性后代从母亲那里得到的一条X染色体有缺陷时，就会导致不正常的红绿色觉，而女性后代只有在双亲的X染色体均有缺陷时才发生红绿色觉异常。大多数绿色盲者是由于绿敏色素基因丢失，或该基因被一杂合基因取代，即其起始区是绿敏色素基因，而其余部分则来自红敏色素基因；大多数红色盲者，其红敏色素基因被相应的杂合基因所取代。

色弱（color amblyopia）是另一种常见的色觉障碍，与色盲不同，通常由后天因素引起。患者并不缺乏某种视锥细胞，而是某种视锥细胞的反应能力较弱，使患者对某种颜色的识别能力较正常人稍差，即辨色能力不足。

（3）视网膜对光刺激信号的处理：在视网膜中，除了色素细胞之外，其他5种细胞都是神经细胞。其中，光感受器细胞→双极细胞→神经节细胞构成视觉信息传递的直接通路，而水平细胞和无足细胞分别对视感受器细胞→双极细胞和双极细胞→神经节细胞之间的突触传递发挥调制作用。因此，视网膜实际上具有对视觉信息的初步处理功能。

1）视网膜神经细胞的对光反应特性及其感受野：神经节细胞是视网膜唯一的输出细胞，只有视神经节细胞和少数无长突细胞可产生动作电位，而光感受器细胞、双极细胞和水平细胞只产生超极化或去极化局部电位变化，不产生动作电位。因此，视觉信息在到达神经节细胞之前，都是以等级电位的形式表达或编码的。光感受器电位产生后，通过影响光感受器细胞的递质释放，引起下游的双极细胞发生超极化或去极化等级电位，水平细胞发生超极化的等级电位（图2-20）。无长突细胞发生的是去极化等级电位，并且是一种瞬变型反应，即在给光或撤光时出现去极化反应，在持续光照时，膜电位恢复至静息水平。这些细胞产生的等级电位随光强增加而反应幅度增大，但不出现"全或无"的动作电位。这种电位变化传递至神经节细胞，使其电位去极化至阈电位水平时，即可产生动作电位，这些动作电位作为视网膜的输出信号进一步向中枢传递。

双极细胞的感受野呈现中心-周围相拮抗的同心圆构型。按照中心区对光反应的形式，可分为给光-中心细胞（ON-center cell）和撤光-中心细胞（OFF-center cell），或称为给光型和撤光型（图2-21）。对给光-中心细胞，光照中心区引起细胞去极化，光照周边区引起细胞超极化，用弥散光同时照射中心和周围，它们的反应基本彼此抵消，以给光反应为主。撤光-中心细胞的对光反应与给光-中心细胞恰好相反，在弥散光照射时，以撤光反应为主。双极细胞同心圆状感受野的形成与其和光感受器细胞的连接方式有关，中心区的光感受器细胞直接与双极细胞形成连接，而周边区的光感受器细胞需通过水平细胞的中继，与双极细胞形成间接联系。水平细胞发挥抑制性中间神经元的作用，通过释放抑制性GABA神经递质，抑制光感受器细胞的活动，构成侧向抑制（lateral inhibition），是造成双极细胞对感受野中心区和周边区不同反应的结构基础，也是造成视觉差异的一个重要机制。

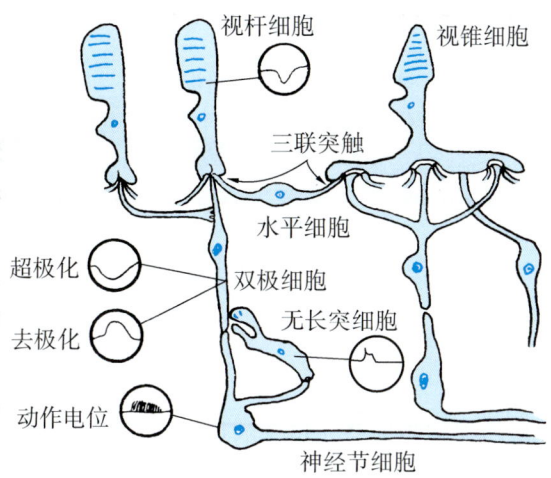

图 2-20　视网膜的主要细胞类型及其对光反应特性

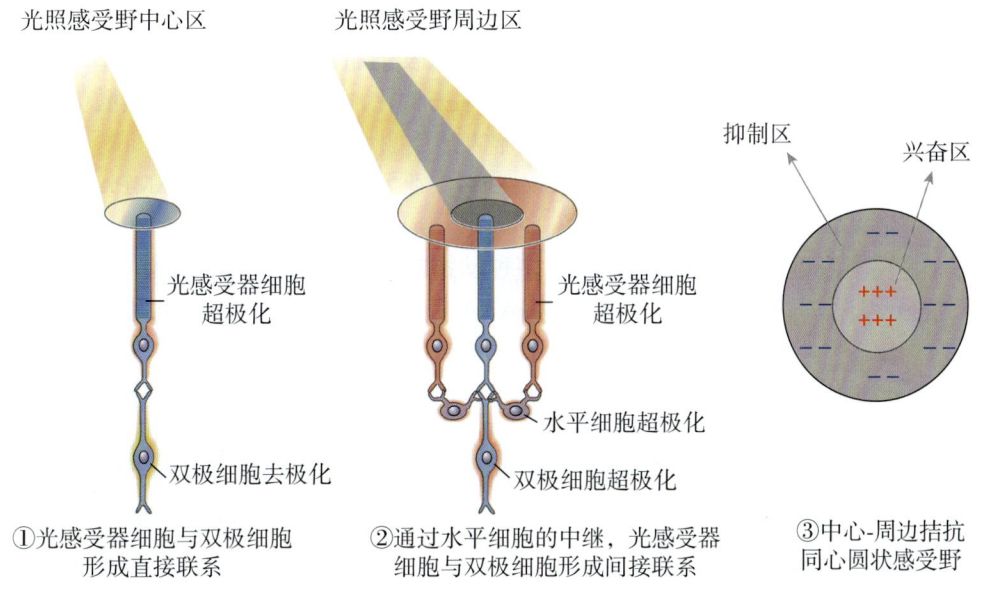

图 2-21　给光－中心双极细胞的感受野及其对光反应

神经节细胞也具有中心－周围拮抗同心圆状感受野，其对光反应形式与其接受输入的双极细胞一致，分为给光－中心神经节细胞和撤光－中心神经节细胞。以撤光－中心神经节细胞为例，其最高放电频率发生在感受野中心区撤光时，而对其整个感受野撤光时，细胞的放电由于感受野周边区对中心区的拮抗作用而受到抑制，并且这种撤光型神经节细胞以撤光反应为主（图 2-22）。当用弥散光同时照射中心区和周边区，或当整个感受野都落在暗带或亮带时，细胞放电的变化并不显著，而当亮暗边界处于其感受野中心区和周边区的分界线上时，细胞的反应最大或最小，因此节细胞这种中心－周围拮抗型的感受野，在一定程度上改变了均匀背景的信息，而把有明暗对比部分的信息抽提出来，这种对比增强（contrast enhancement）效应是感觉信息处理采用的基本方式之一。视觉通路的神经元通过不同形式的感受野，提取有意义的信息，而抛弃某些不太重要的信息，逐级进行信息的加工和处理。

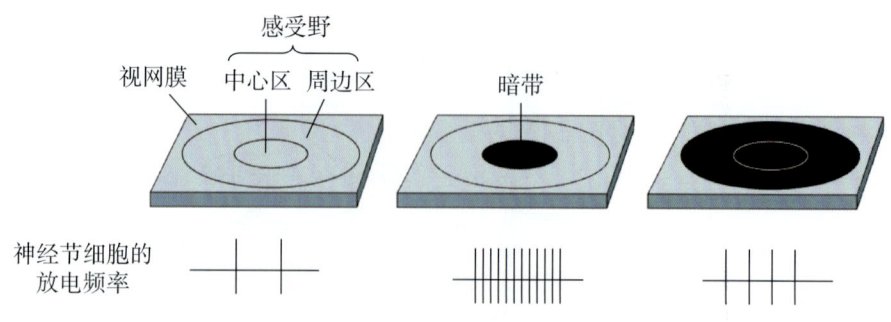

图 2-22 撤光型神经节细胞的对光反应

2)视网膜神经递质:虽然视网膜神经元包含的神经递质总数可能达到数十种,但以谷氨酸兴奋性递质和 GABA 抑制性递质最为重要。光感受器细胞和双极细胞以谷氨酸为递质,而水平细胞和许多无长突细胞可能通过 GABA 来实施其侧向的相互作用。

视杆和视锥细胞使用的神经递质主要是谷氨酸,作用于其下游的双极细胞会出现两种不同的反应。由于光照时,光感受器细胞发生超极化反应,递质释放减少,因此对于给光型双极细胞,对中心区给光呈去极化反应,细胞对谷氨酸刺激发生超极化,而对于撤光型双极细胞,对中心区给光呈超极化反应,细胞对谷氨酸刺激发生去极化。双极细胞表达谷氨酸受体类型的不同是引起上述差异的原因,其中给光型双极细胞表达代谢型谷氨酸受体(mGluR),而撤光型双极细胞表达离子型谷氨酸受体,主要是 AMPA 和 KA 亚型。水平细胞表达 AMPA 受体,因此谷氨酸使水平细胞去极化。

GABA 是视网膜中主要的抑制性递质。多种动物的水平细胞是 GABA 能,其释放的 GABA 可作用于光感受器、双极细胞和水平细胞。GABA 是水平细胞向视锥细胞实施负反馈作用的介导者。

3)神经节细胞的分类及特征:神经节细胞(以下简称节细胞)的轴突在视神经盘处汇聚成束,穿出眼球壁,构成视神经。节细胞主要分为三种类型,小细胞(parvo,P)型、大细胞(magno,M)型和非 M- 非 P 型。P 型是节细胞的主要类型,占 90%,后两种各占到 5%。与 P 型节细胞相比,M 型节细胞的感受野更大,动作电位的传导更快,对低对比度的刺激更加敏感,并且 M 型节细胞对刺激的反应是瞬时的簇发式放电,而 P 型节细胞只要有刺激存在,就有持续放电。M 型节细胞的低对比视觉敏感性显示了它们在暗视中的重要性,它们的快速瞬间反应使之适合于运动的监测。P 型节细胞的小感受野和持续性的反应适合于对细小结构的辨别。P 型节细胞和 M 型节细胞的不同功能特性,是视觉系统平行信息处理的起始。此外,P 型和非 M- 非 P 型节细胞具有颜色拮抗的特性,前者是红 - 绿拮抗,后者是黄 - 蓝拮抗,因此,这两种节细胞参与色觉,而 M 型节细胞不参与色觉。

二、前庭蜗器

(一)前庭蜗器的结构

前庭蜗器(vestibulocochlear organ)主要由前庭器(vestibular organ)和蜗器(cochlear organ)两部分组成。前庭器主要是指感受头部位置变化的感受装置,亦称位觉器(organon status)。蜗器主要是指声波的传导和感受装置,亦称听器(organon auditus or auditory apparatus)。两者功能迥异,但结构彼此牵连,相互依存,互相影响,密不可分,故通常合称为前庭蜗器或位听器。

前庭蜗器俗称为耳,由外耳、中耳和内耳三部分构成(图 2-23)。外耳和中耳是声波的收集和传导装置,属于前庭蜗器的附属器。内耳又称迷路,可分为骨迷路和膜迷路,是前庭蜗器的主体结构。位置觉和听觉感受器就位于内耳的膜迷路中。

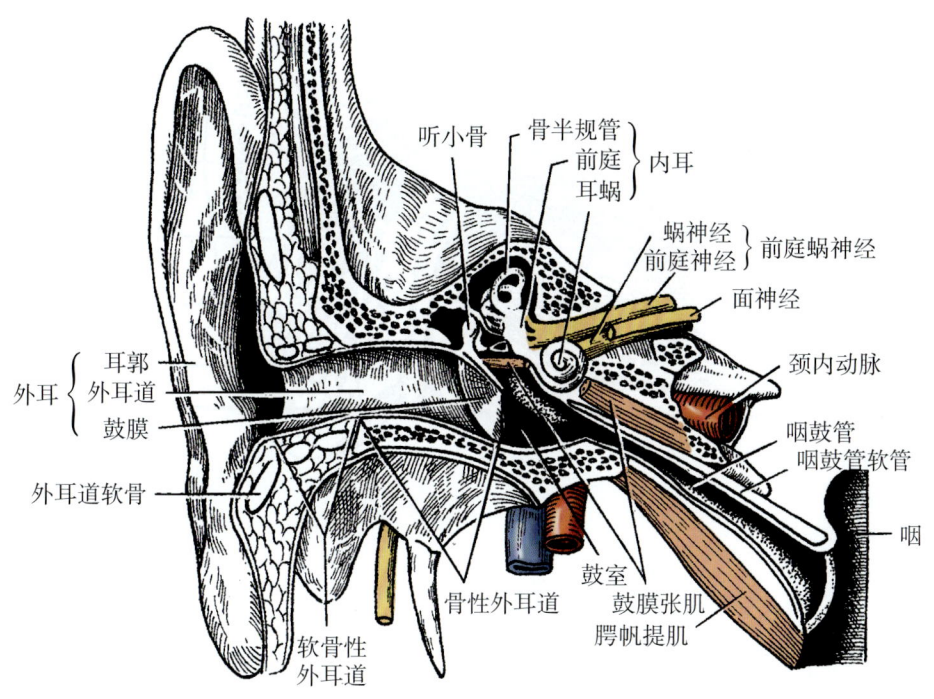

图 2-23 前庭蜗器模式图

在内耳膜迷路中有椭圆囊斑、球囊斑和壶腹嵴，是感受头部位置变化、重力变化和运动速度刺激的感受器，其感觉冲动经前庭神经入脑，经由错综复杂的神经网络形成多种反射，调控人体的姿态和平衡。

在内耳膜迷路的蜗管螺旋膜上有螺旋器，又称Corti 器，可感受声波的刺激，经蜗神经连脑，产生听觉。

1. 外耳 外耳（external ear）包括耳郭、外耳道和鼓膜（图 2-24）三部分。

2. 中耳 中耳（middle ear）位于外耳和内耳之间，由鼓室、咽鼓管、乳突窦和乳突小房组成，为

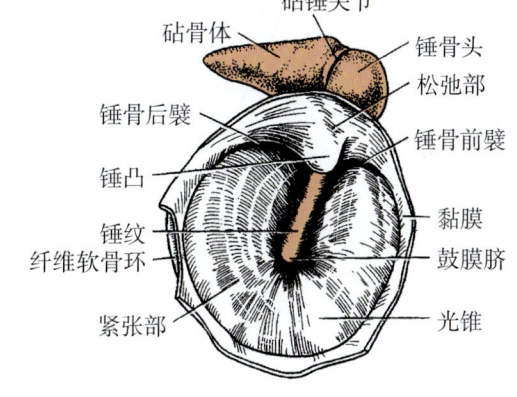

图 2-24 鼓膜（右侧）

颞骨内一系列含气的不规则腔道（图 2-25，图 2-26），内衬黏膜，且相互延续。中耳是传导声波的主要部分。

鼓室（tympanic cavity）是颞骨岩部内含气的不规则腔隙，为中耳的核心，是传导声波的主要部分。鼓室外侧借鼓膜与外耳道相隔，其内侧与内耳相毗邻，向前经咽鼓管通鼻咽，向后经乳突窦连通乳突小房。鼓室有 6 个壁，内有听小骨、韧带、肌、血管和神经等。鼓室的内面及上述各结构的表面均覆有黏膜，此黏膜与咽鼓管、乳突窦和乳突小房的黏膜相延续。

（1）鼓室的壁：鼓室为一不规则腔隙，由 6 个壁围成（图 2-25，图 2-26）。

1）上壁为鼓室盖壁，由颞骨岩部前外侧面的鼓室盖构成，为一块分隔鼓室与颅中窝的薄骨板，鼓室炎症可经此侵入颅内。

2）下壁为颈静脉壁，为分隔鼓室和颈静脉窝（jugular fossa）的薄层骨板，经下壁入路行鼓室手术时易伤及颈内静脉而发生大出血。

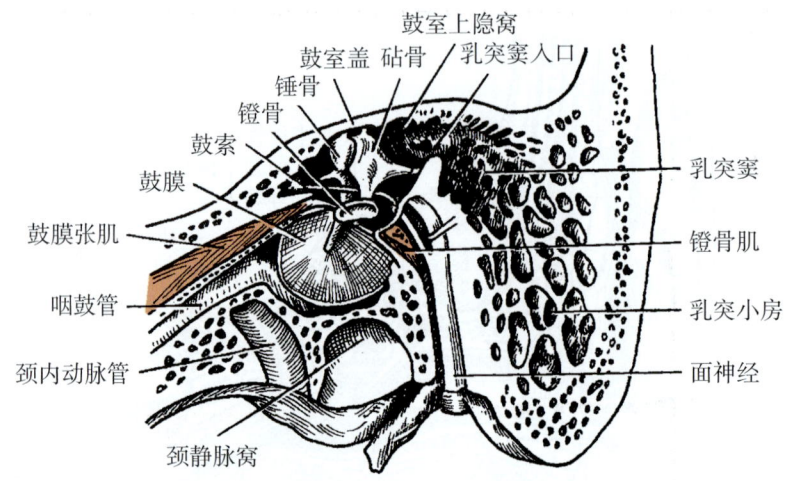

图 2-25　鼓室外侧壁

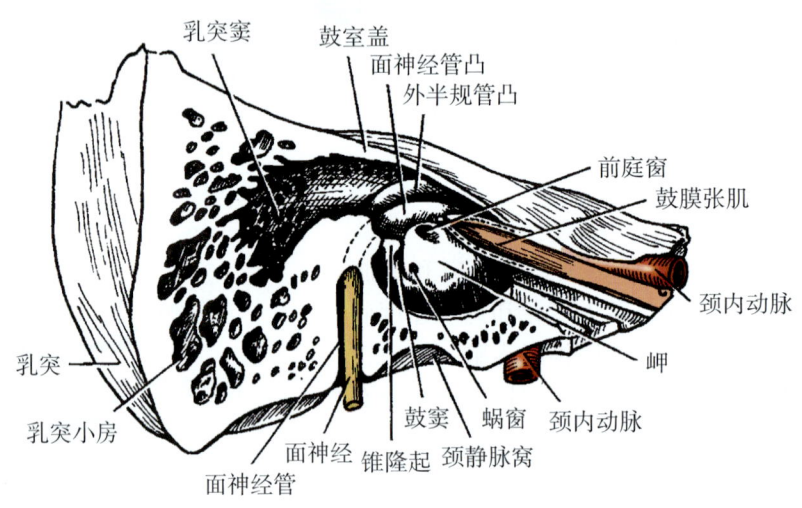

图 2-26　鼓室内侧壁

3）前壁为颈动脉壁，即颈动脉管（carotid canal）的后壁，此壁的上方有咽鼓管的鼓室口和鼓膜张肌半管。

4）后壁为乳突壁，上部有乳突窦（mastoid antrum）的开口，开口稍下方有一锥形突起，称为锥隆起（pyramidal eminence），内藏镫骨肌。

5）外侧壁又称鼓膜壁，大部分由鼓膜构成，鼓膜上方是由颞骨鳞部骨质围成的鼓室上隐窝（epitympanic recess）（图 2-24）。

6）内侧壁也称迷路壁，由内耳的外侧壁构成，此壁的中部隆凸，称为岬（promontory）。岬的后上方有一卵圆形的孔，称为前庭窗（fenestra vestibuli）（或称卵圆窗），为镫骨底所封闭。岬的后下方有一圆形的孔，称为蜗窗（fenestra cochleae），或称圆窗，在活体有膜封闭，称为第二鼓膜。在前庭窗的后上方有一弓形隆起，称为面神经管凸（prominence of facial canal），管内有面神经通过。面神经管凸的骨壁较薄，甚或缺如。在中耳炎或施行中耳内手术时易侵及面神经。

(2) 鼓室内的结构

1）听小骨（auditory ossicles）（图 2-27）：位于鼓室内，有 3 块，即锤骨、砧骨和镫骨。3 块骨依次连接，形成听小骨链，连于鼓膜和前庭窗之间。

①锤骨（malleus）：呈鼓锤状，有一头、一柄和两个突起。柄细长，末端附着于鼓膜脐。

鼓膜张肌附着于锤骨柄的上端。锤骨头与砧骨体形成关节，位于鼓室上隐窝，并以韧带与上壁相连。

②砧骨（incus）：形如砧，分为砧骨体和长、短两脚。砧骨体与锤骨头形成砧锤关节，砧骨长脚与镫骨头形成砧镫关节。

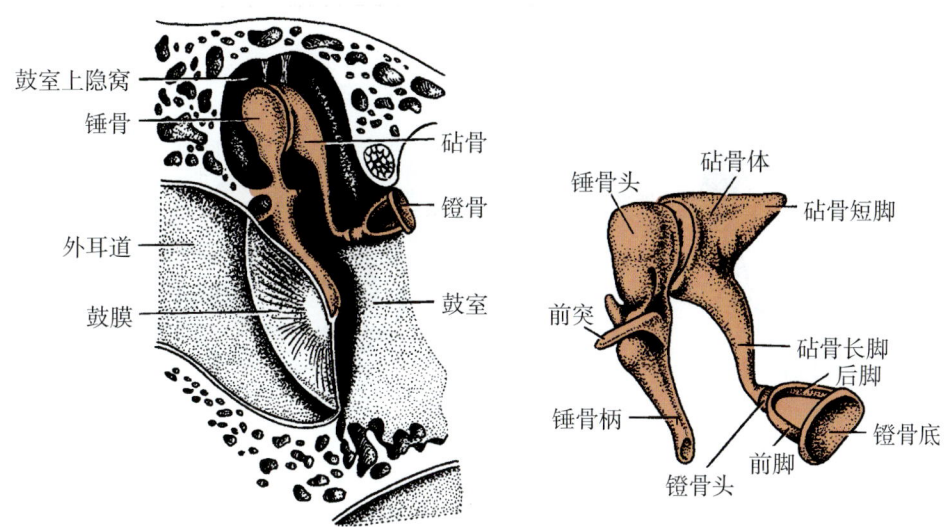

图 2-27　听小骨

③镫骨（stapes）：形似马镫，分为镫骨头、两脚和底共 4 部分。镫骨头与砧骨长脚相连。镫骨底四周借韧带连于前庭窗周缘，镫骨底封闭前庭窗。

2）听小骨链：锤骨借柄连于鼓膜，砧骨连于锤骨与镫骨之间，镫骨底封闭前庭窗，3 块听小骨以关节和韧带连接成听小骨链，形成曲轴杠杆系统。当声波振动鼓膜时，带动听小骨链，将声波转换成机械传感效应并加以放大，使镫骨底在前庭窗上来回摆动，从而将声波的振动传入内耳。

3．内耳　内耳（internal ear）又称迷路，位于颞骨岩部的骨质内，鼓室的内侧壁和内耳道底之间，是听觉和位置觉感受器的主要部分（图 2-28，图 2-29）。内耳构造复杂，可分为骨迷路和膜迷路两部分。骨迷路由致密骨质围成，是颞骨岩部骨质中的不规则腔隙。膜迷路是套在骨迷路内封闭的膜性管道系统，管内充满内淋巴。膜迷路与骨迷路之间充满外淋巴，内、外淋巴互不相通。位置觉及听觉感受器即位于膜迷路内。

（1）骨迷路（bony labyrinth）　骨迷路可分为三部分：耳蜗、前庭和骨半规管，从前向后外侧沿颞骨岩部的长轴排列（图 2-29）。

1）前庭（vestibule）：是位于骨迷路中部的腔隙。前庭的后部有 5 个小孔与 3 个骨半规管相通，前部有一大孔，连通耳蜗。前庭的外侧壁即鼓室的内侧壁，有前庭窗和蜗窗。其内侧壁是内耳道的底，有前庭蜗神经穿行。

2）骨半规管（bony semicircular canals）：为 3 个"C"形的互成直角排列的小管，分别称为前骨半规管、后骨半规管和外骨半规管。外骨半规管凸向外方，呈水平位，故又称水平骨半规管。前骨半规管凸向上方，与颞骨岩部的长轴垂直；后骨半规管凸向后外侧，与颞骨岩部的长轴平行。每个骨半规管皆有两个骨脚连于前庭，一个骨脚膨大，称为壶腹骨脚，膨大部称为骨壶腹；另一个骨脚细小，称为单骨脚。因前骨半规管、后骨半规管的两个单骨脚合成一个总骨脚，故 3 个骨半规管共有 5 个孔开口于前庭的后上壁。

3）耳蜗（cochlea）：位于前庭的前方，形似蜗牛壳（图 2-29，图 2-30），蜗底朝向后内侧的内耳道底，蜗顶朝向前外侧。

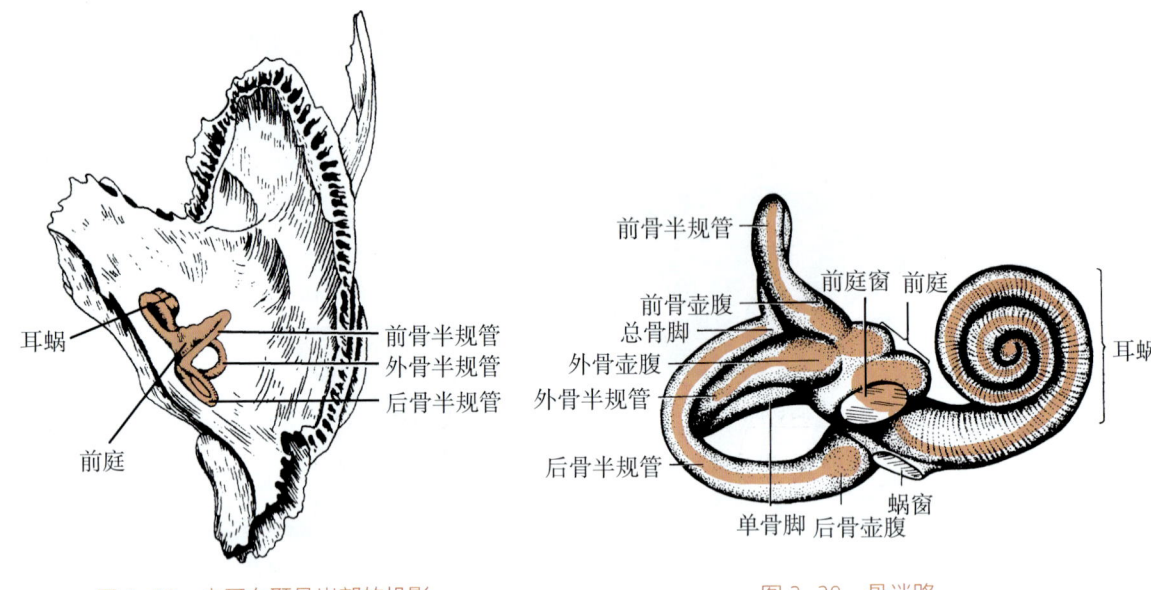

图 2-28　内耳在颞骨岩部的投影

图 2-29　骨迷路

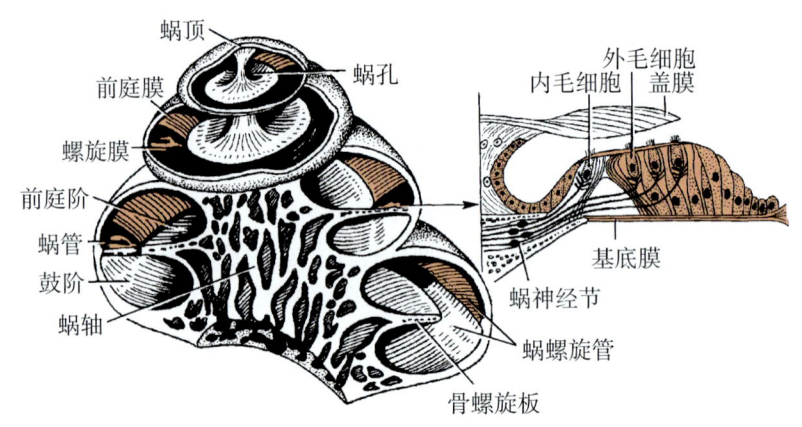

图 2-30　耳蜗纵切示意图

(2) 膜迷路 (membranous labyrinth)（图 2-29，图 2-31）：膜迷路是套在骨迷路内封闭的膜性管道和囊，借纤维束固定于骨迷路。膜迷路由椭圆囊、球囊、膜半规管和蜗管组成，它们之间相互连通，其内充满着内淋巴。椭圆囊和球囊位于骨迷路的前庭内，膜半规管位于骨半规管内，蜗管位于耳蜗的蜗螺旋管内。

1）椭圆囊 (utricle) 和球囊 (saccule)：位于骨迷路的前庭部。椭圆囊位于前庭的后上方，球囊位于椭圆囊前下方。椭圆囊后壁有 5 个开口，连通 3 个膜半规管，椭圆囊前壁发出椭圆球囊管 (utriculosaccular duct)，与球囊相连，并由此管发出内淋巴管，穿经前庭内侧壁，至颞骨岩部后面，在硬脑膜下扩大为内淋巴囊，内淋巴可经此囊渗透到周围血管丛。球囊较小，其下端借连合管连于蜗管。在椭圆囊底和前壁上有椭圆囊斑 (macula utriculi)，在球囊内的前壁上有球囊斑 (macula sacculi)，椭圆囊斑和球囊斑均属位置觉感受器，处在相互成直角的两个平面上，能感受头部静止的位置和直线变速运动的刺激，其神经冲动分别沿前庭神经的椭圆囊支和球囊支传入。

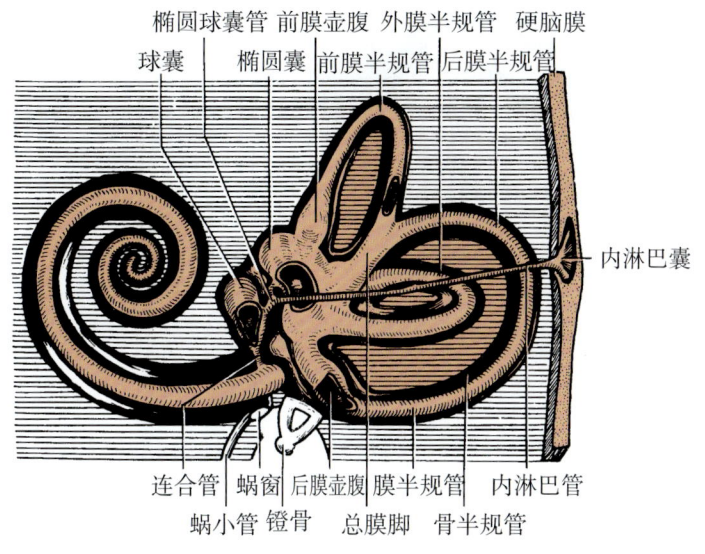

图 2-31　膜迷路模式图

2）膜半规管（membranous semicircular ducts）：位于骨半规管内。在 3 个骨壶腹内的膜半规管亦有相应膨大的膜壶腹，在膜壶腹内壁上有隆起的壶腹嵴，也是位置觉感受器，能感受旋转运动的刺激。3 个壶腹嵴相互垂直，可将人体在三维空间中的运动变化转变成神经冲动，经前庭神经壶腹支传入中枢。

3）蜗管（cochlear duct）：套在蜗螺旋管内，起端以连合管连于球囊，随蜗螺旋管绕蜗轴旋转两圈半，以盲端止于蜗顶。蜗管的横切面呈三角形，有上、下和外侧三个壁，上壁为前庭膜（vestibular membrane）（又称蜗管前庭壁 vestibular wall of cochlear duct），将前庭阶和蜗管隔开；外侧壁较厚，富含血管，与蜗螺旋管的骨膜相结合；下壁由骨螺旋板和螺旋膜（spiral membrane，又称蜗管鼓壁 tympanic wall of cochlear duct）组成，并与鼓阶相隔。螺旋膜亦称基底膜（basilar membrane），其上有螺旋器（spiral organ），又称 Corti 器，是听觉感受器（图 2-30）。

（二）听觉信息的外周加工

耳是听觉（hearing）的外周感受器官，其中外耳和中耳构成传音系统，内耳是感音换能系统。声源振动引起空气产生的疏密波，通过传音系统传递到内耳，经内耳的换能作用将声波的机械能转变为听神经纤维上的神经冲动，被传送到大脑听觉皮质而引起听觉。

人耳适宜的听觉刺激频率在 20 ~ 20 000 Hz，但随着年龄的增加，人耳对不同频率声波的敏感性缓慢下降，尤其是高频声音。在 50 岁之后，能引起听觉的高频值大约为 12 000Hz。每一种频率的声波都有一个刚能引起听觉的最小强度，称为听阈（hearing threshold）。当声音强度持续加大时，听觉感受也相应增强，但当强度增加到一定程度时，引起的将不只是听觉，还会有鼓膜的疼痛感，此限度为最大可听阈（maximal auditory threshold）。

1．外耳和中耳的功能

（1）外耳的功能：外耳包括耳郭（auricle）和外耳道（auditory canal）。耳郭主要起集音作用，还可用于声源的定位。有些动物的耳郭可以转动，与其在声源定位方面的强大能力有关。声波进入耳内有两种途径，一种是直接进入，另一种是通过耳郭反射后再进入，造成声波到达鼓膜的时间出现延后（图 2-32）。在垂直方向上，由于耳郭表面的皱褶，来自不同高度的声音将有不同的反射，因此会有不同的时间延迟。听觉系统利用这一时间差来进行垂直方向的声音定位。尽管人的耳朵较一些听觉灵敏的哺乳动物耳朵小很多，也不能转动，但仍然保持有这种垂直方向的定位作用。

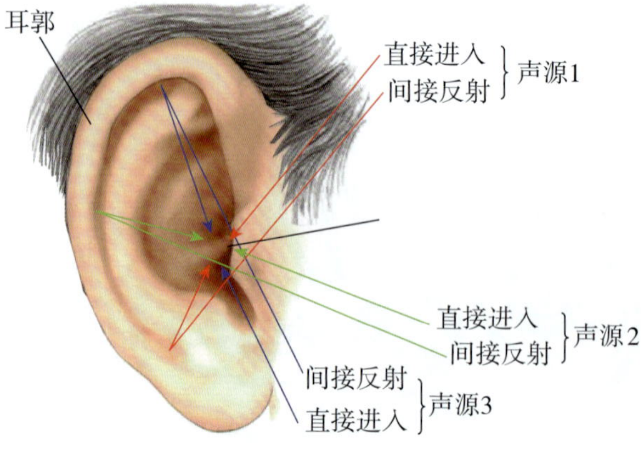

图 2-32　耳郭对声源在垂直方向上的定位作用

外耳道为一末端止于鼓膜的半封闭管道，是声波传导的通道。根据物理学原理，一端封闭的管道对波长为其 4 倍的声波能产生共振作用。人的外耳道长 20～30 mm，共振频率是 3800 Hz，到达鼓膜处的声压比外耳道口处明显增强。

（2）中耳的功能：中耳包括鼓膜（tympanic membrane）和听小骨（ossicles），其功能是将空气中的压强波转换成内耳外淋巴（perilymph）的振动。人的鼓膜呈椭圆形，面积为 50～90 mm^2，厚度约为 0.1 mm。一种刚能听得到的声音可引起鼓膜振动，其振幅约为 0.01 nm。

听小骨由锤骨（malleus）、砧骨（incus）和镫骨（stapes）依次连接而成。锤骨通过锤骨柄附着于鼓膜，因此，锤骨可随鼓膜而振动。砧骨接在锤骨和镫骨之间，镫骨底板盖在内耳的前庭窗上。镫骨、砧骨和锤骨之间形成一种杠杆样的稳定结构，锤骨柄可视作长臂，砧骨长突可视作短臂，支点恰好在听骨链的重心上。当鼓膜振动使锤骨柄内移时，砧骨长突和镫骨脚板也发生相应的内移，引起卵圆窗内外淋巴液的振动。压力波进一步经外淋巴液传播，引起蜗窗补偿性膨出。鼓膜的外移运动可使这些结构回转。可以看出，声波并非直接引起外淋巴的振动，主要有两个原因：其一，鼓膜接受的是气播声，而传至耳蜗的淋巴液后，变为液播声，声波在气、液两种不同的介质中传播时所遇到的阻抗不同，若直接从气相介质传递到液相介质，能量损失很多（99.9%），因此，声波先作用于鼓膜，再经听骨链传至耳蜗，可使因阻抗不匹配导致的能量损失减少；其二，耳蜗淋巴液不能压缩，因此要驱动淋巴液的运动，需要比声波在空气中传递所需的压力大得多，由于前庭窗的面积约为鼓膜面积的 1/20，而且通过听骨链的杠杆作用，进一步起到了压力放大的作用，因此到达前庭窗的单位面积压力大约是鼓膜的 25 倍。

2．内耳的功能

（1）耳蜗内、外淋巴：前庭窗以内的部分为内耳，又称为迷路（labyrinth），由耳蜗和前庭器官（vestibular apparatus）组成。耳蜗的横断面显示有两个分界膜，斜行的称为前庭膜，横行的称为基底膜（basilar membrane），从而将蜗管分为三个腔室，上方为前庭阶（scale vestibuli），中间为中阶（scale media），下方为鼓阶（scale tympani）。前庭阶和鼓阶含外淋巴，在蜗顶处借蜗孔彼此相通，中阶含内淋巴。外淋巴与脑脊液成分类似，低钾、高钠（K^+ 7 mmol/L，Na^+ 140 mmol/L），而内淋巴与细胞内液类似，高钾、低钠（K^+ 150 mmol/L，Na^+ 1 mmol/L），这是由蜗管外侧壁血管纹边缘细胞（marginal cell）膜上高活性的钠泵以及 Na^+-K^+-$2Cl^-$ 转运体所产生和维持的。血管纹对 Na^+ 有重吸收，并逆浓度梯度释放 K^+，这样使得内淋巴的电位比外淋巴高 80 mV，称为耳蜗内电位（endocochlear potential，EP）。血管纹细胞对缺氧和钠泵抑制药哇巴因（ouabain）非常敏感，临床上常用的利尿药依他尼酸（ethacrynic acid）和呋塞米（furosemide）等具有抑制 Na^+-K^+-$2Cl^-$ 转运体的作用，因此可能引起内淋巴正电位不能维持，导致听力障碍。

耳蜗外淋巴液的振动反向传导至前庭窗，跨过中耳再传向鼓膜，像扬声器一样产生耳声发射（otoacoustic emissions，OAE）。耳声发射是耳蜗内耗能的主动性机械活动，被认为是正常耳蜗的一种重要功能，也是临床检查耳功能的一个依据。

（2）Corti 器：在中阶底部的基底膜上有听觉感受细胞、听神经末梢等组成的声音感受器，称为 Corti 螺旋器（spiral organ of Corti），根据发现该结构的意大利解剖学家而命名。Corti 器由柱状的支持细胞和毛细胞组成，每个毛细胞顶端约有 100 个静纤毛（stereocilium），声波振动能够转变为神经电信号的关键就在于这些纤毛的弯曲（图 2-33）。毛细胞被夹在基底膜和被称为网状板（reticular lamina）的薄层组织之间，Corti 杆为这两层结构提供了支撑。位于 Corti 杆和蜗轴之间的毛细胞称为内毛细胞（inner hair cell），约有 3500 个，呈单行排列，同耳蜗螺旋神经节（spiral ganglion）内的大双极细胞（Ⅰ型）发出的外周有髓纤维形成带状突触（ribbon synapses）。每个内毛细胞可与 10～20 个这样的神经纤维联系，形成高度的分散性传导（图 2-34）。位于 Corti 杆外侧的细胞称为外毛细胞（outer hair cell），约有 12 000 个，排列成三行，与螺旋神经节内小双极细胞（Ⅱ型）发出的外周无髓轴突形成突触，而且大约 10 个外毛细胞可与一根轴突形成突触，形成高度的汇聚性传导。听神经含有 24 000～50 000 根轴突，其中约 90% 分布到内毛细胞底部，只有 10% 分布到数量众多的外毛细胞，因此一个内毛细胞可接受多条传入纤维的支配，反过来，多个外毛细胞只接受一条传入纤维的支配。

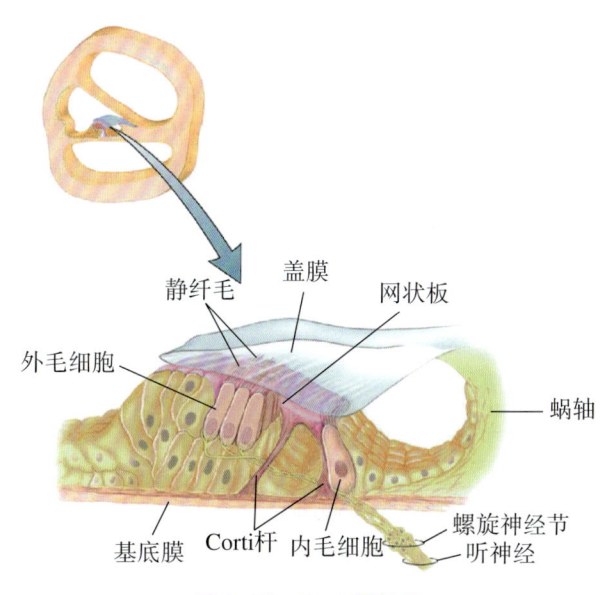

图 2-33　Corti 器结构

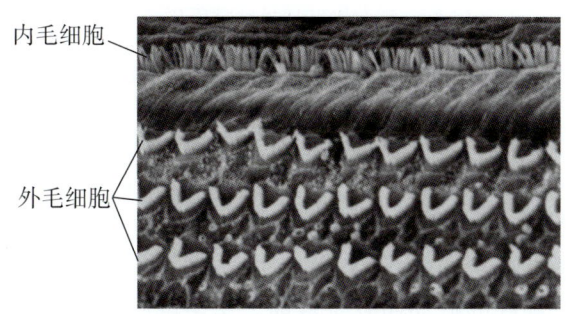

图 2-34　听觉感受细胞

扫描电镜可见基底膜近蜗轴侧一排呈"一"字形排列的内毛细胞顶部的纤毛，和外侧三排呈"V"形排列的外毛细胞的纤毛外毛细胞顶端的静纤毛埋植于凝胶状的盖膜（tectorial membrane）中，盖膜为黏多糖和蛋白质类物质。当声波振动传来并引起基底膜振动时，可引起盖膜的运动，从而使静纤毛发生向左或向右的弯曲，改变机械敏感离子通道的开放状态，结果是使毛细胞发生周期性去极化或超极化反应，谷氨酸递质的分泌也产生相应的周期性变化。

（3）外毛细胞作为耳蜗放大器：数量几倍于内毛细胞的外毛细胞，主要通过自身的运动增加基底膜的振动，发挥耳蜗放大器（cochlear amplifier）的作用。外毛细胞的第一种运动形式源于其顶端的纤毛束（hair bundle）马达。同一毛细胞的静纤毛排成高度递增的一排，就像台阶一样。当纤毛束折向台阶上升的方向，机械敏感通道开启，打开的通道自身会产生同方向的力，刺激更多的通道开启，形成正反馈循环。外毛细胞的第二种运动形式源于细胞自身的改变。超极化时细胞沿长轴伸长，而去极化使之缩短，这种性质称为电能动性（eletromotility），其分子基础是 Prestin 蛋白。外毛细胞自身的运动传至基底膜，可增强其位移，从而形成另一个正反馈循环。若不存在外毛细胞的放大作用，基底膜的运动峰值将减小约 100 倍。当外毛细胞被链霉素、庆大霉素等抗生素选择性损毁后，耳蜗放大器的作用就消失，由此可以解释一些抗生素的致聋作用。

（4）基底膜对声音频率的编码：基底膜有一定的柔韧性，对声波的振动可以产生弯曲。耳蜗底部基底膜窄（50 μm），但富于韧性，约为顶部的 100 倍；顶部基底膜宽，但韧性差。因此，进入内耳的声波以行波（traveling wave）的方式自基底膜底部向顶部传播时，振幅逐渐加大，而速度变慢，波长变短，到达某一位置，声波频率与共振频率达到一致时，振幅达最大，而后迅速变小直至消失（图 2-35）。高频声波引起底部基底膜较大程度的振动，大部分能量被耗散，因此传播距离较短，而低频振动可传向基底膜顶部（图 2-36）。以上即为基底膜振动的行波学说（travelling wave theory）。声音频率和基底膜产生最大振幅的位置具有一一对应的关系，也就是基底膜不同位置的毛细胞具有了一定的频率特异性，从高频底端到低频顶端，形成了音调拓扑图（tonotopy）。

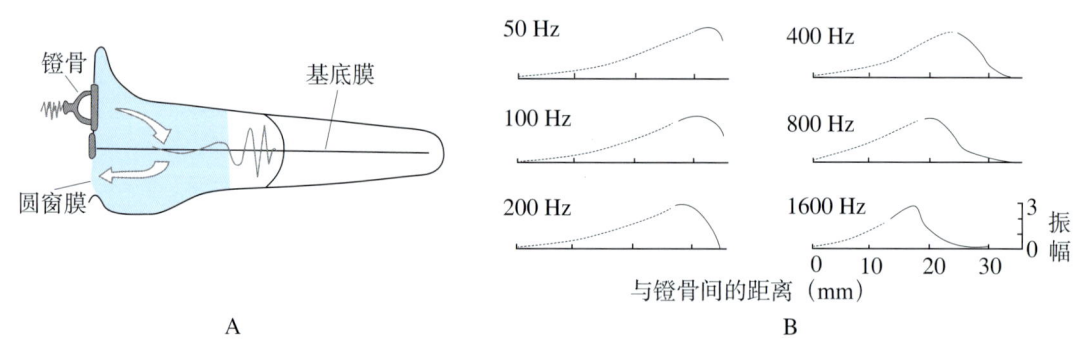

图 2-35　声波振动在基底膜传递的示意图

A．声波引起的机械振动在基底膜的传播。假设耳蜗被拉直，镫骨向耳蜗内运动时，圆窗膜向外凸出，基底膜向下发生位移；B．不同频率的纯音引起基底膜位移幅度的示意图。随着声波频率的增大，行波传播的距离变近

3．耳蜗的感音换能作用　耳蜗的作用是把传到耳蜗的机械振动转变成蜗神经纤维的神经冲动。在这一转变过程中，基底膜的振动是一个关键因素。它的振动使位于其上面的毛细胞和上方的盖膜之间产生剪切力，引起耳蜗内发生各种过渡性的电变化，最后引起位于毛细胞底部的传入神经纤维产生动作电位。

毛细胞顶部纤毛随基底膜的振动而发生弯曲，是毛细胞将机械振动转变为生物电的原因。由于基底膜与盖膜的附着点不在同一个轴上，当基底膜振动时，基底膜与盖膜便沿不同的轴而上、下移动，使外毛细胞的纤毛受到剪切力作用而发生弯曲。内毛细胞纤毛短，不与盖膜接触，

它的弯曲是由内淋巴的运动所引起的。

毛细胞的静息电位为 $-80 \sim -70$ mV。毛细胞顶部有机械门控性通道——类跨膜通道蛋白（transmembrane channel-like 1，Tmc1）和 Tmc2。当纤毛向一侧弯曲时，连接静纤毛之间的顶端连接（tip link）被拉长而张力增加，通道开放，K^+ 内流增大，细胞出现去极化的感受器电位（图 2-37）。当纤毛向相反的方向弯曲时，顶端连接张力释放，通道关闭，内向 K^+ 电流停止，膜超极化。当毛细胞处于静止状态时，有少部分通道因顶端连接的张力作用而开放，导致少量的 K^+ 内流。由于毛细胞顶端膜的一部分机械门控通道在静息时处于开放状态，使得细胞可以去极化和超极化交替的方式对刺激产生双相反应，故感受器电位变化如实地复制了声波的波形。研究表明，顶端连接由来自较高静纤毛的 CDH23（cadherin 23）和来自较低静纤毛的 PCDH15（protocadherin 15）通过 N 端相互结合形成。

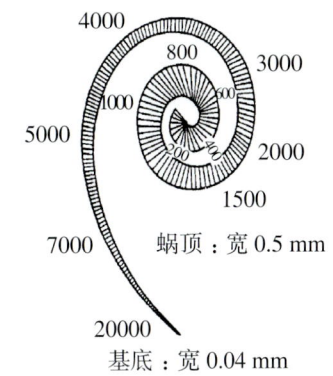

图 2-36 基底膜不同部位的频率响应性。耳蜗底部的基底膜较窄，韧性高，向顶部逐渐增宽，韧性低；对声音的感受由底部的高频向顶部的低频过渡

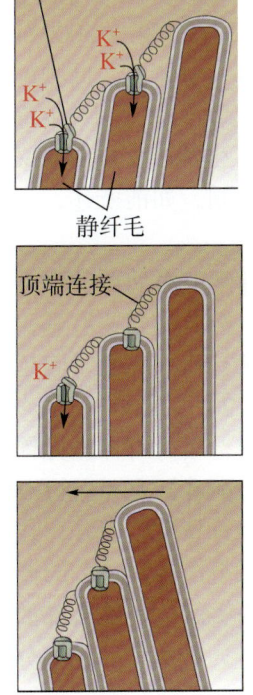
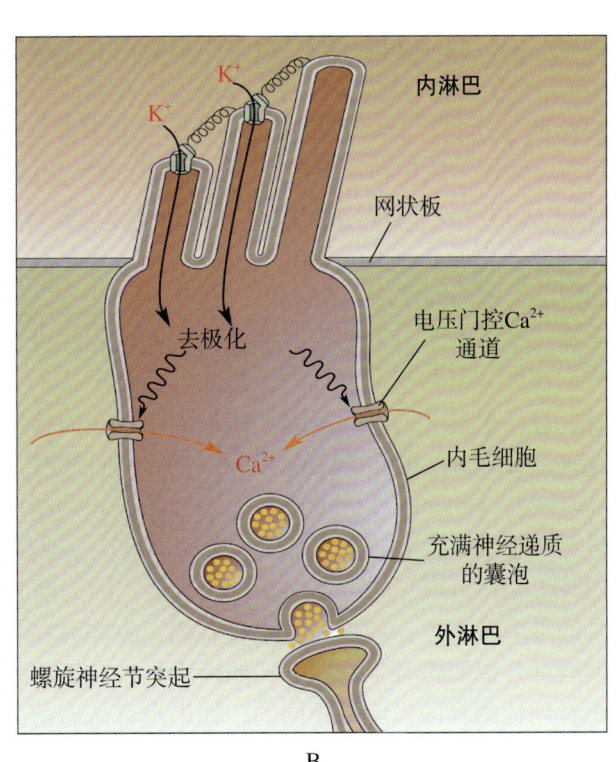

图 2-37 毛细胞感受器电位的产生机制

大多数可兴奋细胞兴奋时是 Na^+ 内流而非 K^+ 内流，但在毛细胞恰好相反。驱使 K^+ 内流的原因是内淋巴异乎寻常的高 K^+ 浓度，使得毛细胞的 K^+ 平衡电位为 0 mV（一般情况下，神经细胞的 K^+ 平衡电位为 -80 mV），此平衡电位在 K^+ 通透性通道开放时可驱使 K^+ 内流。内淋巴 80 mV 的正电位使毛细胞与内淋巴之间有 $150 \sim 180$ mV 的跨膜电位梯度，有利于通道开放时 K^+ 内流。毛细胞胞体的侧膜上有电压依赖性 Ca^{2+} 通道，去极化/超极化使通道开放/关闭，Ca^{2+}

内流量发生变化，毛细胞底部向突触间隙递质释放发生改变，蜗神经纤维放电频率增高/降低，进一步的神经冲动经听觉传导通路向中枢传递。

近年来在豚鼠的实验中发现，与外淋巴接触的毛细胞胞体侧膜上有去极化激活的背景K^+通道和Ca^{2+}激活K^+通道，两者的开放均与细胞内Ca^{2+}浓度的升高有关。因此，在K^+内流使毛细胞去极化，激活胞体侧膜上电压依赖性Ca^{2+}通道，Ca^{2+}内流促使毛细胞底部递质释放增多的同时，激活了细胞侧膜上的去极化激活背景K^+通道和Ca^{2+}激活K^+通道，两种通道开放，K^+外流增多，从而使毛细胞电位恢复到K^+平衡电位，细胞底部递质释放减少，细胞顶部机械门控通道两侧的电化学驱动力恢复，使细胞由机械到电信号的转导可继续进行。

4．声音强度和频率的编码

（1）强度的编码：听觉神经系统以听神经元的放电频率和被兴奋的听神经元数量两种方式对声音强度进行编码，引起声强的感觉。声音加大，毛细胞感受器电位的变化也加大，听神经纤维以更高的频率发放动作电位，同时，基底膜的振动范围也加大，从而激活更多的毛细胞。

（2）频率的编码：听觉神经系统以音调拓扑（tonotopy）和听神经元发放的锁相（phase locking）两种方式对声音频率进行编码，引起声调的感觉。音调拓扑是指不同频率的行波到达基底膜的不同部位，由这些部位的毛细胞编码不同的频率声音的现象。在耳蜗核、听觉传导通路的中继核团和听皮质中都有相应的频率对应性拓扑分布特征。

锁相指听神经元在对应于声波的一定相位处放电的现象。不同频率的声音引起听神经元发放冲动的频率不同，而冲动的频率是听觉中枢对声音频率进行分析的依据。实验证明声音频率低于400 Hz时，蜗神经大体能按声音的频率发放冲动，而当声音频率在400～5000 Hz范围时，听神经中的纤维会分成若干个组发放，这一现象称为排放（volley）。总体上，低频、中频和高频声音分别通过锁相、锁相和音调拓扑结合以及音调拓扑的方式进行编码。

5．声源定位和声源位置辨别　声源定位和声源位置辨别在日常生活中有重要意义，是听觉系统的复杂功能。声源在垂直方向和水平方向的定位具有不同的机制。如前所述，耳郭对声源垂直方向的定位发挥关键作用。

脑干上橄榄核接受来自双侧蜗腹侧核的传入，因此可利用两耳间的时间差和强度差进行声音的水平方向定位，其精确度可达一个弧度。如果声音来自右侧，声波先到达右耳，在声波传播至左耳时，有一个显著的时间延迟；如果声音从正面传来，将没有两耳间的时间延迟；而声音从右前方或右面传来，将有0.3 ms或0.6 ms的时间延迟。频率在20～2000 Hz的声音主要通过上述双耳时间差（interaural time difference）的方式判断声源位置，因为听神经元锁相带来的精确计时只对2000 Hz以下的频率有效。对于2000～20 000 Hz的声音，主要通过双耳强度差（interaural level difference）的方式判断声源位置，因为高频声波更容易发生偏转，在反弹的过程中在两耳间形成音强差。如果声音来自右侧，头部对左耳形成一个声音屏蔽，因此到达左耳的声音强度较低，说明声音来自右方；如果声音来自正前方，虽然头对位于脑后部的声音形成屏蔽，但声音到达两耳的强度是相同的。如果声音从右前方传来，头对左耳形成部分屏蔽，因此左耳的声音强度较低。

（三）平衡感觉信息的外周加工

平衡感觉（static sense）是指测定头在空间的位置和运动的感觉，其感受器是位于内耳迷路的前庭器官。前庭迷路包含两种具有不同功能的结构，即检测直线加速度的耳石器官（otolith organ）和感觉角加速度的半规管。前庭器官、视觉器官和本体感受器的协同活动，维持着人体的正常姿势。

> **知识拓展**
>
> ### 前庭反射
>
> 来自前庭器官的传入冲动，除引起位置觉和运动觉之外，还可以引起各种姿势调节反射，其意义在于维持机体一定的姿势和身体的平衡。前庭系统通过前庭神经核与网状结构相连，因此当半规管的感受器受到长时或过强刺激时，可引起自主神经功能失调，出现心率加快、血压下降、呼吸增快、皮肤苍白、出汗、恶心和呕吐等现象，称为前庭自主神经反应（vestibular autonomic reaction）。
>
> 前庭系统还有一个重要的功能是保持眼睛对某一特定方向的注视，通过前庭-眼反射（vestibularocular reflex，VOR）完成。由于VOR的持续调节，人们才能将视觉固定在所关心的目标上。比如，当头部水平向左旋转时，VOR使两眼均转向右侧。在该过程中，左侧水平半规管中的毛细胞去极化，增加左侧前庭核的兴奋性，后者再兴奋对侧（右侧）第Ⅵ对脑神经核团（即展神经核），使右眼的外直肌兴奋，还有一部分兴奋性投射自展神经核越过中线返回至左侧上升，通过内侧纵束，使左侧第Ⅲ对脑神经核（动眼神经核）兴奋，使左眼右侧的内直肌兴奋。与此同时，右侧前庭核的放电减少，通过与上面类似的机制，引起右眼内直肌和左眼外直肌的舒张。这样VOR通过产生补偿性的眼球运动，使视网膜上的图像在头部运动时得以保持稳定。头部向其他方向运动引起的VOR与此类似。伴随VOR发生的眼球运动，称为眼震颤（nystagmus）。临床可利用眼震颤检测前庭功能。

前庭迷路内充满了高钾低钠的内淋巴，具有 +80 mV 电位，而毛细胞的静息电位在 -60 mV，因此跨过毛细胞顶端的电位差达 140 mV。这种电位差促进 K^+ 向毛细胞内流动，使毛细胞具有极大的敏感性。

1. 耳石器官　耳石器官由椭圆囊（utricle）和球囊（saccule）组成，囊斑（macula）是其感觉结构。

（1）耳石器官的功能：当头部直立向上时，椭圆囊斑的位置为水平，球囊斑呈垂直位，因此椭圆囊斑对水平方向（前后或左右）的直线加速度敏感，而球囊斑对垂直方向的加速度（如重力加速度）敏感。囊斑内有位于支持细胞之上的毛细胞，其顶端覆盖有胶状帽（gelatinous cap）。耳石器官的特性在于胶状帽表面分布有直径为 1~5 μm 的微小碳酸钙结晶，称为耳石（otolith）（图 2-38）。耳石密度大于前庭内淋巴，具有较大的惯性。因此，当头部位置改变，或有加速度发生时，耳石发生相对于胶状帽的运动，引起胶状帽变形，纤毛弯曲，通过类似于听觉系统毛细胞的信号转导机制，引起去极化或超极化感受器电位的产生。囊斑上几乎每个毛细胞的排列方向都不完全相同，并呈规则性改变，这样每个囊斑中的毛细胞整体可以覆盖所有的方向。通过对这些毛细胞编码信息的分析，中枢神经系统就可以感受到任何方向的直线运动。

（2）囊斑的感觉换能机制　囊斑内的感受细胞是毛细胞，其中有一条最长，位于细胞的一侧边缘处，称为动纤毛（kinocilium），其他纤毛则较短，但数量较多，有 40~100 根，呈阶梯状排列，称为静纤毛。静止状态时，毛细胞顶端仅有约 10% 的机械门控 K^+ 通道开放，产生小的去极化，以维持基本的初级传入活动。当外力使静纤毛朝向动纤毛一侧弯曲时，毛细胞发生去极化感受器电位；相反，当外力使静纤毛向背离动纤毛的一侧弯曲时，毛细胞的膜电位发生超极化。毛细胞对受力方向具有相当的敏感性，当外力与其偏好方向相垂直时，几乎不引起任何反应。毛细胞底部与前庭传入神经纤维形成突触样结构，电位的变化可直接影响递质释放量的改变，从而改变传入神经冲动频率。

头部两侧椭圆囊和球囊互为镜像，这就意味着当头部运动使一侧的毛细胞兴奋时，同时会导致身体另一侧相应部位毛细胞的抑制。因此，中枢需要对两侧毛细胞的传入信息进行同步分析，以准确地判断运动的方向性，同时协调相应躯干和四肢肌肉的紧张度，维持各种姿势和运动情况下身体的平衡。

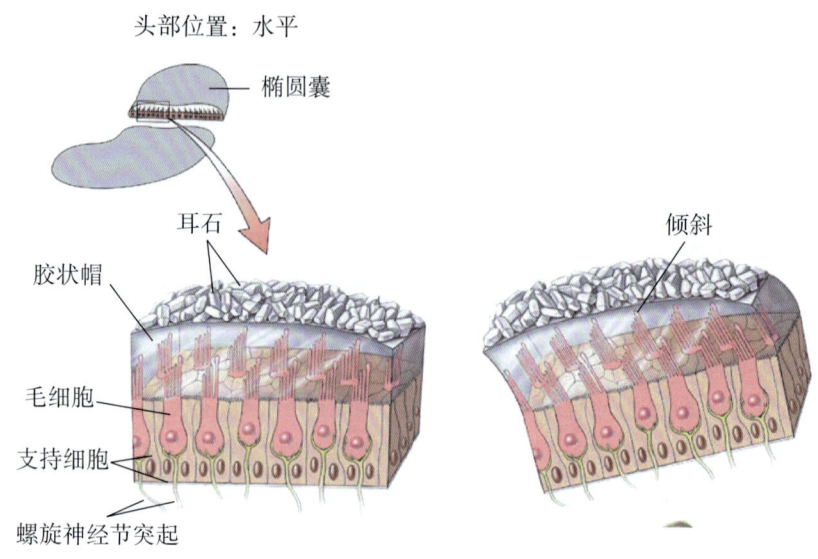

图 2-38 囊斑毛细胞对头部位置的反应

2. 半规管 人的三个半规管在上、外、后三个方向上相互垂直，当头前倾 30° 时，外半规管与地面平行，故又被称为水平半规管，其余两个半规管与其垂直，因此人体可以感受空间任何方向的角加速度。半规管内的膨大部分称为壶腹（ampulla），壶腹内隆起的结构称为壶腹嵴（crista ampullaris），其内有一排顶端伸向管腔的毛细胞，毛细胞顶部的纤毛埋植在凝胶状的壶腹帽（cupula）中。半规管内充满了内淋巴，当头部发生旋转运动时，内淋巴由于惯性而产生滞后。滞后的内淋巴使壶腹帽发生弯曲，进而使纤毛弯曲，引起去极化或超极化感受器电位。

当人体直立并沿矢状轴旋转时，水平半规管受到的刺激最大，当以冠状轴为轴心进行旋转时，上半规管和后半规管受到的刺激最大。内淋巴的惯性使其运动启动晚于半规管，因此当人体开始向左旋转时，左侧水平半规管中的内淋巴流向壶腹方向，使该侧毛细胞兴奋，传入冲动频率增大，同时右侧水平半规管中的内淋巴向离开壶腹的方向流动，使该侧毛细胞发生抑制，传入冲动频率降低。当达到匀速转动时，内淋巴与半规管的角速度一致，两侧壶腹的毛细胞不再受到刺激，处于基础活动水平。当转动终止时，两侧壶腹部毛细胞受到与之前相反的刺激，产生相反的电位变化。由于前庭传入纤维在静息时维持基础的冲动发放频率，因此可随旋转方向发生升高或降低的改变，并且两侧半规管的反向运动，使中枢对何时开始转动和转动方向的判断达到最佳。

三、嗅觉和味觉感受器

嗅觉（olfaction）及味觉（gestation）的产生是由于特化的感觉细胞（嗅感受器或味感受器细胞）选择性对某些小分子或化合物分子高度敏感并产生反应，然后将这些反应所提供的信息传递至大脑皮质的相关中枢进行处理，最后产生对这些小分子或化合物分子的感觉功能，二者统称为化学感觉。

（一）嗅觉感受器

与其他感觉信号类似，嗅觉信号也是逐级传递的，外周感受器接受嗅觉刺激后，经过多级神经元的传递将信号传给嗅觉中枢，在中枢形成对气味的识别和认知。

嗅觉感受器（olfactory receptor）在鼻腔的上部，即位于上鼻甲及其相对的鼻中隔后上部的嗅黏膜（嗅上皮）。嗅黏膜微具黄色，人的两侧嗅黏膜总面积约为 5 cm²。嗅上皮含有 3 种细胞，即嗅感觉神经元（olfactory sensory neuron）、支持细胞（support cell）和基底细胞（basal cell）。嗅感觉神经元为双极细胞，细胞的远端有纤毛，其中枢突汇聚成嗅丝（约 20 条），穿过筛板的筛孔进入嗅球。嗅感觉神经元的纤毛受到存在于空气中的物质分子刺激时，产生神经冲动传向嗅球，继而传向更高级的嗅觉中枢，引起嗅觉。

1. 嗅觉感受器的适宜刺激　自然界能够引起嗅觉的气味物质可达两万余种，而人类能够明确辨别的气味有 2000～4000 种。目前认为，各种不同嗅觉的感受可能是由至少 7 种基本气味组合而形成的，即樟脑味、麝香味、花草味、乙醚味、薄荷味、辛辣味和腐腥味。

2. 嗅觉感受器的感觉换能机制　气味分子（odorant）被黏液吸收后扩散至纤毛，与膜上的受体蛋白相结合，从而激活第二信使系统。气味受体（odorant receptor）为 GPCR，G 蛋白为 G_s 蛋白（G_{olf} 蛋白），可激活腺苷酸环化酶Ⅲ，降解 ATP 生成 cAMP（图 2-39）。绝大多数气味受体与 cAMP 第二信使系统相关。结合一个气味分子可在 50 ms 内引起 cAMP 升高。cAMP 激活环核苷酸门控通道（cyclic nucleotide gate channel，CNG），这是一类非选择性阳离子通道，允许 Na^+、K^+ 和 Ca^{2+} 通过，Ca^{2+} 内流进一步打开 Ca^{2+} 门控 Cl^- 通道（Ca^{2+}-gated Cl^- channel），引起 Cl^- 外流，从而产生去极化感受器电位。感受器电位以电紧张形式从纤毛经树突扩布至胞体，在胞体中去极化触发动作电位，沿其轴突传导至第一个中继站——嗅球。但是，嗅觉不完全由嗅感觉神经元的活动所产生，呼吸区所包含的三叉神经游离末梢也对气味分子有反应。因此，即使嗅感觉神经元的轴突因事故而损伤，仍能在一定程度上保留嗅觉。

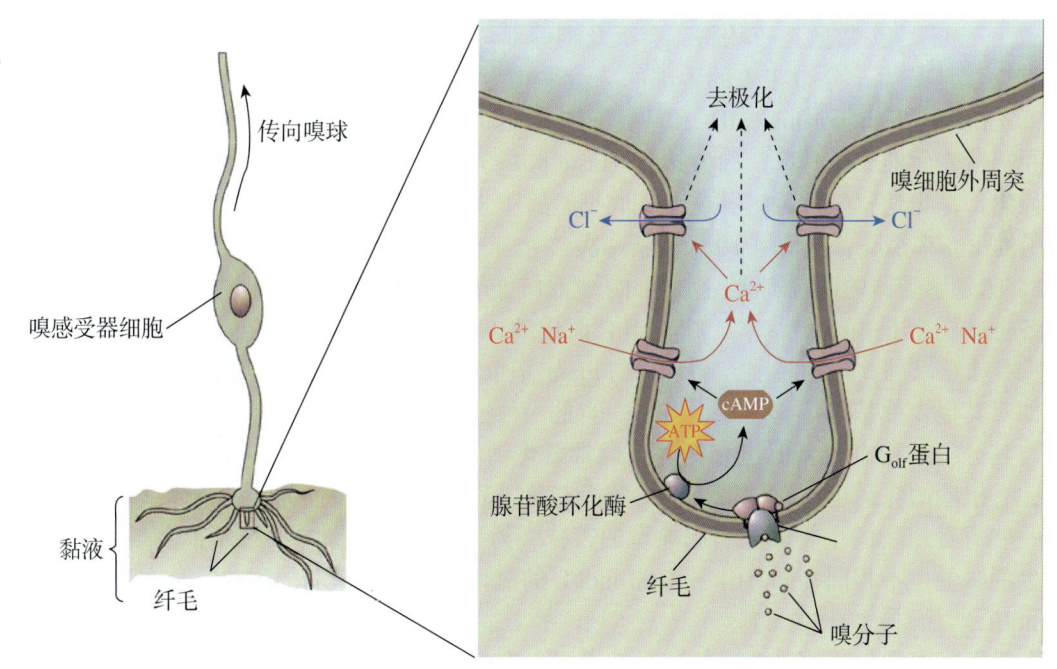

图 2-39　嗅感受器去极化细胞感受器的产生

3. 气味受体及其信息编码　气味受体由美国科学家 Linda Buck 和 Richard Axel 于 1991 年首次从小鼠中成功克隆，两位科学家因此共同获得 2004 年诺贝尔生理学或医学奖。气味受体是一种七次跨膜的 GPCR，N 端位于胞外，C 端位于胞内。每一跨膜区的氨基酸数目在 19～26 个。在这 7 个跨膜区域中，第 3、第 4 和第 5 跨膜区是与气味分子结合的部位，也是氨基酸序列变化最多的部位。啮齿类动物体内有 1000 余种气味受体，人类气味受体的基因比较少，大约有 350 种。气味受体基因家族是目前已知的最大基因家族，约占到基因总数的 1%。如此大量的遗传信息用于嗅觉信息处理可能反映了这一感觉系统对哺乳动物生存和繁殖的重要性。但是，每个嗅感觉神经元只表达一种气味受体，这一特性成为嗅觉信息编码的重要结构基础。

嗅感觉神经元对嗅觉信息采取群体编码的策略。一个嗅感觉神经元虽然只表达一种气味受体，但它可以对 10～12 种不同的气味分子有反应，只是其敏感度不同，显示出特有的反应谱。它可以对气味 A 有强烈反应，对气味 B 只有微弱反应，对气味 C 则完全没有反应。显然，一种气味刺激将使许多嗅感觉神经元发生不同程度的兴奋，这种特殊的兴奋模式反映了气味刺激的质，而兴奋的总体水平将反映气味刺激的量。嗅感觉神经元对持续性刺激或重复刺激可显示持续的放电，适应得很慢，这和嗅知觉快速适应现象形成了鲜明的对比。显然后者并非是由于感受器反应的减退，而是中枢嗅通路中神经回路抑制性相互作用的结果。

（二）味觉感受器

味觉是指食物在口腔内对味觉化学感受系统进行刺激所产生的一种感觉。动物能识别 5 种基本的味觉，即酸（sour）、甜（sweet）、苦（bitter）、咸（salty）和鲜（umami），它们是食物直接刺激味蕾产生的。在这 5 种基本味觉中，人对咸味的感觉最快，对苦味的感觉最慢，但就人对味觉的敏感性来讲，苦味比其他味觉都敏感，更容易被察觉，其意义可能是由于苦味可以警示机体遇到了毒性物质或变质食物，并会诱发厌恶性反应。相比之下，甜味和鲜味提供的是关于食物的营养成分（如糖和氨基酸）的信息，通常是令人喜欢的，对其高敏感性的意义并不显著。

1. 味觉感受器的分布　味觉的感受器是味蕾（taste bud），主要分布于舌表面前 2/3 的菌状乳头（fungiform papilla）、后 1/3 的轮廓状乳头（circumvallate papilla）和舌后缘的叶状乳头（foliate papilla），少数散在于软腭、会厌及咽等部位的上皮内。儿童味蕾较成人为多，老年时因萎缩而逐渐减少。分布在人的舌部的味蕾平均为 5235 个。每一个味蕾都由味觉细胞（taste cell）、支持细胞（supporting cell）和基底细胞（basal cell）组成。数十个味觉细胞簇状聚集，其顶端在味蕾表面形成一开口，称为味孔（taste pores）。味觉细胞顶端有微绒毛（microvilli），由味孔伸出，是味觉感受的关键部位。基底细胞属于未分化细胞，它将分化为新的味觉细胞。味觉细胞的更新率很高，平均每 10 天更新一次。

2. 味觉感受器的适宜刺激　人类的味觉系统能够感受和区分多种味道。很久以前人们就知道，各种味道都是由 4 种基本的味觉组合而成的，即酸、甜、苦和咸。后来还发现，除以上 4 种基本味觉以外，还有一种"鲜味"（umami）也被列为基本味觉，尽管目前对鲜味的认识远不如对其他 4 种基本味觉清楚，但它确实是一种独特的、能够清楚区分的味觉。不同物质的味道与其分子结构有关，但也有例外。通常氯化钠能引起典型的咸味；H^+ 是引起酸味的关键因素，有机酸的味道也与它们带负电的酸根有关；甜味的产生与葡萄糖的主体结构有关；奎宁和一些有毒植物的生物碱能引起典型的苦味。另外，即使是同一种味质，由于其浓度不同，所产生的味觉也不相同，如 0.01～0.03 mol/L 的氯化钠溶液呈微弱的甜味，只有当其浓度大于 0.04 mol/L 时才引起纯粹的咸味。

人舌不同部位的味蕾对味道的感受性不同。舌尖对甜味比较敏感，舌两侧的前部对咸味比较敏感，舌两侧对酸味比较敏感，舌根部和软腭对苦味比较敏感。味觉的敏感度往往受食物或刺激物温度的影响，在 20～30℃时，味觉的敏感度最高。另外，味觉的分辨力和对某些食物的选择也受血液中化学成分的影响，例如肾上腺皮质功能低下的患者，由于血液中 Na^+ 减少，这类患者喜食咸味食物。动物实验证实，摘除肾上腺的大鼠对辨别氯化钠溶液的敏感性显著提高。

3. 味觉感受器的感觉换能机制　不同的基本味质（tastant）为不同的味觉感受器所察觉。在味觉细胞顶端的细胞膜上有识别 5 类味觉物质的受体。目前，已经成功克隆出甜味、苦味和鲜味觉的受体基因。味觉物质与味觉受体结合后，导致味觉细胞膜的去极化和神经递质的释放，从而将味觉细胞感受到的化学信息转化为电信号，并在神经系统中传递和加工，但不同味质引起味感受器反应的换能机制各不相同。按其作用特点可以分成两类：一类是离子型受体介导的换能，这类味觉受体本身就是离子通道，味觉物质与受体结合后直接打开离子通道，引起阳离子内流。如咸味质能与上皮细胞 Na^+ 通道（epithelial Na^+ channel，ENaC）结合，Na^+ 经这些通道流入，直接改变味觉细胞的膜电位。酸味涉及 TRP 通道 PKD2L1（polycystic kidney disease 2-like 1）和 PKD1L3（polycystic kidney disease 1-like 3），对它们的命名是基于它们与多囊肾病（polycystic kidney disease）相关离子通道的相似性。另一类是代谢型受体即 GPCR 介导的换能，通过 G 蛋白的信号转导，活化三磷酸肌醇，也可能激活 cAMP 和 cGMP，从而触发胞内 Ca^{2+} 增加，导致递质释放。

近 20 年来的研究发现，味觉细胞特异表达两种 N 端有大型胞外结构域的 GPCR，它们富集于味孔处。其中，T1R3 作为甜味和鲜味共用的协同受体，与 T1R2 一同可介导甜味觉，而与 T1R1 一同可介导鲜味觉（图 2-40）。猫科动物由于 *T1R2* 基因突变而不能形成对甜味的感知。类似地，在大熊猫的基因组中，*T1R1* 成为假基因，因此熊猫缺乏对鲜味的感知。在苦味感知上，不通透细胞膜的苦味质通常与味觉细胞膜上的 GPCR 结合激活，而能通透细胞膜的苦味质则不需要激活 G 蛋白，可直接进入细胞内，阻断味觉细胞顶端的 K^+ 通道。

甜味受体：T1R2+T1R3

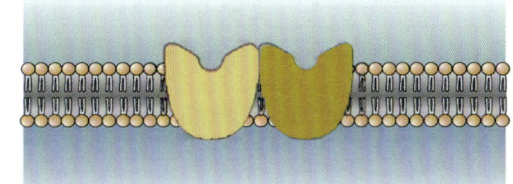

鲜味受体：T1R1+T1R3

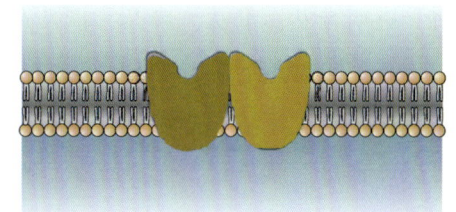

图 2-40　甜味和鲜味受体的组成

味感受器电位的特点是广谱性，即通常对咸、甜、苦、酸和鲜味均有反应，只是幅度不同。目前已成功利用微电极在动物的单一味觉细胞上记录到感受器电位。实验证明，一个味觉感受器并不只对一种味质起反应，而是对酸、甜、苦、咸、鲜均有反应，只是反应的程度不同而已。中枢可能通过 5 种基本味觉的专用传导线路上不同组合的神经信号来认知基本味觉以外的各种味觉。

整合思考题

1. 视网膜上视觉敏锐度最高的部位是哪里？为什么？
2. 大多数哺乳动物的色觉并不好，比如狗和马等动物，请解释这种现象发生的外周机制。
3. 请比较分析昼行和夜行动物的视觉差异，并推测其可能的生物学机制。
4. 维生素 A 在视网膜对光反应中发挥何种作用？其缺乏可能导致哪些视觉损害症状？
5. 声音刺激包括频率和强度信息，请问耳蜗是如何对声音刺激信息进行编码的？

（方　璇　张　瑛）

第三章 周围神经系统

第一节 脊神经

本节数字资源

导学目标

- **基本目标**
  1. 描述脊神经的构成、区分，前后根和前后的纤维成分及前支的分布概况。
  2. 说明颈丛、臂丛、腰丛、骶丛的组成、位置和分支，主要分支神经的发起部位、行程、分布范围。描述胸神经前支的行程及其皮支分布的节段性。
  3. 分析肌皮神经、正中神经、尺神经、桡神经、腋神经、股神经、闭孔神经、坐骨神经、胫神经、腓总神经、阴部神经等神经的行程、分布范围、损伤后运动和感觉障碍的主要表现。
  4. 描述胸长神经、肩胛上神经、肩胛背神经、肩胛下神经、髂腹下神经、髂腹股沟神经、生殖股神经、股外侧皮神经、臀上神经、臀下神经、股后皮神经的分布范围。

- **发展目标**
  1. 通过联系临床病例，培养分析问题和解决问题的临床思维。
  2. 运用渐进式问题，逐步深入掌握难点知识。

案例3-1

女性，25岁。因交通事故造成肱骨中部骨折，急诊就医。来院查体：未见明显皮肤伤口，臂中部有明显的向外上方的成角畸形。患者伸腕障碍，"虎口"区皮肤感觉障碍。X线检查显示：肱骨干骨折。诊断：肱骨干骨折合并桡神经损伤。

试从解剖学角度分析：
1. 肱骨干骨折为何易损伤桡神经？
2. 桡神经损伤后的表现有哪些？

脊神经（spinal nerves）与脊髓相连，共31对。每对脊神经由前根（anterior root）和后根（posterior root）在椎间孔处合成。前根由运动纤维组成，后根由感觉纤维组成，后根在椎间孔处有膨大的脊神经节（spinal ganglion）（图3-1）。

31对脊神经包括8对颈神经（cervical nerves）、12对胸神经（thoracic nerves）、5对腰神经（lumbar nerves）、5对骶神经（sacral nerves）和1对尾神经（coccygeal nerves）。第1颈神经在枕骨与寰椎间穿出椎管，第8颈神经在第7颈椎和第1胸椎间的椎间孔穿出，以下的胸神经和腰神经均分别在同序数椎骨下方的椎间孔穿出。第1~4骶神经的分支分别穿出相应的骶前孔和骶后孔，第5骶神经和尾神经由骶管裂孔穿出。

每一对脊神经都是混合性的，感觉纤维传导来自躯体和内脏的感觉冲动，运动纤维分别控制骨骼肌和平滑肌、心肌的运动和腺体的分泌。脊神经含有以下4种纤维成分。

(1) 躯体感觉纤维：分布于皮肤、骨骼肌和关节。
(2) 内脏感觉纤维：分布于内脏、心血管和腺体。
(3) 躯体运动纤维：支配骨骼肌的运动。
(4) 内脏运动纤维：支配平滑肌、心肌的运动，控制腺体的分泌。

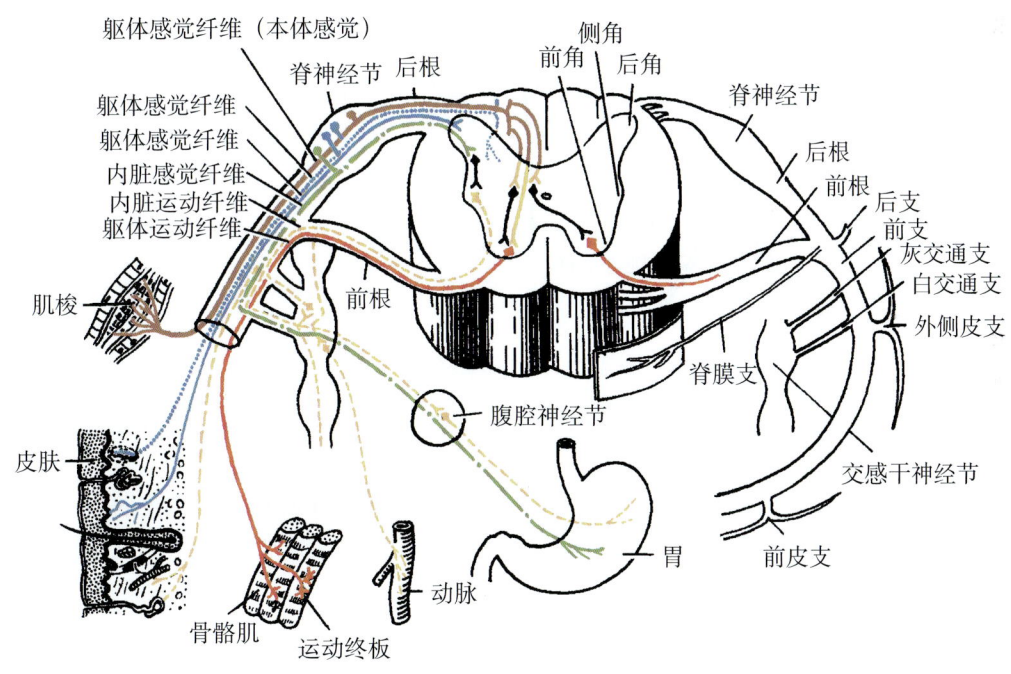

图3-1　脊神经的组成、分支和分布模式图

脊神经出椎间孔后，立即分为前支、后支、脊膜支和交通支。前支和后支均为混合性。

1. 前支（anterior branch）　粗大，支配颈、胸、腹（脊神经后支支配范围以外的）以及四肢的骨骼肌，并分布至相应区域的皮肤。前支除T_2~T_{11}外，其余各支分别组成神经丛，即颈丛、臂丛、腰丛和骶丛。

2. 后支（posterior branch）　细小，穿横突间（骶部的出骶后孔）后行，主要分布于项、背、腰、臀部的皮肤和项、背及腰骶部深层肌，分布有较明显的节段性。

3. 脊膜支（meningeal branch）　细小，经椎间孔返回椎管，分布于脊髓的被膜和椎骨的骨膜、韧带和椎间盘等。

4. 交通支（communicating branch）　连于脊神经与交感干之间的细支。每条脊神经均有灰交通支连于交感干，但T_1~L_3脊神经还有白交通支与交感干相连。

一、颈丛

（一）颈丛的组成和位置

颈丛（cervical plexus）由第 1～4 颈神经的前支构成（图 3-2），位于胸锁乳突肌上部深面，中斜角肌和肩胛提肌起始处的前方。

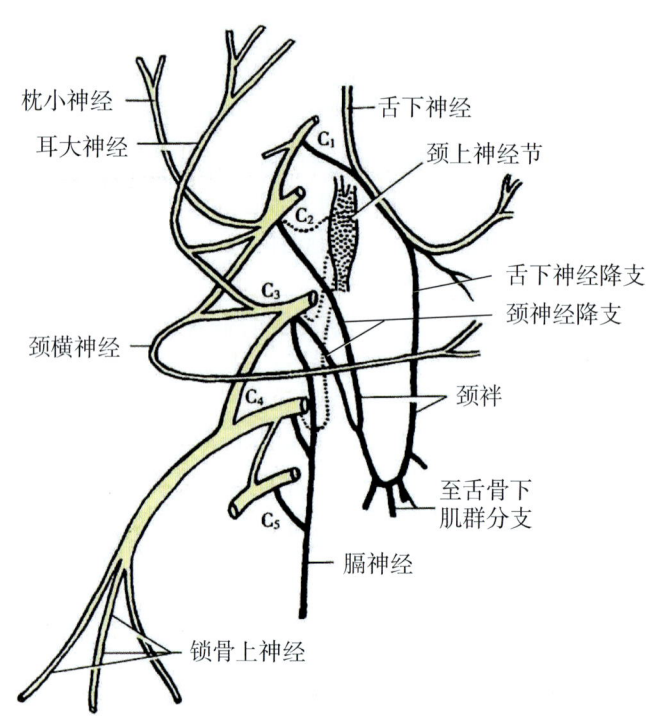

图 3-2 颈丛的组成及颈袢示意图

（二）颈丛的分支

1. 皮支　在胸锁乳突肌后缘中点附近浅出，由此向上分布于耳后和枕部皮肤，向前分布于颈部皮肤，向外下方分布至颈下部和肩部皮肤。故胸锁乳突肌后缘中点是颈部皮神经阻滞麻醉的部位。

皮支主要包括（图 3-3）：

(1) 枕小神经（lesser occipital nerve）（C_2）：沿胸锁乳突肌后缘行向后上，分布于枕部和耳郭背面的皮肤。

(2) 耳大神经（great auricular nerve）（$C_{2,3}$）：沿胸锁乳突肌表面向耳垂方向上行，分布于耳郭和腮腺咬肌区皮肤。

(3) 颈横神经（transverse nerve of neck）（$C_{2,3}$）：又称颈皮神经，横过胸锁乳突肌表面向前，分布于颈前区皮肤。

(4) 锁骨上神经（supraclavicular nerves）（$C_{3,4}$）：分数支行向外下方，至颈外侧区、胸前壁上部和肩部皮肤。

2. 肌支　主要支配颈部深层肌、舌骨下肌群、肩胛提肌。

(1) 膈神经（phrenic nerve）（C_3～C_5）（图 3-4）：为混合性神经，沿前斜角肌的前面下行，在锁骨下动、静脉之间经胸廓上口进入胸腔。在胸腔中，它与心包膈血管伴行，越过肺根的前方，在纵隔胸膜与心包间下行，在膈的中心腱附近入膈。膈神经中的运动纤维支配膈肌；感觉纤维中有些传导膈肌的本体感觉，多数是分布于覆盖膈中央部的胸膜和膈下腹膜，其他感觉纤维分布于纵隔胸膜和心包。另外，右膈神经的感觉纤维还分布到肝、胆囊和肝外胆道的浆膜。一侧膈神经损伤表现为伤侧半膈肌瘫痪，腹式呼吸减弱，严重时可有窒息感。

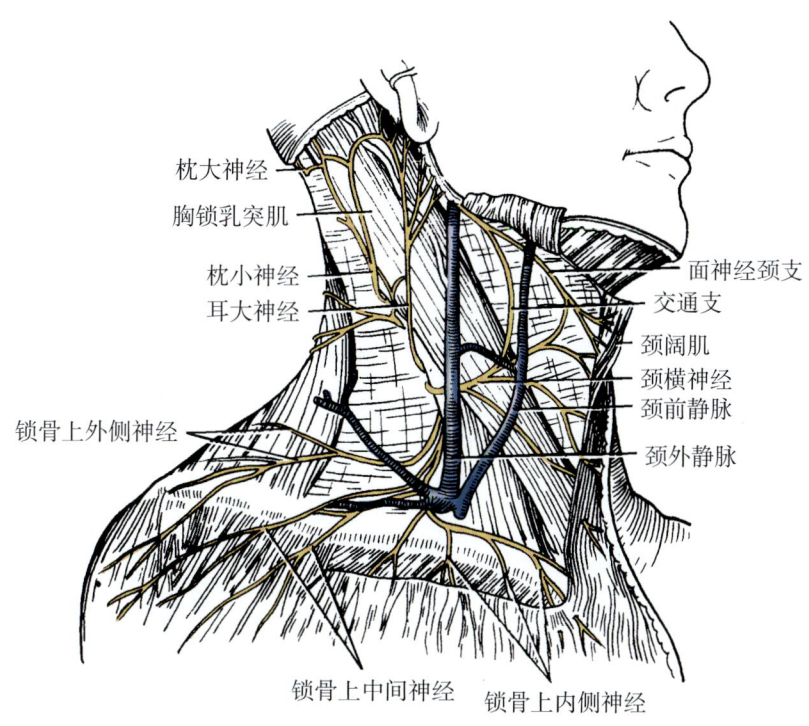

图 3-3　颈丛皮支

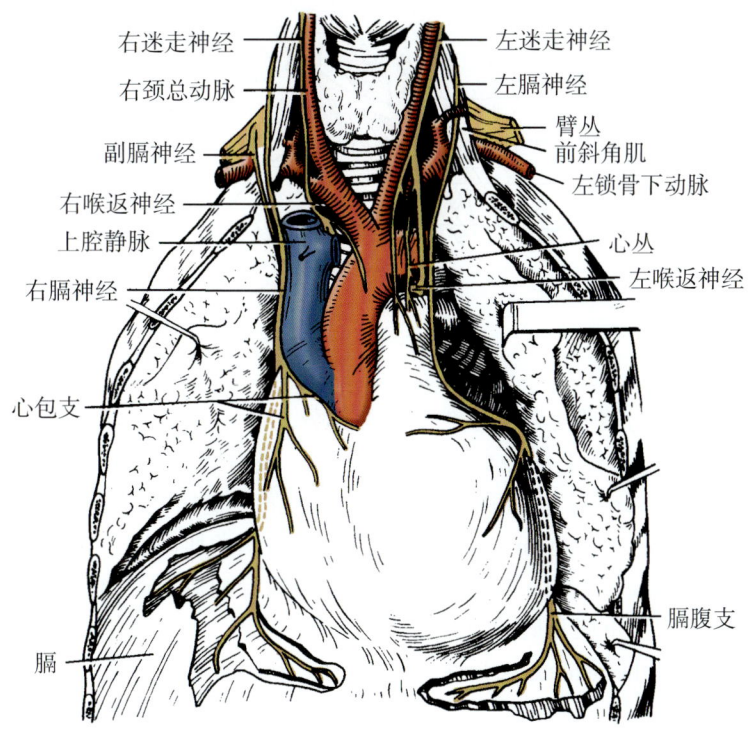

图 3-4　膈神经支

(2) 副膈神经（accessory phrenic nerve）：多见于一侧，国人出现率为48%，起自第5～6颈神经的前支，在不同高度加入膈神经。如果有副膈神经的存在，当膈神经高位损伤时，膈肌可不全瘫痪。

(3) 颈袢（ansa cervicalis）（又称舌下神经袢）（图3-2）：为颈丛与舌下神经之间的交通联系。第1颈神经前支的大部分纤维加入舌下神经，并与之同行，除部分纤维直接支配甲状舌骨肌和颏舌骨肌外，其余纤维离开舌下神经，构成颈袢上根，与第2、3颈神经部分纤维构成的颈袢下根合成颈袢，由颈袢发出分支支配舌骨下肌群。

二、臂丛

（一）臂丛的组成和位置

臂丛（brachial plexus）由第5～8颈神经前支和第1胸神经前支的大部分组成。它们自斜角肌间隙穿出，经锁骨的后方进入腋窝。组成臂丛的各神经根出椎间孔后先合成上、中、下3个干，每个干再分成前、后股，各股入腋窝后形成外侧束、内侧束和后束3个束包绕腋动脉（图3-5）。臂丛在锁骨中点上方比较集中，且位置较浅，常作为上肢手术时进行臂丛神经阻滞麻醉的部位。在腋窝内臂丛集中包绕着腋动脉，也可在此进行臂丛神经阻滞麻醉。

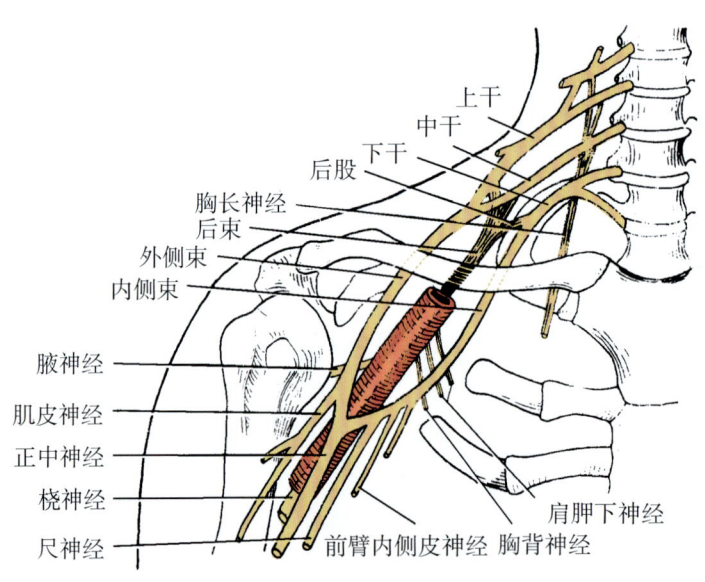

图3-5　臂丛的组成模式图

（二）臂丛的分支

臂丛按发出部位可分为锁骨上部和锁骨下部两部分。

1. **锁骨上部的分支**　锁骨上部分支是较短的神经，发自臂丛的根和干，分布于颈深肌、背部浅肌（斜方肌除外）、部分胸上肢肌和上肢带肌。主要的分支如下。

(1) 肩胛背神经（dorsal scapular nerve）（$C_{4,5}$）：穿中斜角肌向后，支配菱形肌和肩胛提肌。

(2) 肩胛上神经（suprascapular nerve）（$C_{5,6}$）：向后经肩胛上切迹入冈上窝，再绕肩胛颈至冈下窝，支配冈上肌、冈下肌和肩关节。

(3) 胸长神经（long thoracic nerve）（$C_5 \sim C_7$）：经臂丛后方进入腋窝，沿前锯肌的表面下降，支配此肌。

2. **锁骨下部的分支**　都发自3个束，分支分布于肩部、臂、前臂和手的肌、关节和皮肤（图3-6，图3-7）。

(1) 肩胛下神经（subscapular nerve）（$C_5 \sim C_7$）：起自后束，支配肩胛下肌和大圆肌。

(2) 胸内侧神经（medial pectoral nerve）和胸外侧神经（lateral pectoral nerve）（$C_5 \sim T_1$）：起自内、外侧束，支配胸小肌和胸大肌。

(3) 胸背神经（thoracodorsal nerve）（$C_6 \sim C_8$）：起自后束，沿肩胛骨外缘伴肩胛下血管下降，支配背阔肌。

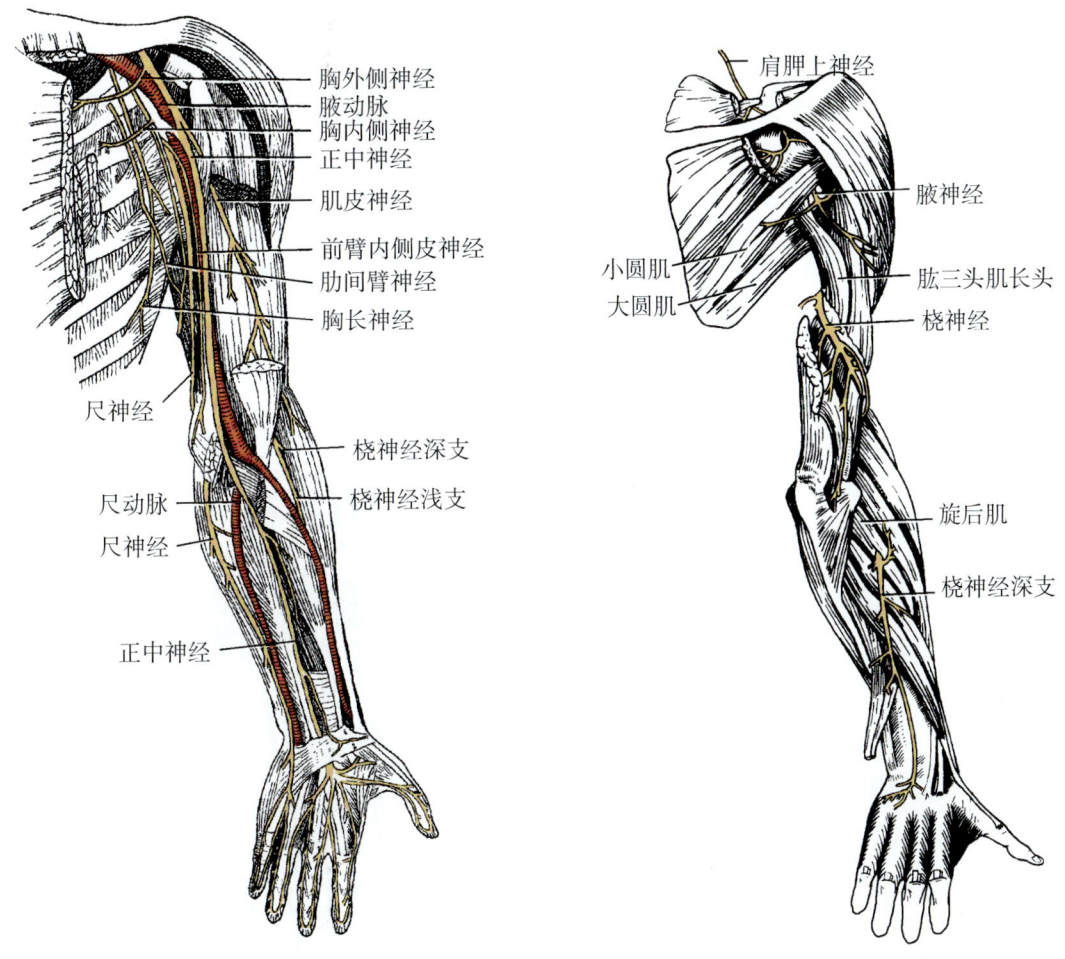

图 3-6　上肢前面的神经　　　　　图 3-7　上肢后面的神经

(4) 腋神经（axillary nerve）（$C_{5,6}$）：起自后束，在腋窝紧贴肱骨外科颈向后穿四边孔，至三角肌深面。分支：①肌支：支配三角肌和小圆肌；②皮支：在三角肌后缘浅出，分布于肩部、臂外侧上部的皮肤（图 3-7，图 3-8）。

(5) 肌皮神经（musculocutaneous nerve）（$C_5 \sim C_7$）：自外侧束发出后，斜穿喙肱肌，在肱二头肌和肱肌之间下行，发出肌支支配这3块肌。终支在肘关节稍上方穿出深筋膜，沿前臂外侧下行，称前臂外侧皮神经（lateral antebrachial cutaneous nerve），分布于前臂外侧的皮肤（图 3-6）。

(6) 桡神经（radial nerve）（$C_5 \sim T_1$）：起自后束，在肱动脉后方下行，伴肱深动脉入桡神经沟，至肱骨外上髁前上方，穿外侧肌间隔出肱桡肌和肱肌之间，分为浅、深两支。浅支在肱桡肌深面伴行于桡动脉的外侧，至前臂中、下1/3交界处离开桡动脉转向背面，在肱桡肌后缘穿出深筋膜继续下行至腕和手背；深支穿旋后肌至前臂背面，行于浅、深层肌之间（图 3-7）。分支：①肌支：自桡神经本干发出分支，支配肱三头肌、肱桡肌和桡侧腕长伸肌；桡神经深支支配前臂后群肌；②皮支：在腋窝处发出臂后皮神经，分布至臂后面皮肤。在桡神经沟处发出前臂后皮神经，分布于前臂背面的皮肤。桡神经浅支分布于手背桡侧半和桡侧两指半近节指背的皮肤（图3-9）。

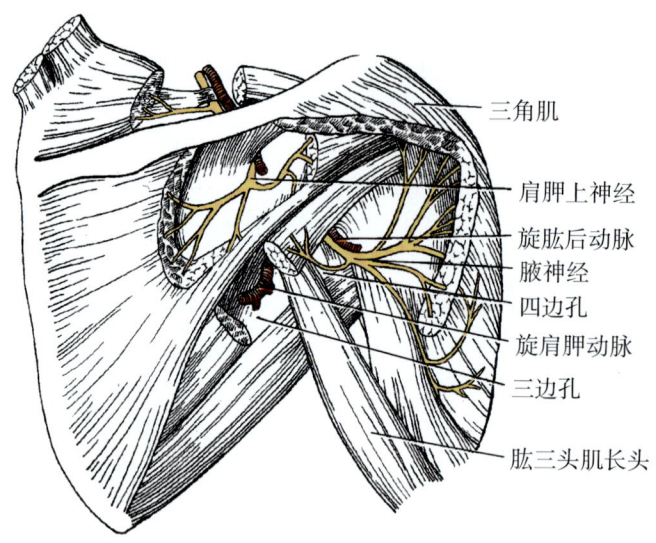

图3-8　腋神经和肩胛上神经

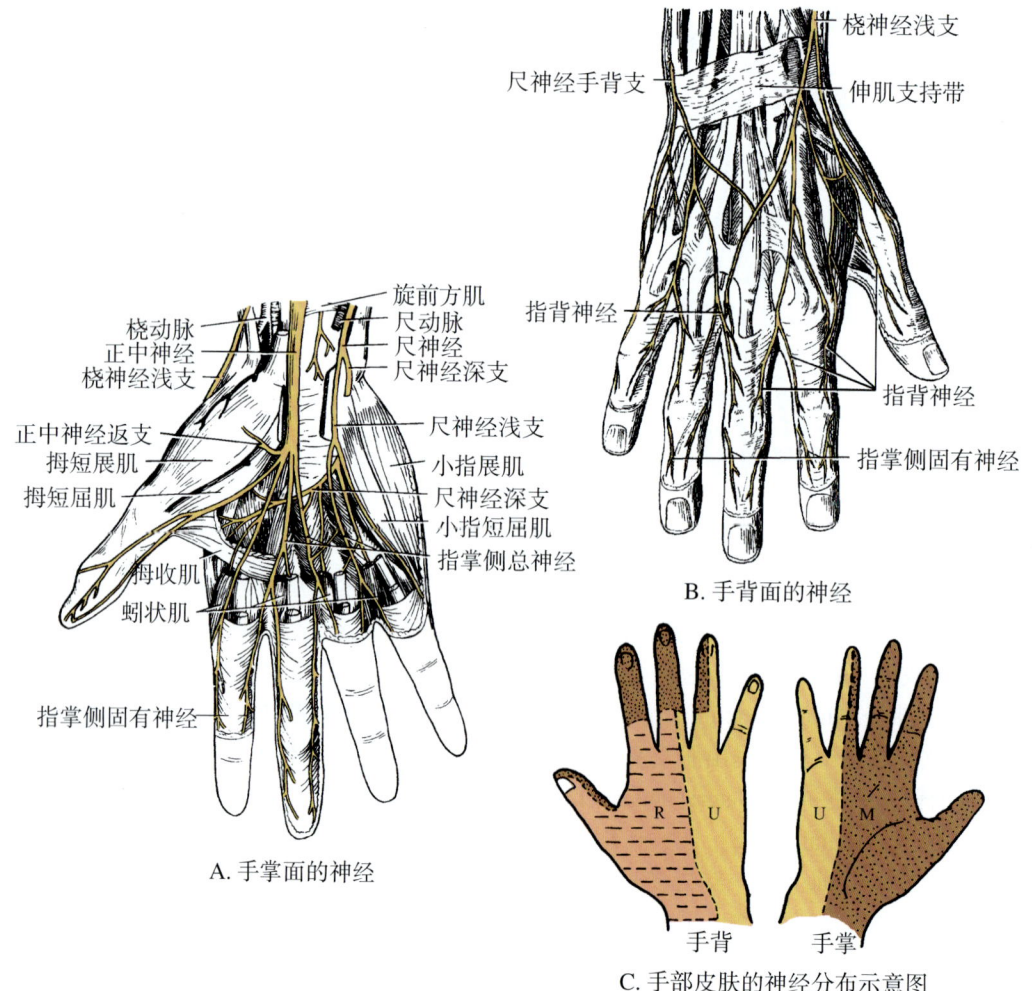

图3-9　手的神经分布示意图

(7) 正中神经（median nerve）（$C_6 \sim T_1$）：以内侧根和外侧根分别起自内、外侧束，两根夹持腋动脉，向下合成一干，伴肱动脉沿肱二头肌内侧沟降至肘窝。从肘窝向下穿旋前圆肌，再向下行于指浅、深屈肌间达腕管，在桡侧腕屈肌腱和掌长肌腱间进入腕管，在掌腱膜的深面至手掌，分成终支，沿手指的相对缘至指尖（图3-6，图3-9）。正中神经在臂部无分支，在肘部、前臂和手掌均有分支。正中神经的分支可归为两类：①肌支：支配前臂前群肌（肱桡肌、尺侧屈腕肌和指深屈肌的尺侧半除外）、鱼际肌（拇收肌除外）和第1、2蚓状肌。支配鱼际肌的为一粗短的返支，在屈肌支持带下缘的桡侧发出，行于桡动脉掌浅支的外侧进入鱼际；②皮支：分布于掌心、鱼际、桡侧3个半指掌面及其中节和远节手指背面的皮肤。

(8) 尺神经（ulnar nerve）（$C_8 \sim T_1$）：起自内侧束，沿肱动脉的内侧、肱二头肌内侧沟下行，在臂下部向后下，穿内侧肌间隔至臂后面，向下经肱骨内上髁后方的尺神经沟，穿尺侧腕屈肌至前臂内侧，循指深屈肌和尺侧腕屈肌间，伴行尺动脉内侧下降，到前臂中、下1/3交界处分出手背支，本干经屈肌支持带的浅面入掌（图3-6，图3-9）。尺神经在尺神经沟处位置表浅，易于触及。分支：①肌支：支配尺侧腕屈肌和指深屈肌的尺侧半、小鱼际肌、拇收肌、骨间肌及第3、4蚓状肌；②皮支：手掌支分布于小鱼际、小指和环指尺侧半的皮肤，手背支分布于手背尺侧半及小指、环指和中指尺侧半近节指背的皮肤。

（三）臂丛的损伤

1. **臂丛神经干的损伤** 臂丛的上干或下干损伤可分别产生上干征或下干征。上干征累及第5、6颈神经支配的三角肌、肱二头肌、肱肌、肱桡肌和旋后肌等，造成臂上举、外旋及前臂屈、旋后困难；感觉的丧失常仅限于三角肌区和臂外侧部。下干征主要累及由颈8和胸1神经支配的手部肌、掌长肌和屈指肌，主要影响手指和腕的运动；感觉障碍为臂部、前臂和手部的内侧。

2. **臂丛主要分支的损伤**

(1) 腋神经损伤：肱骨外科颈骨折常致腋神经损伤，导致三角肌瘫痪，不能高举或外展上肢，肩部骨突耸出，失去正常的丰满轮廓，称为"方形肩"。因邻近皮神经的重叠分布，感觉丧失不明显。

(2) 胸长神经损伤：乳腺癌手术等可致胸长神经损伤，出现前锯肌瘫痪，致病侧肩胛骨内侧缘和下角离开胸廓而耸起，形成"翼状肩胛"。

(3) 桡神经损伤：若在臂中段损伤，导致不能伸肘、伸腕和伸指，抬前臂时呈"垂腕"姿态。感觉丧失区域以手背的"虎口"最为显著（图3-9，图3-10）。

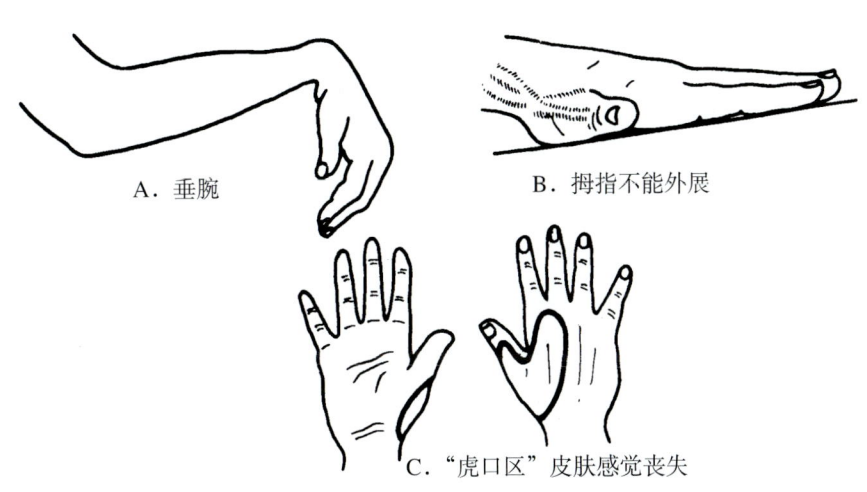

图3-10 桡神经损伤

(4) 正中神经损伤：若臂部主干损伤，可累及全部分支，引起前臂屈腕能力明显减弱，不能旋前，鱼际肌萎缩，不能对掌，手显平坦，拇、示、中指不能屈曲，称为"猿手"。感觉障碍以拇、示、中指的指腹最为显著（图3-11）。

(5) 尺神经损伤：若肱骨内上髁的后方损伤尺神经，运动障碍表现为屈腕能力减弱，环指、小指的末节指骨不能屈，小鱼际肌萎缩，骨间肌萎缩，各指不能互相靠拢。拇指无法内收。由于拮抗肌占优势，呈现"爪形手"。感觉丧失的区域以小指尺侧最为显著（图3-11）。

三、胸神经前支

胸神经前支共12对，其中第1～11胸神经前支行于相应的肋间隙中，称为肋间神经（intercostal nerve），第12胸神经前支走行于第12肋下方，称为肋下神经（subcostal nerve）。

肋间神经在肋间内、外肌之间，肋血管下方，沿肋沟前行。在腋前线附近离开肋骨下缘，行于肋间隙中，并在胸、腹壁侧面发出外侧皮支，分布于胸、腹侧面的皮肤。主干继续前行，上6对肋间神经到达胸骨侧缘浅出，下5对肋间神经和肋下神经斜向下内，行于腹内斜肌和腹横肌之间，并进入腹直肌鞘，在白线附近穿腹直肌鞘浅出，这些浅出的分支称为前皮支，分布于胸腹前壁的皮肤。肋间神经的肌支支配肋间肌、腹肌的前外侧群。

胸神经的前支在胸、腹壁皮肤的分布有明显的节段性，按神经顺序由上向下依次排列（图3-12）。大致分布如下：T_2相当胸骨角平面，T_4相当乳头平面，T_6相当剑突平面，T_8相当肋弓下缘平面，T_{10}相当脐平面，T_{12}分布于脐至耻骨联合连线的中点处。临床上实施椎管内麻醉时，多以此测定麻醉平面的位置，亦可以体表标志检查感觉障碍的平面。

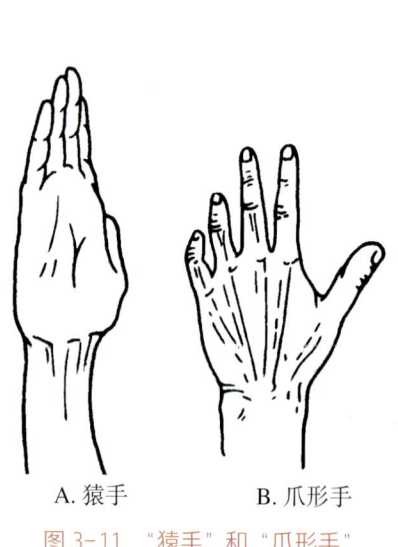

A. 猿手　　B. 爪形手

图3-11　"猿手"和"爪形手"

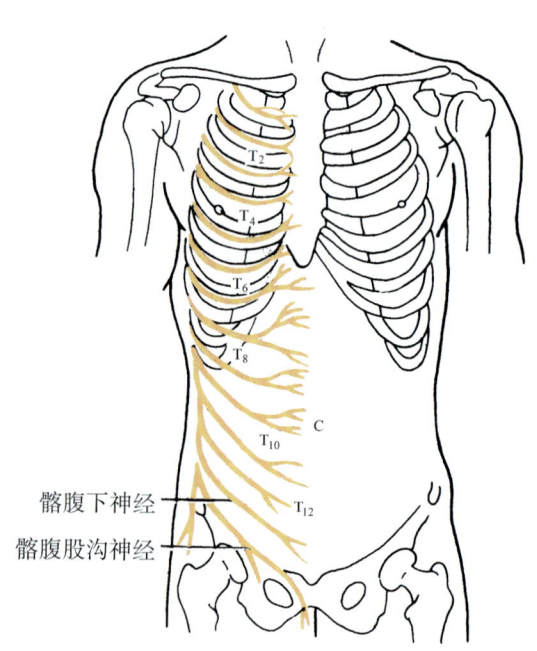

图3-12　胸神经前支分布的模式图

四、腰丛

（一）腰丛的组成和位置

腰丛（lumbar plexus）由第12胸神经前支的一部分、第1～3腰神经前支及第4腰神经前支的一部分组成，位于腰大肌深面，腰椎横突的前方（图3-13）。

（二）腰丛的分支

腰丛除分支支配髂腰肌和腰方肌外，主要分支分布于腹股沟区及大腿的前部和内侧部。

1. 髂腹下神经（iliohypogastric nerve）（T_{12}～L_1） 自腰大肌外缘穿出，在腰方肌的前面行向外下，在髂嵴上方，穿入腹内斜肌和腹横肌间前行，至髂前上棘内侧2～3 cm 处行于腹外斜肌腱膜深面，约在腹股沟管浅环上方2 cm 浅出。其皮支分布于臀外侧部、腹股沟区及下腹部皮肤，肌支支配腹壁肌。

2. 髂腹股沟神经（ilioinguinal nerve）（L_1） 在髂腹下神经的下方，走行方向与之平行，于髂嵴前端附近穿出腹横肌，在髂腹下神经下方一横指处前行进入腹股沟管，在精索（子宫圆韧带）浅面至腹股沟管浅环浅出。其皮支分布于腹股沟部和阴囊（或大阴唇）的皮肤，肌支支配腹壁肌。

3. 生殖股神经（genitofemoral nerve）（L_1～L_2） 自腰大肌前面穿出后，沿该肌表面下行，在腹股沟韧带上方分成生殖支和股支。生殖支穿经腹股沟管，分布于阴囊皮肤和提睾肌（女性随子宫圆韧带至大阴唇皮肤）；股支伴髂外动脉的外侧下降，分布于腹股沟韧带下方的皮肤。

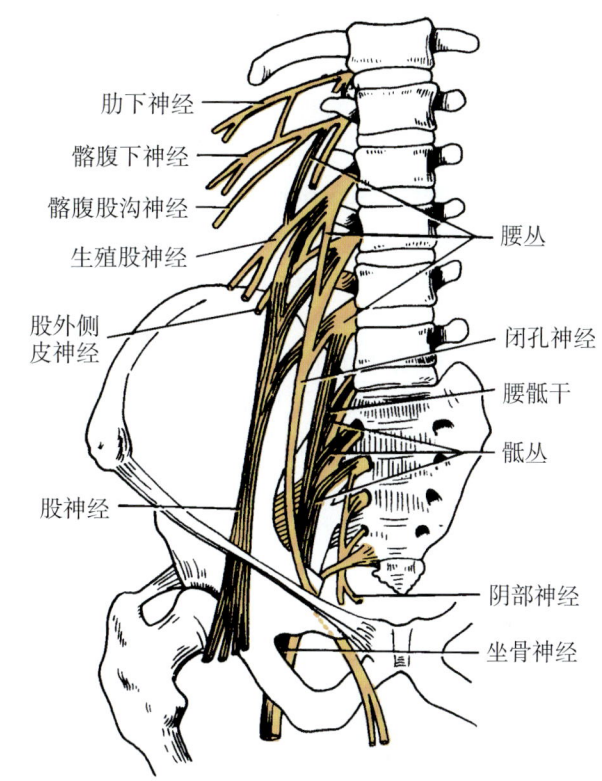

图 3-13 腰丛和骶丛的组成和分支

4. 股外侧皮神经（lateral femoral cutaneous nerve）（L_2～L_3） 自腰大肌外缘穿出，斜越髂肌表面，在髂前上棘的内侧经腹股沟韧带深面达股部，约在髂前上棘下方5 cm 处穿出深筋膜，分布于大腿外侧部的皮肤（图 3-14）。

5. 股神经（femoral nerve）（L_2～L_4） 为腰丛发出的最大分支。股神经先在腰大肌与髂肌之间下行，穿腹股沟韧带中点稍外侧深方达大腿前面，随即分为下列分支：①肌支：支配耻骨肌、股四头肌和缝匠肌；②皮支：有数条，其中前皮支分布于大腿和膝关节前面的皮肤，而隐神经（saphenous nerve）为最长的皮支，伴股动脉经收肌管下行，在收肌管下端浅出后伴大隐静脉下行至足部，分布于髌下、小腿内侧和足内侧缘的皮肤（图 3-14）。

6. 闭孔神经（obturator nerve）（L_2～L_4） 自腰大肌内缘穿出后，向下沿盆侧壁穿经闭膜管出骨盆，分前、后两支。前支行于长收肌和短收肌间，后支行于短收肌深面。闭孔神经的皮支分布于大腿内侧的皮肤，肌支支配大腿内收肌群和闭孔外肌（图 3-13，图 3-14）。

（三）腰丛的主要神经损伤

1. 闭孔神经损伤　如盆部疾病或胎头压迫可致此神经损伤，出现大腿内收无力，因坐骨神经亦分支至大收肌，故内收功能不完全丧失。感觉症状因相邻皮神经重叠分布而不明显。

2. 股神经的损伤　如腰大肌脓肿可致股神经高位受损，从而使大腿屈曲障碍，并且不能伸小腿和跳跃。大腿前面和小腿内侧面皮肤感觉障碍。

五、骶丛

（一）骶丛的组成和位置

骶丛（sacral plexus）由第4腰神经前支的一部分和第5腰神经前支合成的腰骶干（lumbosacral trunk）、全部骶神经和尾神经的前支组成（图 3-14）。骶丛位于盆腔内，骶骨和梨状肌的前面，髂内血管和输尿管的后方。

（二）骶丛的分支

骶丛发出一些短的肌支支配梨状肌、闭孔内肌、股方肌、肛提肌和尾骨肌等。其主要分支如下。

1. 臀上神经（superior gluteal nerve）（$L_4 \sim S_1$）　由骶丛发出后，伴臀上血管经梨状肌上孔出骨盆，支配臀中肌、臀小肌和阔筋膜张肌。

2. 臀下神经（inferior gluteal nerve）（$L_5 \sim S_1$）　伴臀下血管经梨状肌下孔出骨盆，支配臀大肌。

3. 坐骨神经（sciatic nerve）（$L_4 \sim S_3$）　是全身最粗大的神经，经梨状肌下孔出骨盆至臀大肌深面，在股骨大转子与坐骨结节之间下行至大腿后面，经股二头肌深面下降至腘窝，通常在腘窝上角处分为胫神经和腓总神经。坐骨神经本干发肌支支配股二头肌、半腱肌和半膜肌（图 3-15）。

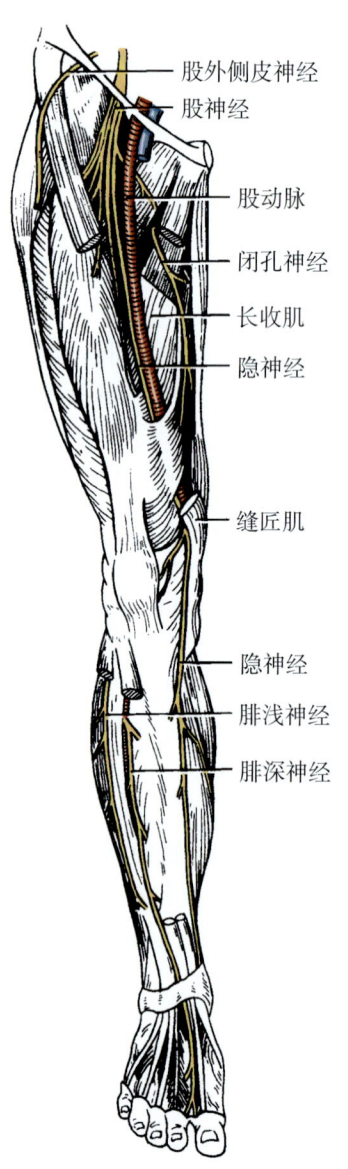
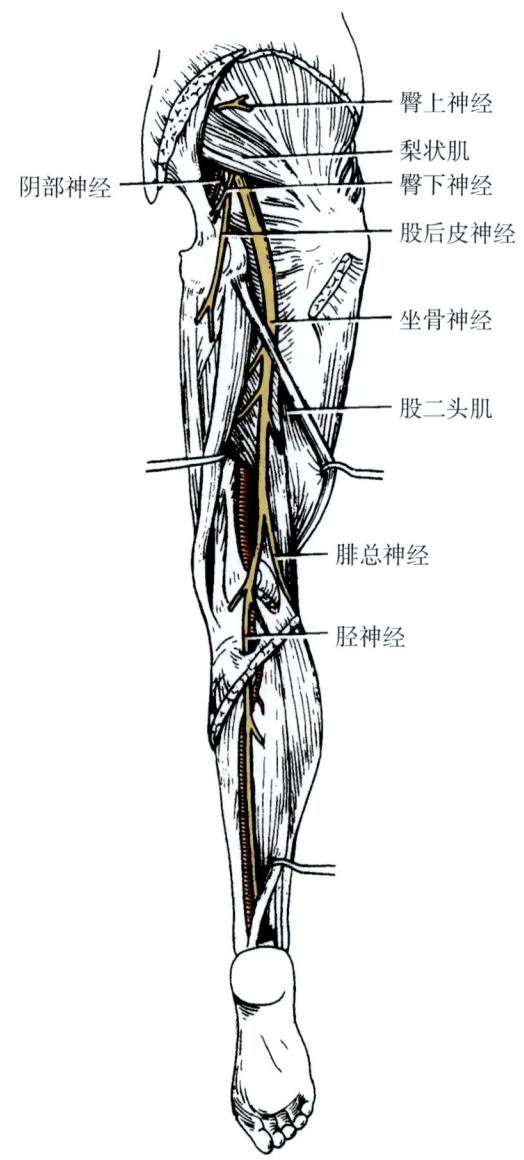

图 3-14　下肢前面的神经　　　　　图 3-15　下肢后面的神经

（1）胫神经（tibial nerve）：为坐骨神经干的直接延续，沿腘窝中线下行，在小腿伴胫后动脉行于比目鱼肌深面，继而穿踝管至足底分为足底内、外侧神经，分布于足底的皮肤和足底诸肌。胫神经在小腿部的分支有：①肌支：支配小腿后群肌；②关节支：至膝关节和距小腿关节；③腓肠内侧皮神经：伴小隐静脉下行，沿途分布于小腿后面下外侧部，在小腿下部与腓肠外侧皮神经（腓总神经的分支）吻合成腓肠神经，伴随小隐静脉经外踝后方至足外侧前行，分布于小腿后面和足外侧缘皮肤（图3-15）。

（2）腓总神经（common peroneal nerve）：自坐骨神经分出后，沿股二头肌内侧行至腓骨头后方，经腓骨长肌深面绕腓骨颈向前，并分为腓浅神经和腓深神经（图3-15）。①腓浅神经（superficial peroneal nerve）：在腓骨长、短肌与趾长伸肌间下行，分出肌支支配腓骨长、短肌，主干在小腿下部浅出，分支分布于小腿外侧、足背部及第2～5趾背的皮肤；②腓深神经（deep peroneal nerve）：发出后行向前下，伴随胫前动脉在胫骨前肌与𬞟长伸肌间下行，经伸肌支持带深方至足背，发出肌支支配小腿前群肌和足背肌，皮支分布于小腿前面及第1、2趾相对缘的皮肤。腓总神经在小腿后面还发出腓肠外侧皮神经，分布于小腿外侧面皮肤，并与胫神经的腓肠内侧皮神经吻合成腓肠神经。

4. 股后皮神经（posterior femoral cutaneous nerve）（$S_{1\sim3}$） 穿梨状肌下孔出骨盆，至臀大肌下缘浅出，分布于臀区、大腿后面和腘窝的皮肤。

5. 阴部神经（pudendal nerve）（$S_{2\sim4}$） 伴阴部内血管穿梨状肌下孔出骨盆，绕坐骨棘后方，经坐骨小孔至坐骨肛门窝。分支：①肛神经：分布于肛门部皮肤和肛门括约肌；②会阴神经：皮支分布于阴囊（或大阴唇）部皮肤，肌支支配会阴诸肌；③阴茎（阴蒂）背神经：为会阴神经的终支，分布于阴茎（阴蒂）海绵体及皮肤（图3-15，图3-16）。

（三）骶丛的主要神经损伤

1. 胫神经损伤　当腘窝受到创伤、膝关节后脱位、踝关节及跟骨骨折或脱位时可致胫神经受损，此时足不能跖屈和内翻，由于小腿前、外侧群肌的拮抗作用，使足呈背屈外翻位（图3-17A）。足底肌萎缩致足弓变高（空足），感觉障碍主要在足底皮肤。

2. 腓总神经损伤　腓骨颈骨折易伤及腓总神经，使足和趾不能背屈，表现为足下垂并内翻（称为马蹄内翻足，图3-17B）。患者步行时，因足下垂而须用力抬高下肢，呈"跨阈步态"。感觉障碍主要为小腿外面和足背皮肤。

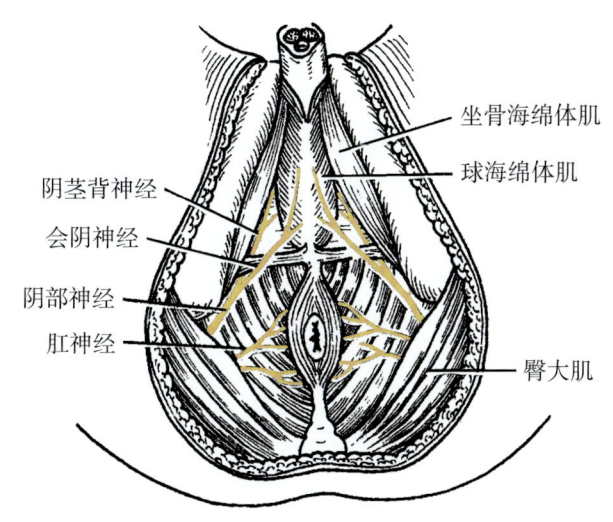

图3-16　阴部神经

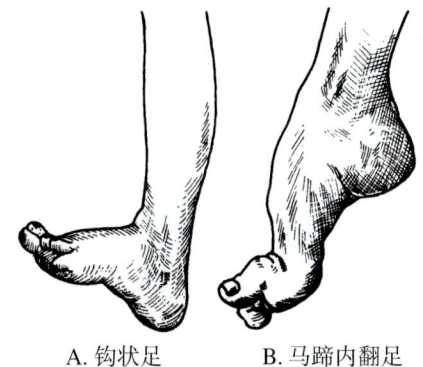

图3-17　"钩状足"和"马蹄内翻足"

整合思考题

1. 总结手的神经分支分布。
2. 列举运动距小腿关节的骨骼肌的神经支配。

（张卫光　刘怀存）

第二节　脑神经

导学目标

- **基本目标**
  1. 描述 12 对脑神经的名称、顺序、连结的脑部、出入颅的部位。
  2. 总结 12 对脑神经的纤维成分、性质、走行及主要分支分布和功能。
  3. 概括 12 对脑神经感觉神经节的名称、位置。
  4. 详述副交感神经节的名称、位置、纤维联系及功能。
  5. 能够根据 12 对脑神经的功能分析其损伤后的表现。

- **发展目标**
  1. 综合运用脑神经的基础知识解释身体出现的与神经相关的异常现象。
  2. 将异常的神经损伤症状与相应的脑神经建立联系，对损伤部位进行分析定位。

本节数字资源

案例3-2

女性，31岁，因夜间受寒，晨起发现口眼歪斜，左侧面颊部动作不灵活，到医院就诊。查体发现：左侧额纹消失，左眼闭合困难，左侧角膜反射消失，左侧口角下垂且鼻唇沟变浅，鼓腮不能，无听觉过敏和口干等其他异常。

问题：
1. 面肌受哪一对神经支配？简述该神经的起始、行程和主要分支分布。
2. 该患者发生了什么病变？
3. 该病变的具体定位是哪里？

脑神经（cranial nerves）（图 3-18）是连于脑的周围神经，共 12 对，通常按其与脑相连的部位，从上至下进行顺序编码，用罗马数字表示，其排列顺序及名称依次是Ⅰ嗅神经、Ⅱ视神经、

Ⅲ动眼神经、Ⅳ滑车神经、Ⅴ三叉神经、Ⅵ展神经、Ⅶ面神经、Ⅷ前庭蜗神经、Ⅸ舌咽神经、Ⅹ迷走神经、Ⅺ副神经及Ⅻ舌下神经("Ⅰ嗅Ⅱ视Ⅲ动眼，Ⅳ滑Ⅴ叉Ⅵ外展，Ⅶ面Ⅷ听Ⅸ舌咽，迷走副舌下神经全")。脑神经将位于脑干、间脑和端脑的中枢结构与分布在外周组织器官中的感受器和效应器联系在一起，形成功能整体。

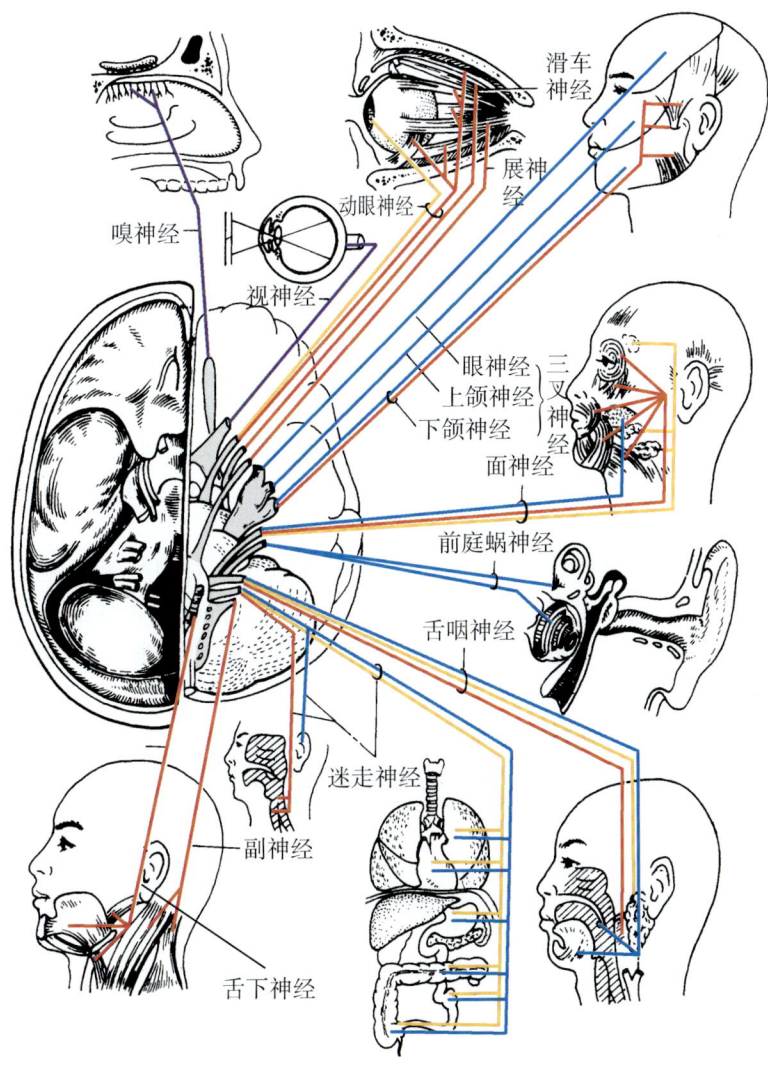

图 3-18 脑神经概况

脑神经的纤维成分较脊神经复杂，每对脊神经均含有4种纤维成分，而每对脑神经所含纤维成分不尽相同，根据胚胎发生、功能等方面的特点，在3种脑神经特有的纤维成分前面加有"特殊"二字，以示区别。

现将脑神经的7种纤维成分归纳如下：

(1) 一般躯体感觉纤维：分布于头面部皮肤、肌、肌腱及口、鼻腔大部分黏膜与眼的角膜和结膜等。

(2) 特殊躯体感觉纤维：分布于外胚层衍化的视器和前庭蜗器（位听器）等特殊感受器。

(3) 一般内脏感觉纤维：分布于头、颈、胸和腹部的脏器。

(4) 特殊内脏感觉纤维：分布于鼻的嗅黏膜和舌的味蕾。

(5) 一般躯体运动纤维：支配由头部肌节发生的眼外肌、舌肌等骨骼肌。

（6）一般内脏运动纤维：支配心肌、平滑肌和腺体。

（7）特殊内脏运动纤维：支配由鳃弓衍化成的咀嚼肌、面肌和咽喉肌等骨骼肌。

脑神经与脊神经相比存在一些区别，主要有以下几方面。

（1）每对脊神经都含有 4 种纤维成分，均属于混合性神经，但每对脑神经内所含神经纤维的种类不同。依据脑神经所含纤维成分的不同，将 12 对脑神经分为 3 对感觉性神经（Ⅰ、Ⅱ、Ⅷ）、5 对运动性神经（Ⅲ、Ⅳ、Ⅵ、Ⅺ、Ⅻ）和 4 对混合性神经（Ⅴ、Ⅶ、Ⅸ、Ⅹ）。

（2）每对脊神经均含有一般内脏运动纤维，除第 2～4 对骶神经内含副交感纤维外，其余均属交感纤维，而脑神经中只有 4 对（Ⅲ、Ⅶ、Ⅸ、Ⅹ）含有一般内脏运动纤维，且均属副交感纤维。

（3）头部分化出特殊感觉器，如视器、听器（前庭蜗器）、嗅器、味器等。随之出现了与其联系的特殊躯体感觉性脑神经（Ⅱ、Ⅷ）和特殊内脏感觉性脑神经（Ⅰ、Ⅶ、Ⅸ）。

（4）属于内脏的鳃弓等衍化成为骨骼肌（随意肌），因此原支配鳃弓的运动纤维也衍化为控制随意运动的特殊内脏运动纤维（包含于Ⅴ、Ⅶ、Ⅸ、Ⅹ内）。

（5）脑神经中的躯体感觉纤维和内脏感觉纤维（除Ⅰ、Ⅱ外）的胞体多聚集在感觉性脑神经节内。其中，由假单极神经元胞体聚集而成的脑神经节有三叉神经节（Ⅴ）、膝神经节（Ⅶ）和上、下神经节（Ⅸ、Ⅹ），由双极神经元胞体聚集而成的有前庭神经节和蜗神经节（Ⅷ）。与脊神经节相似，脑神经节内的感觉神经元胞体的周围突分布至相应的感受器，而中枢突入脑终止于脑神经感觉核（又称终核）。

（6）Ⅲ、Ⅶ、Ⅸ对脑神经所含的一般内脏运动纤维连于 4 对内脏运动神经节（副交感神经节），其内脏运动神经纤维由中枢发出，加入相应的脑神经，行程中先终止于所连的副交感神经节，由节内神经元再发出轴突分布于平滑肌或腺体。第Ⅹ对脑神经所含的内脏运动纤维相连属的副交感神经节多位于其所支配的器官内（器官内节）。第Ⅴ、Ⅶ、Ⅹ、Ⅺ对脑神经所含的特殊内脏运动纤维支配的由鳃弓衍化而来的肌肉，形态属横纹肌，且功能上属随意肌，亦可归属于躯体运动纤维。脑神经的运动纤维发自脑干的运动核（又称起核）。

一、嗅神经

嗅神经（olfactory nerve）（图 3-19）由特殊内脏感觉纤维构成。起自鼻腔内上鼻甲以上和鼻中隔以上嗅区黏膜的嗅细胞，嗅细胞的周围突分布于嗅区黏膜上皮，中枢突聚集成 20 多条嗅丝，合称为嗅神经，分别穿筛孔入颅前窝，终止于嗅球，将嗅觉冲动传入端脑。在上述路径中如发生机械性损伤、化学物质破坏、病毒感染、肿瘤压迫或先天性因素等原因，均有可能造成嗅觉功能低下，甚至使嗅觉完全丧失。

颅前窝骨折伤及筛板时，可损伤嗅丝，造成嗅觉障碍或丧失。颅前窝骨折时，常引起硬脑膜撕裂，脑脊液可经脑膜破损处的裂隙流入鼻腔，形成脑脊液鼻漏。鼻炎时，如炎症蔓延至鼻腔上部黏膜，可造成一过性嗅觉迟钝。

二、视神经

视神经（optic nerve）（图 3-20，图 3-21）由特殊躯体感觉纤维构成，传导视觉冲动。视网膜内的节细胞轴突，在视神经盘处汇集，再穿过视神经盘处的脉络膜和巩膜构成视神经。视神经在眶内向后内侧走行，经视神经管入颅中窝，在颅内向后内走行至垂体上方时，左、右侧视神经在交叉前沟处移行为视交叉，视交叉向两侧发出视束，绕行大脑脚外侧至背侧丘脑后部的外侧膝状体。在视交叉处，来自双侧眼球颞侧半视网膜节细胞的神经纤维不交叉，进入同侧视束；来自双侧眼球鼻侧半的纤维交叉到对侧，进入对侧视束。视神经外面有神经鞘膜包裹，由三层脑膜（硬脑膜、蛛网膜、软脑膜）延续而来。

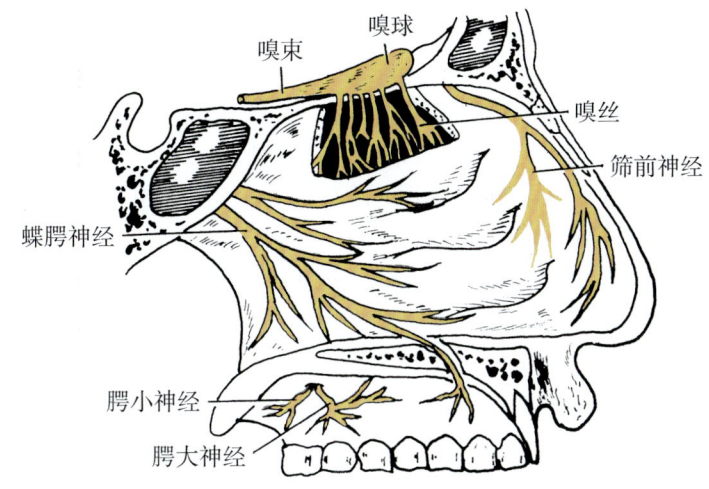

图 3-19 嗅神经

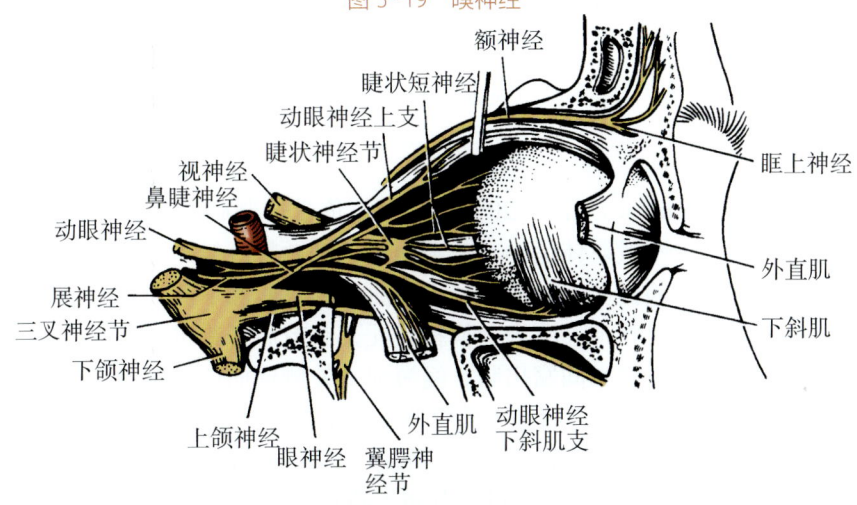

图 3-20 眶内神经（外侧面观）

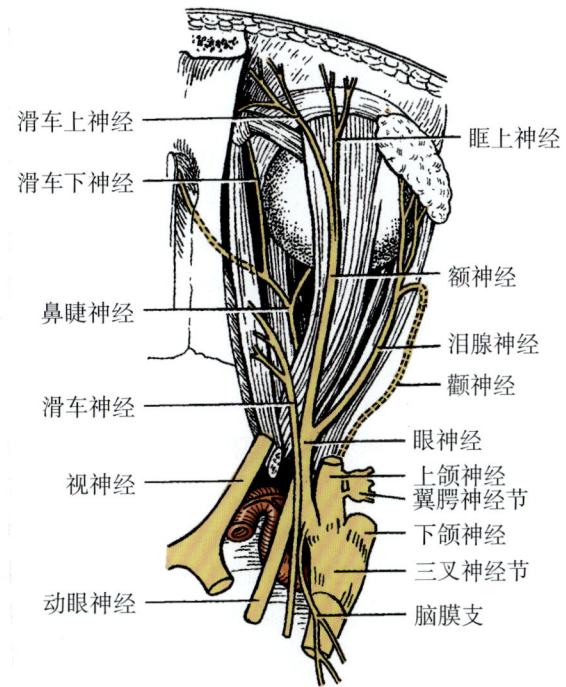

图 3-21 眶内神经（上面观）

视神经全长 42～47 mm，按其所经过的路径，可分为球内段、眶内段、管内段和颅内段四部分。

（1）球内段：起自视神经盘，到巩膜筛板为止，长约 1 mm，是整个视路中唯一肉眼可见的部分。该段神经纤维无髓鞘，但穿过筛板以后则出现髓鞘。

（2）眶内段：系从巩膜筛板至视神经管的眶口部分，全长 25～35 mm，在眶内呈"S"状弯曲，便于保证眼球转动时不受其牵制。

（3）管内段：为通过骨性视神经管的部分，长约 6 mm。本段视神经与蝶窦、后组筛窦等毗邻，关系紧密。由于该段处于骨管紧密围绕之中，如头部外伤、骨折时可导致此段视神经严重损伤，临床称为管内段视神经损伤。

（4）颅内段：指颅腔入口到视交叉的部分，长约 10 mm。两侧视神经在向后走行时逐渐向中央接近，最后进入视交叉前部的左右两侧角。

由于视神经是在胚胎发育过程中间脑前部向前突出形成视器的一部分，故视神经外面包有与 3 层脑膜分别相延续的 3 层被膜（即视神经鞘），脑蛛网膜下腔连通至视神经周围，直至视神经盘处。因此，当颅内压升高时，由于视神经纤维通过筛板时高度拥挤，临床上容易出现视神经盘淤血、水肿。同时，眼眶深部感染也能累及视神经周围的间隙而扩散到颅内。

三、动眼神经

动眼神经（oculomotor nerve）（图 3-20，图 3-21）负责控制眼球的转动、眼球内晶状体厚度的调整和瞳孔的缩放。由一般躯体运动和一般内脏运动两种纤维组成：①躯体运动纤维起自中脑的动眼神经核，支配上睑提肌、上直肌、下直肌、内直肌和下斜肌；②内脏运动纤维起自中脑的动眼神经副核，进入睫状神经节内交换神经元，其节后纤维进入眼球球壁，支配瞳孔括约肌和睫状肌。动眼神经自中脑的脚间窝出脑，经海绵窦外侧壁向前，穿眶上裂进入眶内，即分为上、下两支。上支细小，支配上直肌和上睑提肌；下支粗大，支配内直肌、下直肌和下斜肌。由下斜肌支分出一小支称为睫状神经节短根（又称副交感根），至睫状神经节交换神经元后，其节后纤维经睫状短神经由眼球后部穿眼球壁，分布于瞳孔括约肌和睫状肌，参与瞳孔对光反射、视力调节反射和调整晶状体厚度。

睫状神经节（ciliary ganglion）为副交感神经节，位于眶后部、视神经与外直肌之间，为长方形、梭形或椭圆形的扁平小体，大小为 3 mm×2.45 mm，有 3 个根进入此节：①副交感根：即睫状神经节短根，来自动眼神经中的内脏运动纤维，在此神经节交换神经元，由神经节内神经元发出节后纤维加入睫状短神经进入眼球，支配瞳孔括约肌和睫状肌；②交感根：来自颈内动脉交感丛、海绵窦交感丛，穿过睫状神经节，经睫状短神经进入眼球，支配瞳孔开大肌和眼球的血管；③感觉根：又称鼻睫根，来自三叉神经眼神经的鼻睫神经，由一般躯体感觉纤维组成，穿经睫状神经节，随睫状短神经进入眼球，传导眼球的一般感觉。因此，可将交感根和感觉根称为睫状神经节的过路根。睫状短神经含有交感、副交感和躯体感觉 3 种纤维成分，由睫状神经节的前端发出 6～10 支纤维，迂曲向前进入眼球。睫状神经节主要为动眼神经中的副交感纤维交换神经元提供场所，但随动脉而来的交感神经纤维和鼻睫神经的感觉纤维也都经过此节抵达眼球，因此在此处或相邻部位的神经根处行阻滞麻醉，可阻断结膜、角膜和眼球脉络膜的感觉，同时使眶内血管收缩，降低眼内压。

一侧动眼神经完全损伤，可致所支配的眼球外肌瘫痪，导致患侧出现：①上睑下垂；②瞳孔固定性外斜视（斜向外下方）；③瞳孔散大；④瞳孔对光反射消失等。动眼神经、滑车神经和展神经支配眼内外肌和眼球运动，合称为眼球运动神经，因其解剖关系十分密切，临床上常同时受累。

四、滑车神经

滑车神经（trochlear nerve）（图 3-20，图 3-21）由躯体运动纤维组成。起于中脑的滑车神经核，由下丘的下方出脑，是唯一从脑干背面出脑的神经，同时也是最细的脑神经。出脑后绕过大脑脚外侧向前，穿经海绵窦外侧壁，自眶上裂入眶内，越过上直肌和上睑提肌后部的上面，行向前内，支配上斜肌。

滑车神经损伤可因蝶骨小翼骨折或眼眶骨折累及上斜肌的滑车部而引起，显著的滑车神经麻痹多为眶后出血所致。滑车神经损伤主要表现为上斜肌丧失功能，患者不能使眼球转向外下方，俯视时出现轻度内斜视和复视。其临床特点是当患者向下凝视时出现复视，虚像较实像为低，尤其是近距离注视时更为显著。

五、三叉神经

三叉神经（trigeminal nerve）（图 3-22）是脑神经中最粗大的混合性神经。由一般躯体感觉和特殊内脏运动两种纤维组成：①一般躯体感觉纤维：其神经元的胞体位于三叉神经节（trigeminal ganglion）内。三叉神经节又称半月神经节，形似半月形，位于颅中窝颞骨岩部前面近尖端的三叉神经压迹处，包被于硬脑膜两层间的裂隙内，由假单极神经元组成。神经元的周围突自节的凸缘发出三大分支，由上内向下外依次为眼神经、上颌神经和下颌神经，分布于面部的皮肤、眼及眶内、口腔、鼻腔、鼻旁窦的黏膜、牙和脑膜等，传导分布区的痛、温、触、压等一般躯体感觉冲动；其中枢突汇集成粗大的三叉神经感觉根，由脑桥基底部和小脑中脚交界处入脑，终于三叉神经脑桥核和三叉神经脊束核。②特殊内脏运动纤维：起于三叉神经运动核，组成细小的三叉神经运动根，由脑桥基底部与小脑中脚交界处出脑，行于感觉根的前内侧，加入下颌神经，支配咀嚼肌等。运动根内尚含有与三叉神经中脑核联系的一般躯体感觉纤维，传导咀嚼肌等的本体感觉冲动。

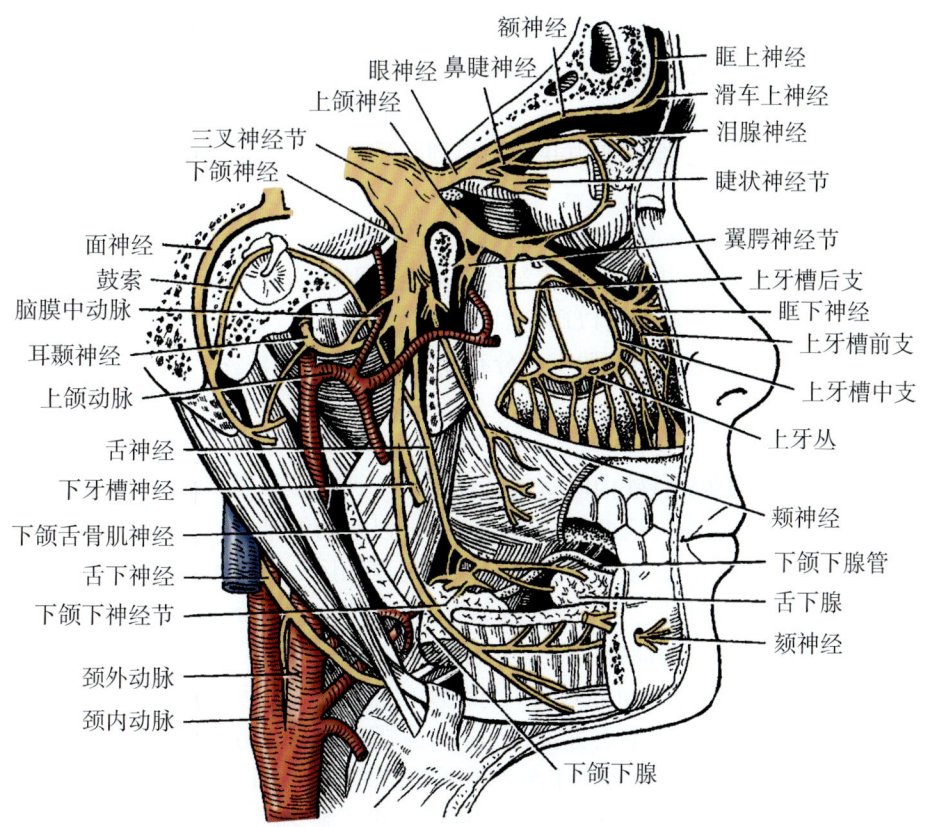

图 3-22 三叉神经

（一）眼神经

眼神经（ophthalmic nerve）为感觉神经，是3支中最细小的一支，向前穿入海绵窦外侧壁，行于动眼神经和滑车神经下方、展神经及颈内动脉的外侧，经眶上裂入眶内，分支分布于硬脑膜、眶、眼球、泪腺、结膜、部分鼻黏膜以及额顶区、上睑和鼻背的皮肤。眼神经的分支如下。

1．额神经（frontal nerve） 较粗大，沿眶顶骨膜与上睑提肌上方前行，分为较粗大的眶上神经（supraorbital nerve）和较细小的滑车上神经（supratrochlear nerve）等，分别经眶上孔（眶上切迹）和眶上缘内侧端、滑车上方出眶，分布于额顶、上睑和鼻背及内眦附近的皮肤。

2．泪腺神经（lacrimal nerve） 较细小，沿眶外侧壁、外直肌上缘行向前外，分布于泪腺和上睑、外眦附近的皮肤，传导泪腺和上睑的感觉。此支含有来源于面神经的副交感纤维，控制泪腺分泌。

3．鼻睫神经（nasociliary nerve） 经上直肌和视神经之间行向前内达眶内侧壁，分为滑车下神经和筛前、后神经等，分布于鼻背和眼睑的皮肤、泪囊、筛窦、鼻腔黏膜、硬脑膜。睫状长神经在眼球后方穿入眼球，分布于眼球以及结膜等处。

（二）上颌神经

上颌神经（maxillary nerve）为感觉神经，自三叉神经节发出后，水平向前，穿海绵窦外侧壁，经圆孔出颅至翼腭窝上部，再经眶下裂入眶，延续为眶下神经，最终出眶下孔至眶下区。分支分布于脑膜、睑裂与口裂之间的皮肤以及上颌牙与牙龈、上颌窦与鼻腔黏膜、口腔腭部和鼻咽部的黏膜等。上颌神经的主要分支如下。

1．眶下神经（infraorbital nerve） 为上颌神经主干的终末支，向前经眶下裂入眶，再经眶下沟、眶下管出眶下孔分为数支，分布于下睑、鼻翼及上唇皮肤和黏膜。上颌部手术时，常在眶下孔进行阻滞麻醉。眶下神经在眶下管内发出上牙槽神经前、中支，分布于上颌尖牙、切牙及其附近牙龈。

2．上牙槽神经（superior alveolar nerve） 自上颌神经主干发出上牙槽神经，从上颌骨体的后方穿入骨质，与上牙中、前支在上颌骨内吻合形成上牙槽神经丛，由丛发出分支，分布于上颌窦、前磨牙、磨牙及其附近牙龈。

3．翼腭神经（pterygopalatine nerves） 为2~3条小支，在翼腭窝处自上颌神经主干发出后，向下连于翼腭神经节，在神经节内并不交换神经元，穿出神经节后分布于鼻、腭、咽部的黏膜。

4．颧神经（zygomatic nerves） 分支细小，从翼腭窝处分出，经眶下裂入眶后分为两终支，穿过眶外侧壁分布于颧、颞部皮肤。另其含有面神经的副交感神经节后纤维，与泪腺神经之间有交通支，如将其导入泪腺神经，可以调控泪腺分泌。

此外，上颌神经出颅前还发出脑膜支，分布于颅中窝和小脑幕。

（三）下颌神经

下颌神经（mandibular nerve）为混合性神经（图3-22），是三叉神经三大分支中最粗大的一支，含一般躯体感觉纤维和特殊内脏运动纤维。自三叉神经节发出后，向下经卵圆孔出颅至颞下窝，在翼外肌深面分为前、后两干。前干细小，以运动纤维为主，发出数条肌支支配咀嚼肌、鼓膜张肌和腭帆张肌等，发出一支感觉支颊神经至颊区；后干粗大，以感觉纤维为主，分支分布于硬脑膜、下颌牙及牙龈、舌前2/3及口腔底的黏膜、耳颞区及口裂以下的皮肤，发出细小的肌支支配下颌舌骨肌和二腹肌前腹等。下颌神经的主要分支如下。

1．耳颞神经（auriculotemporal nerve） 与颞浅动脉伴行，以两根同起自后干，夹持脑膜中动脉，向后合成一干，经下颌关节后方折转向上，穿腮腺上行，分支分布于耳屏、外耳道及颞区的皮肤，并有分支至腮腺。此支含有来源于舌咽神经的副交感纤维，控制腮腺分泌。

2．舌神经（lingual nerve） 自下颌神经分出后，在下颌支内面下行，沿舌骨舌肌外侧呈弓形转向前内，越过下颌下腺上方，达口底黏膜深面。分支分布于口底及舌前 2/3 的黏膜，传导一般躯体感觉冲动。在舌神经行程中尚接受来自面神经的鼓索（含有味觉纤维和副交感纤维两种成分），鼓索的味觉纤维传导舌前 2/3 的味觉冲动，副交感纤维在舌神经途经下颌下腺时，离开舌神经，向下至下颌下神经节，交换神经元后，节后纤维至下颌下腺和舌下腺，控制腺体的分泌。

3. **下牙槽神经**（inferior alveolar nerve） 为混合性神经，在舌神经后方与其并行向下，经下颌孔入下颌管，在管内分支构成下牙槽丛，分支分布于下颌牙和牙龈，其终支自颏孔穿出，称为颏神经，分支分布于颏部及下唇的皮肤和黏膜。下牙槽神经中的运动纤维，在其入下颌孔前分出，形成下颌舌骨肌神经，行向前下支配下颌舌骨肌和二腹肌前腹。

4. **颊神经**（buccal nerve） 自下颌神经分出后，沿颊肌表面前行，并贯穿此肌，分布于颊部皮肤和黏膜。

5. **咀嚼肌神经**（nerves for muscles of mastication） 属特殊内脏运动神经，下颌神经中的大部分运动纤维在该神经穿过卵圆孔下降至颞下窝后，即离开下颌神经干，形成短的神经分支，包括咬肌神经、颞深神经、翼内肌神经和翼外肌神经，支配全部咀嚼肌。

三叉神经在头、面部皮肤的分布范围，大致以眼裂和口裂为界（图 3-23）。眼神经分布于鼻背中部、睑裂以上至矢状缝中点外侧区域的皮肤；上颌神经分布于鼻背外侧，睑裂与口裂之间，向后上至翼点处的狭长区域的皮肤；下颌神经分布于口裂与下颌底之间，向后上至耳前上方一带的皮肤。

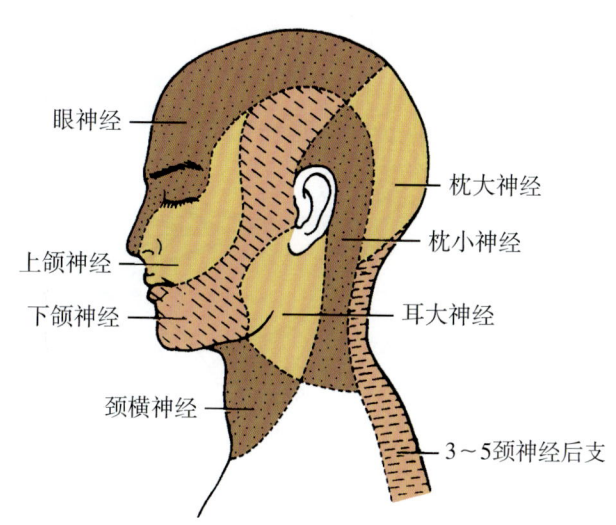

图 3-23　三叉神经皮支分布区域

当一侧三叉神经周围性完全损伤时，出现的感觉障碍为同侧面部皮肤及口腔、鼻腔黏膜感觉丧失，角膜反射消失；运动障碍为患侧咀嚼肌瘫痪，张口时下颌偏向患侧，闭口时患侧咬合无力。临床常见的三叉神经痛可波及整个三叉神经或某一分支的分布范围，可发生在三叉神经任何一支，疼痛部位和范围与受累的三叉神经或某支分布区一致，压迫三叉神经终支穿出处——眶上孔、眶下孔、颏孔，可诱发患支分布区的疼痛发作。

六、展神经

展神经（abducent nerve）（图 3-20）由一般躯体运动纤维构成。起于脑桥的展神经核，自延髓脑桥沟中点的两侧出脑，前行至颞骨岩部尖端，经海绵窦及眶上裂入眶，支配外直肌。展神经损伤后可致外直肌瘫痪，患侧眼球不能转向外侧，产生内斜视。

七、面神经

面神经（facial nerve）（图 3-24）含有 4 种纤维成分：①特殊内脏运动纤维：起于脑桥的面神经核，主要支配面肌的运动；②一般内脏运动纤维：属副交感节前纤维，起于脑桥的上泌涎核，终于相应副交感神经节，节后纤维分布于泪腺、下颌下腺、舌下腺及腭与鼻腔黏膜腺，控制这些腺体的分泌；③特殊内脏感觉纤维：即味觉纤维，其神经元的胞体位于面神经管起始部弯曲处膨大的膝状神经节，神经元的周围突分布于舌前 2/3 味蕾，中枢突入脑终止于延髓的孤束核；④一般躯体感觉纤维：传导耳部皮肤的躯体感觉和面肌的本体感觉。

面神经由较大的运动根和较小的中间神经两个根组成。运动根由特殊内脏运动纤维构成，中间神经（intermediate nerve）属于混合神经，含有副交感纤维和味觉纤维，两个根自延髓脑桥沟外侧部出脑后入内耳门合成一干，穿过内耳道底进入面神经管，先水平走行，后垂直下行，由茎乳孔出颅，转向前穿过腮腺至面部。面神经在管内转折处形成膨大的膝状神经节。面神经走行途中发出较多分支，部位主要集中在面神经管内和腮腺实质内，分别称为面神经管内的分支和颅外的分支。

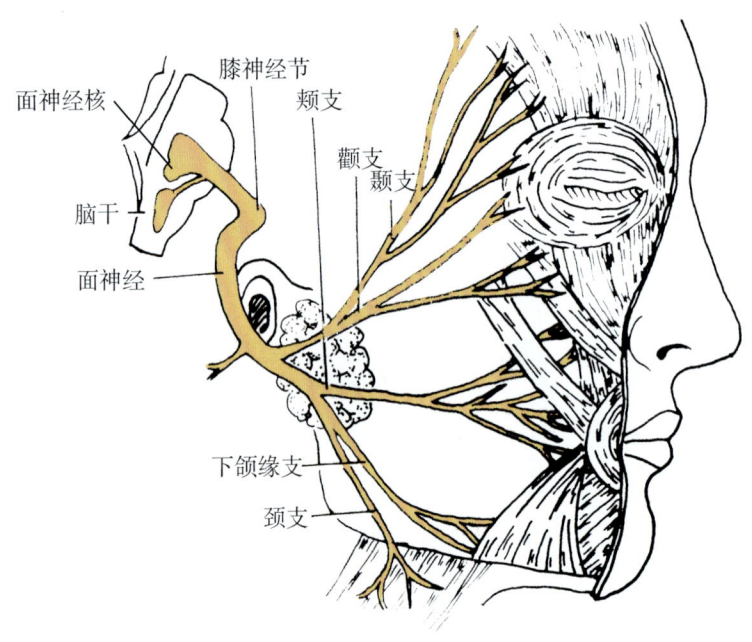

图 3-24 面神经

（一）面神经管内的分支

1. 鼓索（chorda tympani）（图 3-25）为面神经的重要分支，含一般内脏运动纤维及特殊内脏感觉纤维。在面神经出茎乳孔前约 6 mm 处发出鼓索，经鼓室后壁入鼓室，沿鼓膜内面前行，穿岩鼓裂至颞下窝，在此以锐角从后方并入舌神经，并随其走行分布。其中特殊内脏感觉纤维即味觉纤维，分布于舌前 2/3 的味蕾，传导分布区的味觉；一般内脏运动纤维即副交感节前纤维，在下颌下神经节内交换神经元，其节后纤维分布于下颌下腺和舌下腺，支配其分泌活动。

2. 岩大神经（greater petrosal nerve）又称岩浅大神经，含一般内脏运动纤维。自膝状神经节处分出后离开面神经管，从颞骨岩部尖端穿出，经破裂孔出颅，在此处与来自颈内动脉交感丛的岩深神经合为翼管神经。向前进入翼腭神经节，在神经节内换神经元，其节后纤维随神经节的一些分支及三叉神经的泪腺神经分布于泪腺及鼻、腭部黏膜的腺体，支配其分泌活动。

3. 镫骨肌神经（stapedial nerve）自面神经管下行段上部发出，行向前支配镫骨肌。

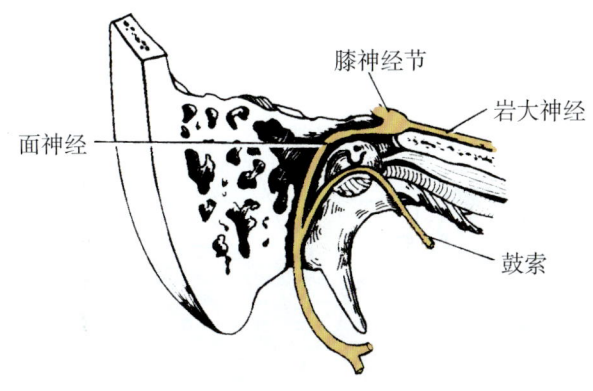

图 3-25　面神经管内段

(二) 颅外分支

面神经出茎乳孔后，发出一些细小分支支配额肌枕腹、二腹肌后腹、茎突舌骨肌和耳周围肌；其主干前行进入腮腺实质，在腮腺内分为数支并交织成丛，由丛发出颞支、颧支、颊支、下颌缘支、颈支五组分支（图3-24），分别由腮腺的上缘、前缘和下端穿出，呈扇形分布，支配面肌及颈阔肌等。

1．颞支（temporal branches）　常为3支，自腮腺上缘发出，支配额肌和眼轮匝肌等。

2．颧支（zygomatic branches）　3～4支，自腮腺前缘上方发出，支配眼轮匝肌和颧肌等。

3．颊支（buccal branches）　3～4支，自腮腺管的上、下方发出，支配颊肌、口轮匝肌和其他口周围肌。

4．下颌缘支（marginal mandibular branch）　自腮腺前缘的下方发出，沿下颌缘向前至下唇诸肌。

5．颈支（cervical branch）　由腮腺下端近下颌角处穿出，行向前下，在下颌角附近至颈阔肌深面，支配该肌。

(三) 与面神经相关的副交感神经节

1．翼腭神经节（pterygopalatine ganglion）　又称蝶腭神经节，位于翼腭窝内（图3-26），连于上颌神经下方，此神经节为三角形或多角形的扁平小体，大小为4.19 mm×3.74 mm。来自面神经的内脏运动纤维在此节内换神经元，其节后纤维分布于泪腺及鼻腭部黏膜的腺体，支配其分泌活动。有3个根进入此神经节：①副交感根：来自面神经的岩大神经，在神经节内交换神经元；②交感根：来自颈内动脉交感丛发出的岩深神经，仅通过此神经节；③感觉根：来自上颌神经的分支翼腭神经。翼腭神经节发出数个分支分布于泪腺、腭及鼻腔黏膜腺体，控制腺体的分泌及传导一般感觉冲动。

2．下颌下神经节（submandibular ganglion）　位于下颌下腺与舌神经之间，呈椭圆形或圆形，有3个根进入此神经节（图3-22）。①副交感根：来自面神经的鼓索，随舌神经到达此神经节交换神经元；②交感根：来自面动脉的交感丛；③感觉根：来自舌神经。由此神经节发出分支至下颌下腺和舌下腺，管理腺体的分泌和传导一般感觉。

面神经行程长，与鼓室、鼓膜、乳突和腮腺等结构有密切的关系。面神经的损伤易发生在脑桥小脑角处、面神经管内和腮腺区。因损害部位不同，可出现不同的临床表现：①面神经管外损伤，主要是患侧面肌瘫痪，表现为患侧额纹消失、不能闭眼、不能皱眉、鼻唇沟变浅、口角歪向健侧、不能鼓腮、说话时唾液自口角流出、角膜反射消失；②面神经管内损害，除上述表现外，还可能出现听觉过敏（镫骨肌瘫痪）、角膜干燥（泪腺分泌障碍）、舌前部味觉丧失、泌涎障碍等。若在面神经管内发出岩大神经以后损伤，其临床症状有面肌瘫痪、味觉丧失和泌涎障碍，而无泌泪障碍；若在面神经管垂直段发出鼓索以后损伤，仅表现为患侧面肌瘫痪或受损支分布肌瘫痪，不伴有泌泪与泌涎障碍及听觉过敏等症状。

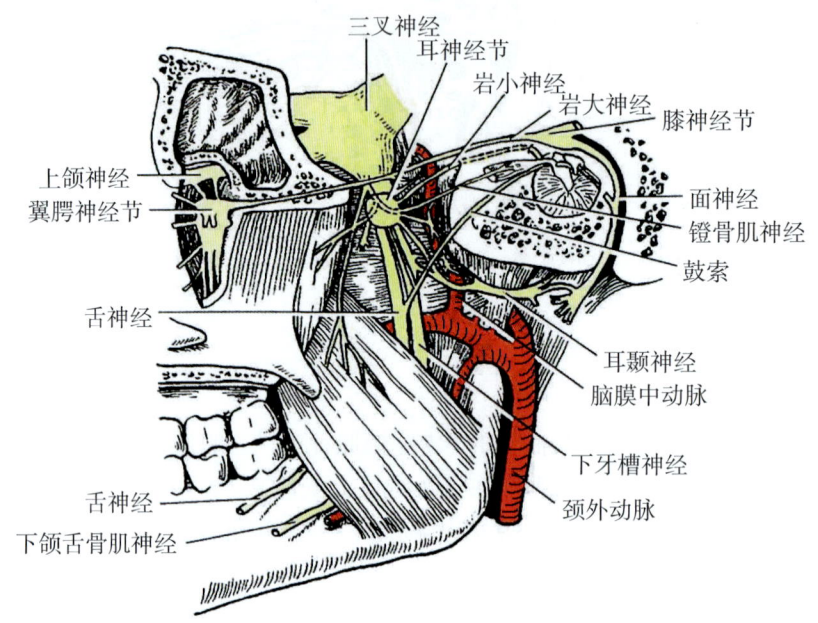

图 3-26　翼腭神经节和耳神经节

八、前庭蜗神经

前庭蜗神经（vestibulocochlear nerve）又称位听神经（图 3-27），含特殊躯体感觉纤维，由前庭神经和蜗神经组成。前庭蜗神经与面神经共同经内耳门入颅后窝，于延髓脑桥沟外侧部，紧邻面神经外侧入脑。

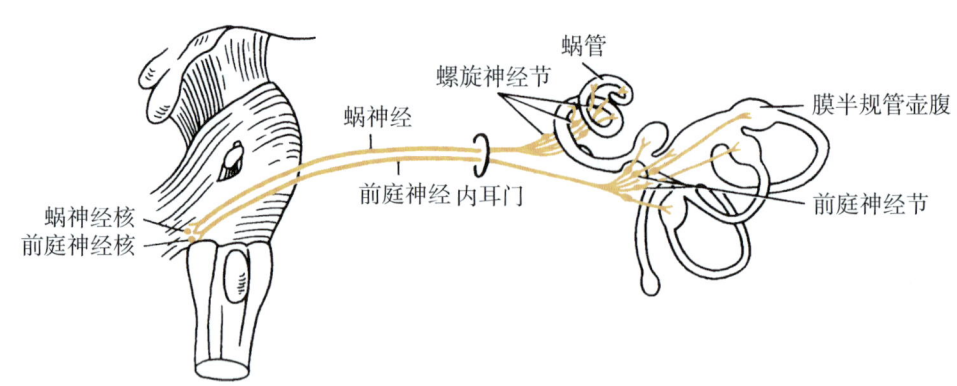

图 3-27　前庭蜗神经

（一）前庭神经

前庭神经（vestibular nerve）传导平衡觉。前庭神经节（vestibular ganglion）位于内耳道底部，由双极神经元胞体聚集而成，其周围突穿过内耳道底，分布于内耳的椭圆囊斑、球囊斑和壶腹嵴等平衡觉感受器的毛细胞，中枢突组成前庭神经与蜗神经伴行，经内耳道、内耳门、延髓脑桥沟外侧端入脑。终止于前庭神经核群和小脑绒球小结叶等部。

（二）蜗神经

蜗神经（cochlear nerve）传导听觉。蜗神经节（cochlear ganglion）（螺旋神经节）位于耳蜗的蜗轴内，由双极神经元胞体聚集而成，其周围突分布于内耳螺旋器（Corti 器）的毛细胞，中枢突组成蜗神经，穿内耳道底至内耳道，伴随前庭神经入脑，终止于蜗神经腹侧、背侧核。

前庭蜗神经损伤表现为伤侧耳聋和平衡功能障碍。在颅中窝合并内耳道骨折时，前庭蜗神经可与面神经一起发生断裂，产生永久性耳聋；如前庭神经被挫伤或被血肿、炎症渗出物压迫，可能产生暂时性耳聋。脑桥小脑三角处的肿瘤，可以压迫前庭蜗神经及面神经。如发生轻微损伤，可以刺激前庭，出现眩晕和眼球震颤等症状。

九、舌咽神经

舌咽神经（glossopharyngeal nerve）（图 3-28）含有 5 种纤维成分，是脑神经中纤维成分最多的一对神经：①特殊内脏运动纤维：起于疑核，支配茎突咽肌；②一般内脏运动纤维：属副交感节前纤维，起于延髓的下泌涎核，在耳神经节交换神经元后，其节后纤维控制腮腺的分泌；③一般内脏感觉纤维：其神经元的胞体位于下神经节，神经元的周围突分布于舌后 1/3、咽、咽鼓管、鼓室等处的黏膜以及颈动脉窦和颈动脉小球等处，中枢突入脑终于孤束核，传导一般内脏感觉；④特殊内脏感觉纤维：即味觉纤维，其神经元的胞体也位于下神经节，神经元的周围突分布于舌后 1/3 的味蕾，中枢突入脑终于孤束核，传导味觉冲动；⑤一般躯体感觉纤维：其神经元的胞体位于上神经节，神经元的周围突分布于耳后皮肤，中枢突入脑后终于三叉神经脊束核。

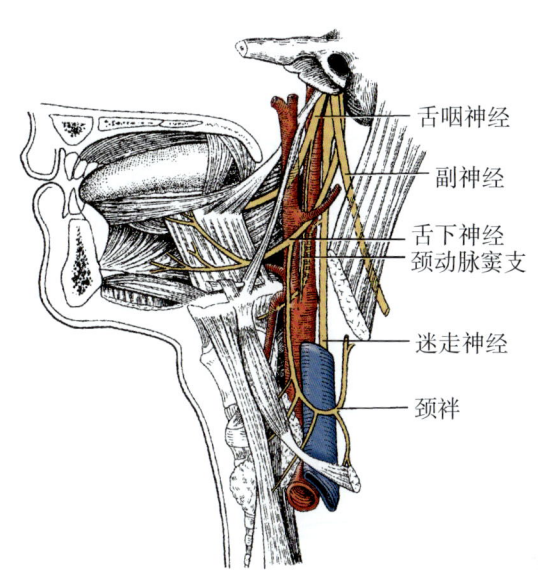

图 3-28　舌咽神经和舌下神经

舌咽神经的根丝于延髓橄榄后沟上部连于脑，与迷走神经和副神经三者共同穿颈静脉孔出入颅。在孔内神经干上有膨大的上神经节（superior ganglion），出孔时又形成一稍大的下神经节（inferior ganglion）。舌咽神经出颅后，先在颈内动、静脉之间下行，然后呈弓形向前经舌骨舌肌内侧达舌根。其主要分支如下。

1．舌支（lingual branch）　为舌咽神经的终支，含一般内脏感觉和特殊内脏感觉（味觉）两种纤维成分，向前下经舌骨舌肌深面，分支分布于舌后 1/3 的黏膜与味蕾，传导舌后 1/3 黏膜的一般感觉和味觉。

2．咽支（pharyngeal branches）　有 3～4 条细支，在咽后侧壁的外膜内与迷走神经和交感神经的咽支共同形成咽丛，分布于咽壁各层，主要传导咽壁的感觉冲动。

3．颈动脉窦支（carotid sinus branch）　有 1～2 支，属感觉支，在颈静脉孔下方发出，沿颈内动脉壁前方下降，分布于颈动脉窦和颈动脉小球，将血压波动和血液中二氧化碳浓度变化的信息传入中枢，反射性调节血压和呼吸。

4．鼓室神经（tympanic nerve）　起自舌咽神经的下神经节，返向前上方，穿经颞骨岩部下面、颈静脉孔前方至鼓室内，与交感神经纤维共同形成鼓室丛，由丛分支分布于鼓室、乳突小房、咽鼓管的黏膜，传导一般内脏感觉冲动。鼓室神经的终支为岩小神经（lesser petrosal nerve），含来自下泌涎核的副交感神经节前纤维，出鼓室后在耳神经节内交换神经元，节后纤维随耳颞神经分布于腮腺，控制腮腺的分泌。

5. 耳神经节（otic ganglion） 为副交感神经节，位于卵圆孔下方，下颌神经内侧，为扁卵圆形的小体（图 3-26），有 4 个根进入此神经节。①副交感根：来自岩小神经，在神经节内交换神经元，其节后纤维经耳颞神经至腮腺，支配腮腺的分泌；②交感根：来自脑膜中动脉交感丛；③运动根：来自下颌神经，为特殊内脏运动纤维，支配鼓膜张肌和腭帆张肌；④感觉根：来自耳颞神经，传导腮腺的一般感觉冲动。

一侧舌咽神经损害时，可出现患侧舌后 1/3 味觉丧失和舌根与咽峡区痛觉障碍，以及患侧咽肌肌力减弱，一般不出现咽反射和吞咽反射障碍。

十、迷走神经

迷走神经（vagus nerve）（图 3-29）是行程最长、分布最广的脑神经，含有 4 种纤维成分：①一般内脏运动纤维：属副交感节前纤维，起于延髓的迷走神经背核，至脏器周围或器官内的副交感神经节交换神经元后，其节后纤维分布于颈、胸和腹腔的脏器，控制平滑肌、心肌和腺体的活动；②一般内脏感觉纤维：其胞体位于迷走神经的下神经节内，神经元的周围突伴随一般内脏运动纤维，分布于颈部和胸、腹腔内的脏器，中枢突终于延髓的孤束核，传导一般内脏感觉；③特殊内脏运动纤维：起于延髓的疑核，支配咽喉肌；④一般躯体感觉纤维：其胞体位于迷走神经的上神经节内，神经元的周围突主要分布于耳郭和外耳道的皮肤与硬膜，中枢突终于三叉神经脊束核，传导一般感觉。

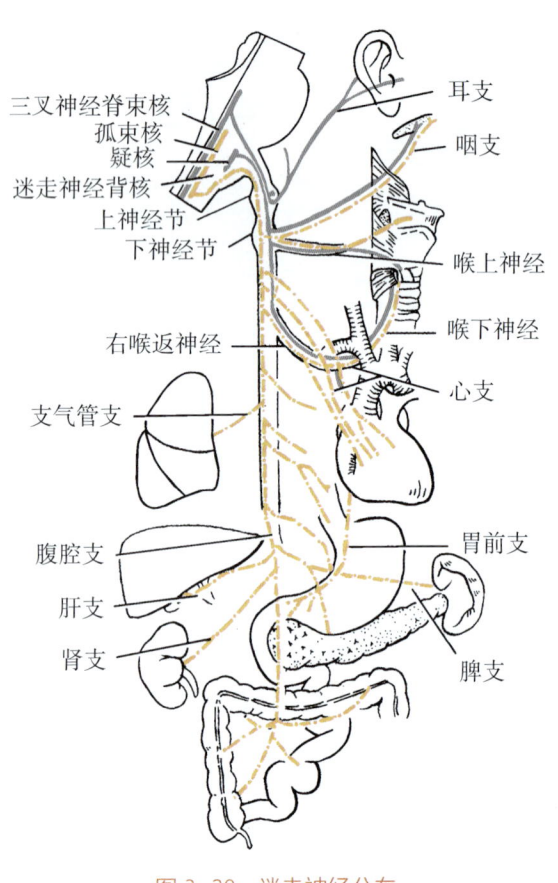

图 3-29　迷走神经分布

迷走神经根丝自延髓的橄榄后沟中部出脑，经颈静脉孔出颅，在邻颈静脉孔的上方和下方各有一膨大，分别称为上、下神经节。迷走神经干在颈部，位于颈动脉鞘内，在颈内静脉与颈内动脉（颈动脉鞘上段）或颈总动脉（颈动脉鞘下段）之间的后方下行至颈根部（图 3-28），经胸廓上口入胸腔。在胸腔内，左、右迷走神经的行程有所差异，左侧迷走神经（图 3-30）在左颈总动脉与左锁骨下动脉之间下行，越过主动脉弓前方，经左肺根后方至食管前面向下，与交感神经的分支吻合、交织构成左肺丛和食管前丛，再转至食管下端前面延续为迷走神经前干；右迷走神经（图 3-31）先经右锁骨下动、静脉之间，沿气管右侧下降，继在肺根后方转至食管后面，与交感神经的分支吻合、交织构成右肺丛和食管后丛，向下延续为迷走神经后干。迷走神经前、后干再向下随食管一起穿膈的食管裂孔进入腹腔。

（一）颈部的分支

1. 喉上神经（superior laryngeal nerve）（图 3-30，图 3-31）起自下神经节，沿颈内动脉内侧下行，于舌骨大角处分为喉内、外两支，喉外支支配环甲肌；喉内支伴喉上动脉穿过甲状舌骨膜入喉，分布于声门裂以上的喉黏膜以及会厌和舌根等处，传导分布区的一般内脏感觉冲动。

2. 颈心支　有上、下两支，发自下神经节下方的迷走神经干，在喉与气管两侧下行入胸腔，至主动脉弓的下方和气管杈的前面与交感神经的心支共同构成心丛。由心丛分支分布于心传导系、心肌和冠状动脉。其中心上支的一支称减压神经或主动脉神经，分布于主动脉弓壁内的压力感受器和化学感觉器。

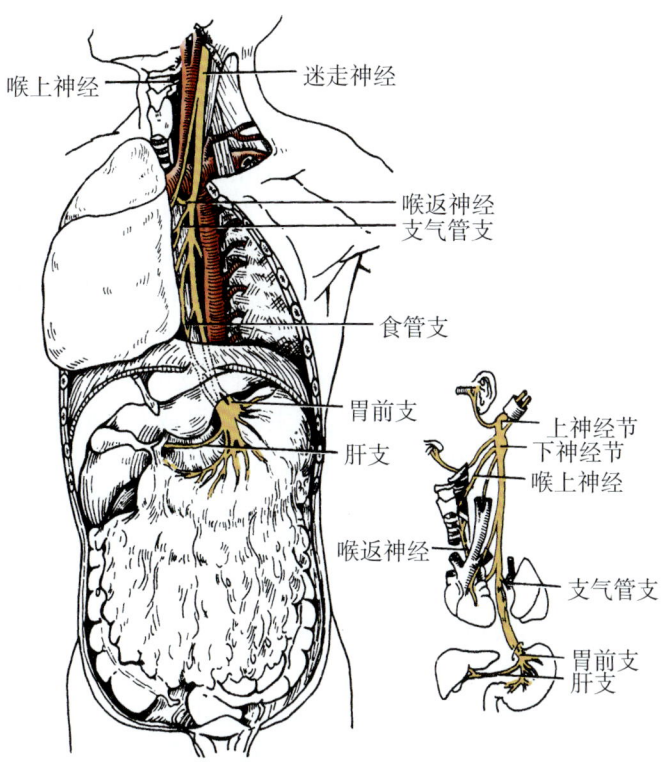

图 3-30　迷走神经（左侧）

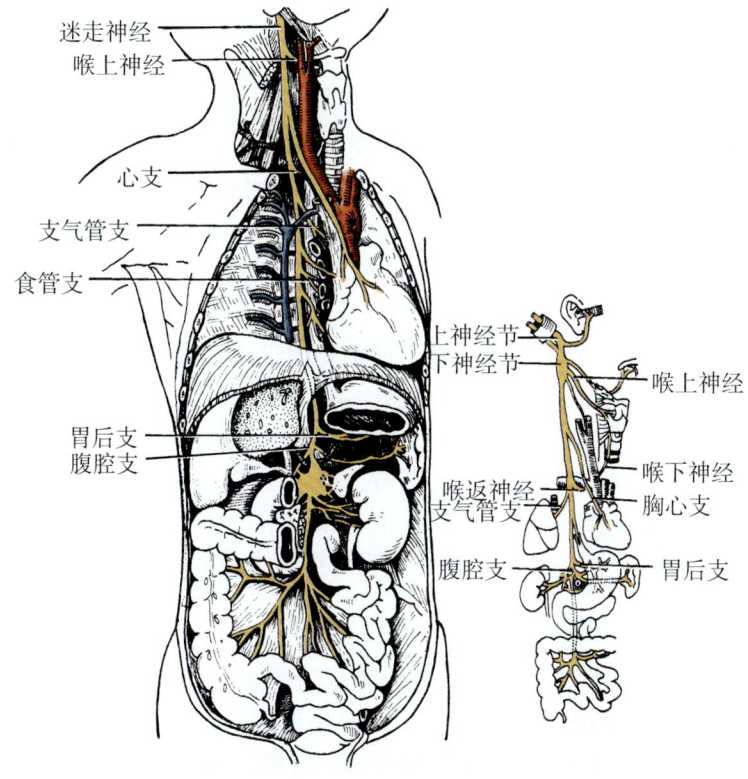

图 3-31　迷走神经（右侧）

3. 耳支 发自上神经节，向后外至耳郭后面和外耳道的皮肤，传导此区的一般感觉。

4. 咽支 发自下神经节，至咽后壁与舌咽神经和交感神经的咽支共同构成咽丛，管理咽缩肌和软腭肌的活动以及咽黏膜的感觉。

5. 脑膜支 发自上神经节，向上返回颅内，分布于颅后窝的硬脑膜。

（二）胸部的分支

1. 喉返神经（recurrent laryngeal nerve）（图3-30，图3-31）左、右喉返神经均由迷走神经在胸部发出后返回至颈部，但两者绕过的结构各不相同。左喉返神经在左迷走神经越过主动脉弓前方处发出，向下后绕主动脉弓下方，由主动脉弓后方向上返回颈部；右喉返神经在右迷走神经跨过右锁骨下动脉前方处发出，向后下勾绕右锁骨下动脉，经右锁骨下动脉的下后方斜向内上，返回颈部。在颈部，两侧的喉返神经均沿气管与食管之间的沟内上行，至甲状腺侧叶的深面、环甲关节的后方进入喉内。喉返神经在环甲关节以上的部分改称为喉下神经（inferior laryngeal nerve）。喉返神经分为数支分布于喉，其运动纤维支配除环甲肌以外的所有喉肌，感觉纤维分布于声门裂以下的喉黏膜。喉返神经在勾绕主动脉弓或右锁骨下动脉的下方处尚发出心支、支气管支和食管支，分别参与心丛、肺丛和食管丛的构成。

喉返神经是喉肌的重要运动神经，在其入喉前，与甲状腺下动脉的终支关系密切，两者相互交叉。喉返神经可经该动脉终支的分支之间（多数）、动脉终支的后方（次之）或动脉终支的前方（较少）。在甲状腺手术结扎或钳夹甲状腺下动脉时，应注意避免损伤此神经。一侧喉返神经损伤时，患侧声带肌瘫痪，出现声音嘶哑；双侧喉返神经损伤，除环甲肌外的喉肌瘫痪可导致声门关闭，引起呼吸困难，甚至窒息。

2. 支气管支（bronchial branches）、食管支（esophageal branches）、胸心支（thoracic cardiac branches）是迷走神经在胸部的细小分支，分别加入肺丛、食管丛和心丛。

（三）腹部的分支

1. 胃前支（anterior gastric branches）和肝支（hepatic branches）为迷走神经前干的两个终支，在贲门附近分支，胃前支沿胃小弯分布于胃前壁，其终末支在胃小弯角切迹处以"鸦爪"形分布于幽门部前壁及十二指肠上部和胰头；肝支有1~3小支，参与肝丛的构成，随肝固有动脉分布于肝、胆囊和胆道。

2. 胃后支（posterior gastric branches）和腹腔支（celiac branches）为迷走神经后干的两个终支。胃后支在贲门附近分支后，沿胃小弯深部走行，沿途分支分布于胃后壁，其终末支也以"鸦爪"形分布于幽门部后壁；腹腔支行向右，与交感神经的分支围绕腹腔干的根部及其周围共同构成腹腔丛（celiac plexus），此丛随腹腔干、肠系膜上动脉和肾动脉的分支分布于肝、脾、胰、肾及结肠左曲以上的消化管。

迷走神经分支多、范围广，为副交感神经中最重要的组成部分。如主干发生损伤，内脏功能表现为脉速、心悸、恶心、呕吐、呼吸变深且慢，甚至可以导致窒息。

一侧迷走神经损伤时，可因患侧喉肌瘫痪、咽喉部黏膜感觉障碍，而出现患侧咽反射和咳嗽反射消失，腭垂偏向一侧。临床表现为声音嘶哑、语言困难、吞咽障碍、呛咳等。双侧迷走神经损伤时，可影响心、肺、支气管感受器以及主动脉的压力和化学感受器，从而导致吞咽障碍以及心悸、心动过速、心律不齐、呼吸深慢、呼吸严重困难或窒息等。

十一、副神经

副神经（accessory nerve）（图3-32）含特殊内脏运动纤维，由颅根和脊髓根两根汇合而成。颅根含有起自延髓疑核的特殊内脏运动纤维，由延髓橄榄后沟下部、迷走神经根丝下方出脑；脊髓根的纤维起自脊髓颈段的副神经核，在脊神经前、后根之间出脊髓，此根向上经枕骨大孔入颅，在颈静脉孔处，颅根和脊髓根合成副神经干，经颈静脉孔出颅，出颅后再分为两支。来自颅根的纤维加入迷走神经，支配咽喉肌；来自脊髓根的纤维，经颈内动、静脉之间行向后外下方，由胸锁乳突肌的上部内侧分出一支进入该肌，再经胸锁乳突肌后缘上、中 1/3 交点附近浅出，斜向后下，于斜方肌前缘中、下 1/3 交点处至斜方肌深面，分支支配此两肌。副神经在上述位置表浅恒定，周围无重要结构，临床上可在此处获取部分副神经与面神经吻合用于治疗面肌瘫痪。

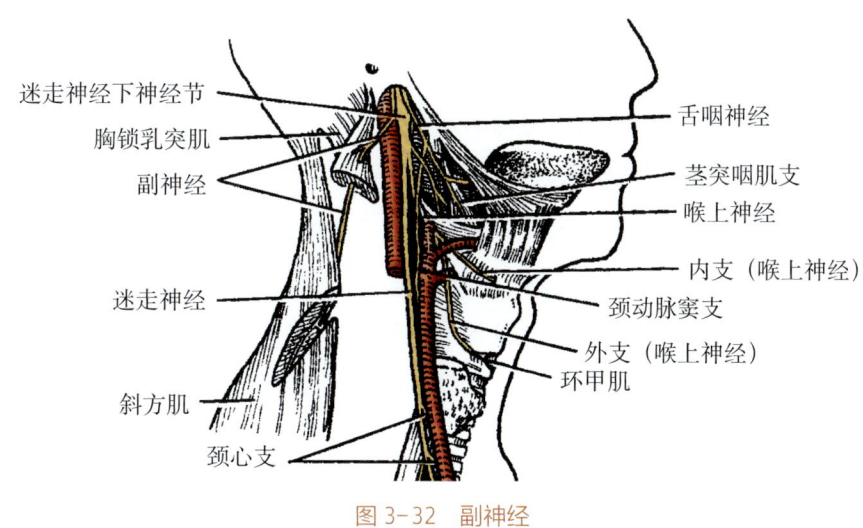

图 3-32　副神经

一侧副神经损伤，可因患侧胸锁乳突肌和斜方肌瘫痪，导致头不能向患侧屈，面不能转向健侧，患侧不能耸肩。颈静脉孔是舌咽神经、迷走神经与副神经穿过颅腔的共同通道，此处的病变常会累及上述神经，使其功能受损，出现"颈静脉孔综合征"。

十二、舌下神经

舌下神经（hypoglossal nerve）（图 3-30）由一般躯体运动纤维组成。起于延髓的舌下神经核，从延髓锥体与橄榄体之间的前外侧沟出脑，经舌下神经管出颅。出颅后在颈内动、静脉之间下行至舌骨上方，呈弓形弯向前内，沿舌骨舌肌外侧面前行，经下颌下腺上方与舌神经和下颌下腺管下方穿颏舌肌入舌，分支支配全部舌内肌和舌外肌。

一侧舌下神经损伤时，患侧舌肌瘫痪并萎缩，伸舌时，由于健侧颏舌肌牵拉舌根向健侧，故舌尖偏向患侧。

> **整合思考题**
>
> 分析眶内病变可能涉及的脑神经及其分支分布。

（张卫光　南　燕）

第三节　内脏神经系统

本节数字资源

导学目标

- **基本目标**
  1. 描述内脏神经的组成、区分和分布。
  2. 描述内脏运动神经的组成、分布和功能。
  3. 对比交感神经与副交感神经的异同。
  4. 总结主要内脏神经丛的名称、组成、位置及分布。
  5. 说明内脏感觉神经的特点及牵涉痛的概念。
  6. 解释影响胆碱受体的药物，比较各类药物的异同。
  7. 解释影响肾上腺素受体的药物，比较各类药物的异同。

- **发展目标**
  1. 根据交感与副交感神经的异同，理解内脏运动神经对相关脏器功能的调节。
  2. 联系内脏运动神经纤维走行规律，理解相关内脏神经疾病的临床症状。
  3. 综合各类传出神经系统药物的作用机制，理解传出神经系统药物的作用方式。

一、内脏神经系统周围部

案例3-3

男性，71岁。因持续咳嗽、胸痛8个月，右侧上睑不能上抬，右眼球稍内陷，右面部发红、无汗1个月，来院就诊。检查：患者右侧瞳孔缩小、眼裂狭窄、眼睑微下垂，右面部发红。胸部CT显示：右肺尖8 cm×10 cm实性肿块，边界不清。诊断结果为：右肺癌晚期并发Horner综合征。

问题：
1. 肺癌发生于胸部，为何能够引发头面部症状？
2. 如何解释病变表现的单侧性及所发生症状的多样性？

内脏神经系统（visceral nervous system）是神经系统的一个组成部分，主要分布于内脏、心血管和腺体。内脏神经系统的中枢部位于脑和脊髓，自中枢部发出的内脏神经为周围部。内脏神经中的纤维成分可分为感觉和运动两类。内脏运动神经调节内脏、心血管的运动并控制腺体的分泌，这一功能似不受人的意志控制，故有人将内脏运动神经称为自主神经系统（autonomic nervous system），又因其主要是控制和调节动、植物都有的同化和异化、营养与分泌等共同的生命活动及功能，并不支配动物所特有的骨骼肌，因此，也有人将内脏运动神经称为植物神经系统（vegetative nervous system），但因植物并没有神经，故这一名词在教科书中目前已多不采用。内脏感觉神经的初级感觉神经元的胞体位于脑神经节和脊神经节内，周围突分布于内脏和心血管等处的内感受器，把感受到的刺激传递到各级中枢，也可到达大脑皮质，但内脏感觉大多模糊且难以定位。内脏神经系统的中枢接受内脏感觉神经传来的信息，经整合以后，再通过内脏运动神经调节控制各器官的功能，以保持机体的正常生命活动。

（一）内脏运动神经

内脏运动神经（visceral motor nerve）（图 3-33）为内脏神经系统的重要组成部分，接受大脑皮质和皮质下各级中枢的控制，支配平滑肌、心肌的运动及控制腺体分泌。内脏运动神经与躯体运动神经在功能上互相依存、互相协调、互相制约，以维持机体内环境的相对平衡。

内脏运动神经和躯体运动神经无论在形态结构还是在功能上，都有较大差别，现就两者在形态学上的差异进行比较。

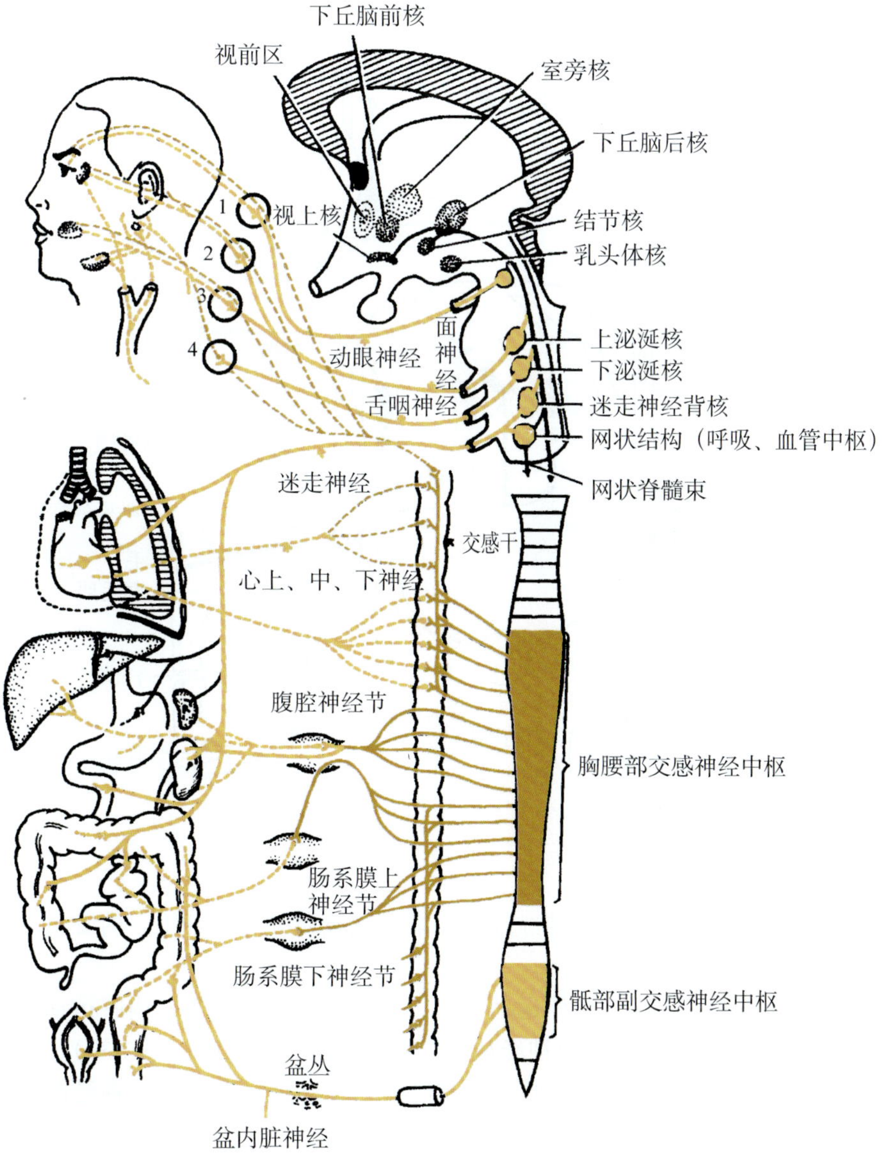

1. 睫状神经节 2. 翼腭神经节 3. 下颌下神经节 4. 耳神经节

图 3-33 内脏运动神经模式图

（1）支配的器官不同：躯体运动神经支配骨骼肌，一般都受意志的控制；内脏运动神经支配平滑肌、心肌和腺体，一定程度上不受意志的控制。

（2）纤维成分不同：躯体运动神经只有一种纤维成分；内脏运动神经则有交感和副交感两种纤维成分，且多数器官同时接受这两种纤维的双重支配。

（3）神经元数目不同：躯体运动神经自低级中枢至骨骼肌只有一个神经元；内脏运动神经自低级中枢发出后，需在周围部的内脏运动神经节交换神经元，再由神经节内神经元胞体发出纤维到达效应器。即内脏运动神经自低级中枢至所支配的器官需经过两个神经元（肾上腺髓质例外，只需一个神经元）。第一个神经元称为节前神经元（preganglionic neuron），胞体位于脑干和脊髓内，其轴突称为节前纤维；第二个神经元称为节后神经元（postganglionic neuron），胞体位于周围部的内脏神经节内，其轴突称为节后纤维。节后神经元的数目较多，一个节前神经元可以与多个节后神经元构成突触（图3-34，图3-35）。

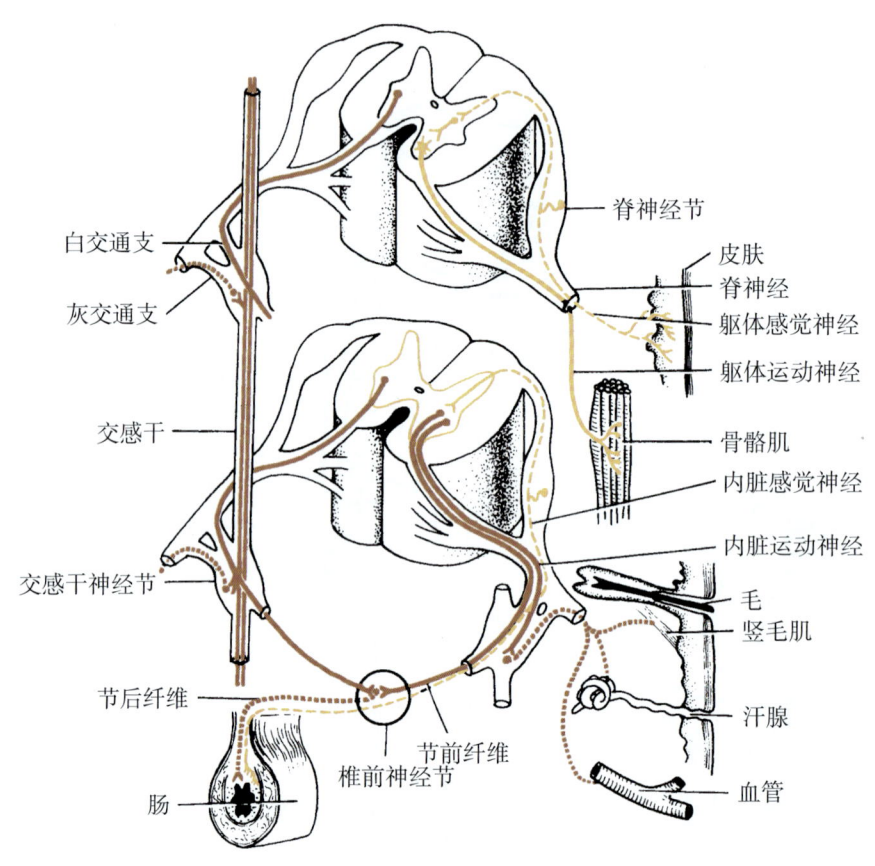

图3-34　交感神经纤维走行模式图

（4）纤维的粗细不同：躯体运动神经纤维一般是比较粗的有髓纤维，内脏运动神经纤维则多为薄髓和无髓的细纤维。

（5）神经纤维分布形式不同：躯体运动神经以神经干的形式分布；内脏运动神经的节后纤维常攀附脏器或血管形成神经丛，再由神经丛分支至效应器（图3-36，图3-37）。

根据形态、功能和药理的特点，内脏运动神经分为交感神经和副交感神经两部分，它们都有其各自的中枢部和周围部。

1. 交感神经　交感神经（sympathetic nerve）的低级中枢即节前神经元，位于脊髓$T_1 \sim L_3$节段灰质侧角的中间外侧核（图3-34），节前纤维即从此核发出。交感神经的周围部包括交感干、交感神经节以及由神经节发出的分支和交感神经丛。

(1) 交感神经节：根据所在的位置不同，分为椎旁神经节和椎前神经节两类。

1) 椎旁神经节（paravertebral ganglia）：又称交感干神经节（ganglion of sympathetic trunk），位于脊柱两旁（图 3-35）。每一侧的椎旁节借节间支（interganglionic branches）连成一条交感干（sympathetic trunk）。交感干上至颅底外面，下至尾骨前面，分为颈、胸、腰、骶、尾五部，左、右干在尾骨前面互相合并，连于奇神经节。椎旁神经节在成人每侧有 19～24 个，其中颈部常为 3～4 个，胸部 11～12 个，腰部 3～4 个，骶部 2～3 个，尾部只有 1 个节（奇神经节）。

2) 椎前神经节（prevertebral ganglion）：呈不规则的结节状团块（图 3-35），位于脊柱前方。包括腹腔神经节（celiac ganglion）、主动脉肾神经节（aorticorenal ganglion）、肠系膜上神经节（superior mesenteric ganglion）和肠系膜下神经节（inferior mesenteric ganglion）等，多位于同名动脉根部附近。

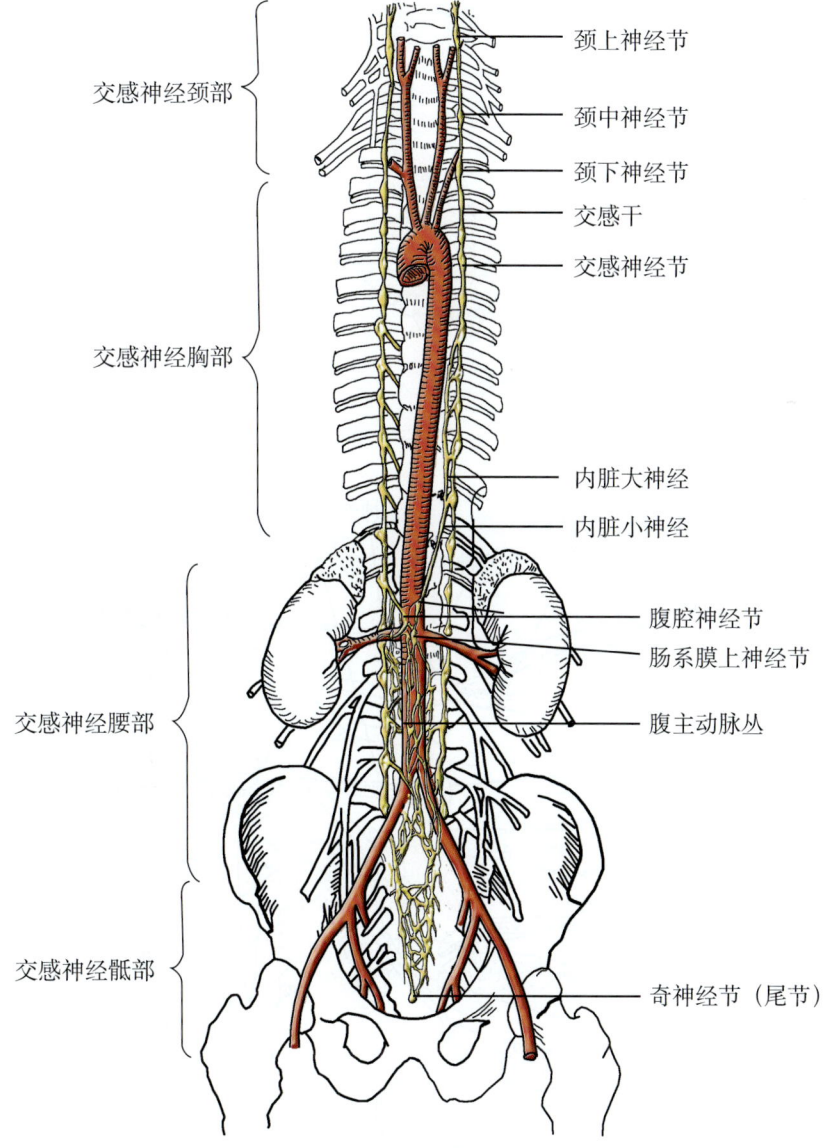

图 3-35　交感干、交感神经节和内脏神经丛

(2) 交感干与交通支：椎旁神经节借交通支（communicating branch）与相应的脊神经相

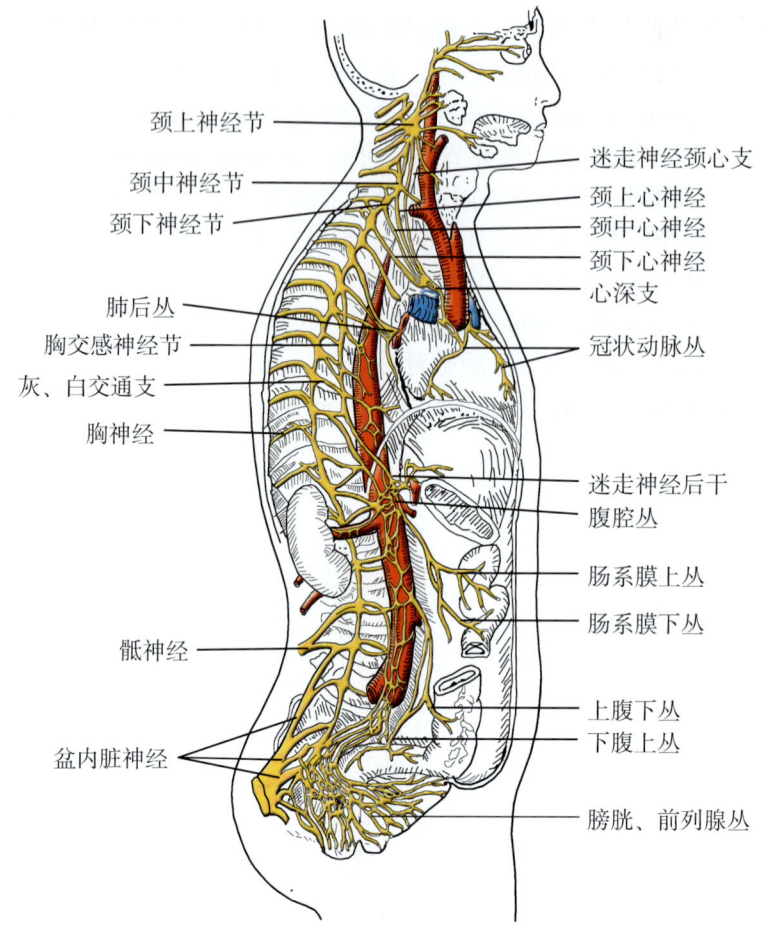

图 3-36 右交感干与内脏神经丛

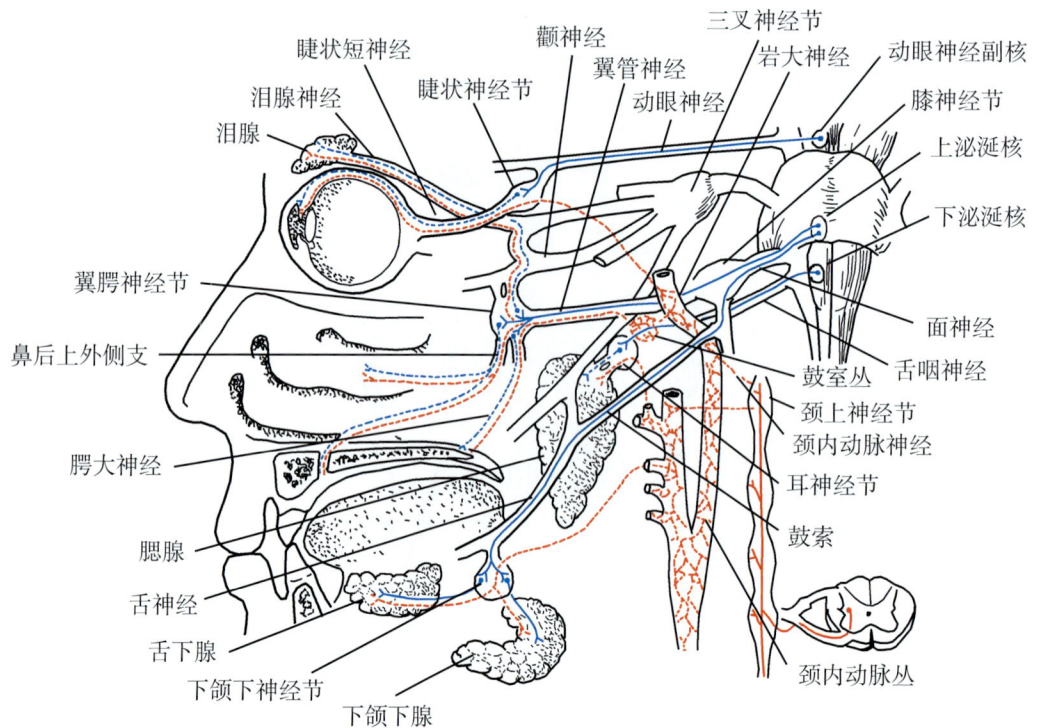

图 3-37 头部的内脏运动神经模式图
-------- 交感神经；-------- 副交感神经

连接，交通支分为白交通支（white communicating branch）和灰交通支（gray communicating branch）（图3-34）。白交通支主要由脊髓灰质中间外侧核细胞发出的具有髓鞘的节前纤维组成，因髓鞘反光，色泽白亮，故称白交通支。由于节前神经元的胞体只存在于脊髓T_1～L_3节段的灰质侧角，故白交通支也只见于相应节段脊神经前支与对应的椎旁神经节之间。灰交通支由椎旁神经节细胞发出的节后纤维组成，因多无髓鞘，色灰暗，因而称为灰交通支。它们分别经各个椎旁神经节连于31对脊神经前支。

交感神经的节前纤维由脊髓灰质中间外侧核发出，经脊神经前根、脊神经、白交通支进入交感干后，有3个去向（图3-36）：①终止于相应节段的椎旁节，在此处交换神经元；②在交感干内上升或下降，然后终止于上方或下方的椎旁节。一般来自上胸段（T_1～T_6）中间外侧核的节前纤维，在交感干内上升至颈部，在颈部椎旁节内交换神经元；中胸段者（T_6～T_{10}）在交感干内上升或下降，至其他胸部交感神经节交换神经元；下胸段和腰段者（T_{11}～L_3）则在交感干内下降，至腰骶部交感神经节交换神经元；③穿过椎旁节，至椎前神经节交换神经元。

交感神经的节后纤维分布也有3种去向（图3-36）：①经灰交通支返回脊神经，随脊神经分支分布至头颈部、躯干和四肢的血管、汗腺和竖毛肌；②攀附动脉走行，在动脉外膜处形成神经丛（如颈内动脉丛、颈外动脉丛、腹腔丛、肠系膜上丛等），并随动脉分支分布到所支配的器官；③由交感神经节直接发出分支分布到所支配的脏器。

（3）交感神经的分布概况：交感神经的分支在身体各部有其固定的走行和分布范围，现按部位概述如下（图3-35，图3-36）。

1）颈部：颈交感干位于颈动脉鞘后方、颈椎横突的前方。一般每侧有3个交感神经节，分别称为颈上、中、下神经节。颈上神经节最大，呈梭形，位于第2～3颈椎横突的前方；颈中神经节最小，出现率为87%，通常位于第6颈椎横突处；颈下神经节位于第7颈椎横突根部的前方，椎动脉起始处的后方，常与第1胸交感神经节合并形成颈胸神经节（cervicothoracic ganglion），又称星状神经节（stellate ganglion）。

颈部交感神经节发出的节后纤维的分布概括如下：①经灰交通支连于8对颈神经，并随之分布至头颈和上肢的血管、汗腺、竖毛肌。②由神经节发出分支至邻近的动脉，形成颈内动脉丛、颈外动脉丛、锁骨下动脉丛和椎动脉丛，随这些动脉的分支分布于头颈和上肢的平滑肌及腺体，如泪腺、唾液腺、口腔和鼻腔黏膜内腺体、甲状腺、瞳孔开大肌、竖毛肌和血管等。③自神经节发出咽支，直接进入咽壁，与迷走神经、舌咽神经的咽支共同组成咽丛。④颈上、中、下神经节分别发出颈上、颈中、颈下心神经，下行进入胸腔，加入心丛。

2）胸部：胸交感干位于肋头的前方，每侧有10～12个胸神经节。胸交感干的分支：①节后纤维经灰交通支进入12对胸神经，并随其分布于胸、腹壁的血管、汗腺、竖毛肌。②上5对胸交感干神经节发出的节后纤维，加入心丛、肺丛、食管丛和胸主动脉丛。③部分节前纤维穿过第6～9胸交感干神经节，在胸椎的前外侧面合成内脏大神经（greater splanchnic nerve），向前下方穿过膈脚，主要终止于腹腔神经节和肠系膜上神经节。④部分节前纤维穿过第10～12胸交感干神经节，组成内脏小神经（lesser splanchnic nerve），穿膈脚入腹腔，主要终止于主动脉肾神经节。⑤部分节前纤维穿过第12胸交感干神经节组成内脏最小神经，此神经不经常存在，穿膈脚入腹腔，加入肾神经丛。

由腹腔节、肠系膜上节、主动脉肾节等发出的节后纤维，分布至肝、脾、肾及胃至结肠左曲的消化管。

3）腰部：腰交感干位于腰椎体的前外侧，腰大肌的内侧缘，通常有3～4对腰神经节。腰交感干发出的分支：①节后纤维经灰交通支进入5对腰神经，并随其分布至下肢的血管、汗腺和竖毛肌。②部分节前纤维穿过腰交感神经节组成腰内脏神经（lumbar splanchnic nerve），止于肠系膜下神经节，节后纤维分布至结肠左曲以下的消化管和盆腔脏器，并有纤维伴随血管分布至下肢。当下肢血管痉挛时，可手术切除腰交感干以获得缓解。

4）骶、尾部：骶交感干位于骶骨前面，骶前孔内侧，有2～3对骶神经节；尾交感干由1个奇神经节（ganglion impar）及其分支构成。骶、尾部交感干的分支：①节后纤维经灰交通支连于骶、尾神经，分布于下肢及会阴部的血管、汗腺和竖毛肌。②发出一些小支加入盆丛，分布于盆腔脏器。

2. 副交感神经　副交感神经（parasympathetic nerve）的低级中枢位于脑干的副交感神经核（一般内脏运动核）和脊髓S₂～₄节段灰质的骶副交感核。副交感的周围部包括：自副交感核发出的节前纤维、副交感神经节（又称器官旁节或器官内节）和由神经节发出的节后纤维。颅部的副交感神经节（器官旁节）较大，肉眼可见，共有4对，分别是：睫状神经节、翼腭神经节、耳神经节和下颌下神经节。颅部的副交感神经节除了有副交感节前纤维在节内换神经元外，还有交感神经纤维和感觉神经纤维穿过（不换神经元），分别称为交感根和感觉根。位于身体其他各部的副交感神经节很小，只有在显微镜下才能看到。

（1）颅部副交感神经：其节前纤维行于第Ⅲ、Ⅶ、Ⅸ、Ⅹ对脑神经内（图3-37）。

1）随动眼神经走行：由位于中脑的动眼神经副核发出，随动眼神经进入眼眶后到达睫状神经节内换神经元，其节后纤维经睫状短神经进入眼球壁，分布于瞳孔括约肌和睫状肌。

2）随面神经走行：由位于脑桥的上泌涎核发出，随面神经进入内耳门至面神经管，一部分节前纤维经岩大神经至翼腭窝内的翼腭神经节换神经元，节后纤维分布于泪腺、鼻腔、口腔及腭的黏膜腺体；另一部分节前纤维经鼓索加入舌神经，至下颌下神经节换神经元，节后纤维分布于舌下腺和下颌下腺，控制腺体的分泌。

3）随舌咽神经走行：由位于延髓的下泌涎核发出，经鼓室神经（舌咽神经分支）至鼓室丛，并由此丛发出岩小神经至卵圆孔下方，在下颌神经内侧的耳神经节换神经元，节后纤维经耳颞神经分布于腮腺。

4）随迷走神经走行：由位于延髓的迷走神经背核发出，伴随迷走神经分支到胸、腹腔脏器附近或器官壁内的副交感神经节换神经元，节后纤维分布于胸、腹腔脏器（降结肠、乙状结肠和盆腔脏器等除外）。

（2）骶部副交感神经：节前纤维由脊髓S₂～₄节段灰质的骶副交感核发出，随骶神经出骶前孔，又从骶神经分出，组成盆内脏神经（pelvic splanchnic nerves）（图3-38），加入盆丛，分支分布到盆腔脏器，在脏器附近或器官壁内的副交感神经节换神经元，节后纤维支配结肠左曲以下的消化管、盆腔脏器和外生殖器等。

3. 交感神经与副交感神经的主要区别　交感神经和副交感神经都是内脏运动神经，常共同支配相同器官，但二者不但在功能上有显著差别，而且在形态方面也有明显的差异（表3-1）。

表3-1　交感神经与副交感神经的主要区别

	交感神经	副交感神经
低级中枢	脊髓胸1～腰3节段灰质侧角的中间外侧核	脑干的一般内脏运动核和脊髓骶2～4节段副交感核
神经节的位置	位于脊柱两旁（椎旁神经节）和脊柱前方（椎前神经节）	位于所支配的器官附近（器官旁节）或器官壁内（器官内节）
节后纤维	较长	很短
节前神经元和节后神经元的比例	节前神经元的轴突与许多节后神经元形成突触	节前神经元的轴突与较少的节后神经元组成突触
分布范围	头颈部、胸腔、腹腔和盆腔的器官，全身的血管、汗腺、竖毛肌	局限于头颈部、胸腔、腹腔和盆腔的器官

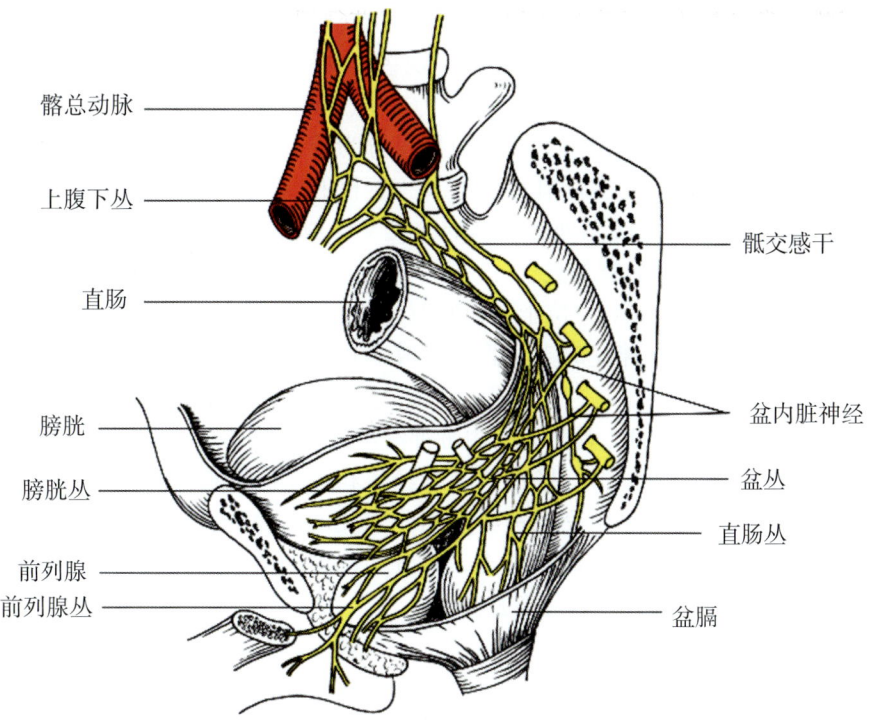

图 3-38　盆部内脏神经丛

> **知识拓展**
>
> **心的神经**
>
> 　　心有丰富的神经纤维，它们来自交感干和迷走神经的心支，在主动脉弓的下方和后方构成心丛，再由心丛发出纤维随冠状动脉进入心壁，少数纤维直接进入心房。分布于心的神经有以下 3 类：①交感神经：交感神经的节前纤维发自脊髓的第 1～5 胸髓节段侧角，经第 1～5 胸神经前根和白交通支至交感干，止于颈部及胸 1～5 交感神经节；由交感神经节发出的节后纤维组成颈上、颈中、颈下和胸心神经，加入心丛，再由心丛随冠状动脉及其分支至心传导系统、心肌及冠状动脉壁。交感神经兴奋使心率加快、心肌收缩加强及冠状动脉舒张。②副交感神经：副交感神经的纤维主要发自延髓的迷走神经背核，在迷走神经主干中下行，离开主干组成颈上、颈下和胸心支，加入心丛，随冠状动脉及其分支终止于心壁内的副交感神经节，心壁内的副交感神经节有 10 多个，主要位于心房的心外膜下和心传导系附近；副交感神经节发出的节后纤维止于心传导系、心肌及冠状动脉。副交感神经兴奋时，心率减慢、心肌收缩力减弱。③感觉神经：心壁内有丰富的感觉神经纤维，尤其是心内膜。感觉神经纤维走行于交感神经和迷走神经内，终止于脊髓和延髓。
>
> 　　交感神经和迷走神经在调节心脏的功能活动中互相拮抗与协调，若此平衡失调，会导致心血管系统的功能发生紊乱，如心率失常等。临床上，可以通过观察心率变异性这一无创性监测指标，分析判断心脏自主神经的状态，借以预测心源性猝死和心律失常等疾病的危险因素。另外，这两类神经在心脏的分布区域也存在差异。在心前壁，交感神经分布占优势；而在下壁，则多由迷走神经分布。这使得心脏不同部位缺血时，疼痛也倾向于出现在体表不同部位，在临床上可以用作判断梗死部位的部分参考。

　　4. **主要内脏神经丛**　交感神经、副交感神经和内脏感觉神经常在血管周围及脏器附近反复编织组成神经丛（图 3-38，图 3-39）。其中除颈内动脉丛、颈外动脉丛、锁骨下动脉丛和椎动脉丛等没有副交感神经参与外，其余的内脏神经丛均由交感和副交感神经纤维共同组成。由这些神经丛发出分支，分布于胸、腹和盆腔的脏器。现将重要的神经丛记述如下。

（1）心丛（cardiac plexus）：由交感干的颈上、中、下神经节和胸 1～4 或胸 5 神经节发出的心神经与迷走神经的心支共同组成，按其位置可分为浅、深两丛。心浅丛位于主动脉弓前下方、右肺动脉前方；心深丛位于主动脉弓后方及气管杈的前方，较心浅丛大。心丛内有心神经节，为迷走神经的副交感纤维换元处。心丛的分支又组成左、右心房丛和左、右冠状动脉丛，分布至心肌、心传导系和心的血管等处。

（2）肺丛（pulmonary plexus）：位于肺根的前、后方，分别称为肺前、后丛。肺丛由交感干胸 2～5 神经节的分支和迷走神经的支气管支组成，并接受心丛发来的纤维。肺丛发出的细支沿支气管及肺血管入肺。

（3）腹腔丛（celiac plexus）：为最大的内脏神经丛。位于腹腔干（动脉）和肠系膜上动脉根部的周围，神经丛内有腹腔神经节、肠系膜上神经节和主动脉肾神经节等。内脏大、小神经分别在这些神经节内换元。腹腔丛由交感神经节的分支及迷走神经后干的腹腔支共同组成。腹腔丛及丛内神经节发出的分支伴随动脉的分支，可分为许多副丛，如肝丛、胃丛、脾丛、肾丛及肠系膜上丛等。各副丛随血管分支到达各脏器。

（4）腹主动脉丛（abdominal aortic plexus）：位于腹主动脉前面及两侧，是腹腔丛向下延续的部分（图 3-39）。该神经丛还接受第 1～2 腰交感神经节的分支。由此神经丛分出的肠系膜下丛，沿同名动脉分支至结肠左曲以下至直肠上段的肠管。腹主动脉丛的一部分纤维下行入盆腔，参与腹下丛的组成；另一部分纤维沿髂总动脉和髂外动脉组成与动脉同名的神经丛，随动脉分支分布于下肢血管、汗腺、竖毛肌。

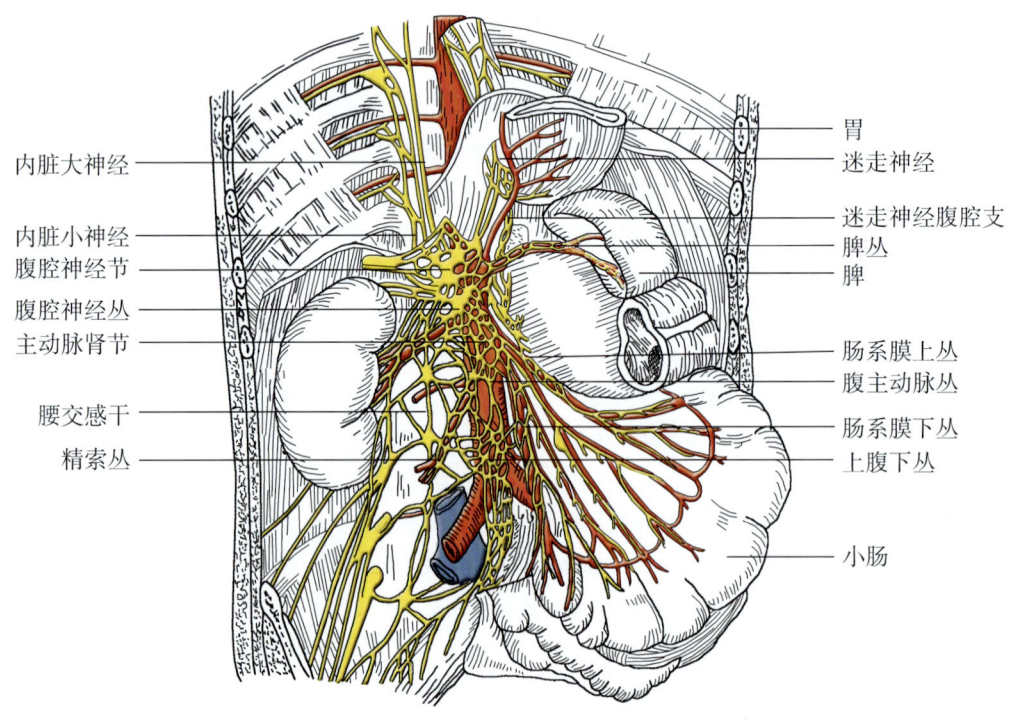

图 3-39　腹腔内的内脏神经丛

（5）腹下丛（hypogastric plexus）：可分为上腹下丛和下腹下丛。上腹下丛位于第 5 腰椎体前面、腹主动脉的末端及分叉处。此神经丛由腹主动脉丛的分支及第 3～4 腰交感神经节发出的腰内脏神经组成。下腹下丛即盆丛（pelvic plexus）（图 3-38），位于直肠的两侧及前面。由上腹下丛的分支、骶交感干的分支和盆内脏神经的纤维组成。该丛伴随髂内动脉的分支组成直肠丛、膀胱丛、前列腺丛和输精管丛（女性为子宫阴道丛）等，并随动脉分支分布于盆腔脏器。

临床联系

盆腔术后的排尿障碍

盆腔自主神经系统包括交感神经纤维和副交感神经纤维，主要分布于盆腔内脏器（膀胱、直肠、输尿管、子宫和阴道等）及相关腺体，并通过脊髓内的低级中枢建立相关神经反射，可以对排尿、排便和性兴奋等生理功能进行基本调控。在子宫、直肠、前列腺等盆腔脏器手术后出现尿失禁等排尿障碍的现象并不少见。除了术中可能会伤及下段输尿管和膀胱，或破坏盆底的支持结构等原因，由于手术多在盆腔深部操作，术中对盆腔内脏神经的显露困难，尤其副交感神经多位于紧贴盆腔脏器表面的筋膜中，较难识别和保护。手术中若损伤双侧支配膀胱和尿道的交感和副交感神经，就可引起膀胱逼尿肌功能减弱，导致膀胱功能障碍，出现排尿困难、尿潴留、尿排不尽感，引发尿路感染等。因此在保证手术治疗效果的同时，应尽可能最大程度保护盆腔内脏神经，尤其是支配膀胱的神经，以提高患者术后生活质量，并减少手术并发症。

（二）内脏感觉神经

人体内脏器官除接受内脏运动神经支配外，也有内脏感觉神经分布。内脏感觉神经（visceral sensory nerve）通过内脏感受器接受来自内脏的刺激，将内脏感觉性冲动传到中枢，中枢可直接通过内脏运动神经或间接通过体液调节各内脏器官的活动。

内脏感觉神经元的胞体位于脑神经节和脊神经节内，为假单极神经元，其周围突是粗细不等的有髓或无髓纤维。传导内脏感觉的脑神经节包括膝神经节、舌咽神经下节和迷走神经下节，假单极神经元的周围突分别伴随面神经、舌咽神经和迷走神经分布于内脏器官和心血管，中枢突亦伴随上述神经进入脑干，终止于孤束核。位于脊神经节的内脏感觉神经元，周围突伴随交感神经和盆内脏神经分布于内脏器官和血管，中枢突经脊神经后根进入脊髓，终于灰质后角。在中枢内，内脏感觉神经纤维可直接或经联络神经元间接地与内脏运动神经元和躯体运动神经元形成突触，以完成内脏-内脏反射或内脏-躯体反射；最终内脏感觉冲动经过一系列复杂的途径传导至大脑皮质，形成内脏感觉。

内脏感觉神经在形态结构上虽与躯体感觉神经相似，但其仍有自身的特点。

（1）痛阈较高：内脏感觉纤维的数量少，分布稀疏，且多为细纤维，小范围的一般刺激不引起主观感觉。例如，在外科手术切割或烧灼内脏时，患者并不感觉疼痛。只有大范围的强烈刺激使感觉信息传入的总和达到一定阈值时才可引起特殊的中枢兴奋而导致痛觉的产生。如内脏器官过度膨胀、受到牵张、平滑肌痉挛以及缺血和代谢产物积聚等。

（2）定位弥散：例如腹痛患者常不能说出所发生疼痛的明确位置。内脏感觉的传入途径比较分散，即一个脏器的感觉纤维经过多个节段的脊神经进入中枢，而一条脊神经又包含来自几个脏器的感觉纤维。因此，内脏痛往往是弥散的，定位亦不准确。一般认为，传导内脏痛觉的纤维常与交感神经伴行进入脊髓。

> **研究前沿**
>
> **癌性神经病理性痛**
>
> 　　肿瘤直接侵袭神经或沿神经鞘膜和周隙浸润、扩散、转移的现象称为神经周围浸润（perineural invasion，PNI），因此而产生的疼痛多较顽固、不易缓解。在不同肿瘤中发生 PNI 的比例不同，例如胰腺癌较其他脏器癌症的 PNI 发生率明显偏高，这可能部分与胰腺周围密集分布的内脏神经丛有关。一旦发生 PNI，往往具有预后差、并发症多、复发率高、生存率低等表现。肿瘤细胞浸润神经的原因和机制尚不完全清楚，也是当前疼痛医学研究的热点之一。越来越多的研究显示，PNI 是一个多因素过程，其形成是在多因素共同作用下产生有利于肿瘤细胞和神经细胞共生长的组织微环境所致。诸如神经营养因子、炎症趋化因子、细胞表面配体及受体、细胞黏附分子、金属蛋白酶等均可参与此过程。研究者们也试图在其中寻找进行靶向治疗的作用点，以期帮助患者缓解疼痛。

（三）牵涉痛

　　某些内脏器官病变时，常在体表的一定区域产生感觉过敏或疼痛感，这种现象称为牵涉痛（referred pain）。疼痛区域内皮肤常有感觉过敏、血管运动障碍、汗腺分泌及竖毛肌运动障碍或反射性肌肉痉挛。临床上将这一体表过敏区域称为海德带（Head's zones）。根据海德带的范围可协助进行内脏疾病的诊断（图 3-40）。牵涉痛有时发生在患病器官邻近的皮肤区，有时则发生在距患病器官较远的皮肤区。例如胃溃疡时出现腹上部皮肤疼痛；肝胆疾患时，常在右肩部感到疼痛；心绞痛时则常在胸前区及左上臂内侧皮肤感到疼痛（图 3-41）。

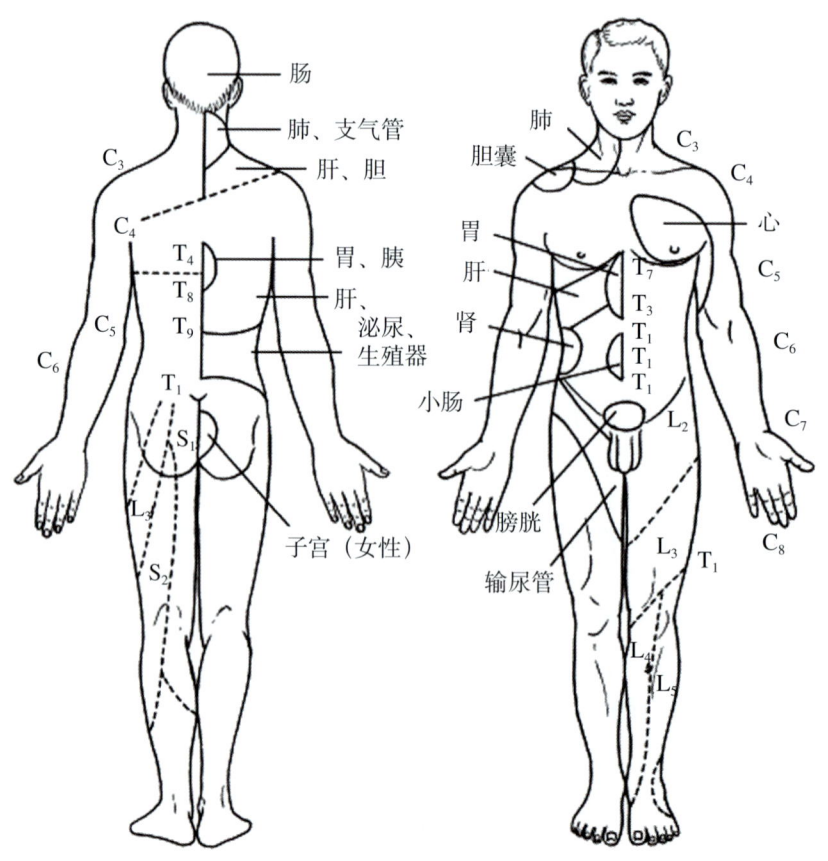

图 3-40　内脏器官疾病时的牵涉痛区

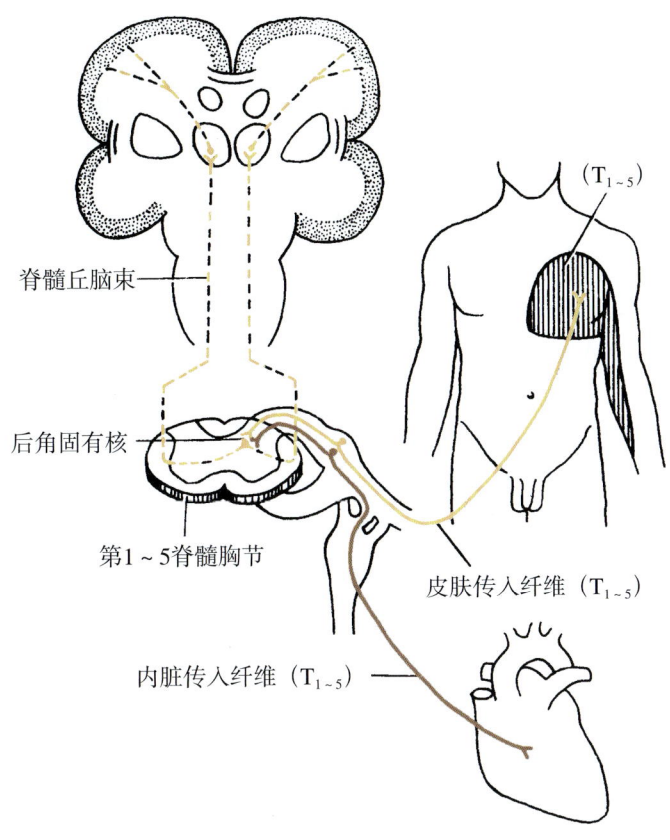

图 3-41 心的神经支配

关于牵涉痛发生的机制，一般认为，发生病变的器官与牵涉痛的体表部位往往受同一节段脊神经的支配，二者的感觉神经也进入同一脊髓节段，并在脊髓后角内密切联系。这使来自患病器官的痛觉有可能扩散或影响邻近的躯体感觉神经元，从而产生牵涉痛（图 3-41）。

二、作用于内脏神经的药物

案例3-4

男性，35 岁，玻璃工。主诉：5 周前被玻璃刺伤左眼致视力下降，眼胀伴同侧头痛。外用消炎眼药膏和口服抗菌、止痛药，未见好转，来院就诊。眼压检查，右眼 20.5 mmHg，左眼 50.7 mmHg。诊断：外伤性青光眼。

入院治疗，20% 甘露醇 250 ml 静脉滴注，眼睛局部给予激素和 1% 毛果芸香碱软膏。第 3 天左眼眼压 20.8 mmHg，头痛明显好转。

问题：
1．毛果芸香碱治疗青光眼的作用机制是什么？
2．毛果芸香碱滴眼后会出现暗黑感，为什么？

（一）内脏神经系统药物的作用方式

1．直接作用于受体　药物直接与胆碱受体或肾上腺素受体结合后，如果产生与 ACh 或 NA 相似的作用，就分别称为拟胆碱药或拟肾上腺素药。如果结合后不产生拟似递质的作用，反而阻断递质或拟似药与受体结合，则分别称为抗胆碱药和抗肾上腺素药。

由于胆碱受体分为 M_1、M_2、N_1、N_2 等亚型，肾上腺素受体分为 α_1、α_2、β_1、β_2 等亚型，故本类药物又可细分为选择性地作用于不同亚型受体的拟似药和拮抗药。

2．影响递质的生物合成、代谢转化、转运和贮存　影响递质合成、储存、释放等步骤的任何一步都可能产生相应的效应。

（1）影响递质的合成：如甲基酪氨酸抑制酪氨酸羟化酶，减少 NA 和 Adr 的生物合成，可以用于嗜铬细胞瘤患者，改善儿茶酚胺过度分泌的状况。

（2）影响递质贮存：如利血平（reserpine）抑制合成的 DA 和重摄取的 NA 进入囊泡，并损伤囊泡膜，使囊泡中的 NA 向外弥散，胞质中的 DA、NA 被线粒体的 MAO 所破坏，最终导致囊泡内的递质逐渐耗竭，发挥抗肾上腺素能神经作用。

（3）影响递质的释放：如降压药溴苄铵和胍乙啶能抑制去甲肾上腺素能神经末梢释放递质，为抗肾上腺素能神经药。肉毒杆菌毒素作用于胆碱能神经的囊泡，阻止 ACh 释放，临床用于眼肌痉挛和美容。

（4）影响递质的重摄取：三环类抗抑郁药抑制 NA 和 5-HT 的重摄取，提高其在突触间隙的浓度，增强受体作用。

（5）影响递质的代谢：新斯的明（neostigmine）和毒扁豆碱等抗胆碱酯酶药通过抑制胆碱酯酶的活性，延缓胆碱能神经递质乙酰胆碱（ACh）的水解，从而提高突触间隙 ACh 的浓度，产生拟胆碱作用。

（二）拟胆碱药

拟胆碱药（cholinergic drugs）是与胆碱能神经递质乙酰胆碱作用相似的药物，按其作用方式不同，可分为直接激动胆碱受体的胆碱受体激动药和间接发挥拟胆碱作用的胆碱酯酶抑制药两大类。

1．胆碱受体激动药（cholinoceptor agonists）　按照作用选择性的不同，可分为 M 胆碱受体激动药和 N 胆碱受体激动药。M 胆碱受体激动药中的胆碱酯类，如乙酰胆碱、卡巴胆碱、醋甲胆碱等对 M 和 N 胆碱受体均有兴奋作用，其中以 M 胆碱受体的作用为主。天然形成的拟胆碱生物碱如毛果芸香碱、槟榔碱、毒蕈碱等主要兴奋 M 胆碱受体。烟碱属于 N 受体激动剂，但是其作用广泛而复杂，无临床使用价值。

（1）毛果芸香碱（pilocarpine）：又名匹鲁卡品，是从毛果芸香属植物中提取的生物碱，为叔胺类化合物，其水溶液稳定，现已能人工合成。

【药理作用与作用机制】直接激动 M 受体，产生 M 样作用，对眼和腺体的作用最为明显。

1）眼：用毛果芸香碱溶液滴眼可起到缩瞳、降低眼内压和调节痉挛 3 种主要作用。

A．缩瞳：激动瞳孔括约肌上的 M 受体，使瞳孔括约肌收缩，瞳孔缩小。

B．降低眼内压：房水由睫状体上皮细胞分泌及毛细血管渗出而成，通过后房、瞳孔、前房、前房角间隙，经小梁网流入巩膜静脉窦而进入血液循环。房水可使眼球内具有一定的压力，称为眼内压。房水产生过多或回流障碍可致眼内压升高，眼内压持续升高可致青光眼（glaucoma）。毛果芸香碱的缩瞳作用使虹膜向中心拉紧，虹膜根部变薄，前房角间隙扩大，使房水易于通过巩膜静脉窦而进入血液循环，结果使眼内压降低。

C．调节痉挛：眼的调节是指使晶状体聚焦，适于视近物的过程，这主要取决于晶状体的曲度。晶状体囊富于弹性，可使晶状体略呈球状，但由于悬韧带向外缘的牵拉，通常使晶状体维持于比较扁平的状态。悬韧带受睫状肌控制。睫状肌由环状和辐射状两种平滑肌纤维组成，其中以动眼神经（胆碱能神经）支配的环状肌纤维为主。动眼神经兴奋或给予 M 受体激动剂（如毛果芸香碱），可使睫状肌的环状纤维向瞳孔中心方向收缩，悬韧带松弛，晶状体变凸，屈光度增加，从而使远距离物体不能成像在视网膜上，导致视远物时模糊不清，只能视近物，称为调节痉挛（图 3-42）。

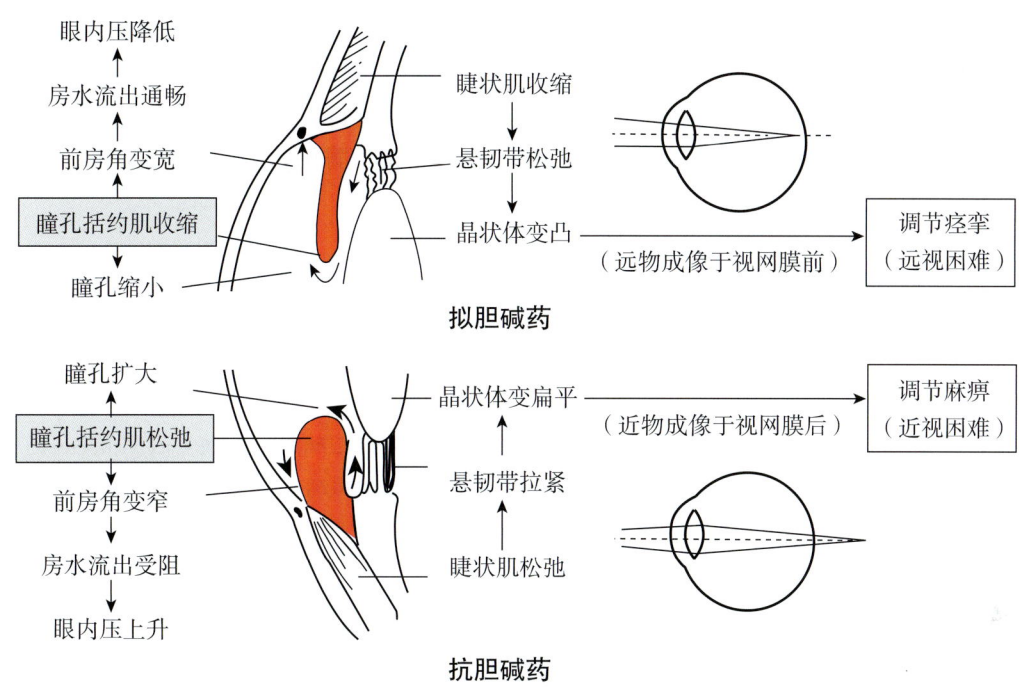

图 3-42　拟胆碱药和抗胆碱药对眼的作用
箭头表示房水流动的方向

2）腺体：本品吸收后或皮下注射（10～15 mg）后，通过激动腺体的 M 受体，使腺体分泌增加，其中以汗腺和唾液腺的分泌增加最为明显。

【体内过程】1% 毛果芸香碱滴眼液滴眼后，易穿透角膜，10～30 min 后开始缩瞳，75 min 后降眼压作用达高峰，可维持 4～8 h。调节痉挛作用约维持 2 h。

【临床应用】主要用于眼科。

1）青光眼：青光眼的主要特征是眼内压增高，可引起头痛、视力减退等症状，严重时可致失明。青光眼分为闭角型和开角型两种，前者为急性或慢性充血性青光眼，由于前房角间隙狭窄，妨碍房水回流，使眼内压增高；后者为慢性单纯性青光眼，主要是因小梁网及巩膜静脉窦变性或硬化，阻碍了房水循环，引起眼内压增高。毛果芸香碱对闭角型青光眼疗效较好，用药后由于缩瞳作用，可扩大前房角间隙，迅速降低眼内压，从而消除青光眼的各种症状。对开角型青光眼也有一定疗效，可能是由于此药可扩张巩膜静脉窦周围的小血管，收缩睫状肌，扩大小梁间的空隙，导致眼内压降低。

2）虹膜睫状体炎：与扩瞳药交替使用，防止虹膜与晶状体粘连。

3）缩瞳：术后或验光检查眼底后，用毛果芸香碱滴眼，以抵消扩瞳药的作用。

4）口腔黏膜干燥症：长期使用具有 M 受体阻断作用的药物，如阿托品类、抗精神病药、抗肿瘤药、抗抑郁药等，可以引起口腔黏膜干燥症。口腔黏膜干燥症也常见于鼻咽部、喉部肿瘤放射治疗患者。

【注意事项】用毛果芸香碱滴眼时应压迫内眦，避免药液经鼻泪管流入鼻腔，因快速吸收而产生 M 样作用，导致不良反应的发生。

（2）毒蕈碱：毒蕈碱是从毒蝇蕈中提取的生物碱，是经典的 M 受体激动剂，其效应与兴奋节后胆碱能神经作用相似，可以作为药理学工具药使用。

误食毒蕈后如果出现 M 样症状，即瞳孔缩小、视觉障碍、流泪、流涎、腹痛、腹泻、支气管痉挛、心率减慢、血压降低甚至休克等，则可确定诊断。主要用阿托品解救。

2. 胆碱酯酶抑制药（anticholinesterase agents） 按照对胆碱酯酶的抑制程度，可将胆碱酯酶抑制药分为易逆性和难逆性。易逆性胆碱酯酶抑制药能可逆性抑制乙酰胆碱酯酶（acetylcholinesterase，AChE），使胆碱能神经末梢释放的乙酰胆碱水解延迟而堆积在突触间隙，表现出 M 样和 N 样作用。难逆性胆碱酯酶抑制药的抗胆碱酯酶化学物质主要是有机磷酸酯类，无临床应用价值，仅有毒理学意义。

> **知识拓展**
>
> **胆碱酯酶**
>
> 胆碱酯酶可分为真性胆碱酯酶和假性胆碱酯酶。前者也称乙酰胆碱酯酶（acetylcholinesterase，AChE），是体内迅速水解 ACh 所必需的酶。假性胆碱酯酶为丁酰胆碱酯酶，对 ACh 的作用较弱，但可水解其他胆碱酯类，如除极化型肌松药琥珀胆碱、局麻药中的普鲁卡因等。本章所涉及的胆碱酯酶是指 AChE。
>
> AChE 的基本单位为四聚体，由分子量为 80 000 的等量亚单位组成，每个亚单位均含有一个活性中心。活性中心有两个能与 ACh 结合的部位，即带负电荷的阴离子部位和酯解部位。阴离子部位可能是由谷氨酸残基上的羧基构成的。酯解部位含有一个由丝氨酸残基的羟基构成的酸性作用点和一个由组氨酸残基上的咪唑基构成的碱性作用点，两者通过氢键结合，增强了丝氨酸羟基的亲核活性，使之易与 ACh 结合。酶的阴离子部位通过静电引力与 ACh 分子中的季铵阳离子头部结合，酯解部位的丝氨酸的羟基与 ACh 分子的羰基碳以共价键形式结合，形成 ACh-AChE 复合物。ACh 的酯键断裂，生成胆碱和乙酰胆碱酯酶。乙酰胆碱酯酶迅速水解，恢复活性。

（1）易逆性胆碱酯酶抑制药：该类药包括新斯的明、吡斯的明、毒扁豆碱、加兰他敏等。这类拟胆碱药也用于阿尔茨海默病的预防和治疗，能在一定程度上改善患者的认知功能，但不能阻止病情发展。常用药物有多奈哌齐、利斯的明、加兰他敏和石杉碱甲等。

新斯的明（neostigmine）

【药理作用与作用机制】 新斯的明可与 ACh 竞争和 AChE 的结合，从而抑制 AChE 的活性。新斯的明与 AChE 结合后形成的二甲氨基甲酰化胆碱酯酶水解较慢（2 h 以上），对酶的抑制作用较持久，使突触间隙中 ACh 积聚，表现出 M 样和 N 样作用。

新斯的明除抑制胆碱酯酶外，还能直接激动骨骼肌运动终板上的 N_2 受体，以及促进运动神经末梢释放 ACh，故其对骨骼肌的兴奋作用最强。此外，新斯的明对胃肠道和膀胱平滑肌的兴奋作用也较强。新斯的明对心血管、腺体、眼和支气管平滑肌的作用较弱。

【体内过程】 新斯的明为季铵类药物，脂溶性低，其溴化物口服吸收少而不规则。一般口服剂量为皮下注射量的 10 倍以上。不易透过血-脑屏障，故无明显中枢作用。溶液不易透过角膜屏障进入前房，一般不作为缩瞳药使用。

【临床应用】

1）重症肌无力：重症肌无力（myasthenia gravis）是一种慢性神经肌肉接头疾病，属于自身免疫性神经肌肉传递功能障碍。患者血清中存在乙酰胆碱受体的抗体，与乙酰胆碱受体结合后，抑制 ACh 与受体的结合，进而诱导受体解体，使受体数目减少。主要症状为骨骼肌进行性肌无力，表现为眼睑下垂、肢体无力、咀嚼和吞咽困难，严重者可致呼吸困难。

重症肌无力患者除在病情严重和紧急情况下需注射给药外，一般多采用口服给药。剂量大小视病情严重程度和患者的反应而定，通常每次口服 10～15 mg，每日 3～4 次，可获满意疗效。新斯的明过量中毒可致胆碱能危象。临床出现肌无力症状加重，应立即停用。

2）手术后腹胀气和尿潴留：通过兴奋胃肠道平滑肌及膀胱逼尿肌，松弛括约肌，促进排气和排尿。

3）非去极化型肌松药中毒解救：用于非去极化型骨骼肌松弛药如筒箭毒碱过量时的解救，但禁用于去极化型骨骼肌松弛药如琥珀胆碱过量时的解救。

4）阿托品中毒解救：对抗阿托品中毒引起的外周症状。由于新斯的明不能透过血-脑屏障，对中毒所致中枢神经系统症状无效。

【不良反应】禁用于机械性肠梗阻、尿路梗阻和支气管哮喘患者。

该药治疗量副作用较少，过量可引起恶心、呕吐、腹痛、心动过速、肌肉颤动和胆碱能危象等，其中 M 样作用可用阿托品对抗。

在重症肌无力患者治疗过程中，大剂量使用新斯的明可能加重肌无力症状，除有呼吸困难等呼吸肌麻痹症状外，还会出现毒蕈碱样中毒症状和烟碱样中毒症状，称为胆碱能危象。乙酰胆碱过量堆积首先出现肌纤维震颤，然后整个运动单位的肌束震颤，肌张力逐渐下降，这个作用与去极化型肌松药作用类似。发生机制是乙酰胆碱在神经-肌肉接头处蓄积，持久作用于胆碱能受体，使突触后膜持续去极化，复极过程受阻，神经-肌肉接头发生阻滞，信号传递障碍。

（2）难逆性胆碱酯酶抑制剂：这类物质主要是有机磷酸酯类（organophosphates），与乙酰胆碱酯酶（AChE）结合牢固，不易水解，时间稍长，酶活性即难以恢复，因而产生毒性作用。

（三）抗胆碱药

抗胆碱药也称为胆碱受体阻断药，能与胆碱受体结合，但不产生拟胆碱作用，却可妨碍乙酰胆碱（ACh）或胆碱受体激动药与胆碱受体的结合，从而产生抗胆碱作用。按照对胆碱受体的选择性不同，可进一步分为 M 胆碱受体阻断药（M-cholinoceptor blocking drugs）和 N 胆碱受体阻断药（N-cholinoceptor blocking drugs），后者通常又细分为神经节阻断药（N_1 受体阻断）和肌松药（N_2 受体阻断）。

1. M 胆碱受体阻断药　M 胆碱受体阻断药能阻断乙酰胆碱或胆碱受体激动药与 M 胆碱受体的结合，而拮抗其拟胆碱作用，产生胆碱能神经被阻断或抑制的效应，大部分药物对 N 受体的阻断作用比较弱。这类药物包括阿托品和莨菪生物碱类（东莨菪碱和山莨菪碱等），均系从颠茄、曼陀罗、洋金花及莨菪等茄科植物中提取的生物碱。为克服阿托品眼科作用持久、药物作用广泛、副作用多的缺点，通过化学结构改造，研发了阿托品合成代用品，包括扩瞳药、解痉药和选择性 M_1 受体阻断药。

（1）阿托品（atropine）：天然存在于植物中的阿托品类生物碱，在化学结构上为不稳定的左旋体，但在提取过程中容易转为稳定的消旋莨菪碱（dl-hyoscyamine），即阿托品。

【药理作用与作用机制】阿托品与 M 胆碱受体的结合只具有亲和力而无内在的活性，故不能激动该受体，反而阻断 ACh 或胆碱受体激动药与受体的结合，从而竞争性地拮抗 ACh 或胆碱受体激动药对 M 受体的激动作用。阿托品对 M 胆碱受体具有高选择性阻断作用，对各种 M 受体亚型的选择性较低，对 M_1、M_2、M_3 受体均可阻断。大剂量的阿托品对神经节的 N_1 受体亦有阻断作用，更大剂量时还可出现中枢神经系统反应。

不同效应器上的 M 受体对阿托品的敏感性不同。

1）抑制腺体分泌：阿托品通过对 M 受体的阻断作用抑制腺体分泌，其中唾液腺和汗腺对阿托品最敏感，在小剂量时（0.3～0.5 mg）即可引起口干和皮肤干燥。随着剂量增大，抑制作用增强，大剂量时可因抑制汗腺分泌而使体温明显升高。同时泪腺和呼吸道腺体分泌也明显减少。

2）对眼的作用：阿托品通过阻断瞳孔括约肌和睫状肌上的 M 受体，使瞳孔括约肌和睫状肌松弛，出现瞳孔扩大、眼压升高和调节麻痹（图 3-40）。阿托品使睫状肌松弛退向外缘，从而拉紧悬韧带，使晶状体固定在扁平状态，屈光度降低，只能看清远物，而不能将近距离的物体清晰地成像于视网膜上，故视近物时模糊不清，这一作用称为调节麻痹。上述对眼的作用在局部滴眼或全身给药时均可出现，应予以注意。

3）松弛内脏平滑肌：阿托品能松弛多种内脏平滑肌，治疗剂量时对正常活动的平滑肌影响小，当平滑肌处于过度活动或痉挛时，其松弛作用最显著。对痉挛的胃肠道平滑肌的松弛作用较强，可降低蠕动的幅度和频率，缓解胃肠绞痛；还可以缓解尿道和膀胱逼尿肌痉挛，缓解尿频、尿急症状；对胆囊和胆管、支气管、输尿管的解痉作用较弱。

4）对心脏的作用：治疗剂量的阿托品（0.4～0.6 mg）可使部分患者出现短暂性的轻度心率减慢，一般每分钟减少 4～8 次。这种心率减慢并不伴随血压与心输出量的变化。目前认为，阿托品的减慢心率作用是阻断突触前膜 M_1 受体所致。较大剂量阿托品（1～2 mg）则可通过阻断窦房结的 M_2 受体，使心率加快。在迷走神经张力较高的青壮年，心率加快明显。

5）对血管的作用：阿托品在治疗量时对血管和血压无显著影响，主要原因是多数血管缺乏胆碱能神经支配。大剂量时能扩张外周及内脏血管，解除小血管痉挛，尤其是皮肤血管扩张最明显，表现为皮肤潮红、温热，尤以面颈部较为显著。在病理情况下，当微循环的小血管痉挛时，大剂量的阿托品有明显的解痉作用，可改善微循环，恢复重要器官的血流供应，缓解组织缺氧状态。

6）中枢神经系统：治疗剂量的阿托品对中枢神经系统影响不明显。较大剂量（1～2 mg）可兴奋延髓和大脑中枢。2～5 mg 时中枢兴奋作用增强，可出现烦躁不安、多言、谵妄。中毒剂量（10 mg 以上）常致幻觉、定向障碍、运动失调和惊厥等。严重中毒时可由兴奋转入抑制，出现昏迷及呼吸麻痹而死亡。

【体内过程】口服吸收迅速，1 h 后血药浓度达峰值。阿托品亦可经黏膜吸收，但皮肤吸收差。吸收后广泛分布于全身组织，可透过血-脑屏障及胎盘屏障，作用维持 3～4 h。阿托品通过房水循环排出较慢，滴眼后药效可持续数天至 1 周。

【临床应用】

1）缓解内脏绞痛：适用于各种内脏绞痛。对胃肠道痉挛所致绞痛能迅速缓解；对输尿管痉挛所致绞痛和膀胱刺激症状（如尿频、尿急等）疗效较好。但对胆绞痛及肾绞痛的疗效较差，需合用阿片类镇痛药，以增强疗效。阿托品还具有松弛膀胱逼尿肌、增大膀胱容积及增加膀胱括约肌张力等作用，故亦用于治疗遗尿症。阿托品虽能扩张支气管，但因其可抑制呼吸道腺体分泌，使痰液变稠，不易排出，故不用作平喘药。阿托品的合成衍生物异丙托溴铵（ipratropium）气雾剂吸入，对哮喘和喘息型慢性支气管炎患者有显著的平喘作用，且副作用少。

2）减少腺体分泌：用于全身麻醉前给药，如乙醚麻醉前皮下注射阿托品 0.5 mg，可减少乙醚刺激引起的呼吸道及唾液分泌，防止分泌物阻塞呼吸道及发生吸入性肺炎，并可防止手术过程中迷走神经对心、胃、呼吸的反射性影响，防止恶心、呕吐及呼吸抑制。也用于严重盗汗（如肺结核）和流涎症（如金属中毒和帕金森病）。

3）眼科应用：虹膜睫状体炎患者用 0.5%～1% 阿托品溶液滴眼治疗，使瞳孔括约肌和睫状肌松弛，活动减少，有利于消炎和止痛，与毛果芸香碱交替使用，还可预防虹膜与晶状体粘连和发生瞳孔闭锁。

验光、检查眼底：如需扩瞳，可用阿托品滴眼，以利检查。但因其扩瞳作用可持续 1～2 周，调节麻痹也可持续 2～3 天，视力恢复较慢，现已少用。目前常以作用时间较短暂的后马托品代替。

4）抗缓慢型心律失常：阿托品可解除迷走神经对心脏的抑制，治疗迷走神经过度兴奋所致的窦性心动过缓、窦房传导阻滞、房室传导阻滞等缓慢型心律失常，还可用于治疗继发于窦房结功能低下而出现的室性异位节律。在急性心肌梗死的早期，尤其是发生于下壁或后壁的急性心肌梗死，常有窦性或房室结性心动过缓，严重时可引起低血压及迷走神经张力过高，导致房室传导阻滞。阿托品可恢复心率以维持正常的心脏动力学，从而改善患者的临床症状。但阿托品的使用剂量需谨慎调节，剂量过大会引起心率加快，而增加心肌耗氧量，并有引起心室颤动的危险。

5）抗休克：对暴发性流行性脑脊髓膜炎、中毒性菌痢、中毒性肺炎所致的感染中毒性休克，可用大剂量阿托品治疗。阿托品能解除小动脉痉挛，舒张外周血管，改善微循环，增加重要器官组织的血流灌注量，并增加回心血量，使血压回升，从而使休克好转。但对休克伴有高热或心率过快者，则不用阿托品。由于阿托品副作用较多，目前多用山莨菪碱取代之。

6）解救有机磷酸酯类中毒及某些毒蕈中毒

【不良反应】 阿托品作用广泛，临床上应用其中某一种作用时，其他作用则成为副作用。阿托品的不良反应随剂量的不同大致如下。

①一般治疗量（0.5～1 mg）：口鼻咽喉干燥、出汗减少、皮肤干燥潮红；② 2 mg 时：视物模糊、心悸、眩晕、排尿困难、便秘等，通常于停药后均可逐渐消失，无需特殊处理；③过量中毒（5～10 mg）时：除上述症状加重外，还可出现高热、呼吸加快、烦躁不安、谵妄、幻觉、惊厥等中枢兴奋症状；④严重中毒（10 mg 以上）时，可由中枢兴奋转入抑制，出现昏迷和呼吸麻痹等；⑤阿托品的最低致死量在成人为 80～130 mg，在儿童约为 10 mg。误服中毒量的颠茄果、曼陀罗果、洋金花或莨菪根茎等，也可出现上述中毒症状。

【禁忌证】青光眼、反流性食管炎、幽门梗阻及前列腺肥大患者禁用（可能加重前列腺肥大患者的排尿困难）。心肌梗死、心动过速患者及婴幼儿和老年人慎用。

研究前沿

小剂量阿托品防治近视

近视是屈光不正中最常见的类型，近视的防治是对我国卫生保健事业的一大挑战。新加坡研究人员的一项两阶段的 RCT 研究（ATOM2 研究）表明，浓度为 0.01% 的阿托品能够延缓儿童近视的发展。阿托品可以通过阻断睫状肌上的 M 受体使晶状体的屈光度降低，同时使眼球不过度生长，也可能通过介导其他神经递质的释放，从而延缓近视的发展。

阿托品延缓近视发展的作用存在剂量依赖效应。高浓度阿托品会产生明显的散瞳作用，导致用药后眼睛出现畏光、视物不清等，长时间使用还可能产生其他副作用。

(2) 山莨菪碱（anisodamine）：我国学者从茄科植物唐古特莨菪中提取出的生物碱，为左旋体，代号为 654（天然品为 654-1，人工合成的消旋体称为 654-2），二者的作用和临床用途基本相似，但 654-2 的副作用略大。山莨菪碱口服吸收较差，多采用肌内注射给药，注射后迅速从尿中排出。

山莨菪碱对抗乙酰胆碱所致平滑肌痉挛和心血管抑制作用与阿托品相似而稍弱。大剂量时也能解除小血管痉挛，增加组织血流灌注量，改善微循环。抑制唾液分泌、散瞳作用是阿托品的 1/20～1/10。不易通过血-脑屏障，中枢兴奋作用亦弱。

适用于感染中毒性休克的治疗。由于对血管痉挛的解痉作用选择性相对较高，不良反应较阿托品少，已广泛取代阿托品用于感染中毒性休克。654-2 具有细胞保护作用，可提高细胞对缺血缺氧的耐受性，从而稳定溶酶体膜和线粒体等亚细胞结构，减少溶酶体酶的释放和休克因子的产生，进而减轻或防止休克向不可逆发展的倾向。

（3）东莨菪碱（scopolamine）：是从茄科植物洋金花、莨菪和东莨菪中提取的一种左旋生物碱。与阿托品相似，具有外周抗胆碱作用，抑制腺体分泌作用较阿托品强，散瞳和调节麻痹作用较阿托品迅速，但作用消失快，对心血管系统及胃肠、支气管平滑肌的作用较弱。与阿托品相反，对中枢神经系统具有抑制作用，对大脑皮质抑制作用显著，在治疗剂量时即可见明显的镇静、催眠作用，较大剂量甚至可引起意识消失，进入浅麻醉状态。个别患者偶可产生欣快、不安和幻觉等类似阿托品的中枢兴奋症状，故有可能造成药物滥用。东莨菪碱对呼吸中枢具有兴奋作用。此外，东莨菪碱还有防晕、止吐作用，这可能是通过抑制前庭神经内耳功能或大脑皮质或中枢性抗胆碱作用及抑制胃肠道蠕动所致。

东莨菪碱主要用于麻醉前给药、防治晕动病、妊娠以及放射病呕吐、抗震颤麻痹等。

（4）阿托品的合成代用品：因阿托品用于眼科治疗作用时间过于持久，影响了正常视力的恢复；且内科用药作用广泛，副作用很多。为克服这些缺点，通过对其化学结构进行改造，合成了一些副作用较少的代用品，主要有扩瞳药、解痉药，此外还有选择性 M_1 受体阻断药。

1）合成扩瞳药：目前临床主要用于扩瞳的药物有后马托品（homatropine）、托吡卡胺（tropicamide）、环喷托酯（cyclopentolate）和尤卡托品（eucatropine）等，这些药物的散瞳和调节麻痹作用均较阿托品持续时间短，适用于散瞳检查眼底和验光。但儿童验光仍需用 1% 阿托品滴眼或用其油膏涂眼。

2）合成解痉药：脂溶性低，口服吸收较差；不易透过血-脑屏障，中枢神经系统的副作用较少；对胃肠道平滑肌的解痉作用较强，并能不同程度地减少胃液分泌；不良反应与阿托品类似。常用季铵类药有溴丙胺太林、甲溴阿托品。季铵类药物的特点是不容易跨膜转运，因此吸收较差。托特罗定和奥昔布宁用于治疗膀胱过度活动综合征，常见不良反应和禁忌证类似阿托品类。

3）选择性 M_1 受体阻断药：哌仑西平和替仑西平可选择性阻断胃壁细胞上的 M_1 受体，抑制胃酸及胃蛋白酶的分泌，主要用于胃和十二指肠溃疡、急性胃黏膜出血及胃泌素瘤，且在治疗量时较少出现口干和视物模糊等副作用。由于这些药物不易进入中枢，故无阿托品样中枢兴奋作用。

2．N 受体阻断药　包括 N1 胆碱受体阻断药和 N2 胆碱受体阻断药。其中 N2 胆碱受体阻断药主要影响骨骼肌的运动，不在此讲授。N_1 胆碱受体阻断药（N_1-cholinoceptor blocking drugs）又称神经节阻断药，可竞争性阻断 ACh 与神经节突触后膜 N_1 受体的结合，有些药还能阻断 N_1 受体偶联的离子通道，使节前纤维末梢释放的 ACh 不能引起细胞膜去极化反应，从而阻断神经冲动在神经节的传递。N_1 胆碱受体阻断药对血管主要起舒张作用，尤其可舒张小动脉，使外周阻力明显降低，血管床血流量增加，加之静脉也舒张，回心血量减少及心输出量降低，结果使血压下降，尤其以坐位或立位时血压下降较显著。由于其作用广泛，不良反应多，较少用于常规降压。偶用于其他降压药无效的危急型高血压脑病和高血压危象患者的紧急降压。

（四）拟肾上腺素药

拟肾上腺素药（adrenergic drugs）是一类化学结构和药理作用与肾上腺素、去甲肾上腺素相似的药物。这些药物都是胺类，作用与兴奋交感神经的效应相似，故又称拟交感神经胺类（sympathomimetic amines）药物。本类药物主要通过激活突触前、后膜或靶细胞上的肾上腺素受体，或促进去甲肾上腺素能神经末梢释放神经递质而发挥广泛的药理作用。

根据药物对不同肾上腺素受体亚型的选择性，可将拟肾上腺素药分为三大类：α、β 肾上腺素受体激动药（α，β-adrenoceptor agonists）、α 肾上腺素受体激动药（α-adrenoceptor agonists）和 β 肾上腺素受体激动药（β-adrenoceptor agonists）。

1. α、β肾上腺素受体激动药

(1) 肾上腺素 (adrenaline, Adr): 是肾上腺髓质嗜铬细胞分泌的主要激素。

【药理作用与作用机制】肾上腺素对肾上腺素受体选择性不高,对α受体和β受体均有强大的激动作用,其药理作用主要表现为兴奋心血管系统功能,抑制支气管平滑肌和促进新陈代谢。

1) 心脏:肾上腺素可激动窦房结、传导系统和心肌的$β_1$受体,对心肌的自律性、兴奋性、传导性和收缩性均有强大的兴奋作用,使心率加快、传导加速、心肌收缩增强、心输出量增加。

2) 血管:肾上腺素可激动血管平滑肌上的$α_1$受体和$β_2$受体。由于不同部位血管上的$α_1$受体和$β_2$受体密度不同,肾上腺素对不同部位血管的药理效应亦不同,表现为收缩、舒张或张力不变。$α_1$受体兴奋可使血管收缩,而$β_2$受体兴奋使血管舒张。肾上腺素主要作用于小动脉和毛细血管前括约肌,产生强大的血管收缩作用,而对静脉和大动脉的收缩作用则较弱。

肾上腺素可显著收缩皮肤黏膜血管、肾血管和肠系膜血管,由于这些血管上分布有大量的$α_1$受体和相对较少比例的$β_2$受体。肾上腺素可使冠状血管和骨骼肌血管舒张,但对脑及肺血管影响不明显。

3) 血压:肾上腺素对血管总外周阻力的影响与其剂量密切相关。

小剂量(治疗量)肾上腺素使心肌收缩力增强,心率加快,心输出量增加,导致收缩压升高。它同时能舒张骨骼肌血管,抵消或超过对皮肤黏膜血管的收缩作用,而使舒张压不变或下降。脉压增大,有利于血液对各组织脏器的灌注。

大剂量肾上腺素除可强烈兴奋心脏外,还可使血管平滑肌的$α_1$受体兴奋占优势,特别是使皮肤、黏膜、肾和肠系膜血管强烈收缩,导致外周阻力显著增高,收缩压和舒张压均升高。为患者静脉注射肾上腺素后,其血压呈典型双相反应,即给药后的迅速升压作用和随后持续时间较长的微弱降压作用。如事先给予α受体阻断药(酚妥拉明等),肾上腺素的升压作用可被翻转为明显的降压作用,充分表现为单纯血管$β_2$受体的激活作用。早期,曾用此原理诊断嗜铬细胞瘤,即对正常人无明显作用的小剂量α受体阻断药就可引起患者明显的血压下降。

肾上腺素亦可作用于肾小球旁器(juxtaglomerular apparatus)细胞的$β_1$受体,促进肾素分泌,影响血压。

4) 平滑肌:肾上腺素对平滑肌的作用主要取决于器官组织上的肾上腺素受体类型。对$β_2$受体占优势的支气管、胃肠道、膀胱和子宫平滑肌,肾上腺素可使其收缩减弱,张力降低,特别是当支气管平滑肌处于痉挛状态时,肾上腺素可通过激活该平滑肌上的$β_2$受体,发挥强大的解痉作用,使气道通畅。肾上腺素尚能激活眼部瞳孔开大肌上的α受体,使平滑肌收缩,瞳孔散大。

5) 代谢:治疗量的肾上腺素能明显增强机体的新陈代谢。

【临床应用】

1) 心脏骤停:可以抢救因溺水、药物中毒、麻醉意外、急性传染病和心脏传导阻滞等引起的心脏骤停。但是治疗电击或卤素类全麻药(如氟烷、甲氧氟烷等)引起的心脏骤停时,常伴有心室颤动,或由于使用肾上腺素诱发心室颤动,故应同时使用除颤器、起搏器及利多卡因等抗心律失常药物。

2) 过敏性休克:抢救因输液反应或药物过敏(如青霉素过敏)引起的过敏性休克。肾上腺素能抑制过敏物质的释放,并明显收缩小动脉和毛细血管前括约肌,使毛细血管通透性降低,改善心脏功能和解除支气管平滑肌痉挛,从而迅速、有效地缓解过敏性休克的临床症状,挽救患者生命。抢救时,应迅速经皮下或肌内注射肾上腺素,危急病例亦可用生理盐水稀释10倍后缓慢静脉注射,但须避免注射过量或注射速度过快造成心律失常等不良反应。

3) 支气管哮喘:肾上腺素能解除哮喘时的支气管平滑肌痉挛,抑制肥大细胞释放过敏反应物质,收缩支气管黏膜血管,从而减轻水肿和渗出,可迅速、有效控制支气管哮喘。肾上腺素对血管神经性水肿和血清病等亦能迅速缓解其症状。

4) 局部应用：将 1/25 万～1/20 万浓度的肾上腺素加入普鲁卡因或利多卡因等局麻药中，使注射部位周围血管收缩，延缓局麻药吸收，增强局麻药效应，延长局麻时间，减少局麻药吸收中毒的发生。

5) 治疗青光眼：1%～2% 滴眼液，慢性应用，通过促进房水流出，以及使 β 受体介导的眼内反应脱敏感化，降低眼内压。常用药物为地匹福林。

【不良反应】

肾上腺素的不良反应一般表现为烦躁、焦虑、恐惧、震颤、心悸、出汗等，停药后症状可自行消失。剂量过大则可引发剧烈的搏动性头痛，血压剧烈上升，有诱发脑出血的危险，亦能引起心律失常，因此应用肾上腺素时必须严格控制剂量。高血压病、脑动脉硬化、缺血性心脏病、心力衰竭、甲状腺功能亢进和糖尿病患者禁用。

(2) 多巴胺：多巴胺的化学性质不稳定，口服无效，消除迅速（$t_{1/2}$ 为 1～2 min），临床均采用静脉滴注给药。多巴胺可激动 α 受体和 β 受体，以及外周靶细胞上的多巴胺受体。它对上述受体的作用与其血药浓度有关。

多巴胺在低浓度时即可激动肾、肠系膜和冠状血管上的 D_1 受体，使血管扩张、血管阻力降低。还可以激动肾血管 D_1 受体，使血管扩张、肾血流和肾小球滤过率增加。此外，多巴胺尚能直接抑制肾小管重吸收 Na^+，通过排 Na^+ 利尿。高浓度多巴胺可较显著地收缩血管（激动 $α_1$ 受体）、兴奋心脏（激动 $β_1$ 受体），还可以兴奋肾血管 α 受体而致肾血管收缩，使肾血流减少。

多巴胺主要用于治疗各种休克，如心源性休克、感染中毒性休克和出血性休克等，特别对心肌收缩功能低下、尿少或尿闭者更为适宜。如能及时补足血容量，纠正酸中毒，则疗效更好。

2. α 肾上腺素受体激动药　去甲肾上腺素（noradrenaline，NA）是去甲肾上腺素能神经末梢释放的神经递质，肾上腺髓质亦可分泌少量去甲肾上腺素。去甲肾上腺素的化学性质和体内过程与肾上腺素相似，除用于治疗食管静脉曲张出血外，不宜口服。由于其对皮肤黏膜血管的强大收缩作用，皮下注射会引起局部组织缺血坏死，故禁止局部注射给药。临床上，去甲肾上腺素主要通过静脉滴注给药。

【药理作用与作用机制】去甲肾上腺素对 α 受体（$α_1$ 和 $α_2$）具有强大的激动作用，对 $β_1$ 受体亦有一定的激动作用，而对 $β_2$ 受体几乎无作用。

1) 血管：去甲肾上腺素可激动血管平滑肌上的 $α_1$ 受体，引起强大的血管收缩作用，使小动脉和小静脉均收缩。其中皮肤、黏膜血管收缩最为显著，其次为肾、肠系膜、脑和肝血管，甚至对肌肉血管也有收缩作用，结果使外周阻力明显增高，脏器血流减少。

冠脉血流量增加是由去甲肾上腺素可兴奋心脏，产生大量心肌代谢物所致。另外与提高冠脉灌注压也有关。

2) 心脏：去甲肾上腺素亦可激动心脏 $β_1$ 受体。

在离体情况下，去甲肾上腺素可使心脏自律性增高、传导加速、心率加快、收缩力增强、心输出量增加、心肌耗氧量增加，但作用强度均较肾上腺素弱。在整体条件下，由于药物的强烈血管收缩作用，总外周阻力明显增高，增加了心脏射血阻力，同时反射性地兴奋迷走神经，引起心率减慢，所以心输出量无改变甚至略有下降。大剂量去甲肾上腺素亦可因心肌自律性增高和耗氧量增加而引起心律失常。

3) 血压：当小剂量去甲肾上腺素的收缩血管作用不明显时，由于药物兴奋心脏，使收缩压明显增高，舒张压略升，脉压增大。大剂量时去甲肾上腺素几乎可使所有血管强烈收缩，外周阻力明显增高，收缩压和舒张压均增高，脉压变小，组织的血流灌注量减少。

【临床应用】

1) 药物中毒性低血压：中枢抑制药如全麻药、镇静催眠药及吩噻嗪类抗精神病药等，中毒引起的低血压，通过静脉滴注去甲肾上腺素可使血压上升，并维持在一定水平。

在氯丙嗪中毒血压过低时,由于其具有α受体阻断作用,此时禁用肾上腺素(翻转效应,降压更明显),应该选用去甲肾上腺素。

2)神经源性休克的早期:短时间应用小剂量去甲肾上腺素静脉滴注,使收缩压维持在90 mmHg(12 kPa)左右,以保证心、脑和肾等重要器官的血流灌注。但大剂量、长时间静脉滴注去甲肾上腺素,由于强烈的血管收缩作用,会加剧微循环障碍,对休克治疗极为不利。

3)上消化道出血:将去甲肾上腺素 1~3 mg 稀释后口服,使食管和胃壁的血管收缩,产生局部止血作用。

3. β肾上腺素受体激动药

(1)异丙肾上腺素(isoprenaline):是人工合成品,口服无效,一般用作静脉注射或静脉滴注,亦可用于舌下或喷雾吸入给药。

对 $β_1$ 受体和 $β_2$ 受体均有很强的激动作用,而对α受体几乎无作用。

1)心脏:激动窦房结、传导系统和心肌的 $β_1$ 受体,对心肌的兴奋性、传导性和收缩性均有很强的兴奋作用,使心率加快、传导加速、心肌收缩力增强、心输出量增加。

2)血管:激动血管的 $β_2$ 受体,表现为使骨骼肌血管明显舒张,肾、肠系膜血管和冠状血管不同程度舒张,总外周阻力降低。

3)血压:收缩压升高,舒张压下降和脉压明显增大。

4)支气管:激动支气管平滑肌 $β_2$ 受体,使平滑肌松弛。当支气管平滑肌处于痉挛状态时,其解痉作用稍强于肾上腺素,久用可产生耐受性。

5)代谢:通过激动β受体,促进糖原和脂肪分解,升高血中游离脂肪酸水平,这与肾上腺素作用相似,但升高血糖作用比肾上腺素弱。

【临床应用】

1)心搏骤停:异丙肾上腺素用于治疗各种原因(如溺水、电击、手术意外或药物中毒等)造成的心搏骤停。

2)房室传导阻滞:异丙肾上腺素具有强大的加速传导作用,舌下或静脉滴注给药可使房室传导阻滞明显改善。

3)支气管哮喘:舌下或喷雾给药,用于治疗支气管哮喘急性发作,作用快速、有效。

【不良反应】常见不良反应有心悸、头痛、头晕,对缺氧患者易引起心律失常和诱发或加剧心绞痛。哮喘患者长期滥用异丙肾上腺素有引起猝死的可能。

(2)选择性 $β_2$ 受体激动药:沙丁胺醇又称羟甲叔丁肾上腺素,特布他林又称间羟叔丁肾上腺素,二者均为人工合成药。它们可选择性地激动 $β_2$ 受体,使支气管、子宫和骨骼肌的血管平滑肌松弛,对心脏 $β_1$ 受体作用较弱。与异丙肾上腺素相比,本类药物具有强大的解除支气管平滑肌痉挛作用,而且无明显的心脏兴奋作用,所以临床主要用于防治支气管哮喘。

(五)抗肾上腺素药

抗肾上腺素药(antiadrenergic drugs)又称肾上腺素受体阻断药(adrenoceptor blocking drugs)。本类药物对肾上腺素受体有较强的亲和力,但缺乏或仅有微弱的内在活性。因此,一旦药物与肾上腺素受体结合,即可阻断神经递质或拟肾上腺素药与受体的结合,从而拮抗递质和拟肾上腺素药的作用。根据药物对α和β受体的选择性不同,本类药物可分为α肾上腺素受体阻断药、β肾上腺素受体阻断药和既阻断α受体又阻断β受体药三类。

1. α肾上腺素受体阻断药

(1)α肾上腺素受体阻断药:酚妥拉明以氢键、离子键与受体结合,结合比较疏松,可被大剂量儿茶酚胺或拟肾上腺素药在 $α_1$ 和 $α_2$ 受体水平上竞争拮抗,故称为竞争性α受体阻断药。

静脉注射酚妥拉明时,由于其可阻断血管平滑肌的α受体和直接舒张血管平滑肌的作用,使血管明显扩张,外周阻力降低,回心血量减少,血压下降,肺动脉压下降尤为明显。能够拮抗去甲肾上腺素和肾上腺素的升压作用,并将肾上腺素的升压作用翻转为降压作用,此现象称为"肾上腺素作用的翻转"(adrenaline reversal)。对主要作用于α受体的去甲肾上腺素,α受体阻断药仅能消除或减弱其升压作用,而无"翻转作用",对作用于β受体的异丙肾上腺素的降压作用则无影响。

可以用于外周血管痉挛性疾病、去甲肾上腺素滴注外漏、治疗休克、急性心肌梗死和顽固性心衰、嗜铬细胞瘤、鉴别诊断和防治手术过程中突发的高血压危象等。大剂量酚妥拉明可引起直立性低血压。

(2) α_1 肾上腺素受体阻断药:哌唑嗪(prazosin)选择性阻断 α_1- 肾上腺素受体亚型,α_1 受体主要分布于血管、前列腺、膀胱颈部平滑肌,阻断 α_1- 受体可以扩张血管,降低外周阻力,降低血压。有研究报道,哌唑嗪可直接松弛血管平滑肌。对于前列腺和膀胱颈部平滑肌的松弛,有助于改善排尿困难症状。

哌唑嗪口服用于治疗高血压,长期用药未见明显心率改变和耐受性。也用于治疗良性前列腺肥大的排尿困难,对肥大的腺体及其进行性发展没有影响,严重者需手术治疗。有1%左右患者用药后由于血压降低而发生晕厥。

(3) 高选择性 α_1 肾上腺素受体阻断药:坦洛新(tamsulosin)对与前列腺肥大引起的排尿困难关系密切的 α_1A 受体阻断作用远强于对 α_1B 受体的阻断作用。对良性前列腺肥大疗效好。通过改善尿道、膀胱颈及前列腺部位平滑肌功能而产生治疗作用。主要用于前列腺增生引起的尿频、夜尿增多及排尿困难。本品可显著降低前列腺压力,改善尿流率和存尿量。坦洛新无缩小前列腺体积的作用,故仅适用于轻、中度前列腺增生患者。

2. β肾上腺素受体阻断药(β-adrenoceptor blocking drugs) 选择性地与β受体结合,竞争性阻断神经递质或β受体激动药与β受体的结合,从而拮抗β受体激动后所产生的一系列药理效应。

【药理作用及作用机制】

(1) β受体阻断作用:阻断多种脏器组织的β受体,起到拮抗或减弱神经递质或拟肾上腺素药的β受体激动作用,如普萘洛尔可明显拮抗异丙肾上腺素的心率加快作用,当增加异丙肾上腺素剂量时仍能达到最大效应,两者间呈现典型的竞争性拮抗作用。

1) 心脏:阻断心脏的 β_1 受体,使得心率减慢、房室结传导减慢、心电图 P-R 间期延长、心肌收缩力减弱、心输出量减少,呈明显的负性肌力和负性频率作用,同时心肌耗氧量减少。当心脏交感神经活性增高,去甲肾上腺素释放增多时,上述作用更为显著。

2) 血管和血压:对正常人血压没有明显影响,对高血压患者具有降低血压作用,本类药物在临床用于治疗高血压病。β受体阻断药降压机制比较复杂,是药物对多系统β受体阻断作用的综合结果,包括:心脏β受体阻断使心输出量减少,交感神经突触前膜 β_2 受体阻断抑制正反馈调节,肾 β_1 受体阻断抑制肾素分泌等。

3) 支气管平滑肌:非选择性β受体阻断药,阻断支气管平滑肌的 β_2 受体,使支气管平滑肌收缩,呼吸道阻力增大,对支气管哮喘患者,则可诱发或加剧支气管哮喘发作。

4) 眼:降低眼内压的作用机制是通过阻断睫状体β受体,减少房水的产生。临床较早用于治疗青光眼的β受体阻断药是噻吗洛尔(timolol)。

5) 肾:β_1 受体阻断药可抑制肾素分泌,影响心血管系统和水电解质代谢。

6) 其他:抑制儿茶酚胺和拟肾上腺素药引起的脂肪分解,降低游离脂肪酸含量;阻断末梢突触前膜的 β_2 受体,减少去甲肾上腺素的释放;普萘洛尔和美托洛尔全身给药,可以透过血-脑屏障产生降压作用,与药物阻断中枢的β受体有关。

(2) 内在拟交感神经胺活性:吲哚洛尔等许多β受体阻断药在阻断β受体的同时,尚具有不同程度的β受体激动作用,称为内在拟交感神经胺活性(intrinsic sympathomimetic activity, ISA)。与一般β受体阻断药相比,具有内在拟交感神经胺活性的β受体阻断药对心脏的抑制作用和对支气管平滑肌的收缩作用较弱。

具体药物的临床应用和不良反应见心血管系统相应章节。

> **整合思考题**
> 1. 脊神经损伤后，所分布区域有哪些与内脏运动神经相关的症状？
> 2. 结合影响自主神经系统的药物的作用机制，分析自主神经系统药物的作用方式。

（南　燕　李　慧）

第四章 中枢神经系统

第一节 脊髓

导学目标

- **基本目标**
  1. 比较脊髓横切面上灰、白质的配布及各部的名称和位置。
  2. 复述脊髓灰质主要核团的位置和功能。
  3. 应用脊髓的感觉和运动传导束及其功能解释脊髓病损后的临床表现,并通过临床表现推测脊髓损伤部位。

- **发展目标**
  1. 综合运用脊髓解剖学知识,分析脊髓半切综合征和脊髓横贯性损伤的临床表现及解剖学原因。
  2. 通过不同节段脊髓的解剖特点和主要功能,结合患者临床表现和影像学检查,对脊髓疾病的横向定位和纵向定位进行初步判断。

本节数字资源

案例4-1

女,6岁,主因"发热伴腰部及双下肢疼痛2天,左下肢无力1天"来诊。患儿2天前突发高热,最高达39.5 ℃。近2天来出现腰痛伴双下肢疼痛。1天前出现左下肢不能活动。体格检查:头、颈、双上肢和右下肢肌力、肌张力正常;左下肢完全瘫痪,肌力0级,伴肌张力降低,腱反射(膝和跟腱)消失。3周后,左大腿能够屈收,并能伸膝,但其他运动未见恢复。1个月后,足肌、小腿肌和大腿后群肌松弛,明显萎缩。无其他任何感觉障碍。

问题:
1. 患儿的临床诊断是什么?
2. 请从解剖学角度分析:患儿出现"左下肢完全瘫痪"等症状的原因是什么?

脊髓（spinal cord）起源于胚胎时期神经管的尾端，是中枢神经系统功能较低级的部分。与脑相比，其分化较少，结构也相对简单，并保留着明显的节段性。脊髓内含有大量神经核团、上行和下行传导束、节间束，是脑与周围神经联系的重要通道，可独立完成许多反射活动，但发挥完整的生理功能需要在脑的控制下进行。因此，熟练掌握这些解剖结构及其在运动、感觉、自主神经功能和反射等方面发挥的重要作用，对于根据患者的临床症状和体征进行脊髓病变的横向和纵向定位诊断有重要意义。

脊髓由灰质和白质组成（图4-1，图4-2）。在新鲜脊髓的横切面上，可见中央有一细小的中央管（central canal），围绕中央管周围的是呈"H"形的颜色发暗的灰质和外围颜色浅淡的白质。脊髓中央管内含有脑脊液，如因颅脑或椎管内病变导致脊髓中央管内脑脊液循环不畅，则可引起脊髓中央管进行性扩张或脊髓空洞症。在脊髓的不同节段，灰、白质所占量比不同，在颈膨大、腰骶膨大处灰质量多，在颈部白质量多。

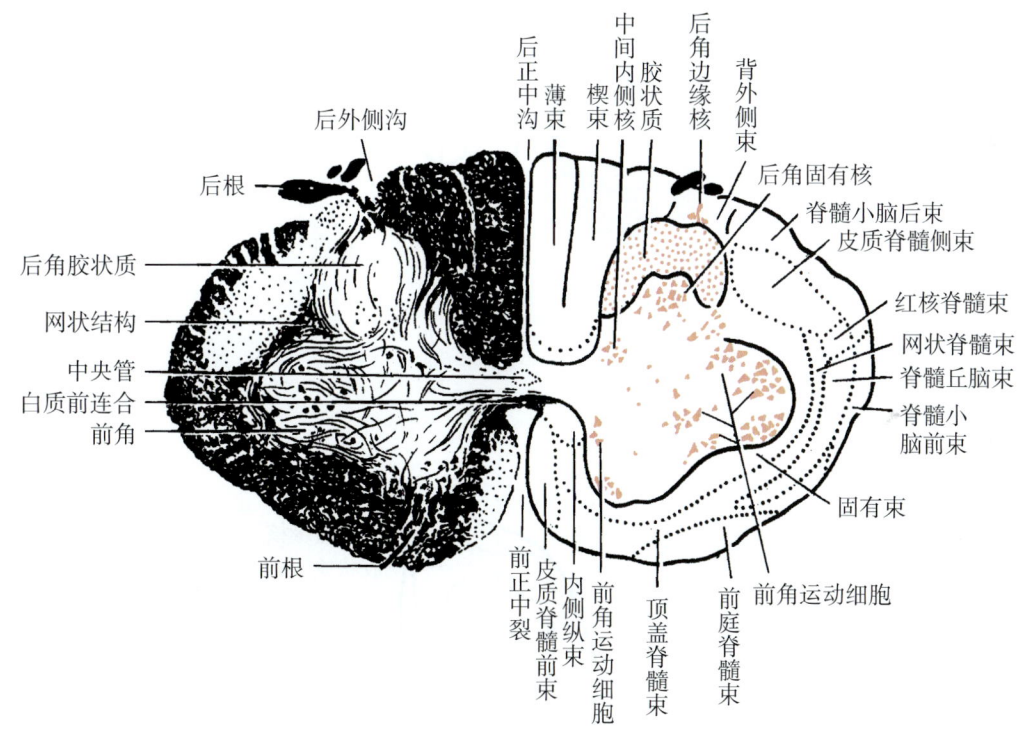

图4-1 新生儿脊髓颈膨大的横切面

一、灰质

脊髓灰质由神经元胞体、突起、神经胶质和血管等组成。灰质内有各种不同大小、形态和功能的神经元，其中大多数神经元的胞体集聚成群或成层，称为神经核或板层（图4-3）。在横切面上，这些灰质柱呈突起状，称为角（horn）。

灰质的前部扩大，称为前角（anterior horn）；后部较狭细，称为后角（posterior horn）；前、后角之间的移行部分称为中间带（intermediate zone）。从脊髓第1胸节到第3腰节的中间带向外侧突出，形成侧角（lateral horn）。由于脊髓内灰质纵贯呈柱状，因此在纵切面上，前角、后角和侧角分别称为前柱（anterior column）、后柱（posterior column）和侧柱（lateral column）。中央管前、后方的灰质分别称为灰质前连合（anterior gray commissure）和灰质后连合（posterior gray commissure）。后角基部外侧部分灰质向外侧突入白质内，与白质相互交织形成网状结构

(reticular formation)，在颈部最为明显。根据 20 世纪 50 年代 Rexed 对猫脊髓灰质的研究，将脊髓灰质分为 10 个板层，并从后向前用罗马数字 Ⅰ~Ⅹ 命名，现认为人的脊髓也有同样的分层。由于这种板层模式更能反映脊髓的联系和功能特性，目前仍广泛使用。

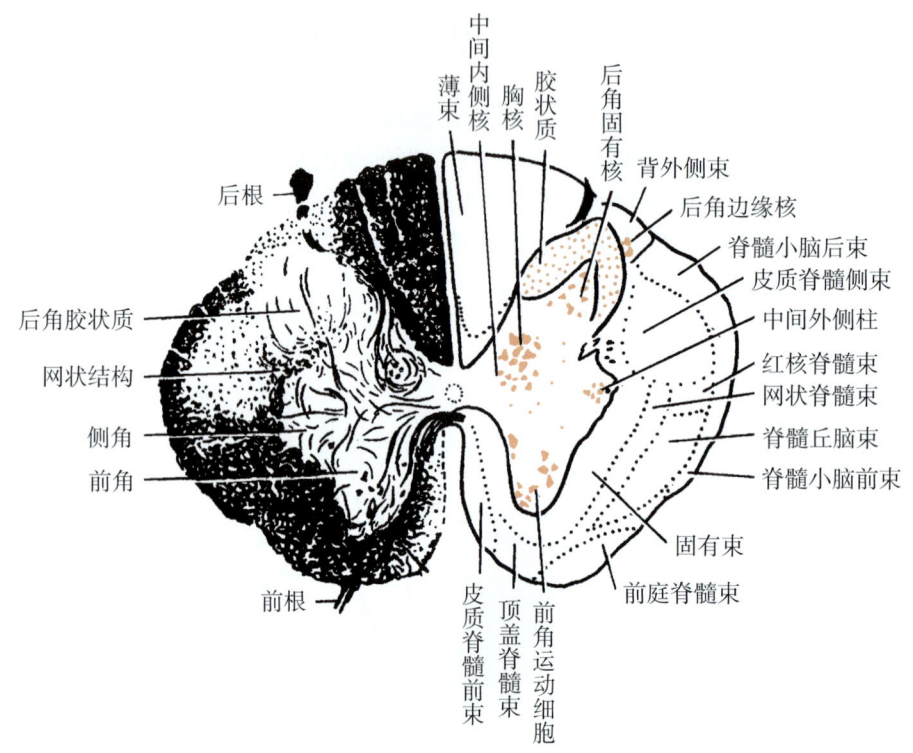

图 4-2　新生儿脊髓胸部的横切面

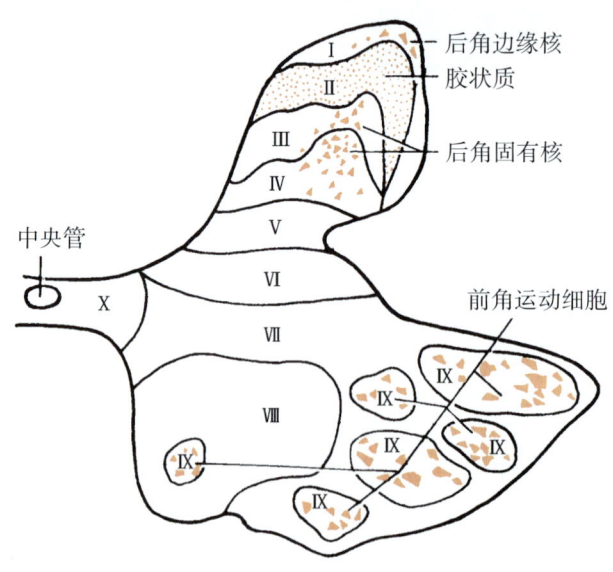

图 4-3　脊髓（C6，人）灰质主要核团及 Rexed 分层

脊髓后角可分为尖部、头部、颈部和基底部四部分，由 Ⅰ~Ⅵ 层组成；其中 Ⅰ 层相当于尖部，Ⅱ~Ⅳ 层相当于头部，Ⅴ 层相当于颈部，Ⅵ 层相当于基底部。

Ⅰ 层与背外侧束相邻，内含后角边缘核（posteromarginal nucleus），是脊髓丘脑束的起始细胞之一；Ⅱ层占据后角头部的大部分，习惯称为胶状质（substantia gelatinosa），其与三叉神经脊束核同源，由小型细胞组成，接受后根的无髓或薄髓纤维，调控脊髓丘脑束的传入；Ⅲ层和Ⅳ层最显著的结构为后角固有核（nucleus proprius），其中Ⅳ层的后角固有核是脊髓丘脑束的起始细胞之一；Ⅴ层分为内、外侧两部分，外侧部细胞参与形成脊髓网状结构；Ⅵ层仅见于颈、腰骶膨大部。Ⅴ层和Ⅵ层内亦含脊髓丘脑束的起始细胞，并接受皮质脊髓束的下行纤维。

脊髓中间带由Ⅶ层组成。在颈、腰骶膨大处，Ⅶ层还伸向前角。在 $T_1 \sim L_3$ 节段，Ⅶ层的背内侧有胸核（nucleus thoracicus，又称背核 nucleus dorsalis 或 Clarke 核），它与延髓的楔束副核同源，是脊髓小脑后束的起始细胞。Ⅶ层的腹内侧有中间内侧核（intermediomedial nucleus），接受后根传入的内脏感觉纤维。Ⅶ层的外侧（相当于侧角）有中间外侧核（intermediolateral nucleus），内含交感神经的节前神经元，发出的纤维经脊神经前根和白交通支进入交感干。在 $S_{2\sim4}$ 脊髓节段，Ⅶ层外侧部有骶副交感核（sacral parasympathetic nucleus），内含副交感神经的节前神经元，发出的纤维组成盆内脏神经。另外，在Ⅶ层还含有少量脊髓丘脑束的起始细胞，并接受大量皮质脊髓束下行纤维的终末。

脊髓前角由Ⅶ层（颈、腰骶膨大处）、Ⅷ层和Ⅸ层组成。在 $L_2 \sim S_3$ 脊髓节段，Ⅶ层外侧部有脊髓边缘细胞（spinal border cells），是脊髓小脑前束的起始细胞。在脊髓胸段，Ⅷ层位于前角基底部。在颈、腰骶膨大处，Ⅷ层仅限于前角内侧部。该层细胞为中间神经元，接受邻近板层和一些下行纤维（网状脊髓束、前庭脊髓束、顶盖脊髓束和内侧纵束）的终末，并发出纤维到Ⅸ层，影响运动神经元（motor neuron）。Ⅸ层主要由前角运动神经元组成，位于前角的最腹侧。在颈、腰骶膨大处，可分为前角内侧核（medial nucleus）（见于脊髓全长，支配躯干肌）和前角外侧核（lateral nucleus）（支配四肢肌）。另外，在 $C_{1\sim6}$ 脊髓节段，Ⅸ层有副神经脊髓核（spinal accessory nucleus）（发出副神经脊髓根，支配胸锁乳突肌和斜方肌）。

前角运动神经元包括大型的 α- 运动神经元（支配梭外肌纤维）和小型的 γ- 运动神经元（支配梭内肌纤维）。它们的轴突组成前根，直达并控制骨骼肌的收缩和舒张，从而完成随意运动或反射活动。其中 α- 运动神经元引起骨骼肌收缩，γ- 运动神经元调节肌张力。前角运动神经元接受后根的传入纤维、脊髓内联络神经元的纤维以及脑内高级中枢发出的下行纤维等多方调控。当前角运动神经元的胞体或轴突受损或被神经传导药物等阻断时，骨骼肌因失去神经控制而丧失随意运动或反射活动的能力，肌张力降低，浅、深反射均消失，肌肉逐渐萎缩，称为弛缓性瘫痪。前角内还有一类小型中间神经元称为 Renshaw 细胞（Renshaw cell），该细胞接受 α- 运动神经元轴突的侧支，其轴突与同一个或其他 α- 运动神经元形成突触，对 α- 运动神经元起抑制作用。位于颈膨大和腰骶膨大处的前角运动神经元有一定的定位排列，其中由内向外分别为躯干肌和上肢肌（或下肢肌），由腹侧向背侧分别为伸肌和屈肌。掌握这种排列规律，对于脊髓疾病的定位诊断有一定帮助。

中央管周围的灰质为Ⅹ层，包括灰质前连合和灰质后连合。

脊髓灰质板层与核团的对应关系列于表 4-1。

表 4-1 脊髓灰质板层与核团的对应关系简表

板层	相关核团	位置
Ⅰ	后角边缘核	尖部
Ⅱ	胶状质	头部
Ⅲ、Ⅳ	后角固有核	头部
Ⅴ	网状结构	颈部
Ⅵ		基底部
Ⅶ	背核、脊髓边缘细胞	
	中间内侧核、中间外侧核	中间带

续表

板层	相关核团	位置
Ⅷ		前角
Ⅸ	前角内侧核、前角外侧核	前角
Ⅹ	中央灰质	中央管周围

小测试 4-1

1．马尾和终丝的构成及其临床意义。
2．列举与脊髓丘脑束的起始相关的 Rexed 细胞构筑分层或核团。
3．列举与内脏活动相关的脊髓核团。
4．颈膨大和腰骶膨大对应的脊髓节段和功能，并根据脊髓节段与椎骨的对应关系描述其对应的椎骨节段。

案例4-2

女性，35岁，主诉"发现右手痛觉消失5个月"来诊。患者近5个月来右手两次偶然受伤，分别为熨斗烫伤和刀子划伤，但两次都无痛觉，两次受伤间隔数周。检查发现患者双手内侧至掌中线处、前臂掌面和背面的内侧半、上臂前面内侧 1/3 至腋窝、上臂背面内侧半的痛觉和温度觉缺失。

问题：
1．患者损伤的部位在哪里？
2．患者最可能的诊断是什么？
3．患者为什么会出现上述症状？

二、白质

脊髓白质主要由纤维束组成。白质借脊髓的纵沟分为3个索。前正中裂与前外侧沟之间为前索（anterior funiculus），前、后外侧沟之间为外侧索（lateral funiculus），后正中沟与后外侧沟之间为后索（posterior funiculus）。在灰质前连合的前方有纤维横越，称为白质前连合（anterior white commissure）。每个索内都行经有不同的纤维束，它们由起始、走行和功能相同的神经纤维聚集而成，一般按照其起止进行命名。纤维束大致可分为3类：联络脑和脊髓的、长的上行纤维束和下行纤维束，以及联络脊髓各节段的、短的固有束（fasciculus proprius）。其中，固有束紧贴脊髓灰质，起止均在脊髓，完成脊髓节段内和节段间的反射活动。实际上，在脊髓切片上界定各纤维束的精确位置较为困难，一是某些纤维束尚未研究清楚，二是纤维束之间常有相互重叠，因此图示的纤维束只是其大概位置（图4-1，图4-2）。

躯干和四肢的传入冲动都经脊神经后根进入脊髓，后根自后外侧沟进入脊髓时分为内、外侧两部分。内侧部较大，由粗大的有髓纤维组成，沿后角的内侧进入后索或后角，传导本体感觉和触压觉；外侧部较小，由较细的无髓或薄髓纤维组成，这些纤维在后角尖和脊髓表面间上升或下降 1～2 个脊髓节段，在胶状质背外方形成背外侧束（dorsolateral fasciculus，又称 Lissauer's tract）并进入后角，传导皮肤痛、温觉和内脏感觉。进入脊髓的后根基本分为长的升支、短的降支和侧支，并直接或间接（通过中间神经元）与前角、中间带或后角发生联系，完成各种信息的传递。

（一）上行传导束

1. **薄束**（fasciculus gracilis）（图 4-1）和**楔束**（fasciculus cuneatus）（图 4-1，图 4-2）位于脊髓后索，由同侧后根内侧部纤维在同侧后索上升所形成。其中薄束起自同侧第 5 胸节以下的脊神经节细胞的中枢突，楔束成自第 4 胸节以上的脊神经节细胞的中枢突。该神经节细胞的周围突分布于肌、腱和关节的本体感受器和皮肤的精细触觉感受器，由薄束和楔束传导躯干、四肢的本体感觉（肌、腱和关节的位置觉、运动觉和振动觉）和精细触觉（皮肤的两点间距离辨别觉和物体的纹理觉），并上行至延髓，分别止于薄束核和楔束核。薄束和楔束在脊髓后索有明确的定位关系（图 4-4），薄束位于内侧，见于脊髓后索的全长（T_5 以下占据整个后索），楔束位于外侧（仅见于 T_4 以上）。在 T_4 以上的后索，由内向外依次由来自骶、腰、胸和颈段的纤维排列而成，这种排列规律对临床上脊髓病变的横向定位（即位于髓内抑或髓外）有重要参考价值。脊髓后索病变时，由薄束和楔束向大脑皮质传导的本体感觉和精细触觉路径受损，患者在闭目时，无法确定自己肢体的位置和运动状况。具体可表现为闭目时站立不稳，易跌倒，不借助视觉无法辨别物体的形状和质地等。

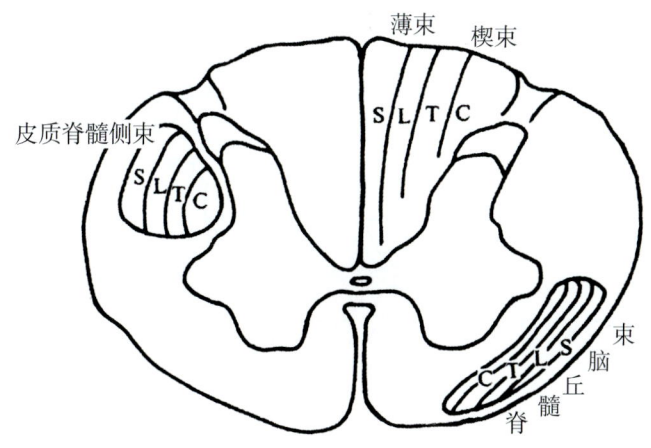

图 4-4　脊髓传导束纤维的定位排列
C. 颈节；T. 胸节；L. 腰节；S. 骶节

2. **脊髓小脑后束**（posterior spinocerebellar tract）和**脊髓小脑前束**（anterior spinocerebellar tract）分别位于脊髓外侧索周边的后部和前部。脊髓小脑后束主要起自脊髓 C_8～L_3 的胸核（Ⅶ层），主要在同侧上行并经小脑下脚止于旧小脑皮质。脊髓小脑前束主要起自脊髓 L_2～S_3 的脊髓边缘细胞（Ⅶ层外侧部），主要交叉至对侧上行并经小脑上脚止于旧小脑皮质。这两束均传导下肢的本体感觉，其中脊髓小脑后束调节下肢单个肌的牵张变化，脊髓小脑前束协调下肢整体的运动和姿势。这两束损伤可引起下肢运动性共济失调、跟膝胫试验阳性，即不能准确完成足跟沿对侧胫骨表面下行运动。

3. **楔小脑束**（cuneocerebellar tract）起自延髓的楔束副核（与胸核同源），在同侧上行并经小脑下脚止于旧小脑皮质。楔束副核通过楔束接受来自上肢的本体感觉。楔小脑束的功能与脊髓小脑后束相当，可调节上肢单个肌的牵张变化。

4. **脊髓丘脑束**　分为脊髓丘脑侧束（lateral spinothalamic tract）和脊髓丘脑前束（anterior

spinothalamic tract），分别位于脊髓外侧索前半部和前索，并分别传递由后根传入的痛觉、温度觉信息（由背外侧束传导）和粗触觉、压觉信息。两束在脊髓又合称为脊髓丘脑束（图4-1，图4-2）。该束主要起自后角边缘核（Ⅰ层）和后角固有核（Ⅳ层），少部分也起自Ⅴ～Ⅶ层，发出纤维经白质前连合斜越上升1～2个脊髓节段，交叉到对侧的外侧索和前索上行（脊髓丘脑前束含有小部分不交叉纤维）。故此，若一侧脊髓丘脑束损伤，可出现对侧损伤平面1～2脊髓节段以下分布区域的痛觉和温度觉减退或消失，这种排列规律对于临床上脊髓病变的纵向定位（即脊髓的节段）有重要价值。因传导触觉和压觉的脊髓丘脑前束为双侧投射，故不出现明显症状。此外，脊髓丘脑束在脊髓有明确的定位关系，由外向内依次由来自骶、腰、胸和颈段的纤维排列而成（图4-4），这种排列规律对于临床上脊髓病变的横向定位（位于髓内抑或髓外）有重要价值。当髓外肿瘤压迫脊髓时，首先出现骶腰段神经分布区的痛觉和温度觉障碍，即患者的感觉障碍由远端向近端发展。如为髓内病变，患者的感觉障碍发展规律则相反。上升进入脑干后，脊髓丘脑前束与侧束合并走行，又称为脊髓丘系。

（二）下行传导束

1. 皮质脊髓束（corticospinal tract）（图4-1，图4-2） 脊髓中最大的下行纤维束。起始于大脑皮质的躯体运动区和躯体感觉区，在延髓锥体下端，有75%～90%的下行纤维交叉至对侧形成锥体交叉，交叉后的纤维继续下行于对侧脊髓外侧索的后部，形成皮质脊髓侧束（lateral corticospinal tract），直至骶髓；未交叉的纤维行于同侧前索的最内侧，形成皮质脊髓前束（anterior corticospinal tract），仅到达脊髓中胸部；另有少量未交叉纤维在同侧下行加入皮质脊髓侧束，称为皮质脊髓前外侧束，大部分终于颈髓（图4-5）。

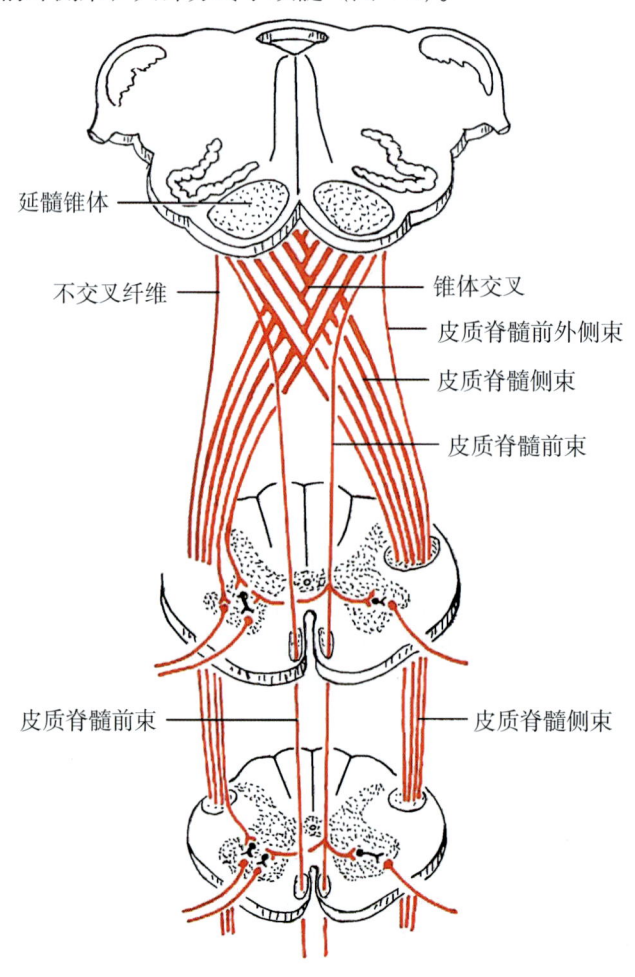

图4-5 皮质脊髓束

皮质脊髓束的功能是控制骨骼肌的随意运动。其中，皮质脊髓侧束在下行过程中逐节止于Ⅳ～Ⅸ层，支配四肢肌。皮质脊髓前束则主要支配躯干肌，在下行过程中，大部分纤维经白质前连合逐节交叉到对侧，止于Ⅳ～Ⅸ层；一小部分不交叉纤维止于同侧。因此，四肢肌受对侧大脑皮质的支配，而躯干肌受双侧大脑皮质的支配。实际上，绝大部分皮质脊髓束终止于Ⅳ～Ⅷ层，并通过中间神经元的中继再与前角运动神经元联系，仅有很小一部分皮质脊髓束直接终止于前角运动神经元（Ⅸ层）。这些直接接受皮质脊髓束纤维的前角运动细胞，主要支配肢体远端的肌（指和趾肌），可能与人类的技巧运动有关。皮质脊髓束在外侧索有一定的定位关系（图4-4），对各部的支配由外向内依次为骶、腰、胸和颈部，这种排列规律有助于临床上对脊髓病变的纵向定位。该束损伤时，会出现同侧肢体的痉挛性瘫痪，表现为肌张力增高，腱反射亢进，浅反射（腹壁反射、提睾反射）减弱或消失，并出现病理反射（如Babinski征）。

2．红核脊髓束（rubrospinal tract）（图4-1，图4-2）　起始于中脑红核，发出的纤维立即交叉，下行于脊髓外侧索（位于皮质脊髓侧束腹侧），止于灰质板层Ⅴ～Ⅶ层的中间神经元。主要提高屈肌的肌张力，与皮质脊髓束一起对肢体远侧端肌的运动调控起重要作用。

3．前庭脊髓束（vestibulospinal tract）（图4-1，图4-2）　起始于前庭神经外侧核，发出纤维在同侧前索下行，止于灰质板层Ⅶ层和Ⅷ层的中间神经元。主要提高伸肌的肌张力，在身体平衡的调控方面起重要作用。如突然要摔倒时，迅速调控伸肌以维持身体的直立。

4．顶盖脊髓束（tectospinal tract）（图4-1，图4-2）　起始于中脑的上丘，发出纤维交叉并下行，在脊髓行于前索（仅达颈髓），止于上颈髓灰质板层Ⅶ层和Ⅷ层的中间神经元，主要调控颈肌的活动，以完成视听反射，如突然的光或声音刺激而引起的转颈。

5．网状脊髓束（reticulospinal tract）　起始于延髓和脑桥的网状结构，发出纤维组成延髓网状脊髓束，主要行于同侧外侧索（外侧索前部的深面）和脑桥网状脊髓束（主要行于同侧前索），止于脊髓板层Ⅶ层和Ⅷ层的中间神经元，主要调控肌张力。

6．内侧纵束（medial longitudinal fasciculus）　主要来自前庭神经核群，发出纤维行于前正中裂底的两侧（仅达颈髓），止于脊髓板层Ⅶ层和Ⅷ层的中间神经元，完成头、颈部姿势的反射性调节。

三、脊髓的功能

脊髓功能可分为两方面：一是传导功能，由上、下行传导束实现，即躯干和四肢浅、深感觉及大部分内脏感觉通过脊髓传导到脑，而脑对躯干、四肢骨骼肌运动及大部分内脏活动的调控也要通过脊髓来完成；二是反射功能，包括内脏反射和躯体反射，内脏反射是指排尿反射、排便反射等，躯体反射可分为节段内反射和节段间反射，也可依刺激部位的不同分为深反射和浅反射，在病理情况下可出现病理反射。因此，脊髓的具体功能包括运动、感觉、自主神经活动和反射等方面，当脊髓发生病变或损伤时，常引起其中一种或多种神经功能障碍，这些功能障碍对于脊髓病变的定位诊断具有重要价值。

脊髓的内部结构是连续的，其明显的节段性主要因脊神经的区域分布所造成（参见第二章第二节脊神经），而正常反射活动的进行有赖于反射弧各部的完整性，因此对机体不同节段的反射障碍进行检查对于临床定位诊断具有重要意义。下面重点介绍躯体反射中的牵张反射和屈曲反射。

1．牵张反射（stretch reflex）　为深反射，属单突触反射（由两个神经元完成）。当骨骼肌被拉长时，通过反射性活动，使被牵拉的肌收缩（图4-6）。其反射路径是：肌的感受器（肌梭muscle spindle、Golgi腱器官）受到刺激而产生冲动，经脊神经及脊神经后根进入脊髓，进入脊髓的纤维通过侧支直接与前角运动神经元发生突触联系，兴奋α-运动神经元，反射性地引起被牵拉肌的收缩。临床上检查常用的深反射，如膝跳反射、跟腱反射和肱二头肌反射就属此类。

该反射常为节段内反射，具有定位意义。另外，人体在静止时，骨骼肌并非完全松弛，而是保持一定的持续收缩状态（即肌张力），这对维持躯体的姿势和准确完成随意运动具有重要意义。该反射的完成受 γ- 运动神经元反射袢的影响，即一些下行纤维束（如网状脊髓束、前庭脊髓束）可兴奋 γ- 运动神经元，引起梭内肌纤维收缩，从而兴奋肌梭感受器，肌梭兴奋会通过牵张反射通路兴奋 α- 运动神经元，使相应骨骼肌收缩。正常情况下，大脑皮质运动区（通过锥体束）对深反射具有抑制作用，当这些结构损伤时，就会出现肌张力增高，腱反射亢进。

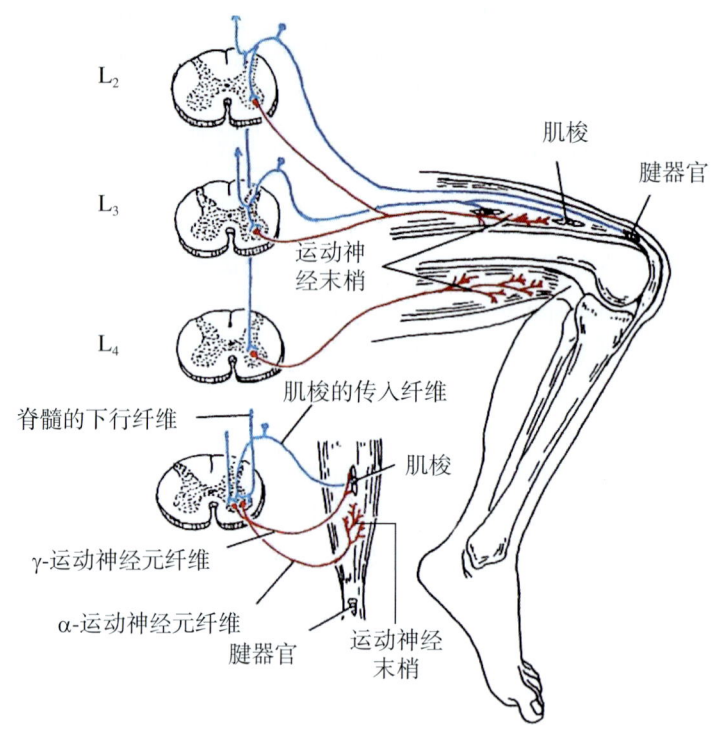

图 4-6　牵张反射模式图

2. 屈曲反射（flexion reflex）　为浅反射，属多突触反射（至少由 3 个神经元完成）。当肢体某部位皮肤受到伤害性刺激时，通过反射性活动引起受刺激肢体迅速收缩。该反射是一种保护性反射，为逃避反射。其反射路径是：皮肤感受器受到刺激而产生的神经冲动经脊神经、脊神经后根进入脊髓后角，再经中间神经元的中继传递给前角的 α- 运动神经元，α- 运动神经元的兴奋引起骨骼肌收缩。由于肢体收缩要涉及多群肌肉的协同作用，故屈曲反射常为节段间反射。还有一些反射，如 Babinski 反射（以钝物划足底外侧，出现踇趾背伸和其他四趾扇形展开），实质也属于浅反射，但在正常情况下受到高位中枢大脑皮质运动区（通过锥体束）的抑制而没有表现。该反射在胎儿为正常反射，最早可见于 4～6 个月的胎儿，在出生后 6～18 个月逐渐消失。在 2 岁以上的人群中，当大脑皮质运动区和锥体束损伤（即上运动神经元受损），或成人在深睡眠、全身麻醉、深度昏迷时，下运动神经元脱离了高级中枢的抑制作用，均可出现 Babinski 反射，即 Babinski 征阳性。对于在临床上常检查的浅反射，如腹壁反射和提睾反射，现在一般认为，其反射活动中有锥体束参与。因此，如果锥体束损伤，将会出现腹壁反射和提睾反射的消失。

四、脊髓的被膜与血管

（一）被膜

脊髓在椎管内被三层被膜包裹，从外向内依次为硬脊膜、脊髓蛛网膜和软脊膜（图 4-7）。

这些被膜对脊髓具有保护和支持作用，并可通过被膜的血管为脊髓提供营养。临床上常根据椎管内病变（特别是肿瘤）与脊髓及其被膜的关系进行横向定位，分为硬脊膜外病变、髓外硬膜下病变和髓内病变三类。

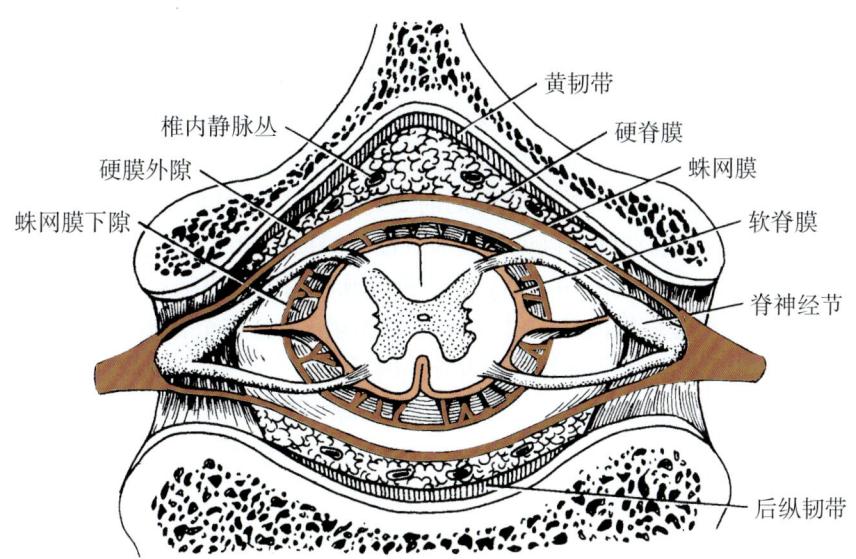

图 4-7　脊髓的被膜

1. 硬脊膜（spinal dura mater）　由致密结缔组织构成的厚而坚韧的纤维膜，呈管状包裹脊髓与脊神经根丝。上端附着于枕骨大孔边缘，并与硬脑膜续连；下部从第 2 骶椎平面变细，包裹终丝，附于尾骨；两侧在椎间孔处与脊神经外膜相续。硬脊膜与椎管内面的骨膜之间的狭窄间隙为硬膜外隙（epidural space），由于硬脊膜在枕骨大孔边缘与骨膜紧密附着，故此隙仅存在于椎管，不与颅腔内相通，其内略呈负压。硬膜外隙内含疏松结缔组织、脂肪、淋巴管和椎内静脉丛，并有脊神经根通过。临床常用的硬膜外麻醉，即将药物注入此间隙，阻滞脊神经根内的神经传导。因椎管内静脉丛的压力较低，且硬脊膜外病变时，椎管内静脉丛常有迂曲、扩张，临床上处理时易发生较为汹涌的出血，一般以止血材料压迫即可止血。在进行腰椎穿刺检查时，如遇到较为明显的静脉丛出血，必要时可更换至邻近的腰椎间隙。此外，硬膜外静脉丛与紧邻的体循环相通，是椎管内转移瘤的好发部位。硬脊膜与其深面的脊髓蛛网膜之间为潜在的硬膜下隙。

2. 脊髓蛛网膜（spinal arachnoid mater）　为半透明、无血管的薄膜，位于硬脊膜与软脊膜之间，与脑蛛网膜相延续，也包裹脊神经根和脊神经节，并与脊神经外膜融合。脊髓蛛网膜与硬脊膜之间有潜在的硬膜下隙，与软脊膜之间有较宽阔的蛛网膜下腔（subarachnoid space），两层间有许多结缔组织小梁相连，隙内充满脑脊液。该隙向上与脑蛛网膜下腔相通，其下部，自脊髓下端至第 2 骶椎平面扩大为终池（terminal cistern），内有马尾和终丝。临床上常通过放置持续的腰大池引流管引流血性或炎性脑脊液，其末端常位于终池内。在腰椎穿刺或放置腰大池引流管过程中，有时可能会触及马尾神经根，出现一侧下肢的过电样放射性疼痛，此时稍加后退并调整进针方向即可。

3. 软脊膜（spinal pia mater）　为薄而富含血管的透明结缔组织膜，紧贴脊髓表面，并延伸入脊髓的沟裂中，在脊髓下端延续为终丝，向下附着于尾骨。其中位于硬脊膜内的终丝称为内终丝，在硬膜末端穿出至硬脊膜外的终丝称为外终丝。软脊膜在脊髓两侧的脊神经前、后根之间形成 20 ～ 22 对锯齿状的齿状韧带（denticulate ligament），其尖端附于硬脊膜，可作为椎管内手术的标志。齿状韧带、终丝和脊神经根将脊髓悬吊并有一定弹性地固定于椎管内，悬浮于脑脊液中，加之脊髓表面三层被膜的保护，以及硬膜外隙内的脂肪组织和椎内静脉丛的弹性垫作用，使脊髓不易遭受外界震荡而损伤。

（二）脊髓的血管

1. 脊髓的动脉（图4-8，图4-9）

（1）脊髓前动脉（anterior spinal artery）：由椎动脉颅内段发出，左、右脊髓前动脉沿延髓前面下降，约在锥体交叉平面合成一条出枕骨大孔，之后沿脊髓前正中裂下行，下行途中不断接受节段性动脉（主要是前根髓动脉）的补充。分支分布于脊髓前角、侧角、灰质连合、后角基部、前索和外侧索，其供血范围约占脊髓的前2/3。因此，在切除髓内肿瘤至腹侧软脊膜时，需仔细分离，避免损伤脊髓前动脉，以免导致横贯性脊髓损伤的严重后果。

（2）脊髓后动脉（posterior spinal artery）：由椎动脉颅内段或小脑后下动脉发出并向后走行，经枕骨大孔出颅后在脊神经后根内侧，沿脊髓后外侧沟下行，直至脊髓末端，分支分布于脊髓后角基部以后的部分和后索，其供血范围约占脊髓的后1/3。

（3）节段动脉（segmental artery）：为来自颈升动脉、肋间后动脉、腰动脉和骶外侧动脉等体动脉发出的节段性动脉，包括前根髓动脉、后根髓动脉、根固有动脉和根软膜动脉等。经椎间孔进入椎管，并与脊髓前、后动脉吻合。在吻合交界区，若吻合薄弱，则易受循环障碍的影响导致脊髓局部缺血坏死，故称危险区，多见于$T_{1\sim4}$节段及L_1节段。临床上对这些部位的椎管内病变进行手术操作时，应特别注意对血管的保护和避免过度牵拉脊髓。

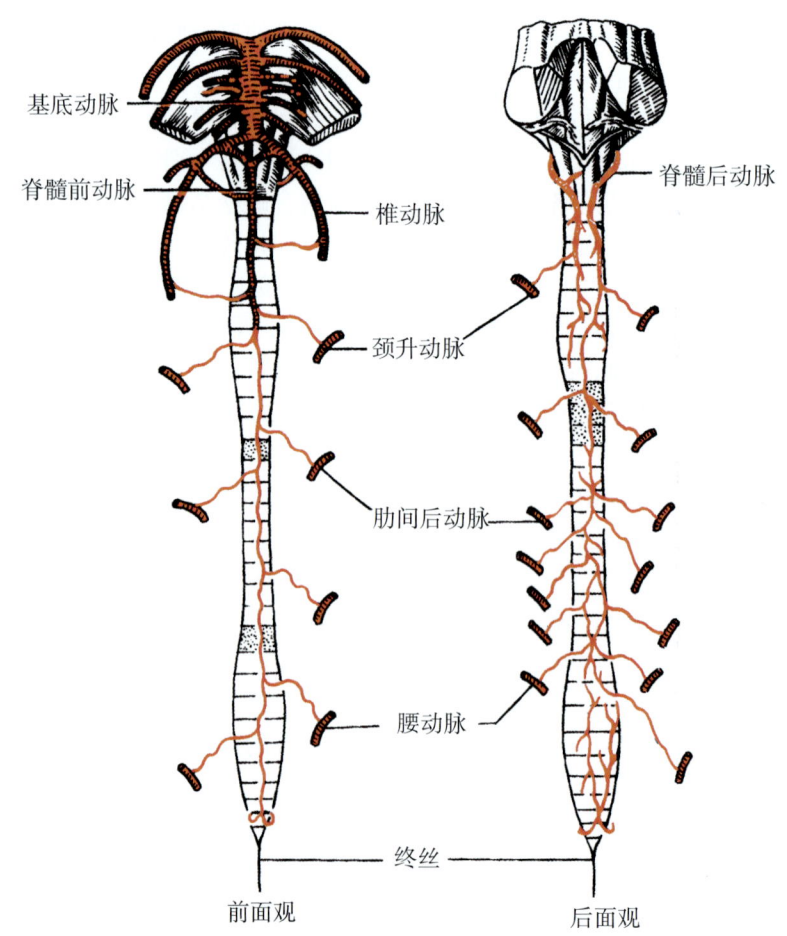

图4-8　脊髓的动脉

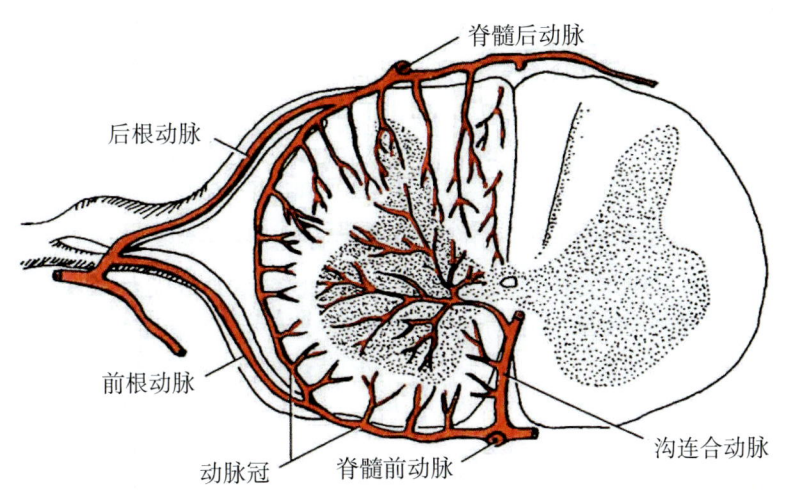

图 4-9 脊髓的动脉（横断面）

2. 脊髓的静脉　脊髓的静脉较动脉多而粗，主要有 6 条纵行静脉，即行于脊髓前正中裂和后正中沟内的脊髓前、后静脉，行于两侧脊髓前、后外侧沟内的脊髓前外侧和后外侧静脉。这 6 条静脉彼此借交通支相连，收集脊髓内的小静脉，汇入椎内静脉丛。此外，还有 6～11 条前根髓静脉和 5～10 条后根髓静脉。

五、脊髓损伤与脊髓的定位诊断

1. **脊髓全横断**　往往由外伤引起。颈膨大以上横贯性损伤引起四肢瘫，又称高位性截瘫；胸髓损伤引起双下肢瘫；瘫痪为上运动神经元性，临床表现为痉挛性瘫痪。急性脊髓全横断早期，因损害在短期内发生，脊髓瞬间失去与脑的联系，导致脊髓休克（spinal shock），临床表现为弛缓性瘫痪。此时患者各种反射包括病理反射不能引出，感觉丧失，并常伴二便失禁。慢性脊髓全横断，则不出现脊髓休克，临床表现为痉挛性瘫痪，损伤平面以下浅、深感觉障碍以及深反射亢进和病理反射出现。急性脊髓全横断 3～4 周后，亦表现为痉挛性瘫痪。

2. **脊髓半横断**　多因髓外病变所致，可引起损伤平面以下 Brown-Sequard 综合征，即损伤节段以下同侧肢体的瘫痪、本体感觉和精细触觉的丧失及病灶平面 1～2 个节段以下对侧躯体痛、温觉丧失。

3. **脊髓前角病变**　常见于脊髓灰质炎（即小儿麻痹症）和运动神经元病，主要伤及前角运动细胞（属下运动神经元损伤），出现所支配的骨骼肌呈弛缓性瘫痪，表现为肌张力低下，腱反射消失，浅反射消失，肌萎缩，无病理反射，感觉无异常。某些脊髓空洞症亦可累及前角，出现上述表现，但多合并感觉障碍。

4. **中央灰质周围病变**　常见于脊髓空洞症，主要损伤白质前连合，阻断了脊髓丘脑束在此的交叉纤维，引起相应部位的痛、温觉消失，而本体感觉和精细触觉无障碍，这种现象称为感觉分离或分离性感觉障碍。

5. **脊髓圆锥和马尾病变**　脊髓圆锥由 S_3 节段以下的骶髓和尾髓构成，马尾由腰、骶、尾神经根构成，二者在解剖位置上邻近，但两个部位病变的临床表现却有其各自特点（表 4-2）。

表 4-2 脊髓圆锥和马尾病变的临床特点

	圆锥病变（骶3-尾）	马尾病变（腰骶神经根）
神经根痛	多不剧烈，常对称	①剧烈，不对称 ②多位于会阴、股部和小腿，可放射至会阴和臀部
运动障碍	多无明显肢体运动障碍，可伴肌束性震颤	可有明显运动障碍，并伴有肌萎缩
感觉障碍	①肛门、会阴部马鞍区感觉减退或缺失 ②因脊髓本身受累，可有分离性感觉障碍	①感觉障碍沿马尾神经根分布，多不对称 ②因病变侵及脊神经后根，可有各种感觉障碍
自主神经功能障碍	①发生早且明显 ②二便潴留或失禁 ③膀胱扩张，可有真性尿失禁 ④ $S_{1\sim3}$ 勃起中枢受损可有勃起功能障碍 ⑤ $S_{3\sim4}$ 射精中枢受损可出现射精不能	发生晚，且不明显

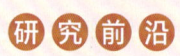

脊髓再生

脊髓损伤是高致残率疾病之一，且由于中枢神经系统可塑性较差，神经元再生能力有限，使脊髓损伤再生修复成为当今医学界亟待解决的难题。

近年来，学者们采用多种潜在治疗策略对促进脊髓再生修复进行了研究，包括激活神经元内在再生能力、改善微环境、干细胞移植、类器官培养、神经调控与康复训练、脑机接口和联合治疗等。通过药物或基因操作调控细胞的轴突再生机制，有望重新激活神经元内在生长程序，诱导轴突再生。通过去除抑制性因素和增加营养支持改善损伤局部微环境，有助于增强神经可塑性，促进神经功能恢复。研究表明，细胞移植、类器官培养可通过多种机制综合介导脊髓损伤后的功能改善，可能是未来最具应用前景的治疗策略之一。此外，近年来有研究者采用脊髓刺激和脑刺激等神经调控技术与康复训练相结合，促进了神经功能的恢复。脑机接口则是结合神经生理学、计算机科学和工程学的一种新型治疗技术，研究显示其有助于增强神经的可塑性，并在实验动物上取得了显著效果。尽管目前单一治疗措施在临床前脊髓损伤动物模型中显示出治疗希望，但再生效果仍然非常有限，未来临床试验尚需探索最佳组合策略，有效促进脊髓损伤患者的脊髓再生。

患者第6胸髓左侧半损伤，简述其可能出现的功能障碍及原因。若这个脊髓节段全部受到损伤，又会出现哪些主要症状和体征？为什么？

（南　燕　范存刚）

第二节 脑干和小脑

导学目标

- **基本目标**
  1. 归纳脑干各代表切面的主要形态（各主要核团及纤维束的名称、位置），分析代表性脑干损伤的主要临床表现。
  2. 概括 7 种脑神经核的性质和分类概况，6 个脑神经核机能柱所属各核团的位置、纤维联系和功能。
  3. 概括薄束核和楔束核的位置、接受的纤维，发出纤维的交叉部位及上行纤维所组成纤维束的名称、位置；下橄榄核的位置，了解其纤维联系；上橄榄核和脑桥核的位置，了解二核的纤维联系；上丘、下丘、顶盖前区、红核、黑质的位置，了解各核的主要纤维联系和功能。
  4. 总结内侧丘系、脊髓丘脑束、外侧丘系、三叉丘系的位置、走行及终止；锥体束的位置、起止及功能。
  5. 概括脑干网状结构的解剖特点和主要功能。
  6. 总结、比较小脑的解剖分叶和功能分区的区别，整理、比较 3 个小脑脚的传入纤维和传出纤维。

- **发展目标**
  1. 综合分析代表性脑干损伤的主要临床表现，辅助相应疾病的定位诊断。
  2. 总结伤害性疼痛的传递与脑干网状结构的关系。
  3. 综合神经冲动传入、传出小脑皮质的细胞连结过程和纤维联系，分析小脑核的位置和小脑功能分区以及与小脑功能的关系。

本节数字资源

案例4-3

男性，85岁。因情绪激动突然不省人事数小时，意识恢复后，言语不能，右上、下肢不能活动。数日后，舌仍活动不灵活，但可以讲话。入院数周后，查体：右上、下肢痉挛性瘫痪，膝腱反射亢进，Babinski 征阳性，无肌萎缩。吐舌时舌尖偏向左侧，左侧舌肌明显萎缩。全身痛觉和温度觉正常。右侧躯干深感觉完全消失。

初步诊断：舌下神经交叉性偏瘫。

请结合病例分析出现上述症状和临床表现的原因。

一、脑干

脑干（brain stem）由延髓（medulla oblongata）、脑桥（pons）和中脑（mesencephalon）组成，位于颅腔内，伏在枕骨大孔与鞍背之间的斜坡上。脑干上连间脑，下延脊髓，在外形上大体呈圆柱形，颅底的骨折和脑疝可伤及脑干。

以经中脑、脑桥和延髓的 8 个主要切面为基础（图 4-10），经 Weigert 染色，讲解脑干中各主要结构的位置、纤维联系和临床意义。

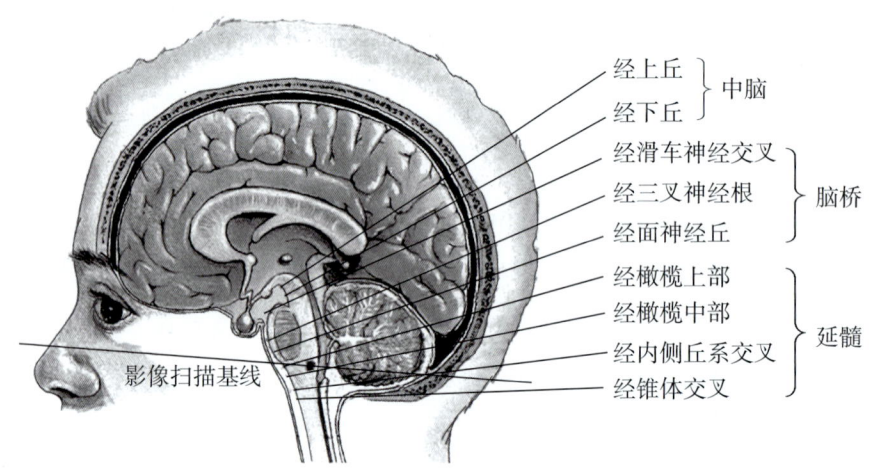

图 4-10　脑干各切面示意图

（一）延髓的代表性横切面

1. 锥体交叉节段的横切面（图 4-11）　此层面经延髓下端的锥体交叉。在腹侧部，左、右锥体束纤维经中央管腹侧，越边至对侧中部，形成锥体交叉，致使前正中裂倾斜，前角被交叉纤维分割。前角的外侧部，有自颈髓上延的副神经核。在后正中沟两侧的薄束和楔束深面，薄束核和楔束核先后出现。楔束的外侧为三叉神经脊束，其内侧紧邻三叉神经脊束核。中央管周围为中央灰质。前角的背外方为网状结构。脊髓丘脑束、脊髓小脑前后束和红核脊髓束仍在相当于脊髓外侧索的位置。

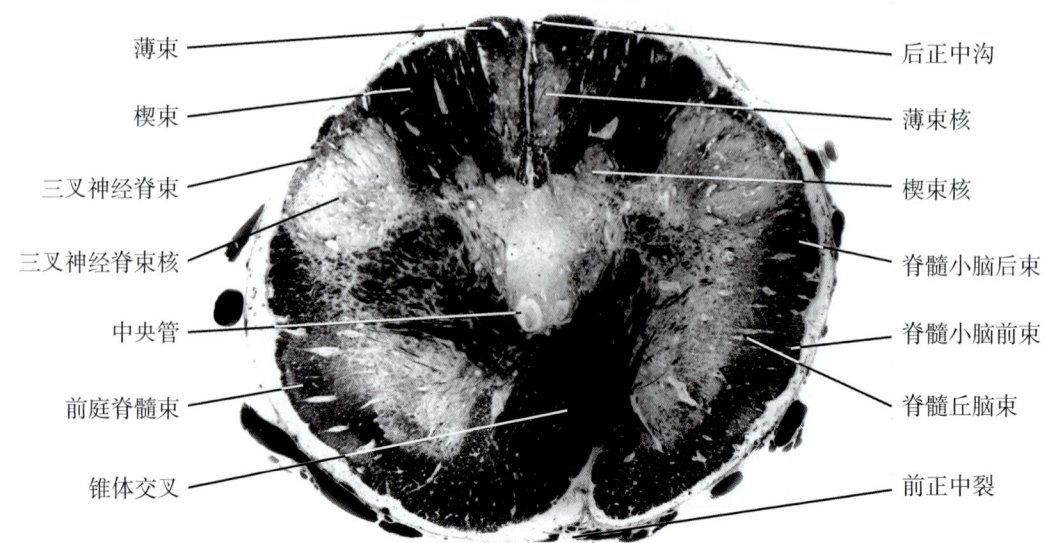

图 4-11　经延髓锥体交叉的横切面（Weigert 染色）

（1）副神经核（accessory nucleus，图 4-12）：位于锥体交叉至第 4 或 5 颈髓节段的前角背外侧。发出的纤维从外侧索走出，于前、后根之间，以系列根丝在椎管内上行，逐渐汇合成单一的副神经脊髓根（Ⅺ），支配胸锁乳突肌和斜方肌上部。副神经核接受双侧皮质核束纤维。

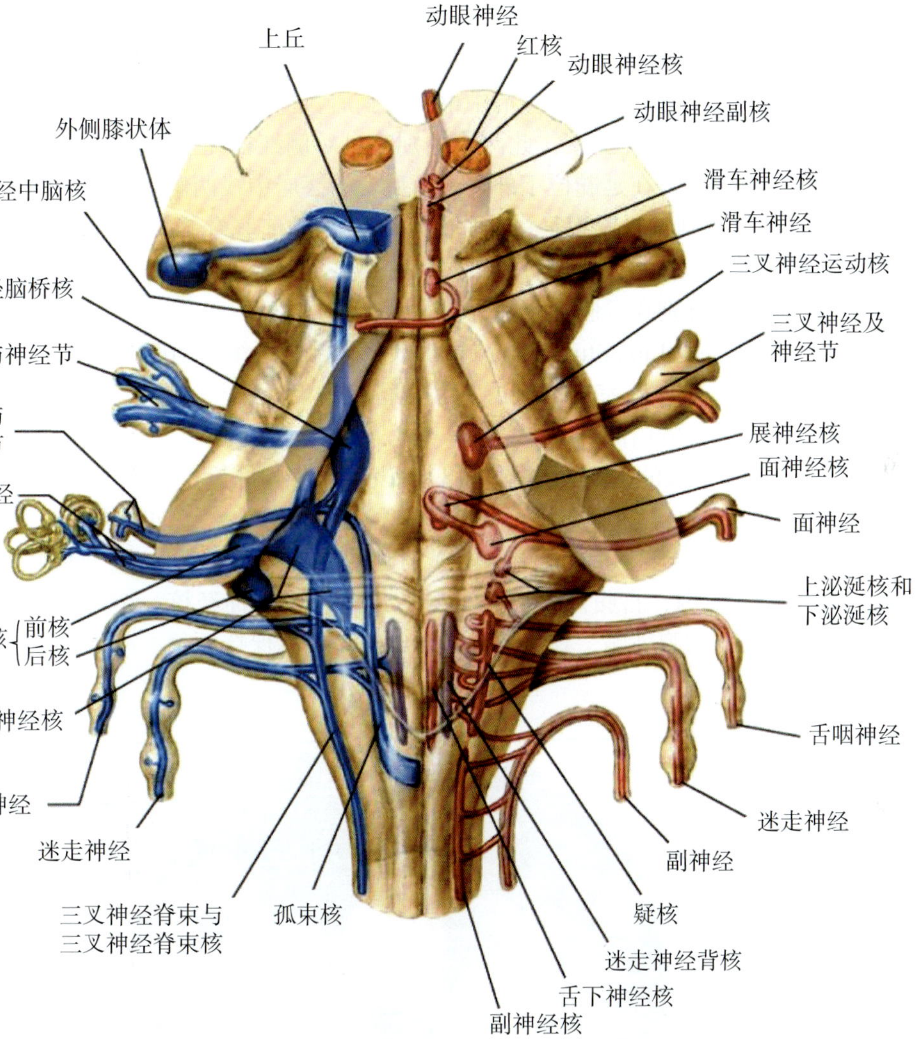

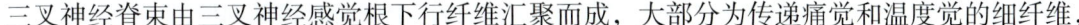

图 4-12　与第Ⅲ～Ⅻ对脑神经相关的脑神经核（脑干的背侧面观）

（2）脊髓小脑前束和脊髓小脑后束：脊髓小脑前束主要起自脊髓 $L_2 \sim S_3$ 的脊髓边缘细胞（Ⅶ层外侧部），主要交叉至对侧上行并经小脑上脚止于旧小脑皮质。脊髓小脑后束主要起自脊髓 $C_8 \sim L_3$ 的背核（Ⅶ层），主要在同侧上行并经小脑下脚止于旧小脑皮质。两束传导下肢的本体感觉，其中脊髓小脑前束协调下肢整体的运动和姿势，脊髓小脑后束调节下肢个别肌肉的运动和姿势。

（3）三叉神经脊束核（spinal nucleus of trigeminal nerve）与三叉神经脊束（spinal tract of trigeminal nerve）：三叉神经脊束核（图 4-12）的颅侧端与三叉神经脑桥核相续，尾侧端在第 1、2 颈髓节段与后角第Ⅱ层相续。该核的外侧始终与三叉神经脊束贴邻，并接受此束的终止。二者在延髓下部，位于延髓背外侧部浅表；在延髓上部，位于内脏感觉柱的腹外侧；在脑桥中下部，二者位于前庭神经核的腹外侧。

三叉神经脊束由三叉神经感觉根下行纤维汇聚而成，大部分为传递痛觉和温度觉的细纤维，亦含部分传递触觉冲动的粗纤维。来自面神经、舌咽神经和迷走神经的一般躯体感觉纤维，在三叉神经脊束的背侧缘加入此束。三叉神经脊束向下与脊髓的背外侧束相续。

(4) 孤束核（nucleus of solitary tract）与孤束（solitary tract）：位于界沟外侧，内侧毗邻一般内脏运动柱。孤束核（图 4-12）上端达脑桥下部，下端达内侧丘系交叉平面。在内侧丘系交叉平面，两侧孤束核下端在中央管背侧汇合。此核包括：上部的味觉核和下部的一般内脏感觉核。孤束核的细胞分布于孤束周围，其头端接受初级味觉纤维，尾侧部接受初级一般内脏感觉纤维。孤束为舌咽和迷走神经的下神经节中枢突入脑后，形成的浑圆的下行束。

(5) 红核脊髓束和顶盖脊髓束：此两束分别起自对侧红核和上丘。前者在中脑和脑桥，位于被盖腹侧及腹外侧边缘，在延髓位于外侧区。后者始终居中线两侧，位于内侧纵束的腹侧。

(6) 前庭脊髓束和网状脊髓束：由前庭外侧核发出的前庭脊髓外侧束在延髓下部位于锥体束的背外侧，主要由前庭内侧核发出的前庭脊髓内侧束构成内侧纵束降部。脑桥和延髓网状脊髓束在脑干不易定位，分别在脊髓前索和外侧索下行。

(7) 内侧纵束（medial longitudinal fasciculus）：大部分纤维由前庭神经核发出，部分越边到对侧，沿中线两侧行于第四脑室底的浅层。其上行途中发纤维至诸眼外肌运动核；其下行纤维至颈髓节段中间带和前角的内侧部。

2．内侧丘系交叉节段的横切面（图 4-13）　该层面背侧部后正中沟的两侧出现薄束、楔束纤维，两束深部有较大的薄束核和楔束核，并发出内弓状纤维，绕向中央管腹侧，在中线上越边，形成内侧丘系交叉。交叉后的纤维在中线两侧上行，构成内侧丘系。腹侧部的锥体束汇集形成锥体。在中央灰质内，自腹内侧向腹外侧依次有：舌下神经核、迷走神经背核和孤束核。网状结构位于中央灰质的腹外侧。其他上、下行纤维束基本保持原位。

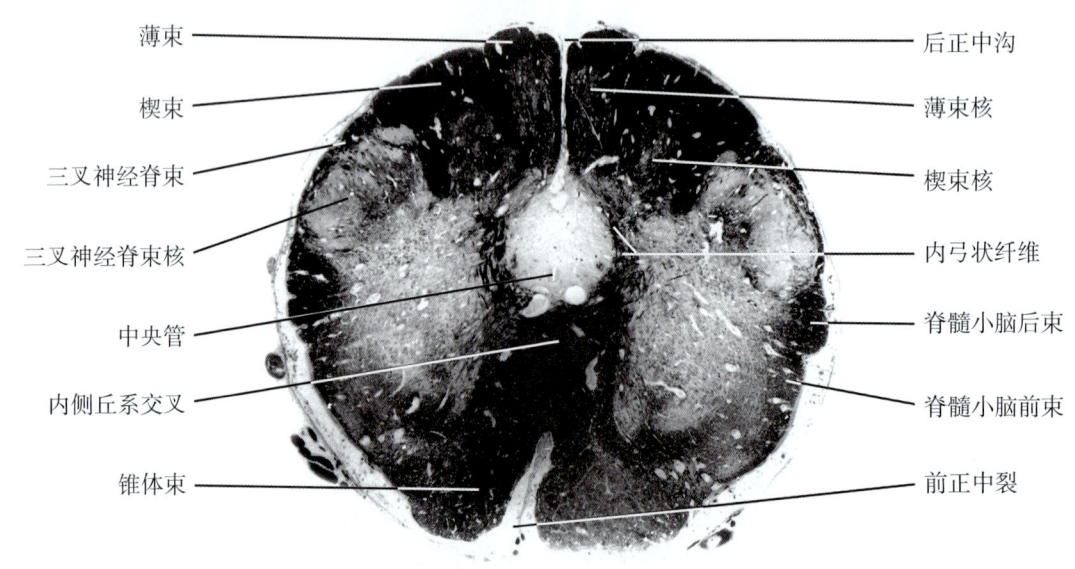

图 4-13　经延髓内侧丘系交叉的横切面（Weigert 染色）

(1) 内侧丘系（medial lemniscus）：传递来自对侧躯干和四肢的意识性本体觉和精细触觉冲动。由薄束核和楔束核发出，由内侧丘系交叉后的上行纤维构成。在延髓，位于中线和下橄榄核之间，锥体的背侧；至脑桥后，略转向腹外侧，位于被盖腹侧边缘，与基底部相邻；到中脑，则移向被盖腹外侧边缘，红核的外侧；最后终止于丘脑的腹后外侧核。该系下肢代表区的纤维由薄束核发出，在延髓行于该系腹侧部，在脑桥和中脑则行于该系外侧部；而该系上肢代表区的纤维由楔束核发出，在延髓行于该系背侧部，在脑桥以上则行于该系内侧部。

(2) 薄束核（gracile nucleus）与楔束核（cuneate nucleus）：分别位于延髓下部，薄束结节和楔束结节的深面，接受来自薄束和楔束的纤维终止。两核发出的纤维由背向腹内外呈弓形绕中央灰质形成内弓状纤维，在中央管腹侧的中线上左右交叉，即内侧丘系交叉。交叉后的纤维在中线两侧折向上行，形成内侧丘系。将躯干和四肢意识性本体觉和精细触觉冲动传递至丘脑腹后外侧核。

(3) 楔束副核：位于内侧丘系交叉至橄榄中部平面，延髓背外侧部，楔束核的背外方，埋于楔束内或在小脑下脚的内侧。此核接受来自同侧颈髓和上部胸髓节段后根粗纤维的终止，发出纤维组成楔小脑束，参与组成小脑下脚，止于同侧小脑皮质。其功能与脊髓胸核相当，将同侧躯干上部和上肢肌梭的本体觉及皮肤触压觉冲动向小脑传递。

3. 橄榄中部的横切面（图 4-14） 为延髓的最典型层面。此层面的显著特征是在锥体束的背外侧出现了呈囊袋状的下橄榄核，后者发出橄榄小脑纤维越边，组成对侧的小脑下脚。背侧部是敞开的第四脑室，在脑室底的室底灰质内，从内侧向外侧依次为：舌下神经核（舌下神经三角深方）、迷走神经背核（迷走神经三角深方）、孤束核和被孤束核包绕的孤束以及前庭神经核（前庭区深方）。疑核位于室底灰质与下橄榄核之间的网状结构内。前庭神经核的腹外侧为三叉神经脊束和内侧的三叉神经脊束核。沿外侧部边缘向腹侧观察，在三叉神经脊束腹侧与下橄榄核背外侧之间，脊髓小脑前束和脊髓丘脑束位于浅层，二者深面为红核脊髓束。在腹侧部，锥体束和下橄榄核之间，有舌下神经核发出的根丝出脑。迷走神经根丝（脑干内的迷走神经纤维）在下橄榄核背方出脑。在中线的两侧，自锥体束向背侧部，仍依次排列着内侧丘系、顶盖脊髓束和内侧纵束。

(1) 下橄榄核（inferior olivary nucleus）：位于延髓橄榄深方，是在水平切面上呈袋口向内的囊袋状灰质团块。由主核和背、内侧副核形成下橄榄核群。下橄榄核接受来自脊髓全长的上行投射和脑干感觉柱中继站的传入联系，并接受来自大脑皮质、丘脑、基底核、红核和导水管周围灰质的下行投射纤维。下橄榄核发出橄榄小脑束越边，与脊髓小脑后束共同构成对侧小脑下脚。下橄榄核参与修饰小脑对运动的控制，并参与小脑对运动的学习记忆和对反射的修饰。

(2) 舌下神经核（hypoglossal nucleus）：位于延髓，舌下神经三角的深方（图 4-12）。由此核发出的纤维组成舌下神经（Ⅻ）根丝（脑干内的舌下神经纤维），在锥体和橄榄之间出脑，支配全部舌内肌与舌外肌。舌下神经核中除支配颏舌肌的核受对侧大脑皮质发出的皮质核束管理外，支配其余舌肌的核团均受双侧大脑皮质发出的皮质核束管理。

(3) 舌下周核（perihypoglossal nuclei）：指舌下神经核周围的若干细胞群，主要有舌下前置核、中介核和 Roller's 核。前置核为舌下神经核上端的上续部，可伸抵展神经核的下端；中介核位于舌下神经核与迷走神经背核之间；Roller's 核则位于舌下神经核上段的腹侧与内侧纵束之间。舌下周核发出的纤维可经小脑下脚至小脑。前置核可能与眼球运动的调节有关，中介核在内脏反射中起中介作用。

(4) 迷走神经背核（dorsal nucleus of vagus nerve）：位于延髓内侧丘系交叉至橄榄中部平面，在迷走神经三角深面的室底灰质内，舌下神经核的背外侧（图 4-12）。该核发出的副交感节前纤维走向腹外侧，自橄榄和小脑下脚之间出延髓加入迷走神经（Ⅹ），经其分支到达位于所支配效应器官旁或内的终节，换元后支配颈部和胸、腹腔大部分脏器的活动。

(5) 疑核（nucleus ambiguus）：位于延髓上部三叉神经脊束核和下橄榄核之间的网状结构中，发出的纤维先向背内侧走行，然后折向腹外方出脑。疑核是个细长的细胞柱，发出的纤维加入三对脑神经：疑核上端的细胞发出纤维加入舌咽神经（Ⅸ），支配茎突咽肌；疑核中间部发出纤维加入迷走神经（Ⅹ），支配软腭、咽、喉和食管上部的骨骼肌；疑核下端的细胞发出纤维形成副神经颅根。疑核接受双侧皮质核束纤维。

(6) 背侧纵束（dorsal longitudinal fasciculus）：为舌下神经核背侧的一小而圆的纤维束，又称 Schütz's 束。背侧纵束内含有上、下行纤维束。下行纤维束起自下丘脑等处，止于脑干的内脏运动核和舌下周核。上行纤维束可联系中脑或间脑。

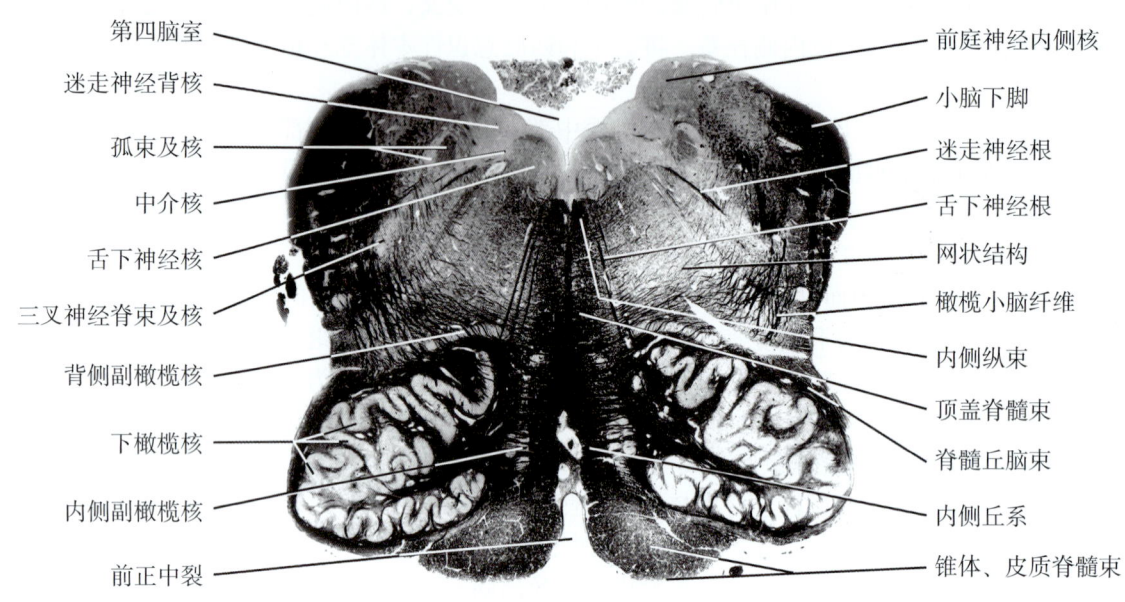

图 4-14　经延髓橄榄中部的横切面（Weigert 染色）

（7）最后区（area postrema）：位于闩（第四脑室正中孔的下界）的上方，第四脑室两侧的圆凸区域。最后区血管丰富，含有小动脉、窦状隙，还有成星形细胞样细胞，可能还有无极或单极神经元。最后区属室周器官之一。

4. 橄榄上部的横切面（图 4-15）　此层面平对第四脑室外侧隐窝，故背侧部的第四脑室进一步扩大，腹侧部可见较小的下橄榄核上部。小脑下脚的腹外侧有前庭蜗神经的蜗根入脑，止于蜗神经背侧核和蜗神经腹侧核。蜗神经背侧核和蜗神经腹侧核分别位于小脑下脚的背外侧和腹外侧缘。小脑下脚的腹侧有舌咽神经根丝出脑。孤束核及孤束移位至前庭神经核和三叉神经脊束核之间。在中线两旁，由腹侧向背侧，可见锥体束、内侧丘系、顶盖脊髓束和内侧纵束。

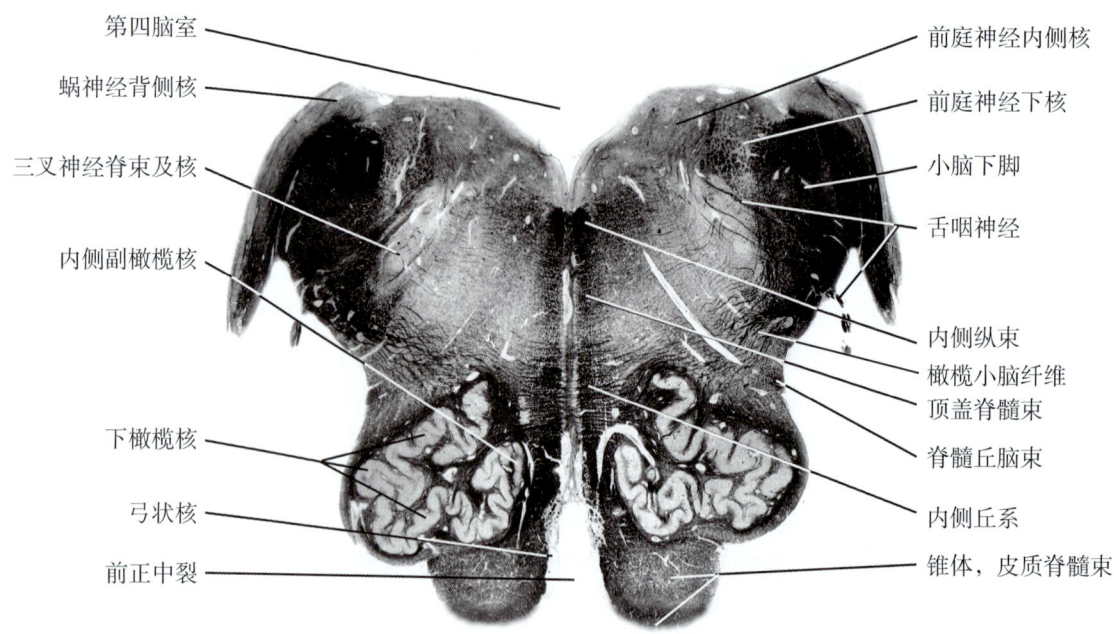

图 4-15　经延髓橄榄上部的横切面（Weigert 染色）

（1）蜗神经核（cochlear nuclei）：由蜗背侧核（dorsal cochlear nucleus）和蜗腹侧核（ventral cochlear nucleus）组成，分别位于小脑下脚的背外侧和腹外侧。蜗神经核接受蜗神经初级听觉纤维。蜗神经核发出的二级听觉纤维，一部分交叉到对侧的外侧丘系中上行；另一部分可经由听觉通路其他中继核（如上橄榄核和外侧丘系核）发出三、四级听觉纤维，在两侧的外侧丘系上行，从而将每一侧耳的听觉冲动传递至双侧下丘及听觉中枢。

（2）下泌涎核（inferior salivatory nucleus）：位于延髓橄榄上部的网状结构中。该核神经元比较分散，核团界限不明显。发出的副交感节前纤维进入舌咽神经（Ⅸ），至耳神经节，换元后支配腮腺的分泌。

临床联系

舌下神经交叉性偏瘫

延髓内侧综合征（medial medullary syndrome，图4-16 A区阴影）如为单侧损伤，亦称舌下神经交叉性偏瘫，又称Dejerine综合征。可由椎动脉的延髓支栓塞引发，如图所示，患者可表现为对侧肢体痉挛性瘫痪（锥体束受损）；对侧上、下肢及躯干意识性本体觉和精细触觉障碍（内侧丘系损伤）；同侧半舌肌瘫痪、萎缩，伸舌时偏向患侧（舌下神经根受累）。从以上情况可以看出：舌下神经的症状表明病灶可能在延髓中部，此部位舌下神经与锥体束和内侧丘系相邻，而只有该区域发生了病变，才会出现以上三种症状。

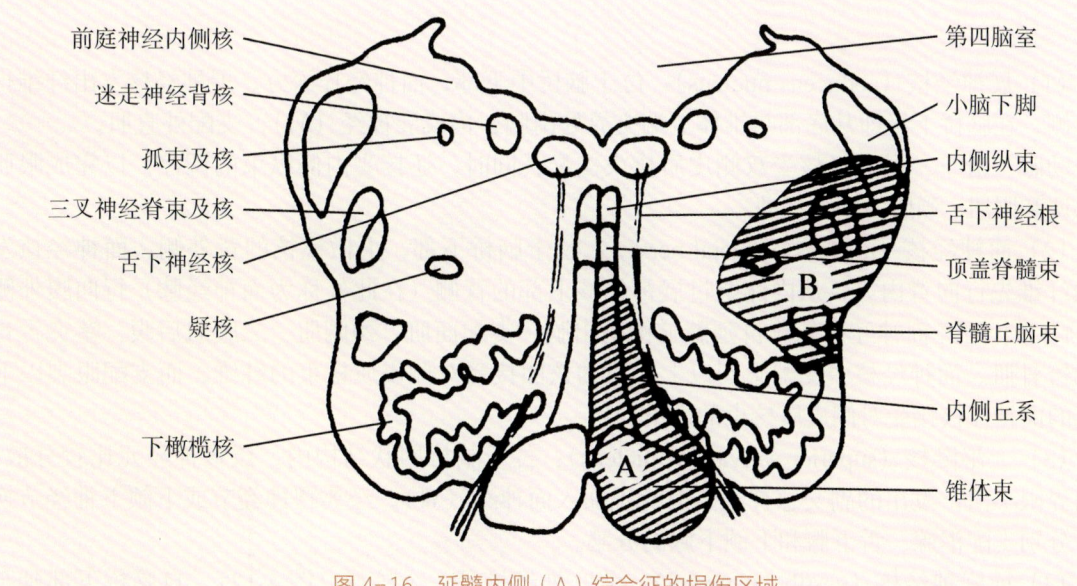

图4-16 延髓内侧（A）综合征的损伤区域

（二）脑桥的代表性横切面

1. 脑桥面神经丘的横切面（经脑桥中下部，图4-17） 在被盖和基底部之间，构成斜方体的纤维在中线上交叉，横向穿过内侧丘系，至被盖腹外侧部上橄榄核的外侧折向上行，构成外侧丘系。被盖部背侧是第四脑室，室底灰质的内侧部有面神经丘，内含面神经膝和展神经核；外侧部有前庭神经核。面神经核位于上橄榄核的背侧，发出纤维绕展神经核，形成面神经膝，再折向腹外侧，经过面神经核外侧出脑。面神经核的背外方有三叉神经脊束和脊束核。在内侧丘系与三叉神经脊束之间的被盖腹外侧边缘，有红核脊髓束、脊髓丘脑束和脊髓小脑前束。三叉丘系贴邻内侧丘系的背侧边缘。内侧纵束和顶盖脊髓束仍居中线原位。网状结构占据被盖的中央。

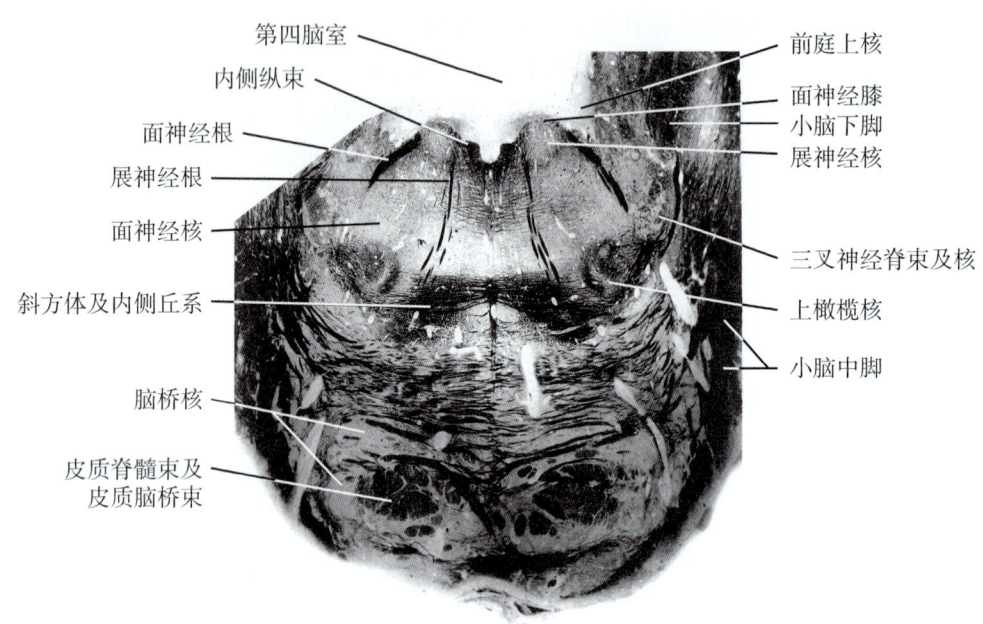

图 4-17　经脑桥面神经丘的横切面（Weigert 染色）

（1）展神经核（abducens nucleus）：位于脑桥中下部，面神经丘深方。展神经核发出纤维行向腹侧，在脑桥下缘即基底部与锥体上端交界处出脑，构成展神经（Ⅵ），支配外直肌。

动眼、滑车、展神经核受双侧皮质核束支配；同时，还接受内侧纵束的调控，以完成眼肌的协调和眼肌 - 颈肌的联合运动。

（2）面神经核（nucleus of facial nerve）：位于脑桥下部，上橄榄核的背外侧。面神经核发出的纤维先行向背内方，从内侧绕过展神经核上部的背侧（在此处称为面神经膝）行向腹外侧（图 4-11）；再经面神经核外侧自延髓脑桥沟出脑，支配面肌、颈阔肌、二腹肌后腹、茎突舌骨肌和镫骨肌。面神经核中支配眼裂以上面肌的核团接受双侧皮质核束的纤维，而支配眼裂以下面肌的面神经核接受对侧皮质核束的纤维。

（3）上泌涎核（superior salivatory nucleus）：位于脑桥网状结构内。该核神经元比较分散，核团界限不清。发出的副交感神经节前纤维加入面神经（Ⅶ）。经翼腭神经节或下颌下神经节换元后分别支配泪腺、舌下腺和下颌下腺的分泌。

（4）前庭神经核（vestibular nuclei）：前庭神经核是一个核群（图 4-12），自脑桥下部延至橄榄中部，接受前庭神经节传导的初级平衡觉纤维。前庭神经核发出的纤维：①与小脑有往返联系。②前庭神经核发出纤维加入内侧纵束，在此束内上行或下行，止于支配眼外肌的诸运动神经核及颈髓的运动神经元，协调眼球运动和头部姿势。前庭神经核的纤维经内侧纵束下达脊髓，协调抗重力肌张力。③前庭神经核发出上行纤维投射至背侧丘脑，继而至大脑皮质。④前庭神经外侧核发出重要的前庭脊髓束，在脊髓前索下行，止于灰质的Ⅶ、Ⅷ层，此束可易化伸肌反射，保持全身肌张力，以维持身体平衡。

（5）外侧丘系（lateral lemniscus）与斜方体（trapezoid body）：起于双侧上橄榄核及对侧蜗背侧核和蜗腹侧核的听觉纤维，在脑桥中、上部，上橄榄核的外侧，转折向上形成外侧丘系。在脑桥，该系行于被盖的腹外侧边缘部；在中脑尾侧端止于下丘，转而投射到间脑的内侧膝状体，传导听觉信息。上橄榄核和蜗腹侧核的听觉纤维在脑桥中、下部被盖腹侧部横行，并在中线上交叉，构成斜方体（图4-16），纤维折向上行，参与外侧丘系的组成。

（6）三叉丘系（trigeminal lemniscus）：为三叉神经脊束核及大部分三叉神经脑桥核发出的三叉丘脑纤维，交叉越边至对侧上行，构成三叉丘系。该系与内侧丘系伴行，止于丘脑的腹后内侧核。

2. 脑桥三叉神经根的横切面（经脑桥中部，图4-18） 脑桥基底部变得宽大，脑桥基底部含纵、横行纤维及散在于纤维之间的脑桥核。横行纤维为脑桥核发出的脑桥小脑纤维，越过中线构成粗大的小脑中脚进入对侧小脑。纵行纤维包括锥体束和皮质脑桥束，前者为若干小束向下延续合并为延髓的锥体，皮质脑桥束则分散止于脑桥核。在脑桥被盖部，背侧的第四脑室逐渐变大。第四脑室侧壁自内向外有小脑上脚、小脑下脚和小脑中脚。被盖部的背外侧，三叉神经根（脑干内的三叉神经纤维）斜穿小脑中脚，三叉神经运动核和三叉神经脑桥核分居根的内侧和外侧。在此平面脊髓小脑前束已加入小脑上脚。上橄榄核位于斜方体的外侧。

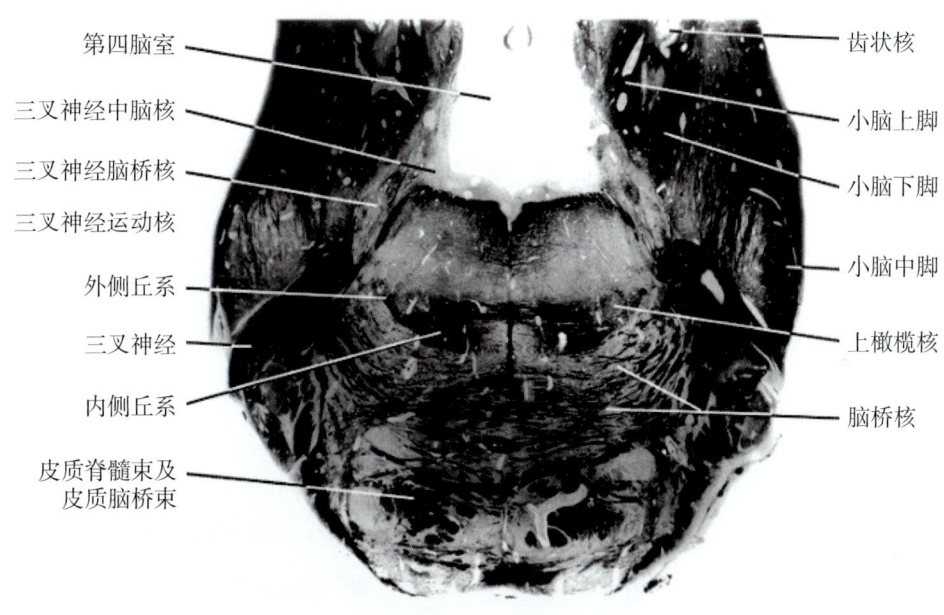

图4-18 经脑桥三叉神经根的横切面（Weigert染色）

（1）三叉神经运动核（motor nucleus of trigeminal nerve，图4-12）：位于脑桥中部网状结构背外侧，发出纤维行向腹外侧，出脑后构成三叉神经运动根，支配咀嚼肌、二腹肌前腹、下颌舌骨肌、腭帆张肌和鼓膜张肌。三叉神经运动核接受双侧皮质核束支配，也接受源于网状结构、红核、顶盖和内侧纵束等处的纤维。

（2）三叉神经脑桥核（pontine nucleus of trigeminal nerve）：位于脑桥中部，三叉神经运动核的外侧。此核向尾侧与三叉神经脊束核相续。三叉神经感觉根含粗、细不等的传入纤维，入脑后，部分纤维分叉，成为上行支与下行支，部分纤维不分叉，分别上行或下行。一侧三叉神经脑桥核接受同侧上行支中大量传递触觉冲动的粗纤维终止。

（3）上橄榄核（superior olivary nucleus）：位于脑桥中下部的被盖内。上橄榄核主要接受来自双侧蜗神经腹核纤维终止，发出的上行纤维加入两侧外侧丘系。此核群与蜗神经腹核一起，根据双耳传导声波的时间差和强度差，共同参与对声音的空间定位。

（4）脑桥核（pontine nucleus）与小脑中脚（middle cerebellar peduncle）：脑桥核由大量散在

分布于脑桥基底部纤维之间大、小不等的神经元群组成。它们接受来自同侧大脑皮质广泛区域的皮质脑桥纤维，发出脑桥小脑纤维越过中线，形成粗大的小脑中脚（旧称脑桥臂）进入对侧小脑。脑桥核是大脑皮质向小脑传递信息的主要中继站。

（5）小脑下脚（inferior cerebellar peduncle）：旧称绳状体，由多束纤维组成，其中橄榄小脑纤维是小脑下脚的最大组分，其次是发自脊髓的脊髓小脑后束和发自延髓楔束副核的楔小脑束。其他纤维则来自外侧网状核、旁正中网状核、弓状核和舌下周核（包括舌下前置核、中介核和Roller's核）。

3. 脑桥滑车神经交叉的横切面（经脑桥上部，图4-19）　在脑桥横切面上，以斜方体和内侧丘系的腹侧缘为界，分为腹侧膨大的基底部和位于第四脑室与脑干基底部之间的被盖部。脑桥上部的基底部缩小，纵行纤维居于基底部的两侧。第四脑室较小，室顶为薄层的上髓帆。滑车神经纤维在上髓帆内交叉后出脑。室底灰质的外侧部有三叉神经中脑核，其腹内侧含色素细胞的蓝斑。内侧纵束和顶盖脊髓束居中线旁。小脑上脚从室底灰质两侧，沉入被盖部的腹侧，有少量纤维在中线越边，开始形成小脑上脚交叉。在被盖的外侧浅表部有外侧丘系，其腹内侧有脊髓丘系、内侧丘系和三叉丘系。

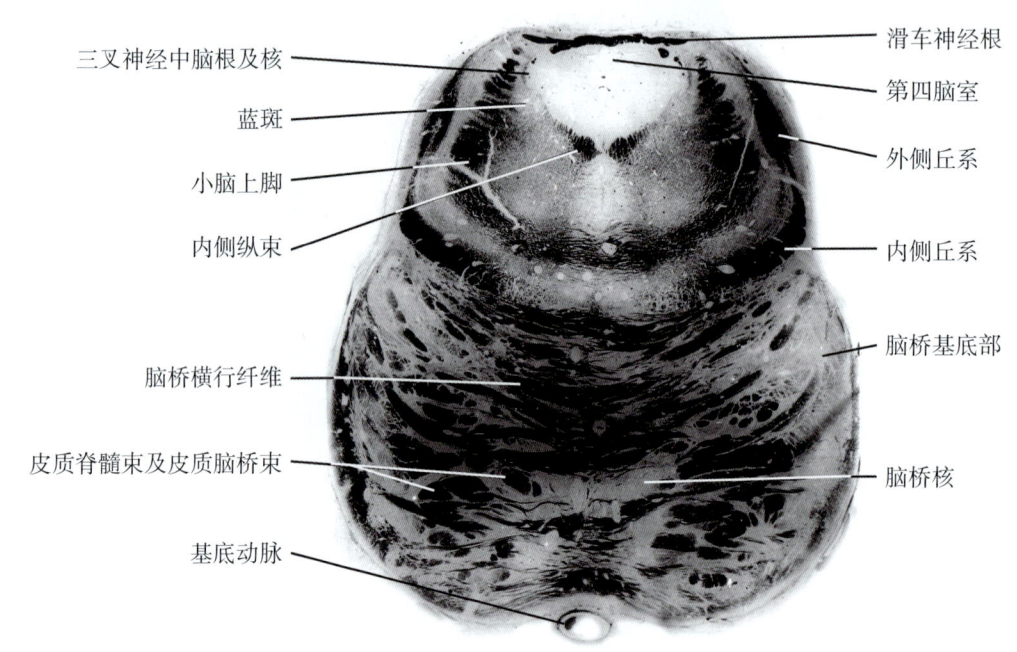

图4-19　经脑桥滑车神经交叉的横切面（Weigert染色）

（1）三叉神经中脑核（mesencephalic nucleus of trigeminal nerve）：从三叉神经脑桥核上端延至上丘平面，位于室周灰质和导水管周围灰质的外缘。三叉神经中脑核神经元周围突将来自咀嚼肌的本体感觉冲动，经其中枢突侧支传递至三叉神经脑桥核和脊束核，完成咀嚼反射。中脑核还可能与眼球外肌的本体感觉有关。

（2）蓝斑（locus ceruleus）：位于第四脑室上端，室底灰质的外缘，在三叉神经中脑核的外侧，由含有黑色素的细胞组成。此群细胞含有去甲肾上腺素。蓝斑发出的纤维，其侧支极为丰富，分布范围极广，可达端脑、背侧丘脑、脑干、小脑和脊髓。

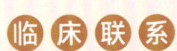

脑桥基底部综合征

如为单侧损害,亦称展神经交叉性偏瘫。可由基底动脉的脑桥支栓塞引发,如图4-20所示,造成一侧锥体束和展神经受损,患者表现为对侧上、下肢痉挛性瘫痪(皮质脊髓束损害);同侧眼球内斜视(展神经根受损,同侧眼球外直肌麻痹)。如果病变区域向外侧侵及面神经,患者还可表现有面神经周围性瘫痪。

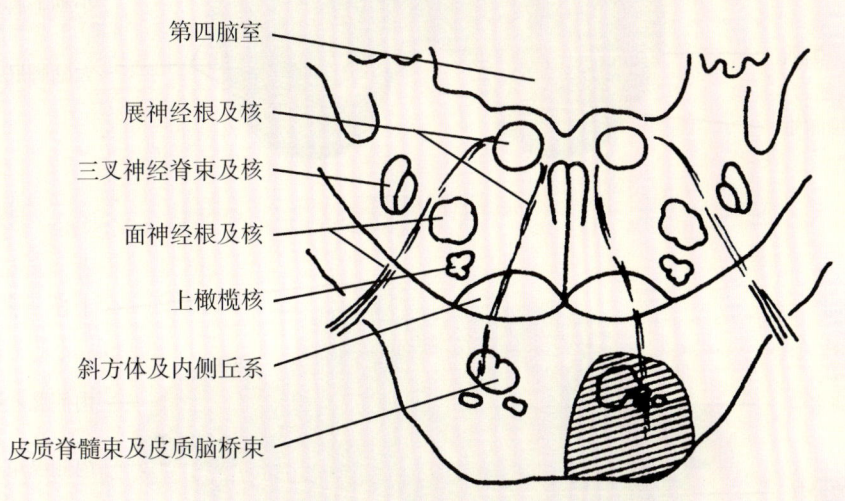

图4-20 脑桥基底部综合征的损伤区域

(三)中脑的代表性横切面

1. 下丘节段的横切面(图4-21) 切面背侧有隆起的下丘(inferior colliculus)。中脑导水管周围灰质、中脑被盖、大脑脚底和黑质的位置同上丘切面。在被盖部中线两旁、导水管周围灰质腹侧有内侧纵束,滑车神经核嵌于此束背侧的凹槽内。在被盖的腹内侧部有小脑上脚交叉,其腹侧有红核脊髓束。在小脑上脚交叉的外侧有上行的内侧丘系,内侧丘系的背外侧有脊髓丘脑束,背内侧邻三叉丘系。三叉丘系的背方靠近被盖外缘处有外侧丘系。

(1)下丘:位于中脑下部背侧,主要由居下丘中央大部分区域的中央核及其周边的薄层灰质构成。中央核接受外侧丘系的终止,其传出纤维组成下丘臂到达间脑的内侧膝状体。中央核是听觉通路上的重要中继站,其分层结构具有对音频定位的功能。下丘到脑干与脊髓的投射首先要通过上丘,与上丘发出的纤维共同构成顶盖脊髓束(tectospinal tract)和顶盖被盖束(tectotegmental tract),完成由声音引起的反射活动。

(2)滑车神经核(trochlear nucleus):位于中脑下部,相当于下丘平面,大脑水管的腹侧(图3-12)。该核发出的纤维(滑车神经根)向后绕导水管周围灰质于上髓帆中左右交叉,在脑干背面出脑,构成滑车神经(Ⅳ),支配上斜肌。

(3)黑质(substantia nigra)(图4-21,图4-22):位于中脑脚底和被盖之间,向上延伸至间脑尾侧,可分为网状部和致密部。黑质网状部靠近大脑脚底,其形态和功能与端脑的苍白球内侧部相似;黑质致密部靠近被盖,主要由多巴胺能神经元组成,其胞质内含黑色素颗粒。致密部多巴胺能神经元的轴突可投射至端脑的新纹状体。帕金森(Parkinson)病是由于某种原因造成多巴胺能神经元变性,使新纹状体多巴胺水平下降所致。患者表现为肌肉强直,运动受限并出现震颤。黑质致密部还参与中脑对边缘系统的多巴胺能投射。黑质也发纤维到达间脑。

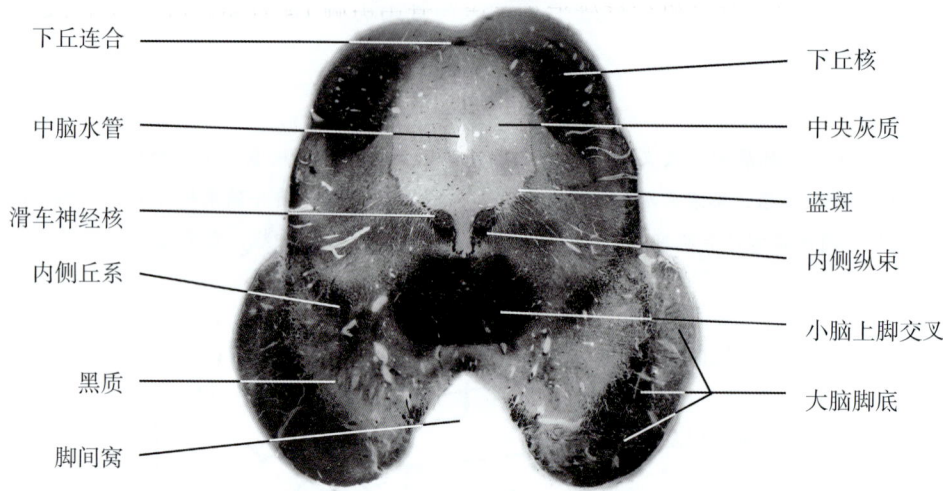

图 4-21　经中脑下丘的横切面（Weigert 染色）

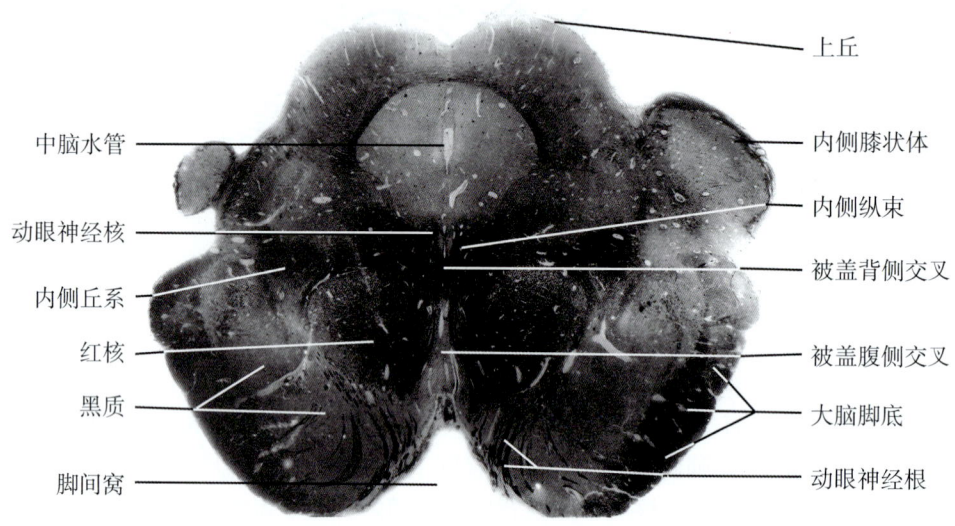

图 4-22　经中脑上丘的横切面（Weigert 染色）

(4) 锥体束 (pyramidal tract)：起自大脑半球额、顶叶，躯体运动区和感觉区及附近的顶叶后部皮质，经端脑内囊下行至脑干。此束在中脑位于大脑脚底中 3/5，穿经脑桥基底部时，被脑桥横纤维分隔成若干小束，在脑桥下端重新汇合，向下延伸形成延髓部的锥体。锥体束由至脊髓的皮质脊髓束 (corticospinal tract) 和至脑干脑神经运动核的皮质核束 (corticonuclear tract)，或称皮质延髓束构成。锥体束主要参与随意运动的控制，也与上行感觉信息的整合有关。

(5) 皮质脑桥束 (corticopontine tract)：属锥体外系的纤维，广泛起自额叶、顶叶、枕叶和颞叶，分别称为额桥束和顶、枕、颞桥束。皮质脑桥束从大脑皮质发出，止于同侧的脑桥核，后者发出横行纤维交叉至对侧，汇集形成小脑中脚，止于小脑半球的皮质，参与对运动的调节。

(6) 小脑上脚 (superior cerebellar peduncle) 与小脑上脚交叉：小脑上脚旧称结合臂，主要由起自小脑核的传出纤维组成，离开小脑上行，构成第四脑室上半的外侧壁。纤维继续上行入脑桥被盖，在脑桥上段和中脑下丘处左右交叉形成小脑上脚交叉，大部分纤维进入背侧丘脑，小部分纤维进入红核。

2．上丘节段的横切面（图 4-22）　切面的背侧有隆起的上丘，与下丘同属于顶盖。中脑室腔为中脑水管，四周为导水管周围灰质。切面的其余部分称为大脑脚，大脑脚的最腹侧部为大脑脚底，由穿行脑桥基底部的纵行纤维汇集而成，其中内侧 1/5 是额桥束，中部 3/5 是锥体束，外侧 1/5 是顶、枕、颞桥束。大脑脚底的背侧有黑质，黑质背方与导水管周围灰质的腹外侧之间为中脑被盖。导水管周围灰质的腹侧有动眼神经核和动眼神经副核，发出动眼神经纤维（动眼神经根）走向腹侧，经大脑脚底的内侧出脑。内侧纵束在动眼神经核腹侧，仍居中线两旁。在中脑被盖的腹内侧部，有大而圆的红核。左、右红核之间，在中线处有左右交叉的纤维，背侧是发自上丘和下丘的顶盖脊髓束交叉纤维（被盖背侧交叉），腹侧是发自红核的红核脊髓束交叉纤维（被盖腹侧交叉）。红核的外侧有内侧丘系，三叉丘系和脊髓丘脑束则移向背侧，它们的外侧为下丘臂。

(1) 上丘（superior colliculus）：位于中脑上部背侧，已分化成为复杂的灰、白质交替排列的七层结构。上丘的浅层结构接受来自视网膜的、经视束和上丘臂的直接投射纤维，并接受来自大脑皮质视区的投射；深层结构接受下丘、大脑皮质听觉中枢、三叉神经脊束核和脊髓等处的纤维。自上丘向丘脑投射的纤维，中继后向大脑皮质传递有关眼球转动速度与方向的信息；向脊髓的投射纤维，绕导水管周围灰质至腹侧形成被盖背侧交叉，交叉后纤维下行，形成顶盖脊髓束，至颈髓节段中间带和前角的内侧部；向脑干的投射纤维，止于控制眼球垂直运动和水平运动的眼外肌运动核。通常认为上丘为一反射中枢，即上丘浅、深层结构能够对不同模式的传入信息进行整合，通过其上、下行投射，参与大脑皮质对眼球运动的控制，并完成头、眼对声、光等刺激的定向反射活动。

(2) 动眼神经核（oculomotor nucleus）：位于中脑上丘平面，大脑水管的腹侧（图 4-12，图 4-22），可分为成对的外侧核和位于中线上单个的中央尾侧核。核团发出的纤维向腹侧穿经红核，行至大脑脚底的内侧出脑，组成动眼神经（Ⅲ），其中外侧核的背侧细胞支配下直肌，中间细胞支配内直肌，内侧细胞支配对侧上直肌，中央尾侧核支配双侧的上睑提肌。

(3) 动眼神经副核（accessory nucleus of oculomotor）：又称 Edinger-Westphal 核，位于上丘平面动眼神经核的背内侧。此核发出纤维行于动眼神经（Ⅲ）内，止于睫状神经节。由该节发出的副交感节后纤维支配眼球的瞳孔括约肌和睫状肌。

(4) 红核（red nucleus）：位于中脑上丘层面，黑质的背内侧，向上可延至间脑的尾侧。为一对直径约 5 mm 的卵圆形核团，因红核富含血管，故在新鲜标本上呈浅粉红色。红核包括小细胞部（新红核）和大细胞部（旧红核）。后者在种系发生上较古老。人的红核大部分为小细胞部。

红核的传入联系主要包括：①来自小脑的投射，由小脑齿状核发出，经小脑上脚在脑桥上部交叉后，少部分止于红核，大部分穿越或环绕红核，至背侧丘脑中继后到达大脑额叶的运动皮质。②来自大脑皮质的纤维，主要由初级躯体运动区和初级躯体感觉区发出。

红核的传出联系主要包括：①至脊髓的下行纤维，由红核大细胞部发出，在上丘被盖腹侧形成被盖腹侧交叉，越边后全对侧下行，构成红核脊髓束，主要终止于颈髓节段中间带和前角的外侧部。当皮质脊髓侧束受损后，红核脊髓束可能部分保留皮质脊髓侧束行使的运动功能。②至下橄榄核的下行投射，纤维自红核小细胞部发出，经被盖中央束至同侧下橄榄核。红核参与对躯体运动的控制，其小细胞部是大脑与小脑之间多突触联系的重要环节。

(5) 顶盖前区（pretectal area）：位于中脑和间脑之间，导水管周围灰质的背外侧。该区直接接受经视束、上丘臂传入的来自视网膜的视觉纤维，并接受视觉皮质和上丘的投射。其传出纤维部分经中脑水管腹侧交叉，或经后连合交叉，止于双侧动眼神经副核。因此，当光照一侧瞳孔时，两侧瞳孔同时缩小（瞳孔对光反射）。

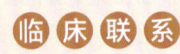

大脑脚底综合征

如为单侧损害,亦称动眼神经交叉性偏瘫,又称 Weber 综合征(图 4-23)。可由大脑后动脉的分支栓塞引发,如图所示,患者表现为对侧上、下肢痉挛性瘫痪(锥体束损伤);同侧除外直肌和上斜肌外的所有眼肌麻痹(动眼神经根损伤),还会出现瞳孔开大、上睑下垂、外斜视(Weber 综合征)。

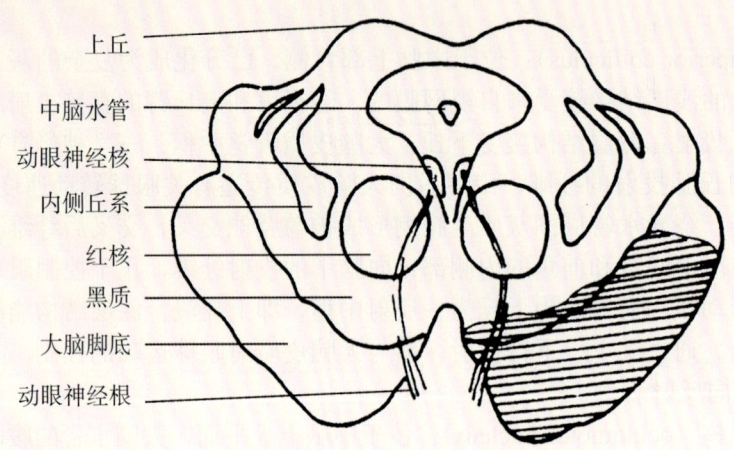

图 4-23　大脑脚底综合征的损伤区域

(四)脑干网状结构

在脑干被盖内,除脑神经核、境界明确的一些非脑神经核团(如薄束核、楔束核、红核、黑质等)和长的上、下行纤维束以外,还有一些界线不清晰,纤维交错排列,神经元散在分布的区域,称为网状结构(reticular formation)。

在原始脊椎动物的脑中,有大量的神经组织未组成明确的神经核和纤维束,而是弥散地排列成网状。在动物的进化过程中,随着前脑和新皮质的发展,产生了脊髓与大脑皮质间互相联系的传导束,在脑干中也出现了一些大的核团(如下橄榄核、黑质和红核等),而且它们在哺乳动物中的形体逐渐增大。在高级脊椎动物体内,网状结构逐渐发展成为脑内一个具有重要功能的组成部分,但仍保持着多神经元或多突触的形态特征,接受各种感觉信息,其传出纤维直接或间接地联系着中枢神经系统的各级水平。

根据传统的概念,脑干网状结构的背侧借第四脑室底灰质和中央灰质分别与第四脑室和中脑水管分隔,腹侧自上而下分别与延髓的下橄榄核、脑桥的内侧丘系和中脑的黑质相邻接,两侧在延髓和中脑均接近脑干的表面,在脑桥则隔以小脑脚。目前被大多数学者承认的脑干网状结构内的核群(图 4-24)如下。

(1) 向小脑投射的核群:这些核中继脊髓、大脑运动和感觉皮质、前庭神经核等对小脑的传入联系。

(2) 中缝核群(rapheal nuclei):位于脑干中缝两侧,主要由 5-羟色胺能神经元构成。中缝核群的传入纤维可来自脊髓、小脑和大脑皮质等处,中缝核的传出纤维分布广泛,包括中脑中央灰质、下丘脑、丘脑板内核、杏仁核、海马、新纹状体和大脑皮质等;还有少量传出纤维到脊髓和小脑。

(3) 内侧核群(medial nuclear group):靠近中线,具有较多的大型神经元。内侧核群发出长的上、下行传出投射,是脑干网状结构的"效应区"。其传入纤维主要来自外侧核群,此外,脊髓和所有脑神经感觉核的一般感觉信息，中脑顶盖的视、听觉信息和嗅脑的嗅觉冲动亦传至该核群。

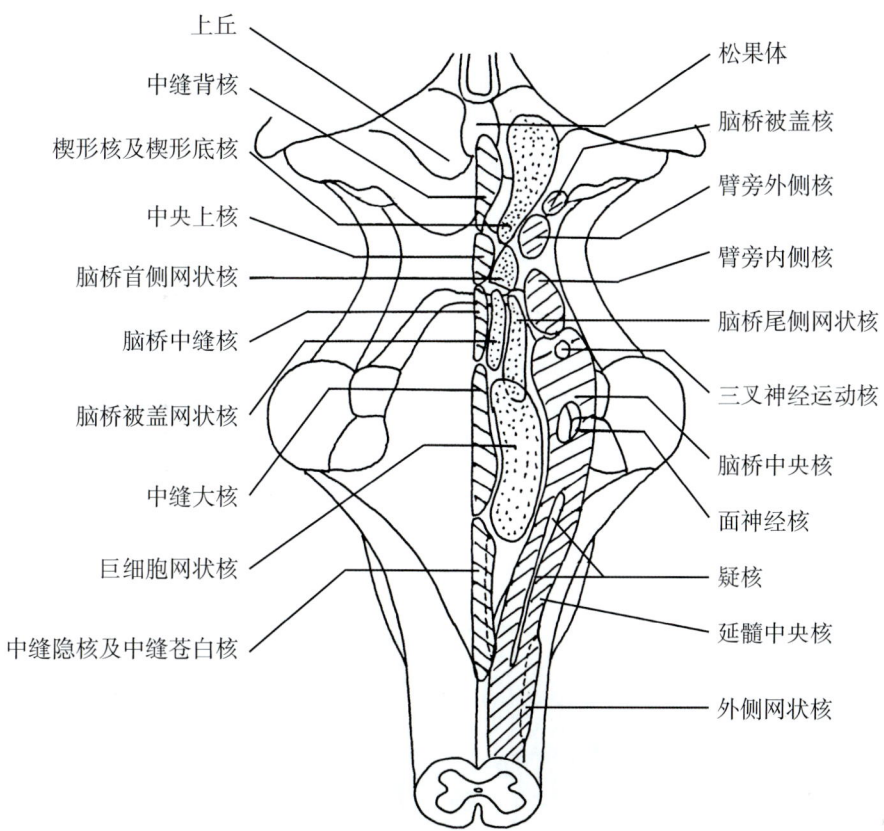

图 4-24　脑干网状结构核团在脑干背面投影模式图

（4）外侧核群（lateral nuclear group）：多数是中、小型神经元，轴突短，较少发出长距离的纤维。外侧核群接受广泛的传入投射，包括大部分感觉通路的侧支，是脑干网状结构的"感受区"。传入信息经外侧核群中继后，传递给内侧核群。

网状结构不但参与躯体运动、躯体感觉以及内脏调节功能，而且在睡眠觉醒活动中也起着重要作用。

1）上行网状激活系统（ascending reticular activating system，ARAS）：其结构基础包括外周向脑干网状结构的感觉传入，自脑干网状结构向间脑的上行投射，以及从间脑向大脑皮质的广泛投射。背侧丘脑板内核和下丘脑是间脑接受脑干网状结构投射的主要部位。与各种特异性感觉通路，如视、听和痛、温觉传导通路不同，ARAS 携带的上行冲动是"非特异性的"，对于维持睡眠-觉醒状态有着决定性作用。该系统可使大脑皮质兴奋，保持意识和清醒，对各种传入信息有良好的感知能力。一些麻醉药物就是通过阻滞该系统的某个环节而发挥作用的。ARAS 受损可能导致不同程度的意识障碍，甚至深度昏迷。

2）参与躯体和内脏运动调节：躯体运动调节是指经脑桥和延髓内侧核群分别发出的脑桥和延髓网状脊髓束（reticulospinal tract），至同侧脊髓各节段中间带和前角的内侧部，参与控制自主运动，如保持姿势和在平地上行走。该束的起始神经元接受与躯干、四肢运动控制有关的高级中枢的传入支配，如大脑运动皮质、小脑和基底核。内脏运动的调节，是由于在脑桥尾侧部和延髓的网状结构外侧核群内，存在吸气、呼气、加压和减压等呼吸和心血管运动中枢。故脑干损伤会导致呼吸、循环障碍，甚至危及生命。此外，外侧核群还参与下丘脑和杏仁核对自主神经系统和内分泌功能的调制、参与基底核对运动的控制以及躯体和内脏防卫反应。

3）参与内分泌活动和生物节律的调节：脑干网状结构向下丘脑发出的投射纤维直接或间接终止于下丘脑神经分泌细胞，影响后者神经激素（释放激素或抑制释放激素）的合成、运输及释放，从而影响垂体的分泌活动。网状脊髓束部分纤维终止于胸髓节前神经元，后者上至颈上交感神经节，其节后纤维（松果体神经）支配松果体，从而调控松果体的分泌活动。

4）脑干网状结构与高级神经活动：脑干网状结构向下丘脑-边缘系统的投射，可能参与时-空分辨、探究学习与记忆，以及情感变化等高级神经活动。在这些复杂的神经活动中，涉及许多神经递质交互作用机制。

二、小脑

（一）小脑皮质

小脑由表面的皮质、深部的髓质和小脑核构成。

小脑皮质由深至浅分为3层（图4-25），分别是颗粒层（granular layer）、梨状细胞层（piriform cell layer，又称Purkinje细胞层）和分子层（molecular layer）。

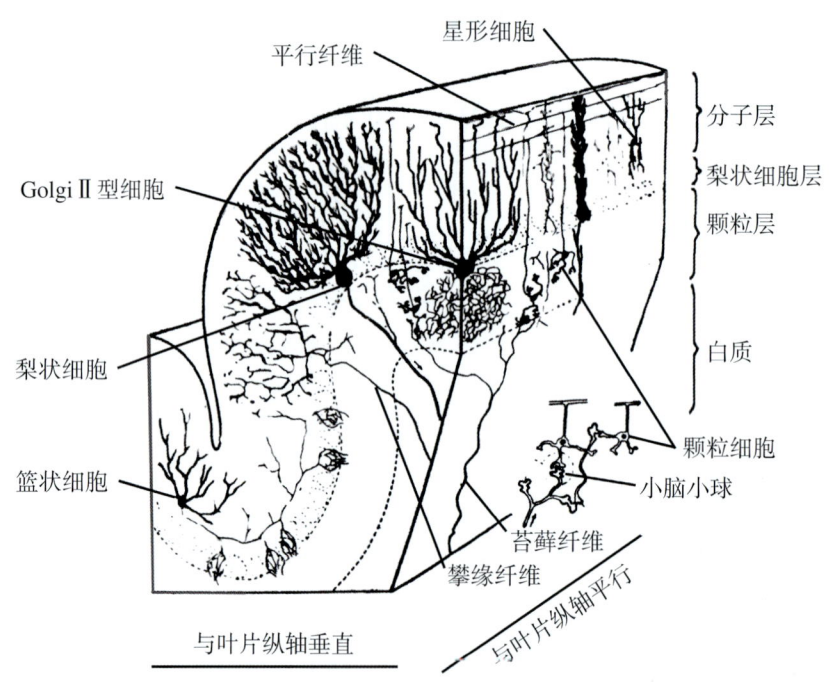

图4-25 小脑皮质的细胞构筑

1. **颗粒层** 主要由大量密集的颗粒细胞（granular cell）构成，同时含有抑制性的中间神经元Golgi细胞。该层的传入纤维是来自脊髓、脑桥核和脑干网状结构等处的兴奋性苔藓纤维（mossy fiber），其终末呈花结样膨大，形成玫瑰结，其与颗粒细胞的树突和Golgi细胞的轴突终末共同构成小脑小球（glomerulus）。颗粒细胞的轴突进入分子层，呈"T"形分叉，沿小脑叶片的长轴分布形成平行纤维（parallel fiber）。颗粒细胞是兴奋性中间神经元。

2. **梨状细胞层** 由排列整齐的单层梨状细胞（又称Purkinje细胞）构成（图4-25）。该细胞的树突分支在分子层内扇形展开成侧柏枝状，其扇面方向与平行纤维垂直，并与之形成大量的突触。梨状细胞的树突分支还接受来自延髓下橄榄核的另一种兴奋性攀缘纤维（climbing fiber）。而梨状细胞的轴突则是小脑皮质的唯一传出纤维，向深部穿过颗粒层进入小脑髓质，大部分止于小脑核，少数直接出小脑止于前庭神经核，发挥抑制功能。

3. 分子层　该层细胞成分少，主要成分是稀疏分布的少量神经元以及大量梨状细胞的树突、颗粒细胞轴突形成的平行纤维和攀缘纤维。神经元主要是篮状细胞和星形细胞。该两种细胞的轴突与梨状细胞的树突形成抑制性突触。

（二）小脑核

小脑髓质内共有 4 对小脑核（图 4-26），从中线向外侧依次为顶核（fastigial nucleus）、球状核（globose nucleus）、栓状核（emboliform nucleus）和齿状核（dentate nucleus）。

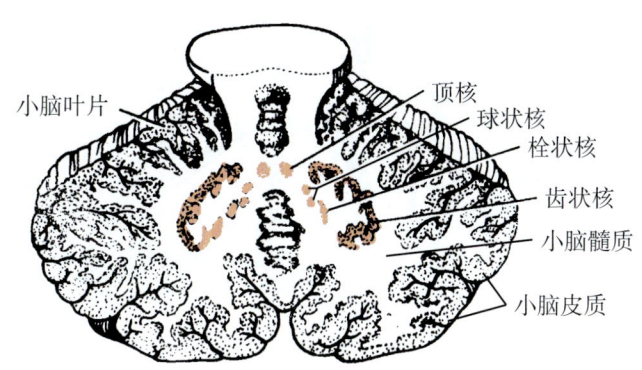

图 4-26　小脑水平切面（示小脑核）

顶核最古老，位于第四脑室顶上方、蚓部的白质内。球状核和栓状核合称为中间核（interposed nuclei），位于齿状核袋口的内侧。齿状核外形与下橄榄核相似，如皱缩的口袋状，袋口朝内。齿状核在小脑核中体积最大，只见于哺乳动物，在人体内特别发达。

小脑核与小脑体的纵向分区有特定的对应关系，即蚓部皮质投射到顶核、小脑半球中间部皮质投射到中间核、小脑半球外侧部皮质投射到齿状核。小脑核是小脑的传出神经元，为兴奋性神经元。小脑皮质的梨状细胞定位投射到小脑核，通过小脑核的中继再发出传出纤维离开小脑。

（三）小脑髓质（白质）

小脑的髓质由 3 类纤维构成，包括：①小脑皮质与小脑核和小脑核之间的往返纤维；②相邻小脑叶片间或小脑各叶之间的联络纤维；③小脑与其他脑区相互联系的传入、传出纤维。进出小脑的纤维主要组成 3 对小脑脚：小脑上脚、中脚和下脚（图 4-27）。

1. 小脑下脚（inferior cerebellar peduncle）　又称绳状体，连于小脑和延髓、脊髓之间。包含小脑的传入纤维和传出纤维。①传入纤维：来自前庭神经、前庭神经核、延髓下橄榄核、延髓网状结构进入小脑的纤维；以及脊髓小脑后束及楔小脑束的纤维。②传出纤维：发自绒球和部分小脑蚓部皮质，止于前庭神经核的小脑前庭纤维；起于顶核，止于延髓的顶核延髓束纤维（包括顶核前庭纤维和顶核网状纤维）。

2. 小脑中脚（middle cerebellar peduncle）　又称脑桥臂，为 3 个脚中最粗大者，位于最外侧，连于小脑和脑桥之间。其主要成分是对侧脑桥核发出的脑桥小脑纤维。

3. 小脑上脚（superior cerebellar peduncle）　又称结合臂，连于小脑和中脑、间脑之间。其主要传出纤维为起自小脑核、止于对侧红核和背侧丘脑的小脑传出纤维；小脑传入纤维主要有脊髓小脑前束、三叉小脑束及起自顶盖和红核的顶盖小脑束、红核小脑束等。

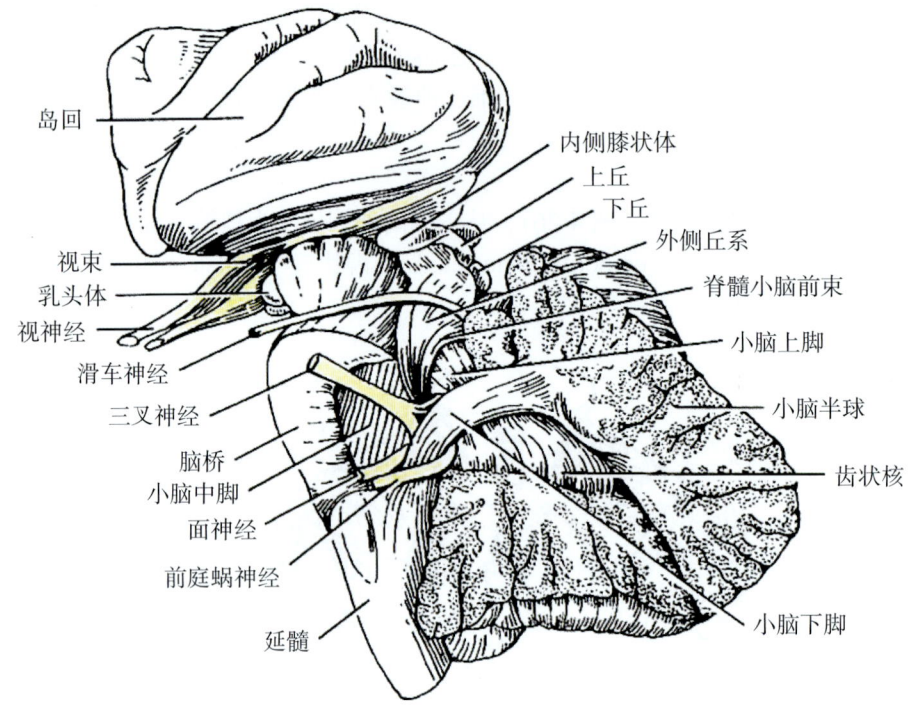

图 4-27 小脑脚示意图

（四）小脑的纤维联系和功能

1. 前庭小脑（原小脑）　前庭小脑主要接受同侧前庭神经核和前庭神经节发出的纤维，经小脑下脚到达绒球小结叶皮质，由该皮质发出的传出纤维直接经小脑下脚投射到同侧的前庭神经核。通过前庭脊髓束和内侧纵束，调控躯干肌和眼球外肌的运动神经元，以应答前庭刺激后的肌紧张变化，维持身体平衡，协调眼球运动。原小脑损伤主要表现为平衡失调（步态不稳）和眼球震颤。

2. 脊髓小脑（旧小脑）　脊髓小脑主要接受脊髓小脑束（包括脊髓小脑前、后束，脊髓小脑吻侧束和楔小脑束）的纤维，经小脑上、下脚到达旧小脑皮质。该部分纤维传入可以获取运动过程中身体内外各种变化的信息。传出纤维分为两部分：①由蚓部皮质发出的纤维至顶核，中继后经小脑下脚投射到同侧前庭神经核和脑干网状结构，通过前庭脊髓束和网状脊髓束调控躯干肌和肢体近端肌肉的肌张力和肌协调。②由半球中间部皮质发出的纤维至中间核，中继后经小脑上脚投射到对侧红核大细胞部和丘脑腹外侧核，由腹外侧核再投射到大脑皮质运动区，通过红核脊髓束和皮质脊髓束调控肢体远端肌肉的肌张力和肌协调。旧小脑损伤主要表现为肌张力低下，深反射减低，肌力减弱，容易疲劳。

3. 大脑小脑（新小脑）　大脑小脑主要接受对侧脑桥核发出的纤维，经小脑中脚到达新小脑皮质，接受来自对侧大脑皮质（特别是额叶和顶叶）的信息。由小脑半球外侧部皮质发出的纤维至齿状核，中继后经小脑上脚投射至对侧红核小细胞部（再投射到下橄榄核）和背侧丘脑腹外侧核，由腹外侧核再投射到大脑皮质运动区。大脑皮质运动区经皮质脊髓束调控上、下肢精确运动的计划和协调。通过小脑-大脑反馈环路，影响大脑对于肢体精细运动的起始、计划和协调，包括确定运动的力量、方向和范围。

小脑半球的损伤可以造成新小脑综合征。患者的主要表现为：①共济失调（辨距不良、轮替运动困难）；②运动性震颤，又称意向性震颤；③肌张力减弱。新小脑综合征也常累及旧小脑。

知识拓展

神经组织染色方法

19世纪末涌现了多位杰出人物,创建了新的神经组织染色方法,这些方法至今在神经解剖学研究中仍占有重要地位,为现代神经解剖学奠定了全面的基础。最经典的染色方法包括 Golgi 法、Cajal 法、Nissl 法和 Weigert 法等。

Weigert 染色:Karl Weigert(1843—1904),德国病理学家,1884年发表了髓鞘染色法。用金属化合物(含氟化铬和重铬酸铜)先将神经组织切片(特别是髓鞘)进行媒染,再以苏木精染色,后入含亚铁氰化钾的 Weigert 液分色。染色结果:神经纤维呈现深黑色,细胞轮廓呈黄色,背底呈浅黄色。Weigert 法是显示神经髓鞘的优质方法,以后又出现了不少此法的改良方法,其中 Pal 和 Kultschitzky 的改良法应用最为普遍。本教材中脑干等神经组织切片均采用 Weigert 染色,以黑白图片的形式予以展现。

知识拓展

小脑脚和通过的纤维

小脑脚	传入纤维束	传出纤维束	
小脑下脚	脊髓小脑后束	绒球小结叶	前庭神经核
	楔小脑束		
	前庭小脑束	顶核	前庭神经核和网状核
	橄榄小脑束		
小脑中脚	脑桥小脑束		
小脑上脚	脊髓小脑前束	中间核、齿状核	红核、腹外侧核

整合思考题

分析延髓外侧综合征(图 4-16 B 区阴影所示)可能出现的症状及其原因。

(张卫光)

第三节 间 脑

本节数字资源

导学目标

- **基本目标**
  1. 概括背侧丘脑内的特异性中继核团。
  2. 总结后丘脑的纤维联系。
  3. 概括下丘脑的重要核团。

- **发展目标**
  综合运用间脑各部分的功能知识解释临床脑部疾病出现的各种临床症状和体征。

案例4-4

女,13岁,出生时正常,婴儿期未患过严重疾病,幼年生长发育正常。近来身高、体重均较同龄者低。智力发育正常。8岁时发生过顽固性多尿,伴有烦渴。当时给予垂体后叶加压素,疗效显著。检查时发现:身高、体重都比同龄者低下,营养不良,无色素沉着和皮下肿物。外生殖器婴儿型。视神经盘稍苍白,双颞侧偏盲。颅侧位X线检查显示:蝶鞍增大,鞍背有侵蚀。

请结合病例分析可能的临床诊断及出现这些临床症状的原因。

间脑(diencephalon)由前脑泡后部发育而来,可分为背侧丘脑、后丘脑、上丘脑、底丘脑和下丘脑5个部分。

一、背侧丘脑

在背侧丘脑的水平切面上,"Y"形的白质内髓板(internal medullary lamina)(IML,含连接两侧背侧丘脑核团的纤维)将丘脑分为三大核群,即在内髓板前方分叉区的前核群(anterior nuclear group)、内髓板内侧的内侧核群(medial nuclear group)和内髓板外侧的外侧核群(lateral nuclear group)(图4-28)。前核群包括丘脑前核(anterior nucleus)(AN)。内侧核群包括背内侧核(dorsomedial nucleus,MD)。外侧核群(图4-29,图4-30)又可分为背侧组(dorsal subgroup)和腹侧组(ventral subgroup),背侧组由前向后分为背外侧核(dorsolateral nucleus,LD)、后外侧核(posterior lateral nucleus,LP)和枕(pulvinar,Pul),腹侧组由前向后分为腹前核(ventral anterior nucleus,VA)、腹外侧核(ventral lateral nucleus,VL,又称腹中间

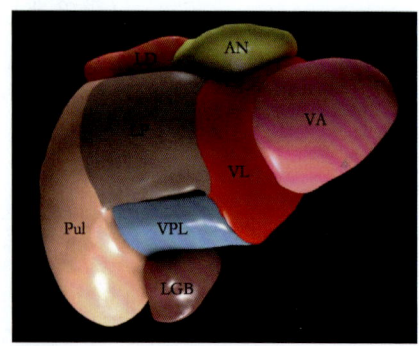

图4-28 人右侧背侧丘脑核团3D模型

核）和腹后核（ventral posterior nucleus，VP），腹后核又分为腹后内侧核（ventral posteromedial nucleus，VPM）和腹后外侧核（ventral posterolateral nucleus，VPL）。在背侧丘脑的腹外侧有外髓板（external medullary lamina，EML）包绕（含进出背侧丘脑的纤维）。另外，在内髓板内有板内核群（intralaminar nuclear group），在第三脑室侧壁的薄层灰质和中间块内有中线核群（midline nuclear group），在外髓板与内囊间有薄层的丘脑网状核（thalamic reticular nucleus）。背侧丘脑是皮质下的重要结构，其大部分核团均与大脑皮质有往返的纤维联系，为背侧丘脑皮质投射和皮质丘脑投射。

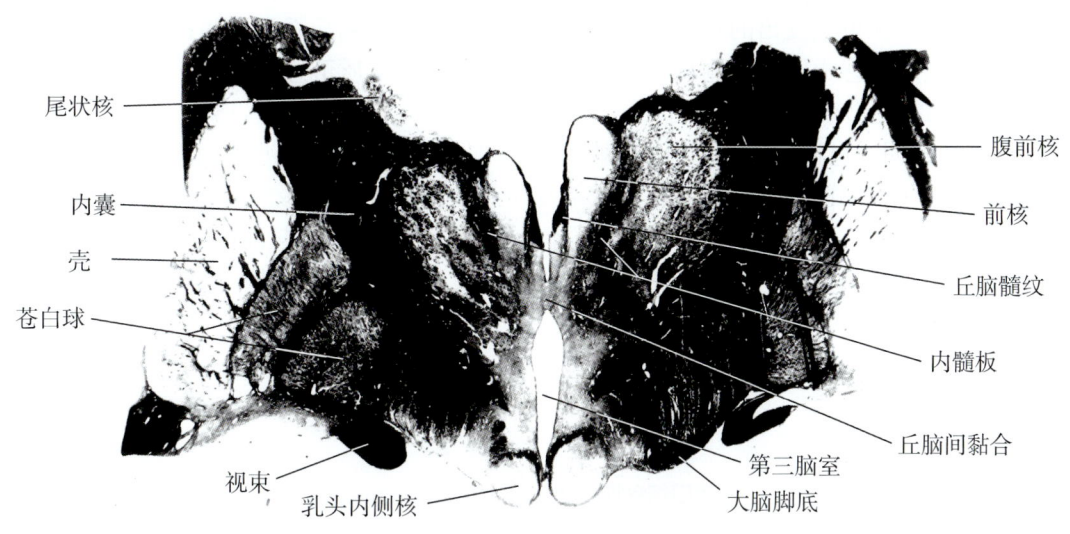

图 4-29 间脑额状切面（经腹前核）

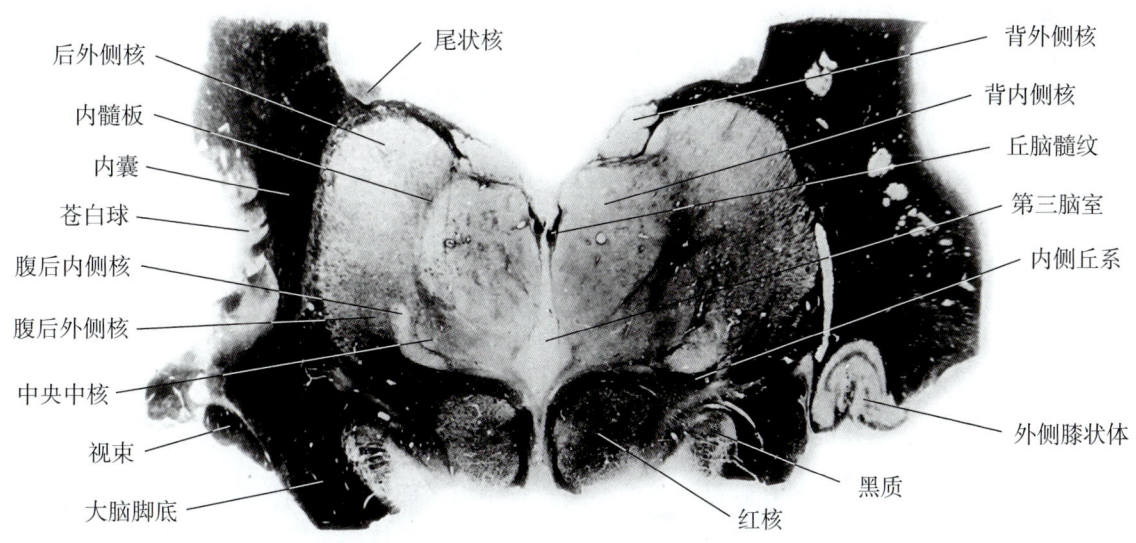

图 4-30 间脑额状切面（经腹后核）

根据进化和纤维联系，背侧丘脑核团可分为以下 3 类。

1．非特异性核团 包括板内核群和中线核群，这些核团进化比较古老。它们主要接受脑干网状结构的传入，构成上行网状激动系统，与大脑皮质的广泛区域有往返纤维联系，维持机体的清醒状态。这种多突触的投射系统，易被麻醉剂或者镇定药所阻滞，非特异性投射系统除传递内脏的慢痛信息外，与各种感觉无关；但是，对于维持大脑皮质的觉醒状态和改变其兴奋水平是必不可少的。如果动物体内此投射系统被破坏，则动物将长期处于昏睡状态。

2．**特异性核团**　包括腹前核、腹外侧核和腹后核，这些核团进化比较新。它们主要接受特异性上行传导系统，与大脑皮质的特定区域有往返纤维联系。

腹前核主要接受苍白球和黑质的传入纤维，腹外侧核主要接受齿状核、苍白球和黑质的传入纤维，经它们中继后投射至大脑皮质躯体运动区，其中来自腹前核的主要投射至6区，来自腹外侧核的主要投射至4区。腹前核和腹外侧核作为大脑皮质与小脑、纹状体和黑质之间的主要中继站，组成运动丘脑（motor thalamus），在躯体运动调控中起重要作用。

除嗅觉外，所有的感觉传导通路在上达大脑皮质以前，都要在丘脑特异性中继。腹后内侧核接受三叉丘系和孤束核发出的味觉纤维。腹后外侧核接受内侧丘系和脊髓丘系的纤维，定位投射至大脑皮质躯体感觉区。背侧丘脑是仅次于大脑皮质的皮质下感觉中枢，已能感知粗略的痛觉，但确切的定位仍在大脑皮质。

3．**联络性核团**　包括前核群、内侧核群和外侧核群的背侧组，这些核团进化最新。它们不直接接受长上行传导束的传入，与大脑的联络皮质有丰富的往返联系。丘脑前核与乳头体（通过乳头丘脑束）、海马（通过穹窿）和扣带回有往返联系，内侧核群与前额叶皮质有往返联系，外侧核群背侧组（主要为枕）与顶、枕、颞叶联络皮质有往返联系，其功能与情感、记忆、内脏运动和感觉的整合密切相关。

> **知识拓展**
>
> **手口综合征（Cheiro-oral syndrome）**
>
> 手口综合征是一种症状特殊的感觉障碍，以丘脑梗死最常见，病灶位于丘脑外侧缘的内侧，准确地说是丘脑的腹后内侧核和外侧核交界处，其中腹后内侧核接受口周感觉传入，腹后外侧核接受手部感觉传入。此两部位都接受来自大脑后动脉P2段丘脑膝状动脉的供血，若P2段狭窄或发育不良，或动脉表现为胚胎型大脑后动脉，此处容易发生梗死。患者常同时出现手和口周的感觉障碍，可以累及整个手部，也可以仅仅几个手指，特别是拇指和示指最常受累。可以累及单侧口周，也可以整个口周，甚至口腔内黏膜。少数患者可以手、足、口都有症状，但以手、口症状为主。
>
> 根据感觉障碍分布范围，将手口综合征分为4种类型：
> Ⅰ型：表现为同侧口周和手指（或手部）感觉障碍；
> Ⅱ型：表现为双侧口周和手指（或手部）感觉障碍；
> Ⅲ型：表现为口周和手指（或手部）感觉障碍中一项为双侧，另一项为单侧；
> Ⅳ型：呈现交叉性口周和手指（或手部）感觉障碍。
> 其中以Ⅰ型最为常见。

在飞禽类动物体内，背侧丘脑是重要的高级感觉中枢，而在人体内，其功能退居为以传导功能为主，但对感觉仍有一定的整合功能。切断丘脑与皮质躯体感觉区之间的纤维，会导致对触刺激的定位能力减弱或者丧失，并在两点距离辨别觉以及物品质地、重量、形状的鉴赏等方面出现感觉障碍。在身体运动形式和所处位置的判断方面，出现功能异常。在丘脑外侧部或中央区病变后，往往会出现一种自发性突然发作的疼痛，即"丘脑痛（thalamic pain）"。手术切除丘脑腹后核及其周围区，或者切除包括中央中核在内的板内核群，对缓解顽固性疼痛往往有疗效。只要丘脑完好，就能感知与某物体的接触；对痛或温热刺激仍有粗略而定位不佳的知觉。痛觉的产生对于大脑皮质的依赖程度，尚未有明确的研究结论。丘脑膝动脉栓塞可能导致丘脑综合征（thalamic syndrome），表现为对侧半身感觉障碍，痛温觉阈值升高的感觉异常。

二、后丘脑

后丘脑内含特异性核团，内侧膝状体接受来自下丘臂的听觉传入纤维，投射到颞叶的听觉中枢（颞横回，41区）。这种投射有定位关系，来自耳蜗底部的高音冲动投射到颞横回的内侧部，来自耳蜗顶部的低音冲动投射到颞横回的前外侧部。外侧膝状体接受视束的视觉传入纤维投射到枕叶的视觉中枢（17区）。

三、上丘脑

丘脑髓纹为连接隔核和缰核的纤维束。缰核（habenular nucleus）位于缰三角内，接受丘脑髓纹的纤维，通过缰核脚间束（habenulointerpeduncular tract，HpT）又称后屈束（fasciculus retroflexus）（图4-30）投射到中脑脚间核。两侧缰核通过缰连合相关联。缰核属边缘系统神经环路的一部分，可认为是边缘系统与中脑的中继站，与行为和情感相关。丘脑髓纹主要由来自隔区的纤维束构成，大部分终止于缰核，也有纤维至中脑水管周围灰质核其他丘脑核团。松果体属内分泌腺，分泌5-HT、去甲肾上腺素和褪黑素（melatonin），在抑制生殖腺、调节生物钟方面起重要作用。16岁以后，松果体钙化，可作为X线检查诊断颅内占位性病变的定位标志。

四、底丘脑

底丘脑内的主要结构包括底丘脑核和未定带。底丘脑核（subthalamic nucleus）又称luys核，由大型多极细胞组成，核内血管丰富，在新鲜标本的切面上呈浅咖啡色，紧邻内囊的内侧，位于黑质内侧部的上方，与内囊外侧面的苍白球之间有往返的纤维联系。该纤维束行经内囊，称为底丘脑束（subthalamic fasciculus）。底丘脑核与苍白球同源，是锥体外系的重要结构。其主要功能是对苍白球的抑制作用，一侧病变可出现半身颤搐。未定带（zona incerta）为灰质带，位于底丘脑核的背内侧，是中脑网状结构头端的延续，向外侧过渡到背侧丘脑网状核。

临床观察表明，半身舞蹈症（hemiballism）患者多数有此核病变。表现为对侧肢体有粗大的不自主运动，多发生在肢体近端肌，继而涉及面肌和颈肌。苍白球至底丘脑核的纤维属于GABA能纤维，切断此纤维束，则患者的不自主运动可减弱或消失。

五、下丘脑

（一）下丘脑的分区及主要核团

下丘脑由内侧向外侧分为"三带"，分别为室周带（periventricular zone）（位于第三脑室室管膜下的薄层灰质）、内侧带（medial zone）和外侧带（lateral zone）（以穹窿柱和乳头丘脑束分界）。下丘脑从前向后分为"四区"，分别为视前区（preoptic region）（位于视交叉前缘）、视上区（supraoptic region）（位于视交叉上方）、结节区（tuberal region）（位于灰结节内及其上方）和乳头区（mamillary region）（位于乳头体内及其上方）。

下丘脑内的主要核团（图4-31）：位于视上区的视交叉上核（suprachiasmatic nucleus）、室旁核（paraventricular nucleus）、视上核（supraoptic nucleus）和前核（anterior nucleus），位于结节区的漏斗核（infundibular nucleus）（在哺乳动物又称为弓状核）、背内侧核（dorsomedial nucleus）和腹内侧核（ventromedial nucleus），以及位于乳头体区的乳头体核（mamillary body nucleus）和后核（posterior nucleus）。

下丘脑的神经元数量不多，但具有一些特殊神经元，这些神经元既具有一般神经元的特点（有树突和轴突，神经元之间的突触联系依靠神经递质），又具有内分泌细胞的特点（能合成和分泌激素）。

（二）下丘脑的主要纤维联系

下丘脑有复杂的纤维联系，主要包括：①与垂体的联系（图4-31）：由视上核和室旁核合成

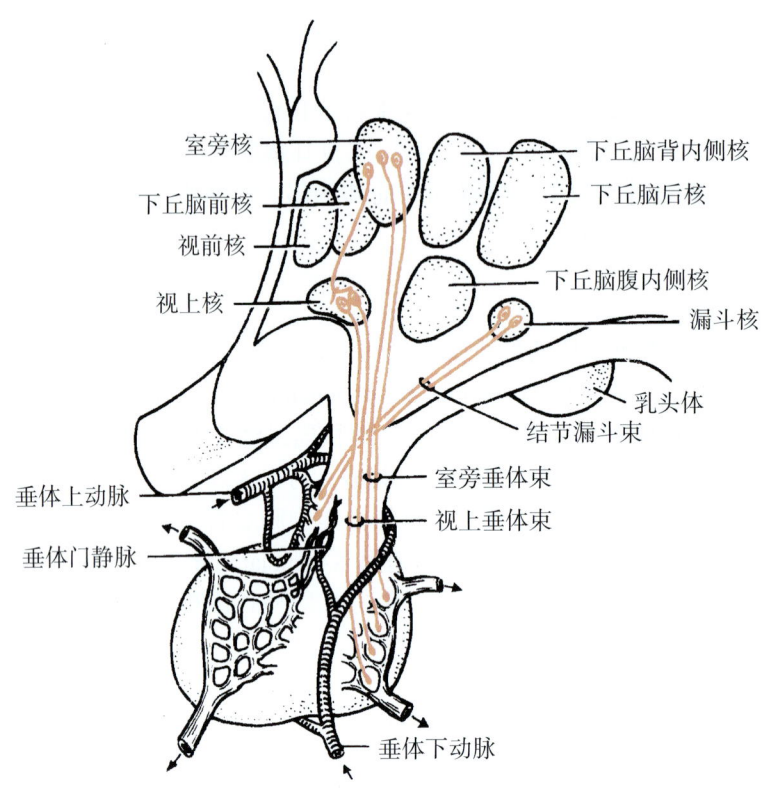

图 4-31 下丘脑核团及其与垂体间的联系

分泌的抗利尿激素（ADH）与催产素经视上垂体束（supraopticohypophyseal tract）投射到神经垂体，在此贮存并在需要时释放入血液；由漏斗核及邻近室周区合成分泌的多种激素释放因子或抑制因子经结节漏斗束（tuberohypophyseal tract）投射到垂体门静脉系统，调控腺垂体的内分泌功能。②与边缘系统的联系：借穹窿将海马结构和乳头体核相联系；借前脑内侧束（medial forebrain bundle）将隔区、下丘脑（横贯下丘脑外侧区）和中脑被盖相联系；借终纹将隔区、下丘脑和杏仁体相联系。③与背侧丘脑、脑干和脊髓的联系：借乳头丘脑束（mamillothalamic tract）将乳头体和丘脑前核相联系；借乳头被盖束（mamillotegmental tract）将乳头体和中脑被盖相联系；借背侧纵束（dorsal longitudinal fasciculus）将下丘脑和脑干的副交感节前神经元相联系；借下丘脑脊髓束（hypothalamospinal tract）将下丘脑和脊髓的交感节前神经元、骶髓的副交感节前神经元相联系。

（三）下丘脑的功能

下丘脑的功能包括：①神经内分泌中心：下丘脑是脑控制内分泌的重要结构。通过与垂体的密切联系，将神经调节与激素调节融为一体。下丘脑通过功能性轴系全面调控内分泌。主要轴系为下丘脑-垂体-甲状腺轴系、下丘脑-垂体-性腺轴系和下丘脑-垂体-肾上腺轴系。②自主神经的调节：下丘脑是调节交感与副交感活动的主要皮质下中枢。下丘脑前区内侧使副交感神经系统兴奋，下丘脑后区外侧使交感神经系统兴奋，通过背侧纵束和下丘脑脊髓束调控脑干和脊髓的自主神经。③体温调节：下丘脑前区（含前核）对体温升高敏感，可启动散热机制，包括排汗及扩张表皮血管。下丘脑后区（含后核）对体温降低敏感，可启动产热机制，包括停止发汗。④食物摄入调节：通过下丘脑饱食中枢（下丘脑腹内侧核）和摄食中枢（下丘脑外侧部）调节摄食行为。⑤昼夜节律调节：视交叉上核接受来自视网膜的传入而调节昼夜节律。

知识拓展

下丘脑的食物摄入调节

早期关于下丘脑损伤的研究认为，丘脑的核团和区域之所以呈离散性分布，是为了满足其功能的离散，故而产生了下丘脑中心的说法，如腹内侧核饱食中心（病变会导致摄食过量和肥胖）和外侧食欲刺激中心（病变导致进食不能和恶病质）。事实上，上述病变常损害途经的纤维束（如单胺系的轴突）和连接，有些甚至累及那些与已知的主要功能无关的纤维束或连接。目前已有的研究表明，许多激素与食欲和饮水的调节有关。当食物被摄取，位于小肠的神经内分泌细胞会分泌胆囊收缩素和胰高血糖素样肽-1，作用于大脑，抑制食欲并产生饱食感。当没有食物时，这些激素的水平会下降，产生食欲并促使人的觅食行为。长期的食物摄取调节也与脂肪细胞所产生的瘦素有关。当脂肪储备较多时，释放瘦素并作用于下丘脑，抑制食欲；当身体的营养储备耗竭，瘦素的水平也会相应降低。包括胃饥饿素在内的一些其他激素也可以调节食欲和摄食行为。若想了解复杂的下丘脑环路和激素调节之间的全部联系，以及这些联系是如何协助高级脑区的意志和情感活动调节的，还需要对下丘脑的生理功能进行更多研究。现如今，我国人群肥胖率居高不下，对摄食与食欲的进一步研究迫在眉睫。

整合思考题

1. 简述在间脑特异性中继核团中，与躯体运动调节有关的核团。
2. 简述腹后内侧核和腹后外侧核接受的纤维。

（陈春花）

第四节 端 脑

导学目标

- **基本目标**
  1. 概括第Ⅰ躯体运动区、第Ⅰ躯体感觉区、视觉、听觉以及语言中枢。
  2. 总结基底核的组成和位置。
  3. 概括侧脑室的形态和分部。
  4. 总结内囊的位置、分部及各部所通过的主要纤维束。

- **发展目标**
  1. 综合运用端脑各功能区的位置和功能知识解释临床脑部疾病出现的各种临床症状和体征。
  2. 通过对内囊相关知识的学习，将内囊解剖结构、功能与损伤表现有机联系起来。
  3. 综合运用锥体系上、下运动神经元的概念理解中枢神经系统损伤后的临床表现（如硬瘫和软瘫等）。

本节数字资源

案例4-5

男性，62岁，观看足球赛时突然晕倒，意识丧失2天。意识恢复后，右侧上、下肢瘫痪。6周后检查发现右上、下肢痉挛性瘫痪，腱反射亢进，吐舌时偏向右侧，无萎缩。右侧眼裂以下面瘫。右半身的各种感觉缺损程度不一。但位置觉、振动觉和两点辨别觉全部丧失，温度觉有些丧失，痛觉未受影响。瞳孔对光反射正常，两眼视野右侧半缺损。

问题：
1．该患者的临床诊断是什么？
2．该疾病的主要病理机制是什么？

一、大脑皮质

大脑皮质是大脑半球表面的一层灰质（面积约为 0.2 m²），平均厚度 2.5 mm，最厚处为中央前回运动区（4.5 mm），最薄处为视觉区（1.5 mm）。人类大脑皮质神经元数量约为 200 亿。

（一）大脑皮质的细胞构筑

1．大脑皮质神经元　大脑皮质的神经元主要分为 5 类：锥体细胞（pyramidal cell）、颗粒细胞（granular cell）（又称星形细胞，stellate cell）、梭形细胞（fusiform cell）、水平细胞（horizontal cell）和 Martinotti 细胞。其中锥体细胞和梭形细胞属于投射神经元（数量占皮质神经元半数以上），而颗粒细胞、水平细胞和 Martinotti 细胞属于中间神经元。大脑皮质神经元以分层的方式排列，原皮质和旧皮质分为 3 层，新皮质分为 6 层，而过渡区的中间皮质可分为 4～6 层。

2．新皮质分层　新皮质由浅入深的 6 层结构分别是：Ⅰ分子层（molecular layer）（主要是水平细胞）、Ⅱ外颗粒层（external granular layer）（主要是颗粒细胞）、Ⅲ外锥体细胞层（external pyramidal layer）（主要是中、小型锥体细胞）、Ⅳ内颗粒层（internal granular layer）（主要是星形细胞）、Ⅴ内锥体细胞层（internal pyramidal layer）（主要是大、中型锥体细胞，中央前回有巨型锥体细胞，即 Betz 细胞）和Ⅵ多形细胞层（multiform layer）（主要是梭形细胞和 Martinotti 细胞）。以内颗粒层为界，新皮质又可分为颗粒上层（Ⅰ～Ⅲ层）和颗粒下层（Ⅴ、Ⅵ层）。颗粒上层发展最晚，是新皮质的特征（原皮质和旧皮质无此层），该层接受和发出大量的联络纤维，实现皮质内的联系，该层发育不良者，往往智力低下。内颗粒层主要接受来自间脑的特异性传入纤维。颗粒下层主要发出投射纤维（包括发自Ⅴ层的皮质核束、皮质脊髓束、皮质纹体束和发自Ⅵ层的皮质丘脑束）联系皮质下结构，调控躯体和内脏的活动。

3．垂直柱（vertical column）　指与软膜面垂直并贯穿大脑皮质全层，直径约为 300 μm（可占数个神经元的宽度）的柱状结构，柱内包括传入纤维、传出纤维、联络纤维和投射神经元、中间神经元，以构成柱内回路，可认为是大脑皮质的基本功能单位。

4．大脑皮质的分型和分区　依据进化，大脑皮质可分为原皮质（archicortex）（或称古皮质，包括海马和齿状回）、旧皮质（paleocortex）（嗅脑）和新皮质（neocortex）（占大脑皮质的 96% 以上）。其中，原、旧皮质和新皮质过渡区的皮质称为中间皮质（mesocortex）（扣带回、海马旁回）。虽然 6 层型的新皮质是大脑皮质的基本构筑形式，但不同区域皮质厚度及纤维疏密均有不同，学者们依据大脑皮质的细胞构筑将全部皮质分为若干区，现广为采用的是 1909 年 Brodmann 命名的 52 区（图 4-32，图 4-33）。

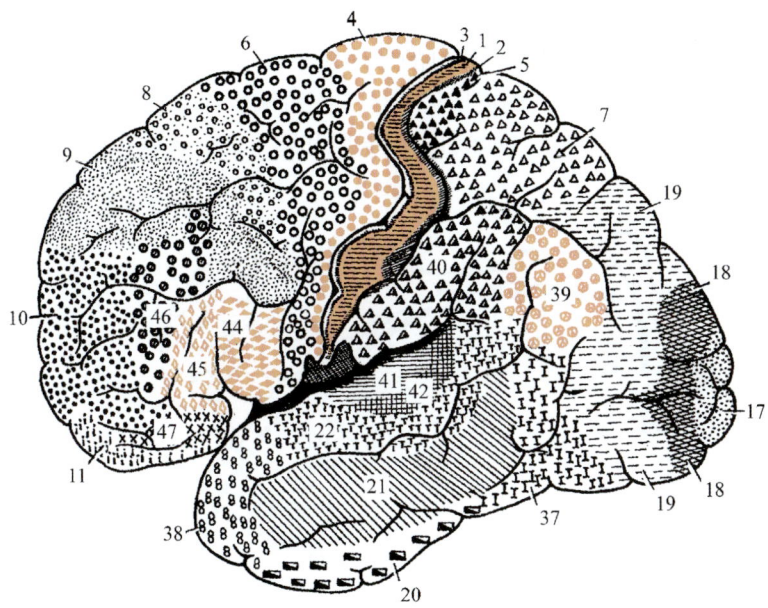

图 4-32 大脑皮质的分区（外侧面）

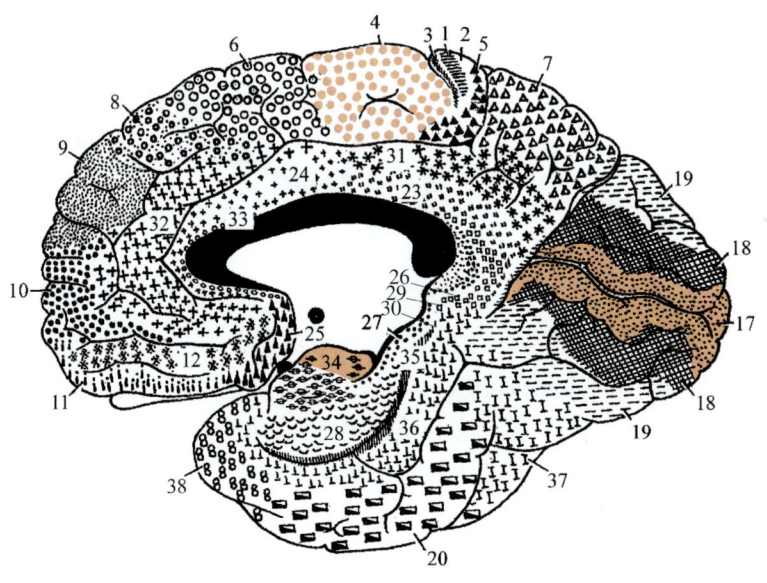

图 4-33 大脑皮质的分区（内侧面）

（二）大脑皮质的功能定位

随着动物的不断进化，人类的大脑皮质得到高度的发展，并特化出具有定位关系的皮质功能区（即中枢）。但这些皮质区只是执行某种功能的核心部分，其他皮质也有类似功能。当某一中枢损伤后，其余相关皮质区也可在一定程度上代偿其功能。因此皮质的功能定位是相对的。

1. **第 Ⅰ 躯体运动区**（primary somatomotor area）（4、6 区） 位于中央前回和中央旁小叶前部（图 4-32，图 4-33）。该区接受中央后回和背侧丘脑腹前核、腹外侧核和腹后核的纤维，发出纤维组成锥体束，调控躯体随意运动。该区特点为：① 第 Ⅴ 层有巨大的锥体细胞（Betz 细胞），由其发出的皮质脊髓束与脊髓前角细胞有直接的突触联系；② 定位关系为倒置的人体（图 4-34）：头部正位，中央前回最上部和中央旁小叶前部与会阴及下肢运动相关，中部与躯干及上肢运动相关，下部与面、舌、咽、喉运动相关；③身体各部投影区大小取决于功能的重要性和复杂性，而与形体大小无关，如手（尤其拇指）和口的形体比下肢小，但因其功能的复杂性而投影区较下肢大（图4-34）；④左右交叉：一侧皮质运动区支配对侧肢体运动，但一些与联合运动有关的肌受双侧运动区支配，如眼球外肌、咽喉肌、咀嚼肌和躯干肌。该区损伤可致对侧偏瘫。

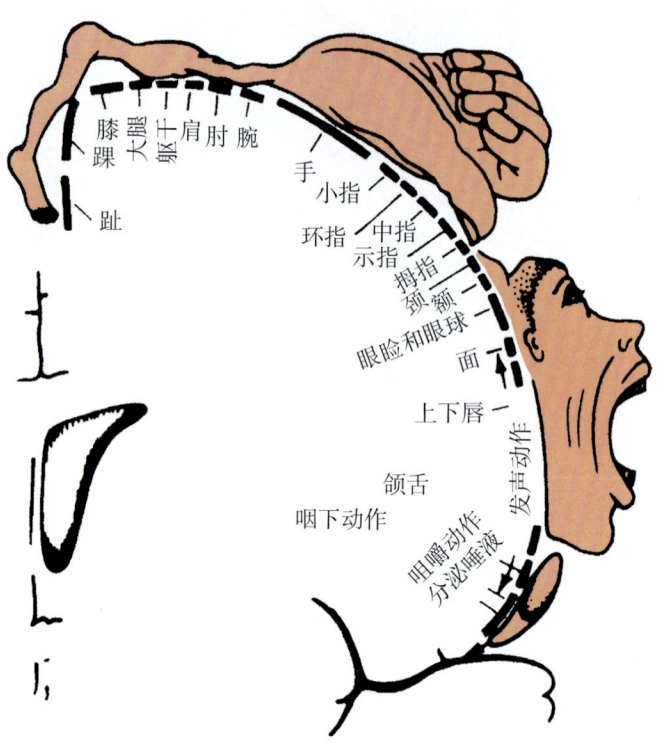

图4-34　人体各部在第Ⅰ躯体运动区的定位

另外，还有运动前区（premotor cortex）（6区）和补充运动区（supplementary motor cortex）（6区和8区的一部分）（图4-32）。运动前区位于中央前回前方，主要调控躯干肌的相关运动。补充运动区位于中央旁小叶前方，主要计划复杂运动的完成序列和协调两侧的运动。此两区损伤不会引起瘫痪。

2. 第Ⅰ躯体感觉区（primary somatosensory area）（3区、1区、2区）　位于中央后回和中央旁小叶后部（图4-32）。该区接受背侧丘脑腹后核的纤维，精确感受对侧半身痛、温、触、压觉以及位置觉和运动觉，也发出纤维组成锥体束。该区特点与躯体运动区相似（图4-35），特点为：①倒置人体，头部正位；②左右交叉；③身体各部投影区大小取决于感觉敏感程度，如手指和唇感受器最密集，感觉区投射范围也最大。另外，还有次级躯体感觉区（secondary somatic sensory area），该区损伤可致对侧偏身感觉障碍（43区），该区位于中央前回和中央后回下面的岛盖皮质。

3. 视觉区（visual area）（17区）　位于枕叶距状沟两侧的皮质（楔叶下部和舌回上部）（图4-33）。该区接受来自外侧膝状体的纤维，距状沟上方的视皮质接受下部视野的冲动，距状沟下方接受上部视野的冲动。一侧视觉区接受同侧视网膜颞侧半和对侧视网膜鼻侧半的视觉冲动。另一侧视觉区的损伤可引起双眼对侧半视野同向性偏盲，但不影响黄斑区视觉（黄斑回避），瞳孔对光反射不消失。

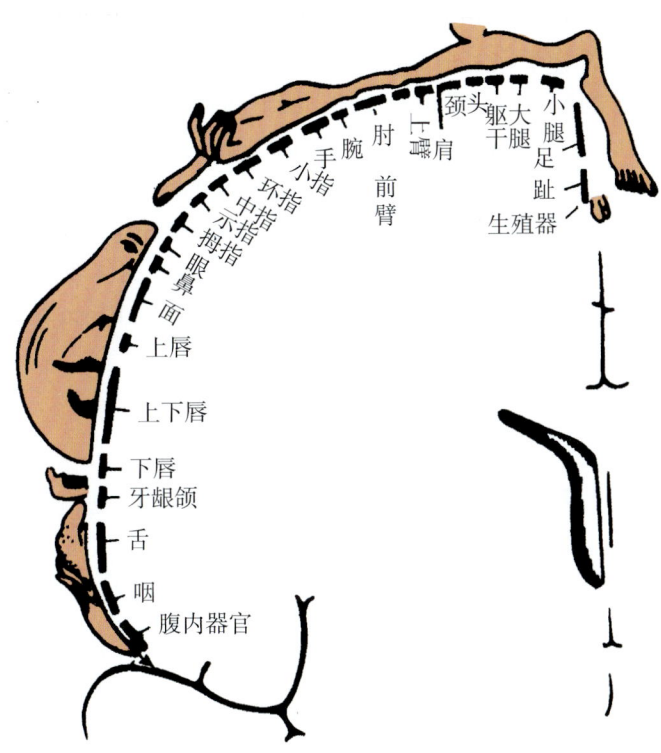

图 4-35 人体各部在第 I 躯体感觉区的定位

4. 听觉区（auditory area）（41 区、42 区）　位于颞叶的颞横回（图 4-32）。该区接受来自内侧膝状体的纤维。一侧听觉区接受来自两耳的听觉冲动。另一侧听觉区的损伤会出现声音方向感障碍，听力减弱甚微（不致引起全聋）。

5. 嗅觉区（olfactory area）（34 区）　位于海马旁回钩的内侧部及邻近皮质（图 4-33）。

6. 味觉区（gustatory area）（43 区）　位于顶叶岛盖及岛周皮质，接受来自背侧丘脑腹后内侧核的味觉冲动。

7. 平衡觉区（vestibular area）（2 区）　位于中央后回的下部头面投影区（图 4-32），接受来自背侧丘脑腹后外侧核的平衡觉冲动。

人类大脑皮质与动物的本质区别在于，人类能进行思维和意识等高级神经活动，并通过语言进行表达。由此人类的大脑皮质特化了相应的语言中枢，包括说话、听话、书写和阅读 4 个语言区（图 4-36）。

8. 运动性语言中枢（motor speech area）（44 区、45 区）　又称说话中枢（图 4-32，图 4-36），位于额下回后部，靠近中央前回的口部区又称 Broca 区。其主要功能是对语言的表述。该区损伤时，患者虽能发音，但不能说出完整且有意义的语句，称为运动性失语。

9. 听觉性语言中枢（auditory speech area）（22 区）　又称听话中枢，位于颞上回后部，靠近听觉区（图 4-32，图 4-36）。其主要功能是对语言的理解。该区损伤时，患者虽能听到声音，但不能理解别人和自己讲话的意思，即所答非所问，称为感觉性失语。

10. 视觉性语言中枢（visual speech area）（39 区）　又称阅读中枢，位于角回，靠近视觉区（图 4-32，图 4-36）。其主要功能是对字义的理解。该区损伤时，患者视觉无障碍，但读不懂字义和句义，称为失读症。

11. 书写中枢（writing area）（8 区）　位于额中回后部，靠近中央前回手区（图 4-32，图 4-36）。其主要功能是书写与绘画。该区损伤时，患者手部运动虽很正常，但书写、绘图出现障碍，称为失写症。

Wernicke 区是以德国神经学家 Karl Wernicke 的名字命名的，仅指颞上回后部（22 区），现扩展为顶、枕、颞交界区的颞上回、颞中回后部、缘上回和角回（图 4-36）。该区的损伤将产生感觉性失语或称 Wernicke 失语（Wernicke's aphasia）。各语言中枢并不是孤立存在的，而是有着密切的联系。当回答问话时，首先听觉区接受听觉冲动并将信息传递到 Wernicke 区，信息被理解，然后将理解的信息通过弓状束传递到 Broca 区，在此通过与躯体运动区的联系，控制唇、舌、喉的运动，进而形成语言。当要阅读时，首先视觉区接受文字或图像信息并传递到角回，再传递到 Wernicke 区，使信息被理解，然后再通过弓状束传递到 Broca 区。

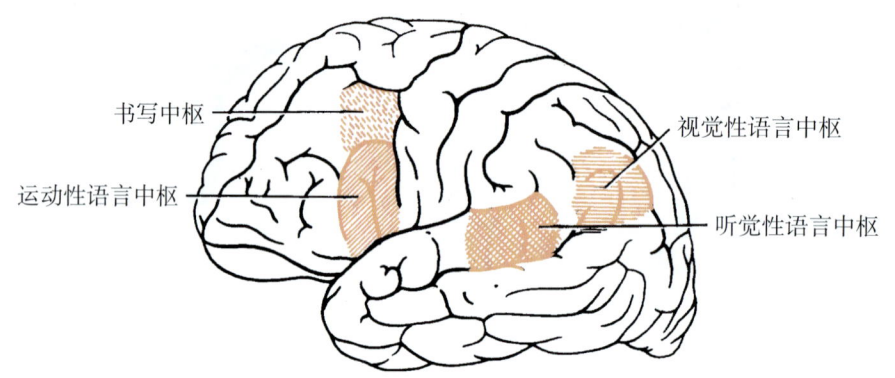

图 4-36　人左侧大脑半球的语言中枢

案例4-6

女性，20 岁，18 岁时曾患亚急性细菌性心内膜炎，用大量青霉素治疗 6 周。8 个月前，忽然晕倒，神志不清约 1 h。清醒后，仍意识模糊 5～6 天，言语不能。检查发现：右上肢痉挛性瘫痪，随意运动消失，无肌萎缩。右眼裂以下面肌麻痹，吐舌时舌尖伸向右侧，无萎缩。右下肢和左上、下肢无改变。无视觉和躯体感觉障碍，唇、舌能够运动，但不能说出规则的语言，问话时，只能回答简单的几个字，如"是"或"不是"。

问题：
1．该患者属于何种语言障碍？
2．推测该患者出现上述临床症状的原因。

（三）大脑半球的功能不对称性

在长期的进化发育过程中，大脑皮质的结构和功能都得到了高度的分化。所谓的优势半球（有语言中枢半球）已被大脑半球特化区的概念所替代。左侧大脑半球与语言的理解和表达、数字的计算分析密切相关，右侧大脑半球感知非语言信息、音乐图形和视觉的空间性。因此，左、右大脑半球的功能呈不对称性，各有优势。

二、侧脑室和基底核

（一）侧脑室

侧脑室（lateral ventricle）位于大脑半球内（图 4-37），左右各一，内含脑脊液。侧脑室可分为4部，位于顶叶内的水平裂隙称为中央部，并由此发出3个角，前角自室间孔（位于穹窿与丘脑前结节之间）水平伸向额叶；后角伸入枕叶，距状沟在后角内侧壁产生一个压迹，称为禽距；下角伸入颞叶（达海马旁回钩处），其底壁有海马和海马伞。侧脑室脉络丛位于中央部和下角，通过室间孔与第三脑室脉络丛相连。

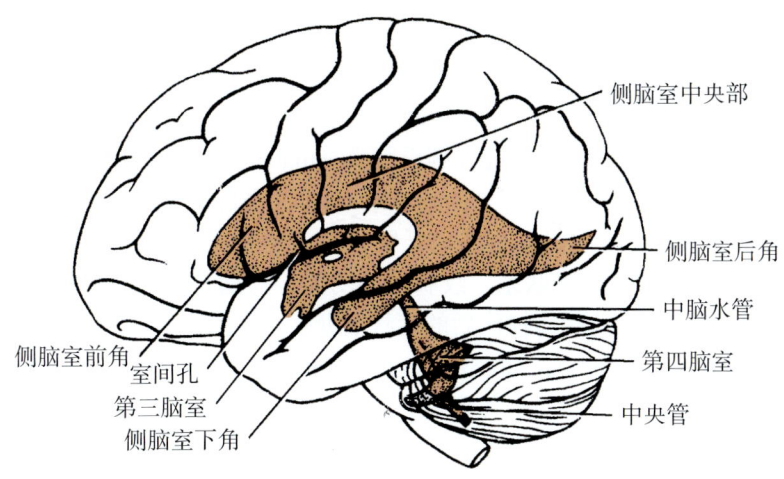

图4-37　侧脑室投影图

（二）基底核

基底核（basal nuclei）位于两侧大脑半球的白质内，因靠近脑底而得名，由尾状核、豆状核、屏状核和杏仁体组成（图4-38）。

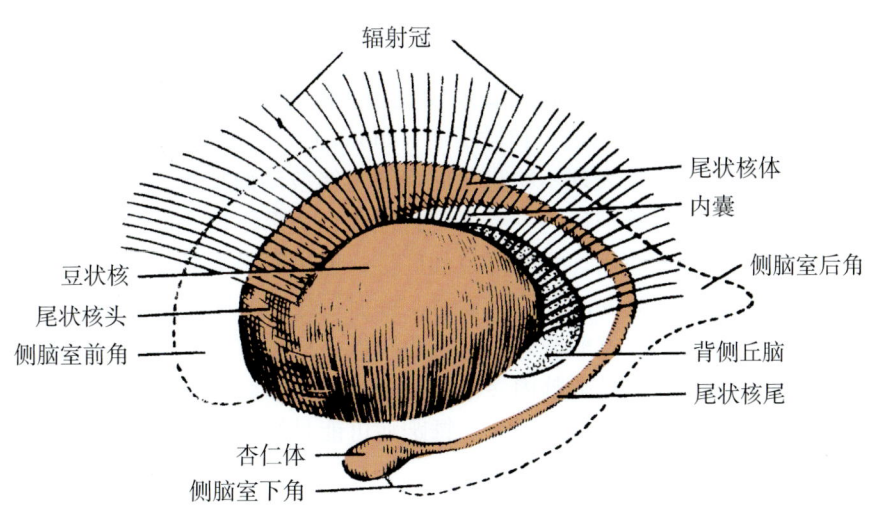

图4-38　基底核与侧脑室、内囊和背侧丘脑的示意图

1．尾状核（caudate nucleus）　位于背侧丘脑背外侧，呈"C"形，像标点符号中的"逗点"，全长伴随侧脑室，分为尾状核头、体、尾3部分。头部突向侧脑室前角，体部绕背侧丘脑背外侧缘弓形向后，两者间以终纹为界，变细的尾部行经侧脑室的顶，并在下角的末端连接杏仁体。

2．豆状核（lentiform nucleus）　位于岛叶深部，在水平切面和额状切面上均呈尖向内侧的楔形，并被外侧白质板分为外部的壳（putamen）和内部的苍白球（globus pallidus）（因有许多颜色较淡的有髓纤维而得名），苍白球又被内侧白质板分为内侧部和外侧部。尾状核头部与豆状核前部相连，并有纤维穿过，在水平切面上呈灰白相间的纹理，故此两核合称为纹状体（striatum）。在种系发生上，苍白球出现较早（在鱼类），又称旧纹状体（paleostriatum）；尾状核和壳出现较晚（在爬行类），又称新纹状体（neostriatum）。纹状体比锥体系出现早，是锥体外系的重要组成部分。在哺乳类以下的低等动物体内，纹状体是躯体和内脏活动的高级中枢。在高等哺乳动物体内，纹状体的功能虽仍与运动密切相关，但此项功能已不再独立，而是与运动皮质、底丘脑核、黑质乃至小脑等关系密切，退居为大脑新皮质控制下的次级运动中枢，属于锥体外系。

纹状体的纤维联系：新纹状体接受大脑皮质（主要指额、顶叶皮质）的传入纤维，继而投射到旧纹状体（苍白球内侧部），再通过背侧丘脑束（thalamic fasciculus）投射到丘脑的腹前核和腹外侧核。其中背侧丘脑束由豆核袢（lenticular ansa）（绕行内囊腹侧并行向背内侧）和豆核束（lenticular fasciculus）（穿行内囊并行经底丘脑核和未定带间）组成。同时新纹状体与黑质、旧纹状体与底丘脑核均有往返纤维联系。纹状体的功能：与随意运动的稳定、肌紧张的调节密切相关，并有认知功能。人类纹状体损伤后的症状根据临床观察，有两种：①运动低下-强直综合征（hypokinetic-rigid syndromes）：如震颤麻痹（paralysis agitans）或Parkinson综合征。其症状恒定，病变部位明确。主要症状：肢体震颤，肌张力增高（僵直），运动徐缓和运动不能。震颤以上肢为主，尤以手和手指为甚，一般为静止性震颤，情绪波动时加重，而随意运动时则减轻。肌僵直多为早期症状，常波及面、颈、躯干和四肢，致使患者保持特殊的俯屈姿势，面部无表情，呈"假面具"状。运动徐缓表现为一切随意运动均呈现困难而缓慢，语言、咀嚼和吞咽动作笨拙，举步开始时困难，擦地而行，整体前倾，一旦起步又难以停止，步幅渐小，节奏渐快，难以控制，终致摔倒。步行时，上肢无相应的摆动。此外，患者常有流涎、流泪、多汗、脂溢性皮炎及血管运动性障碍等自主神经系统症状。常见精神衰退。病变部位以往研究认为是苍白球，现在认为主要是对侧黑质，特别是致密部，只是常累及苍白球。黑质致密部产生多巴胺的大色素细胞出现不明原因的减少或消失，致使黑质纹状体纤维运至尾壳核的多巴胺量相应降低，而尾状核内乙酰胆碱能神经元的数量正常，因此其功能相对亢进。这大概就是震颤麻痹或Parkinson综合征的神经生物学基础。②运动过多-张力障碍综合征（hyperkinetic-dystonic syndromes）：如手足徐动症（athetosis）和舞蹈症（chorea）。手足徐动症的主要表现：手指和足趾间歇性屈伸和分散运动，近端表现不明显。此症随情绪波动而加重。病变部位：常见于对侧苍白球，但也累及新纹状体。舞蹈症的主要表现：上肢、头部不自主的过多运动，常有无意义的挤眉、弄眼、努嘴、吐舌等动作。病变部位甚广泛，但主要是大脑皮质和新纹状体。新纹状体内胶质细胞增生，有髓纤维减少，神经元萎缩，特别是分泌抑制性神经递质γ-氨基丁酸的神经元明显减少，合成该递质的谷氨酸脱羧酶含量也降低。而新纹状体内的多巴胺及其合成所需的酪氨酸羟化酶浓度正常。凡能耗竭脑内多巴胺的药物均可减轻其症状；凡能增强多巴胺传递的药物，如左旋多巴，均可诱发此症。因此，舞蹈症可能是纹状体内多巴胺占优势所致，但其发病机制至今不明。

3. 屏状核（claustrum） 是一薄层灰质，位于岛叶和豆状核之间。该核与豆状核之间为外囊（行经岛叶皮质与中脑被盖的联系纤维），与岛叶皮质之间为最外囊（行经弓形束），其前下部最厚，与前穿质、杏仁体以及梨状前皮质相移行。通常认为屏状核属于纹状体，但也有研究者主张它是从脑岛皮质深层分离出来的一部分皮质。屏状核的功能作用尚不清楚。

4. 杏仁体（amygdaloid body） 旧称杏仁核，但实际上不是一个单一的核，而是由许多亚核组成的核簇或复合体，包括基底外侧部和皮质内侧部，故称之为杏仁体较切实际。杏仁体位于海马旁回钩深面、侧脑室下角的前端，与尾状核尾相连，属边缘系统，可能参与内脏和内分泌活动的调节，某些躯体活动和情绪活动也与其有关。

三、大脑半球的髓质

大脑半球的髓质由大量神经纤维组成（图 4-39），主要包括连合纤维、联络纤维和投射纤维。

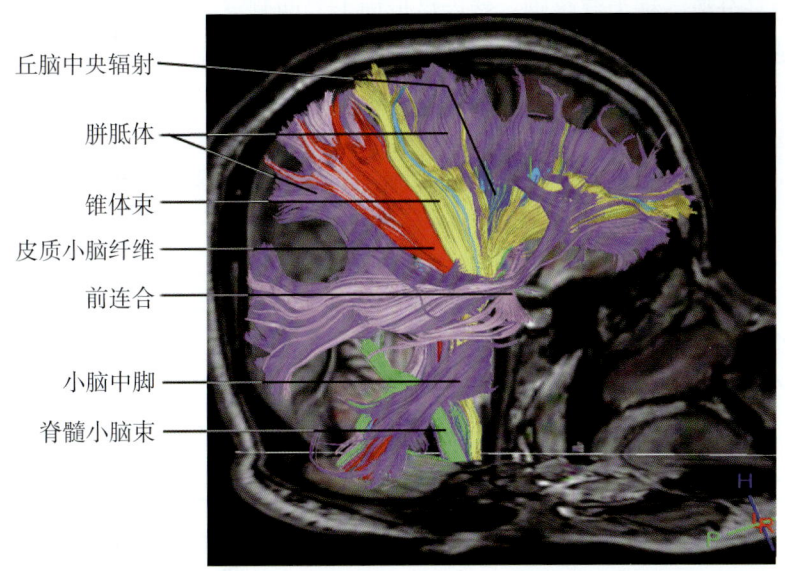

图 4-39　大脑半球内的神经纤维（磁共振扩散张量成像）

（一）连合纤维

连合纤维（commissural fibers）是连接左、右大脑半球的纤维，包括胼胝体、前连合和穹窿连合（图 4-40）。

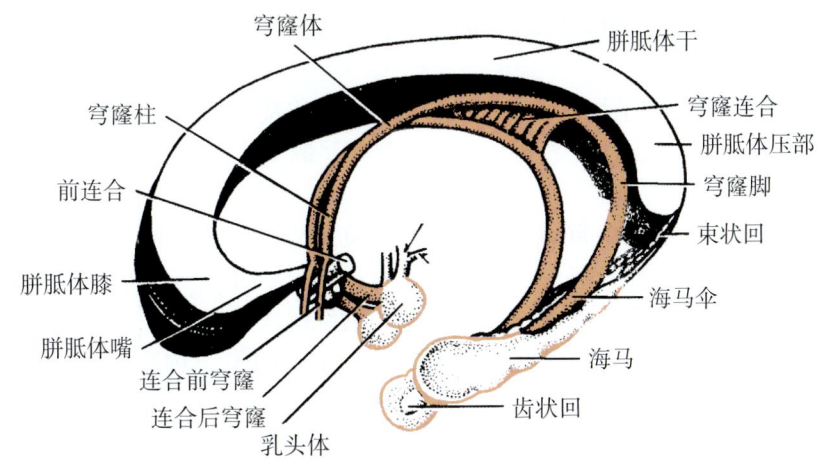

图 4-40　大脑半球髓质连合纤维示意图

1. **胼胝体**（corpus callosum）　位于大脑纵裂底，构成侧脑室的顶，由连接左、右大脑半球新皮质的纤维构成。在正中矢状面上，胼胝体呈弓形，由前向后分为四部分。前端连终板处称为嘴（rostrum），弯曲部称为膝（genu），中部称为干（trunk），后部称为压部（splenium）。在经胼胝体的水平切面上，可见胼胝体纤维在两半球内向前、后、左、右放射，连接左右额叶、顶叶、颞叶和枕叶。

2. 前连合（anterior commissure） 位于终板上方，由前、后两个弓状纤维束组成，分别连接两侧嗅球和颞叶。

3. 穹窿连合（commissure of fornix） 又称海马连合（hippocampal commissure） 穹窿（fornix）是由海马至下丘脑乳头体的弓形纤维束。海马发出的纤维在其内侧结成海马伞，行向背后方逐渐与海马分离，称为穹窿脚，然后弓形向上，两侧穹窿经胼胝体下方前行并互相靠近，其中部分纤维越至对边，连接对侧海马，称为穹窿连合。经过连合以后两束再分开形成穹窿柱，越过室间孔止于乳头体。

（二）联络纤维

联络纤维（association fibers）是指同侧大脑半球内各部分皮质的纤维，包括弓状纤维、上纵束、下纵束、钩束、弓形束和扣带（图4-39，图4-41）。

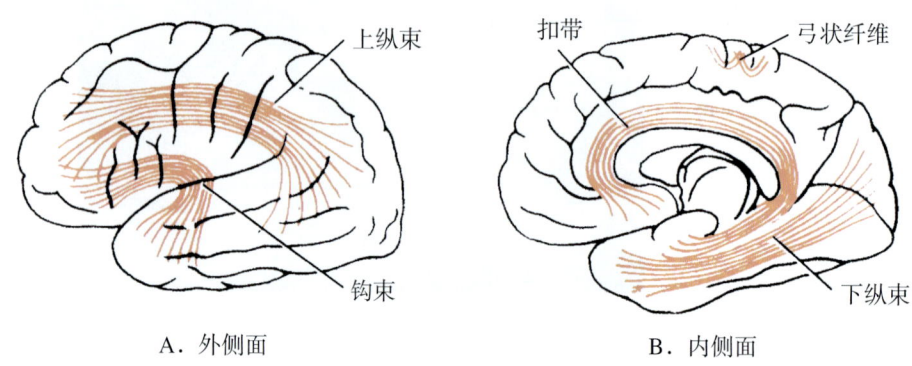

图 4-41　大脑髓质联络纤维

1. 弓状纤维（arcuate fibers） 联系相邻脑回。
2. 上纵束（superior longitudinal fasciculus） 位于豆状核和岛叶上方，连接额、顶、枕和颞4叶。其中位于岛叶周围，连接 Broca 区和 Wernicke 区的又称为弓形束（arcuate fasciculus）。
3. 下纵束（inferior longitudinal fasciculus） 沿侧脑室下角和后角外侧壁直行，连接枕叶和颞叶。
4. 扣带（cingulum） 位于扣带回和海马旁回深部，连接边缘叶。
5. 钩束（uncinate fasciculus） 绕外侧沟，连接额、颞2叶。

（三）投射纤维

投射纤维（projection fibers）联系大脑皮质和皮质下结构（基底核、间脑、脑干、脊髓）的上、下行纤维，这些投射纤维大部分经过内囊。内囊（internal capsule）（图4-39，图4-42，图4-43）位于背侧丘脑、尾状核与豆状核之间，是由投射纤维构成的白质板。在水平切面上，内囊呈尖端向内侧的"V"形，可分为（内囊）前肢（anterior limb）、（内囊）膝（genu）和（内囊）后肢（posterior limb）。

内囊前肢位于豆状核和尾状核头之间，内囊后肢位于豆状核和背侧丘脑之间，又分为豆丘部、豆状核后部和豆状核下部，内囊膝位于前后肢汇合处。内囊前肢主要走行额桥束（frontopontine tract）和丘脑前辐射（anterior thalamic radiation）（丘脑背内侧核投射到额叶前部的纤维束），内囊膝走行皮质核束，内囊后肢的豆丘部主要走行皮质脊髓束、皮质红核束、丘脑中央辐射（central thalamic radiation）（丘脑腹后核投射到中央后回的纤维束）和顶枕颞桥束（parietooccipitotemporal tract），经豆状核后部的为视辐射（optic radiation），经豆状核下部的是听辐射（auditory radiation）。

内囊损伤可出现"三偏"征，即偏身感觉障碍（丘脑中央辐射损伤）、偏瘫（皮质脊髓束、皮质核束损伤）和偏盲（视辐射损伤）。

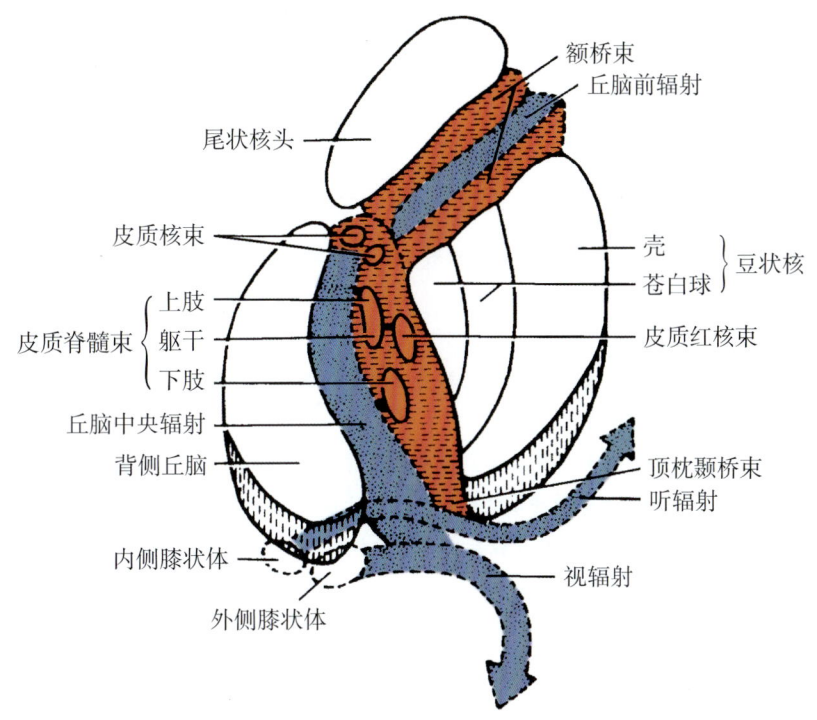

图 4-42　内囊模式图

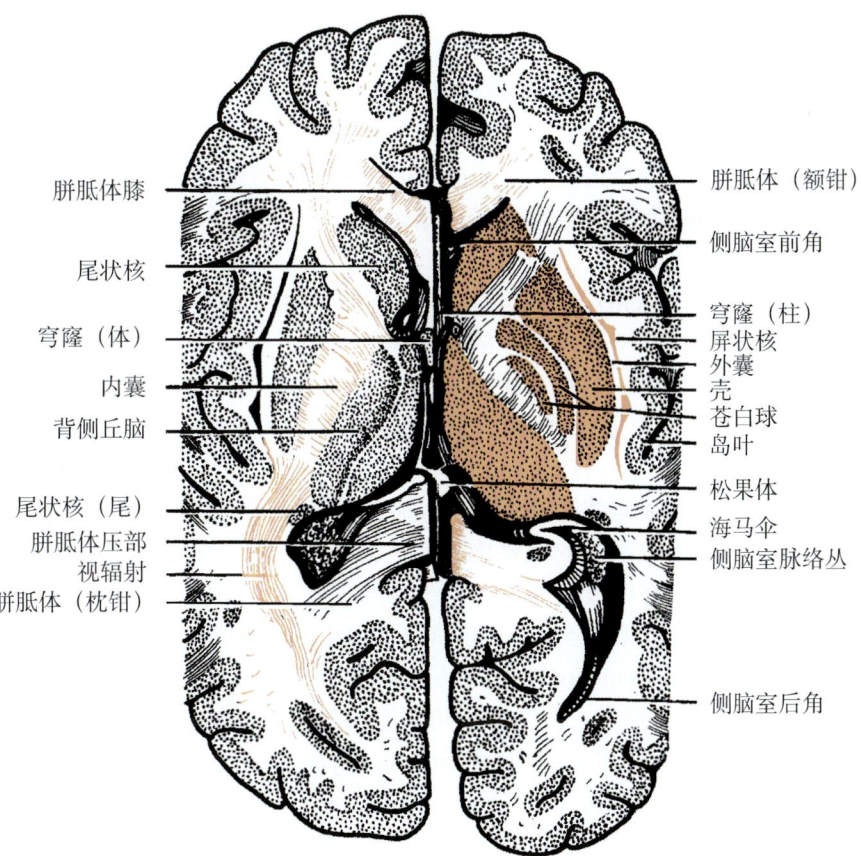

图 4-43　经内囊和纹状体的大脑半球水平切面

> **知识拓展**
>
> **丘脑辐射**
>
> 丘脑与大脑皮质间的往返纤维位于尾状核、丘脑和豆状核之间，呈扇形向大脑半球皮质辐射，称为丘脑辐射（thalamic radiations）。
>
> 丘脑辐射的纤维向前、上、后及后下方向放射，且越接近皮质，越扩散。丘脑辐射与皮质向脑干、脊髓的投射纤维共同组成内囊（internal capsule）。丘脑辐射由四个部分组成，每个部分也称为丘脑脚（thalamic peduncle）。
>
> （1）丘脑前辐射或前脚：位于内囊前脚，主要由丘脑背内侧核与前额皮质和眶额皮质的联系纤维以及丘脑前核与扣带回间的联系纤维组成。
>
> （2）丘脑中央辐射或上脚：位于内囊后脚，含中央沟前后邻近的额、顶叶皮质与丘脑腹侧核群相联系的纤维。传递头部、躯干一般躯体感觉冲动的纤维，通过上脚终止于中央后回。
>
> （3）丘脑后辐射或后脚：位于内囊的豆核后部，联系枕叶、顶叶后部和丘脑的尾侧部分。包括起自外侧膝状体、止于距状沟两侧皮质的视辐射。
>
> （4）丘脑下辐射或下脚：包括联接丘脑和颞叶的少量纤维，其中有起自内侧膝状体经内囊豆核下部的听辐射纤维。

四、嗅脑和边缘系统

（一）嗅脑

嗅脑（rhinencephalon）（图4-44）是指与嗅觉有关的结构，是大脑皮质中古老的部分，在人类并不发达。嗅脑包括嗅球、嗅束、内外侧嗅纹（表面覆盖薄层灰质称为嗅回，即内外侧嗅回）和嗅皮质。其中外侧嗅纹主要投射到嗅皮质感知嗅觉，部分投射到杏仁体和海马（属于边缘系统），而内侧嗅纹投射到隔区，参与边缘系统的活动。

（二）边缘系统

1. 边缘系统（limbic system）（图4-44） 由边缘叶和相关的皮质及皮质下结构构成。边缘叶是指位于胼胝体周围和侧脑室下角底壁的一圈弧形结构，有隔区、扣带回、海马旁回和海马结构。相关皮质是指额叶眶部、岛叶及颞极。相关皮质下结构是指杏仁体、下丘脑、上丘脑、丘脑前核、中脑被盖等。其中边缘系统与边缘叶密切相关的重要结构为海马结构、隔区和杏仁体。

隔区（septal area）位于胼胝体嘴的下方，包括终板旁回和胼胝体下回，隔核（septal nuclei）是隔区的皮质下核团，是边缘系统的重要核团之一，接受穹窿、终纹、前穿质、扣带回以及中脑网状结构上行纤维，发出纤维投射到边缘系统各部皮质，也投射到脑干网状结构。当刺激或损毁动物的隔核时，动物可出现愤怒反应、进食、性与生殖行为的改变。

海马结构（hippocampal formation）由海马旁回卷入侧脑室下角形成，包括海马和齿状回。在冠状切面上，海马呈"C"形突入侧脑室下角，海马与齿状回紧密相连，共同形成"S"形结构。海马分为3层，由浅入深为多形层（polymorphic layer）、锥体层（pyramidal layer）（锥体细胞轴突构成海马的传出纤维）和分子层（molecular layer）。海马分为4区（CA1、CA2、CA3、CA4），其中CA1区位于海马和下托交界面上区，对缺氧和缺血最敏感；CA2区和CA3区位于海马下区，CA4区位于海马和齿状回的过渡带。齿状回和下托的分层与海马一致。在海马结构的传入纤维中，一个重要的传入来源是海马旁回。海马结构的主要传出纤维是穹窿。主要止于乳头体，也有到隔区的纤维。

杏仁体位于海马旁回沟的深面，接受来自嗅脑、新皮质、隔核、背侧丘脑和下丘脑的传入纤维，传出纤维经终纹和腹侧杏仁体通路到隔区和下丘脑。主要参与内脏及内分泌活动的调节和情绪活动。

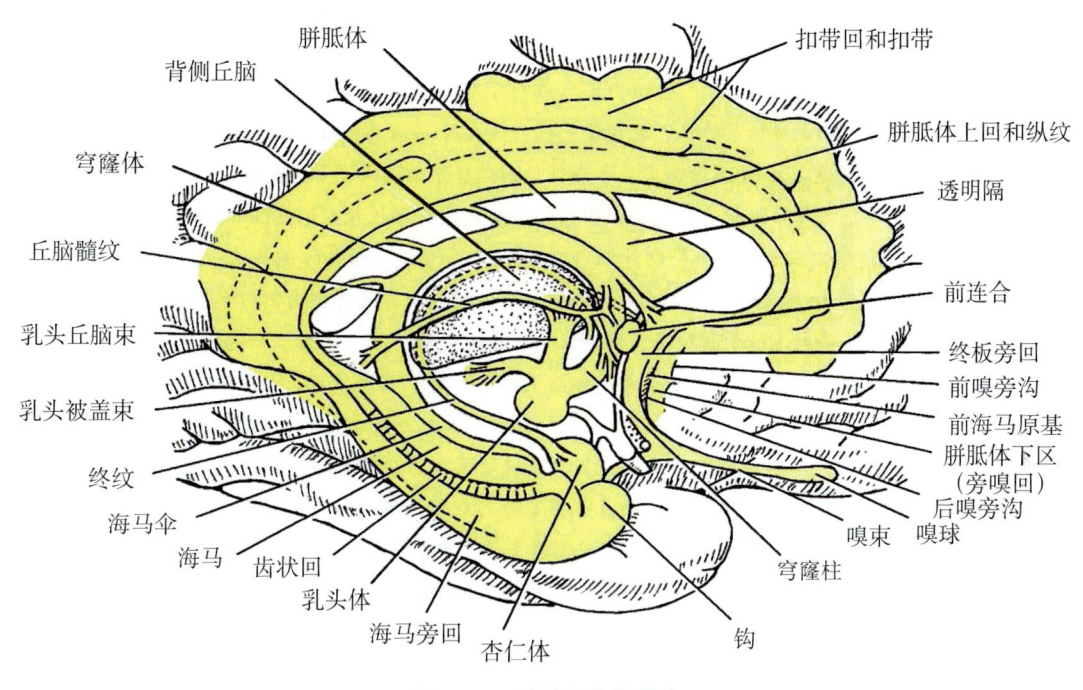

图 4-44　嗅脑和边缘系统

2．纤维联系　1937 年 James Papez 所描述的起始于海马、最后又终止于海马的闭合回路是边缘系统的基础，即海马旁回→海马结构→乳头体→丘脑前核→扣带回→海马旁回。重要的纤维有：前脑内侧束（由隔区经丘脑下部外侧区到中脑）、穹窿（海马→乳头体）、乳头丘脑束（乳头体丘脑前核）、终纹（杏仁体→隔区）、丘脑髓纹（隔区→缰核）。

3．功能　边缘系统在进化上是脑的古老部分，其主要功能包括：①保持人体生存的平衡机制（如争斗与逃避、饮食与饮水）；②保持物种繁衍的平衡机制（如交配行为，其功能区主要在杏仁体）；③情感行为（如恐惧、愤怒、喜悦与沮丧）；④学习、记忆与认知（其功能区主要在海马结构）。

五、基底前脑

基底前脑（basal forebrain）位于大脑半球前内侧面和下面，间脑的腹侧，前连合下方的若干脑区和核团，包括下丘脑视前区，隔核、斜角带核、Meynert 基底核、伏隔核和杏仁核等。斜角带核位于前穿质后部邻近视束处，外观光滑，呈斜带状。Meynert 基底核在豆状核下方，位于前穿质与大脑脚间窝之间的一大群细胞。隔核、斜角带核和 Meynert 基底核内含有大量大中型胆碱能神经元，广泛投射到大脑新皮质、海马等处，与大脑学习、记忆功能关系密切。

伏隔核（nucleus accumbens）为位于隔区与尾状核头之间偏下方的一较大核团，含有多巴胺能神经元，与边缘系统有密切的纤维联系；功能上与躯体运动和内脏活动的整合以及镇痛机制、吸毒成瘾机制有关。

现研究表明，基底前脑与原始的内驱力和情绪反应及高级的认知活动密切相关。基底前脑的病变，常导致人类神经精神病（如精神分裂症、帕金森病和阿尔茨海默病）的发生。

知识拓展

解开大脑关联学习之谜——神秘的神经通路

生活中，人们常会有这样的疑问：为何有的人方向感极好，走过一遍的路便能记得清清楚楚，而有的人却堪称"路痴"，重复多次的路线仍然"找不到北"？

这其实与人类大脑中内置的"GPS"密切相关。在一项研究中，科研人员利用光遗传学和电生理学技术操控和记录海马神经元的放电活动，从而发现了小鼠内嗅皮质—海马神经网络中存在一个特异直接神经通路，负责脑的嗅觉关联学习。外侧内嗅皮质兴奋性投射选择性地与海马体CA1区一类表达钙离子结合蛋白calbindin、形态复杂的锥体细胞直接连接，但内侧内嗅皮质兴奋性投射则支配CA1区所有锥体细胞。当研究人员采用光遗传学方法选择性地抑制外侧内嗅皮质→CA1复杂锥体细胞的这一特异通路时，发现动物嗅觉关联学习的能力和进程被显著延缓。与此同时，通过类似方法抑制内侧内嗅皮质→CA1锥体细胞直接通路或内嗅皮质→海马DG长程通路，却不影响动物的关联学习。另外，研究团队还利用在体光电极神经，记录了学习过程中海马CA1背侧区锥体细胞的放电活动。结果发现，与CA1区的简单锥体神经细胞相比，在关联学习过程中复杂锥体细胞对不同气味的放电反应表现出更加明显的偏好性。这些发现从细胞、突触连接、学习行为和神经放电层次上，首次系统地揭示了在经典的内嗅皮质→海马直接通路中，存在一个特异神经通路参与大脑关联学习，并且证实了海马CA1区存在一类复杂锥体细胞，负责加工和关联不同的输入信息。这为剖析海马环路和学习机制奠定了重要基础，并且对全球那些长期遭受神经退行性疾病［如阿尔茨海默病（AD）和帕金森病（PD）等］以及神经精神性疾病（如精神分裂症、癫痫等）困扰的患者来说，有着更重要的临床意义。

整合思考题

1. 简述大脑皮质躯体运动、躯体感觉、视觉、听觉和语言中枢的部位。
2. 内囊的位置和通行的主要纤维束。若一侧内囊损伤，患者会出现哪些功能障碍？

（陈春花）

第五节　神经系统的感觉分析功能

导学目标

● **基本目标**

1. 说明躯干、四肢和头面部感觉的传导通路。
2. 说明丘脑核团的功能分类。
3. 说明躯体感觉在初级躯体感觉皮质的定位特征。
4. 说出感觉柱的定义，解释皮质对躯体感觉信息处理的特征。
5. 说明视觉投射定位图。

本节数字资源

6. 说出眼优势柱和方位柱的定义，解释皮质对视觉信息处理的特征。
7. 说出特征频率的定义，描述听觉中枢音调拓扑图。

- **发展目标**

解释对比增强的形成机制及其功能意义。

案例4-7

男性，25岁。既往体健，1个月前开始头痛，左侧半身感觉减退，最近加重，并出现双眼视力下降、恶心、呕吐症状。CT检查结果示右侧丘脑占位，第三脑室向左侧偏移，呈裂隙状，导水管受压，侧脑室对称性扩大，梗阻性脑积水。考虑胶质瘤可能。

问题：
1. 请解释患者出现左侧半身感觉减退的原因。
2. 请解释患者双眼视力下降的原因，并推测其可能的特征及其原因。
3. 请解释患者出现头痛、恶心、呕吐等症状的原因。

感觉系统是神经系统的一部分，包括感受内外环境刺激的感受器、将信息从感受器传向脊髓和脑的感觉传导通路以及对信息进行初步处理的大脑特定区域。感觉系统处理的信息不一定都能引起意识活动。与感觉密切相关的另一个概念是知觉（perception），它是客观事物直接作用于感官而在头脑中产生的对事物整体的认识。与此相对应，感觉是脑对直接作用于感觉器官的客观事物的个别属性的反映。但是，感觉和知觉的产生都离不开中枢神经系统对感觉信息的加工和处理。

一、感觉传导通路

体内、外各种刺激由感受器感受并被转换成传入神经上的神经冲动，然后通过特定的神经通路传向特定的大脑皮质感觉区加以分析而形成某种感觉。

（一）感觉回路组织方式

初级感觉神经元的中枢端进入脊髓背角或延髓，需要经过几级突触传递，最终到达大脑皮质。其中，神经元之间的联系方式主要包括两种：一种是辐散（diverge），即一个神经元的轴突可与几个或很多的中间神经元形成突触联系，其意义在于一个神经元的兴奋可引起许多神经元同时兴奋或抑制，如躯体感觉神经元向多个脊髓背角中间神经元的信息辐散，耳蜗螺旋器内毛细胞向多根螺旋神经节传入纤维的信息辐散；另一种是聚合（converge），即许多神经元的轴突终止于一个中间神经元，其意义在于使中枢神经系统内神经元活动能够集中，并使兴奋或抑制能在后一个神经元上发生总和而及时加强或减弱，如视网膜周边部多个视杆细胞向一个双极细胞的信息会聚，耳蜗螺旋器多个外毛细胞向螺旋神经节传入纤维的信息会聚。

多数感觉通路传递的是同一类型的感觉信息。如触觉传导通路仅受到机械感受器的传入信息的影响，而温度觉传导通路则仅受到热或冷感受器的传入信息的影响。因此，即使感觉器传来的信息均为波形基本相同的动作电位，大脑也能区分不同的刺激形式。这种主要传递一种感受器的输入的中枢通路，称为特异感觉通路。另一些通路在感觉信息传递过程中，因其纤维的辐散及与其他输入的聚合，使得其特异性变得越来越低，称为多感觉类型通路，也称为非特异感觉通路。一般来说，特异感觉通路可实现感觉信息的精细传递，而非特异感觉通路用于感觉的整合及整个机体行为的调节。对于机体的分析和综合功能来说，两者都是必不可少的。

对每一种感觉形式来说，信息每通过一次神经元间的突触传递，都要进行一次重新编码，这使其有可能接受来自其他信息源的影响，使信息得到不断的处理和整合。来自上行神经元中的交互抑制（如侧向抑制）将减弱甚至取消传入信息，同样来自高级中枢的下行通路也可以发挥同样的效应。中脑网状结构及大脑皮质也都是通过下行通路来调控传入信息的。这些抑制性的调控可以直接通过突触作用于初级传入神经元的轴突末梢（如突触前抑制），也可以间接地通过中间神经元影响感觉通路上的其他神经元。

（二）感受野

感受野（receptive field）是感觉生理中的一个重要概念。对于感觉通路中的任一神经元来说，感受野系指由所有能影响其活动的感受器所组成的空间范围，这种影响可以是兴奋性的，也可以是抑制性的；可以是直接来自感受器的，也可以是通过中间神经元的中继来自中枢不同的水平。对于躯体感觉神经元而言，其感觉野是指由该神经元发出的神经纤维能对皮肤表面的刺激发生反应的范围。例如，记录某一节段背根节神经元的感受野，可用不同形式的刺激，如热、冷、轻触和夹持等作用于其可能支配的皮肤区域内，当发现只有当刺激点落在某一区域内时，该神经元的脉冲频率才发生变化，则这个区域就是该神经元的感受野。

神经元的感受野大小不一。某些视皮质神经元仅对照射 0.02 mm^2 视网膜区域的光有反应，但躯体感觉皮质神经元可能对很大区域的皮肤刺激有反应。此外，相邻神经元的感受野往往互相重叠，也就是说，感受野区域的支配并不具有唯一性，某一区域可能同时处于多个神经元的感受野范围之内。

感受野通常是非均质的，可以进一步区分为兴奋区和抑制区。例如，视网膜神经节细胞具有中心-周围拮抗型的感受野，即在感受野中心兴奋区的周围有一个环形的抑制区；或者感受野中心是抑制区，而周围是兴奋区，即在感受野中心抑制区的周围有一个环形的兴奋区。这种中心-周围"拮抗"的特性，与感受野周边区激活抑制性神经元，从而起到信号反转的作用有关。如视网膜双极细胞的感受野呈现中心-周围相拮抗的同心圆构型。按照中心区对光反应的形式，可分为给光-中心细胞（ON-center cell）和撤光-中心细胞（OFF-center cell）。对给光-中心细胞，光照中心区引起细胞去极化，光照周边区引起细胞超极化，用弥散光同时照射中心和周围，它们的反应基本彼此抵消，以去极化反应为主。撤光-中心细胞的感受野与给光-中心细胞恰好相反，光照中心区引起细胞超极化，光照周边区引起细胞去极化，对感受野中心和周围同时撤光，它们的反应基本彼此抵消，以去极化反应为主。双极细胞同心圆状感受野的形成与其和光感受器细胞的连接方式有关，中心区的光感受器细胞直接与双极细胞形成连接，而周边区的光感受器细胞需通过水平细胞的中继，与双极细胞形成间接联系。水平细胞作为抑制性中间神经元，通过释放抑制性 GABA 神经递质，可逆转光感受器细胞向双极细胞的信息传递，从而形成"拮抗"特性。

（三）侧向抑制

早在 20 世纪 40 年代，Hartline 和 Ratliff 在对马蹄蟹的复眼研究中，发现在各小眼之间存在侧向抑制现象——一个小眼的活动会由于近旁小眼的活动而受到抑制。之后的研究表明，侧向抑制是感觉系统的一个普遍规律。

侧向抑制通常是通过抑制性中间神经元实现的。抑制性神经元可通过前馈（feed forward）、反馈（feed back）和下行投射等机制被激活。侧向抑制不仅参与了如上所述中心-周围拮抗的同心圆状感受野的形成，还是造成感知觉系统对比增强效应的生理基础。例如，一个位于亮背景上的暗区，和一个位于暗背景上的亮区，即使这两块区域原本的颜色深度一致，也会造成暗背景上的区域更亮，而亮背景上的区域更暗的错觉（图4-45）。这种对比增强现象不只限于视觉，在听觉、躯体感觉和味觉系统等均有存在。

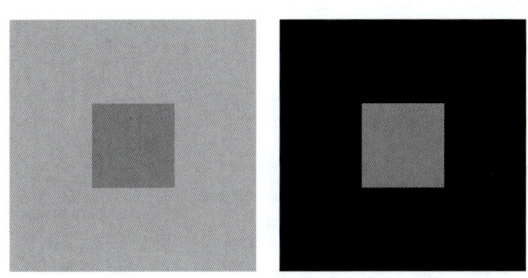

图 4-45　视觉系统对比增强现象

在感觉传导通路中，侧向抑制有效避免了信号的辐散。如果在感觉信息的逐级传递过程中，信号的辐散不受限制，被激活的神经元群将逐级增大，势必导致感觉系统分辨能力的降低。由抑制性中间神经元介导的侧向抑制的存在，不仅使这种信号的辐散受到限制，还因此提高了信号的空间对比度，从而增强了感觉系统的分辨能力。

二、脊髓和脑干的感觉传导功能

躯体感觉传导通路一般有三级接替神经元（图4-46）。其中，介导躯干和四肢感觉的初级感觉神经元位于背根根神经节（在人体内又称为脊神经节），介导头面部感觉的初级感觉神经元位于三叉神经节。这些神经节的神经元为假单极神经元，其周围突参与形成各种躯体感觉感受器，中枢突进入脊髓背角或延髓。进入脊髓背角的中枢突发出两个分支，其中一支直接或通过中间神经元的中继后，与运动神经元相连，从而构成反射弧，完成各种反射活动；另一支向脊髓上的中枢如丘脑、脑干等核团发出投射，最终投射至大脑皮质。

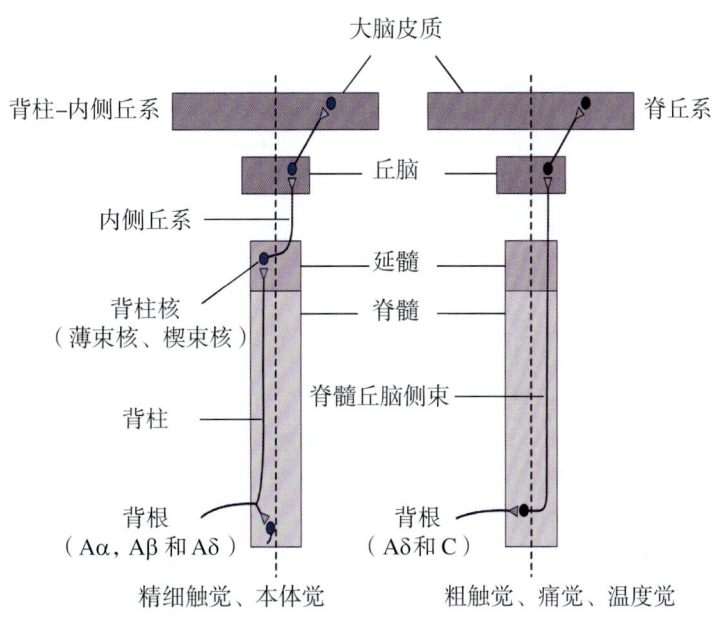

图 4-46　躯体感觉上行传导通路

（一）躯干和四肢痛、温、粗触觉和压觉传导通路

介导躯干和四肢痛、温、粗触觉和压觉传导的初级传入纤维（图4-47），经后根外侧部进入脊髓背角，并在此换元。第二级神经元经中央管前方交叉至对侧，上行形成脊髓丘脑束，包括脊髓丘脑侧束（痛、温觉）和脊髓丘脑前束（触、压觉），统称前外侧索，投射至丘脑腹后外侧核（ventral posterolateral nucleus，VPL）。还有一部分纤维投射至丘脑髓板内核群，参与感觉的整合以及整体行为的调节。

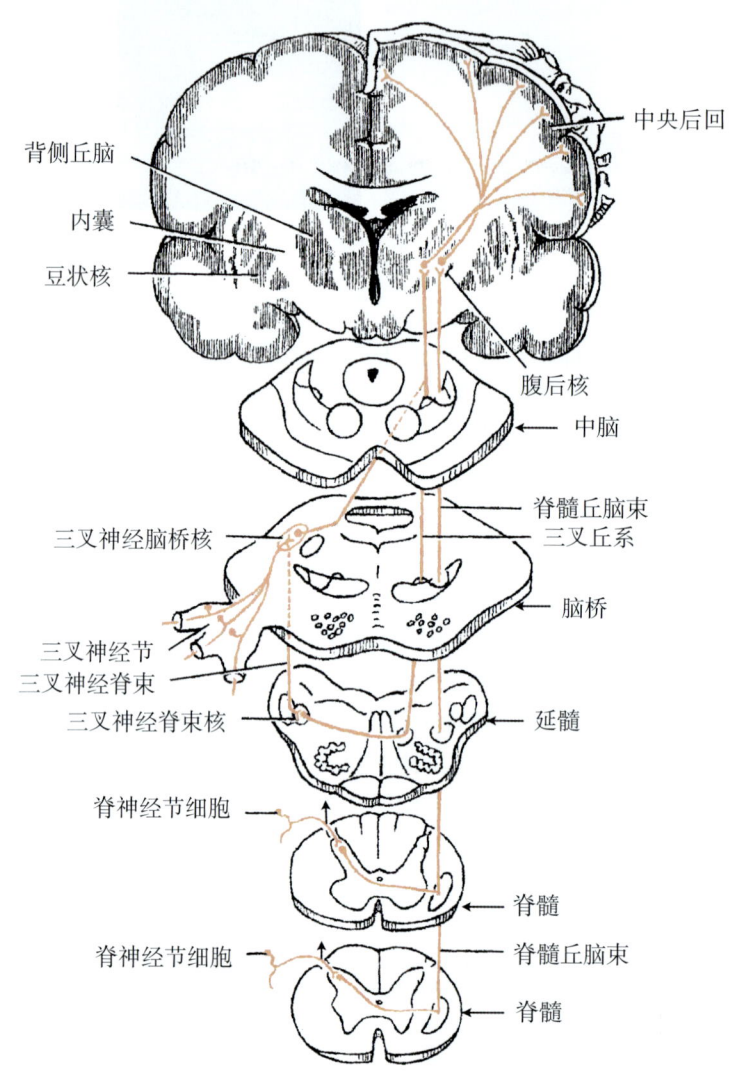

图4-47　痛、温觉、粗触觉和压觉传导通路

（二）躯干和四肢精细触觉和意识性本体感觉传导通路

介导躯干和四肢精细触觉和意识性本体感觉传导的初级传入纤维（图4-48），经后根内侧部进入脊髓，沿同侧后索（又称为背柱，dorsal column）上行，形成脊髓背侧的薄束（gracile tract）（传递下肢及T_7以下躯干的感觉）和楔束（cuneate tract）（传递上肢和T_6以上躯干的感觉），到达延髓的背柱核（薄束核和楔束核）换元。换元后再发出二级纤维交叉至对侧，向上形成内侧丘系（medial lemniscus），投射至丘脑。

由于躯干和四肢的痛、温、粗触觉和压觉传导通路是先交叉、再上行，而精细触觉和本体觉传导通路具有先上行、再交叉的特点，据此可以推测在脊髓半离断的情况下，离断水平以下的痛、温、粗触觉和压觉障碍发生在离断对侧即健侧，而精细触觉和本体觉障碍发生在离断同

侧即患侧。此外，上述两个传入系统的纤维有一定的空间分布规律。在前外侧索，从内向外依次为来自颈、胸、腰和骶部的纤维；在后索，从中线向两侧，依次为来自骶、腰、胸和颈部的纤维。因此，如果是来自脊髓外的肿瘤压迫脊髓，首先受压的是来自骶、腰部的纤维，早期可能出现骶、腰部的感觉障碍；如果是来自脊髓内部的肿瘤，首先受压的是来自颈、胸部的纤维，早期可能出现颈、胸部的感觉障碍。

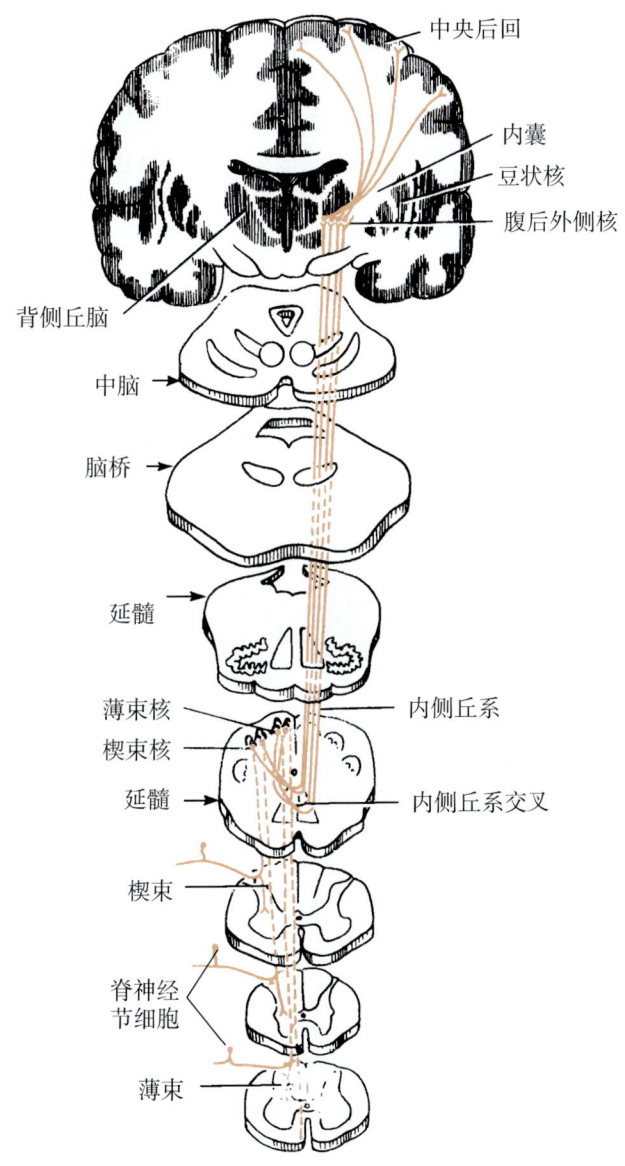

图 4-48　躯干四肢的本体感觉和精细触觉传导通路

（三）头面部感觉传导通路

头面部皮肤的痛、温觉传导通路与躯干和四肢的痛、温觉传导通路类似，进入延髓后，经由三叉神经脊束核中继，发出二级纤维交叉至对侧（部分不交叉），组成三叉丘系（trigeminal lemniscus），上行至丘脑。头面部皮肤的触压觉传导通路与上述通路类似，但到达三叉神经脑桥核（又称为主核）换元。类似地，头面部本体觉的传导通路到达三叉神经中脑核换元。换元后发出的二级纤维形成三叉丘系，到达丘脑腹后内侧核（ventral posteromedial nucleus，VPM）。

三、丘脑及其感觉投射系统

丘脑又称背侧丘脑，是除嗅觉外的各种感觉传导通路的中继站，也是间脑中最大的卵圆形灰质核团，位于第三脑室的两侧，左、右丘脑借灰质团块（称中间块）相连。丘脑被"Y"形的白质板（称内髓板）分隔成前、内侧和外侧三大核群（图 4-49）。其中，丘脑前核接受乳头体核和海马的传入，发出纤维投射至扣带皮质，与注意、警觉和记忆的获取有关。丘脑内侧核群主要是背内侧核，接受基底节、杏仁核和中脑的传入，发出纤维投射至前额叶皮质，参与感觉 - 运动整合。在丘脑外侧核群中，腹前核和腹外侧核接受基底节和小脑的传入，发出纤维投射至运动皮质，包括运动前区和辅助运动区，与运动的计划和起始有关；腹后核包括腹后外侧核（VPL）和腹后内侧核（VPM），属于特异性感觉接替核；后核包括后外侧核和丘脑枕，其中丘脑枕接受内、外侧膝状体的传入，发出纤维投射至听皮质、视皮质和后联合皮质，属于联络核。

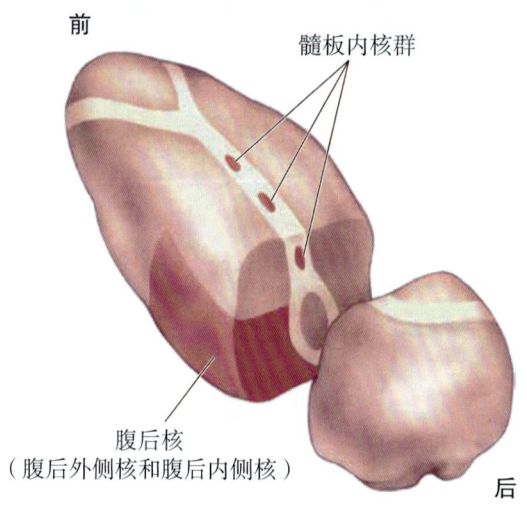

图 4-49　丘脑核团示意图

（一）丘脑核团的分类

丘脑核团根据其在感觉信息处理中的作用，可分为以下三类。

1. 特异性感觉接替核（specific sensory relay nucleus）　包括腹后外侧核（VPL）和腹后内侧核（VPM），二者分别接受脊丘系和内侧丘系、三叉丘系的感觉传入，换元后投射至躯体感觉皮质。来自躯体不同部位的纤维在腹后核内的空间分布具有一定的规律，其中来自足部的纤维投射至 VPL 的最外侧部，来自上肢的纤维投射至 VPL 的内侧部，VPM 接受来自头面部的感觉投射。此外，位于背侧丘脑后下方、中脑顶盖上方的后丘脑，包括内侧膝状体（medial geniculate body）和外侧膝状体（lateral geniculate body），也属于特异性感觉接替核，分别是听觉和视觉传导通路的中继站，发出的纤维投射分别称为视辐射和听辐射，投射至听皮质和视皮质。

2. 联络核（associated nucleus）　这些核团不直接接受感觉纤维的投射，但接受感觉接替核的传入，并在换元后投射到大脑皮质的一定区域，同时接受大脑皮质的下行纤维，参与各种感觉在丘脑和大脑皮质间的联系和协调，如丘脑枕。

3. 非特异投射核（non-specific projection neurons）　指靠近中线的髓板内核群，包括中央中核、束旁核和中央外侧核等。这些核团接受脑干网状结构的传入，发出的纤维不直接投射到大脑皮质，而是间接地经过多突触换元后，弥散投射到大脑皮质的多个区域，发挥维持和改变大脑皮质兴奋状态的作用。

（二）感觉投射系统

根据丘脑各部分向大脑皮质投射特征的不同，感觉投射系统（sensory projection system）分为以下两个不同的系统。

1. **特异投射系统（specific projection system）** 丘脑特异性感觉接替核和联络核向大脑皮质的投射通路构成特异投射系统。这些纤维投射至大脑皮质的特定区域，终止于皮质第Ⅳ层，并且具有点对点的投射关系，介导特定类型感觉的形成。

2. **非特异投射系统（non-specific projection system）** 丘脑非特异投射核向大脑皮质的投射通路构成非特异投射系统。感觉传导通路第二级神经元（脊髓或延髓）的上行纤维经过脑干时，发出侧支与其中的神经元形成突触联系并反复换元后，再经丘脑非特异性投射核团弥散地投射到大脑皮质广泛区域。这种传导没有点对点的投射关系，经多次换元后失去了其特异性，因此没有专一的感觉传导功能，不能引起特定的感觉。投射纤维进入皮质后分布于皮质各层内，以游离末梢形式与皮质神经元树突构成突触联系，起维持和改变大脑皮质兴奋状态的作用。

四、大脑皮质的感觉分析功能

感觉信号由传入神经向中枢传递，在中枢内经过信息的整合形成感知觉。来自特异传导通路的信息投射到大脑皮质的特定区域，如躯体感觉感受器的信息投射至初级和次级躯体感觉皮质，光感受器的信息投射至初级视皮质，听觉感受器的信息投射至听皮质即颞横回和颞上回，味觉感受器的信息投射至中央后回头面部感觉投射区下侧，嗅觉感受器的信息投射至边缘叶的前底部。

在邻近初级皮质感觉区及运动区部位的联合皮质（association cortex）虽然不属于感觉皮质通路部分，但却可对传入的信息进行更为复杂的分析和处理。尽管感觉通路早期阶段的神经元对知觉的产生是必需的，但联合皮质对感觉皮质传来的信息依然需要进一步加工和处理。一般而言，邻近初级感觉区的联合皮质只对信息进行简单的处理，主要行使基础的感觉相关功能。而远离初级感觉区的联合皮质则对信息进行更为复杂的处理，包括惊醒、警觉、注意、记忆和语言等区域，这些区域也往往整合两种以上的感觉信息。如联合皮质接受来自视觉皮质和来自调控颈部区域体表感觉区的信息进行整合后，将产生关于视觉及头部位置的信息。而如果接受来自顶叶和颞叶等边缘系统的信息，则会赋予感觉信息以情感和动机的意义。

（一）躯体感觉皮质

1. **躯体感觉皮质的定位** 丘脑腹后核经特异投射系统，投射至皮质躯体感觉代表区（somatic sensory area），主要包括初级和次级躯体感觉皮质（图 4-50）。

(1) 初级躯体感觉皮质：又称 S1，位于中央后回，以 Brodmann 分区的 3b 区为主，但习惯上将与 3b 区相邻的 3a 区、1 区和 2 区也包含在内。其中，3b 区接受丘脑腹后核的密集投射，对躯体感觉刺激有显著反应，并且电刺激该区域可以引起躯体感觉体验。来自外周的躯体感觉传入向 3b 区形成点对点的投射，由此形成躯体感觉投射定位图（somatotopy）（图 4-51），其投射规律为：①躯干和四肢的躯体感觉投射为交叉性投射，即躯体一侧的传入冲动投向对侧皮质，但头面部感觉的投射是双侧的。②投射区域的分布总体上是倒置的，足部和下肢的代表区在中央后回的顶部，依次向下为躯干，上肢代表区在中央后回的中间，头面部代表区在中央后回的底部，但其内部安排是正立的，即额头位于头面部代表区的上部，口唇位于头面部代表区的下部。③投射区域的大小与感觉分辨的精细程度有关，分辨越精细，代表区越大。由于手和面部的代表区大，而躯干的代表区小，对应于人体就形成了小矮人（homunculus）的投射模式。

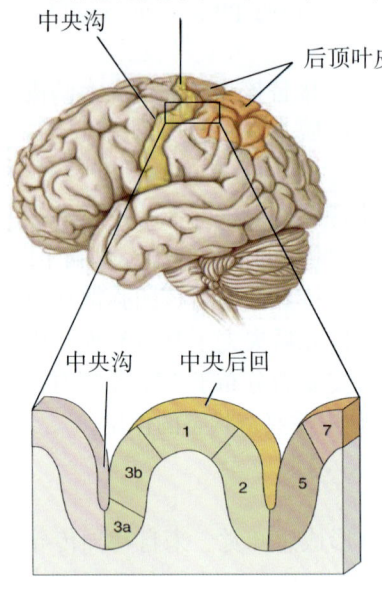

图 4-50 躯体感觉皮质

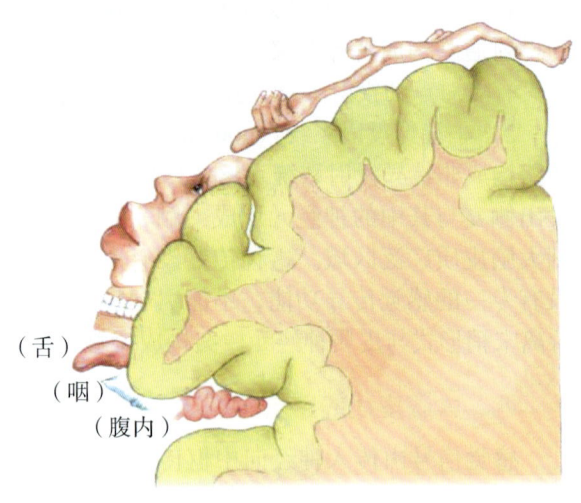

图 4-51 体表各部位在躯体感觉皮质的代表区

(2) 次级躯体感觉皮质：又称 S2，位于大脑外侧外侧裂上缘，由中央后回底部延伸到岛叶的区域，相当于 Brodmann 分区的 43 区。S2 的面积远小于 S1，并且 S2 接受双侧丘脑的投射，各部分代表区定位不精确，刺激后产生的感觉不如 S1 区清晰和具体。

2. 躯体感觉皮质的信息处理特征

(1) 躯体感觉皮质的柱状结构：在躯体感觉系统的丘脑和皮质中，单个神经元只对一种性质的感觉刺激发生反应。对同一感受野内同一性质的刺激发生反应的神经元聚集在一起，呈纵向柱状排列，从而构成躯体感觉皮质最基本的功能单位，称为感觉柱（sensory column）（图 4-52）。当一个感觉柱兴奋时，其相邻感觉柱则受抑制，形成兴奋 - 抑制镶嵌模式。这一现象是由 Vernon Mountcastle 等首先发现的。他们用一个微电极从皮质表面垂直插入并穿过皮质，记录时发现，在同一条穿越线上相邻上、下神经元有共同的感受野。而距离该穿越线 1 mm 左右的垂直柱细胞，其感受野的部位有变化，或感觉性质有变化。在一个感觉柱中，神经元表现出如下特性：①感觉传入性质或感受器的特异性（receptor-specificity）：应用适宜刺激选择性激活三种不同的躯体感觉感受器（Merkel 盘、触觉小体和环层小体）时，只有一种感受器的激活可引起该神经元兴奋。②感受野的特异性（receptive field-specificity）：一个感觉柱内各神经元的外周感受野常常是完全相同的或基本重叠的。因此，位于一个感觉柱内的神经元既是一种感受性质特异的机能单位，又是一个定位单位。

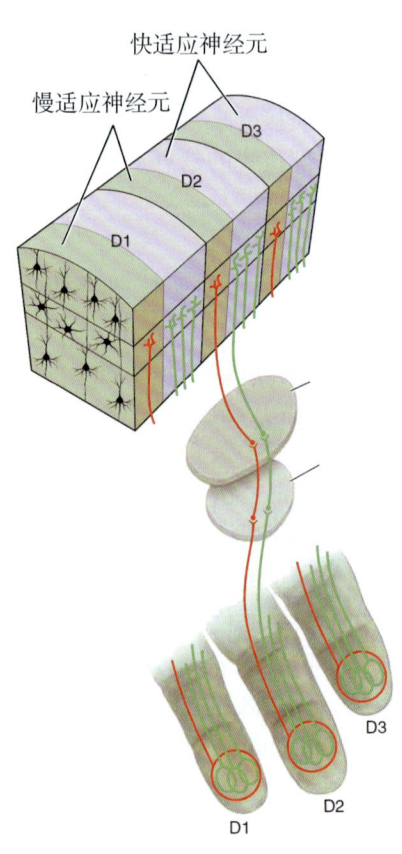

图 4-52 躯体感觉皮质功能柱

在 S1 区的 3a 区、3b 区、1 区和 2 区 4 个亚区中，每一个区域主要对一种性质的刺激起反应。其中，3a区主要接受肌肉本体感受器的输入，3b区主要对快和慢适应躯体感觉感受器反应，2区主要对深压觉输入发生反应，而1区主要对快适应皮肤机械感受器传入发生反应。其中，在3b手指代表区中，每一个手指的代表区均分为两个柱，其中一个柱的传入来自快适应感受器，柱宽800 μm，另一个来自慢适应感受器，柱宽200 μm，二者规律地交叉分布。

（2）信号的平行处理和会聚：感觉信息处理的一个共同特征是对不同类型信息的平行处理（parallel processing），如3b区向1区的投射，主要与质地的辨认有关，3b区向2区的投射，主要与形状和大小的辨认有关。在逐级投射过程中，神经元感受野的特征也在发生着变化，变得越来越复杂。如3a和3b区神经元对刺激运动的方向并不敏感，但1区和2区神经元表现出对运动方向的敏感性。有些是方向敏感神经元，对某一方向的运动有较好的反应，而对相反方向的运动反应差；有些是方位敏感神经元，对不同角度的某一轴向的运动反应敏感，但对同一轴上两个相反方向的运动反应无差别。

这些被提取的简化的、分离的信息进一步在后顶叶皮质，即Brodmann 5区和7区发生会聚，进而形成复杂的、有着特定含义的整体感知觉印象。5区和7区神经元感受野进一步扩大，对刺激的偏好性也更加复杂，并且可以整合躯体感觉、视觉和运动相关的信息。

（二）视觉传导通路及视皮质

眼球固定、向前平视时所能看到的空间范围称为视野（visual field）。视野可分为颞侧半视野和鼻侧半视野。光线经瞳孔和眼球屈光装置后，鼻侧半视野物像投射到颞侧半视网膜，颞侧半视野物像投射到鼻侧半视网膜，上半视野物像投射到下半视网膜，下半视野物像投射到上半视网膜。

1. 视觉传导通路（visual pathway） 由三级神经元组成（图4-53）。第一级神经元是位于视网膜中层的双极细胞，其周围突连至视网膜最外层的感光细胞（视锥细胞和视杆细胞），其中枢突连至视网膜最内层的节细胞。第二级神经元是节细胞，其轴突在视神经盘处汇合形成视神经，经视神经管入颅腔后，两侧视神经部分交叉形成视交叉并延续为视束。在视交叉中，来自两眼视网膜鼻侧半的纤维交叉，而颞侧半的纤维不交叉。因此，左侧视束含有来自两眼视网膜左侧半的纤维，右侧视束含有来自两眼视网膜右侧半的纤维。视束向后绕过大脑脚，主要终止于后丘脑的外侧膝状体。第三级神经元的胞体位于外侧膝状体内，由外侧膝状体核发出的纤维形成视辐射，经内囊后肢投射到距状沟上下方的枕叶皮质（视觉区）。视束中有少数纤维经上丘臂终止于上丘和顶盖前区，上丘发出纤维组成顶盖脊髓束完成视觉反射。顶盖前区是瞳孔对光反射通路的一部分。

视觉传导通路不同部位损伤可致不同的视野缺损：①视网膜损伤引起的视野缺损与病变的范围和部位有关：若视神经盘受损，则同侧视野中出现较大暗点；若黄斑区受损，则同侧中央视野有暗点；其他部位损伤会导致相应部位的暗点出现；②一侧视神经损伤可致患侧视野全盲；③视交叉中央部（交叉纤维）损伤（如垂体瘤压迫）可致双眼视野颞侧半偏盲；④视交叉外侧部（不交叉纤维）损伤（如颈内动脉瘤压迫）可致患侧视野鼻侧半偏盲；⑤一侧视束、视辐射或视觉区的损伤可致双眼对侧视野同向性偏盲，如右侧损伤可致右眼视野鼻侧半和左眼视野颞侧半偏盲。

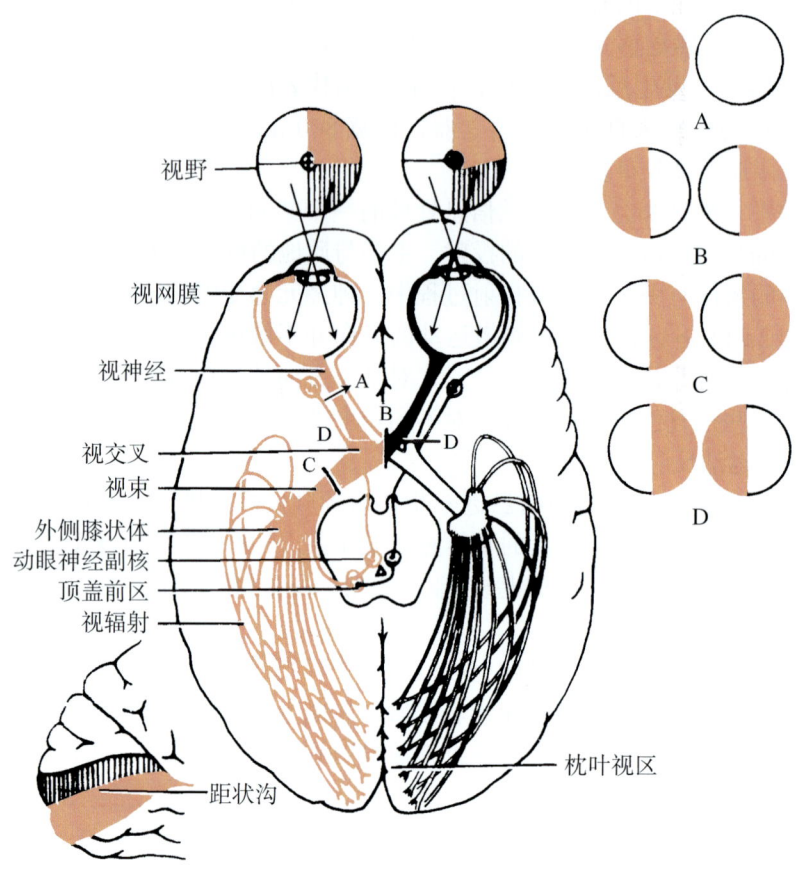

图 4-53 视觉传导通路和瞳孔对光反射通路

知识拓展

瞳孔对光反射通路

瞳孔对光反射（pupillary light reflex）是指光照一侧瞳孔引起两眼瞳孔缩小。其中受照侧的瞳孔缩小称为直接对光反射，受照对侧的瞳孔缩小称为间接对光反射。该反射通路为：视网膜→视神经→视交叉→视束→上丘臂→顶盖前区→双侧动眼神经副核→睫状神经节→节后纤维→瞳孔括约肌→双侧瞳孔缩小。

瞳孔对光反射在临床上有重要意义，反射消失可能预示着患者处于昏迷状态，但该传导通路不同部位损伤，也会出现对光反射障碍。一侧视神经损伤，由于传入信息中断，光照患侧瞳孔，两眼瞳孔对光反射均消失，但光照健侧瞳孔，两眼瞳孔对光反射均存在。临床表现为患侧直接瞳孔对光反射消失，间接对光反射存在的现象。一侧动眼神经损伤，由于传出信息中断，无论光照哪一侧瞳孔，患侧对光反射都消失，但健侧直接和间接对光反射均存在。

2. 视皮质 视觉纤维投射终止于大脑枕叶距状裂上下缘的纹状皮质（striate cortex），因该区具有由有髓传入轴突形成的、与表面平行的稠密的条纹而得名，在 Brodmann 分区上为 17 区，因其接受外侧膝状体（LGN）的直接传入，因此也被称为初级视皮质（primary visual cortex）或第一视区（V1）。电刺激人脑的 17 区，可以使受试者产生简单的主观光感觉，但不能引起完善的视觉形象。

纹状皮质属于新皮质，从表层向内依次分为 6 层，用罗马数字Ⅰ、Ⅱ、Ⅲ、Ⅳ、Ⅴ和Ⅵ表示，其中Ⅳ层接受 LGN 的直接投射，分为Ⅳ A、Ⅳ B 和Ⅳ C 层，Ⅳ C 层又进一步分为Ⅳ Cα 和 Ⅳ Cβ 层（图 4-54）。Ⅰ层为分子层，几乎不含细胞，Ⅲ、Ⅳ B、Ⅴ 和Ⅵ层含有大量锥体细胞，其轴突构成下行投射纤维，其中Ⅵ层细胞投射至 LGN，Ⅴ层细胞投射至脑桥和上丘，Ⅲ层和 Ⅳ B 层细胞发出纤维投射至其他脑区的皮质，形成皮质内的连接，而Ⅳ C 层含有大量小的星状突起细胞，构成皮质各层之间的局部联络神经元，发出纤维投射至Ⅲ层和Ⅳ B 层。

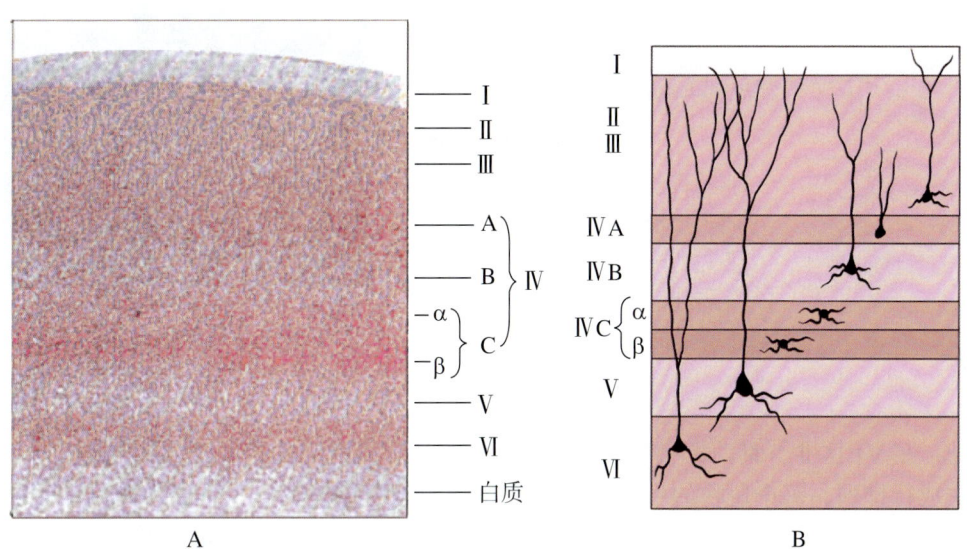

图 4-54　纹状皮质的分层及细胞构筑

视网膜到 LGN 以及 LGN 到 V1 之间存在点对点的投射。外界物体在视网膜的成像具有"上下颠倒、左右相反"的空间特性，这种空间特性在视觉通路的逐级投射中得到保持，由此在初级视皮质形成视觉投射定位图（retinotopy）。

知识拓展

视觉投射定位图

视野是眼睛所能看到的空间范围，可划分为上、下、左、右 4 个象限，每个象限的信息都被高度有序地投射至视觉皮质的相应区域（左/右脑、距状沟上/下）。起初视野向视网膜的投射是左右颠倒、上下相反的，因此，视野左上方的物体会投射至视网膜的右下方，然后通过右侧的外侧膝状体投射至右侧视皮质，终止在距状沟下方的视觉皮质区域。视网膜在视觉皮质形成的这种与空间位置对应的精确投射被称为视觉投射定位图（retinotopy）。中央凹（黄斑）的传入位于视野中部，经过外侧膝状体后，转移至视辐射的后部，最终投射至视觉皮质的后部。总结起来，视野的上半部投射至视网膜的下半部，最终到达距状沟的下方；视野下半部投射至视网膜的上半部，最终到达距状沟的上方；视网膜中央黄斑区投射至距状沟后部，视网膜周边区投射至距状沟前部。

3．初级视皮质的信息处理特性　与躯体感觉皮质信息处理特征类似，初级视皮质内也有功能柱的形成和平行处理特性。

（1）眼优势柱：光刺激在两眼所引起的反应通常在量上是不等的，很多情况下，往往是一只眼（左眼或右眼）占优势，占优势的眼产生的放电频率比另一只眼高，称为眼优势（ocular dominance）。这些具有相同眼优势的细胞在 V1 区Ⅳ层纵向排列，形成眼优势柱（ocular dominance column）。每个眼优势柱的宽度大约为 500 μm。代表同侧传入及对侧传入的眼优势柱在初级视皮质有恒定的间隔交替出现，看上去像是斑马身上的条纹（图 4-55）。

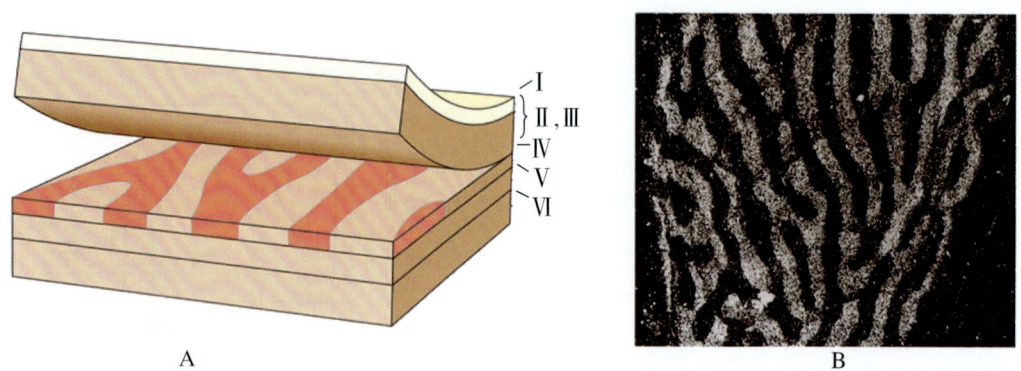

图 4-55　纹状皮质ⅣC 层的眼优势柱

此外，在 V1 区Ⅱ、Ⅲ、Ⅳ和Ⅴ层存在富含细胞色素氧化酶的神经元柱，称为斑块（blob）。这些斑块成行排列，每个斑块的中心恰好位于Ⅳ层的一个眼优势柱上。斑块之间的区域称为斑块间区（interblob）（图 4-56）。目前，对于这些斑块的功能尚不十分清楚，可能与神经元的高活性有关，但最新有研究表明，这可能是来自于 LGN 或丘脑枕投射的纤维末梢所形成。

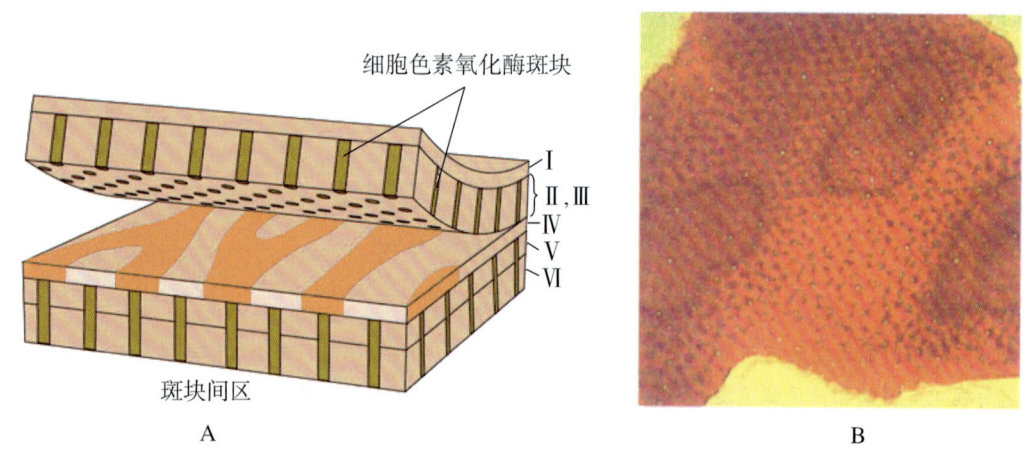

图 4-56　细胞色素氧化酶斑块

在猴 V1 的ⅣC 层，来自双眼的信息仍保持分离状态，随后在信息传递至其他层时，双眼信息发生会聚。ⅣC 层以外的细胞 80% 以上为双眼驱动，但总是有一侧眼占优势。双眼驱动细胞的双眼感受野通常处于严格对应的位置，具有相同的最佳朝向，双眼的信号互相叠加。多数双眼驱动细胞对两侧感受野的空间视差非常敏感，能测量物体在三维空间的深度，是立体视觉或深度视觉的神经基础。

（2）朝向柱：当实验电极以垂直于视皮质表面的方向插入时，电极尖端经过路径上的所有细胞（Ⅳ层细胞除外）都有几乎相同的最佳朝向，但在水平位移 1 mm 左右时，电极垂直下插所经路径上的细胞，其最佳朝向发生了变化。因此，V1 区可被分为 30 ~ 100 μm 宽的垂直于皮质表面的细胞柱,在每一个柱内含有相似朝向特异性的细胞,或者说所有的柱内细胞优先对具有特定朝向的线性光起反应。Hubel 和 Wiesel 将此细胞柱称为朝向柱(orientation columns)。当电极沿切线方向(平行于表面)穿过 V1 一个细胞层的时候,最佳方位按一定角度规律性旋转。一个完整的 180° 变化,在 V1 的Ⅲ层内约占 1 mm(图 4-57)。

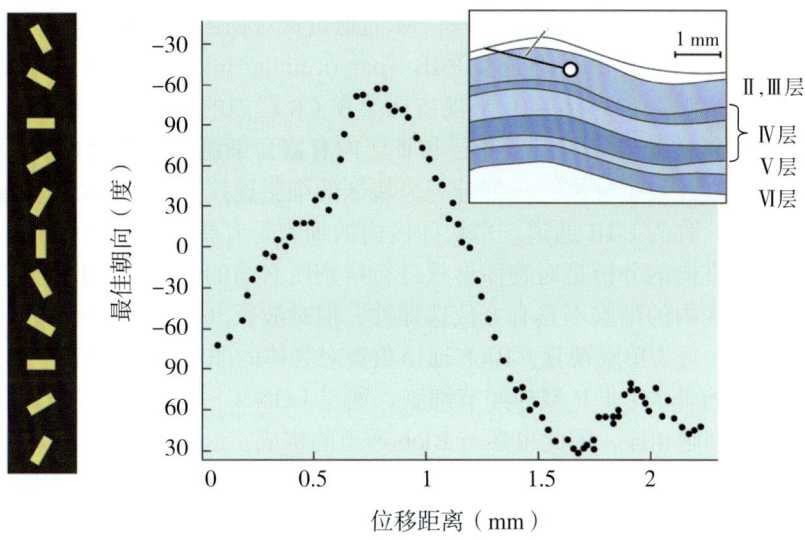

图 4-57　纹状皮质细胞最佳朝向的规律性变化

(3)信号的平行处理:视觉系统对物体形状、颜色和运动相关的信息通过不同的通路分别处理,这就形成了 3 条相对独立的视觉信息处理通路,即源于 M(来自拉丁语 Magno,表示大)型节细胞的 M 通道、源于 P(来自拉丁语 Parvo,表示小)型节细胞的 P 通道和源于非 M- 非 P 型节细胞的粒细胞通路(图 4-58)。

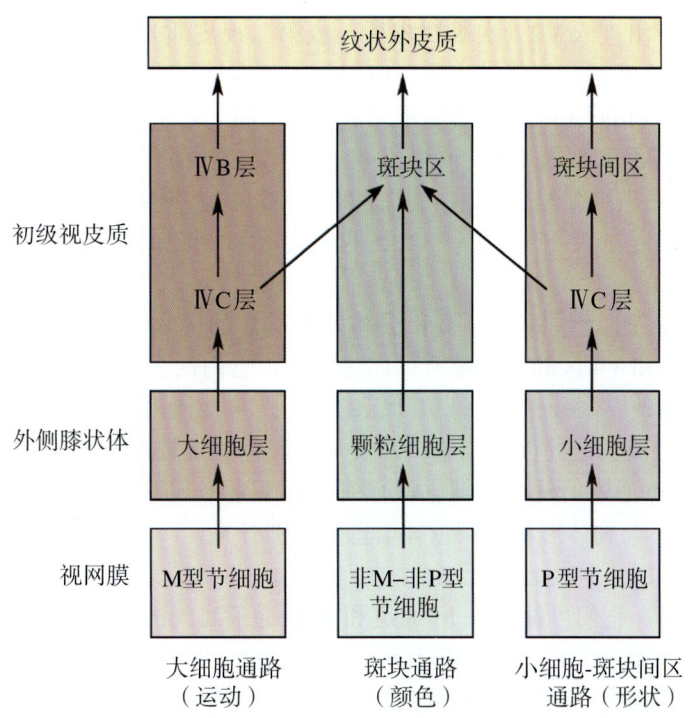

图 4-58　视觉信息处理通路

大细胞通路（M通路）起自M神经节细胞投射至LGN大细胞层（1，2层），继而投射至V1区ⅣCα层棘状星形细胞。这些兴奋性中间神经元再与ⅣB层的锥体细胞形成突触，锥体细胞显示出朝向和方位的选择性，这些细胞发出轴突侧支到第Ⅴ和第Ⅵ层的锥体细胞。其中，第Ⅴ层的细胞向皮质下结构发出投射，包括丘脑后结节、上丘及脑桥。第Ⅵ层的锥体细胞投射到纹状外皮质（extrastriate cortex）。M通道中的某些细胞是双眼细胞，有助于立体视觉。对刺激运动方向的选择性是M通道神经元的标志之一，M通道负责对物体的运动信息进行分析。

小细胞通路有两种，包括Blob通道和P-IB（parvocellular-interblob）通道，起自P型神经节细胞，通过LGN小细胞层（3~6层）与视皮质第ⅣCβ层内的棘状星形细胞形成突触。这些神经元再投射至Ⅲ层锥体神经元。由于Ⅱ层和Ⅲ层内有富含细胞色素氧化酶的斑块区和斑块间区，两种小细胞通道在此发生分离。一部分与斑块区的细胞连接，称为Blob通道；另一部分与斑块间区的细胞相连，称为P-IB通道。斑块间区内的细胞是有朝向选择性的，是双眼驱动的复杂细胞。由于对刺激方向的分析是对物体形状进行辨别所必需的，因此P-IB通道负责对物体的形状进行分析。斑块区内的细胞不具有方位选择性，但对波长（颜色）敏感，具有红-绿或蓝-黄拮抗的圆形感受野，且为单眼视觉。Blob通道负责对物体的颜色进行分析。

粒状细胞通路起自非M-非P型神经节细胞，通过LGN 1~4层腹侧的粒状细胞与视皮质Ⅱ、Ⅲ层内斑块区的细胞相连，因此也参与Blob通道的构成。

从以上可以看出，视觉信息经过视网膜和视觉中枢处理后，已被分解为不同的"像素"，视觉系统通过不同的通路对这些信息进行平行处理。但是，这些平行的神经通路所传导的关于颜色、形状、运动等的不同信息需要经过组合，也就是说，脑需要通过某种机制把在视皮质不同区域独立完成的信息进行综合，最终才能形成综合的视知觉。

（4）纹状外视皮质：纹状外视皮质，是指除V1区以外的所有视皮质。在人类，估计近一半的大脑皮质涉及视觉，比其他任何单一功能的感觉都多。这就说明视觉是大脑功能中最复杂的。纹状外皮质的提法是根据对恒河猴的研究提出的，因恒河猴的大部分脑区与人类是相似的。灵长类的纹状外视皮质约有30个区，不仅包括枕叶的18区和19区，还包括顶叶和颞叶皮质区。在纹状外视皮质仍保留有V1区对运动、形状和颜色视信息的分离现象。

V1的绝大部分传出进入V2（次级视皮质，或第二视皮质）。V2紧邻V1，位于Brodmann 18区，是目前研究最为清楚的纹状外皮质。应用细胞色素氧化酶染色发现，V2区存在规则的垂直于V1/V2边界的亮暗相间条纹，其中暗带又分为宽（粗）和窄（细）两类。其中，V2粗条纹内的细胞是运动敏感细胞和双眼细胞，受优势的视网膜视差所驱动。粗条纹接受来自V1斑块间区第Ⅳ层的传入，其发出纤维经V3到达中央颞叶（V5区）。损毁人的V5区将导致运动感知能力的丧失。从V2区的粗条纹→V3区→V5区的连接是M通道的延伸，被称为背侧通路，与视运动觉和视深度觉有关。

V2条纹间区接受V1斑块间区（第Ⅱ层和第Ⅲ层）的传入，传出至V3区，然后再到V4区。V3区的许多细胞和V4区的细胞都有朝向选择性，它们代表了P-IB通道的继续，主要与形状视觉有关。V2的细条纹区接受V1斑块间区的投射，直接传出至V4区。V2细纹区的细胞和某些V4区的细胞均是波长选择性的细胞，并表现为颜色恒常数。因此，自斑块间区→V2细纹区→V4区通路是Blob通道的延伸，与色觉有关。V4区损伤的患者表现为颜色视觉的丧失。上述通路称为腹侧通路，与物体形状和颜色等信息的识别有关。

虽然M、P-IB和Blob通道是平行走行的，但它们并不是完全独立的。V3~V4和V4~V5之间存在交叉通路。它们可能允许M通道和P-IB通道之间的相互作用，两通路都与实体视觉有关。运动视觉和形状视觉的相互作用有利于对运动物体的识别。P-IB系统接受V4区波长选择性细胞的输入，使其能够应用色对比来进行边界定位，作为形状分析的基础。总之，这些不同的视觉通路协同发挥空间导引、物体辨认、运动感知和眼动控制等功能。

(三)听觉传统通路及听皮质

1. **听觉传导通路(auditory pathway)** 由四级神经元组成(图4-59)。第一级神经元为蜗神经节内的双极细胞,其周围突分布于内耳的螺旋器(Corti器),中枢突组成蜗神经,与前庭神经一起经内耳道入颅,在延髓和脑桥交界处入脑,止于第二级神经元蜗腹侧核和蜗背侧核,其发出纤维大部分横穿内侧丘系形成斜方体,越过中线至上橄榄核外侧,折向上行形成外侧丘系,而少部分不交叉纤维进入同侧外侧丘系。外侧丘系在脑桥被盖部的外侧上行,大部分止于下丘,少部分直接止于内侧膝状体。第三级神经元的胞体位于下丘,其发出纤维经下丘臂止于第四级神经元内侧膝状体,其发出纤维组成听辐射,经内囊后肢投射到大脑皮质的颞横回(听觉区)。

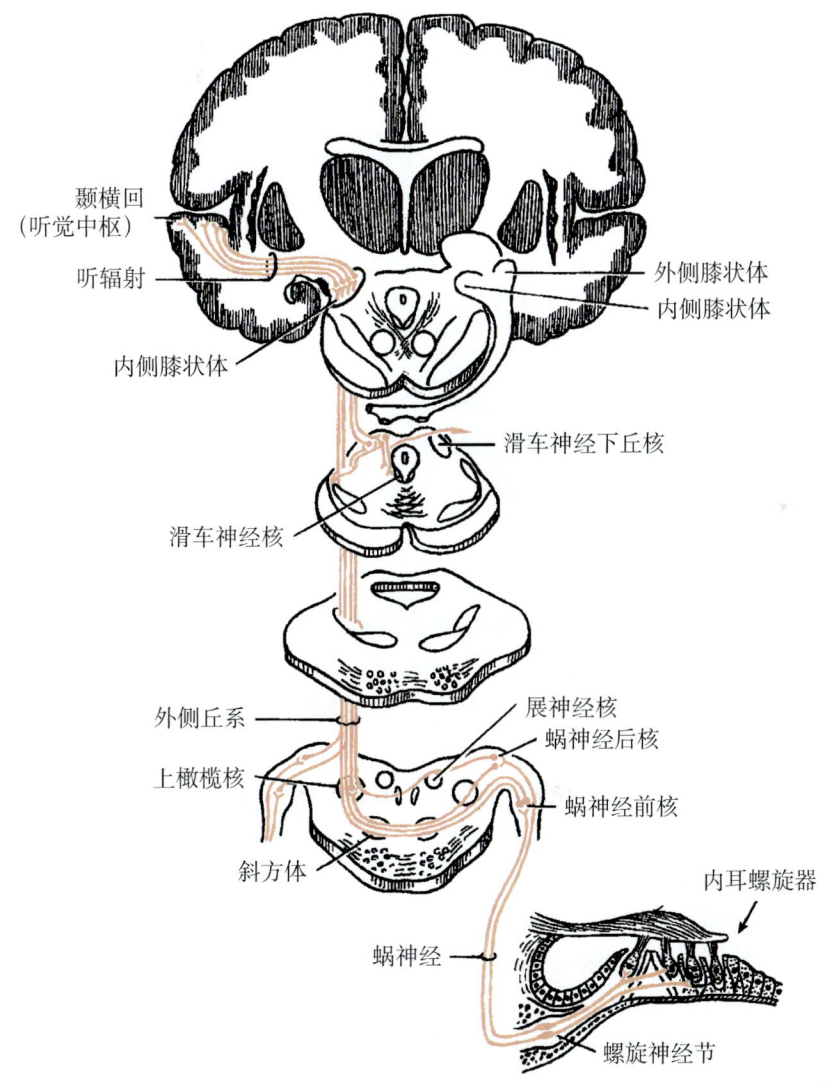

图4-59 听觉传导通路

下丘是听觉的反射中枢,下丘神经元发出纤维到上丘,由上丘发出顶盖脊髓束完成听觉反射。由于外侧丘系含有来自两侧的听觉纤维,故单侧外侧丘系、听辐射及听觉区损伤不致产生听觉明显障碍。

2. **听觉中枢细胞的音频区域定位** 在听觉系统各级中枢的结构中,神经元对于某一特定频率的声音刺激,只需很小的刺激强度便可使其兴奋,这一频率即为该神经元的特征频率

(characteristic frequency)。特征频率代表了神经元最为敏感的频率。与基底膜不同部位感受不同频率的声音刺激类似，特征频率不同的神经元在解剖上是按一定顺序排列的。在耳蜗背核、腹核中，特征频率不同的细胞排列基本相似，背侧细胞感受高频音，腹侧细胞感受低频音。在上橄榄核中，由于外侧上橄榄核（lateral superior olivary，LSO）呈"S"形，其腹内侧支细胞感受高频音，背外侧支感受低频音。在外侧丘系核、下丘、内侧膝状体以及初级听皮质（图 4-60），特征频率不同的细胞也都是按一定顺序排列的，从而形成音频拓扑图（tonotopy）。例如，在位于颞横回的初级听皮质，又称为 Brodmann 41 区，感受低频声音的神经元在喙侧、靠外分布，而感受高频声音的神经元在背侧、靠内分布。这种音频区域定位原则在中枢对声音频率的分析中起到了重要作用。

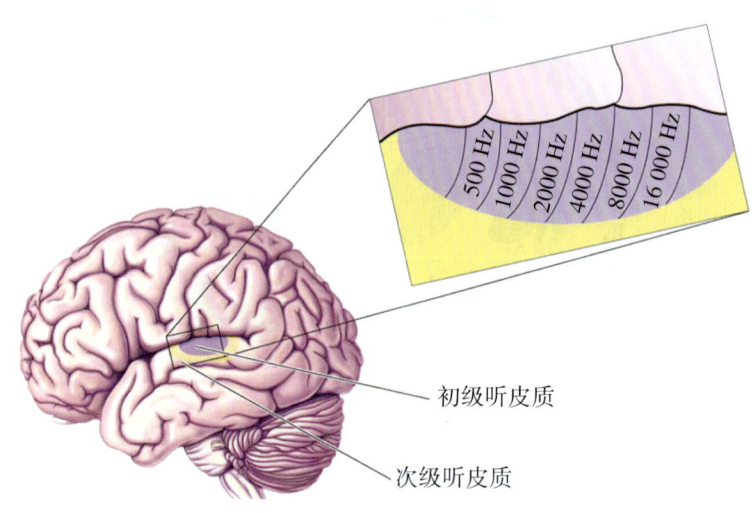

图 4-60　人听皮质音频拓扑图

3．听觉中枢细胞的功能活动　听神经冲动以空间和时间编码的方式，传输到听觉系统各级中枢，最终到达听皮质。根据对声音反应的形式，听觉各级中枢的细胞大致可以归纳为下列几种类别。第一类神经元是以传递声音信息为主要功能的接替（中继）神经元，如耳蜗前腹核、斜方体中的内侧核（属上橄榄核团）、下丘的中央核和内侧膝状体的腹核等。这些细胞在放电的时间构型、谐振曲线和锁相关系等方面，具有与初级听神经元类似的特征，有明确的特征频率。第二类神经元包括耳蜗背核（dorsal cochlear nucleus，DCN）、下丘的周围中央核以及内侧膝状体的背核等。它们的功能可能涉及声音信息的鉴别和整合过程，对声音反应的放电形式呈现多样化，没有一定的规律性，反映出不同类别中枢细胞对声音信息传递的方式具有多样性。第三类神经元具有专门检测某种特殊形式的声音信息的特性。这些细胞只对某种特殊声音或声音中某种参量反应敏感。从上橄榄核开始，听觉中枢的细胞接受双耳传入信息。在上橄榄核和下丘及外侧丘系核中，有些细胞分别对两耳输入信号的强度差或时间差引起的反应特别敏感。时间差值过小或过大，引起的反应都较小，当达到一适当差值时，反应最大。这些对两耳输入信息强度差和时间差敏感的细胞在声源定位功能中起重要作用。

在听觉系统的高级部位，特别是听皮质，有一些专门检测特殊音响的神经元。例如在猫听皮质的一些细胞，只对具有生物学意义的特定音响，如动物的鸣叫声等发生反应，对其他音响不起反应。自然界的各种音响信息是千变万化的，且大量的信息包含在声音参量（强度和频率）的动态变化中。听觉中枢细胞放电的多样化和易变性，正适合于传递复杂多变的音响信息。

整合思考题

1. 人的躯体感觉、视觉、听觉感受都表现出对所接受刺激信号的"差异"更为敏感的特性，试解释其背后的生物学机制。
2. 夏日当人们赤脚踩在阳光暴晒的沙滩时，脚底瞬间会产生"灸热"的感觉，请解释这种感觉产生背后的生物学机制。
3. 通过哪些方法可以证明中央后回 Brodmann 3b 区神经元接受特异性躯体感觉纤维的投射？
4. 某建筑工人在工作中不慎损伤右侧中央后回 Brodmann 2 区，请推测其可能发生的功能障碍。
5. 视网膜 P 型神经节细胞具有红－绿拮抗的特性，非 M－非 P 型神经节细胞具有蓝－黄拮抗的特性，请说明这些神经元是如何向中枢投射，进而形成颜色信息处理的视觉通路的？
6. 何谓中枢听觉神经元的特征频率？请说明具有不同特征频率的神经元在初级听皮质的排列规律。

（张 瑛 方 璇）

第六节　神经系统对姿势和躯体运动的调节

导学目标

本节数字资源

- **基本目标**

  1. 概括躯体运动的三个分类；控制躯体运动的三个水平；脊髓前角神经元的主要分类和功能；脊髓反射的分类。
  2. 解释运动单位和运动神经元池。
  3. 分析和对比肌梭和腱器官的传入纤维，支配的运动神经元和功能。
  4. 总结牵张反射的过程，反射弧的组成、类型和生理意义。
  5. 总结屈肌反射和对侧伸肌反射的过程，反射弧的组成和生理意义。
  6. 总结锥体系的组成和运动调控功能。
  7. 总结运动皮质的分区及初级运动皮质的支配特点。
  8. 描述基底核的功能组成，总结直接通路和间接通路的组成及功能，判断不同部位损伤对运动调控的影响。
  9. 分析小脑对躯体运动的调控作用。

- **发展目标**

  根据运动障碍的临床表现，判断疾病累及的是上运动神经元，还是下运动神经元。

案例4-8

男性，48岁。2年前右手活动不灵活，写字笨拙，偶感"肉跳"。1年半前，右上肢抬举费力，伴右上肢肌肉萎缩，同时出现左上肢无力。1年前下肢无力，行走拖曳。2个月前言语不清，吞咽困难，饮水呛咳。

体格检查：神清，构音障碍，眼球活动可，面纹对称，舌肌萎缩、纤颤，下颌、吸吮反射阳性。双上肢肌肉萎缩，双手小肌肉萎缩明显，可见肌肉束颤，四肢肌力减低，双上肢反射相对活跃，双下肢反射亢进，双侧Hoffman征、Rossolimo征、Babinski征阳性，腹壁反射未引出，感觉查体未见明显异常。

问题：
1. 结合病例，初步诊断疾病类型。
2. 结合病例，分析出现上述临床表现的原因。

运动是动物行为的基础。随着动物的进化，人的运动能力已达到很高的水平（如钢琴家和微雕艺术家对手部运动的精细控制）。运动分为躯体运动、一般内脏运动和特殊内脏运动。本节主要讨论神经系统对姿势和躯体运动的调节。

一、概述

躯体运动（somatic movement）是指骨骼肌群在相应的神经系统的支配下发生收缩或舒张，从而带动相应关节活动而产生的运动。躯体运动是人和动物维持生命的基本功能活动之一。骨骼肌群在运动过程中需要相互协调和配合，同时或依次收缩或舒张。骨骼肌的运动是在神经系统的控制下完成的。调控躯体运动的神经系统一旦出现损伤，就会出现相应的运动障碍。姿势（posture）是指身体各部分之间以及身体在空间中的相对位置。神经系统对姿势的调节能够帮助对抗重力，保持人在直立或运动中不会跌倒。此外，适当的姿势也是顺利完成运动的基础。

（一）躯体运动的分类

躯体运动可以分为三类：反射运动、节律运动和随意运动。

（1）反射运动（reflex movement）是最基本和简单的运动，一般由特定的感觉刺激引起，有着固定的运动轨迹。反射运动通常不受意识控制，特异刺激出现后，反射运动即可发生，运动强度与刺激的大小有关，不能被随意改变。其结构基础是反射弧。完成反射运动的反射弧所需的神经元数量较少，故仅需较短时间即可完成。例如，膝反射、踝反射和吸吮反射（哺乳反射）等。反射运动是神经系统最基本的功能之一，即使是意识丧失或神经系统高级中枢受损的患者，也保留着许多基本的反射运动。因此，在临床医学中，反射运动的测试属于神经科的常规检查。

（2）节律运动（rhythmic movement）可以随意地开始或停止，在开始和终止时都受到高级神经中枢大脑的控制。例如行走、跑步、呼吸和咀嚼等。运动一旦开始，就不需要有意识地参与，而是自动重复进行，主要由低级中枢（如脊髓）控制。节律运动在进行过程中，受感觉信息的调控。

（3）随意运动（voluntary movement）在三类运动中最为复杂，通常是在大脑皮质的控制下，为达到某种目的而进行的运动。随意运动的方向、轨迹、速度和时程可根据需要而确定，在运动过程中也可随时被改变。多数复杂的随意运动可以经过反复练习而被熟练掌握，形成"运动程序"。在进行这类随意运动时，可以启动"运动程序"来控制和完成该运动，运动开始后不再需要意识参与。例如，熟练掌握骑自行车动作后，骑车时就不再需要思考每一个动作的步骤。

（二）控制运动需要感觉信息反馈

为了对运动进行精确控制，神经系统需要不断接受感觉信息的传入。在运动前，中枢神经系统根据感觉信息进行运动编程。在运动中，接受这些感觉信息的反馈，神经系统随之更正和调整发出的指令，纠正运动的偏差，从而使运动准确进行，并调整下一次运动的策略。

与躯体运动控制有关的感觉信息主要有两类：①视觉、听觉及皮肤的感觉信息（如触、压、冷、温、热、痛等）：主要是提供目标位置及目标和自身相互位置关系等信息；②肌肉、关节、皮肤和前庭器官的感觉信息：主要提供关于肌肉长度、张力、关节和肢体空间位置等信息。上述感觉信息通过不同途径投射到各级运动调控中枢，经分析和整合后，发出指令控制肌肉收缩，从而完善运动行为。

（三）经典的躯体运动传导通路

从大脑皮质至躯体运动效应器（骨骼肌）的神经通路，称为躯体运动传导通路。从传统解剖学上讲，躯体运动传导通路主要包括锥体系（pyramidal system）和锥体外系（extra pyramidal system）。

1. 锥体系　锥体系是习惯称法，因皮质脊髓束（corticospinal tract）行经延髓锥体而得名。锥体系调控骨骼肌的随意运动，由上运动神经元（upper motor neuron，UMN）和下运动神经元（lower motor neuron，LMN）组成。传统解剖学认为，上运动神经元的胞体由中央前回和中央旁小叶前部（初级运动皮质M1，相当于Brodmann分区的4区）的巨型锥体细胞（Betz细胞）和其他类型锥体细胞组成。该神经元的轴突共同组成锥体束，其中下行至脊髓前角细胞的纤维束称为皮质脊髓束，下行至脑干脑神经运动核的纤维束称为皮质脑干束（cortical brain stem tract）或皮质核束（corticonuclear tract）。下运动神经元胞体由位于脊髓灰质的前角细胞和位于脑干的脑神经运动核组成。下运动神经元的轴突到达所要支配的效应器，引起肌肉收缩。

值得一提的是，皮质脊髓束经延髓锥体下行到达脊髓，故常被称为锥体束。皮质脑干束虽然不经过锥体，但其功能与皮质脊髓束相同，所以二者合称为锥体系。锥体系的主要功能是发起随意运动，调节精细运动，保持运动的协调性。

（1）皮质脊髓束：皮质脊髓束是哺乳动物最大的下行传导束（图4-61A）。传统解剖学认为，皮质脊髓束由位于中央前回中上部和中央旁小叶前部的锥体细胞轴突集合而成。该束下行经内囊后肢前部、大脑脚底中3/5的外侧部、脑桥的基底部（在此被横行的脑桥小脑束分隔为众多小束）和延髓的锥体。在锥体下端，有75%~90%的纤维交叉至对侧形成锥体交叉，交叉后的纤维行于对侧脊髓外侧索的后部，形成皮质脊髓侧束（lateral corticospinal tract），在下行过程中逐节止于前角细胞（可达骶节），主要支配四肢肌，与精细、技巧性运动有关。小部分不交叉纤维行于脊髓前索的最内侧形成皮质脊髓前束（anterior corticospinal tract），该束仅达上胸节。

皮质脊髓前束在下行过程中，大部分纤维经白质前连合逐节交叉至对侧，止于前角细胞，少部分不交叉纤维止于同侧前角细胞，这些纤维主要支配躯干肌。由此可知，四肢肌受对侧大脑皮质的支配，躯干肌受双侧大脑皮质的支配。所以，一侧皮质脊髓束在锥体交叉以上受损，主要引起对侧肢体的瘫痪，而对躯干肌的运动没有明显影响。

随着示踪技术的发展，神经科学家们逐渐发现，人类的皮质脊髓束约有100万根纤维，仅有30%的轴突来自初级运动皮质（4区），还有30%的轴突来自次级运动皮质（6区），另外40%的轴突来自躯体感觉皮质（3区，1区，2区）和后顶叶皮质（5区，7区）等。上述皮质结构如何调控运动，详见本节"四、大脑皮质对躯体运动的调节"。

（2）皮质脑干束：皮质脑干束主要由大脑皮质中央前回下部的锥体细胞轴突集合而成（图4-61B）。该束下行经内囊膝和大脑脚底中3/5的内侧部，此后与皮质脊髓束伴行至脑桥和延髓。该束在脑干的下行过程中陆续发出纤维到相应的脑神经运动核，其中大部分纤维终止于双侧脑神经运动核，包括动眼神经核、滑车神经核、三叉神经运动核、展神经核、面神经核上部（支配额肌和眼轮匝肌）、疑核和副神经脊髓核，分别支配眼外肌、咀嚼肌、面上部表情肌、咽喉肌、胸锁乳突肌和斜方肌；小部分纤维交叉到对侧，止于面神经核下部和舌下神经核，分别支配面下部表情肌和舌肌。由此可知，面神经核下部和舌下神经核只接受对侧皮质核束的支配，而其他脑神经运动核均接受双侧皮质核束的支配。故当一侧皮质核束受损时（核上瘫），只出现对侧面下部肌和对侧舌肌的瘫痪，表现为口角偏向患侧（健侧鼻唇沟消失）、流涎，不能鼓腮、露齿，伸舌时舌尖偏向健侧。而当一侧面神经（包括面神经核）受损时（核下瘫），会出现患侧所有面肌的瘫痪，表现为额纹消失，不能闭眼，口角偏向健侧。一侧舌下神经（包括舌下神经核）受损时，会出现患侧舌肌的瘫痪，表现为患侧舌肌萎缩，伸舌时舌尖偏向患侧。

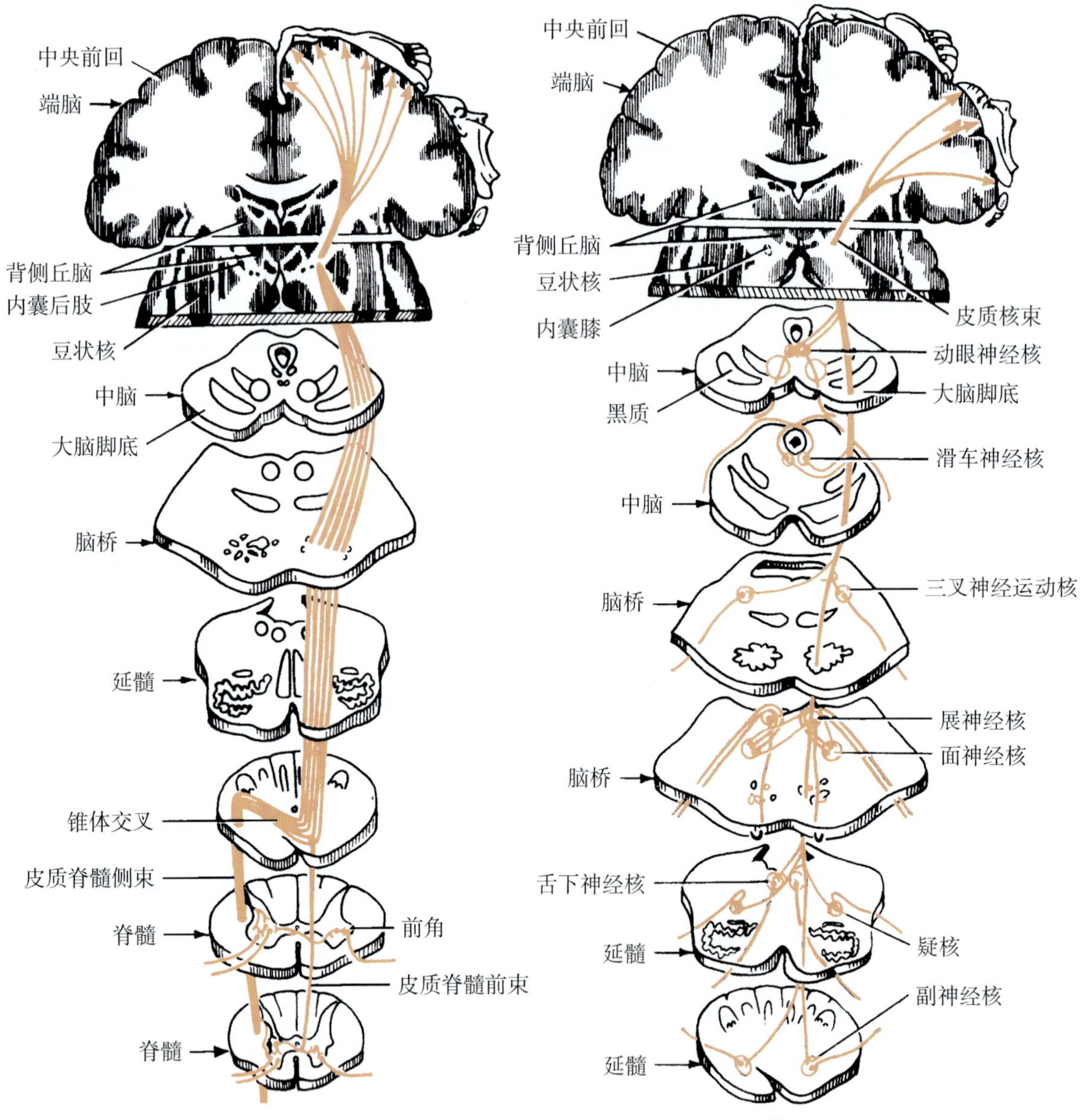

图 4-61 锥体系示意图
A. 皮质脊髓束；B. 皮质脑干束

（3）上运动神经元（锥体系）和下运动神经元损伤：如前所述，在传统解剖学中，上运动神经元主要指锥体系传导通路的中央前回运动区和中央旁小叶前部的锥体细胞及轴突。在本节中，将传统解剖学的上运动神经元表述为"上运动神经元（锥体系）"。随着神经科学的发展，对上运动神经元的理解也更加全面。广义上认为，在高位中枢（皮质和脑干内）内，负责发出指令并调节下运动神经元活动的神经元，均称为上运动神经元。在本节中，上运动神经元是位于高位中枢（皮质和脑干内）的上运动神经元。

下运动神经元由位于脊髓灰质的前角细胞和位于脑干的脑神经运动核组成。兴奋下运动神经元直接引起肌肉收缩。下运动神经元接受和整合来自锥体系统、锥体外系统和小脑系统等各方面的信息，将冲动传给骨骼肌，引起肌肉收缩。除参与随意运动外，下运动神经元也参与反射运动（如牵张反射等）和节律性运动等。

锥体系对随意运动的调控是通过上运动神经元（锥体系）和下运动神经元的完整性实现的，若其完整性受到损伤，就会导致瘫痪。但不同部位损伤所产生的症状有所不同：上运动神经元损伤表现为：①随意运动障碍；②肌张力增高，出现痉挛性瘫痪（硬瘫）；③深反射亢进，浅反射（如腹壁反射和提睾反射等）减弱或消失；④出现病理反射，如巴宾斯基征等；⑤短期无肌萎缩。这些症状大多为上运动神经元对下运动神经元抑制作用丧失所致。

下运动神经元严重损伤后导致反射弧中断，效应器失去神经的直接支配和营养，出现较为严重的运动障碍，表现为：①随意运动障碍；②肌张力降低，出现弛缓性瘫痪（软瘫）；③深反射和浅反射均消失；④无病理反射；⑤出现肌萎缩。这些症状均为失去神经直接支配所致。

2．锥体外系　从广义上讲，锥体外系是指锥体系以外影响和控制躯体运动的所有传导通路，包括纹状体系统和小脑系统。目前锥体外系的解剖生理尚不完全明了，涉及脑内许多结构，包括大脑皮质、纹状体、小脑、背侧丘脑、底丘脑核、中脑顶盖、红核、黑质、脑桥核、前庭核、脑干网状结构以及它们之间的联络纤维等，共同组成许多复杂的神经环路。在种系发生上，锥体外系较为古老，从鱼类开始出现，在鸟类则是控制全身运动的主要系统。而到了哺乳类（特别是人类），由于大脑皮质和锥体系的高度发达，锥体外系逐渐退居辅助地位。锥体外系的主要环路包括：①皮质 - 新纹状体 - 苍白球 - 丘脑 - 皮质环路；②新纹状体 - 黑质 - 新纹状体环路；③皮质 - 脑桥 - 小脑 - 皮质环路等。

狭义的锥体外系主要指纹状体系统。纹状体系统包括：纹状体（尾状核、壳核和苍白球）、黑质及底丘脑核，总称为基底核。基底核与大脑皮质和丘脑等结构有广泛纤维联系，其内部也存在复杂的纤维联系。基底核的结构、纤维联系和功能，详见本节"五、基底核对躯体运动的调节"。

人类锥体外系的主要功能是调节肌张力、协调肌肉运动、维持体态姿势、完成习惯性和节律性的动作等，如走路时的双臂自然摆动和某些防御性反应等。损伤后出现肌张力变化和不自主运动两大症状，如帕金森病和舞蹈病等。

锥体系和锥体外系在运动功能上是一个不可分割的整体。锥体外系在锥体系的主导下进行，锥体系是运动的发起者，而锥体外系为锥体系的活动提供最适宜的完成条件。只有在锥体外系保持肌张力稳定协调的前提下，锥体系才能完成一些精确的随意运动。例如锥体系发动精细运动（如书法或刺绣等），必须在锥体外系的参与下来保持肢体的协调与稳定。大脑皮质通过发出大量的下行纤维调控锥体外系。

值得一提的是，有学者认为，"锥体外系"这个术语的含义不够明确，属于历史性术语，目前已很少使用。

（四）控制躯体运动的三个水平

随着神经生物学的发展，科学家们将中枢运动控制系统分为三个水平。①最高水平：包括大脑皮质联络区、基底核和大脑小脑。主要负责运动的战略（strategy），对复杂运动做出计划，如确定运动的目标和达到目标的最佳策略。②中间水平：运动皮质和脊髓小脑。负责运动的战术（tactics），主要负责运动指令的发出和运动的协调。③最低水平：脑干和脊髓。负责运动的执行（execution）（表 4-3）。

表 4-3　运动控制的三个水平

水平	结构	功能
高	大脑皮质联络区、基底核和大脑小脑	运动战略
中	运动皮质和脊髓小脑	运动战术
低	脑干和脊髓	运动执行

脊髓前角的运动神经元直接支配骨骼肌，兴奋时骨骼肌收缩，脊髓内的下运动神经元除受到脊髓内局部环路的影响外，还受大脑皮质及脑干内上运动神经元的支配和协调。

脑干中也存在直接支配肌肉的下运动神经元。但脑干的主要作用是承上启下控制运动。脑干中的上运动神经元将运动皮质下达的运动指令和脊髓上传的信息进行整合，再通过脑干下行通路来调节脊髓和脑干内的下运动神经元，进行节律运动和姿势控制。

小脑是运动调控非常重要的结构。大脑小脑参与运动的策划和复杂运动的编程。在随意运动的执行过程中，脊髓小脑可以接受本体感觉、头面部躯体感觉和视听觉信息的传入，可以根据实际运动反馈的信息，与运动指令进行对比，探测运动误差并向运动皮质发出信号，以便及时修正，使运动更精确。脊髓小脑还可以调节肌紧张。

大脑皮质调控随意运动是非常复杂的过程，参与的主要区域包括：初级运动皮质、次级运动皮质、后顶叶皮质和背侧前额叶。这些脑区位于运动调控的不同水平，其中后顶叶皮质可以整合视觉及躯体感觉等信息，参与运动策略的制订和运动编程等，背侧前额叶参与运动策略的选择，次级运动皮质参与运动编程、运动的规划和准备，而初级运动皮质负责发出随意运动的指令。

基底核接受大脑皮质广泛区域的传入，再将信息发送至次级运动皮质，参与运动的策划、准备以及负责运动的编程。

运动皮质可以通过脑干的上运动神经元调节脊髓运动神经元的活动，也可以直接控制脊髓运动神经元的活动。这样可以提供运动控制的多样性选择，对神经系统损伤后的修复和代偿很有意义。另外，神经系统对姿势的调控也是顺利完成运动的基础。

二、脊髓对姿势和躯体运动的调节

（一）脊髓前角的运动神经元和中间神经元

脊髓灰质前角的运动神经元，主要有α运动神经元和γ运动神经元两类，还有功能尚不明确的β运动神经元。另外，脊髓前角还存在大量的中间神经元，参与组成不同的环路，协调肌肉的运动。

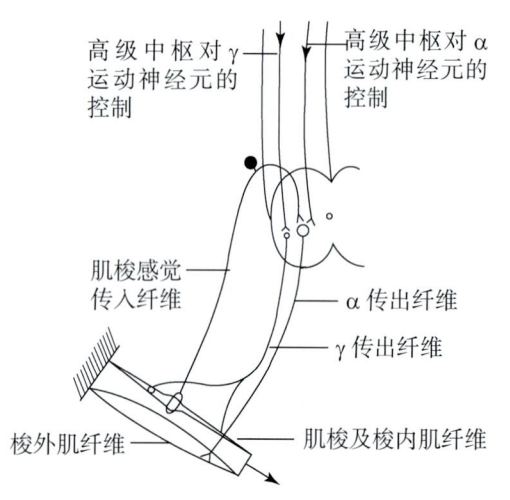

图 4-62　脊髓运动神经元对骨骼肌的支配示意图

1. α运动神经元　α运动神经元胞体大（直径 ≤ 70 μm，平均 25 μm 以上），轴突粗、有髓鞘（直径 12 ~ 20 μm），其轴突末梢在所支配的骨骼肌中分成许多分支，每一分支会支配一根梭外肌纤维。一个α运动神经元及其末梢支配的所有肌纤维组成的功能单位称为运动单位（motor unit）。运动单位是运动输出的最小功能单位。当α运动神经元兴奋时，使其支配的所有肌纤维同时发生收缩（图 4-62）。不同运动单位所包含的肌纤维数量差异很大，由α运动神经元的轴突末梢分支数目决定。运动单位小（如一个支配眼外肌的α运动神经元，可支配 6 ~ 11 根肌纤维），有利于肌肉的精细运动。运动单位大（如一个支配腓肠肌的α运动神经元，可支配 1000 ~ 2000 根肌纤维），有利于产生巨大的肌肉收缩力。同一个运动单位的肌纤维可与其他运动单位的肌纤维交叉分布。因此，即使只有少数运动神经元活动，在肌肉中产生的张力也是均匀的。通常，一块肌肉会接受许多α运动神经元的支配，支配同一块肌肉的所有α运动神经元称为运动神经元集群或者运动神经元池（motor neuron pool），其功能是使其支配肌肉的收缩和舒张程度符合运动的需要。

典型的α运动神经元表面可能有大约1万个突触位点，约2000个在其胞体上，其余均在树突上。这些神经元具有如此庞大的突触位点，表明它们能汇聚大量的传入信息。α运动神经元不仅接受来自躯干及四肢皮肤、肌肉和关节感受器的外周传入信息，同时也接受来自脑干至皮质各级高位中枢下达的运动调控指令。α运动神经元汇聚各类信息后发出适宜的传出冲动，引起所支配骨骼肌的梭外肌纤维收缩，从而完成各种反射运动，调节姿势，执行随意运动等。因此，α运动神经元被称为躯体运动反射的最后公路（final common path）。

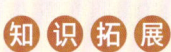

骨骼肌纤维的分类

骨骼肌纤维根据结构和功能的不同，可以分为慢肌纤维（Ⅰ型纤维）、易疲劳快肌纤维（ⅡB型纤维）和抗疲劳快肌纤维（ⅡA型纤维）。①慢肌纤维：含有大量肌红蛋白，毛细血管丰富，故外观呈红色。慢肌纤维肌质网不够发达，ATP分解速度慢，因此收缩和舒张的速度较慢。慢肌纤维产生的肌力较低，但其供氧多且含有大量线粒体，因而收缩时间较长，耐疲劳。主要分布于维持直立姿势的肌肉，例如腿部的抗重力肌。②易疲劳快肌纤维：含有较少的肌红蛋白和毛细血管，故外观呈白色。它们含有的肌质网发达，ATP酶活力较高，肌肉收缩较迅速且肌力较高，但线粒体较少，主要进行厌氧代谢，容易疲劳。快肌纤维对于需要快速收缩且较大肌力的运动非常重要，例如奔跑和跳跃。③抗疲劳快肌纤维的特性介于慢肌纤维和易疲劳快肌纤维之间，可快速产生较大的肌力，但不易疲劳。

运动单位的分类

根据肌纤维的特性，运动单位相应地分为三种类型（表4-4）：慢速收缩运动单位（slow，S型）、快速收缩抗疲劳运动单位（fast fatigue resistant，FFR型）和快速收缩易疲劳运动单位（fast fatigue，FF型）。①S型运动单位：包含慢肌纤维。支配该运动单位的α运动神经元胞体较小，轴突细且传导速度较慢，有稳定的低频放电。这种运动单位的收缩速度慢，收缩张力小，持续时间长，疲劳出现晚。②FFR型运动单位：包含抗疲劳快肌纤维。其α运动神经元胞体大小中等、轴突直径中等、轴突传导速度中等。该运动单位收缩速度较快，收缩张力较大，持续时间较长，疲劳出现较晚。③FF型运动单位：包含易疲劳快肌纤维。其α运动神经元胞体大，轴突直径粗，传导速度较快，偶有高频爆发式放电。该运动单位收缩速度快，收缩张力大，持续时间短，疲劳出现早。值得一提的是，同一个运动单位所含肌纤维都是同一类型的。

表4-4 运动单位分类

	慢速收缩运动单位（S型）	快速收缩抗疲劳运动单位（FFR型）	快速收缩易疲劳运动单位（FF型）
α运动神经元	胞体小，轴突传导慢	胞体大小中等，轴突传导速度中等	胞体大，轴突传导快
肌纤维	慢肌纤维（Ⅰ型纤维）	抗疲劳快肌纤维（ⅡA型纤维）	易疲劳快肌纤维（ⅡB型纤维）
收缩速度	慢	较快	快
肌力	弱	中等	强
疲劳性	抗疲劳	抗疲劳	易疲劳

2. γ运动神经元　γ运动神经元的胞体较小（15～25 μm），轴突较细、有髓鞘（直径1～8 μm），散布在支配同一肌肉的α运动神经元之间，其轴突末梢支配肌梭的梭内肌纤维（图4-62）。γ运动神经元的兴奋性较高，能保持高频放电，调节梭内肌纤维的长度，维持肌梭对牵拉刺激的敏感性。根据功能的不同，γ运动神经元可以分为静态γ运动神经元（static gamma motor neuron）和动态γ运动神经元（dynamic gamma motor neuron）。

α运动神经元和γ运动神经元可以直接支配肌纤维，使肌肉收缩，它们统称为下运动神经元。除脊髓外，脑干内参与皮质核束组成的脑神经运动核（如动眼神经核、滑车神经核、展神经核、三叉神经运动核和面神经核等）也存在下运动神经元，可以控制眼肌和咀嚼肌等部位的运动。因此，下运动神经元存在于脊髓和脑干内。

脊髓前角的运动神经元排列成纵柱状。支配躯干部肌肉的运动神经元分布在脊髓的所有节段，且位于前角最内侧。支配上肢肌肉的运动神经元集群位于颈膨大处，支配下肢肌肉的运动神经元则在腰膨大处，也就是说支配肢体肌肉的运动神经元主要集中在脊髓的颈段和腰骶段，且位于前角外侧。运动神经元在同一脊髓平面的分布具有一定的规律。控制屈肌的运动神经元位于背侧，控制伸肌的运动神经元位于腹侧。控制肢体近侧肌肉的运动神经元位于内侧，控制远端肌肉的运动神经元位于外侧。

3. 中间神经元　脊髓中间神经元体积较小，数量是运动神经元的30多倍。大多数到达α运动神经元的输入来自脊髓中间神经元。脊髓中间神经元可以与初级感觉传入纤维、皮质的下行投射和下运动神经元轴突侧支形成突触联系。它们可以将各种输入的信息整合后再调控不同肌群运动神经元的活动，产生协调性肌肉收缩活动的运动程序。脊髓中间神经元有兴奋性和抑制性两类，其作用非常重要也很复杂。脊髓中间神经元可以相互连接形成网络，将一个传入冲动变成连续多次冲动，在时间上放大信号，也可将传入冲动扩散到多个脊髓节段的神经元，在空间上放大信号。抑制性中间神经元可以将兴奋性的信号转变为抑制性信号。例如当运动指令到达脊髓运动神经元的同时，可以通过中间神经元抑制支配拮抗肌的运动神经元，使拮抗肌舒张，保证运动的协调进行。总之，脊髓中间神经元是产生脊髓运动程序神经环路的重要组成部分。

（二）脊髓反射的特殊感受器

肌梭和腱器官是骨骼肌内的两种牵张感受器，它们的激活能触发几种重要的脊髓反射，这些反射对维持机体姿势非常重要。

1. 肌梭（muscle spindle）　肌梭是可以感受肌肉长度变化或牵拉刺激的感受器，长约10 mm，直径约0.1 mm，呈梭形，位于骨骼肌的肌纤维（即梭外肌纤维，extrafusal fiber）之间，与梭外肌纤维平行排列。肌梭外层有结缔组织囊包裹，内含6～12根肌纤维，即梭内肌纤维（intrafusal fiber）。梭内肌纤维由位于中间的感受装置（非收缩成分）和两端的收缩成分构成，二者呈串联关系。梭外肌纤维接受α运动神经元传出神经的支配，梭内肌纤维接受γ运动神经元传出神经的支配（图4-63）。

肌梭的传入纤维有Ⅰa类和Ⅱ类纤维。梭外肌纤维受到牵拉或梭内肌纤维收缩时，梭内肌会被牵拉，感受器将神经冲动传入中枢。Ⅰa类传入纤维传导速度快，属于快传纤维，具有螺旋状末梢。Ⅰa类纤维主要检测肌肉的长度和长度变化的速度。Ⅱ类传入纤维传导速度较Ⅰa类慢，属于慢传纤维，具有花枝状末梢。Ⅱ类纤维主要检测肌肉的长度变化。

当肌肉被拉长时，梭内肌纤维受到牵拉，神经末梢发生形变，会将机械信号转换为细胞膜电位的改变，Ⅰa类纤维传入冲动发放快速增加，使得支配梭外肌的α运动神经元兴奋，肌肉收缩。此时，肌梭也缩短，感受装置受到的牵拉减少，Ⅰa类纤维传入冲动发放减少或消失。当肌梭松弛后是否就会停止工作，不再向脊髓提供肌肉长度的信息呢？此时，如果γ运动神经元同时兴奋，会引起梭内肌收缩，维持肌梭的工作状态，使得肌梭的Ⅰa类传入纤维的放电得以持续。人体在进行随意运动时，脑的下行指令可以使 α 和 γ 运动神经元同时激活。这样，当梭外肌收缩时，由于 γ 运动神经元的激活，使得梭内肌两端的收缩成分同时收缩，防止肌梭因受到牵拉刺激减少而停止放电，使肌梭的传入冲动持续进行，所以 γ 运动神经元的作用为调节肌梭对牵拉刺激的敏感性。无论肌肉现在是何长度，都可以将肌肉的长度信息向中枢传送。这种在运动时同时兴奋的模式称为 α-γ 共同激活（α-γ coactivation）。γ 运动神经元激活，使梭内肌收缩，从而提高肌梭对牵拉刺激的敏感性，传入冲动增加，引起支配同一块肌肉的 α 运动神经元兴奋，梭外肌收缩，这一反射途径为 γ 环路（γ loop）。

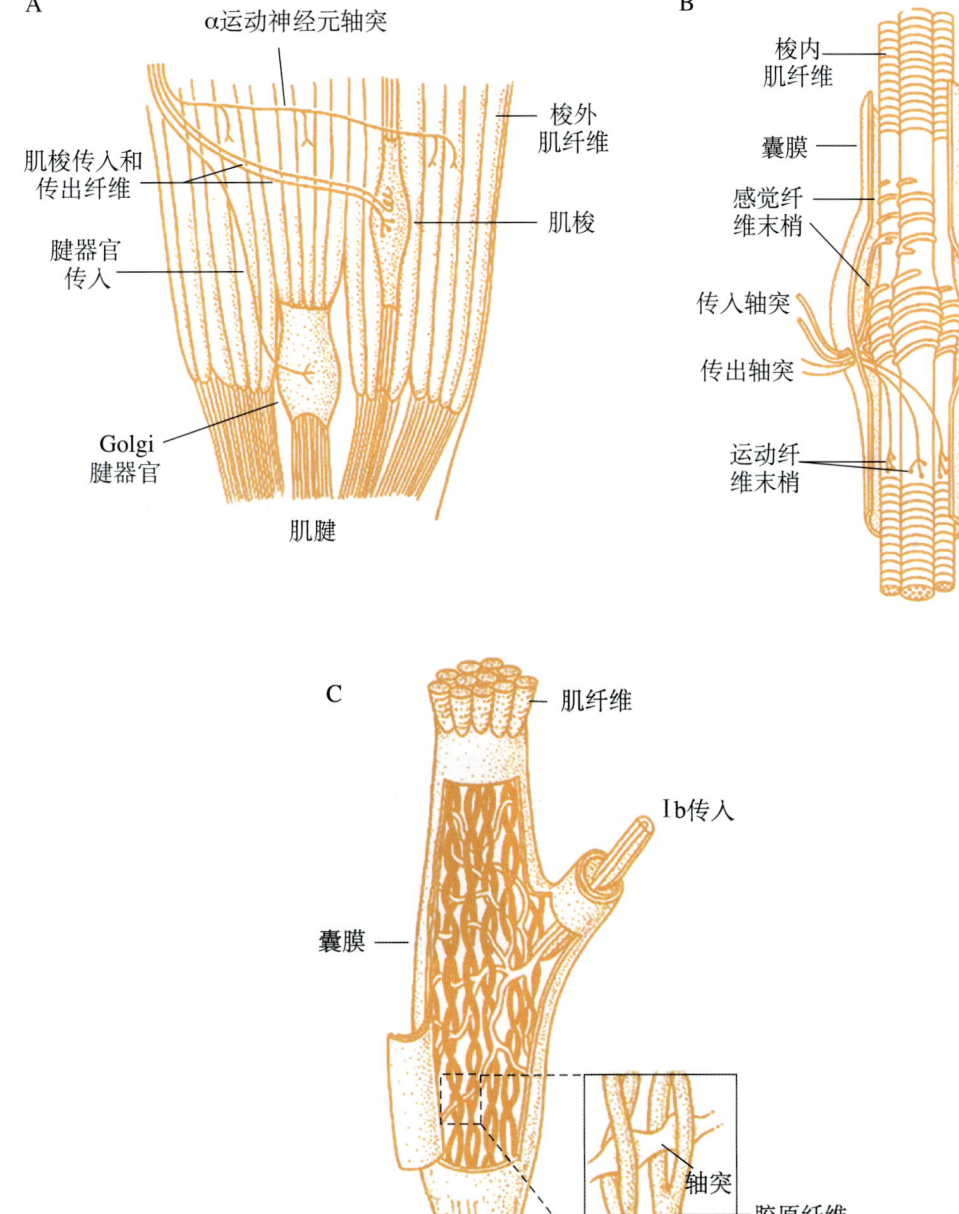

图 4-63　骨骼肌、肌梭和腱器官的示意图
A. 骨骼肌；B. 肌梭；C. 腱器官

2. 腱器官（tendon organ） 腱器官是可以感受肌肉张力变化的感受器，长 0.5～1 mm，直径约 0.1 mm，为囊状结构，位于骨骼肌肌肉与肌腱的连接部，与梭外肌纤维串联排列。腱器官内的胶原纤维束相互交织形成辫状结构。腱器官的感觉末梢为Ⅰb类纤维，它可缠绕在胶原纤维束中。当肌腱受到牵拉时，胶原纤维束被拉直，压迫Ⅰb类纤维的末梢，引起末梢发放冲动（图 4-63）。

（三）脊髓反射

脊髓对运动和姿势的调节是通过各种脊髓反射来完成的。脊髓反射（spinal reflex）是反射弧中枢在脊髓，并且由脊髓环路调控的反射。脊髓反射主要包括牵张反射、腱器官反射、屈肌反射、对侧伸肌反射和节间反射等。

1. 牵张反射（stretch reflex） 指有神经支配的骨骼肌在受到外力牵拉刺激时，能引起被牵拉肌肉发生收缩的反射，是维持姿势及完成运动的基础。

牵张反射的感受器是肌梭，传入纤维是Ⅰa类纤维或Ⅱ类纤维。如图 4-64 所示，当肌肉受到外力牵拉时，肌梭感受装置也被拉长，Ⅰa类纤维或Ⅱ类纤维传入冲动增加，动作电位传入脊髓前角，引起支配同一肌肉的α运动神经元兴奋，使梭外肌收缩，形成一次反射。当Ⅰa类或Ⅱ类纤维兴奋α运动神经元的同时，其侧支也会投射到脊髓抑制性中间神经元，后者会抑制支配拮抗肌的α运动神经元，使拮抗肌舒张，利于反射的完成。肌肉收缩伴随着拮抗肌舒张的过程称为交互抑制（reciprocal inhibition）。

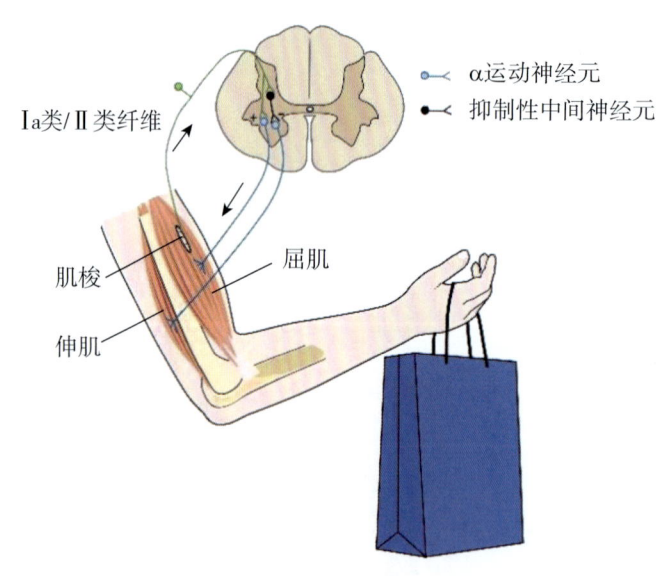

图 4-64 牵张反射的过程

牵张反射有两种类型，分别是腱反射和肌紧张（表 4-5）。

（1）腱反射（tendon reflex）：也被称为位相性牵张反射。敲击肌腱，快速牵拉肌肉后，引起肌肉快速收缩，产生明显的动作。腱反射的传入纤维是轴突最粗、传导速度最快的Ⅰa类纤维。效应器主要是收缩速度快的快肌纤维。完成反射的时间很短，约 0.7 ms，属于单突触反射。叩击膝盖下方的股四头肌肌腱引起股四头肌迅速收缩、小腿伸直的膝反射，就是典型的腱反射。

（2）肌紧张（muscle tone）：也被称为紧张性牵张反射。缓慢持续牵拉肌腱（肌肉），引起肌肉轻度、抵抗性、持续性的收缩状态，但不表现为明显的动作。肌紧张主要调节肌肉的紧张度，是保持身体平衡和维持姿势的最基本的反射，是进行复杂运动的基础。肌紧张的传入纤维主要是Ⅱ类纤维，也有Ⅰa类纤维。效应器主要是收缩速度慢、但不易疲劳的慢肌纤维。肌紧张是多突触反射。同一肌肉内不同运动单位可以交替性收缩，因此可以持久进行而不易疲劳。例如当人直立时，膝关节在重力作用下趋向弯曲，股四头肌被牵拉，反射性地引起股四头肌轻度持续收缩，肌张力增加，对抗膝关节弯曲，维持站立姿势。生理情况下，肌肉在静息状态下会有一定程度的伸长，故可保持一定的张力，称为肌张力。

表 4-5 腱反射和肌紧张的比较

	腱反射	肌紧张
产生原因	快速牵拉肌腱	缓慢持续牵拉肌腱
感受器	肌梭（主要是动态核袋纤维）	肌梭（主要是核链纤维）
传入纤维	主要是 Ia 类纤维	主要是 II 类纤维
反射弧	单突触反射（潜伏期短）	多突触反射（潜伏期长）
收缩成分	主要是快肌纤维	主要是慢肌纤维
收缩特点	同步性快速收缩	持续交替收缩，不易疲劳
生理意义	了解神经系统的功能状态，反射弧受损时减弱，高位中枢病变时亢进	维持姿势和肌张力，也可反映神经系统的功能

伸肌和屈肌都有牵张反射。人类的牵张反射主要发生在伸肌，因为伸肌是人类的抗重力肌。临床上常通过检查腱反射和肌紧张（肌张力）来反映神经系统的功能（表4-6）。腱反射和肌张力减弱或消失提示反射弧受损或中断。如脊髓前角灰质炎。而腱反射和肌张力亢进提示脊髓运动神经元以上的高位中枢病变，因为正常情况下牵张反射受高位神经中枢的抑制。如锥体束病变的患者出现霍夫曼征（Hoffman sign）阳性。霍夫曼征阳性是一种亢进的牵张反射，属于病理性反射。其检查方法是，检查者以左手握住患者手腕上方，使其腕部略背屈，右手示指和中指夹住患者中指第二指节，拇指向下迅速弹刮患者的中指指盖，阳性反应为除中指外其余各指的屈曲动作。

表 4-6 临床常用的腱反射检查

名称	检查方法	中枢位置	效应
肘反射	叩击肱二头肌肌腱	颈 5～7 节段	肘部屈曲
膝反射	叩击股四头肌肌腱	腰 2～4 节段	小腿伸直
跟腱反射	叩击跟腱	腰 5～骶 2 节段	足部跖屈

2．腱器官反射　腱器官反射也是一个重要的脊髓反射（图 4-65）。其感受器是腱器官，传入纤维是 Ib 类纤维，产生的效应是抑制脊髓前角支配同一块肌肉的 α 运动神经元。过程如下：肌肉受外力牵拉力量进一步增加时，可引起腱器官兴奋（兴奋阈值高于肌梭），其传入冲动经 Ib 类纤维传入脊髓，通过中间神经元对同一肌肉的 α 运动神经元起抑制作用，使其活动减弱、减慢，反射性地保护肌肉不至于被过分牵拉和撕裂。同时，还能解除其拮抗肌所受的抑制（表 4-7）。腱器官兴奋产生的反射效应与牵张反射相反，故称为反牵张反射（inverse stretch reflex）。腱器官反射与肌梭牵张反射是互相配合、互相制约的。

腱器官、肌梭以及前庭器官等共同参与的生理性反射，是维持身体肌肉紧张和姿势平衡的重要生理反射活动。

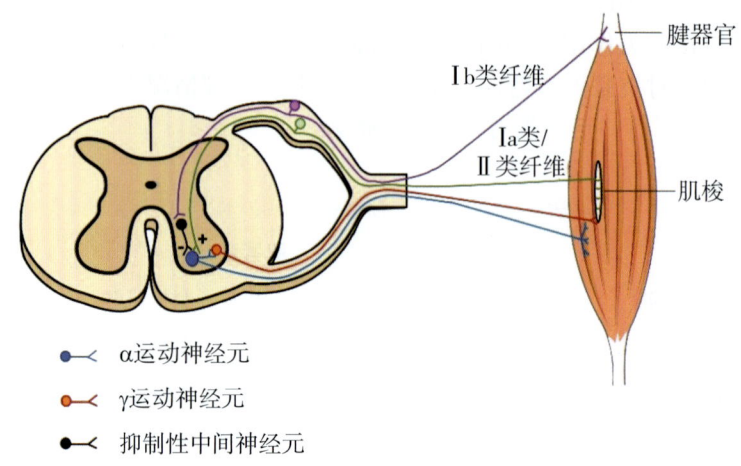

- α运动神经元
- γ运动神经元
- 抑制性中间神经元

图 4-65　牵张反射与腱器官反射的反射弧

表 4-7　肌梭和腱器官的比较

	肌梭	腱器官
分布	位于梭外肌之间，与梭外肌平行，呈并联排列	位于肌纤维与肌腱之间，与梭外肌呈串联排列
感受信号	肌肉长度的变化	肌肉张力的变化
传入纤维	Ⅰa类/Ⅱ类纤维	Ⅰb类纤维
效应	兴奋同一肌肉的α运动神经元	抑制同一肌肉的α运动神经元
意义	维持姿势及完成运动的基础	避免肌肉被过度牵拉而受损

3．屈肌反射和对侧伸肌反射　当肢体皮肤受到伤害性刺激时，可反射性地引起受刺激侧肢体的屈肌收缩、伸肌舒张，使肢体屈曲，称为屈肌反射（flexor reflex）。屈肌反射是多突触反射，其感受器是包括皮肤的痛觉感受器在内的多种感受器，其传入纤维到达脊髓相应节段后，通过一个或几个中间神经元兴奋同侧肢体的屈肌运动神经元，使该肢体的屈肌收缩，同时抑制同侧肢体的伸肌运动神经元，使该侧肢体的伸肌舒张。屈肌反射的意义是避开伤害性刺激，但不属于姿势反射。屈肌反射的程度与伤害性刺激的强度有关。例如给予足底皮肤施加较弱的刺激，会引起踝关节的屈曲。随着刺激强度进一步增强，膝关节和髋关节可发生屈曲。如果刺激强度达到一定程度，在同侧肢体屈曲收缩（屈肌收缩、伸肌舒张）的基础上，会引起对侧肢体伸直（伸肌收缩、屈肌舒张）的反应，称为对侧伸肌反射（crossed extensor reflex）。它是保持身体平衡和维持躯体姿势的反射（图 4-66）。

当人类的锥体束损伤或大脑皮质运动区发生功能障碍时，脊髓失去高位中枢的控制，可出现一种原始的屈肌反射，属于病理性反射，如巴宾斯基征（Babinski sign）阳性。例如用竹签轻划患者足底外侧，由足跟向前至小趾根部转向内侧，正常（阴性）反应为所有足趾屈曲，阳性反应为出现拇趾背屈，其余各趾呈扇形展开。巴宾斯基征是临床常用的检查，用来判断皮质脊髓侧束的功能。但需注意，婴幼儿在两岁之前由于锥体束发育尚不成熟，或成年人在麻醉或深睡眠情况下，因为皮质对脊髓抑制的减弱或解除，可能会出现巴宾斯基征阳性。

4．节间反射　将四肢行走动物的脊髓和高位中枢离断后，动物仍会出现一定程度的爬行动作，前后肢的活动可以协调，这种反射称为节间反射（intersegmental reflex）。该反射的出现是因为脊髓内存在一种脊髓固有神经元。脊髓固有神经元是指其纤维分布范围局限在脊髓内的中间神经元，其胞体位于灰质的中间部，轴突进入邻近的白质并在其中向上或向下行经不同的距离后，再次进入灰质，终止于邻近节段的中间神经元或运动神经元。脊髓固有神经元接受来自外周的感觉传入以及高位中枢的下行通路控制，同时可与相邻节段的脊髓中间神经元或运动神经元形成突触联系，从而协调肢体活动。正常动物在行走时，可能部分使用了节间反射的神经元环路。

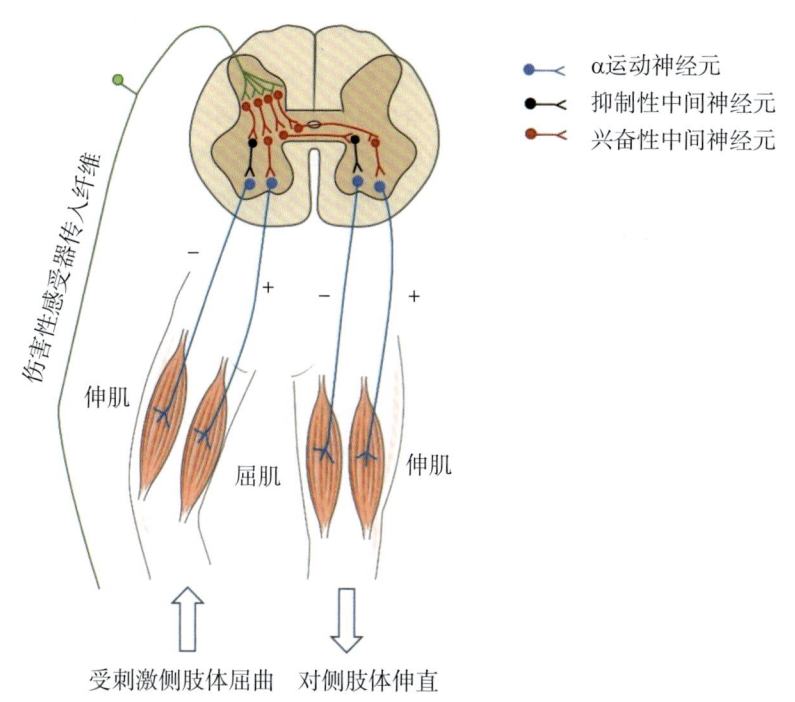

图 4-66　屈肌反射和对侧伸肌反射的反射弧

5．脊髓的中枢模式发生器　控制行走、跑步等协调性节律性运动的环路位于脊髓。产生节律性运动指令的神经环路被称为中枢模式发生器（central pattern generator，CPG）。节律性运动指令的产生机制目前还不是特别清楚，可能与脊髓中间神经元的细胞膜特性和细胞间的突触联系有关。

（四）脊髓损伤对运动调控的影响

脊髓下运动神经元损伤，所支配的肌肉将无法收缩，会出现骨骼肌瘫痪、肌张力下降、腱反射减弱或消失（软瘫）等表现。失去了神经支配后，肌肉会发生萎缩。另外，肌肉会代偿性合成大量的乙酰胆碱受体，分布在整个肌肉表面，使肌肉变得很敏感，在乙酰胆碱的刺激下，发生纤维颤动或肌束颤动。常见的下运动神经元损伤疾病有：脊髓灰质炎（小儿麻痹症），它是由于脊髓灰质炎病毒感染运动神经元而发病；肌萎缩侧索硬化症（amyotrophic lateral sclerosis，ALS），俗称渐冻症，患者脊髓α运动神经元的退行性变。但需要注意的是，在ALS疾病发展过程中，不仅累及下运动神经元，也会累及上运动神经元。

> **知识拓展**
>
> ### 脊休克
>
> 如果突然横断动物或人的脊髓，断面以下的脊髓会暂时丧失反射活动的能力，进入无反应状态，称为脊休克（spinal shock）。在动物实验中，常在第5颈段脊髓水平以下切断脊髓（保留膈神经对呼吸运动的支配），这种将脊髓与高位中枢之间离断的动物称为脊动物。脊休克发生的机制是由于横断面以下的脊髓突然失去了高位中枢（如大脑皮质、脑干网状结构和前庭核等）的下行调控作用。
>
> 脊休克主要表现：横断面以下躯体和内脏反射均减弱或消退。具体包括骨骼肌反射消失，肌张力下降或消失；外周血管扩张，血压下降，发汗反射消失，尿便潴留；感觉减弱或消失。
>
> 脊休克是一种暂时现象，脊髓反射活动可逐渐恢复，但断面水平以下的随意运动和感知觉将永久丧失。脊休克可以恢复，说明脊髓可以完成一些简单的反射活动。脊休克的恢复速度与动物进化程度有关，进化程度越高的动物，其恢复越慢。例如蛙在脊髓离断后几分钟即可恢复，犬和猫需要数天，人因外伤发生脊休克后，需要数周或数月才能恢复。另外，简单和原始的反射（如屈肌反射）可以先恢复，复杂反射（如对侧伸肌反射等）后恢复。血压会逐渐恢复，并出现排便和排尿反射。脊休克恢复后，出现屈肌反射增强，对侧伸肌反射减弱，提示生理情况下高位中枢的下行调控有抑制和易化两方面作用（如抑制屈肌反射、易化伸肌反射）。

三、脑干对肌紧张和姿势的调控

在运动系统调控中，脑干起到上下沟通的作用。脑干内存在抑制和易化肌紧张的区域，在肌紧张的调节中发挥重要作用。脑干通过对肌紧张的调节，可完成各种复杂的姿势反射，如状态反射、翻正反射等。

（一）脑干对肌紧张的调控

1. 脑干网状结构抑制区和易化区 脑干对脊髓运动神经元的调节具有双重性，既有易化作用，又有抑制作用。电刺激脑干网状结构，可以发现这里存在着抑制或加强肌紧张的区域，分别称为抑制区（inhibitory area）和易化区（facilitatory area）（图4-67）。抑制区位于延髓网状结构的腹内侧部分。易化区比较广泛，包括延髓网状结构的背外侧部分、脑桥被盖、中脑的中央灰质及被盖。抑制区主要通过下行纤维抑制运动神经元。

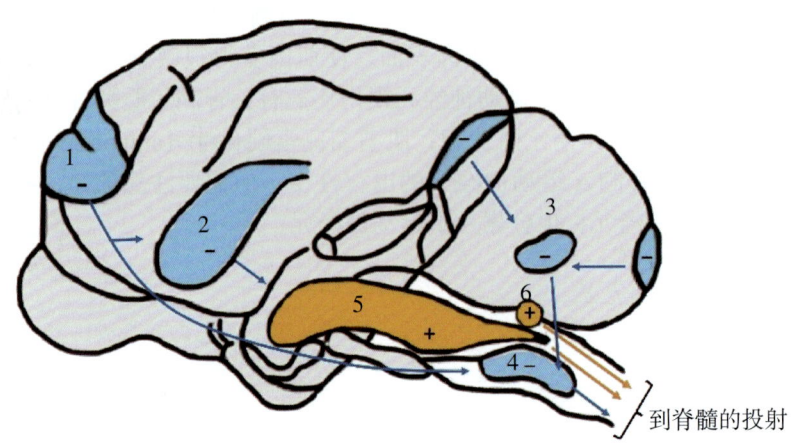

图4-88 猫脑内肌紧张抑制区和易化区及下行通路示意图

1. 大脑皮质抑制区；2. 纹状体抑制区；3. 小脑抑制区；4. 网状结构抑制区；5. 网状结构易化区；6. 前庭核易化区
蓝色箭头表示下行抑制通路，橙色箭头表示下行易化通路

除了脑干外，大脑的其他部位也存在着调节肌紧张的区域。例如大脑皮质运动区、纹状体、小脑前叶蚓部等，可以通过加强网状结构抑制区的活动而抑制肌紧张。而前庭核、小脑前叶两侧部等可以加强易化区的作用而增强肌紧张。正常情况下，抑制区与易化区相互拮抗并维持相对平衡，易化区的活动稍占优势，从而使各个肌群保持适度的肌紧张。如果因中枢病变造成抑制区或易化区的功能失衡，会出现肌紧张亢进或减弱。

2. 去大脑僵直　抑制区和易化区对肌紧张的影响，可以用去大脑僵直现象加以解释。去大脑僵直现象由英国神经生理学家、诺贝尔奖得主 Sherrington 于 1898 年首次描述。在麻醉动物中脑的上、下丘之间横断脑干后，其肌紧张明显亢进，表现为四肢伸直、坚硬如柱、头尾昂起、脊柱挺直和呈角弓反张状态，称为去大脑僵直（decerebrate rigidity）（图 4-68）。

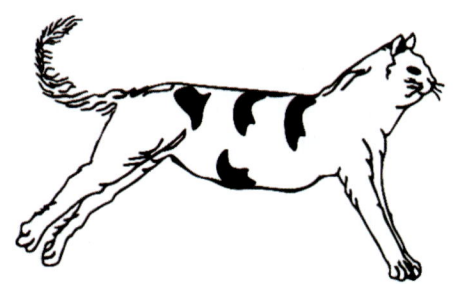

图 4-68　猫去大脑僵直的示意图

去大脑僵直是脑干对肌紧张调控不平衡的结果。在中脑上、下丘横断脑干之后，中断了大脑皮质运动区和纹状体等与网状结构抑制区的功能联系，造成抑制区和易化区之间失衡，使抑制区的活动减弱，易化区的活动明显占优势。在肌肉内注入局部麻醉剂或切断相应的脊髓背根，消除肌梭的传入冲动后，该僵直消失，表明去大脑僵直本质是在脊髓牵张反射基础上建立的，是一种增强的牵张反射，是抗重力肌的紧张性亢进。

在中脑发生损伤、缺血或炎症等疾病时，患者可出现去大脑僵直现象，表现为头后仰，上下肢僵硬伸直，上臂内旋，手指屈曲倒勾。出现去大脑僵直表明病变侵犯到脑干，是预后不良的信号（图 4-69）。

蝶鞍上囊肿引起皮质与皮质下失去联系时，可出现下肢明显的伸肌僵直及上肢的半屈曲状态，称为去皮质僵直（decorticate rigidity）。表现为：患者处于仰卧位且头部姿势正常时，其双下肢伸肌僵直，双上肢呈半屈曲状态；患者处于仰卧但头部转向一侧时，其双下肢伸肌僵直，下颌所指侧上肢僵直，而对侧上肢呈半屈曲状态。由于人体是直立的，抗重力肌在上肢是屈肌，所以上肢的半屈曲状态也是抗重力肌肌紧张增强的表现。

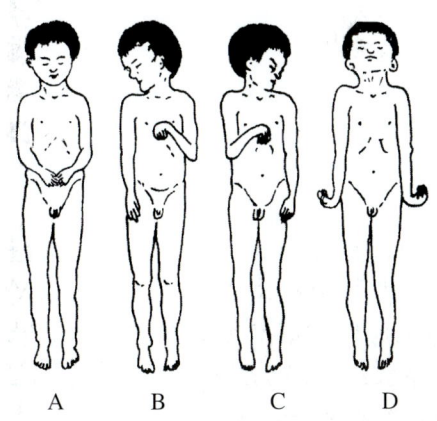

图 4-69　人类去皮质僵直和去大脑僵直的示意图
A～C 为去皮质僵直；D 为去大脑僵直

（二）脑干对姿势反射的调节

姿势反射（postural reflex）是指在中枢神经系统的调节下，骨骼肌能保持紧张性或产生相应的运动，从而保持或改正身体在空间的姿势的反射。牵张反射、对侧伸肌反射和节间反射是在脊髓完成的简单的姿势反射。脑干接受来自前庭器官感受器的传入纤维，可完成一些较复杂的姿势反射，如状态反射和翻正反射等。

1. **状态反射**　头部在空间的位置改变以及头部与躯干的相对位置改变时，反射性地改变躯体肌肉的紧张性，称为状态反射（attitudinal reflex）。正常人由于高位中枢抑制状态反射，不易表现出来，去大脑动物则表现得很明显。状态反射包括以下两类。

（1）迷路紧张反射（tonic labyrinthine reflex）：指头部空间位置改变时，椭圆囊和球囊囊斑上的毛细胞纤毛受重力作用而倒向不同，产生的传入冲动对躯体伸肌紧张性的反射性调节。反射中枢在前庭核，目的为调整头部在空间的位置。

（2）颈紧张反射（tonic neck reflex）：颈部扭曲时，颈椎关节韧带和肌肉本体感受器的传入冲动对四肢肌肉紧张性的反射性调节。表现为头转向一侧时，下颌所指一侧的伸肌紧张性增强；头前俯时前肢伸肌紧张性降低，后肢伸肌紧张性增强；头后仰时前肢伸肌紧张性增强，后肢伸肌紧张性降低。该反射可以调节头部与躯干的相对位置，利于动物在仰视和俯视时保持适当的姿势，反射中枢位于脊髓颈段。

2. **翻正反射**　正常动物可保持站立姿势，如将其推倒，则可翻正过来，此反射称为翻正反射（righting reflex）。如动物四足朝天坠落时，会出现一系列反射活动，最后身体翻正，以四肢着地。当头部位置不正常时，视觉和内耳迷路传入冲动增加，先令头部翻正，此时头部与躯干的相对位置不正常，颈部和躯干肌肉受到刺激，进而使躯干翻正。体操运动员的空翻转体，跳水运动中的转体及篮球转体过人等动作，都要先转头以带动躯体，使动作迅速、协调完成。

▶ **小测试 4-2**

1. 脊髓前角的运动神经元包括哪几类？
2. 当医生敲击受试者髌骨下的股四头肌肌腱时，受试者小腿会迅速弹起。这一现象属于什么反射？该反射的反射弧由什么组成？

四、大脑皮质对躯体运动的调节

（一）大脑皮质运动区

大脑皮质是躯体运动调控的最高级、最复杂的中枢。它接受感觉信息的传入，并根据机体对环境变化的反应和意愿，策划和发起随意运动。目前认为大脑皮质中至少有4个区域参与了躯体运动的控制，分别为初级运动皮质、次级运动皮质、后顶叶皮质和背侧前额叶。

1. **初级运动皮质**　初级运动皮质（primary motor cortex）位于中央前回和中央旁小叶前部，相当于Brodmann分区的4区（图4-70）。该区发出的纤维组成部分锥体束，主要功能是发出运动指令，调节躯体随意运动。

（1）初级运动皮质的躯体定位：初级运动皮质是按躯体定位而组织的，各部位肌肉代表区有以下功能特征：①交叉支配：一侧皮质支配对侧躯体肌肉的运动，头面部肌肉（如与咀嚼运动、咽喉运动及上面部运动有关的肌肉）的支配是双侧性的，但下面部（眼裂以下）和舌肌仍为对侧支配。②倒置分布：运动区的定位从4区顶部到底部为倒立的躯体投影，在4区内侧近中线部是会阴及下肢代表区，中部为躯干、前臂、手指代表区，最外侧靠近外侧沟处为面部（但头面代表区内部为正立的）、舌、咽和喉部代表区（图4-35）。③代表区面积的大小与运动的精细复杂程度相关，而与形体大小无关。参与精细复杂运动的躯体部位的代表区（如手、五指和面部）面积大于其他部位的代表区。④功能定位精确：刺激皮质的特定部位只能引起其支配的个别肌肉的收缩，不会引起肌群的收缩。

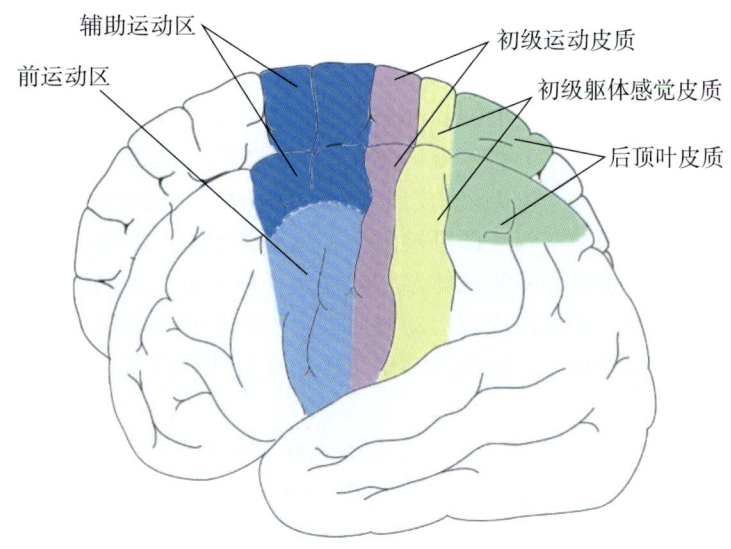

图 4-70　人运动皮质定位和分区的示意图

（2）运动柱：运动皮质中的神经细胞呈柱状纵向排列，组成运动皮质的基本功能单位，称为运动柱（motor column）。利用钨丝微电极插入麻醉猫的皮质深处，以微弱的瞬间电流进行刺激，观察到引起一块肌肉收缩的有效皮质刺激点集中在一个纵向柱状排列的区域内，与躯体感觉皮质和视觉皮质中的功能柱相似。一个运动柱可以控制同一关节几块肌肉的活动，而一块肌肉可接受几个运动柱的控制。

（3）运动皮质神经细胞的分类：运动皮质的结构不同于感觉皮质，其颗粒细胞层（即第Ⅳ层）薄，但位于扣带回的运动区除外。运动皮质中的神经细胞可分为两大类：锥体细胞和非锥体细胞。锥体细胞是主要的传出神经元，顶树突向皮质表面伸展，轴突离开运动皮质到其他皮质或皮质下结构。第Ⅱ、Ⅲ层中的锥体细胞轴突投射至其他皮质区，较浅的细胞投射至同侧皮质（如辅助运动区、前运动区、中央沟后的感觉皮质），较深的经胼胝体投射至对侧皮质。第Ⅴ层的锥体细胞大多数向皮质下结构投射。深部的第Ⅴ层锥体细胞投射到脊髓，其中包括最大的锥体细胞，即 Betz 细胞。较浅的锥体细胞投射至延髓、脑桥和红核。最浅层的锥体细胞投射至纹状体。第Ⅵ层的锥体细胞投射至丘脑，它们也有上行轴突侧支投射至皮质各层。

非锥体细胞包括星形细胞、纺锤细胞和篮状细胞等，多属于抑制性中间神经元。

知识拓展

躯体代表区在运动皮质分布的研究进展

运动皮质中躯体运动定位分布的确定，是通过用微弱的电刺激皮质的不同部位，然后观察躯体某一部位的肌肉收缩或肢体运动来确定。但是这种运动是简单的非自主运动，没有在发生随意运动的同时观察大脑皮质的激活情况。近年来，脑功能成像等技术弥补了电刺激技术的缺陷，使得人们对初级运动皮质有了新的认识。①拇指、示指运动和上臂肌肉收缩时，在初级运动区各有 2 个激活区，分别位于 4 区皮质的前部和后部。②在初级运动皮质中的激活区的中心位置虽然和传统的躯体定位组织的排列相符，但相邻身体部位运动时的激活区彼此却有高度的重叠，例如拇指、示指、中指、环指和腕部的代表区有 40%～70% 的重叠。一个手指运动时，运动皮质会有多个激活区。③各躯体部位代表区在运动皮质的分布是相对的且动态变化的。它们的位置和面积大小可随运动技能的学习和练习而改变，也可因周围皮质或其他神经部位的损伤而发生可塑性代偿性的变化。因此，身体各部位的代表区在很大程度上是互相重叠、交叉在一起的，分散在相当大区域内的许多皮质神经元群的协同活动是运动控制的基础。

2. 次级运动皮质（secondary motor cortex） 又称运动前区，位于初级运动皮质前方，相当于Brodmann分区的6区，可以再划分为前运动区和辅助运动区。前运动区（premotor area，PMA）或称外侧前运动区（lateral premotor area），位于6区的外侧部分。辅助运动区（supplementary motor area，SMA）位于6区皮质的内侧部分，大部分在大脑半球的内侧面。初级运动皮质和次级运动皮质共同组成运动皮质（motor cortex）。初级运动皮质在运动进行时被激活，而次级运动皮质在有运动意图时即可被激活。运动开始后，次级运动皮质神经元放电频率会降低。次级运动皮质对于需要两侧肢体参与的复杂任务很重要，例如双手打字等。损伤初级运动皮质可引起肌肉瘫痪，而损伤次级运动皮质则会引起较特殊的运动障碍。因此，初级运动皮质的功能是发起随意运动指令，次级运动皮质接受来自外部信息的输入，参与运动规划和制订正确的运动策略。

3. 后顶叶皮质　除了运动皮质，大脑皮质内还有一些区域对于运动的调控是很重要的。后顶叶皮质包括5区和7区（猴子），人体还包括39区和40区。后顶叶皮质主要是汇总视觉和躯体感觉等客观信息，将信息整合后投射到次级运动皮质，参与随意运动空间控制的编程。

4. 背侧前额叶　背侧前额叶是大脑联络皮质中最重要的前额叶的一部分。从种系发生上来讲，在灵长类尤其是人类，此背侧部分是增长变大最明显的皮质区域。该区受损的患者会失去预见和做长远打算的能力。目前的观点认为，背侧前额叶同后顶叶皮质一样，都位于运动控制的最高水平。背侧前额叶对于抉择、预料行为的后果很重要，决定该做什么、不该做什么。后顶叶皮质和背侧前额叶的投射纤维在6区汇聚，在这里形成一个运动的规划，从想做某个动作转变成如何做这个动作。6区和4区之间有密切的纤维联系，可以通过4区下行传导命令，执行运动。

总之，上述各皮质运动区的解剖和生理特征不同，在随意运动的控制中所起的作用也不同。应当指出，许多功能特征为各运动区所共享，只是各有偏重，各皮质运动区之间的功能分工只是相对的。在运动准备期间，有放电活动的"预备相关"神经元在几乎所有皮质运动区都能被观察到。

（二）大脑皮质运动区的传导通路

1. 皮质脊髓束和皮质脑干束　大脑皮质运动区对躯体运动的调节主要是通过锥体系来完成的，通过皮质脊髓束和皮质脑干束终止于下运动神经元（位于脊髓前角和脑干的脑神经运动核），控制躯干、四肢以及头面部肌肉活动与姿势的维持。这两条通路的结构，详见本节"一、总论"。

2. 其他传导通路　大脑皮质运动区也可以通过位于脑干的神经核团，间接地影响脊髓运动神经元。在初级运动皮质和次级运动皮质，均有神经元投射到脑干的网状脊髓神经元及其他下行神经元，进而间接影响脊髓运动神经元。除了皮质脊髓束外，其他在脊髓内下行的通路主要包括以下几种。

（1）红核脊髓束（rubrospinal tract）：起源于中脑红核，红核接受来自运动皮质的输入，传出纤维在脑桥立即交叉，汇入皮质脊髓束。红核脊髓束对哺乳动物运动的控制很重要，但对人体来说，其功能已被皮质脊髓束所取代。当皮质脊髓束受损时，红核脊髓束可进行部分功能的代偿。

（2）前庭脊髓束（vestibulospinal tract）：起源于延髓的前庭核，根据发出位置的差异，可以分为内侧束和外侧束。头部运动时，前庭器半规管感知后，通过第Ⅷ对脑神经向前庭内侧核发出信号，其纤维双侧性下行投射到脊髓，激活颈部脊髓内控制颈背部肌肉的神经元，保持头部稳定。外侧束来自前庭外侧核，向下投射到脊髓各节段，调节伸肌神经元的活动，维持直立和平衡。

（3）顶盖脊髓束（tectospinal tract）：起自中脑上丘，投射至对侧颈部脊髓运动神经元，控制颈部轴向运动。前庭脊髓束和顶盖脊髓束对于控制头背部的姿势，保持头部的相对位置，回应视听觉和躯体刺激产生定向运动十分重要。

（4）网状脊髓束（reticulospinal tract）：起自脑干网状结构。网状结构可以分为两部位，分别发出脑桥网状脊髓束（pontine reticulospinal tract）或内侧网状脊髓束，延髓网状脊髓束（medullary reticulospinal tract）或外侧网状脊髓束。脑桥网状脊髓束可以增强抗重力肌反射，促进伸肌运动神经元的功能，对抗重力以维持站立姿势。延髓网状脊髓束的作用则相反，它可抑制抗重力肌反射。

从位置上看，上述几条运动传导通路在脊髓内主要沿两条通路走行。一条位于脊髓外侧（称为外侧通路），另一条位于脊髓腹内侧（称为腹内侧通路）。外侧通路包括皮质脊髓束和红核脊髓束。腹内侧通路包括前庭脊髓束、顶盖脊髓束和网状脊髓束。在传统解剖学上，红核脊髓束、前庭脊髓束、顶盖脊髓束和网状脊髓束归属于锥体外系，主要功能是调节肌张力，维持平衡和姿势，配合锥体系协调随意运动。

3．运动传导通路损伤的表现　运动传导通路损伤后，患者常出现弛缓性瘫痪（flaccid paralysis，软瘫）和痉挛性瘫痪（spastic paralysis，硬瘫）两种表现（表4-8）。如前所述，脊髓下运动神经元损伤（如脊髓灰质炎）会有软瘫的临床表现，出现随意运动的减弱或丧失，伴有牵张反射的减退或消失，肌肉张力下降，肌肉松弛可出现明显的肌萎缩，受累肌肉的范围局限于受损运动神经元或轴突支配的肌肉群，巴宾斯基征阴性。硬瘫的临床表现虽然也有随意运动的减弱或丧失，但伴有牵张反射的亢进，肌萎缩不明显，巴宾斯基征阳性。硬瘫常见于脑内高位中枢损伤，如内囊出血引起的卒中。单纯锥体系病变很少见。对灵长类动物的研究发现，选择性损伤皮质脊髓侧束的实验动物表现为肌张力低，手部远端肌肉精细动作丧失，腕部以上的运动能力保留，仍可站立和行走。皮质脊髓前束损伤后，动物出现肌张力低，近端肌肉的粗大运动的控制丧失，躯体平衡的维持和行走等运动均出现异常。这种运动传导通路损伤引起的运动功能减弱为不全性瘫痪。只有当锥体系上运动神经元与姿势调节通路合并损伤时，才表现为硬瘫。

表 4-8　弛缓性瘫痪和痉挛性瘫痪的对比

	弛缓性瘫痪	痉挛性瘫痪
损伤部位	脊髓和脑干下运动神经元损伤	上运动神经元（锥体系）和姿势调节系统合并损伤
临床特征	软瘫	硬瘫
随意运动	障碍（减弱或丧失）	障碍（减弱或丧失）
肌萎缩	明显	不明显
瘫痪范围	范围局限（肌群为主）	较广（偏瘫、单瘫或截瘫）
肌紧张	肌张力下降，肌肉松弛	肌张力升高，肌肉痉挛
反射	浅反射和腱反射减弱或消失	浅反射减弱或消失，腱反射亢进
巴宾斯基征	阴性	阳性

案例4-9

患者，男，54岁。2年前出现右手颤抖，穿衣、解扣不灵活，写字困难，走路也逐渐变慢。情绪激动时右手抖得更厉害，入睡后消失。近1年来，患者左侧上肢也开始出现颤抖，行走更加迟缓，起床和翻身都很困难。近1个月来，表情呆板，说话声音变小，语速变慢，饮水时有呛咳，吞咽费力，走路时有跌倒。遂来医院就诊。医生检查发现，患者神志清楚，构音障碍，表情呆板，瞬目减少。屈曲体态，起步缓慢，行走呈小碎步。四肢肌张力增强，双手呈"搓丸样"震颤。"小写征"阳性。四肢深、浅感觉无障碍，各腱反射对称引出，病理反射未引出。

问题：
1. 结合病例，初步诊断疾病类型。
2. 结合病例，分析出现上述临床表现的原因。
3. 结合发病机制，分析有哪些治疗药物。

五、基底核对躯体运动的调节

（一）基底核的组成

基底核（basal nuclei）又称基底神经节（basal ganglion），是位于大脑白质深部的灰质核团，靠近脑底。迄今为止，基底核仍没有一个精确并得到广泛认同的定义，通常泛指从端脑腹侧壁发育衍生而来的一些相互联系的皮质下神经核团。传统解剖学认为，基底核由尾状核（caudate nucleus，CN）、豆状核［由壳核（putamen）和苍白球（globus pallidus）组成］、屏状核和杏仁体组成。随着认识的深入，基底核包含的范围也在不断变化。从功能上讲，将与运动功能联系较少的屏状核和杏仁体排除，而将与运动密切联系的底丘脑核（subthalamic nucleus，STN）和黑质（substantia nigra，SN）归为基底核。目前在功能上较为认可的是，基底核包括尾状核、壳核、苍白球、底丘脑核和黑质（图4-71）。其中，苍白球在种系发生上出

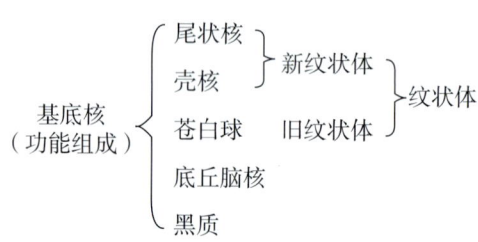

图4-71 基底核的功能组成

现较早，又称旧纹状体，在功能上分为苍白球内侧部（internal globus pallidus，GPi）和外侧部。尾状核和壳核出现较晚，且结构和生理特性相似，故称为新纹状体。尾状核和壳核和苍白球合称纹状体（striatum）。黑质可以分为黑质致密部（substantia nigra pars compacta，SNc）和黑质网状部（substantia nigra pars reticulata，SNr）。有研究证实苍白球内侧部和黑质网状部属于同一个功能结构，故被称为苍白球内侧部/黑质网状部（GPi/SNr）复合体。基底核的功能是参与运动设计和程序编制、随意运动的产生和稳定、肌紧张的调控、躯体运动的整合及本体感觉传入信息的处理。

（二）基底核的纤维联系

1. **基底核与皮质之间的纤维联系** 新纹状体是皮质向基底核输入的靶核，主要传入冲动来自大脑皮质广泛区域（运动皮质、躯体感觉区和前额叶皮质等）。从苍白球内侧部/黑质网状部发出的纤维经丘脑腹前核和腹外侧核中继后返回次级运动皮质和前额叶，与脊髓没有直接的联系。大脑皮质向新纹状体发出谷氨酸能兴奋性投射，丘脑到皮质的投射也是兴奋性的。苍白球

内侧部/黑质网状部投向丘脑腹前核和腹外侧核的纤维是抑制性投射，突触末梢释放γ-氨基丁酸（γ-aminobutyric，GABA）。新纹状体与苍白球内侧部/黑质网状部之间的通路较为复杂。

新纹状体内的神经元可以分为投射神经元和中间神经元两类。90%～95%的神经元为GABA能的中型多棘神经元（medium spiny neuron，MSN）。它们属于投射神经元，是纹状体唯一的传出神经元。新纹状体通过两条不同的通路向苍白球内侧部/黑质网状部投射，分别为直接通路和间接通路（图4-72）。

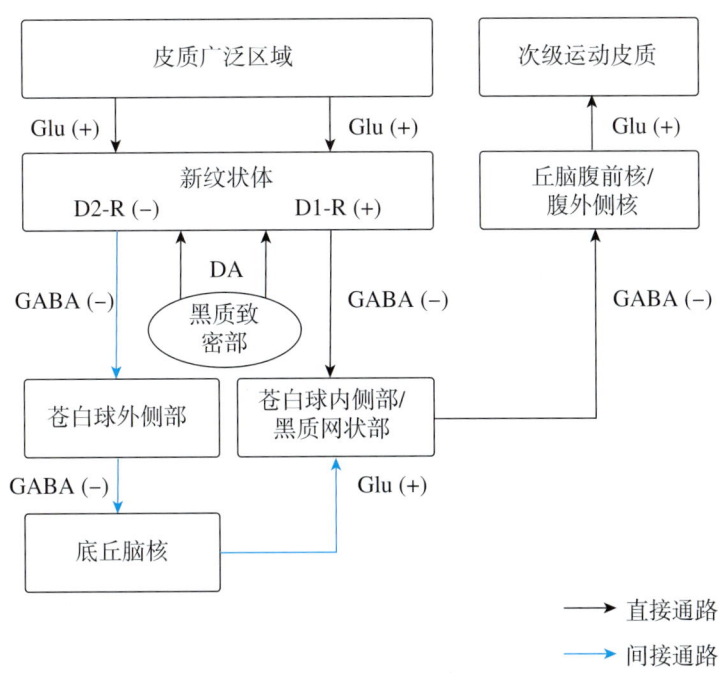

图 4-72　基底核与皮质间的神经环路

（1）直接通路：新纹状体直接向苍白球内侧部/黑质网状部发出抑制性投射。因此，大脑皮质发放的神经冲动可以激活新纹状体内的MSN，促使其释放GABA，抑制苍白球内侧部/黑质网状部的神经元，使后者释放的GABA减少，对丘脑腹前核和腹外侧核的抑制性作用减弱，丘脑神经元活动增加出现去抑制（disinhibition）现象，导致丘脑向皮质发出的兴奋性冲动增加。因此，直接通路的功能是易化皮质活动，促进随意运动的发起。

（2）间接通路：新纹状体的抑制性传出纤维先到达苍白球外侧部，换元后再发出抑制性纤维（释放GABA）到达底丘脑核，随后底丘脑核发出兴奋性纤维（释放谷氨酸）投射到苍白球内侧部/黑质网状部。当大脑皮质发放的神经冲动激活新纹状体内的MSN后，苍白球外侧部的GABA能神经元被抑制，使其对底丘脑核的抑制减弱，发生去抑制。丘脑底核投射在苍白球内侧部/黑质网状部释放的谷氨酸增多，兴奋苍白球内侧/黑质网状部神经元，使其释放的GABA增加，抑制丘脑腹前核和腹外侧核神经元，导致丘脑向皮质发出的兴奋性冲动减少。

正常情况下，直接通路的功能是易化皮质活动，促进随意运动的发起。间接通路的功能是抑制皮质发起运动，以减少不适当的运动。因此，直接通路和间接通路不是相互拮抗，而是相互协调，使运动变得协调和平稳。

2．黑质-纹状体投射系统　新纹状体内的MSN除了接受皮质的兴奋性输入外，还接受来自黑质的多巴胺能投射和纹状体局部的GABA能及胆碱能神经元的投射。黑质内有大量多巴胺（dopamine，DA）能神经元。黑质致密部发出的多巴胺能纤维投射到纹状体，可构成黑质-纹状体投射系统，进一步协调控制基底核运动环路。在纹状体内有两类 MSN，分别表达多巴胺 1 型（D_1）和 2 型（D_2）受体。D_1 MSN 和 D_2 MSN 分别参与组成直接通路和间接通路。在直接通路中，多巴胺与纹状体 MSN 表面的 D_1 受体结合，增加神经元的兴奋性，从而激活直接通路；在间接通路中，多巴胺与纹状体 MSN 表面的 D_2 受体结合，抑制神经元的活动，从而抑制间接通路。因此黑质-纹状体多巴胺能投射的最终效应是使丘脑-皮质投射的兴奋性增加，易化运动的产生（图 4-72）。

新纹状体内还有一类胆碱能中间神经元，虽然其在纹状体细胞中的比例不足 10%，但对于纹状体的功能有很重要的作用。它释放的递质是乙酰胆碱（ACh），可以激活 GABA 能的 D_2 MSN。而黑质致密部的 DA 能神经元，也可通过激活 D_2 受体抑制纹状体内的胆碱能中间神经元。反过来，纹状体内的 GABA 能神经元可以抑制 DA 能神经元的活动，这样就形成了黑质-纹状体之间的往返性投射环路，相互协调直接通路和间接通路的功能（图 4-73）。

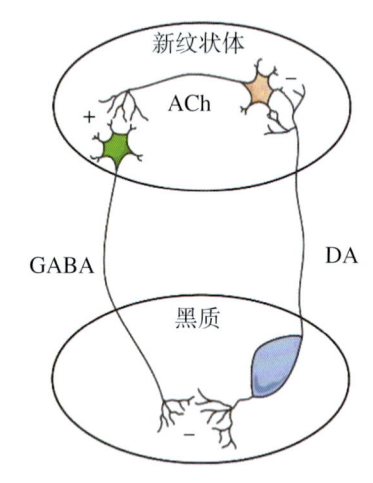

图 4-73　黑质-纹状体投射系统示意图

（三）基底核损伤对运动调节的影响

正常情况下，直接通路和间接通路之间相互制约，保持平衡。如果通路中某类神经元或某种递质代谢出现异常，平衡就会被打破，出现运动障碍。根据通路中病变部位的不同，运动障碍的表现也不同，大致可以分为两类：一类是以运动过少而肌紧张增强为特征的综合征，如帕金森病（Parkinson disease，PD）；另一类是以运动过多而肌紧张降低为特征的综合征，如亨廷顿病（Huntington disease，HD）和手足徐动症（athetosis）。

1. 帕金森病　又称震颤麻痹，是一种神经退行性疾病，该病的症状最早由英国医生 James Parkinson 描述。常始于一侧上肢，逐渐累及同侧下肢，再波及对侧上肢及下肢。主要表现为随意运动减少、动作缓慢、全身肌紧张增强、肌肉强直和面部表情呆板等，常伴有静止性震颤，多出现于上肢。静止性震颤常为首发症状，多始于一侧上肢远端，在静止时出现，情绪激动时增加，但在随意运动时减少，入睡后消失，故称静止性震颤（static tremor）。典型表现为拇指和示指呈"搓丸样"动作，频率为 4~6 Hz。帕金森病的病理改变主要位于双侧黑质，出现多巴胺能神经元变性和丢失，有临床症状时丢失至少达 50% 以上。在对 PD 患者进行尸检时，肉眼可见黑质有明显的色素消失，镜下可观察到多巴胺能神经元缺失，有时神经元胞质内可出现特征性的嗜酸性包涵体，称 Lewy 小体。在体成像显示多巴胺能神经元标志物显著减少。黑质多巴胺能神经元的减少使得纹状体内多巴胺和乙酰胆碱平衡失调，多巴胺能神经元功能下降，乙酰胆碱能神经元功能增强，直接通路活动减弱，间接通路活动增强，使运动皮质对运动的发起受到抑制而引起一系列症状。给予多巴胺的前体左旋多巴和 M 型乙酰胆碱受体阻断剂东莨菪碱能改善肌肉强直和动作缓慢的症状。但是上述两类药物对静止性震颤均无显著治疗作用。静止性震颤的发生可能与丘脑腹外侧核等结构的神经元异常放电有关。

2. 亨廷顿病　又称亨廷顿舞蹈病，是一种神经变性疾病。该病主要表现为不自主的上肢和头部的舞蹈样动作，伴有肌张力降低等。这种不自主的运动在清醒时出现，情绪激动时加重，安静时减弱，睡眠时消失。病变部位主要是新纹状体，出现纹状体-苍白球 GABA 能投射神经元和纹状体乙酰胆碱能中间神经元的丢失，导致 GABA 能和乙酰胆碱能神经元的功能减退，DA 能神经元的功能相对亢进，过度激活直接通路而过度抑制间接通路，对运动皮质发起运动产生易化，导致运动过多和肌张力减低等。给予多巴胺受体拮抗剂或耗竭多巴胺的药物可以缓解此症状。

六、小脑对躯体运动的调节

小脑（cerebellum）是中枢神经系统最大的运动调控结构，主要作用是维持躯体平衡、调节肌张力和协调随意运动。小脑并不直接发起运动和控制肌肉活动，而是作为皮质下运动调节中枢，配合皮质参与运动的设计、程序的编制和运动的执行。小脑与大脑皮质之间有复杂的双向纤维联系，小脑也和脑干、脊髓有大量的纤维联系。切除全部小脑并不妨碍运动的发起和执行，但运动将变得缓慢、笨拙和不协调。小脑的另一重要功能是运动学习，参与技巧性运动的获得和建立过程。

（一）小脑的解剖结构

小脑位于颅后窝，在第四脑室上方，由外层的灰质（皮质）、内部的白质和位于白质中心的3对小脑深部核团组成，分别是顶核（fastigial nucleus）、间位核（interposed nucleus）和齿状核（dentate nucleus）。在人类的小脑中，间位核分化成球状核（globose nucleus）和栓状核（emboliform nucleus）。小脑表面两条最深的裂（原裂和后外侧裂）将小脑横向分为三部分：前叶、后叶和绒球小结叶。小脑也分为3个纵区：蚓部、半球的中间部和外侧部。从功能上可将小脑划分为3个功能区：前庭小脑（vestibulocerebellum）或原小脑（即绒球小结叶）、脊髓小脑（spinocerebellum）或旧小脑（包括小脑蚓和半球中间部）和大脑小脑（cerebrocerebellum）或新小脑（主要包括半球外侧部）。

（二）小脑的运动控制功能

1. **前庭小脑** 又称原小脑，主要由绒球小结叶组成。前庭小脑可通过前庭核接受来自前庭器官的感觉信息的输入，传出纤维在前庭外侧核换元，经前庭脊髓外侧束到达脊髓前角内侧的运动神经元，控制躯体和四肢近端伸肌的活动，故参与维持躯体平衡和姿势。前庭小脑还可通过脑桥核接受外侧膝状体、上丘和视皮质的视觉传入信息，传出纤维在前庭内侧核中继，经前庭脊髓内侧束到达眼外肌神经核，调节眼外肌的收缩，协调头部运动时眼球为了保持目标在视网膜成像而进行的凝视运动。

2. **脊髓小脑** 又称旧小脑，由小脑蚓部和半球中间部组成。脊髓小脑主要接受脊髓和三叉神经传入的关于躯干四肢及头面部的感觉信息，也接受视听觉皮质和运动皮质的传入信息。它的传出纤维经顶核到达脑干和初级运动皮质，通过调控前庭脊髓束、网状脊髓束和皮质脊髓前束来控制躯干、肢体近端肌肉和头颈部肌肉。脊髓小脑的传出纤维还可经间位核到达红核和初级运动皮质四肢代表区，通过红核脊髓束和皮质脊髓侧束调控肢体远端肌肉。

脊髓小脑与脊髓和脑干有大量的纤维联系，主要功能是调节正在进行中的运动，协调大脑皮质对随意运动进行适时的控制。当运动指令发出后，一方面指导运动系统开始进行运动。另一方面也通过皮质脊髓束的侧支向脊髓小脑发送运动指令的"副本"。小脑可以利用来自大脑皮质的内反馈信息（运动指令的副本）和来自外周的外反馈信息（外周皮肤感觉、肌肉和关节的本体感觉及视听觉等）进行对比，找出运动指令和实际运动执行情况的误差，再通过上行纤维向大脑皮质发出矫正信号，修正大脑皮质的活动，使之符合当时的运动情况。同时也可通过脑干-脊髓下行通路调节肌肉的活动，纠正运动的误差，使实际运动能符合运动的目标和计划。

脊髓小脑还可以调节肌紧张，并有抑制和易化两方面。小脑前叶蚓部有抑制肌紧张的作用。小脑前叶两侧部有加强肌紧张的作用。

3. **大脑小脑** 又称新小脑，由小脑后叶的外侧部构成。大脑小脑不接受外周感觉的输入，它的输入来自于大脑皮质的广泛区域（感觉皮质、运动皮质和联络区）。这些脑区的纤维经脑桥核到达对侧齿状核，以苔藓纤维的形式投射至小脑皮质。小脑皮质发出的传出纤维从齿状核发出，部分经对侧丘脑腹外侧核投射至运动皮质，还有部分纤维投射至红核，形成红核橄榄束到达下橄榄核和脑干网状结构。投射到下橄榄核的纤维在此处换元后，轴突以攀缘纤维的形式进入对侧小脑皮质，形成小脑自身的反馈环路；投射到脑干网状结构的纤维，换元后经网状脊髓束到达脊髓。

大脑小脑和基底核一起参与运动的计划和运动程序的编制，再将指令依次传达给次级运动皮质和初级运动皮质去执行。在学习精巧复杂运动的开始阶段，大脑皮质发起的随意运动并不协调，在不断练习的过程中，大脑皮质和小脑反复进行联合活动，脊髓小脑持续根据感觉的传入，逐步调整运动发现的偏差，使得精巧运动得以完善，大脑小脑参与这项运动的编程并储存下来。当需要再次发动这项运动时，大脑皮质首先从大脑小脑中提取"运动程序"，后者将程序发送到运动皮质，随后通过皮质脊髓束发起精巧运动，这样运动可以快速被启动并协调地完成。

（三）小脑损伤对运动调节的影响

小脑损伤一般不会出现瘫痪，也不影响随意运动的发起和中止，但会出现运动协调的障碍，称小脑共济失调。表现为姿势和步态的异常、身体倾斜、步态基底宽、蹒跚步态，严重者不能行走；各组肌肉或各个运动间的相互协调作用丧失，使运动发生分解或不能协调；患者对运动的距离、速度及力量掌握不准而发生辨距不良；不能完成精细动作，肢体出现与运动方向垂直的来回摆动，如用手指物时，在快接近目标时发生明显震颤，即意向性震颤；发音肌肉不协调，含糊不清或爆破性语言等。

小脑损伤还会导致肌张力的减退。患者感到四肢乏力，动作缓慢。检查时做上下肢的被动运动，可见肌张力松弛，甚至出现回击（rebound）现象，主要是由于拮抗肌的张力过低所致。

知识拓展

小脑的神经环路组成

小脑皮质由外到内分为3层：分子层、浦肯野细胞层和颗粒层。小脑含有5种类型的神经元：浦肯野细胞（Purkinje cell）、星状细胞、篮状细胞、颗粒细胞和高尔基细胞。浦肯野细胞是小脑主要的神经元，其轴突是小脑皮质唯一的传出路径，投射到小脑深核和前庭核，对其支配的小脑深核和前庭核神经元发挥抑制作用。其余的4种细胞是小脑皮质神经元环路内的中间神经元。颗粒细胞是一类兴奋性的谷氨酸能神经元，而浦肯野细胞、篮状细胞、星状细胞和高尔基细胞均为抑制性的GABA神经元。小脑含有四种纤维：苔藓纤维（mossy fiber）、攀缘纤维（climbing fiber）、平行纤维（parallel fiber）和单胺能纤维。苔藓纤维和攀缘纤维都是以兴奋性氨基酸为递质的兴奋性传入纤维，分别对颗粒细胞和浦肯野细胞发挥兴奋作用。苔藓纤维来自中枢神经系统多个结构，可与颗粒细胞形成突触连接，颗粒细胞的轴突上行到分子层后形成"T"形分叉向两侧伸展，故称为平行纤维。每根平行纤维可与近千个浦肯野细胞形成突触连接，这样使得传入信号得以扩散。攀缘纤维来自于对侧下橄榄核，其分支会缠绕在浦肯野细胞的胞体和轴突上，形成突触连接（图4-74）。每个浦肯野细胞虽然只接受一根攀缘纤维的输入，但是攀缘纤维在上升过程中可以形成多个突触，可以强有力地兴奋浦肯野细胞。苔藓纤维在运动过程中持续向小脑提供皮肤感觉和本体感觉的信息。攀缘纤维对小脑提供实际运动与中枢运动指令之间的误差信号。由于攀缘纤维的传入，可使平行纤维与浦肯野细胞之间的突触传递发生长时程抑制（long-term depression，LTD），这种机制被认为是小脑进行运动学习的神经生物学基础。

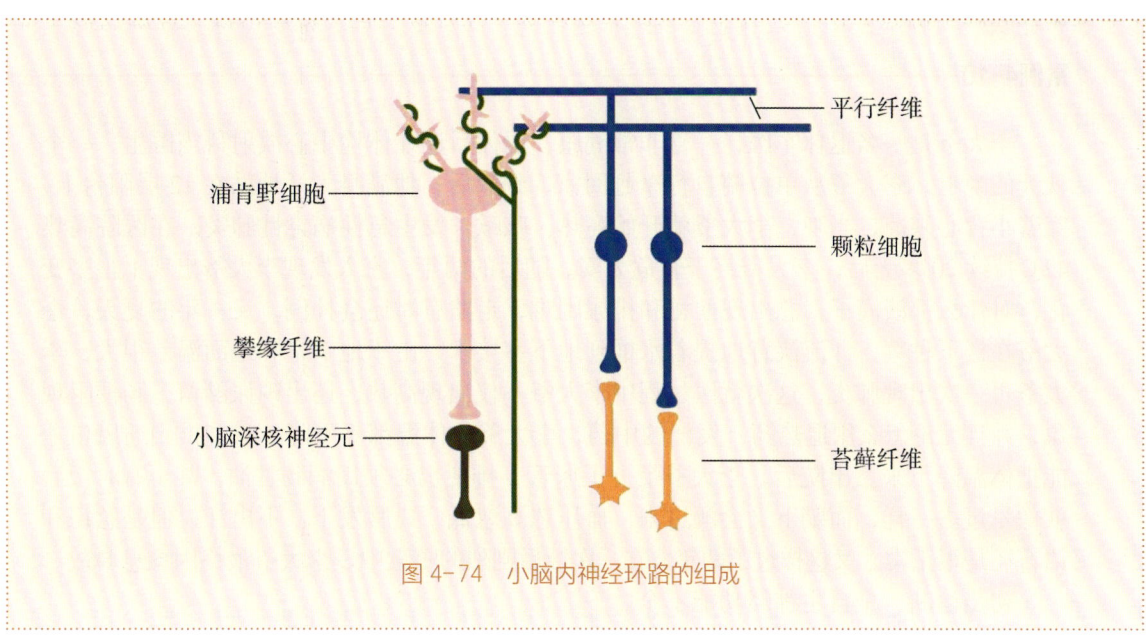

图 4-74 小脑内神经环路的组成

小测试 4-3

1. 初级运动皮质的躯体定位特点有哪些？
2. 小脑损伤会出现哪些运动障碍？

整合思考题

1. 请分析为何 α 运动神经元被称为躯体运动反射的最后公路（final common path）。
2. 举例解释什么是 α-γ 共同激活？有何意义？
3. 分析中枢运动控制系统的三个水平。

（刘风雨　李亦婧　邢国刚）

第七节　神经系统对内脏活动的调节

导学目标

- **基本目标**
  1. 概括脊髓和中脑在内脏功能调节方面的特点。
  2. 分析下丘脑对机体内稳态、生物节律、动机与行为进行调节的方式，及其生理意义。

- **发展目标**
  1. 举例说明中枢神经系统与人体内环境稳态之间的关系。
  2. 分析急性应激发生时，中枢与外周的生理变化，比较急慢性应激对脑的影响。

本节数字资源

案例4-10

李大爷是一名退休军医，一直非常健康，退休后还在体检中心放射科当医生。一个秋天的晚上，李大爷从单位骑自行车赶回家，到家后，他满身大汗地站在12层阳台上，穿着小背心乘凉，当晚，李大爷就开始高热、咳嗽，发生急性病毒性肺炎。在医院高热42℃持续20多天后，李大爷终于转危为安。随后的两年，家人发现李大爷出现了很多变化，对什么都淡漠了，总出现便秘和排尿困难，走路有时还会摔倒。又一年的夏天，李大爷在楼下种菜，汗流浃背地提着水桶到地下室接水，由于地下室和地面温差很大，李大爷再一次出现肺炎，这次就医过程中李大爷不仅出现高热，还出现尿潴留、肠梗阻现象，并且无论怎么用退热药、发汗的中药，李大爷的体温都不下降，只能推到通风口才能把体温降下来。出院后，李大爷带上了尿管，排便也必须用润肠甘油，甚至有时饭后就像晕过去一样，而躺下又会醒过来，血压忽高忽低，口唇发干、不出汗，但是意识和语言还是很正常。又这样过了两年，在一次饭后剧烈的咳嗽中，李大爷最终因窒息身故。

初步诊断：全自主神经功能不全。

问题：

请结合案例分析李大爷都有哪些自主神经异常表现。

自主神经系统的中枢部分沿着神经轴分布，包括脊髓中脑导水管灰质、脑桥臂旁核、延髓腹外侧区、尾端中缝核、下丘脑、终纹床核、杏仁核、前扣带回、岛叶皮质等。这些脑区接受内脏感觉信息传入，并直接或间接调节交感与副交感神经，从而影响内脏运动。

前脑岛叶皮质是主要的内脏感觉皮质，前岛叶是味觉区，后岛叶一般为内脏感觉传入区，接受痛觉、温度觉和其他内脏感觉的输入。前扣带回主要参与情绪和意识行为的发动及执行，参与自主神经和内分泌功能的高级水平调节。腹内侧前额皮质和杏仁核连接，共同调节情绪反应。下丘脑通过体液反应、内脏运动反应、躯体运动反应实现对多种生命活动内稳态的调节。

一、脊髓对内脏活动的调节

脊髓是交感神经与部分副交感神经的发源处，也是内脏反射活动的初级中枢，对基本的血管张力反射、发汗反射、排尿反射、排便反射、阴茎勃起反射等进行调节。当脊髓高位离断、脊休克过去后，上述基本反射恢复，但是当患者从平卧位转为站立位时，会感到头晕，说明这种反射调节是初级的，血管外周阻力不能及时发生相应变化，因此也不能完全适应生理功能的需要，同时证明还有上位中枢对这些生命活动进行控制。

二、低位脑干对内脏活动的调节

1. 延髓是部分副交感神经的发源地，发出神经纤维支配头部的腺体、喉、支气管、心脏、食管、胃、胰、肝和小肠。延髓是基本的生命中枢，循环、呼吸等反射调节可在延髓水平初步完成，延髓受损后，可迅速致死。此外，延髓也是吞咽、呕吐、咳嗽、打喷嚏等反射活动的整合中枢。

2. 脑干网状结构是脊髓自主神经功能的上级中枢，调节多种内脏活动。

3. 中脑是瞳孔对光反射的中枢部位，通过此检查可以判断危重患者的损伤部位。此外，中脑也与皮肤电反射、竖毛、防御性血压升高的自主反应相关。

三、下丘脑对内脏活动的调节

下丘脑存在于丘脑下方，体积不足脑总量的1%。下丘脑按照由内侧向外侧分为"三带"：室周带、内侧带和外侧带；由前向后分为"四区"：视前区、视上区、结节区和乳头区。下丘脑与边缘前脑及脑干网状结构存在紧密的结构与功能联系。

1. 下丘脑通过四种方式调节基本的生理活动（体温、摄食、血量、血压、血糖、血氧、酸碱、水电解质平衡、生物节律、情绪活动等），分别如下。

（1）体液传入-体液传出：法国生理学家Claud Bernard提出"内环境恒定是有机体得以自由和独立存在的前提"。神经内分泌将神经调节与内环境恒定联系起来。下丘脑在脑中的位置、结构与细胞属性决定了其对全身内分泌器官具有直接或者间接的控制作用。室周区的神经元直接与神经内分泌调节有关，其他各区为间接调节。垂体是下丘脑的代言人，下丘脑-垂体门脉系统是神经-血液的特殊界面，到达垂体正中隆起的下丘脑神经元的轴突末梢与血液有直接接触。下丘脑神经元通过刺激或抑制腺垂体的激素释放到血液中来对内脏运动输出指令，如下丘脑-垂体-肾上腺轴、下丘脑-垂体-甲状腺轴、下丘脑-垂体-性腺轴分别作用于肾上腺、甲状腺和性腺；还可以促进或者抑制垂体生长激素、催乳素、促黑（素细胞）激素的分泌。此外，下丘脑垂体束还可以直接投射到神经垂体，如下丘脑视上核、室旁核中合成的催产素（oxytocin，OXT）、精氨酸后叶加压素（arginine vasopressin，AVP），并通过垂体束运输到垂体后叶储存，通过垂体门脉系统释放。外周分泌器官分泌的终端激素经血液循环又作用于下丘脑，影响下丘脑激素分泌改变，形成体液传入-体液传出的反馈调节。

（2）体液传入-神经传出：多种激素如性激素、瘦素可以作用于下丘脑的神经元上特异受体，通过对下丘脑本身的调节或者边缘系统皮质来影响个体的行为。

（3）神经传入-体液传出：感觉信号通过神经传入下丘脑，引起相关神经递质（激素）的分泌，进而产生相应的生理反应（如婴儿吸乳引发催产素释放介导喷乳反射，子宫收缩的内脏感觉引发催产素释放介导进一步的宫缩反应）。

（4）神经传入-神经传出：当体表感受器接受寒冷与温热刺激后，下丘脑神经元（特别是在外侧下丘脑内）通过激发适当的躯体运动行为对感觉信号作出反应（如寒战）。

2. 下丘脑的主要功能

（1）维持机体内环境稳态

1）体温：在下丘脑视前区存在热敏神经元与冷敏神经元，随时感受血液温度的变化并转化为放电率的变化。之后下丘脑外侧区神经元激发躯体运动反应，下丘脑视前区内侧神经元激发体液与内脏反应。当体温降低时，促甲状腺素从垂体释放，进而促进甲状腺激素的产生，增强代谢，通过交感神经收缩皮肤毛发血管（起鸡皮疙瘩），通过躯体运动神经使骨骼肌寒战来增加产热。当体温升高时，减少促甲状腺素的释放，减慢代谢，血液分流到周围皮肤血管进行散热，不自主的运动反应表现为气喘吁吁，通过出汗协助身体降温。

2）水平衡：当血容量减少或者血浆晶体渗透压增高时，位于心血管中的压力感受器与下丘脑前部的脑渗透压感受器被激活，引起肾素-血管紧张素Ⅱ释放，后者作用于间脑感受区穹隆下器（subfornical organ，SFO）、终板血管器（organum vasculosum of the lamina terminalis，OVLT），这两个区域属于室周器，其中的神经元一方面直接激活下丘脑室旁核（paraventricular nucleus，PVN）和视上核（supraoptic nucleus，SON）的大细胞神经元分泌抗利尿激素（antidiuretic hormone，ADH），使得肾排水减少；另一方面激活下丘脑外侧区的渴觉中枢，促进机体饮水。

（2）生物节律：机体各种生命活动按照一定时间顺序发生变化的节律性称为生物节律或生物钟（biorhythm，biological clock）。不同生理活动的生物节律不同，以日周期节律（circadian rhythm）最为普遍，如体温、睡眠、觉醒和进食周期，生长激素、肾上腺皮质激素分泌等均具有昼夜节律变化。控制生物节律的中枢主要位于下丘脑视交叉上核（suprachiasmatic nucleus，SCN），几乎所有 SCN 神经元都是 GABA 能的。通过视网膜 - 视束 - 视交叉上核实现，有多个时钟基因参与生物节律的调控，而松果体产生的褪黑素通过对下丘脑视交叉上核的调节，参与生物节律的调控。

知识拓展

生物钟的发现与诺贝尔生理学或医学奖

北京时间 2017 年 10 月 2 日 17：30，2017 年诺贝尔生理学或医学奖揭晓，来自缅因大学的研究者 Jeffrey C. Hall、来自布兰迪斯大学的研究者 Michael Rosbash 和洛克菲勒大学的研究者 Michael W. Young 因发现"控制昼夜节律的分子机制"而获得此奖。生物体在进化过程中，形成生物节律，机体各种生命活动按一定时间顺序发生变化，如睡眠 - 觉醒、体温变化、进食周期、激素分泌、日周期节律最为普遍，时间为 24 小时。生物钟就是生物体内控制昼夜节律的装置，位于下丘脑视交叉上方第三脑室底壁两侧，核团名称为视交叉上核。美国约翰·霍普金斯大学的 Curt Paul Richter 教授用手术的方法分别去掉了大鼠的肾上腺、性腺、甲状腺、脑垂体、胰腺、松果体等所有腺体，都没能消除掉大鼠的生物节律。直到他在大鼠的大脑各个部位做了 200 余次手术实验后，最终发现了大鼠下丘脑的前端是大鼠生物钟的中心，即视交叉上核。1984 年，Jeffrey C. Hall、Michael Rosbash 和 Michael W. Young 各自独立地从果蝇体内克隆（分离和提取）出了 PER 基因，PER 蛋白会以 24 小时为周期增加和减少，与昼夜节律惊人地一致。随后，另外几个生物钟元件基因 TIM、CLK、CYC、VRI 和 PDP1 等也相继被克隆。10 年后，当时在美国西北大学的 Joseph Takahashi 教授又发现了小鼠的生物钟基因 CLOCK，成为发现哺乳动物生物钟基因的第一人。这些基因表达形成一个负反馈环路，二聚体 CLK—CYC 是转录因子，PER—TIM 抑制 CLK—CYC 的转录功能，构成了一个以 24 小时为周期的负反馈基因转录和翻译的振荡。

（3）对动机和行为的维持与平衡：动机可以被认为是触发行为的驱动力，对行为的产生具有重要意义。

1）摄食行为：在下丘脑的外侧区存在饿中枢，毁损该区会造成动物拒食，而内侧区存在饱中枢，毁损该区会造成动物过度进食。在下丘脑弓状核存在神经元，可分泌抑制食欲的厌食肽，包括促黑素细胞素与可卡因苯丙胺调节转录因子，功能是抑制摄食，提高代谢率；而另一种神经元则分泌促食欲肽，包括神经肽 Y、促豚鼠相关肽，其功能是促进摄食，降低代谢率。此外，还有一种重要的激素可以调节厌食肽和促食欲肽，名为瘦素，这是一种经脂肪细胞分泌的含 167 个氨基酸组成的蛋白质，其受体是一类单次跨膜蛋白，分布在下丘脑弓状核、腹内侧下丘脑、室旁核和背内侧下丘脑。当摄食过多、高脂饮食、个体脂肪增加时，瘦素也增加，将饱感信号传递至下丘脑，并刺激厌食肽合成分泌，抑制食欲，减少摄食，提高代谢率；而禁食、交感神经兴奋、个体消瘦时，瘦素减少，刺激促食欲肽合成分泌，促进摄食，降低代谢率，形成个体的反馈式调节。

知识拓展

瘦素和肥胖

如果你有过节食经历，就会体会到通过严格限制热量的摄入可以减掉体内的脂肪，但是一旦恢复自由饮食后，脂肪很快就会全部回归。反过来，如果通过过度进食增加了体内脂肪，当恢复自由饮食后，脂肪水平也会很快恢复。大脑在监控着人们的摄食行为与身体脂肪，以保卫脂肪的形式储存能量，这一假设在1953年由英国科学家Gordon Kennedy首次提出，被称为"恒脂理论"。摄食行为和脂肪的关联很快就让人联想到有某种血液中的激素在其中起作用。在20世纪60年代，位于缅因州巴尔港的杰克逊实验室的Douglas Coleman和他的同事正在研究基因肥胖老鼠，其中一个品系缺少了一种被称为*ob*的基因（这些小鼠因此被称为ob/ob小鼠）。Coleman假设*ob*基因编码的激素告诉大脑脂肪储备一切正常。因此，在ob/ob小鼠中缺乏了这种激素，大脑就会误以为脂肪储备不足，导致过度摄食，从而使小鼠很快变肥胖。1994年，洛克菲勒大学的Jeffrey Friedman最终分离出这种蛋白质，并称之为瘦素（在希腊语中称为leptin，意为"纤细"）。通过瘦素治疗，ob/ob小鼠就可以完全逆转肥胖与饮食失调。戏剧性的结果是瘦素存在于脂肪细胞中，分泌入血后进入大脑，通过直接作用于下丘脑的神经元，调控厌食肽与食欲肽的平衡，从而调节食欲、代谢以及最终的体重。

知识拓展

大麻和零食

人体在大麻中毒后有一个表现就是食欲增加，大麻中的活性成分四氢大麻酚与大脑中的大麻素受体（cannabinoid receptor 1，CB1）结合，除了产生一系列的精神改变外，还可调节食欲。因此，对于癌症、艾滋病、神经性厌食症患者，将医用大麻作为食欲刺激剂可以在合法情况下进行应用。大麻对食欲的影响源于激活嗅球中的CB1，从而提高嗅觉敏感度。气味激活嗅球的神经元后，将冲动传递给嗅皮质，大脑皮质也发出谷氨酸能神经元投射到嗅球的抑制神经元——颗粒细胞，抑制嗅球活性，从而形成反馈。内源性大麻素在禁食条件下合成，通过CB1抑制谷氨酸释放，从而解除对嗅球活性的抑制。

2）性行为与性别二态性：性行为是动物维持种系生存的基本活动。性活动本身是脊髓和低位脑干一系列反射整合后产生的顺序性行为，血管活性肠肽（vasoactive intestinal peptide，VIP）和一氧化氮（nitric oxide，NO）参与了勃起的关键过程。边缘系统和下丘脑对性欲的产生和性行为的实现起着关键作用。下丘脑内侧视前区兴奋性行为，杏仁核外侧与基底外侧核抑制性行为。在癫痫的外科治疗中，意外发现刺激内侧颞叶或基底前脑，会导致一些患者出现性高潮，说明大脑对性行为的全过程都有参与。

大脑不但可以控制性行为，还可对性别特征产生决定性的影响，在个体的生殖与社会行为方面，雌性和雄性完全不同，如雄性禽类在春季求偶期有节奏地鸣叫，就与纹体、古纹体大核、迭间核及旁嗅核的周期性发育相关。哺乳动物的性二态核团位于下丘脑前部的视前区（sexually dimorphic nucleus of preoptic area，SDN-POA），雄性核团体积比雌性大5～8倍。上述核团的发育与雄激素密切相关。人类的性二态性位于下丘脑前部间质核（interstitial nuclei of the anterior hypothalamus，INAH），有报道认为同性恋者INAH-3的大小只有正常男性的一半，提示此核团可能与性取向有关。

除雄激素外，雌激素、孕激素等甾体激素在下丘脑边缘系统中也有浓密的受体分布，影响认知、情绪等，形成性别认知二态性，如女性在理解和语言方面有优势，而男性在方向和推理方面有优势。

四、边缘系统对内脏活动的调节

电刺激边缘叶和海马，引起心率和血流量改变，刺激杏仁核与边缘叶，引起消化腺分泌活性改变，并且还参与逃避反射与性行为的调节，对自身保护与种族繁衍起到重要作用。

五、大脑新皮质对内脏活动的调节

电刺激新皮质除可引起躯体运动外，也可引起内脏活动改变，如内侧面引起直肠、膀胱运动改变；外侧面引起呼吸、血管运动改变。此外，新皮质还可通过边缘系统-下丘脑-自主神经系统引起情绪反应及相应的交感与副交感活性。

六、内脏与大脑的相互作用

1. 肾与大脑　当血容量减少和血压降低时，肾分泌肾素进入血流。血液中的肾素促进血管紧张素Ⅱ的合成，血管紧张素Ⅱ兴奋下穹窿器的神经元，刺激下丘脑，引起抗利尿激素分泌增加和口渴。

2. 胃肠道-大脑反应轴　1921年，英国生理学家Langley发现胃肠道有一个独立于中枢神经系统的神经结构，称为肠神经系统。胃肠道-大脑反应轴（简称肠-脑轴 brain-gut axis）之间的双向传导通路是在神经系统、内分泌系统和免疫系统之间进行的。肠道菌群的组成对产后免疫系统和内分泌系统的发展和成熟具有很重要的作用，因此又有研究者提出大脑-肠道-肠道微生物反应轴。大脑-肠道-肠道微生物反应轴对于维持机体的平衡是至关重要的，它不仅能够保持胃肠道稳态性和合适的消化功能，而且可能对认知功能和行为有着多方面的影响。这一反应轴的失衡将会涉及很多疾病，包括功能性和炎症性胃肠道功能紊乱、肥胖和饮食障碍等。大脑-肠道-肠道微生物反应轴的一般构成：中枢神经系统、神经内分泌和神经免疫、自主神经系统的交感和副交感神经分支、肠神经系统和肠道微生物。这些组成成分与传入纤维相互作用，形成一个复杂的反射网络，信号被传入到中枢神经系统结构后通过平滑肌结构传出。简单来说，通过这一双向传导通路，从大脑传出的信号可以影响胃肠道的运动、感觉和一些神经递质的分泌模式。反之，胃肠道也可以影响大脑功能，肠道中的迷走神经将信号传输到大脑，体液方面，肠道产生的多种神经肽也可以发挥调节作用，肠道微生物群可以改变循环中细胞因子的水平，细菌代谢产生的短链脂肪酸也能够改变大脑和行为。

七、应激

应激（stress）的概念最早由加拿大病理生理学家H. Selye于1936年提出，是指机体在受到各种内外环境因素刺激时所出现的全身性非特异性适应反应，可由不同的生理及心理因素引起，并引发心理和躯体功能的改变过程。如生理应激（创伤、运动等）、正性情感刺激（恋爱）、心理应激（威胁、需求得不到满足、对自己要求过高等）。其目的是保护机体和脑从危险中脱离或者积极应对突如其来的变化。不同应激原传入中枢的路径不同，生理性应激原从内在传入，经过孤束核或脑干其他核团，传入下丘脑；血液中的化学物质应激原通过室周器官，再传入脑干和下丘脑；神经源性、心理性应激原除了通过上述路径外，还包括躯体感觉传入，以及认知情感中枢的传入。

> **临床联系**
>
> ### 艾迪生病和库欣病
>
> 　　1849 年，英国医生托马斯·艾迪生首先描述了一种罕见疾病，其本质是肾上腺功能不全，表现为肾上腺的退化。为纪念他的这一发现，这一疾病后来被命名为艾迪生病。最有名的艾迪生病的患者是美国总统约翰·肯尼迪。肯尼迪需要每天进行激素替代疗法来补偿皮质醇的不足。
>
> 　　如果是由于垂体功能障碍导致促肾上腺皮质激素和皮质醇水平升高，则称为库欣病（Cushing's Disease），其本质是垂体 ACTH 腺瘤或 ACTH 细胞增生，导致皮质醇过度分泌。症状包括快速反应体重增加、免疫抑制、失眠、记忆障碍和易怒。这些反应都是临床强的松治疗的常见副作用，这些生理与神经精神的表现证明，皮质醇受体在体内广泛分布，因此皮质醇过多或者过少都会对机体产生广泛影响。

　　1. 急性应激　　急性应激主要指生理应激，如运动、创伤、失血、饥饿、盐负荷等，突然的精神刺激也能作为急性应激原，往往引起机体的迅速反应。

　　下丘脑通过两条通路激活应激反应。

　　（1）体液途径：下丘脑皮质醇释放激素（cortisol releasing hormone，CRH）- 腺垂体促肾上腺皮质激素（adrenocorticotropic hormone，ACTH）- 肾上腺皮质轴（糖皮质激素）激活，糖皮质激素被释放后发生的生理反应包括促进糖原分解，葡萄糖与胆固醇向细胞内转运，抗炎，抗过敏，抗病毒，抗休克。

　　（2）交感 - 肾上腺髓质 - 儿茶酚胺（去甲肾上腺素，肾上腺素）激活：儿茶酚胺类物质使得呼吸加快，心率增加，血压升高，脏器血流重新分布；血糖升高，脂肪分解增加；产生免疫抑制因子，抑制 T 淋巴细胞、B 淋巴细胞转化。

　　除此以外，生长激素、阿片肽、血管升压素、催产素、胰高血糖素、泌乳素等也随之升高。机体神经内分泌反应随着应激感受而不同，如果是积极应对挑战，去甲肾上腺素分泌增多；如果是被动应对伴随焦虑，则肾上腺素、泌乳素、肾素分泌增加；如果伴随痛苦情绪，则皮质醇分泌增多。

　　急性应激情况下，皮质酮释放并透过血 - 脑屏障，与神经元上的相应受体结合，刺激基因转录和蛋白质合成。神经元通过电压门控离子通道促进更多的钙离子流入，提升神经元活性，使得大脑感知的洞察力、注意力、反应力等明显提高，因此短期皮质酮升高能够使大脑更好地应对压力。

　　2. 慢性应激　　长期慢性压力可导致慢性应激的发生，不但会引起肾上腺增生、胃溃疡、结肠炎，还会引起大脑广泛的改变。皮质酮通过血液流动进入大脑，与多个脑区的受体结合，激活的受体进入细胞核引发基因转录与蛋白质合成，使得电压门控钙离子通道开放，钙离子内流超载，引发兴奋毒性。表达皮质酮受体的神经元树突棘萎缩，神经元变性甚至死亡，导致大脑过早老化。应激条件下，对大脑情感和高级认知功能障碍的神经生物学机制研究发现，应激会影响前额叶、边缘系统、基底核等广泛脑区。虽然众多因素（应激源类型、强度、时间和个体差异等）可影响结论的一致性，但相对较一致的结论是恐惧会损害前额叶（尤其是背外侧前额叶）的功能，而增强杏仁核的功能。许多研究还发现应激对抑制控制、认知灵活性的损害。同样，在动物模型中，恐惧应激对前额叶功能和结构的影响也得到验证。高水平的应激激素却可提高杏仁核等皮质下组织神经活性，从而增强情绪敏感性。研究还发现，应激能够提高对情绪事件的记忆，其生理机制是杏仁核（主要是背外侧杏仁核）在肾上腺素等应激激素作用下，同时提高与其他脑区（如海马、纹状体等）的功能连接，从而增强了对情绪记忆的巩固。

　　研究还表明，在前额叶 - 海马 - 杏仁核神经环路中，主要投射神经元是谷氨酸能（glutamate,

Glu）神经元，这些神经元与 γ-氨基丁酸能（γ-aminobutyric acid，GABA）中间神经元和自中脑和脑干发出的单胺能神经元相互之间组成复杂的突触联系，形成调控网络，共同执行调控功能。已有大量文献支持 GABA 系统功能异常在抑郁症、焦虑症等应激性精神疾病中发挥重要作用。最新研究提示，剧烈应激可导致 GABA 系统功能下调，导致 Glu 系统活动过度。Glu 是公认的编码长时程记忆的关键神经递质。很多研究显示，Glu 系统激活在条件性恐惧记忆的形成和再巩固中非常重要，因此，在人类经历过战争、灾难、虐待和其他极端暴力后可导致创伤后应激综合征（post traumatic stress syndrome，PTSD），出现高度焦虑、记忆障碍、侵入性思维，而过度激活的 Glu 系统可能是关键的神经生物学机制之一。

知识拓展

慢性应激与狒狒的死亡

在肯尼亚，野生狒狒数量非常多，有一年，狒狒数量激增，当地村民为保护庄稼，不得不用笼子圈住它们。狒狒群体保持复杂的社会等级，处于从属地位的雄性狒狒总是尽可能避开处于统治地位的雄性狒狒。在关闭一段时间之后，狒狒死了很多，死因并不是由于打斗创伤或营养不良，而是明显死于严重和持续的应激反应。处于从属地位的狒狒被迫与处于统治地位的狒狒同住，从而引发胃溃疡、肠炎、肾上腺增大、海马神经元广泛退化，最终导致死亡。

整合思考题

1. 水平衡对于维持血压和电解质平衡至关重要，水的进入和排出主要通过饮水和排尿实现。当个体摄入高盐饮食后，会激活下丘脑哪个脑区？并分别通过什么途径实现对水平衡的调控？
2. 第二次世界大战之后，社会心理因素在应激和疾病发生发展中的重要作用越来越受到关注，研究表明，心理应激与身心疾病的发生密切相关。请问心理应激会对躯体与神经系统产生哪些损害？其机制是什么？

（张　嵘）

第八节　脑电活动、睡眠－觉醒

导学目标

- **基本目标**
  1. 概括脑电活动的类型。
  2. 总结正常脑电图的波形特征、常见部位和出现条件。
  3. 分析不同生理和病理状态下脑电波的变动。
  4. 区分睡眠的两种类型。
  5. 总结睡眠的功能。

- **发展目标**
  1. 分析正常自发脑电波产生的机制。
  2. 总结皮质诱发电位的定义、成分及意义。
  3. 探讨觉醒维持和睡眠产生的机制。

案例4-11

女性，40岁。因"入睡困难，早醒2年"入院就诊，诊断为"慢性失眠症"。大学文化，银行高管。3年来因工作繁忙，经常加班至凌晨2~3点才能睡觉，早晨7点起床。起初加班至凌晨时，能很快入睡，第二天也能够正常上班，记忆力尚好。近2年来逐渐出现入睡难、睡眠浅、易醒。白天疲惫不堪，自感记忆力变差。

问题：
1. 睡眠分为哪两个时相？
2. 慢性失眠为什么会影响记忆？

一、脑电活动

大脑皮质作为一个整体，其神经元活动所产生的电位变化，可以通过大脑这个容积导体反映到大脑表面。在大脑皮质表面或头皮上安放记录电极，可记录到大脑中神经元所产生的电位变化。本节所述的脑电活动，是指大脑皮质神经元的群集电活动，而非单个神经元的电活动。依据所记录到的脑电活动的发生条件和电位变化发生的原因不同，可分为自发脑电活动和皮质诱发电位两种不同类型。

（一）自发脑电活动

自发脑电活动（spontaneous electric activity of the brain）是在无明显刺激的情况下，大脑皮质自发产生的节律性电位变化。将引导电极放置在头皮上，通过脑电图机所记录的皮质脑电活动，称为脑电图（electroencephalogram，EEG）。1875年，英国生理学家Richard Caton首次从狗和兔子的大脑皮质记录到节律性脑电波。1929年，德国精神病学家Hans Berger首次报道人的脑电波。脑电波的发现和脑电图记录的应用，实现了人们对睡眠状态的准确判断和定量分析，是研究睡眠的必备手段。

在动物实验中将颅骨打开或对患者进行脑外科手术时，直接在皮质表面记录到的自发电活动称为皮质电图（electrocorticogram，ECoG）。脑电图和皮质电图的图形基本一致，由于引导电极安放部位不同，所记录的波形的振幅不同。一般来讲，皮质电图的振幅比脑电图的振幅约大10倍。

> ### 知识拓展
>
> #### 电生理学方法
>
> 众所周知，神经系统的基本功能是通过传导、加工与贮存信息，实现感觉、运动、学习记忆以及认知思维等复杂活动。在这里，神经系统的基本结构与功能单位——神经元的电活动是进行神经信息传导与加工的基本方式。以引导与测量神经元电位及通道电流变化为基础，在不同层次记录与分析各种电活动的电生理方法，构成了研究与认识神经系统活动规律最重要的手段之一。主要的电生理学方法包括：脑电图与诱发电位、细胞外记录、细胞内记录、膜片钳和多通道同步记录技术等。
>
> 近代电生理方法发展有两个重要阶段，一是20世纪40年代出现的微电极细胞内记录技术，二是20世纪70—80年代膜片钳技术的问世。前者打开了检测单个神经元的基本性质，研究电活动规律及其与兴奋和抑制等基本功能活动内在联系的大门，后者则启动了深入研究神经元电活动离子通道机制的探索过程，从而将电生理方法提高到记录与研究单个蛋白质功能活动的分子水平。Hodgkin、Huxley、Neher和Sakmann因利用与发展微电极和膜片钳技术做出的巨大贡献，分别获得了1963年与1991年的诺贝尔生理学或医学奖。近年来，随着形态学、神经化学、分子生物学、免疫学、遗传学以及计算机技术的迅速发展，有机地将电生理方法与之结合起来，必将为开拓神经科学的新前景提供广阔的途径。

1. 脑电图的基本波形 脑电图的基本波形可以根据频率、波幅等特征分为α、β、δ、θ四种波形。通常频率慢的波，其波幅较大；频率快的波，其波幅较小（表4-9，图4-75）。

α波的频率为8～13 Hz，幅度为20～100 μV，在大脑皮质各区普遍存在，枕叶皮质最为明显。波形近似正弦波，常表现为波幅随时间由小变大，再由大变小，反复变化而形成α波的梭形波群。正常成人在安静、清醒并闭目时可出现。当受试者睁开眼或进行紧张性思维或接受其他刺激时，α波立即消失，被低振幅、高频快波（β波）所取代，这一现象称为α波阻断（alpha block）。

β波的频率为14～30 Hz，幅度为5～20 μV，在额叶和顶叶较显著，是新皮质处于紧张活动状态的标志。

θ波的频率为4～7 Hz，幅度为50～100 μV，常见于成人困倦时，以及觉醒期注意力集中时，可在颞叶和顶叶记录到。幼儿时期，常出现θ波。

δ波的频率为0.5～3 Hz，幅度为100～150 μV。常出现在成人慢波睡眠阶段，或处于极度疲劳或麻醉时，在颞叶和枕叶比较明显。

此外，在觉醒并专注与某一事时，常可见一种频率较β波更高的γ波，其频率为30～80 Hz，波幅范围不定。而在睡眠时，还可出现一些特殊波形的正常脑电波，如驼峰波、σ波、λ波、κ复合波、μ波等。

表4-9　脑电图的基本波形

波形	频率（Hz）	波幅（μV）	常见部位	出现条件
α波	8～13	20～100	枕叶	成人安静、闭目、清醒时
β波	14～30	5～20	额叶、顶叶	觉醒、注意力集中、心情兴奋激动、睁眼或接受其他刺激时
θ波	4～7	50～100	颞叶、顶叶	成人困倦入睡、觉醒期注意力集中、幼儿期
δ波	0.5～3	100～150	颞叶、枕叶	成人睡眠时、婴幼儿期、极度疲劳或麻醉时

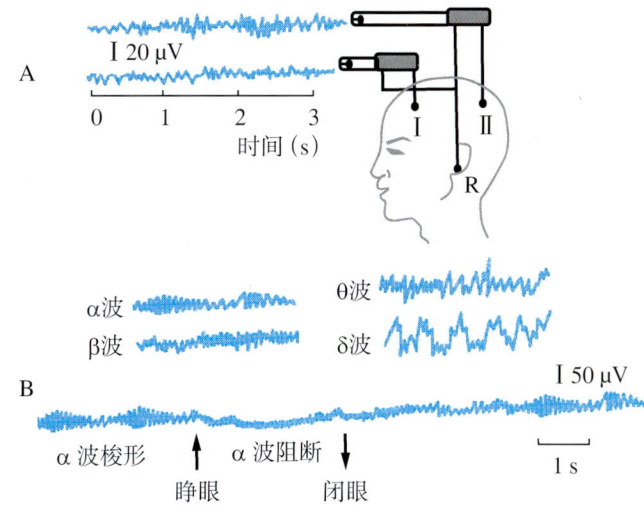

图 4-75 正常脑电图的波形
A．记录方法示意图；B．各种波形
Ⅰ：额叶电极；Ⅱ：枕叶电极；R：参考电极

2．脑电波形成机制　记录电极下的多个神经元活动时所产生的突触后电位的总和被称为脑电波。大脑皮质锥体神经元在脑电波的形成过程中起主要作用；大脑皮质锥体神经元排列较为整齐，树突垂直于皮质表面并相互平行，因此在发生同步活动时形成强大的电场，并被记录到。皮质神经元的同步活动与丘脑密切相关。在切除丘脑与皮质间的连接或损伤丘脑后，皮质区域因中度麻醉产生的 8～12 Hz 的类似 α 波的自发脑电活动大大减弱或消失。而以 8～12 Hz 的频率重复电刺激丘脑非特异投射核，可出现兴奋性突触后电位（EPSP）和抑制性突触后电位（IPSP）的交替，在皮质引导出类似 α 波的电变化，并观察到同样节律的电位变化。皮质神经元去同步化则是特异性传入活动（视、听、嗅以及其他感官觉刺激）打断了丘脑非特异投射系统的同步节律性活动，呈现皮质去同步化脑电波。

3．脑电图的变化

（1）睡眠-觉醒脑电的变化：去同步化和同步化现象是睡眠-觉醒脑电最常见的变化，去同步化脑电波表现为高频低幅快波，同步化表现与之相反，为高幅低频慢波。

觉醒状态下，脑电波一般呈去同步化快波，没有明显的优势波形，闭目安静时枕叶可出现 α 波。睡眠状态下脑电波一般呈同步化慢波，优势波形为 δ 波。在快速眼动（rapid eye movement，REM）睡眠期表现为去同步化快波，这时的脑电波与觉醒时类似。

脑电波在睡眠的不同时期具有不同的变化规律。非快速眼动（non-rapid eye movement，non-REM，NREM）睡眠 N1 期的脑电波呈现为 α 波逐渐减少，低幅 θ 波出现，频率略有降低，整体比较平坦。N2 期出现特征为持续 0.5～1 s、8～14 Hz 的睡眠梭形波（即 σ 波）以及 κ 复合波（δ 波和 σ 波的复合波）。N3 期 δ 波明显增强，在全部脑电波的占比达到 20%～50%，进入深度睡眠期，δ 波占比超过 50%。在异相睡眠（快速眼动睡眠）期，脑电波与觉醒时期相似，皮质活动去同步化。

（2）癫痫脑电的变化：癫痫发作时或间期，脑电图上出现突发性的高波幅放电，称为痫样放电（epileptiform discharge）。其最典型的特征波形为尖波、棘波和慢波放电（sharp-, spike-, and slow-wave discharges）三种波形的不同节律组合，形成了癫痫样放电的多种形式。

尖波的时程在 70～200 ms，波幅在 100～200 μV，以负相为主。尖波升陡降缓，波顶较纯。棘波时程小于 70 ms，波幅 50～150 μV，升陡降陡，有单相、双相和三相，其中最常见的是双相负相，以单个或多个节律性发放为主。棘波常见于颞叶癫痫，但与尖波均是由于大脑皮质神经元高度同步化高频放电所致。在癫痫中，慢波常与尖波或棘波同时出现，形成棘慢波综合以及尖慢波综合。前者中的慢波时程较短，为 200～500 ms，波幅 100～200 μV，而后者中慢波时程则在 500～1 000 ms。两种综合波如果局限性出现在皮质中某个部分，则多为局限性癫痫（图 4-76）。

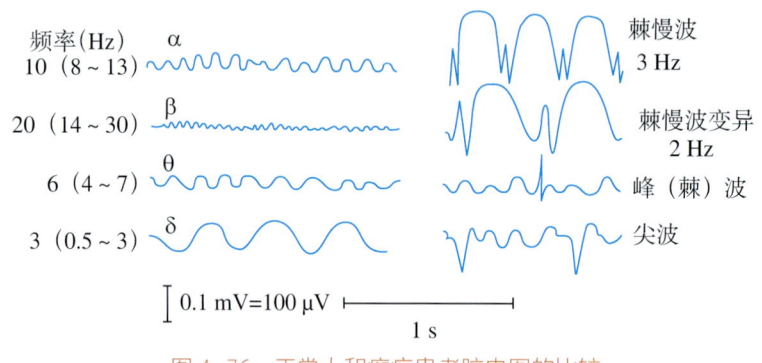

图 4-76　正常人和癫痫患者脑电图的比较

> **知识拓展**
>
> **大脑皮质神经元和电信号的产生**
>
> 大脑皮质分为六层，第 1 层位于软脑膜下，第 6 层位于白质之上。在这些层状结构中，不同类型的细胞相对类似地排列于整个大脑，尽管这些层的厚度随皮质功能的变化而不同。皮质中胞体最大的细胞是锥体细胞，位于皮质的第 2、3 和 5 层，其顶树突向脑表面伸长。在它们的底部，长轴突穿过深层，离开皮质。富含锥体细胞的区域主要是输出层。皮质还含有非锥体细胞，该类细胞较小，树突无特定方向。它们的轴突比较局限，仅位于同一层或邻近层。非锥体细胞主要接受丘脑和其他传入神经的输入，并对局部信息进行处理。由于锥体细胞的顶树突垂直于皮质表面，当它们活动时，细胞外液中产生的电压差引起脑表面很大的电信号变化。

（二）皮质诱发电位

皮质诱发电位（evoked cortical potential）是指刺激传入在大脑皮质一定部位诱发的电位变化，可由感受器、感觉神经或神经传入通路中的任何一环诱发（图 4-77）。诱发电位一般包括主反应（primary response）、次反应（secondary response）和后发放（after discharge）（图 4-78）。

主反应是潜伏期固定的（5～12 ms）先正后负的双相反应慢波。先正后负是指在兴奋初期，皮质深层细胞呈负电位，皮质表面呈正电位，当兴奋由顶树突上部进入皮质浅层，皮质表面呈负电位，

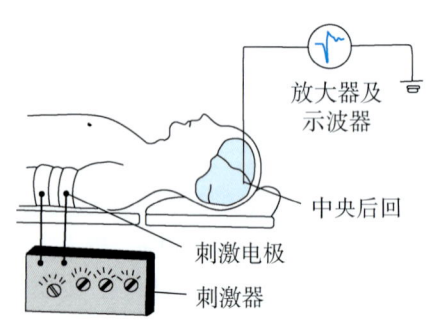

图 4-77　人大脑皮质感觉运动区诱发电位的记录

即电位变化呈先正后负。潜伏期的长短由多个因素影响，包括刺激部位与皮质之间的距离、神经纤维的传导速度和路径突触数目等。

主反应的形成可能是皮质锥体细胞电活动的综合表现，与感觉特异投射系统的活动相关。

主反应具有三个明显特性：空间特性，指其在大脑皮质的投射有特定的中心区；时间特性，指有固定的潜伏期，也即与刺激有锁时关系；相位特性，指其具有特定的波形和强度。

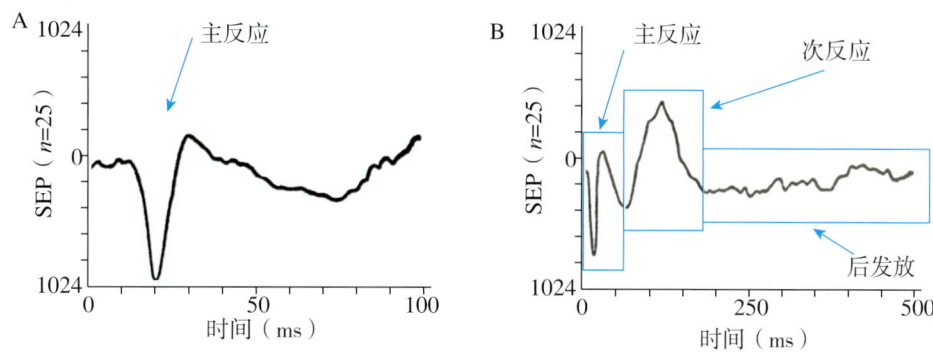

图 4-78　电刺激家兔腓总神经引起的体感诱发电位（SEP）
A．刺激后 0～100 ms 内的 SEP（相当于图 B 前 100 ms）。B．刺激后 0～500 ms 的 SEP。包括主反应、次反应和后发放。纵坐标为计算机的数字量。n 为叠加的反应次数。曲线向下为正，向上为负

次反应是发生在主反应之后的扩散性继发反应，分布在广泛的皮质区域。次反应与感觉非特异投射系统的活动相关，但与刺激物锁时关系。后发放是发生在主反应和次反应后的一系列正相周期性电位波动，其产生依赖非特异感觉输入与皮质中间神经元引发的皮质顶树突超极化和去极化的交替作用。

根据刺激类型的不同，皮质诱发电位包括体感诱发电位（somatosensory evoked potential，SEP）、听觉诱发电位（auditory evoked potential，AEP）和视觉诱发电位（visual evoked potential，VEP）等。这些诱发电位的记录方法得益于 1947 年英国伦敦大学 George Dawson 采用叠加和平均处理的方法从脑电的背景噪声中，提取到的因波幅较小而被自发脑电淹没的诱发电位，这种方法提取的诱发电位被称为平均诱发电位（averaged evoked cortical potential），是研究人类感觉功能、神经系统疾病、行为和心理活动的重要方法（图 4-77）。在临床上，诱发电位记录作为一种非损伤性方法，可以用来诊断感觉系统的中枢损伤部位或功能紊乱。

二、睡眠 - 觉醒及睡眠障碍

几乎一切生物，从单细胞生物到人类，其生命活动都呈现节律性变化，其中有些节律活动的周期与地球自转周期近似，即与 24 h 自然昼夜交替大致同步，称为昼夜节律（circadian rhythm）。已经证明在人体的各种生理功能中，至少有一百多种显示昼夜节律，但是最令人印象深刻的是睡眠 - 觉醒节律。这两种明显不同的生理状态，以近似自然环境的昼夜交替周期而互相转化，同时伴随着诸如呼吸、血压、心率和体温等其他生理功能的波动。人体的睡眠 - 觉醒交替从人出生时就已开始。在新生儿，交替周期为 60～90 min，以后逐渐形成成年人的节律性。

睡眠（sleep）和觉醒（wakefulness）是人体两种不同的生理状态，是维持正常生理活动所必需的。睡眠可使机体的体力和精力得到恢复；觉醒状态则可使机体迅速适应环境变化，因而能进行各种体力和脑力劳动。

曾经认为，觉醒的产生和维持是大脑皮质不断接受感觉传入的结果，而睡眠则是一个被动过程，此时感觉传入暂停或因脑疲劳而使之活动减缓。目前已发现人和动物脑内有许多部位和投射纤维参与睡眠和觉醒的调控，它们形成促睡眠和促觉醒两个系统，并相互作用、相互制约而形成复杂的神经网络，调节睡眠觉醒周期和睡眠不同状态的互相转化。所以，睡眠和觉醒都是主动过程。

（一）睡眠

1. 睡眠的定义 睡眠是复杂的生理过程，与觉醒状态形成鲜明对比。睡眠是几乎所有动物的本能行为，甚至在没有中枢神经系统的生物中也有类似睡眠的现象。人生约有三分之一的时间在睡眠中度过。在睡眠状态下，主动意识行为会持续一段时间消失，对外界环境的反应能力显著减弱，但适度刺激仍能将其唤醒。通过记录分析脑电图和肌电图，可客观判断个体的睡眠或觉醒状态。

2. 睡眠的类型 睡眠可分为两种基本类型：非快速眼动（NREM）睡眠和快速眼动（REM）睡眠。根据脑电特征，NREM 睡眠又可以细分为 3 个阶段（期），即 N1、N2 和 N3 期。在 NREM 睡眠 N3 期，脑电图呈现出高幅慢波，肌电活动相对平稳，因此也被称为慢波睡眠。在 REM 睡眠期间，脑电图会呈现出低幅快波，肌电更为平静，这种状态也被称为快波睡眠或异相睡眠（图 4-79，图 4-80）。

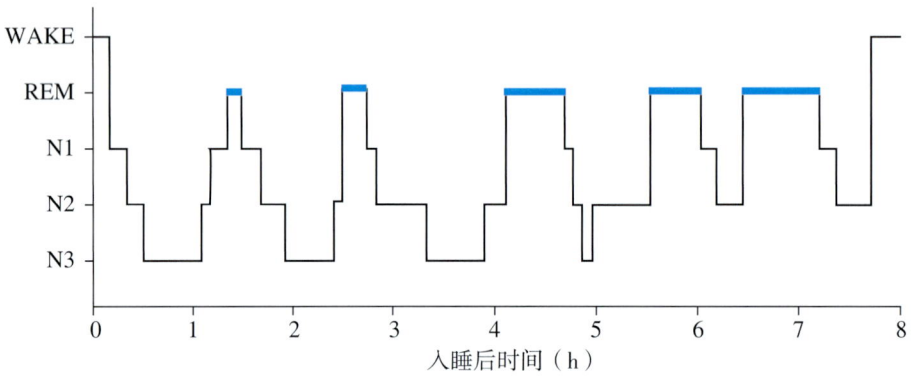

图 4-79　健康成人整夜睡眠结构示意图

WAKE：觉醒期；REM：快速眼动睡眠；N1、N2、N3：非快速眼动睡眠的 1、2、3 期

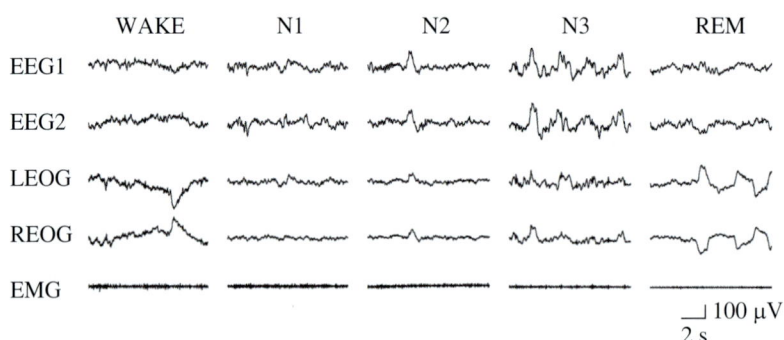

图 4-80　健康成人不同睡眠－觉醒时期脑电、眼电、下颌肌电示意图

WAKE：觉醒期；N1、N2、N3：非快速眼动睡眠的 1、2、3 期；REM：快速眼动睡眠；EEG：脑电图；LEOG：左眼眼电图；REOG：右眼眼电图；EMG：（下颌）肌电图

NREM 和 REM 睡眠虽然都与行为不动有关，但在脑电和自主神经活动模式上有所不同。NREM 睡眠的特点是脑电活动同步和自主神经活动减少，而 REM 睡眠则表现出类似觉醒状态的去同步脑电和复杂的自主神经活动特征，同时肌肉张力明显减弱，甚至消失。

3. 睡眠的功能 睡眠对于生命的重要性不亚于食物、空气和水。睡眠在维持生命活动中发挥着至关重要的作用，其主要功能包括：①消除疲劳，恢复体力，储备能量；②高效清除神经系统代谢废物，与人类高级功能的实现紧密相关；③增强免疫系统效能，提高抵抗力，预防疾病；④增加生长激素的分泌，助力生长发育和维护机体健康；⑤学习记忆巩固的关键期，有助于信息加工和存储。尽管对睡眠的功能有一定的理解，但其潜力和更深层次的作用仍有待进一步探索和应用。

（二）睡眠-觉醒的发生机制

睡眠-觉醒的起始与维持是由众多核团和神经环路参与并相互协调控制的生理过程。近年研究发现了睡眠-觉醒周期中特定模式的神经活动、相关核团及它们的相互连接，逐步揭示了睡眠-觉醒行为发生的神经环路机制。

1. 觉醒发生系统　意大利神经生理学家Moruzzi和美国解剖学家Magoun共同发现，激活脑干的"网状结构"可以引起脑电去同步化，使动物从麻醉状态快速转变为类似觉醒的状态；而损毁"网状结构"则可使猫长期昏睡，由此提出"上行网状激活系统"（ascending reticular activating system，ARAS）的概念。上行网状激活系统接受躯体和内脏的感觉输入，形成网状纤维束并支配中枢神经系统各个区域，对于维持觉醒至关重要（图4-81）。进一步研究发现，ARAS内部的核团在解剖结构上主要可分为背侧和腹侧两个分支。

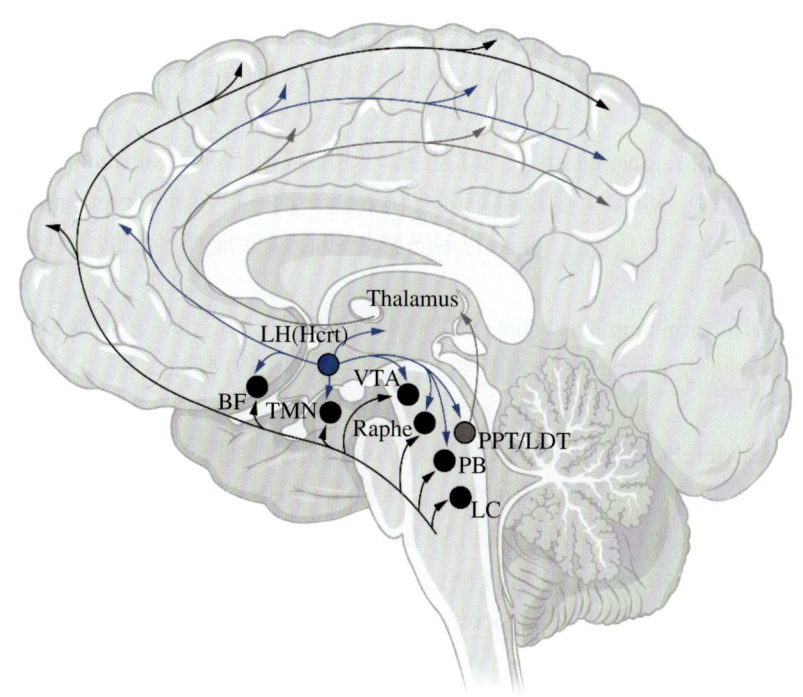

图4-81　觉醒发生系统

LC：蓝斑核；PB：臂旁核；Raphe：中缝核；VTA：腹侧被盖区；TMN：结节乳头体核；BF：基底前脑；LH（Hcrt）：外侧下丘脑的下丘脑泌素能神经元；PPT/LDT：脑桥被盖核/背外侧被盖核；Thalamus：丘脑

（1）背侧分支：ARAS背侧分支主要起源于脑桥被盖核/背外侧被盖核（pedunculopontine tegmental nucleus/laterodorsal tegmental nucleus，PPT/LDT）的胆碱能神经元，投射到丘脑和基底前脑，而后激活大脑皮质。PPT/LDT位于脑桥和中脑交界处，是上行网状激活系统的关键脑区。该区域包含胆碱能、γ-氨基丁酸（gamma-aminobutyric acid，GABA）能和谷氨酸能等不同类型的神经元，其中胆碱能神经元的放电频率在觉醒时达到最高，在REM睡眠时也较高，而在NREM睡眠时最低。

丘脑（thalamus）包含众多核团，是上行网状激活系统的重要组成部分，在感知、注意力及高级认知方面均具有重要功能。丘脑功能的完整性对于维持觉醒状态不可或缺。研究表明，下丘脑室旁核（paraventricular nucleus，PVN）、中央内侧核（central medial thalamus，CMT）、丘脑腹内侧核（ventromedial thalamic nucleus，VMT）等核团可能直接参与睡眠-觉醒周期中大脑皮质神经元活动的调控，促进睡眠向觉醒的转换。

(2) 腹侧分支：ARAS 腹侧分支包含了脑干及下丘脑的多种单胺能神经元，该分支不经过丘脑，而是通过下丘脑、基底前脑到达皮质。

蓝斑核（locus coeruleus，LC）位于脑桥前背部第四脑室底，是前脑去甲肾上腺素（norepinephrine，NE）的主要来源。与 PPT/LDT 的胆碱能神经元不同，LC 的 NE 能神经元在全脑投射广泛，除腹侧分支的相关脑区外，还可投射至大脑皮质、丘脑、脊髓等。LC 神经元的放电频率在觉醒时最高，在 NREM 睡眠时显著降低，而在 REM 睡眠时则基本处于静息状态。

臂旁核（parabrachial nucleus，PB）位于脑桥，主要接受体温、内脏、疼痛、瘙痒等感觉输入，并传递到前脑。研究表明，PB 对睡眠-觉醒的调节至关重要。PB 区域的损伤会导致动物和人类出现昏迷或持续的植物人状态。

中缝背核（dorsal raphe nucleus，DRN）位于脑干中缝附近，是前脑 5-羟色胺（5-HT，又名血清素，serotonin）和多巴胺（dopamine，DA）的主要来源。该核团与大脑的多个区域都有相互投射，包括丘脑、杏仁核和前额叶皮质等。DRN 的 5-HT 能神经元在觉醒时，尤其是在一些有节律的行为（如梳理、进食等）中，放电活动最为剧烈，而在 NREM 睡眠时放电较少，REM 睡眠时不活跃。

腹侧被盖区（ventral tegmental area，VTA）位于中脑靠近黑质（substantia nigra，SN）和红核（red nucleus）的区域。VTA 主要投射靶区有伏隔核、前额叶皮质（prefrontal cortex，PFC）、海马（hippocampus）等多个核团。VTA 的多巴胺能和谷氨酸能神经元的激活诱导并维持觉醒状态。

结节乳头体核（tuberomammillary nucleus，TMN）位于下丘脑后部，是大脑中组胺（histamine）的主要来源。TMN 神经元的放电活动在觉醒时最高，在 NREM 睡眠时减弱，在 REM 睡眠时则基本处于静息状态。

基底前脑（basal forebrain，BF）是大脑半球前端内侧和腹侧的一组结构。BF 区域包含胆碱能、GABA 能、谷氨酸能等不同类型的神经元。大部分的 BF 神经元在觉醒和 REM 期活跃，在 NREM 期活动减弱；少部分 GABA 能神经元则在睡眠期较为活跃。

(3) 其他通路：除经典的背侧和腹侧分支外，还有一条通路包含外侧下丘脑（lateral hypothalamus，LH）的下丘脑泌素（hypocretin，Hcrt，又名食欲素 orexin）阳性神经元，对调节觉醒也起到了重要作用。

以往研究表明，背侧和腹侧通路独立地参与了觉醒的维持。随着研究的深入，人们逐渐认识到背侧分支和腹侧分支在解剖学上并不完全独立，二者间存在相互投射，形成了一个上行觉醒网络（ascending arousal network）。

2. 睡眠发生系统　大量研究表明，睡眠不是觉醒状态的被动终结，而是源自中枢神经系统的主动调控。觉醒、NREM 睡眠和 REM 睡眠三种状态的转换是多脑区相互作用、动态平衡的结果。近年来，许多工作相继发现特异调控 NREM 睡眠和 REM 睡眠的脑区及神经环路（图 4-82），揭示了不同睡眠阶段起始与维持的神经机制。

(1) 非快速眼动睡眠发生脑区：奥地利神经学家 von Economo 于 1930 年观察到失眠的病毒性脑炎患者普遍存在下丘脑视前区和基底前脑病变，提示这些脑区可能与睡眠发生高度相关。目前认为，参与调控 NREM 睡眠的脑区主要分布在下丘脑、丘脑、中脑、脑干等，其中下丘脑视前区的腹外侧区（ventrolateral preoptic area，VLPO）对 NREM 睡眠尤为关键。

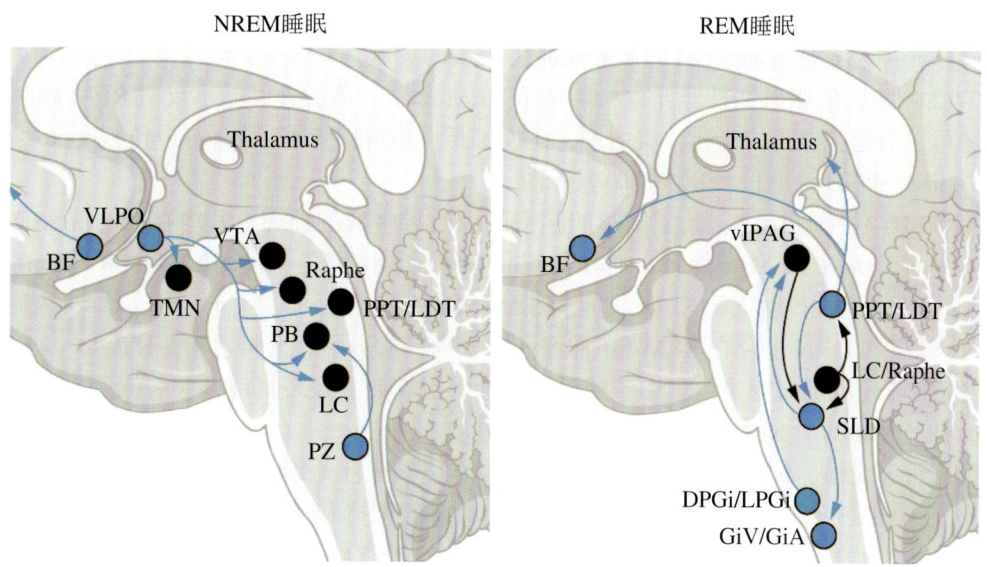

图 4-82 睡眠发生系统

BF：基底前脑；VLPO：下丘脑视前区的腹外侧区；TMN：结节乳头体核；VTA：腹侧被盖区；Raphe：中缝核；PPT / LDT：脑桥被盖核 / 背外侧被盖核；PB：臂旁核；LC：蓝斑核；PZ：面神经旁核；Thalamus：丘脑；vlPAG：腹外侧导水管周围灰质；SLD：下背外侧被盖核；DPGi / LPGi：延髓背侧 / 外侧巨细胞旁核；GiV / GiA：延髓巨细胞网状核的腹侧 /alpha 区

VLPO 和正中视前核（median preoptic nucleus，MnPO）均位于下丘脑前部视前区附近。电生理记录发现 VLPO 和 MnPO 区域存在睡眠期活跃神经元。VLPO 神经元在觉醒到睡眠转换过程中放电频率增加，而 MnPO 神经元则在睡眠起始前放电频率就有所增加，提示 VLPO 可能参与了睡眠维持，而 MnPO 可能介导了睡眠起始。

VLPO 和 MnPO 主要包含抑制性神经递质 γ-氨基丁酸和甘丙肽（galanin）阳性神经元。这些神经元接受来自 TMN、LDT、PPT、LC、DRN 和 LH 等觉醒发生核团的输入，VLPO 同时也投射到这些脑区。在睡眠 - 觉醒周期中，VLPO 神经元的活动可以抑制 TMN、DRN、LC 等神经元从而促进睡眠。相反，TMN、DRN、LC 等脑区神经元的活动也可抑制 VLPO 神经元从而促进觉醒。2005 年，美国神经学家 Saper 等人提出了睡眠 - 觉醒状态的"跷跷板"转换模型（flip-flop switch model of sleep-wake regulation）。他认为，VLPO 与其他觉醒核团间的相互抑制形成了类似跷跷板的双稳态反馈环路，从而使睡眠和觉醒两种状态交替出现且转换迅速，避免了中间状态的产生。该模型为进一步研究维持睡眠和觉醒状态稳定的神经机制提供了重要理论指导。

除 VLPO 外，NREM 睡眠发生系统还涉及基底前脑、丘脑、基底神经节、中央杏仁核、未定带、中脑、脑干、皮质等众多脑区。

综上所述，目前发现调控 NREM 睡眠的脑区数量较多，且分布相对离散，它们之间的解剖连接与功能联系尚不完全清楚，仍有待进一步研究。

（2）快速眼动睡眠发生脑区：快速眼动（REM）睡眠期间脑电图与觉醒期高度相似，呈现高频低幅、去同步化的脑电特征，但常见肌张力降低，因而也被称作异相睡眠。美国科学家 Hobson 和 McCarley 提出，REM 睡眠的起始与维持，是由 REM 睡眠发生（REM-on）神经元和 REM 睡眠终止（REM-off）神经元相互作用所调控的。REM-on 神经元主要包括下背外侧被盖核（sublaterodorsal tegmental nucleus，SLD）谷氨酸能神经元、PPT/LDT 的胆碱能神经元等。REM-off 神经元主要包括腹外侧导水管周围灰质（ventrolateral periaqueductal gray，vlPAG）/ 脑桥外侧被盖核（lateral pontine tegmentum，LPT）的 GABA 能神经元，以及 LC 和 DRN 的单胺能神经元等。

SLD 位于背外侧被盖区和蓝斑核尾部的腹侧。SLD 神经元在 REM 睡眠期活跃。SLD 谷氨酸能 REM-on 神经元是启动 REM 睡眠和肌张力丧失的关键。

PPT/LDT 脑区的胆碱能神经元也参与调节 REM 睡眠。该类神经元不仅对 REM 睡眠有促进作用，还可以引起脑电去同步化快波出现，诱发脑桥-外侧膝状体-枕叶锋电位（ponto-geniculo-occipital spike，PGO 锋电位）和快速眼球运动。

vlPAG/LPT 位于连接第三脑室与第四脑室的中脑导水管的外周，其中存在一群 REM-off 神经元，这些神经元在 REM 期静息，而在觉醒和 NREM 期活跃。vlPAG/LPT 的 REM-off 神经元通过 GABA 能抑制性投射支配 SLD，抑制 REM 睡眠。

此外，LC 和 DRN 也存在 REM-off 神经元，分别释放去甲肾上腺素和 5-HT。

上述 REM 睡眠的研究主要集中于脑干。然而，近期研究发现视前区和后侧下丘脑也存在特定类型的神经元参与了 REM 睡眠的启动与维持。

总的来说，觉醒、NREM 睡眠和 REM 睡眠受到各自发生系统的调控，既是三种相对独立的稳定状态，又能在一定条件下互相转化。这三种状态的维持和转化依赖于多脑区不同神经元之间的相互作用。这些神经元通过整合内外刺激，进而发挥各自作用，组成了一个复杂的睡眠-觉醒调控网络。

（三）睡眠-觉醒调控的内稳态和生物节律

1. 内稳态调控 哺乳动物的睡眠具有稳态调节的特征，体现为睡眠稳态。这意味着在觉醒期间，睡眠压力逐渐积累，为了调节这种状态，机体主动进入睡眠状态。这个过程与之前的睡眠-觉醒时间相关，睡眠压力在觉醒时增加，在睡眠时消失，维持机体的稳定状态。这种调节保持着睡眠的数量和深度与之前的觉醒之间的平衡，之前的睡眠不足可以通过延长后续的睡眠来部分弥补，还可以通过强化慢波活动来进行补偿。此外，睡眠稳态对 NREM 睡眠和 REM 睡眠的影响不同，睡眠剥夺后增加的主要是睡眠时间而非深度，主要出现在 NREM 睡眠，而 REM 睡眠时间的延长主要与总体睡眠时间的增加相关。

目前认为，睡眠稳态调节机制涉及内源性睡眠相关物质及局部调节。多种内源性睡眠相关物质对睡眠产生影响，如腺苷、褪黑素、前列腺素、细胞因子和一氧化氮等。目前已鉴定出至少 21 种内源性睡眠相关物质。这些物质的作用多种多样，包括脑内的通信和调节。总的来说，哺乳动物的睡眠稳态调节涉及复杂的分子机制，这对于深入了解睡眠的生理学和神经生物学基础非常重要。

2. 生物节律调控 研究揭示了从低等生物到人类存在的昼夜节律起搏器，其内源性的节律性能够自主维持，被称为生物钟，周期接近 24 小时，并受环境信号影响。这一节律系统主要位于哺乳动物中枢神经系统内的特定脑区，包括下丘脑前区的视交叉上核（SCN）及其邻近结构，如下丘脑室旁核、亚室旁带和内侧下丘脑核。这些核团间的信号传递构成了主要的昼夜节律中枢，其中 SCN 是最为重要的，参与控制睡眠-觉醒周期等多种节律性活动。SCN 内的神经元释放多种神经递质，如 GABA 等。研究揭示了 SCN 内神经元之间存在着丰富的局部联系，这有助于维持其节律性。早在 1982 年，研究者通过多细胞单位活动记录，发现 SCN 表现出略长于 24 小时的自由运转节律周期。这引发了对于 24 小时稳定昼夜节律如何产生的探讨，有学者通过数学模型推测，SCN 内神经元之间的通信可能实现了细胞间的同步化，从而实现了整体上的稳定 24 小时昼夜节律。

昼夜节律信号从 SCN 传播到多个与睡眠-觉醒调控有关的脑区，影响睡眠阶段和睡眠-觉醒相位的转换。这些研究有助于深入理解内源性昼夜节律如何影响睡眠-觉醒周期，为睡眠障碍等问题的研究提供了理论基础。这些研究成果为深入探索昼夜节律的内源性机制以及其对睡眠觉醒周期的调控提供了重要线索，也为未来发展更有效的睡眠障碍治疗方法提供了启示。但昼夜节律如何影响睡眠-觉醒转换，仍是重大的科学问题。

(四)睡眠障碍

长期睡眠障碍可导致慢性痛、免疫力低下、糖耐量异常、高血压和心脑血管意外等发病风险增加,易诱发精神烦躁、神经衰弱、心理和精神疾患等,甚至造成猝死。此外,睡眠障碍引发的各种事故造成难以估量的经济损失及家庭和社会负担。

根据《睡眠障碍国际分类(第3版)》(ICSD-3)的分类系统,睡眠障碍主要表现为睡不着、睡不醒和睡不好,涉及疾病达90多种,以下是最常见的几种类型。

(1)失眠症(insomnia):失眠是指入睡难、中途觉醒多或者早醒,失眠会影响个体的日常功能,导致白天疲劳、注意力不集中等问题。主要由心理因素、生理因素、环境因素或药物滥用等引起。

(2)睡眠相关呼吸障碍(sleep related breathing disorder):指睡眠期间的呼吸异常,成人和儿童均可发生。睡眠相关呼吸障碍又分为中枢性睡眠呼吸暂停综合征、阻塞性睡眠呼吸暂停(obstructive sleep apnea,OSA)障碍、睡眠相关低通气障碍和睡眠相关低氧血症障碍。OSA是最常见的一种,其特征是在睡眠中呼吸暂停,导致频繁的睡眠中断。

(3)中枢性嗜睡症(central disorder of hypersomnolence):以日间嗜睡为主诉,并且排除了其他睡眠障碍作为原因的疾病。大致分为发作性睡病、特发性嗜睡、Kleine-Levin综合征和慢性睡眠不足。

(4)昼夜节律睡眠-觉醒障碍(circadian rhythm sleep-wake disorder):是由生理节律或环境改变导致的睡眠-觉醒周期之间失调的慢性或复发性睡眠障碍。

(5)异态睡眠(parasomnias):指入睡时、睡眠中或从睡眠中觉醒时出现的不良身体事件(复杂的动作、行为)或体验(情绪、感知、梦境)。所表现出的行为刻板活动更为复杂。异态睡眠分为NREM睡眠相关睡眠异态、REM睡眠相关睡眠异态及其他睡眠异态。夜惊症和夜行症等通常在NREM睡眠时出现,患者可能会突然坐起、尖叫或走动;而REM睡眠行为障碍(REM sleep behavior disorder,RBD)患者在快速眼动睡眠时失去正常的肌肉麻痹,导致他们在梦境中表现出身体运动,甚至可能伤害自己或他人。

(6)睡眠相关运动障碍(sleep related movement disorder):以不宁腿综合征(restless legs syndrome,RLS)最为常见,除此之外,周期性肢体运动障碍、睡眠相关痉挛也相对多见。

(7)其他睡眠障碍:包含ICSD-3中无法归为其他类别的睡眠障碍,这类疾病或是与多个类别存在重叠,或是尚未收集到充足的资料将其确定为其他诊断。

> **知识拓展**
>
> **发作性睡病**
>
> 发作性睡病(narcolepsy)是一种奇特的难于控制的睡眠和觉醒障碍。尽管采用这样的名称,但它并不是一种癫痫。该疾病可能出现部分或全部以下症状。患者可以出现严重的白天过度嗜睡(excessive daytime sleepiness)。猝倒(cataplexy)是一种突然出现的肌肉瘫痪现象,但意识并不丧失。这些患者会在平常一天的某一时刻突然陷入与REM睡眠相似的状态。睡眠性麻痹(sleep paralysis)是一种与猝倒相似的肌肉失控行为,发生在睡眠和觉醒的过渡阶段。这种症状的发作有时可不伴有发作性睡病,但可使患者感到非常惊恐,患者虽然神志清醒,但却可持续数分钟不能活动或讲话。睡眠性幻觉(hypnagogic hallucination)是一些生动的且常常令人恐惧的梦境,也可在睡眠开始时紧接着睡眠性麻痹而出现。这种梦有时可与入睡前刚刚发生的真实事件流畅地连接起来。EEG记录显示了发作性睡病和正常睡眠之间的明显不同。发作性睡病患者可从觉醒状态直接进入REM睡眠阶段,而正常成年人总是首先进入长时间的非REM阶段。发作性睡病的多数症状也许可以解释为REM睡眠的特征异常地侵入到觉醒状态。已有研究表明,食欲素、乙酰胆碱和多巴胺等与发作性睡病的异常表现有关。

整合思考题

男,18岁。大学一年级学生,一向体健,作为志愿者被纳入备试进行脑电检测。在脑电检测室嘱其闭目、安静坐在椅子上,然后令其睁开眼,开始做数学难题。在整个过程中,记录他的脑电图,会得到什么样的脑电信号?

(刘风雨 王 韵)

第九节 学习与记忆、语言与认知

本节数字资源

导学目标

- **基本目标**
  1. 概括学习与记忆的概念、基本过程。
  2. 区分学习与记忆及遗忘的基本类型。
  3. 概括学习与记忆的基本机制。
  4. 比较分析优势半球和皮质功能的一侧优势现象及两侧大脑半球的认知功能关联。
  5. 解释大脑皮质的语言处理模型。
  6. 概括空间认知的细胞基础。

- **发展目标**
  1. 运用学习记忆的不同分类方法分析判断临床患者记忆障碍的类型。
  2. 根据临床表现分析失语患者的脑损伤部位。
  3. 运用学习记忆理论指导学习和工作。

案例4-12

李奶奶年轻时是一位出色的芭蕾舞演员。她在80岁时开始出现外出后无法找到家的症状,经常刚洗完脸或吃过饭就忘记,于是再次洗脸和吃饭。随着病情进展,她不认识家人,也不记得自己的名字,而且出现语言障碍,无法进行正常交流,之后确诊为阿尔茨海默病(俗称老年性痴呆)。但有一天,当李奶奶听到《天鹅湖》的乐曲时,竟然伴随音乐准确地做出了舞蹈动作,并沉醉其中。

问题:

1. 李奶奶的记忆功能障碍进展过程为何是"空间定位异常与记忆形成异常→已有记忆异常和语言障碍"?
2. 作为一位阿尔茨海默病患者,李奶奶为何仍能准确记忆并完成舞蹈动作?

一、学习与记忆概述

(一) 概念

学习和记忆是常见而重要的脑高级功能活动。从神经生物学角度而言，学习 (learning) 是人或动物依据经验来改变自身行为以适应外界环境的神经活动过程。记忆 (memory) 是人或动物对以往经验的存储和回忆，是将学习到的信息进行贮存和读出的神经活动过程。简言之，学习是记忆的基础，记忆是学习的结果，学习和记忆是两个相互联系的神经活动过程。

(二) 记忆的基本过程

记忆的基本过程可以分为三个时相。

编码 (encoding)：也称为获取、识记或登录，是感知外界事物或接受外界信息 (外界刺激) 的阶段，即通过感觉系统向神经系统内输入信号的学习过程。

巩固 (consolidation) 及储存 (storage)：是将获取的信息在神经系统内进行编码贮存和保持的阶段。

提取 (retrieval)：也称再现，将贮存于神经系统内的信息提取出来使之再现的过程，即回忆过程。

上述三个时相的机制不同，任何一个时相发生异常，都可出现记忆障碍，但其表现完全不同。编码异常导致新记忆无法形成，巩固及储存异常表现为短时程记忆 (感觉性及第一级记忆) 正常但无法转化为长时程记忆，提取异常导致已形成的记忆无法重现。这些概念在下文中均会进行详细描述。

(三) 记忆的时程

依据其时程，记忆过程可分为感觉性记忆、第一级记忆、第二级记忆和第三级记忆四个阶段 (表 4-10，图 4-83)。

(1) 感觉性记忆：是指通过感觉系统获得信息后，先储存在感觉信息处理相关脑区内这一阶段的记忆。其信息保留时间很短暂，一般不超过 1 s，若不进一步处理就会很快消失。如果脑在该阶段把不连续的、先后进来的信息整合成新的连续印象，则信息可被转入到第一级记忆中。

(2) 第一级记忆：信息在第一级记忆中平均约停留几秒钟。通过反复学习和运用，信息便在第一级记忆中循环，从而延长其在第一级记忆中的停留时间，并可进一步转入第二级记忆中。

(3) 第二级记忆：是一个大而相对持久的储存系统，记忆可持续数分钟至数年。这一阶段记忆的遗忘是由于先前的或后来的信息干扰所致。

(4) 第三级记忆：有些记忆，如自己的名字和每天都在操作的技艺等，通过长年累月的运用不易被遗忘，被储存在第三级记忆中。

感觉性记忆和第一级记忆属于短时记忆 (short-term memory)，第二级记忆和第三级记忆属于长时记忆 (long-term memory)。

表 4-10 记忆的时程

记忆时程	信息贮存时间	可能的神经机制	举例
感觉性记忆	极短暂	感觉信号传向大脑，在皮质感觉区传递的时程	查字典上某个词时，对其他词一闪而过
第一级记忆	数秒钟	特定的神经信息在有关神经通路中往返传递一短时间，其化学机制可能是关键大分子的可逆性构象变化	查到一个电话号码，拨完后即忘
第二级记忆	数分钟至若干年	蛋白质合成增加，突触功能增强及突触结构修饰等。神经活动影响 mRNA 或基因表达	经历中的重要事件
第三级记忆	终生	脑内新突触形成或突触结构不可逆变化	本人姓名、年龄、生日等

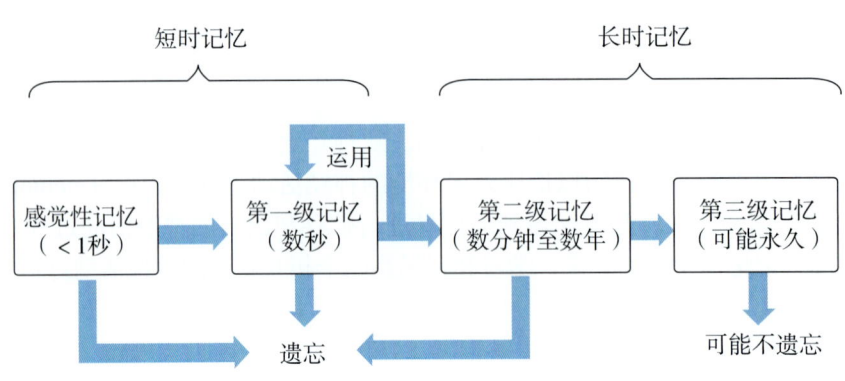

图 4-83 记忆的时程

> **知识拓展**
>
> **记忆的再巩固**
>
> 科学家一度认为短时记忆巩固成为长时记忆后，就会进入一种牢固、稳定不易改变的状态。但记忆的再巩固（reconsolidation）现象挑战了这一说法。研究发现，长期记忆在被提取后的一定时间窗内，会重新进入一种不稳定的状态，需要再次巩固才能继续牢固储存。而如果在这一时间窗内进行干扰操作，如注射蛋白质合成阻断剂、消退训练，可以导致原有记忆的破坏或更新。记忆再巩固现象的发现为揭示创伤后应激综合征等记忆障碍类疾病的机制和寻找新疗法提供了新视角。

（四）记忆的分类

按信息内容和回忆的方式，长时记忆可以分为陈述性记忆（declarative memory）和非陈述性记忆（nondeclarative memory）（图 4-84）。二者在内容、特点和机制等多个方面存在非常显著的差别（表 4-11）。

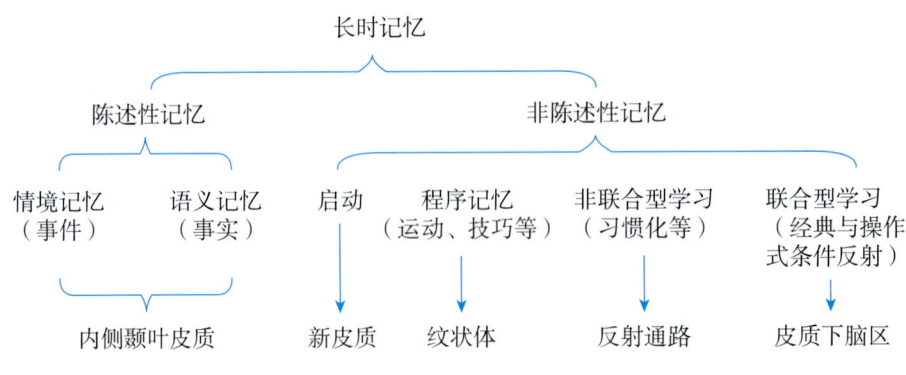

图 4-84 记忆的分类

表 4-11　陈述性记忆与非陈述性记忆的区别

	陈述性记忆	非陈述性记忆
内容	信息或知识	运动技能与技巧
编码	速度快	速度慢
储存	不牢固	牢固
提取	需要意识参与	意识不参与
参与的脑结构	大脑皮质及某些特异的脑区如内侧颞叶及间脑	只激活与该项记忆有关的感觉系统和运动系统，如纹状体、杏仁核和小脑
突触水平机制	突触前与突触后神经元同时兴奋的联合机制	突触前神经元的易化机制：突触前神经元与有关的调制神经元的联合机制

　　陈述性记忆又称外显性记忆（explicit memory），是针对地点、事件、事实和人等信息和知识的记忆，比较具体，可以清楚地描述，并进入意识系统。其形成速度快，但储存不牢固，容易被遗忘。陈述性记忆涉及海马与颞叶大脑皮质等特定脑区。

　　非陈述性记忆又称反射性记忆（reflexive memory）和内隐性记忆（implicit memory），是针对运动技能和技巧的记忆，无意识成分参与，只涉及刺激顺序的相互关系，贮存各事件间相关联的信息，只有通过程序性的操作过程才能体现出来。其编码速度慢，但一旦习得，储存牢固、不易被遗忘。非陈述性记忆的编码和巩固过程中有大脑皮质的参与，但形成后长期储存和提取过程中，纹状体和小脑等皮质下脑区的作用相对更为关键。

　　陈述性记忆和非陈述性记忆是相对独立的。临床上可以看到患者只特异性出现陈述性记忆障碍而非陈述性记忆完好或反之。但同时，二者可以相互影响，在一定情况下也可以相互转化。如在学习游泳的过程中，需记忆某些特定情景。而一旦学会并变为一种技巧性动作后，陈述性记忆即转变为非陈述性记忆。

（五）非陈述性记忆

　　非陈述性记忆包含多种类型。如程序记忆（procedural memory）是指对骑车和游泳等运动技巧的记忆，依赖于纹状体。启动（priming）是指由于之前受某一刺激的影响而使得之后对同一刺激的知觉和加工变得容易的现象，与新皮质有关。如给人们呈现一组汉字，假如里面含有"海"这个字，随后让他们写出部首是"氵"的字时，这些人回答"海"的概率要大于其他字。另两类非常重要的非陈述性记忆为非联合型学习和联合型学习。

　　1. 非联合型学习（non-associative learning）　是一种习得性反应或行为，它的建立不需要两个不同刺激在时间上的结合，故又称为简单学习（simple learning）。

　　习惯化和敏感化是非联合型学习的典型例子。习惯化（habituation）是指一种刺激反复出现后，若不引起某种奖赏或惩罚反应，机体对该刺激的反应将逐渐减弱以至消退。如人们对有规律而重复出现的强噪声反应逐渐减弱，即为习惯化。敏感化（sensitization）正好相反，是指对刺激的反应增强的过程。如机体在接受伤害性刺激之后，对非伤害性刺激的反应也会增强。无论高等动物还是低等动物都具有习惯化和敏感化的行为，前者使机体学会对不重要的或无意义的刺激进行适应，而后者有助于强化对有意义信息的应答，避免进一步受伤害。

　　2. 联合型学习（associative learning）　是两个事件在时间上非常接近地重复发生，最后在脑内逐渐形成联系，即第一个刺激转变成第二个刺激的信号，可以在没有第二个刺激的情况下即引发第二个刺激所能引起的某种特定反应。

　　联合型学习的典型例子包括经典条件反射和操作式条件反射（图4-85）。

　　（1）经典条件反射（classical conditioning）：俄国著名生理学家Pavlov通过动物实验最早揭

示了条件反射活动的基本规律,并将条件反射用于学习和记忆的研究。给狗喂食物,可"无条件地"引起唾液分泌,这是非条件反射。食物是非条件刺激(unconditioned stimulus,US),唾液分泌是非条件反应(unconditioned response,UR)。给狗以铃声刺激,不会引起唾液分泌,因为铃声与食物无关,故称为无关刺激。但如果每次给食物之前先出现一次铃声,然后再给予食物,在多次结合和重复给予之后,当铃声一出现,狗就会分泌唾液。这种情况下铃声即转化为条件刺激(conditioned stimulus,CS),唾液分泌是条件反应(conditioned response,CR)。

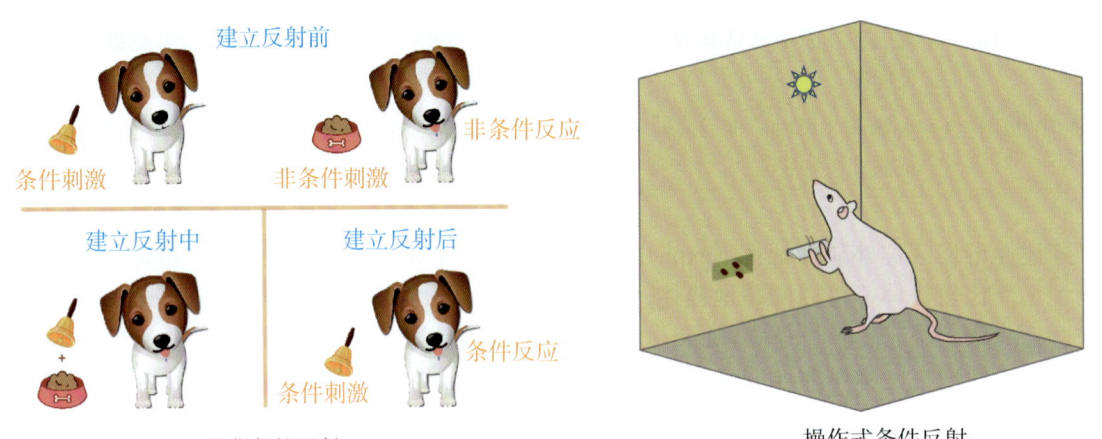

图 4-85 经典条件反射(左)与操作式条件反射(右)

(2) 操作式条件反射(operant conditioning):是一种建立在经典条件反射基础上的比较复杂的条件反射,需要完成一定的操作才能获得奖赏。在此过程中,动物学会将一种反应(动作)与一种有意义的刺激(如食物奖励)联系起来。例如,在特制的实验箱内有一个可分发食物的杠杆,一只饥饿的大鼠无意中踩踏杠杆就能获得食物。经过多次重复后,大鼠学会了主动踩踏杠杆以获得食物。在此基础上,将无关刺激(如灯光信号)与踩踏杠杆获取食物的动作相结合,训练大鼠只有在出现该信号时踩踏杠杆才能获得食物。经过反复训练后,无关刺激就成为大鼠踩踏杠杆获得食物的条件刺激。这一条件反射的建立要求动物主动完成某种操作后才能获得食物,因此称为操作式条件反射。

经典条件反射中,动物学到的是条件刺激预示着非条件刺激(被动学习过程);而操作式条件反射是将一种特定的行为与某种结果相关联(主动学习过程),其神经环路更加复杂。

条件反射是后天经过学习而建立的,需要一定条件。首先,需要条件刺激与非条件刺激在时间上的结合和多次重复,即强化(reinforcement)。多次强化后,无关刺激转化为条件刺激,条件反射形成。其次,非条件刺激如果不能激动奖赏系统或惩罚系统,条件反射将很难建立。即非条件刺激必须通过这两个系统引起愉快或痛苦的情绪活动,条件反射才能建立。如处于饱食或困倦状态的动物很难建立条件反射。

从机制上看,非条件反射的反射弧是机体生来就已接通的固定联系,条件反射是以非条件反射为基础的。条件反射的建立是神经系统条件刺激兴奋灶与非条件刺激兴奋灶多次结合后,建立的暂时的功能联系。在高等哺乳类动物中,大脑皮质是暂时联系接通的主要部位。在两栖类和鱼类,间脑、中脑或小脑可能是形成条件反射的主要部位。在无脊椎动物,如节肢动物,头神经节是建立条件反射的重要部位。

条件反射的消退(extinction):条件反射建立后,如果多次只给予条件刺激(铃声),而不匹配非条件刺激(喂食)强化,条件反射(唾液分泌)就会减弱,直至最后完全消失。条件反射的消退不是条件反射的简单丧失或遗忘,而是中枢将原先引起兴奋性效应的信号转变为产生抑制性效应的信号，从而产生新的抑制性学习。

条件反射的泛化（generalization）：是指在条件反射建立的初期，除条件刺激外，与条件刺激相近似的刺激也具有一定的条件刺激效应。例如，训练时以 100 Hz 的声音与食物相结合，建立唾液分泌的条件反射。训练后初期，应用 80 Hz 的声音也能在一定程度上引起唾液分泌，这便是条件反射的泛化。泛化出现后，如果只强化条件刺激，反复多次后，动物只对条件刺激反应，而与条件刺激相近的刺激出现阴性效应，这一现象称为条件反射的分化（differentiation）。巴甫洛夫认为条件反射的分化是由于那些相近刺激引起了大脑皮质的抑制，并将这种抑制称为分化抑制（differential inhibition），分化抑制是阴性条件反射的基础。

人类的条件反射独具特点。由于人类可以应用抽象的语词代替具体的信号（如光、声、嗅、味和触等刺激），其条件反射的建立更为灵活。Pavlov 根据动物和人类条件反射的特点提出了两个信号系统学说，将现实具体的信号，如食物的形状、气味、音响的高低及光的强弱等，称为第一信号；而把代表具体信号的抽象化信号，通常用文字或语词来表示，称为第二信号。与两种信号相对应，对第一信号发生反应的大脑皮质功能系统称为第一信号系统，而对第二信号发生反应的功能系统称为第二信号系统。人脑功能有两个信号系统，而动物只有第一信号系统。第二信号系统是人类区别于动物的主要特征，而人类可以借助第二信号——词语来表达思维以及进行抽象化的思维。经过训练的动物虽然也可以用词语建立条件反射，但这不属于第二信号系统。因为词语对人脑的刺激作用除其物理性质（指声音或文字图形）外，更重要的是与物理性质相关联的含意。对于动物，词语的刺激只是一种普通的物理刺激，与其他具体信号一样，无内在含义。

条件反射具有重要的生物学意义。条件反射显著提高了机体对外界环境的适应能力，使个体在某些非条件刺激到来之前就提前发生反应，使机体具有预见性。如果只有非条件反射而不建立条件反射，个人就无法在复杂多变的环境中生存。对人类来说，还可以进一步利用语言和文字来形成条件反射。因此人类对环境的适应能力和范围更加广阔。

案例

1926 年，Henry Molaison（H.M.）出生于美国康涅狄格州的一个普通家庭。他在 7 岁时遭遇了一场车祸，10 岁开始出现轻度癫痫，16 岁以后病情加重。当 H.M. 27 岁时，由于药物已无法控制他的重度癫痫，William Scoville 医生决定给他实施一种实验性质的治疗方案——双侧内侧颞叶切除手术。Scoville 医生为 H.M. 切除了双侧内侧颞叶、杏仁核以及海马前部的 2/3。

手术成功缓解了 H.M. 的癫痫发作，同时对感觉能力、知觉能力、运动能力、语言能力、智力和个性几乎无影响。但是 H.M. 出现了奇怪的记忆障碍，表现为：

- 正常的非陈述性记忆：正常学习一些运动技能。
- 童年时的记忆保持完好：如名字、工作及儿时发生的事件。
- 手术前短时间内形成的记忆出现损害：无法回忆起手术前一段时间发生的一些重要社会事件和人物。
- 完好的短时记忆能力：看过数字后可立即重复说出数字。
- 短时记忆无法转化为长时记忆：对人物、地点、事件的记忆不超过几分钟。如果要他记忆一个数字然后分散其注意力，他不仅会立即忘记这个数字，而且连被要求记忆数字这一事实也被忘记。
- 空间记忆缺乏：手术后他曾搬过一次家，但他总是记不住新家附近的路，最后花了一年的时间才记住新家的地址。

（六）陈述性记忆

1. 情境记忆与语义记忆　陈述性记忆是知识和信息的记忆，依据内容的不同，又可进一步区分为情境记忆和语义记忆。

（1）情境记忆（episodic memory）：有关特定事件和个人经历的记忆。例如：小明昨天上午在实验室见到了陈教授。这是日常生活中一种主要的记忆类型，包含特定时间、空间、人物和事件等信息。空间记忆（如空间定位和认路能力等）涉及空间信息的编码、储存与应用，是一种特殊类型的情境记忆。

（2）语义记忆（semantic memory）：对生活中无法归于特定场景的事实和知识的记忆。例如：北京是中国的首都。当人们在学习这些事实和知识的时候不必记住发生的时间和地点。

有证据提示，情境记忆和语义记忆的神经生物学机制不尽相同。如海马脑区在情境记忆的编码中发挥至关重要的作用，而在语义记忆中的作用相对有限。但是，二者之间是可以相互转化的。例如，"小名昨天上午在实验室见到了陈教授"最初可以作为特定事件，以情境记忆的形式编码，但反复巩固后，可以成为事实类的语义记忆储存于新皮质中而不再依赖海马。

2. 海马与陈述性记忆　人们对陈述性记忆机制的了解来自于H.M.案例。H.M.案例是第一个将特定形式的记忆障碍与大脑的某个特定区域联系起来的病例。在H.M.手术后，加拿大蒙特利尔神经科学研究院的Brenda Milner对他进行了深入细致的研究。研究提示，陈述性记忆，尤其是情境记忆，与颞叶密切相关。进一步的研究将H.M.的记忆障碍定位于颞叶深部的海马（hippocampus）脑区。具体而言，新陈述性记忆的形成是一个独立的脑功能，海马系统在其中发挥举足轻重的作用。海马不参与短时记忆及长时记忆的储存，但它是短时记忆向长时记忆转换的关键中转站。海马损伤后患者缺乏短时记忆向长时记忆的转换能力：对人物、地点和事件的记忆不超过几分钟。长时陈述性记忆储存于新皮质中，对海马的依赖度相对降低。皮质损伤和海马损伤都可能出现认知障碍，但表现截然不同。

知识拓展

大脑皮质的认知功能

大脑皮质也是参与认知功能的关键脑区，这可以从特定皮质部位损伤后出现的病症看出，其表现应与海马损伤导致的认知障碍进行鉴别。

失语症（aphasia）：优势半球语言中枢受损会导致语言障碍，下文将有详述。

面容失认症（prosopagnosia）：右侧半球颞叶中部病变常引起视觉认知障碍，患者不能辨认他人的面部，只能根据语音来辨认熟人，有的患者甚至不认识镜子里自己的面部，还可能伴有颜色、物体、地点的认知障碍。

穿衣失用症（apraxia）：右侧顶叶皮质损伤，患者虽无肌肉麻痹，但穿衣困难，常将衬衣前后穿反或只将一个胳膊伸入袖内。

失算症（acalculia）：额顶部损伤，患者出现数学计算能力损害。

---

3. 遗忘（loss of memory）　指部分或完全失去回忆和再认能力的现象。非陈述性记忆一旦习得则不易遗忘，而陈述性记忆容易遗忘。遗忘是伴随着学习即开始的过程，最初速度很快，以后逐渐减慢。需要注意的是，遗忘并不是原有记忆的消失，因为复习已经遗忘的内容会比学习新的内容更容易。

遗忘既可能是生理性的（每个人都不可避免地会遗忘一些记忆），也可能是病理性的（例如H.M.）。生理性遗忘产生的原因包括条件刺激久不强化引起的消退抑制，以及后来信息对记忆内容的干扰。临床上将疾病情况下发生的遗忘称为记忆缺失或遗忘症（amnesia），可出现于阿尔茨海默病等多种疾病中。这类病理性遗忘包括顺行性遗忘（anterograde amnesia）和逆行性遗忘（retrograde amnesia）两种类型（图 4-86）。

顺行性遗忘表现为能记得脑功能障碍之前的事情，但不能保留障碍之后获得的信息，常见于慢性乙醇中毒，发生机制可能是信息不能从第一级记忆转入第二级记忆。

逆行性遗忘表现为不能回忆脑功能障碍发生之前一段时间内的事情，但能够记得很久之前和发生障碍之后的事情，多见于脑震荡，发生机制可能是第二级记忆发生了紊乱，而第三级记忆却未受到影响。

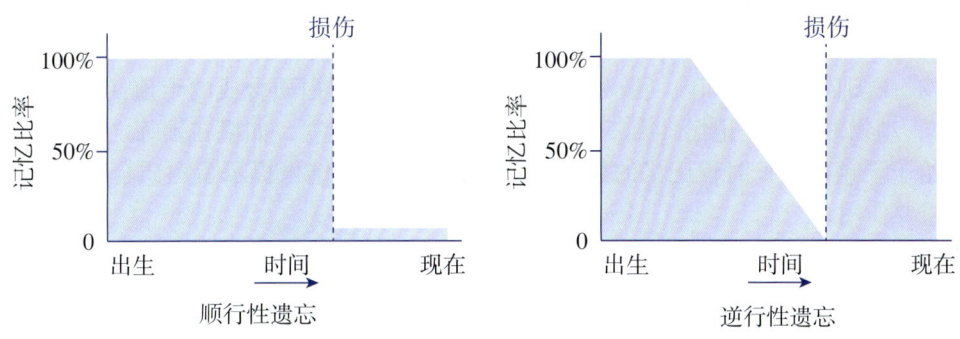

图 4-86　顺行性遗忘与逆行性遗忘

> **知识拓展**
>
> **阿尔茨海默病及其记忆障碍**
>
> 阿尔茨海默病（Alzheimer's disease，AD）是一种起病隐匿的进行性发展的神经系统退行性疾病。临床上以记忆障碍、失语、失用、失认、视空间技能损害、执行功能障碍以及人格和行为改变等全面性痴呆表现为特征，病因不清，与遗传和环境因素均有关。AD 的特征性病理变化包括 β 淀粉样蛋白沉积和神经原纤维缠结，伴有神经元死亡和突触结构与功能异常。受累脑区起始于颞叶内嗅皮质和海马，之后逐步扩展至其他新皮质区域。皮质下脑区受累程度相对较轻。与之对应，患者最早出现的临床表现为记忆障碍，尤其是顺行性遗忘和空间定位能力下降（海马损伤），之后发展为逆行性遗忘（新皮质损伤）。非陈述性记忆能力相对不受累（皮质下脑区损伤有限）。

（七）学习和记忆的机制

学习和记忆的机制非常复杂，目前仍不十分清楚。但有众多证据表明，学习和记忆在神经系统内有一定的功能定位，并有一定的解剖学、生理学和生物化学基础。

1. 解剖学机制　长时记忆会伴有神经系统形态学改变。例如，海兔形成敏感化后，感觉末梢突触前膜上的活性带增多，而习惯化后，活性带减少；生活在复杂环境中的大鼠的大脑皮质较厚，而生活在简单环境中的大鼠的皮质则较薄。

在高级动物中，多个脑区都与学习和记忆功能密切有关。除海马外，其他关键脑区包括：

额叶皮质：在短时程记忆（如短时程情景式记忆）中有重要作用。

颞叶皮质：可能与听觉和视觉的记忆有关。

顶叶皮质：可能参与精细躯体感觉和空间深度感觉的学习，也可能储存有关地点的影像记忆。

杏仁核：参与情绪有关的记忆，其机制主要是通过对海马活动的控制而实现。

丘脑：与近期记忆有关，损伤后引起顺行性遗忘。

小脑：与运动的学习和记忆有关。

2．生理学机制　感觉性记忆和第一级记忆主要是神经元与神经回路活动变化的表现。由于神经元活动可以有持续的后作用，在刺激停止后，神经的电活动仍能保持一段时间，这是记忆的最简单的形式。此外，神经元之间形成的许多环路联系也是记忆的一种形式，第一级记忆的机制可能属于这一类。

在第二级记忆中，如果突触和神经回路持续活动，就有可能在闭合回路以及与闭合回路相连接的神经元回路的突触中发生短时间内的冲动反复通过现象。神经回路的电活动停止后，回路依然保持其潜能，这有益于记忆的保持和重现。

3．生物化学机制　长时程记忆的形成必须以脑内新合成的蛋白质为物质基础才能得以维持。在动物每次训练后短时间内（数分钟），给予能够阻断蛋白质合成的干预（药物、抗体和寡核苷酸等），动物的长时程记忆（第三级记忆）反应将不能建立；如果在训练之后较长时间（数小时）再给予干预，则长时程记忆的建立将不受影响。这些结果提示蛋白质合成在长期记忆的形成中有重要作用。

此外，乙酰胆碱、儿茶酚胺、GABA 和血管升压素等多种神经递质和神经调质促进学习和记忆；而缩宫素和阿片肽等作用相反。

知识拓展

突触可塑性与长时程增强

1949 年，著名心理学家 Hebb 提出学习记忆的神经元假说。他认为，突触可塑性是学习和记忆的基础。突触可塑性包括突触的功能可塑和结构可塑两个方面：功能可塑表现为突触传递效能的增强或减弱，结构可塑主要表现为突触的大小、数量，突触膜的厚度、面积，突触间隙的宽度以及活性带大小的改变。

长时程增强（long-term potentiation，LTP）是突触可塑性的一种形式：在给突触前纤维一个短暂的高频刺激后，突触传递效率和强度增加几倍，且能持续数小时至几天保持这种增强。1973 年，Bliss 和 Lomo 首次在家兔的海马区发现 LTP 现象，进而提出 LTP 可能是学习记忆的细胞学机制。目前，LTP 可在多种动物（包括人类）的中枢神经系统中被记录到。LTP 在体外实验可持续数小时，在活体动物上 LTP 可维持数天至数周。应用药物或遗传学方法阻断 LTP，可显著影响动物的空间记忆能力，提示 LTP 可能是记忆产生与维持的重要机制。

除了学习与记忆以外，突触可塑性的改变也与阿尔茨海默病、癫痫、慢性痛、药物成瘾性和精神分裂症等疾病的发生密切相关。

▶ 小测试 4-4

1．电影《归来》中女主角在受到打击后再也不认识她的丈夫了，但她在日常生活中，可以回忆起一些琐碎的事情，比如她的工作、家庭或者旅行经历，这是由海马损伤引起的吗？

2．在《最强大脑》的一期节目中，有人在 1 min 内打响指 285 次，但现场嘉宾却提出质疑。你如何回答以下问题：这是记忆力吗？能反映大脑功能吗？

二、语言

（一）基本概述

人类高度发达的智能和语言功能是区别于动物的关键。其中，语言可以帮助人们交流思想与情感，并易化思维和推理。广义的语言（language）包括所有进行信息传递的行为；而狭义的语言是指人类特有的信息交流过程及其高级神经活动。

（二）优势半球和皮质功能的互补性专门化

语言及其他脑的高级功能与大脑皮质联络区的高度发展有关。研究发现，人类左右两侧大脑半球的功能是不对称的，即人类脑的高级功能向一侧半球集中，这被称为皮质功能的一侧优势现象。以语言功能为例：支配发音运动的中枢是双侧性的，但对于绝大多数偏好使用右手（右利手）的成年人，其语言活动功能通常由左侧大脑皮质管理，而右侧皮质参与有限。从更广泛的角度来看，大多数右利手成人左侧半球在语词活动功能（包括语言、计算、逻辑、抽象化和优先用手）上占优势，而右侧半球在非语词性认知功能（如对空间的辨认、深度知觉、触-压觉认识、图像视觉认识和音乐欣赏分辨等）上占优势。由于人类的左侧大脑皮质在语词活动功能上占优势，故称为优势半球（dominant hemisphere）。

一侧优势现象仅在人类中具有，其出现与遗传因素有一定关系，但主要在后天生活实践中逐步形成。左侧优势自10～12岁逐步建立，若左侧半球成年后受损，就很难在右侧皮质再建立语言中枢。但是，一侧优势也是相对的，而两侧皮质功能是互补的。右侧半球也有一定的简单的语词活动功能，左侧半球也有一定的非语词性认知功能。

> **知识拓展**
>
> **两侧大脑皮质功能相关的实验证据与裂脑人**
>
> 两侧大脑皮质有偏侧化的功能特点，但有多种实验证据都可以证明两侧半球间存在丰富的信息交流，协调完成双侧躯体的感觉和运动功能。
>
> 动物行为学实验：事先切断猫的视交叉纤维，使一侧眼的视网膜传入冲动仅向同侧皮质投射，然后将该动物一眼遮蔽，用另一眼学习对图案的鉴别能力，待其学会后将该眼遮蔽，测定先前被遮蔽眼的图案鉴别能力，结果显示先前被遮蔽的眼也具有对图案的鉴别能力。
>
> 电生理实验：刺激一侧皮质某一点可以加强另一侧皮质对应点的感觉传入冲动引发的诱发电位，即起易化作用。
>
> 人类行为学实验：左手经过训练学会某种技巧性动作后，右手即使未经训练，也能在一定程度上完成这种技巧动作。
>
> 人类胼胝体约有100万根联合纤维，是实现大脑两半球功能相关的结构基础。在癫痫等一些特殊情况下，患者接受胼胝体切断手术，会成为"裂脑人"。这些病例成为研究双侧半球交互作用的重要对象。通过裂脑人实验，可以证明大脑功能的一侧化和互补性现象。如，右利手的人由于语言中枢在左半球，如果裂脑人在左侧视野见到单词，他会说什么也没看见，这是因为用来控制语言的左半球并没有看见这个单词，而看到这个单词的右半球又不能控制语言。但是，患者右侧半球的视觉认知功能是良好的。因此，由右半球控制的左手能够挑出与这个单词意思相匹配的物体。

（三）失语症

近几十年来，脑成像技术的发展使得人们对语言脑机制的了解越来越深入。但在早期，人们对语言脑机制的了解主要来自与语言功能关系密切的特定脑区损伤后出现语言障碍（失语）的患者。

失语症（aphasia）是指在神志和意识正常、发音和构音没有障碍的情况下，大脑皮质语言功能区病变导致的言语交流能力障碍。失语可以具体表现在语言的听、说、读和写四个方面（图 4-87），分别称为感觉失语症、运动失语症（motor aphasia）、失读症（alexia）和失写症（agraphia）（详见本章第四节"端脑"相关内容）。

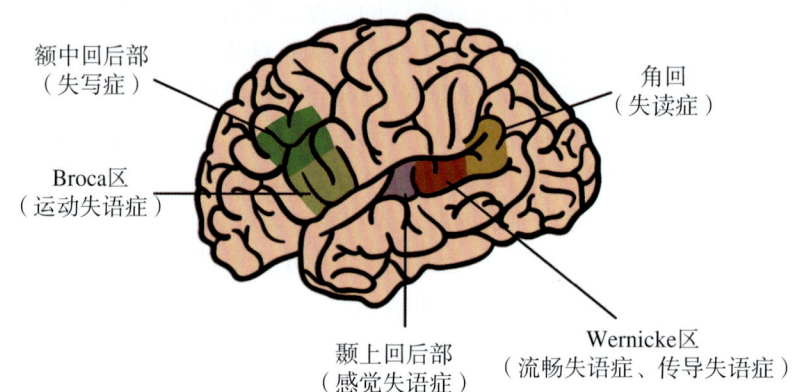

图 4-87　语言相关的关键脑区与损伤后导致的失语症

（四）语言加工的 Wernicke-Geschwind 模型

基于临床资料，目前研发出了数个语言加工模型。其中 Wernicke-Geschwind 模型是本领域的经典模型（图 4-88）。构成这一模型的关键部位是 Broca 区、Wernicke 区、弓状束（连接两个语言功能区的纤维束）和角回。除这些结构之外，还包括接受和产生语言的感觉区和运动区。

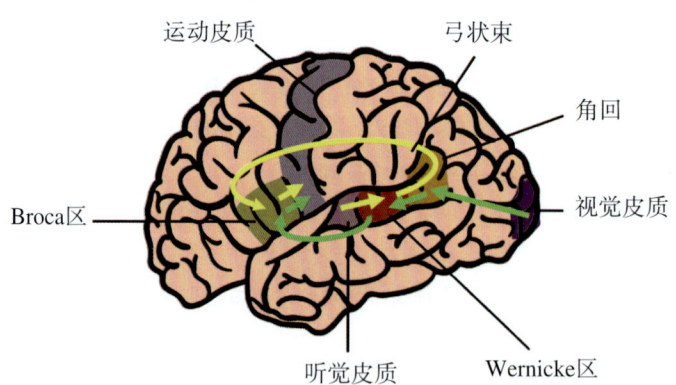

图 4-88　语言加工的 Wernicke-Geschwind 模型
黄色和绿色通路分别代表口语单词复述和书面内容复述的语言加工过程。

口语单词复述的语言加工：语言的读音传入耳朵后，经听觉传入通路到达听觉皮质。声音只有在 Wernicke 区进行处理后，才能转换为能够被理解的和有意义的单词。为了复述单词，弓状束将单词信号从 Wernicke 区输送到 Broca 区，Broca 区把单词转化为讲话所需的肌肉运动编码，并将运动编码输送到相邻的运动皮质，以驱动唇、舌、喉等结构发音。

书面内容复述的语言加工：文字的视觉信号经视觉传入通路到达视觉皮质并进行处理后，被输送到颞叶、顶叶和枕叶交界处的角回。视觉信号在角回皮质进行某种转换之后，被输送到 Wernicke 区。为了朗读书面内容，弓状束把单词信号从 Wernicke 区输送到 Broca 区，随后的过程与复述口语单词的语言加工完全相同：Broca 区把单词转化为讲话所需的肌肉运动编码，并输送到运动皮质，由后者引起发音结构的活动和发音。

可见，语言活动的完整功能与广大皮质区域的活动有关，而且这些区域的功能是密切相关的。因此，某一特定语言区的损伤可引起某一特定的语言功能障碍，而多种语言功能的障碍可能与多个语言相关脑区的同时损伤有关。需要注意的，Wernicke-Geschwind 模型是一个高度简化的模型，不可避免地存在一些错误。近年已有一些修订模型被提出。尽管如此，由于 Wernicke-Geschwind 模型简单，且其基本框架已被证实是合理的，故仍被广泛采用。

三、认知

（一）概述

阐明精神与认知活动的生物学基础是神经科学的终极目标，也是最具挑战性的工作。认知（cognition）是通过思考、经验与感知而获取知识的精神活动过程。学习记忆、语言、决策、注意、计算、评估、推理和情绪等都是认知过程。

空间认知（spatial cognition）是人们在环境中定位并完成空间探索行为的能力，是生存必不可少的认知功能，也是目前研究最为深入的认知过程。John O'Keefe、May-Britt Moser 和 Edvard I. Moser 三位科学家因揭示了空间认知的细胞基础而获得 2014 年诺贝尔生理学或医学奖。异我策略（allocentric strategy）和本我策略（egocentric strategy）是完成空间认知的两大策略，二者相互补充，协同完成空间认知行为。

知识拓展

空间定位的策略

异我策略的本质，是形成所处环境的地图样编码，按图索骥完成空间定位任务。如，向东走 100 m 后向北转，继续走 50 m。这一策略应用东、西、南、北等依赖于环境的"绝对空间"概念，需要充分探索环境后才能形成，编码速度慢，但可以准确而稳定地编码环境，且应用灵活，常可以选择多条可能路径完成空间探索（"条条大路通罗马"）。内侧颞叶，尤其是海马与内嗅皮质介导异我策略。如 H.M. 进行手术后丧失空间定位能力，即与海马和内嗅皮质被切除有关。

自我策略的本质，是通过转向完成空间定位任务。如，向左转，走 100 m 后，向右转，走 50 m。这一策略应用前、后、左、右、上、下等依赖于个体朝向的"相对空间"概念，不需要探索环境，所以编码速度快，但编码不够准确、稳定，受个体朝向影响（如面朝东时的"左"，和面朝西时的"左"完全相反），所以应用不够灵活。该策略依赖于基底节与顶叶皮质。

多数情况下，两种策略相互支撑、代偿，共同完成空间认知过程（表 4-12）。特殊情况下，如绝对空间和相对空间信息矛盾时，两者可能是竞争关系。

表 4-12　空间定位的生物学策略的比较

	异我策略	自我策略
本质	依赖环境的地图样编码	依赖本体的朝向编码
编码内容	绝对空间（东、南等）	相对空间（前、左、上等）
编码速度	慢，相对难	快，相对容易
可靠性	准确而稳定	不准确，不稳定
应用灵活性	高	低
关键脑区	内侧颞叶，尤其是海马与内嗅皮质	基底节与顶叶皮质

（二）空间认知的细胞机制

H.M. 案例提示海马是参与空间认知的关键脑区。1971 年，John O'Keefe 发现大鼠海马锥体神经元放电具有位置选择性。当一只大鼠处于一个熟悉的限定大小的环境内，当它经过该区的某些区域时，这些神经元的放电频率会明显增加，可达 20 Hz 以上，而在该区的其他区域，这些神经元则很少甚至没有放电。由于其独特的空间选择性，这类神经元被命名为位置细胞（place cell）（图 4-89）。当大鼠进入一个新环境几分钟后，海马位置细胞的位置野就可形成。一个海马位置细胞的位置野只覆盖环境中的部分区域，而位置细胞群的位置野可以覆盖整个环境。当动物所处的熟悉环境发生部分改变时，位置细胞的位置野会发生重构现象（remapping），似乎这些细胞"发觉"了环境变化。位置细胞的发现开创了空间认知研究新时代。目前，在大鼠、小鼠、蝙蝠、猴和人等物种上均已发现位置细胞。

2005 年，May-Britt Moser 和 Edvard I. Moser 在内嗅皮质（entorhinal cortex）发现了网格细胞（grid cell）。与位置细胞不同，网格细胞在一个环境中有多个位置野，且各个位置野总体上呈现为规律的六边形样拓扑结构（图 4-89）。因此，网格细胞的作用类似于坐标系，可以协助精确定位和寻找路径。

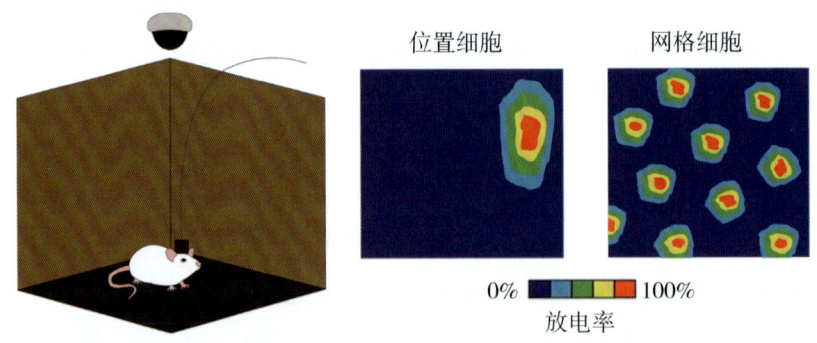

图 4-89　在自由活动的大鼠海马和内嗅皮质中，分别记录到的位置细胞和网格细胞放电示意图

除了位置细胞和网格细胞外，科学家陆续在脑内发现多种编码其他空间信息的细胞，这些细胞群构成了空间认知的细胞基础。此外，编码时间、情绪和事件等其他信息的细胞也陆续被发现，它们构成了陈述性记忆的细胞基础。

知识拓展

编码各类信息的神经细胞

除了位置细胞和网格细胞外，科学家还发现了一系列编码各类记忆相关信息的神经元，举例如下。

头方向细胞（head-direction cell）：位于后托、压后皮质、丘脑背核等脑区，编码动物头的朝向。

边界细胞（border cell）：位于内嗅皮质，编码空间环境的边界。

时间细胞（time cell）：位于内嗅皮质，编码时间信息。

速度细胞（speed cell）：位于内嗅皮质，编码动物运动速度。

姿势细胞（posture cell）：位于顶叶皮质，编码动物躯体姿势。

焦虑细胞（anxiety cell）：位于海马，编码焦虑情绪。

印迹细胞（engram cell）：根据具体信息不同，位于海马、皮质、杏仁核等多个脑区，编码记忆信息（记忆痕迹）。

整合思考题

海马是对乙醇最敏感的脑区之一，醉酒的人常出现一过性陈述性记忆异常，但其如果是处在熟悉的环境中，却仍能找到回家的路，这是为什么？

（伊 鸣 王 韵）

第五章 脑血管病

第一节 脑血管病基础

导学目标

- **基本目标**

  1. 解释脑血管病的概念、病因与危险因素。
  2. 概括脑血管病的分类、流行病学、临床表现和检测方法。
  3. 描述颈内动脉和椎-基底动脉的行程及其主要分支分布。
  4. 描述大脑前、中、后动脉的皮质支和中央支的供应范围。
  5. 陈述大脑动脉环的组成和位置。
  6. 了解脊髓的动脉和静脉,了解大脑浅、深静脉的回流概况。
  7. 定义脑细胞外间隙、脑组织间液。
  8. 说出脑脊液及其循环。
  9. 列举脑血管病的主要影像学检查方法。
  10. 列举脑部血液循环的特点。
  11. 分析脑血流自动调节及其影响因素。
  12. 复述脑梗死后的病理生理过程。
  13. 描述脑梗死后出血转化的发生机制。
  14. 描述脑出血后脑水肿的发生机制。

- **发展目标**

  1. 通过最新的脑血管分类,概括目前脑血管病的种类。
  2. 建立系统的脑血管病的学习方法。
  3. 通过对脑血管分支、分布的学习,分析脑卒中的形成、类型及潜在损伤机制。

本节数字资源

一、概述

（一）脑血管病的概念

脑血管病（cerebrovascular disease，CVD）是指各种病因使脑血管发生病变引起脑部疾病的总称。其中急性脑血管病是指急性起病，迅速出现局限性或弥漫性脑功能缺失征象的脑血管病性临床事件，又称为脑卒中或者脑中风，后者源于我国传统医学。先秦时期的医著中已有"卒中"相关记载，"卒"通"猝"，意为"突然、急遽"，"中"，为"遭受、被击中"之意。"中风"最早出现在汉代名医张仲景的《金匮要略》，它包含三个方面的内容：第一，风邪侵入机体内；第二，痰湿阻塞了经络；第三，气滞血瘀。西方关于脑卒中的记录始于公元前 691 年，亚述王国记载了第一例卒中患者。约公元前 400 年，希波克拉底描述了卒中的状态，提出"Apoplexy"的概念，后逐渐被英文"stroke"所取代。此后，经历了漫长的迷茫猜测过程，直到 15—16 世纪，人们从解剖生理中认识到脑血管病。1658 年，Wepfer 提出血管破裂和阻塞可引起卒中。到 20 世纪，血管再通治疗的发展，为卒中患者迎来了曙光。

（二）脑血管病的分类

脑血管病的分类方法很多，按照血管系统分类可分为动脉系统疾病和静脉系统疾病。按照疾病性质可分为缺血性脑血管病和出血性脑血管病。其中缺血性脑血管病包括短暂性脑缺血发作（transient ischemic attack，TIA）、脑梗死（cerebral infarction，CI）、脑动脉盗血综合征、慢性脑缺血；出血性脑血管病包括脑出血（cerebral hemorrhage，CH）、蛛网膜下腔出血（subarachnoid hemorrhage，SAH）和其他颅内出血，不包括外伤性颅内出血。在所有脑血管病中，脑梗死约占 70%，脑出血约占 20%，蛛网膜下腔出血约占 5%。静脉系统脑血管病主要包括静脉窦血栓和脑静脉血栓。

（三）脑血管病的流行病学

脑血管病以高发病率、高致残率、高致死率、高复发率而著称，已成为过早死亡和疾病负担的首位原因。2016 年全球疾病负担（global burden of disease，GBD）研究估算，从 25 岁起，我国居民的卒中终生患病风险高达 39.3%，位居全球首位，远超世界平均水平。脑血管病终生均可发病，平均年龄为 66.4 岁（男性为 66.2 岁，女性为 66.6 岁）。在我国，男性发病率稍高于女性，地域分布呈现北方高于南方，城乡分布为农村高于城市。近年来我国脑血管病死亡率居高不下，农村尤甚。2018 年，我国居民的脑血管病死亡率占总死亡率的 22%。在我国，每 5 位死亡者中至少有 1 人死于脑血管病。脑血管病粗死亡率呈上升趋势的主要原因与人口老龄化有关。

（四）脑血管病的病因与危险因素

脑血管病的病因多而复杂，既可是全身性病变，也可是颅内局部病变。主要分为以下五种。

（1）血管壁病变：如动脉粥样硬化、血管炎、先天异常、肿瘤、外伤等。

（2）心脏及血流动力学改变：如心房颤动、心瓣膜病、传导阻滞、高血压和低血压等。

（3）血液成分及血液流变学改变：如血液黏稠度增高、血细胞增多、脱水、高脂血症、糖尿病等。

（4）凝血机制异常：如血液病、产后、术后、恶性肿瘤的高凝状态、抗凝药与避孕药物的使用等。

（5）其他：包括外来物质（如空气、脂肪、羊水）进入血液引起的栓塞，以及周围组织（如骨质增生、肿瘤、异物）压迫血管。

与脑血管病发生有密切因果关系的因素称为危险因素，既可是一种疾病，也可是一种生活方式。其中年龄、性别、种族、遗传基因是无法改变的危险因素。年龄是重要的独立危险因素。年龄特异性患病率随着年龄增长而升高，在 50 岁以上出现尤为明显的上升。55 岁以后，每增长 10 岁，脑血管疾病发病率增加 1 倍以上。在性别上，男性脑血管病的发病率和病死率均较女性高。部分脑血管病呈现家族聚集现象，随着分子生物学技术的进步，目前认为5%～10%的脑血管病为单基因遗传病，如常染色体显性遗传性脑血管病伴皮质下梗死及白质脑病（cerebral autosomal dominant arteriopathy with subcortical infarction and leukoencephalopathy，CADASIL）与 *Notch3* 基因有关；常染色体隐性遗传性脑动脉病伴皮质下梗死及白质脑病（cerebral autosomal recessive arteriopathy with subcortical infarction and leukoencephalopathy，CARASIL）与丝氨酸蛋白酶1（*HTRA1*）基因有关；遗传性内皮细胞伴视网膜病、肾病和卒中（hereditary endotheliopathy with retinopathy，nephropathy，and stroke，HERNS）与 *TREX1* 基因有关。

可改变的危险因素是指可以控制或者治疗的危险因素，这些危险因素的有效控制可降低脑血管病的发生。高血压为公认的脑血管病最重要的独立危险因素。脑血管病的发生与血压呈直线关系。有效控制血压，血压每降低10 mmHg，可降低30%～47%脑卒中的发生。其余危险因素依次为缺乏锻炼、体脂高、不健康饮食结构、吸烟、心血管病、酗酒、压力过大、糖尿病、睡眠呼吸暂停综合征、高同型半胱氨酸血症等。对于这些危险因素的查找，有利于进行积极有效的一级、二级预防，降低脑血管病的发病率、复发率、致残率和死亡率。

（五）脑血管病的临床表现及检查方法

脑由颈内动脉系统及椎基底动脉系统供血（具体见本节"二、脑血管解剖与影像"相关内容）。根据受累脑血管所支配的脑组织结构，表现为不同的临床症状。颈内动脉系统受累，往往累及额叶、颞叶、顶叶皮质、基底节区，出现语言、运动、感觉、视野等异常。而椎基底动脉系统受累，往往累及脑干、小脑、枕叶等结构，出现眩晕、瞳孔改变、共济失调、视野改变等。

随着检查方法的进步，脑血管病的检查评估也日新月异。这些评估手段有助于查找病因，从而进行针对性的精准治疗。目前主要的评估手段包括：头部CT、头部MRI扫描，其中DWI序列用于发现新鲜脑梗死灶，SWI序列可发现颅内微出血。脑血管检查包括：颈部血管超声、经颅多普勒彩超、头颈CTA造影、MRA、MRV、DSA、经颅多普勒发泡试验、右心造影、经食管超声等。此外，脑活检可以从病理层面提供脑动脉、静脉、微小血管的潜在病变，如脑小血管炎、脑淀粉样变等。DNA及二代测序可以明确诊断遗传相关的脑血管病。

二、脑血管解剖与影像

脑是人体内新陈代谢最旺盛的结构，故其血液供应非常丰富。尽管人脑的重量仅占体重的2%（平均为1300～1500 g），但其耗氧量却占全身总耗氧量的20%，脑的血流量约占心搏出量的1/6。脑组织耗氧量大，但是没有能量物质的贮存，所以脑组织对血液供应的依赖性是很强的。同样，脑组织对缺氧也十分敏感。各种因素引起的脑供血不足或中断超过一定时间，都可导致脑细胞缺氧甚至坏死，造成严重的神经精神障碍，直至死亡。

（一）脑的血管

与身体其他部位的血管相比，脑的血管有以下特点：①动脉壁很薄，中膜内只有一些弹力纤维，平滑肌也稀少；动脉走行弯曲，无搏动；②动脉分支在脑表面有丰富的吻合，而进入脑内的穿支则是终动脉；③动、静脉不伴行；④静脉壁也很薄，缺乏平滑肌；⑤硬脑膜窦是独特的结构；⑥静脉和硬脑膜窦内无瓣膜；⑦血液与神经元间的物质交换要经过血-脑屏障。

1. 脑的动脉　脑的动脉来源于颈内动脉和椎动脉。前者供应大脑半球的前2/3和间脑前部，后者供应大脑半球后1/3、间脑后部、小脑和脑干。两者供应范围大致以顶枕沟为界，分别称为颈内动脉系和椎-基底动脉系的分布区。两系动脉的分支可分为皮质支（cortical branch）和中央支（central branch），皮质支供应大脑皮质及其深面的髓质，中央支供应基底核、内囊和间脑等。

（1）颈内动脉（internal carotid artery）：起自颈总动脉，从颈部向上行至颅底，经颈动脉管进入颅腔，在破裂孔上方弯行向上，至后床突处转行向前穿入海绵窦，紧贴海绵窦内侧壁水平向前，在前床突内侧弯行向上，穿出硬脑膜并转向后，依次发出眼动脉、后交通动脉和脉络丛前动脉,最后在外侧沟起始处的内侧分为大脑前动脉和大脑中动脉两终支。根据颈内动脉的行程,可将其分为颈部、岩部、海绵窦部和脑部(图5-1)。颈内动脉在颈部无分支。临床上把海绵窦部和脑部合称为"虹吸部",呈"U"形或"V"形弯曲,在脑血管造影诊断时有重要意义,也是动脉硬化的好发部位。

两侧颈内动脉往往不等大,可有一侧缺如,双侧颈内动脉缺如极为罕见。一侧缺如者,大脑中动脉由后交通动脉所代替,大脑前动脉由对侧颈内动脉发出。也可发自大脑后动脉。一侧颈内动脉可发出两侧大脑前动脉。一般颈内动脉虹吸部的近侧端比远侧端距正中线远,有时两端与中线的距离相同,近端距中线近者较少见,此情况与蝶鞍部肿瘤将虹吸部远端外移者难以区别。

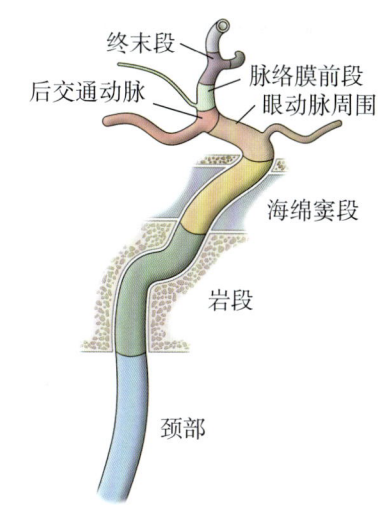

图5-1 颈内动脉分部(颈部、岩部、海绵窦部和脑部)

> **知识拓展**
>
> ### 颈内动脉 Bouthillier 七分法
>
> 以 $C_1 \sim C_7$ 顺血流方向分段:
>
> C_1 颈段(cervical segment)
> C_2 岩段(petrous/horizontal segment)
> C_3 破裂(孔)段(lacerum segment)
> C_4 海绵窦段(cavernous segment)
> C_5 床突段(clinoid segment)
> C_6 眼段(ophthalmic segment)
> C_7 交通段(communicating segment)
>
>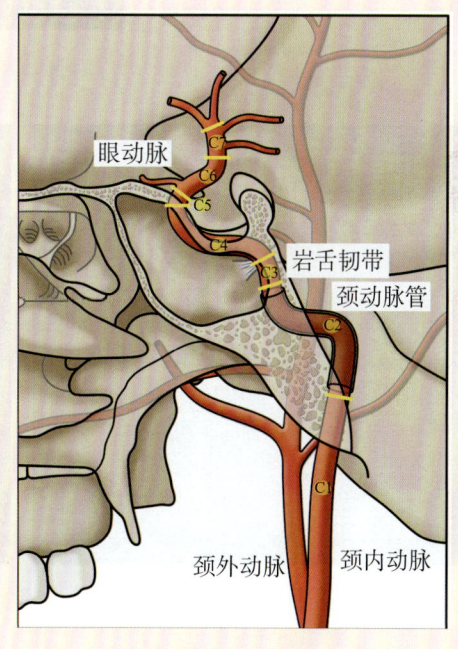
>
> 图5-2 颈内动脉 Bouthillier 七分法

CT 血管成像(CT angiography,CTA)(图5-3)属于微创伤性血管成像技术,通过该技术可了解头颈部血管情况,提供清晰、直观的血管影像。CTA 可清楚显示头颈部大动脉和大脑前、中、后动脉主干及其主要分支血管的形态、管腔直径、走行及毗邻结构,用于评价颅内大动脉狭窄或闭塞的准确性很高,但对细小动脉显示欠佳。

血管磁共振成像(magnetic resonance angiography,MRA)(图5-4)属于无创性的成像技术,

现已逐渐成为临床上诊断脑血管疾病时的主要检查。MRA 可清楚显示颅内大动脉和大脑前、中、后动脉主干及其主要分支血管的形态、管腔直径和走行，用于评价颅内大动脉狭窄或闭塞的准确性很高。

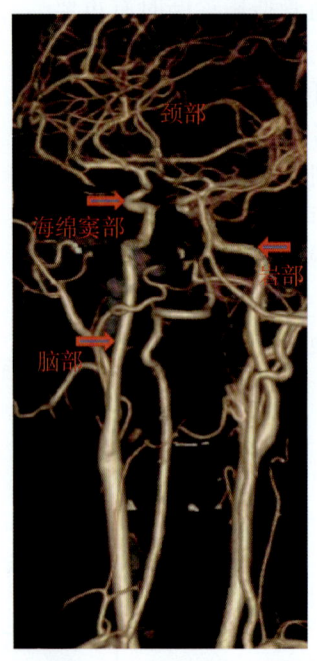

图 5-3　正常头颈 CT 血管成像

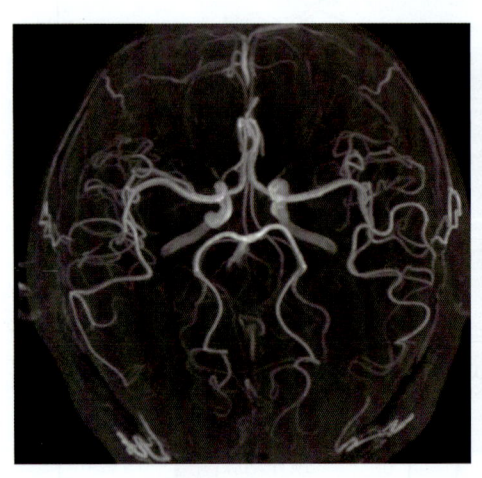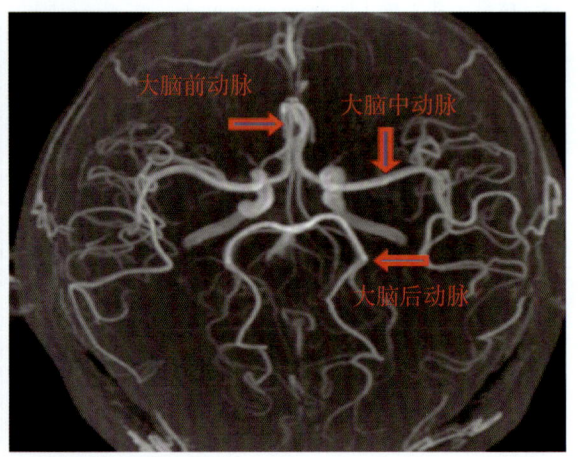

图 5-4　正常颅脑血管磁共振成像

颈内动脉在鞍背上方、视交叉外侧发出主要分支如下。

1）眼动脉（ophthalmic artery）：在颈内动脉行至前床突内侧，进入蛛网膜下腔时发出，沿视神经外侧经视神经管入眶，分支分布到眶内结构。

2）后交通动脉（posterior communicating artery）：始自颈内动脉末端的后壁，在乳头体外侧，跨过视束在蝶鞍和动眼神经的上面，向后内经行，连于大脑后动脉（图 5-5）。因此，当发生后交通动脉瘤时，会压迫动眼神经，引起眼球运动障碍和瞳孔开大。后交通动脉变异性很大。有的一侧没有此动脉，有的很细，有的则很粗大，甚至代替了大脑后动脉。大脑后动脉与同侧的后交通动脉直径间存在反比关系。即大脑后动脉口径越粗，后交通动脉口径就越细。相反，大脑后动脉口径越细，后交通动脉口径就越粗。后交通动脉发出一些小的中央动脉。前段发出前群，供应下丘脑、丘脑腹侧、视束前部和内囊后肢；后段发出后群，供应底丘脑核。这些中央动脉之间没有吻合，其中任何一支阻塞，接受供应的区域都将发生梗死。后交通动脉是颈内动脉系和椎-基底动脉系之间重要的交通路径，也是两大动脉系之间平衡压力的重要途径。正常情况下两大动脉系的血液多不相混。只有当其中之一的压力明显降低时，两大动脉系的血流才混合。其血流方向视颈内动脉与椎-基底动脉系当时的压力而定。血流方向在人的一生中是不断变化的，这种变化与机体当时的生理状况有关。

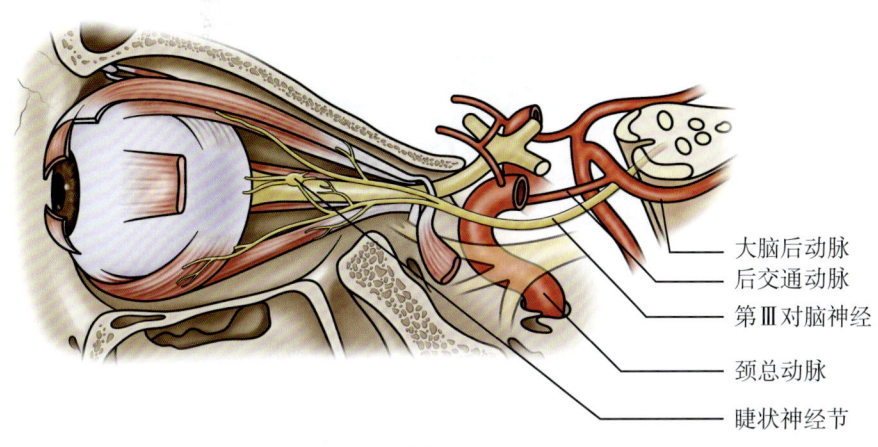

图 5-5　动眼神经与后交通动脉的位置关系

（标注：大脑后动脉、后交通动脉、第Ⅲ对脑神经、颈总动脉、睫状神经节）

3）脉络丛前动脉（anterior choroidal artery）：从后交通动脉发起处附近发自颈内动脉，脉络丛前动脉起点与后交通动脉间的距离，平均左右均为 3.4 mm，沿视束下面行向后，经大脑脚与海马旁回钩之间潜入侧脑室下角的脉络丛内。脉络丛前动脉在进入侧脑室下角以前发出 1～3 个皮质支和 2～3 个中央支。皮质支分布于海马旁回钩。一支中央动脉再分数小支分布到外侧膝状体、大脑脚、乳头体及灰结节。另外两支中央动脉穿视束及其外侧，称为纹状体内囊动脉（striatocapsular artery）。此外还发分支至尾状核、杏仁核和海马等处。纹状体内囊动脉是供应纹状体和内囊的中央动脉。绝大多数来源于脉络丛前动脉，极少数直接来源于颈内动脉。一般有两支，一支穿视束斜向后外达苍白球；另一支在视束外侧向后行，经内囊后肢及豆状核下缘沿视辐射向后行。脉络丛前动脉及纹状体内囊动脉分布范围：内囊后肢、膝部、尾状核、苍白球、杏仁核、背侧丘脑、下丘脑、乳头体、灰结节、外侧膝状体、视束、红核、黑质、大脑脚、豆核袢、侧脑室脉络丛、海马、海马旁回及海马旁回钩等部。

脉络丛前动脉在蛛网膜下腔行程较长，管径较小，故容易发生栓塞。栓塞后可能出现的临床症状：①对侧偏瘫，因大脑脚底供血不足所致；②对侧偏身感觉障碍，为内囊丘脑皮质束的纤维供血不足而致；③偏盲，为内囊视辐射纤维供血不足所致。由于脉络丛前动脉有丰富的侧支吻合，所以动脉栓塞后很少出现上述典型症状。

4）大脑前动脉（anterior cerebral artery）：是颈内动脉较小的终支，在视交叉外侧三角处由颈内动脉分出。发出后经视交叉上方行向前内，进入大脑纵裂，沿胼胝体上面行向后，在顶枕沟附近与大脑后动脉吻合。大脑前动脉在进入大脑纵裂处，与对侧同名动脉借短而横行的前交通动脉（anterior communicating artery）相连。因此可将大脑前动脉分为交通前段和交通后段。也有人将大脑前动脉以前交通动脉为界，分为近侧段和远侧段。

两侧大脑前动脉可能不等大，可两侧始于一侧颈内动脉；或只有一条大脑前动脉，其分支分布于两侧。大脑前动脉也可出现 3 支。大脑前动脉的皮质支分布于顶枕沟以前的半球内侧面和额叶底面的一部分，以及额、顶叶外侧面的上部（图 5-6）；中央支从大脑前动脉的近侧段发出，经前穿质进入脑实质，供应尾状核、豆状核前部和内囊前肢（图 5-7）。

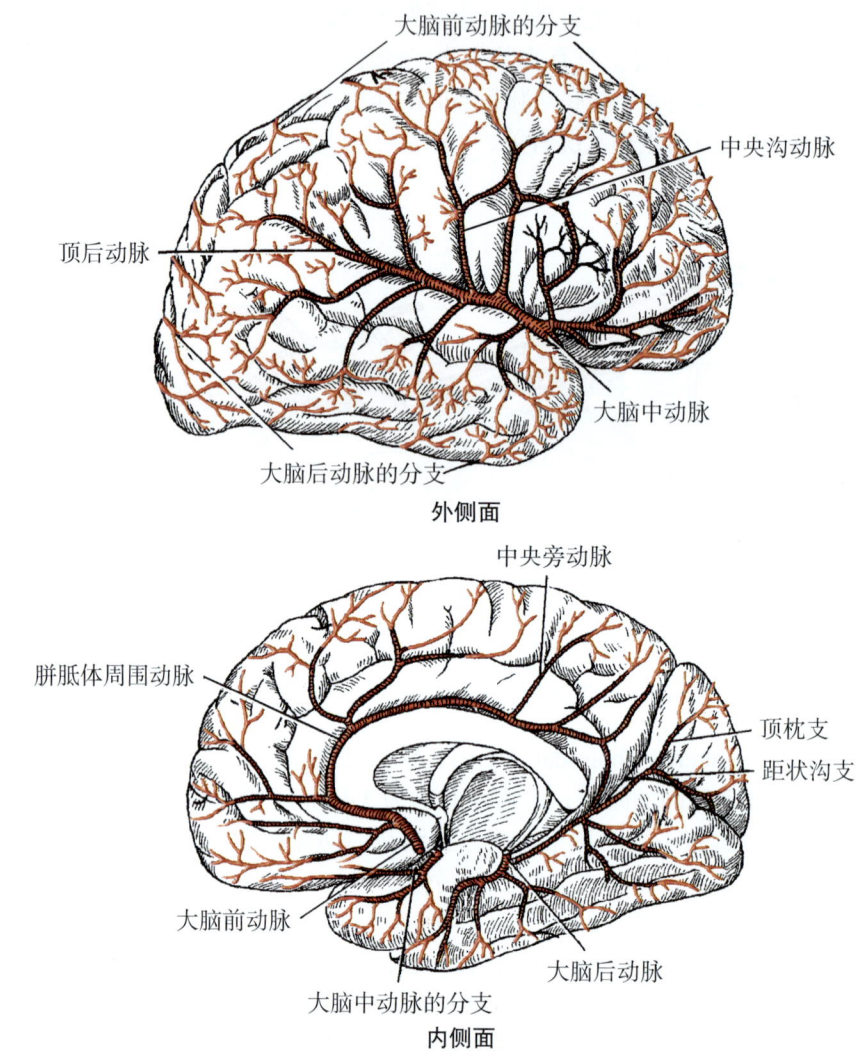

图 5-6　大脑前、中、后动脉在大脑半球表面的分布区域

大脑前动脉的皮质支：

A．眶动脉（orbital artery）：通常在前交通动脉前方，与大脑前动脉主干成锐角发出，越过直回后，分布至眶部。

B．额极动脉（frontopolar artery）：多数在胼胝体膝部以下与大脑前动脉主干成锐角发出，向前达额极，分布于额极内、外侧面。

C．额叶前、中、后内侧动脉（anteromedial、mediomedial、posteromedial frontal artery）：一般在胼胝体膝附近与大脑前动脉主干成直角或锐角发出，沿额叶内侧面向上行，各分为 2～3 支。各支均经额叶前部越过大脑半球上内缘至背外侧面，再横过额上回深入至额上沟，末梢可至额中回上半或其上缘的前部。分布于扣带回、额上回内外侧面及额中回上缘或上半的中部及中央前回上 1/3 部分。

D．旁中央动脉（paracentral artery）：通常在胼胝体后部或中部，从大脑前动脉主干发出，

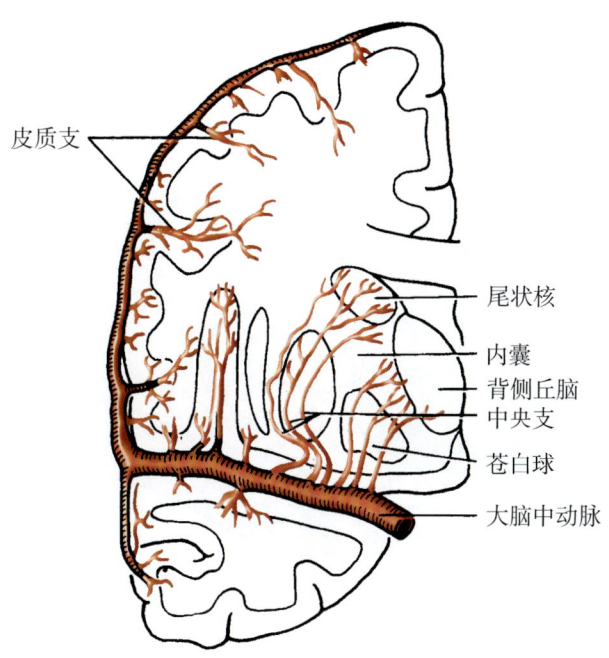

图 5-7 大脑中动脉的皮质支和中央支

向后斜过扣带回入扣带沟，再向后行至中央旁小叶分为 2～3 支。越过上内缘达中央前后回上部，分布于扣带回、中央旁小叶及中央前、后回上 1/3 部分。

E．楔前动脉（precuneal artery）：在胼胝体压部的稍前方，大脑前动脉主干直角弯曲向上移行为楔前动脉，经顶上沟至楔前回，越过上内缘至顶上小叶，末梢可达顶内沟。分布至扣带回后部、楔前叶、顶上小叶及顶下小叶上缘。

F．前交通动脉（anterior communicating artery）：前交通动脉位于视交叉上面的前方，是连结左右大脑前动脉的短干。其形式及变异较多，有人无前交通动脉，即两条大脑前动脉先合并成一短干，而后再分为两支。前交通动脉也可有 2～3 支。从前交通动脉的后缘，可发出 2～4 个细支，向后至下丘脑和乳头体前外侧面穿入。

知识拓展

大脑前动脉分段

A_1 段（水平段）：为分出后至前交通动脉的一段，在侧位上往往与大脑中动脉重叠；在前后位上是横行至中线的一段。一般略向上凸弯。

A_2 段（上行段）：为前交通动脉以后至胼胝体膝以下的一段，略向前行。此段发出眶动脉。

A_3 段（膝段）：为绕胼胝体膝前面的一段，先轻度凸向后，继续凸向前，与胼胝体膝的弯曲一致。在 A_2 与 A_3 交界处发出额极动脉，在 A_3 段发出胼胝体缘动脉。

A_4 段（胼周段）、A_5 段（终段）：为沿胼胝体上缘向后行的动脉。相当于额叶部分为 A_4 段，相当于顶叶部分为 A_5 段。在前后位上 A_2、A_3、A_4、A_5 段均在近中线的位置上。如向对侧移位，提示该侧有占位性病变。

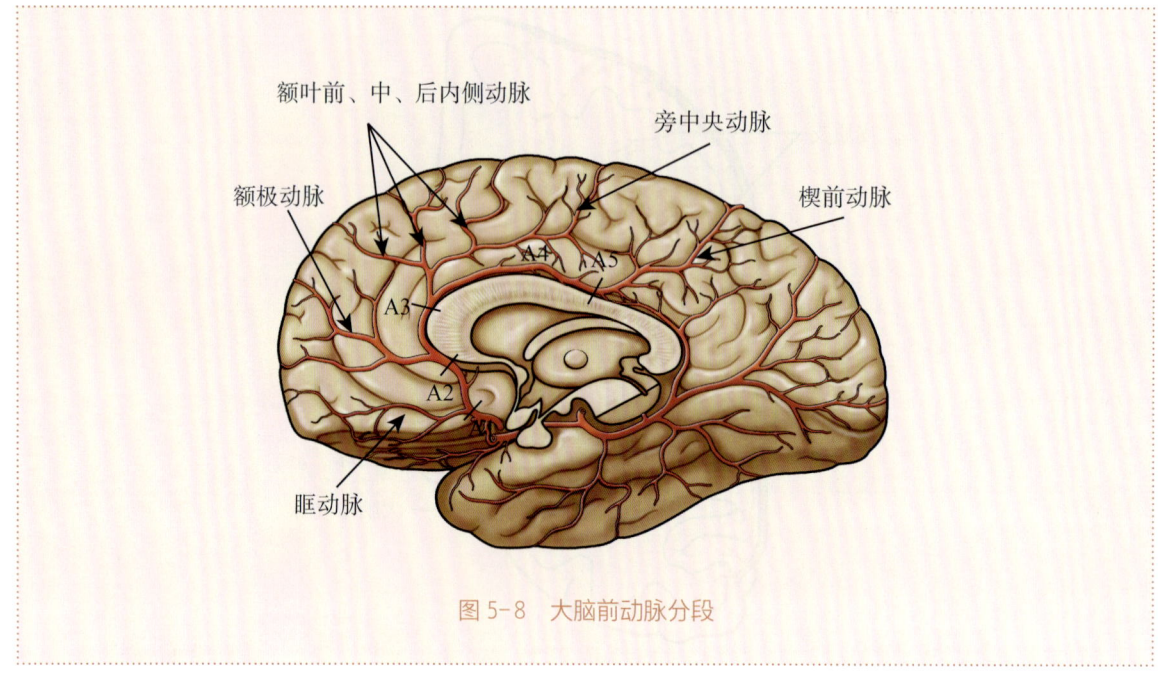

图 5-8 大脑前动脉分段

大脑前动脉的中央支：又名前内侧丘纹动脉，可分为长中央动脉和短中央动脉两群。

A．长中央动脉（long central artery）：又称返动脉（recurrent artery）、内侧纹状动脉（medial striate artery）、内侧前穿动脉（medial anterior perforating artery）以及 Heubner 动脉，属于前内侧丘纹动脉（anteromedial thalamostriate arteries）的一支。1872 年由 Heubner 首先描述了该动脉。它是供应基底核重要而恒定的血管。此动脉是一条较为特殊的动脉，其经行方向与大脑前动脉相反，而且除供应基底核外，还供应一部分大脑皮质。返动脉多数在大脑前动脉平前交通动脉外侧缘发出，横过直回下面返回向外，至前穿质在前内侧嗅裂内侧端穿入。返动脉在行程中可发 1～2 支小的皮质动脉至眶部内侧的皮质。返动脉分为 2～3 个小支穿入脑实质以后，外侧小支经豆状核壳前端的外侧面呈弧形上升，穿过内囊前肢至尾状核外侧部；中间的小支较细小且不恒定，经尾状核头的外侧上行；内侧小支经尾状核头的前缘上行。供应豆状核壳前端、尾状核头及两者之间的内囊前肢和眶面内侧部的皮质。

B．短中央动脉（short central artery）：属于前内侧丘纹动脉的一群，在大脑前动脉交通前段中部或开始部向外侧发出 1 或 2 个较大的分支（细支有 8～10 支），稍向后外方行，于前穿质内侧部或中间部穿入脑实质。两支沿尾状核头内侧面弯向后上方，一支经前连合前面，另一支经其后面，达尾状核体的前部内侧面（约平丘脑前结节平面），供应尾状核头部及尾状核体前部的内侧面。短中央动脉还有一些细支向内侧至视上部和胼胝体膝等处。

5）大脑中动脉（middle cerebral artery）：是颈内动脉的直接延续，是颈内动脉中最粗大的一支，通常在视交叉外侧，嗅三角和前穿质的下方，由颈内动脉分出，也是最易发生血液循环障碍的动脉。成人大脑中动脉的外径，左侧平均为 3.05 mm，右侧平均为 3.04 mm。首先呈水平位行向外方，约在前床突附近进入大脑外侧沟，继而向外上方，行于脑岛表面，多数呈双干型（上干和下干）或单干型（总干），再发分支主要分布于大脑半球的背外侧面，供血范围最广。皮质支分布到岛叶和大脑半球上外侧面顶枕沟以前的大部分，包括躯体运动区、躯体感觉区和语言中枢（图 5-6）。该动脉一旦发生栓塞，将对机体的运动、感觉和语言功能产生严重影响。中央支多数为小支，从大脑中动脉起始部发出后进入前穿质，分布于豆状核、尾状核和内囊（图 5-7），其中最大的一支为豆状核纹状体动脉，沿豆状核外侧上行至内囊。该动脉在动脉硬化和高血压时容易破裂而导致脑出血的严重后果，故又名为"出血动脉"。

大脑中动脉的皮质支：

A．眶额动脉（orbitofrontal artery）：从大脑中动脉上干或总干发出，经大脑外侧沟深面浅出。在大脑外侧沟的升支和前支附近分为前后两支。前支沿大脑外侧沟的前支向前，分布至眶部外侧半。后支即额前动脉（prefrontal artery），沿大脑外侧沟升支上行并分为 2～3 支。此动脉分布于三角部、盖部及额中回后部。

B．中央前沟动脉（artery of precentral sulcus）：从大脑中动脉上干或总干发出，斜向后上方，有 2～3 个分支，前部支分布至盖部的后部及额中回后部，后部支分布于中央前回下 3/4。此动脉分支最终进入中央前沟，并随此沟至上端，故此动脉可作为中央前沟的定位标志。

C．中央沟动脉（artery of central sulcus）：从大脑中动脉上干或总干发出，向上弯过封锁中央沟下部的脑回，沿中央沟上行，分布于中央沟下 3/4 前后缘皮质。此动脉与中央沟有显著恒定关系，可借此确定中央前、后回。

D．中央后沟动脉（artery of postcentral sulcus）：又称顶叶前动脉（anterior parietal artery），从大脑中动脉的上干或总干的上缘出发，经中央后沟上行，一分支达上部弯向后，伸入顶内沟。分布于中央后回下、缘上回及顶上小叶下缘。此动脉全程与中央后沟及顶内沟关系密切，可借此确定此二沟、中央后回及顶上、下小叶。

E．顶叶后动脉（posterior parietal artery）：又称顶下动脉（parietal inferior artery）或缘上回动脉，在双干型中，顶叶后动脉多为上干的终支，有时可以是下干的终支。分出后沿大脑外侧沟后支上行，越过缘上回至顶内沟，分布于缘上回及顶上小叶下缘。可借此动脉确定缘上回。

F．颞极动脉（temporal polar artery）：从大脑中动脉双干的下干或单干的下缘发出，向前外下行，分布至颞极的外面及内面。并与大脑后动脉的分支共同供应海马旁回钩。

G．颞叶前动脉（anterior temporal artery）：从大脑中动脉双干的下干或单干的下缘发出，斜向后外，越过颞上回前部再斜向后下，分布至颞中沟及颞下回上缘。

H．颞叶中动脉（middle temporal artery）：从大脑中动脉双干的下干或单干的下缘发出，在颞叶中部越过颞上回，进入颞上沟斜向后下达中沟及颞下回上缘，分布于颞叶中部，末梢可至颞下回上缘。

I．颞叶后动脉（posterior temporal artery）：从大脑中动脉双干的下干或单干下缘发出，多在大脑外侧沟后端浅出，越过颞上回斜向后下。沿途发分支分布于颞上中回后部、颞下回后部的上缘。

J．角回动脉（artery of angular gyrus）：多数为大脑中动脉双干型下干的终支，有时可为上干的终支。多沿颞上沟向后上方行，越过角回至顶内沟后部，分布于角回及顶上小叶后部的下缘，有时可至顶枕裂外侧端。

知识拓展

大脑中动脉分段

M_1 段（眶后段/水平段）：从颈内动脉分出后，在前后位水平向外行，长约 3 cm。

M_2 段（岛叶段/回转段）：从 M_1 末端改为向后上方行的一段，在岛叶表面。该段发出颞叶前动脉。

M_3 段（侧裂段）：为从 M_2 基部发出向中央沟上升的升动脉。分为小的眶额动脉和大的额顶升动脉。后者再分为中央沟动脉、中央前沟动脉和顶叶前动脉（中央后沟动脉），如同蜡台一样，故称为蜡台动脉。

M_4 段（分叉段）与 M_5 段（终段）：为从 M_2 段末端向后分布于大脑外侧沟上下缘的部分。分为顶叶后（下）动脉、角回动脉和颞叶后动脉。

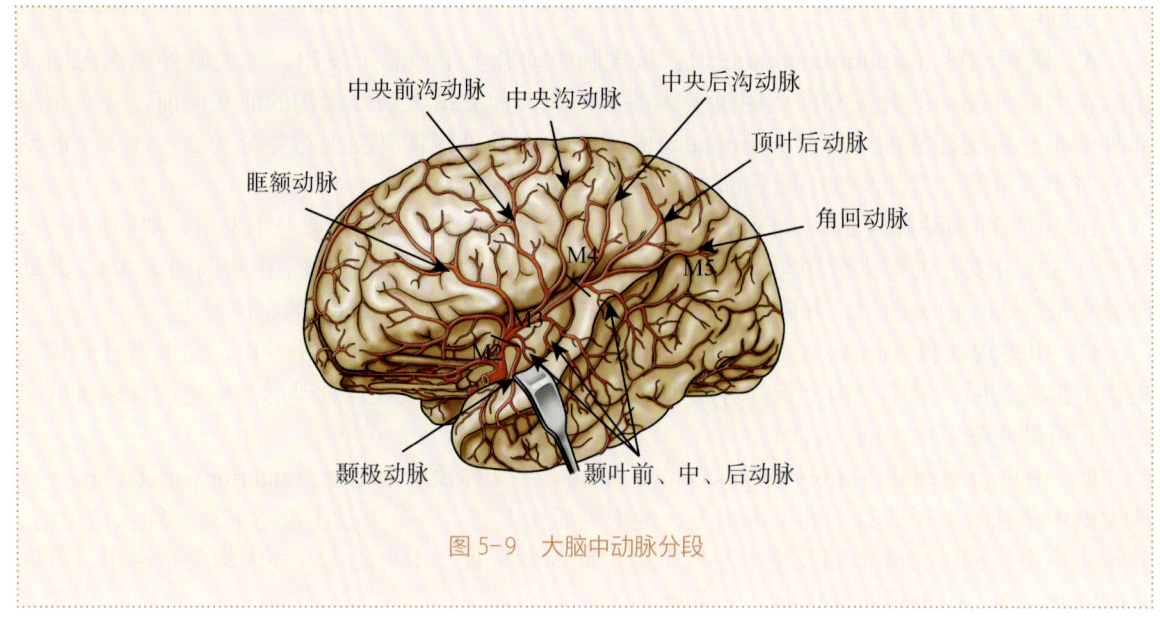

图 5-9　大脑中动脉分段

　　脑血管造影将大脑中动脉的皮质动脉分为额顶升动脉和外侧沟动脉。前者相当于双干型的上干，包括中央前沟动脉、中央沟动脉、中央后沟动脉及顶叶后动脉；后者相当于下干，包括顶叶后动脉、角回动脉和颞叶后动脉等。

　　大脑中动脉的中央支：

　　大脑中动脉的中央动脉名为前外侧中央动脉（anterolateral central arteries），又名前外侧丘纹动脉（anterolateral thalamostriate arteries），还可称为豆纹动脉。大脑中动脉的前外侧中央动脉分为内侧支和外侧支两群。

　　①内侧支（medial branches）：从大脑中动脉起始部 1 cm 以内发出的中央动脉，又名内侧纹体动脉或内侧穿动脉。此动脉为一组细小且彼此相互平行的小动脉，有 2～3 支。各支从主干发出后，在蛛网膜下腔内先行一段后，进入前穿质。经豆状核壳浅深层穿过内囊达尾状核。

　　②外侧支（lateral branches）：是从大脑中动脉起始部以外 1～2 cm 处发出的中央动脉，又名外侧纹体动脉或外侧穿动脉等。此动脉也是一组细小的动脉，可见 4～6 条，比内侧支粗且长。在蛛网膜下腔内经行距离稍远。又因此组动脉靠外侧，所以要稍向内行才达前穿质。入脑实质后，经豆状核壳浅层或表面呈弧形上行，穿内囊达尾状核。

　　大脑中动脉的供血区比大脑前动脉和大脑后动脉任何一支动脉供血区都更为广泛。而且大脑半球皮质上的许多重要中枢是由大脑中动脉供应的。另外，大脑中动脉的中央动脉还供应部分内囊和基底核。因此当大脑中动脉阻塞时，临床上会产生广泛的症状。若豆纹动脉出血，可出现明显的"三偏征"，表现为对侧偏身感觉丧失、对侧偏身痉挛性瘫痪、双眼对侧视野偏盲（图 5-10）。又因大脑中动脉可视为颈内动脉的直接延续，所以大脑中动脉及其分支栓塞造成血管阻塞的情况比其他动脉更为常见。近年来随着血管显微外科手术的开展，颞浅-大脑中动脉血管旁路移植术（俗称"搭桥术"）已成功应用并取得了一定效果，为外科治疗大脑中动脉阻塞开辟了道路。手术目的在于将颅外颞浅动脉的血液通过血管"搭桥"引入大脑中动脉供应区，为缺血的大脑皮质建立有效的附加血液循环，以改善阻塞后的症状。

　　（2）椎动脉（vertebral artery）：椎-基底动脉（vertebral-basilar artery）是脑血液供应的又一个重要来源。左、右椎动脉在脑桥下缘汇合成一支基底动脉。基底动脉分支供应大脑后部、小脑和脑干。两侧椎动脉有 90% 左右大小不等，左侧常较大。左、右椎动脉从左、右锁骨下动脉发出，沿前斜角肌内侧缘向后上方行。入第 6 颈椎横突孔（偶有经第 4、第 5 或第 7 颈椎横突孔的），上行穿第 6 至第 1 颈椎横突孔，达寰椎横突孔上面弯向后内，绕过寰椎后方。穿寰枕后膜及硬脊膜，经枕骨大孔入颅内，有的人一侧椎动脉可能不进入颅腔。入颅后在蛛网膜下腔内沿延髓侧面斜向内上，达延髓脑桥沟平面，左、右椎动脉汇合成基底动脉。有的人该动脉进入颅腔后不与对侧合并，而是形成一个独立的小脑下后动脉，也可形成双基底动脉。左、右椎动脉会合点可较高或较低，低者可至橄榄体下端。基底动脉沿脑桥腹侧面的基底沟上行，至脑桥上缘分为左、右大脑后动脉两大终支（图 5-10）。

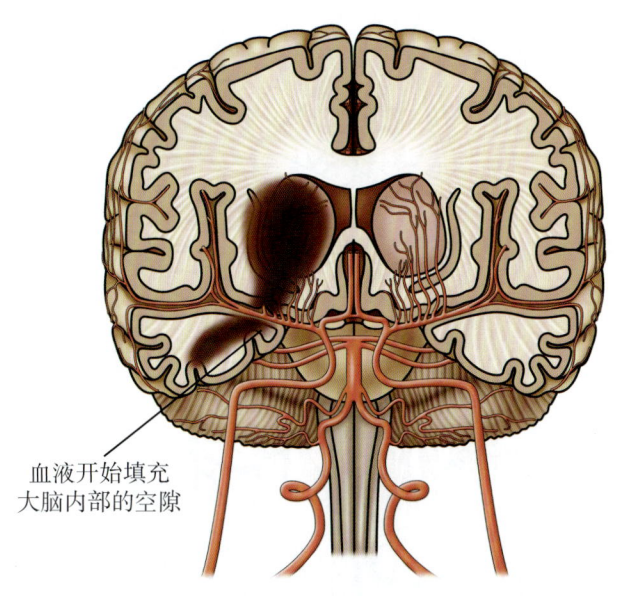

图 5-10　大脑中动脉中央支出血

椎动脉的主要分支：

1）脊髓前、后动脉：椎动脉经枕骨大孔进入颅腔，在合成基底动脉之前，由椎动脉发出脊髓前动脉（anterior spinal artery）和脊髓后动脉（posterior spinal artery）。成对的脊髓后动脉多数源于椎动脉，也有的源于小脑下后动脉。发出后先转向背侧，在脊髓的后面迂曲下降。在下降的过程中接受 6～10 支后根动脉，形成纵行的丛状血管干。自脊髓的后外侧沟下降。脊髓前动脉发自椎动脉的末段，在延髓锥体交叉处合成一个沿脊髓前正中裂迂曲下降的血管干，称为脊髓前正中动脉。沿途接受 5～8 支前根动脉。脊髓前动脉系统大约营养脊髓前面的 2/3。当脊髓前动脉阻塞时可引起两侧瘫痪和部分痛温觉丧失。脊髓后动脉供应后角和后索，即脊髓的后 1/3。

2）脑膜支（meningeal branches）：有 1～2 支平枕骨大孔处发出，在颅后窝脑膜与骨之间，分支供应颅骨及小脑镰等。

3）延髓动脉（oblongatal artery）：直接从椎动脉发出的延髓动脉可有 1～3 支，多是从延髓前外侧沟穿入，也可从前正中裂穿入。延髓动脉入脑实质以前，均发出分支供应舌咽、迷走和副神经。

4）小脑下后动脉（posterior inferior cerebellar artery）：是椎动脉颅内段的最大分支。其发出点比脊髓前动脉发出点低。通常多在橄榄下端附近从椎动脉外侧壁发出。但有时其起点很高，可自基底动脉发出或与小脑下前动脉共干。小脑下后动脉可能一侧缺如，而由小脑下前动脉代替。两侧小脑下后动脉不等大，有时甚至一侧可能是另一侧的 4 倍。小脑下后动脉发出后绕过橄榄体下端向后，在舌咽、迷走和副神经的根丝背侧上行，至脑桥下缘再沿小脑下脚转向下，发出多条细小的脉络丛支及延髓支，再弯向后下达小脑扁桃体内侧面中部，分为内、外两支。

小脑下后动脉分布于小脑下面后部和延髓后外侧部（图 5-11）。该动脉还发出延髓支，分布于橄榄后区（包括脊髓丘脑束和三叉神经脊束等）。小脑下后动脉行程弯曲，较易发生栓塞，可导致同侧面部浅感觉障碍、对侧躯体浅感觉障碍（交叉性感觉麻痹）和小脑共济失调等。

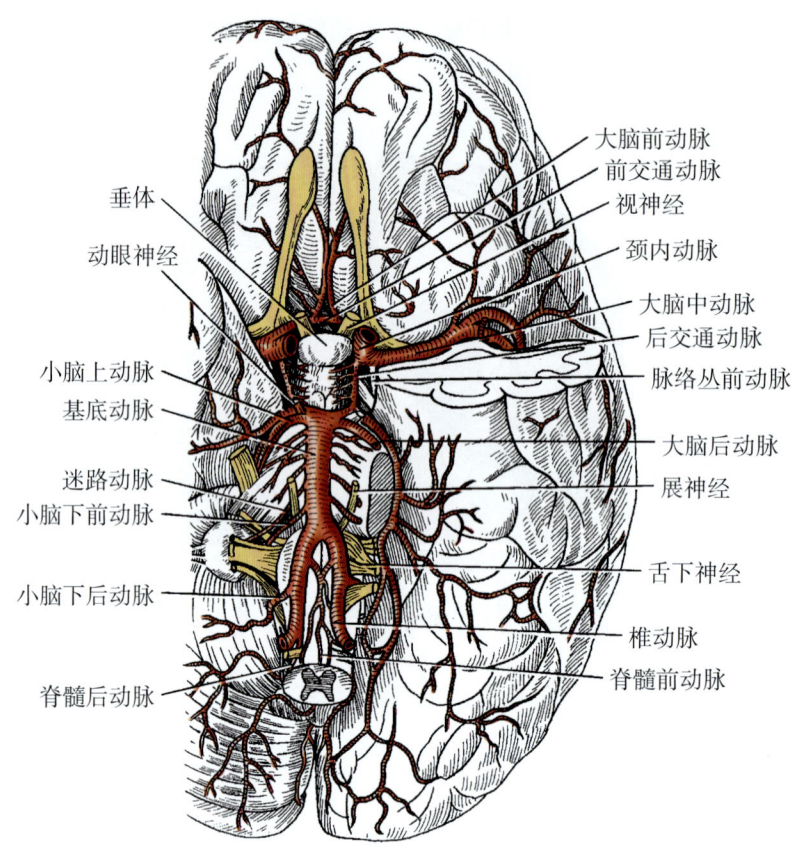

图 5-11　脑底面的动脉

案例5-1

男性，65岁，突发眩晕、站立不稳，伴言语不清、吞咽困难，伴右手麻木。查体：神清，言语不清，声音嘶哑，双侧瞳孔直径 3 mm，双侧对光反射灵敏，右侧面部针刺觉减低，右侧额面部少汗。四肢肌力 V 级，右侧指鼻、跟膝胫试验欠稳准，左侧肢体针刺觉减低，双侧病理征阴性。

问题：
该患者可能是哪支血管受损引起了相应症状？

知识拓展

椎动脉分段

V_1 横突孔段：在前后位，椎动脉垂直上升，是在各颈椎横突孔上升的一段。

V_2 横段：在前后位，横行向外，是从枢椎横突孔开始，出孔后横行向外的一段。其在侧位上是重叠的。

V_3 寰椎段：从 V_2 外端弯曲向上，再垂直上行至寰椎横突孔为止的一段。

V_4 枕骨大孔段：从 V_3 上端水平向内行一小段，再弯向上垂直上行入枕骨大孔的一段。

V_5 颅内段：入枕骨大孔后，斜向内上至中线与对侧汇合成基底动脉的一段。

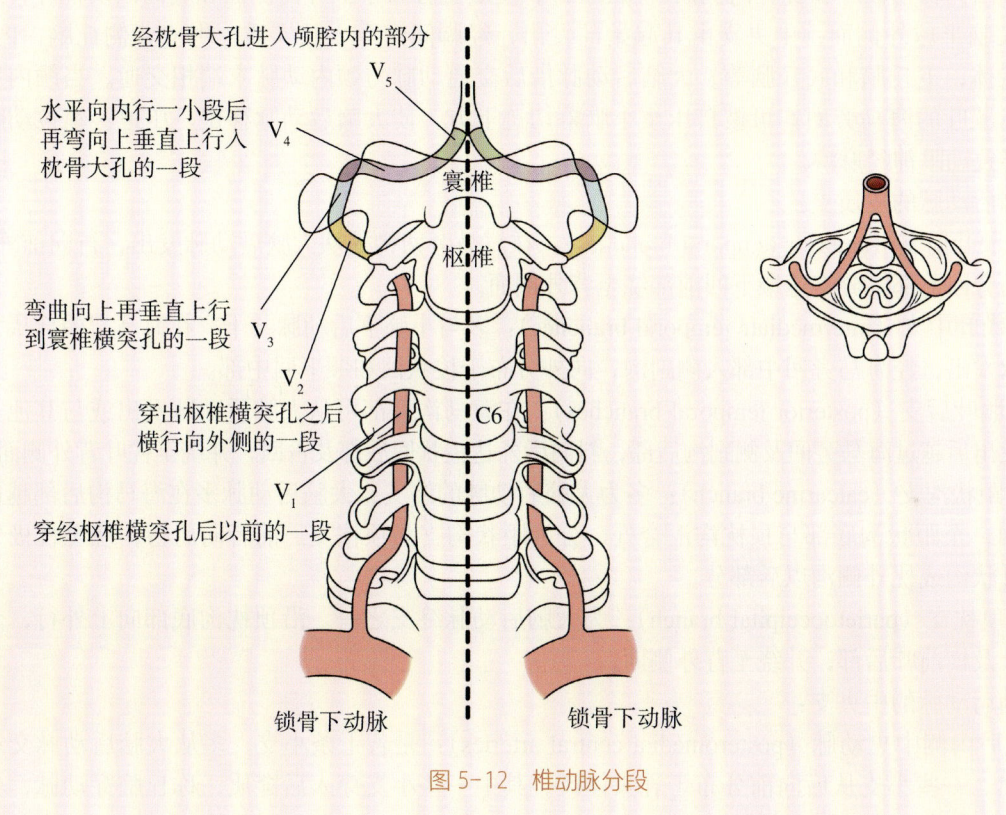

图 5-12 椎动脉分段

基底动脉的主要分支：

1）小脑下前动脉（anterior inferior cerebellar artery）：自基底动脉发出，位置可高可低。可从基底动脉尾侧 1/3 段发出，也可从椎动脉及小脑下后动脉发出，不发自基底动脉，而与小脑下后动脉共干发自椎动脉。此种情况可认为小脑下前动脉缺如，其供血区由小脑下后动脉代偿。每侧小脑下前动脉的支数不定，一般为 1 支，亦可 2～3 支。小脑下前动脉发出后向后外方斜行，一般横过前庭蜗神经和面神经的前面，也可横过其后面或穿过两神经根之间。达绒球外上方弯向内下，分为内、外侧支分布于小脑下面的前外侧部。内侧支行向内，至小脑下面再弯向外，分布于小脑下面的前外侧部。也可绕过绒球向内达小脑扁桃体下面，再弯向外而分布。外侧支较细，沿脑桥臂向外行，经小脑边缘达水平裂（图 5-11）。

2）迷路动脉（labyrinth artery）：又称内听动脉，是细长的动脉，可从基底动脉下段发出，但多数是从小脑下前动脉发出。发出后伴随前庭蜗神经入内耳道，居面神经与前庭蜗神经之间，分为蜗支与前庭支入内耳。

3) 脑桥动脉（pontine artery）：为一些细小分支，行向外侧，供应脑桥基底部。

4) 小脑上动脉（superior cerebellar artery）：约相当于脑桥上缘水平自基底动脉近终点处发出。此动脉在行进中距大脑后动脉很近。动眼神经根从这两动脉之间穿出。动脉发出后至中脑外侧围绕大脑脚转向后内，绕大脑脚时靠近滑车神经，转至小脑的上面，分为内侧和外侧两支。内侧支分布于上蚓和前髓帆，外侧支分布于小脑半球上面，并与小脑下动脉吻合。自动脉干发支穿入小脑，分布于小脑上脚、小脑中脚、四叠体尾侧部、小脑髓质和齿状核，还有小支至第四脑室脉络丛（图5-11）。

5) 大脑后动脉（posterior cerebral artery）：是基底动脉的一对终支，在脑桥上缘附近发出，与小脑上动脉并行向外侧，二者之间夹有动眼神经和滑车神经。大脑后动脉绕大脑脚行向后，沿海马旁回钩转至颞叶和枕叶内侧面（图5-11）。皮质支分布于颞叶内侧面和底面以及枕叶，终支绕至大脑半球外侧面；中央支由其起始部发出，经脚间窝穿入脑实质，供应背侧丘脑，内、外侧膝状体，下丘脑和底丘脑等。大脑后动脉借后交通动脉与颈内动脉末端相交通。当颅内压增高时，颞叶的海马旁回钩可被挤压至小脑幕切迹下方，使大脑后动脉移位，压迫、牵拉动眼神经，导致动眼神经麻痹。

大脑后动脉的皮质支：

A．颞叶前支（anterior temporal branches）：在海马旁回钩处从大脑后动脉发出，行向前外，越过海马旁回前部，分支达颞下回前部绕至背外侧面。

B．颞叶中支（intermediate temporal branches）：多与小脑下后动脉共干，在海马裂中部从大脑后动脉发出，经海马旁回中部入侧副沟，向外分布于梭状回和颞下回中部。

C．颞叶后支（posterior temporal branches）：在海马沟后部可从大脑后动脉发出或与其他支共干，发出后越过海马旁回及侧副沟后部，斜向后外达梭状回后部及舌回，并绕至枕叶背外侧面。

D．距状沟支（calcarine branch）：多为大脑后动脉的终支。大脑后动脉多在海马沟后部越过海马旁回，至距状沟底部与顶枕沟汇合处，分为距状沟支与顶枕支。前者向后行，绕至枕极外面，达月状沟或枕外侧沟以后部分。

E．顶枕支（parietooccipital branch）：为大脑后动脉终支之一。沿顶枕沟底部向上外行，分布于楔叶及楔前叶后部，并绕至背外侧面。

大脑后动脉的中央支：

A．后内侧中央动脉（posteromedial central arteries）：是若干条小支，多从大脑后动脉交通前段发出。一些小支从后向前分布于乳头体区。其中一些小支穿入后穿质，称丘脑穿动脉，分布于丘脑内侧部、大脑脚内侧部及红核嘴侧。

B．后外侧中央动脉（posterolateral central arteries）：多从大脑后动脉交通后段发出。其中一部分小支穿入外侧膝状体，称为丘脑膝体动脉（thalamogeniculate arteries，TGA），分布于丘脑后部及后外侧部，还分布于膝状体。其中有1～2支较大，绕大脑脚而达第三脑室脉络组织，称脉络丛后支（posterior choroidal branches），发出小支分布于中脑和丘脑外侧核。

> **知识拓展**
>
> ### 大脑后动脉分段
>
> P_1 交通前段：在前后位是水平向外的一段。
>
> P_2 环池段：是绕中脑上行的一段。侧位微向下凸，并发出脉络丛后支。
>
> P_3 四叠体段：为从 P_2 段向外发出的颞支。

P_4 距裂段：为从 P_2 段向上发出的顶枕沟支和距状沟支。

前后位 P_2 和 P_4 交界点是两侧大脑后动脉最接近的地方，正好是小脑幕切迹的后缘。大脑后动脉一般在侧位 C-L 线（前床突到人字缝顶点的连线）之下，颅后窝肿瘤时，大脑后动脉可上移至 C-L 线以上。

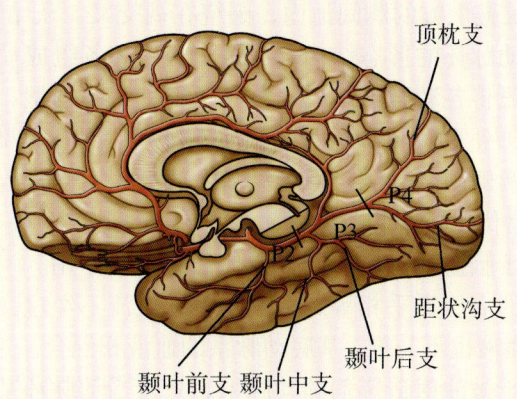

图 5-13　大脑后动脉分段

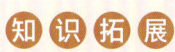

锁骨下动脉窃血综合征（subclavian steal syndrome）

发生于椎动脉起始部近端的锁骨下动脉闭塞，患侧的椎动脉出现经基底动脉的逆行"窃血"，使得患侧上肢在血管阻塞时仍有血供，即血流由健侧的椎动脉上行至基底动脉，然后逆行经患侧的椎动脉返回腋动脉。当患侧上肢活动时，出现椎-基底动脉缺血或缺血症状加重，表现为头晕、头痛、复视等。并且还会出现上肢缺血症状，表现为感觉异常、无力、皮肤苍白、易疲劳、酸痛等，少数引起手指发绀或坏死。

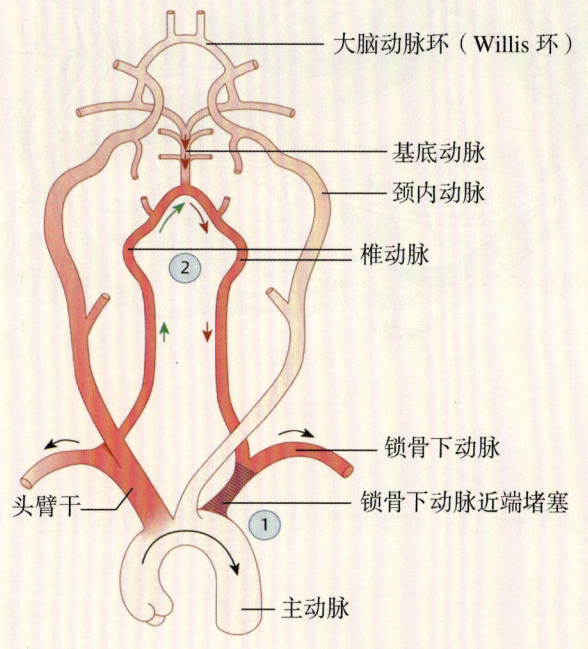

图 5-14　锁骨下动脉窃血综合征

2. **大脑动脉环**（cerebral arterial circle） 颈内动脉与椎-基底动脉在大脑底部借前、后交通动脉相连结，形成一个多角形的动脉环，称为大脑动脉环、基底动脉环等。又因此动脉环于1664年由Thomas Willis首先进行描述，故又称为Willis动脉环。大脑动脉环由成对的大脑前动脉交通前段、颈内动脉（或大脑中动脉）、后交通动脉及大脑后动脉交通前段与不成对的前交通动脉共同组成位于脑底面蝶鞍上方的脚间池内，围绕在视交叉、灰结节、乳头体和脚间窝四周。多年来，国内外学者对该动脉环的形态结构、类型、变异和各组成动脉的口径测量等方面进行了大量的研究和报道。一般将各动脉连结成完整一环者称为闭锁型；将未连结成完整一环者称为开放型。据统计，约有97%的国人体内为闭锁型动脉环，而开放型则比较少，且在闭锁型中以不对称者为多。左、右两侧同名动脉口径常见为左侧大于右侧，故左半球血流量略大于右半球。这可能是人体右半侧略优于左半侧功能活动的效果。

大脑动脉环的存在对于脑血液供应的调节与代偿有重要作用。一般认为人在正常安静状态下，大脑动脉环左右两侧的血压近乎相等。一侧的动脉血流不经过交通动脉而流入另一侧，甚至于同侧的颈内动脉系的血液也不与椎-基底动脉系的血液相混合。这一点已在脑血管造影时得以证明，即显影往往只限于被注射造影剂的动脉系。只有当动脉环某一血管被阻塞、结扎或两侧动脉压力不等时，大脑动脉环才起到调节代偿作用。

3. **脑的静脉** 脑的静脉不与动脉伴行，可分为浅、深两组，两组之间有吻合，但最终都是通过硬脑膜窦（图5-15）汇入颈内静脉。

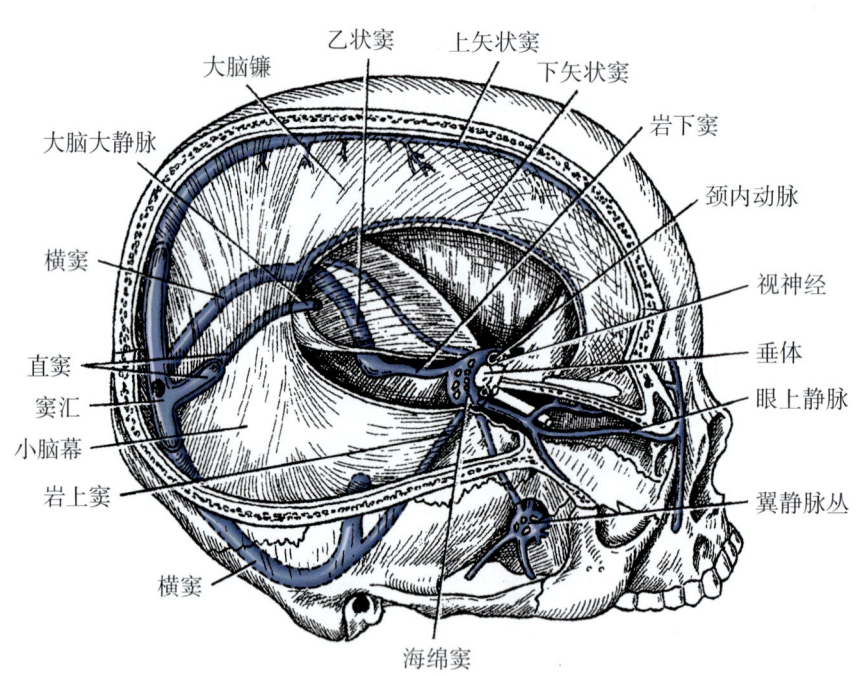

图 5-15　硬脑膜与硬脑膜窦

（1）浅组：位于大脑半球表面，收集皮质和皮质下髓质的静脉血，并直接注入邻近的硬脑膜窦（图5-16）。

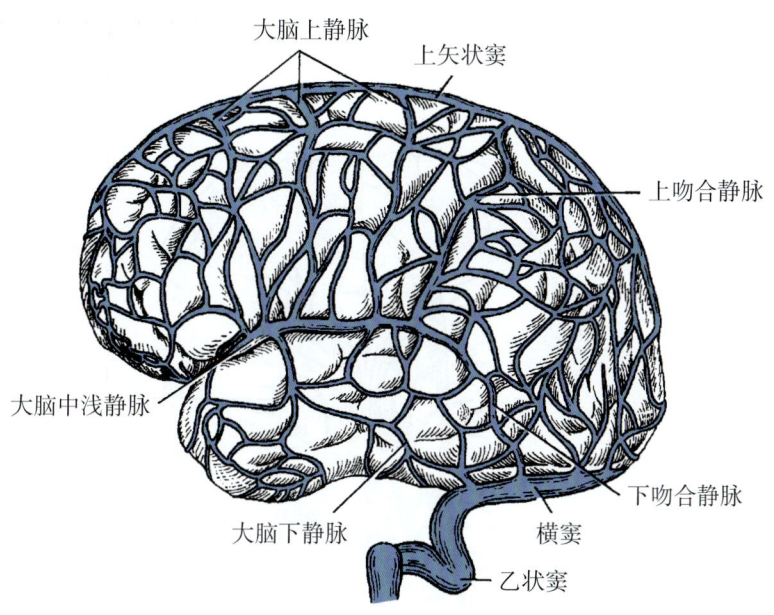

图 5-16 大脑浅静脉

根据浅静脉所在的位置可将其分为：

1) 大脑上静脉（superior cerebral veins）：由若干条静脉组成，是一组静脉的总称。主要收集大脑半球背外侧面、背面和内侧面大脑皮质及皮质下髓质的血液。静脉在注入上矢状窦之前，穿过硬膜下隙时，有蛛网膜包绕形成鞘状，最后注入上矢状窦。大脑上静脉外侧群在半球上有 3～14 条，其中有一条为中央静脉（Rolando 静脉），位于中央沟附近，收集中央沟两侧中央前、后回的血液。各静脉呈放射状散布于大脑半球背外侧（外侧沟以上）。依其部位可称为额前静脉、额静脉、顶静脉和枕静脉四组。其中额静脉的数目较多，枕静脉的数目最少。各部静脉注入静脉窦的角度有所不同，一般额静脉以直角注入上矢状窦，入窦的方向与窦内的血流方向垂直；顶、枕静脉以锐角注入上矢状窦，入窦方向与窦内血流方向相反。这种逆流方向的生理意义在于防止静脉壁塌陷，维持颅内正常压力等。大脑上静脉内侧群依其部位分为额内侧静脉、中央内侧静脉、顶内侧静脉、顶枕内侧静脉和枕内侧静脉。收集半球内侧面胼胝体以上的血液，与外侧群吻合共同开口于上矢状窦。

2) 大脑中浅静脉（superficial middle cerebral veins）：位于外侧沟前段内，通过一系列属支引流大脑半球外侧面的静脉血，向下汇入海绵窦或向后汇入岩上窦。此静脉经上吻合静脉与上矢状窦相交通，经下吻合静脉与横窦相交通。位于大脑外侧沟中，以 1～3 条最为多见。此静脉始于半球的外侧面，沿大脑外侧沟向前下注入海绵窦。主要收集外侧沟附近岛盖部皮质和部分岛叶的血液。它是大脑静脉中唯一与动脉伴行的静脉。大脑中浅静脉后端与大脑上静脉之间的吻合称为上吻合静脉（superior anastomotic vein），或称 Troland 静脉，这是连通上矢状窦与颅底静脉窦之间的通道。大脑中浅静脉与大脑下静脉之间的吻合称为下吻合静脉（inferior anastomotic vein），或称 Labbe 静脉。它是大脑半球背外侧面枕叶附近上矢状窦与横窦之间的吻合。

3) 大脑下静脉（inferior cerebral vein）：是大脑浅静脉中较小的一组静脉。收集半球外侧面下部和底面的血液，注入横窦和大脑大静脉。

（2）深组：收集大脑深部的髓质、基底核、间脑、脑室脉络丛等处的静脉血（图 5-17）。其中，大脑内静脉为一对，位于背侧丘脑背侧面，从室间孔向后汇入大脑大静脉，沿途收纳侧脑室周围大脑半球深部的静脉血。大脑大静脉（great cerebral vein）（又称 Galen 静脉）是一条很短的静脉，长约 1 cm，管壁极薄，引流两侧大脑内静脉的血液，经胼胝体压部的后下方向后汇入直窦。

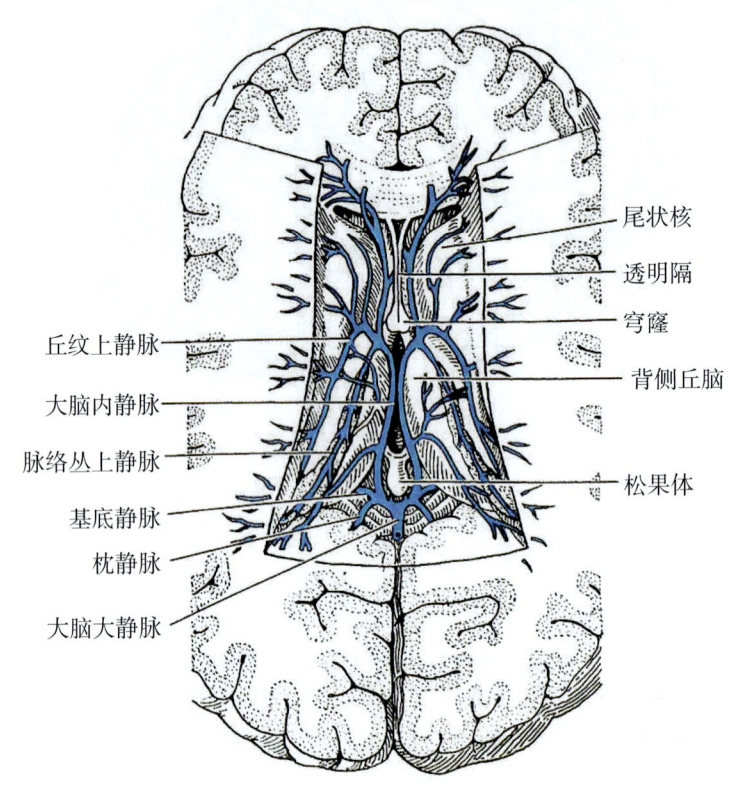

图 5-17　脑的静脉（深组）

1）大脑大静脉（great cerebral vein）或 Galen 静脉：是接受大脑深静脉的主干，在胼胝体压部的前下面，由左、右大脑内静脉合并起始，又接受左、右基底静脉，转向上绕胼胝体压部以锐角注入直窦。此外，还接受枕静脉、大脑后静脉、小脑前中央静脉、上蚓静脉、松果体静脉和丘体静脉的小支。

2）大脑内静脉（internal cerebral veins）：左右各一条，是导出大脑半球深部静脉的主干。在室间孔附近，由丘脑纹状体静脉、透明隔静脉、丘脑上静脉和侧脑室静脉组成。两侧大脑内静脉并行向后，经过第三脑室顶的脉络组织，到四叠体上方合并成大脑大静脉。

在尾状核与丘脑之间的终沟内有由后向前行的丘纹静脉（thalamostriate vein），在室间孔后缘，急转向内，注入由前向后行的大脑内静脉。在两静脉衔接处，形成一个向后开放的锐角，在造影检查中称之为静脉角。临床上以静脉角作为室间孔的定位标志。当脑实质有占位性病变时，往往可影响静脉角的形态和位置。丘脑纹状体静脉收集尾状核头脑室面的血液，沿途收纳数条尾状核横静脉（transverse caudate veins）。后者向外越过尾状核，进入白质，以较小的分支纵连，形成尾状核纵静脉（longitudinal caudate veins）。此静脉发出许多小支，沿胼胝体纤维行进。比较短的小支收集白质的血液，比较长的属支可延伸到皮质，此种属支可看作脑内的吻合静脉。此外，还有一种比较长的属支，向下绕过尾状核，穿经内囊，收集豆状核的毛细血管丛的血液。此种属支称为上纹体静脉（superior striate veins）。豆状核的毛细血管丛汇集成下纹体静脉，集中于前穿质，注入大脑中深静脉。

脉络丛静脉（choroid vein）沿侧脑室脉络丛外侧缘行进，此静脉可延伸到侧脑室下角，收集脉络丛和邻近海马的血液。

透明隔静脉（vein of septum pellucidum）收集透明隔和胼胝体嘴部的血液，其属支向远侧经尾状核头的腹侧，可达额叶的髓质，透明隔静脉在室间孔附近注入大脑内静脉。

上丘脑静脉（epithalamic vein）是一支小静脉，收集间脑背侧面的血液。在大脑内静脉的尾侧端注入大脑内静脉或大脑大静脉。丘脑腹侧部和下丘脑的血液，由小静脉导入脚间窝的静脉丛，经此丛再导入海绵窦或蝶顶窦。

侧脑室静脉（vein of lateral ventricle）经丘脑尾侧部的背面，注入大脑内静脉的尾侧端。侧脑室静脉向远侧越过尾状核尾进入髓质，同时还接受来自脉络丛和海马旁回白质小的静脉支。

3）基底静脉（basal vein）：是深静脉系中一条重要的主干静脉，由大脑前静脉和大脑中深静脉合成。因首先由 Rosenthal 所描述，故又称为 Rosenthal 基底静脉。大脑前静脉（anterior cerebral vein）是大脑前动脉伴行静脉，收集额叶内侧面的血液；大脑中深静脉（deep middle cerebral vein）由脑岛附近的静脉汇合而成，沿大脑外侧沟底向下内，到前穿质注入基底静脉。在前穿质，基底静脉还接受来自基底核的下纹状体静脉（inferior striate veins）。下纹状体静脉由上述浅组和深组间的脑内交通支形成。基底静脉由上述三条静脉合成后，向上绕大脑脚，终于大脑大静脉。此外，基底静脉还接受来自脚间窝、侧脑室下角、下丘脑和丘脑腹侧部的小静脉。枕叶静脉（occipital veins）收集枕叶内侧面和下面的血液，注入大脑大静脉。胼胝体后静脉（posterior vein of callosal body）收集胼胝体后部和邻近脑内侧面的血液，注入大脑大静脉的前部。

（二）脑循环

1. 脑循环的特点

（1）血流量大，耗氧量大：正常成年人在安静状态下，每 100 g 脑组织的血流量为 50 ~ 60 ml/min，脑循环总血流量约为 750 ml/min，相当于心输出量的 15%；而脑的重量仅占体重的 2% 左右。由于脑组织代谢水平高，且其能量消耗几乎全部来源于糖的有氧氧化，故耗氧量很大。安静时每 100 g 脑组织耗氧 3 ~ 3.5 ml/min，脑的总耗氧量约为 50 ml/min，约占全身总耗氧量的 20%。而且，脑组织对缺血和缺氧的耐受性较低，若每 100 g 脑组织血流量低于 40 ml/min，就会出现脑缺血症状；在正常体温条件下，如果脑血流量完全中断 5 ~ 10 s，即可导致意识丧失，中断 5 ~ 6 min 以上，将产生不可逆的脑损伤。

（2）血流量变化小：除脑组织外，颅腔内还有脑血管（包括血管内血流）和脑脊液。由于颅腔的容积是固定的，而脑组织和脑脊液均不可压缩，因而脑血管的舒缩程度就受到很大的限制。当动物发生惊厥时，脑中枢强烈兴奋，脑血流量仅增加约 50%，而心肌和骨骼肌活动加强时，血流量可分别增加 4 ~ 5 倍和 15 ~ 20 倍。可见脑血流量的变化范围明显小于其他器官。脑组织血液供应的增加主要依靠提高脑循环的血流速度来实现。

（3）存在脑屏障：中枢神经系统内神经元的正常活动需要依赖于稳定的微环境，微环境（如氧、有机物及无机离子浓度）的轻微变化就会影响神经元的活动。中枢神经系统内有相应的结构对物质在毛细血管或脑脊液与脑组织间转运的过程进行一定的限制或选择，该结构即脑屏障。脑屏障由 3 个部分组成（图 5-18）。

1）血 - 脑屏障（blood-brain barrier，BBB）：位于血液与脑、脊髓的神经细胞之间。其结构基础是：脑和脊髓内的毛细血管为连续型，内皮细胞无窗孔，内皮细胞之间有紧密连接封闭，使大分子物质不能通过，但水和某些离子却能通过；完整而连续的毛细血管基膜；毛细血管基膜外有星形胶质细胞突起形成的胶质膜。

2）血 - 脑脊液屏障（blood-CSF barrier）：位于脑室脉络丛的血液与脑脊液之间，其结构基础主要是脉络丛上皮细胞之间有闭锁小带（属于紧密连接）相连。但脉络丛的毛细血管内皮细胞有窗孔，因而具有一定的通透性。

3）脑脊液 - 脑屏障（CSF-brain barrier）：位于脑室和蛛网膜下腔的脑脊液与脑、脊髓的神经细胞之间，其结构基础是室管膜上皮、软脑膜和软膜下胶质膜。但脉络膜上皮之间主要为缝隙连接，不能有效地限制大分子通过，软脑膜的屏障作用也很弱。因此，脑脊液的化学成分与脑组织细胞外液的成分大致相同。

脑屏障的存在保证了中枢神经系统的神经细胞周围有一个相对稳定的微环境，使脑和脊髓不致受到内、外环境中各种化学和物理因素变化的影响，以保障神经细胞的功能得以正常进行。当脑屏障受到损害（如脑或脊髓的外伤、炎症或血管疾病）时，脑屏障的通透性增高或减低，脑或脊髓的神经细胞则会直接受到各种致病因素的刺激，导致脑水肿、脑出血、免疫异常等严重后果。

脑屏障的作用也是相对的。脑的某些部位缺乏血-脑屏障（如松果体、神经垂体等），这些部位的毛细血管内皮细胞上有窗孔，因而具有一定的通透性；脑-脑脊液屏障也不完善，脑脊液和脑内神经元的细胞外液能相互交通。脑屏障的相对性使人体内三大调节系统（免疫、神经和内分泌系统）的物质之间的交流在中枢神经系统内也同样存在，即免疫-神经-内分泌网络，对于全面调节人体的各种功能活动起着重要作用。

2．脑细胞外间隙及脑组织间液　脑细胞外间隙（extracellular space，ECS）是位于细胞与细胞之间或细胞与血管之间的不规则形腔隙性结构（图5-18）。位于细胞之间的间隙宽38～64 nm，在突触这一特殊部位，间隙宽度仅为20 nm；在细胞和血管间距离较宽，可达到微米级。脑细胞外间隙的壁由细胞膜和细胞外基质（extracellular matrix，ECM）组成。细胞膜为细胞外基质提供附着面，并与细胞外基质一起维持脑细胞外间隙的空间构象。脑细胞外间隙作为脑内神经细胞与神经网络生存的直接物理空间，占据了活体脑容积的15%～20%，脑细胞占据活体脑容积的70%～80%，而血管则占据了余下3%～5%的容积空间。

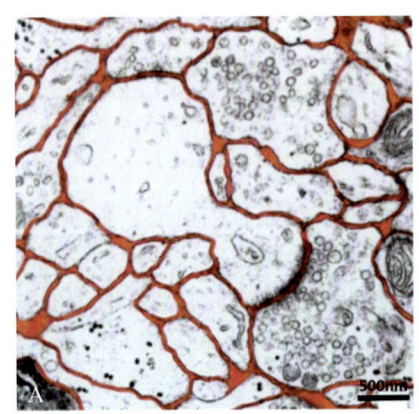 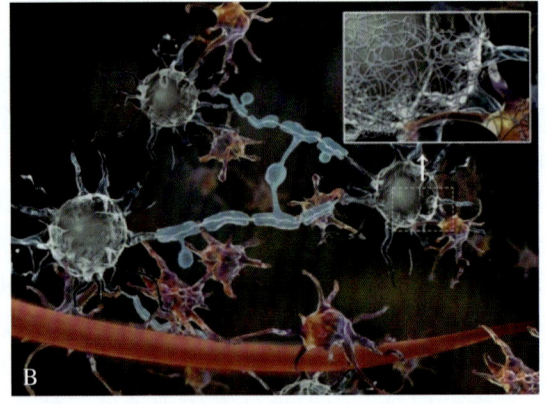

图 5-18　电镜下显示的脑细胞外间隙结构模式图

图5-18A图中红色表示电镜下显示的脑细胞外间隙的形态；B图为脑细胞外间隙空间构象模式图（此图为示意图，其中细胞及血管大小与实际情况并非完全相符）。其中，天青色细胞代表神经元，伸出细长的轴突，蓝色的少突胶质细胞伸出足突包绕轴突形成髓鞘，紫红色细胞代表星形胶质细胞。在右上角的放大图中，网状结构显示的是覆盖在神经细胞表面的细胞外基质。

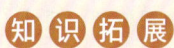

脑细胞外间隙的测量

脑细胞外间隙（extracellular space，ECS）的活体测量方法包括三种：微电极法（RTI-TMA$^+$ microelectrode techniques）、光学成像法（IOI，optical imaging techniques）、磁示踪法（TB-MRI，tracer-based magnetic resonance imaging），其中磁示踪法是唯一可以对脑深部细胞外间隙进行信号检测、结构分析，并同步提供脑组织间液引流可视化的技术方法。目前可以获取的脑细胞外间隙结构特征参数主要包括容积占比（α）和迂曲度（λ）。其中，容积占比（α）是指脑细胞外间隙容积占全脑容积的百分比，通常在15%~20%范围内。迂曲度（λ）是分子在脑细胞外间隙两点间实际运动距离与两点间直线距离之比，用来描述细胞外间隙的迂曲程度，一般在1.4~2.0之间。脑细胞外间隙结构并非固定，会随着脑发育、成熟、衰老而不断变化，在神经元迁徙、分化、突触形成、髓鞘形成等过程中发生改变。上述三种方法测量得到的脑细胞外间隙结构特征参数值可以客观反映上述生理和脑疾病发生时的病理变化过程。电镜是唯一具备直接观察纳米尺度超微结构的离体检测方法，但在标本制备过程中，脱水处理会使细胞外间隙结构特征无法保持，冷冻电镜为脑细胞外间隙的离体观察提供了新的可能。

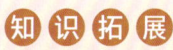

脑组织间液及其引流途径

脑组织间液（interstitial fluid，ISF）存在于脑细胞外间隙内，来源于神经细胞、血管以及CSF等，成分复杂，包括水、离子、可溶性气体、蛋白质、多肽、递质、酶、囊泡，上述物质通过引流出脑，因此CSF也常被视为ISF下游的"大水库"（图5-19）。

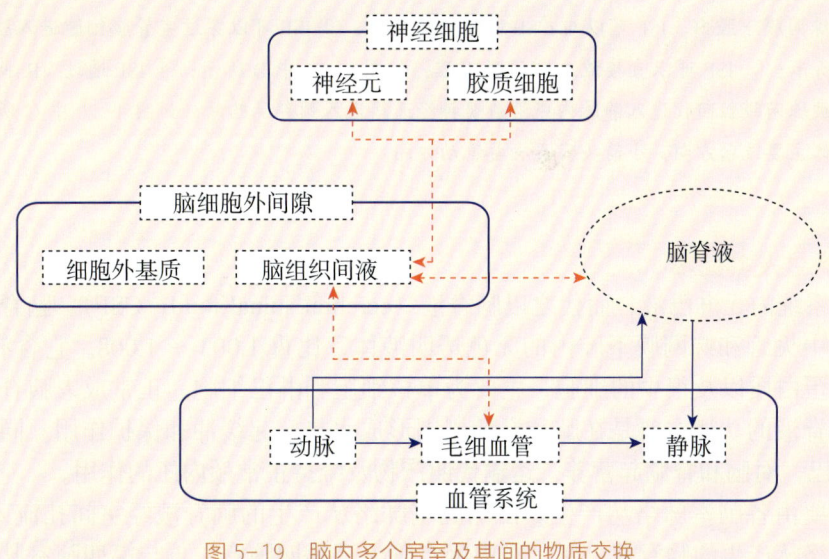

图5-19 脑内多个房室及其间的物质交换
—— 代表单向的物质转运；------ 代表物质相互交换

在动物实验中发现，脑 ISF 具有分区引流的现象，比如尾状核区的 ECS 内的 ISF 主要向同侧额、顶叶皮质区单向流动，最终到达蛛网膜下腔（subarachnoid spaces，SAS）；而丘脑区 ECS 内的 ISF 主要通过局部清除，最终到达脑室或脑池。利用 MRI 示踪技术发现，尾状核区的 ISF 在 2 h 内到达同侧皮质，最后流入蛛网膜下腔的 CSF，汇入蛛网膜下腔的 ISF 可通过蛛网膜颗粒回流入血，也可沿硬膜窦周围淋巴管道引流至颈部淋巴结。在皮质区，脑 ISF 可通过血管周围间隙（perivascular space，PVS）与 CSF 进行交换。荧光探针技术和 MRI 示踪技术结果均表明，CSF 中的荧光探针或示踪剂可以沿着 PVS 分布至穿支动脉周围，并可向脑皮质区 ECS 扩散，并可以通过静脉周围间隙返回 CSF。脑室内表面覆盖着室管膜，其细胞间存在的缝隙连接仅能起到部分屏障作用，丘脑等脑室周围组织内的 ISF 可直接通过缝隙连接与脑脊液进行交换。另外，脑组织内的毛细血管及动脉基底膜也可将 ISF 引流入体循环，可将 ISF 直接转运至颈部淋巴结（图 5-20）。

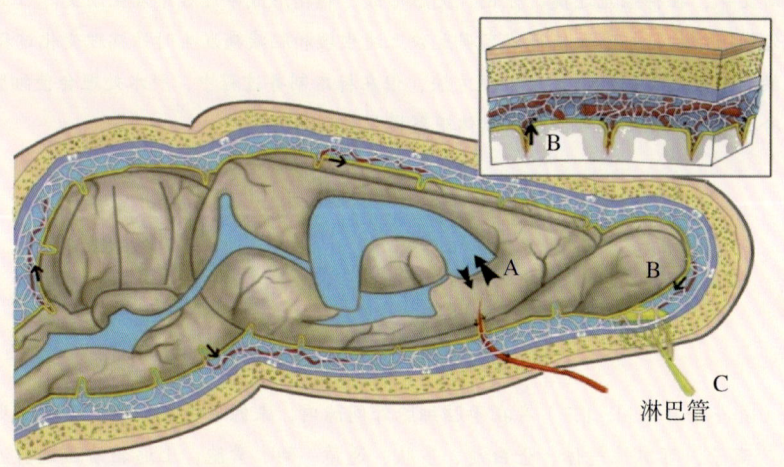

图 5-20　显示脑内 ISF 流入 CSF 的几条清除途径

①脑室及蛛网膜下腔内，ISF 可以与 CSF 进行物质交换；②ISF 可以穿过室管膜细胞进入脑室内，如图 5-20 中 A 所示；③ISF 可以直接流入蛛网膜下腔，如图 5-20 中 B 所示；④ISF 通过 VR 间隙流入蛛网膜下腔内，被蛛网膜粒回收进入静脉内或沿着嗅神经通路进入颈部淋巴结，如图 4-20 中 C 所示。图中大箭头代表液体主要流动方向，小箭头代表次要流动方向。

（三）脑脊液及其循环

中枢神经系统内无淋巴液，而代之以脑脊液（cerebral spinal fluid，CSF）。脑脊液是充满脑室系统、脊髓中央管和蛛网膜下腔内的无色透明液体，比重 1.003～1.008。它含有无机离子、葡萄糖和少量蛋白质以及很少的细胞，主要为单核细胞和淋巴细胞。正常成人脑脊液总量平均为 150 ml。脑脊液的功能主要是在脑和脊髓周围形成水垫，起缓冲和保护作用。同时又相当于外周组织的淋巴，对脑和脊髓起营养、运输代谢产物及维持正常颅内压的作用。

脑脊液主要由各脑室脉络丛产生。由侧脑室脉络丛产生的脑脊液经室间孔流入第三脑室，与第三脑室脉络丛产生的脑脊液一起，经中脑水管流至第四脑室，再与第四脑室脉络丛产生的脑脊液汇合后，经第四脑室正中孔和外侧孔流入蛛网膜下腔。最后脑脊液流至大脑半球背侧蛛网膜下腔，通过蛛网膜颗粒渗透进入上矢状窦回流入血液中（图 5-21）。经由动脉来的脑脊液再回到静脉，形成脑脊液循环。该循环中脑脊液的产生和吸收保持动态平衡。脑脊液循环途中若发生阻塞，可导致脑积水和颅内压增高，使脑组织受压、移位，甚至形成脑疝。

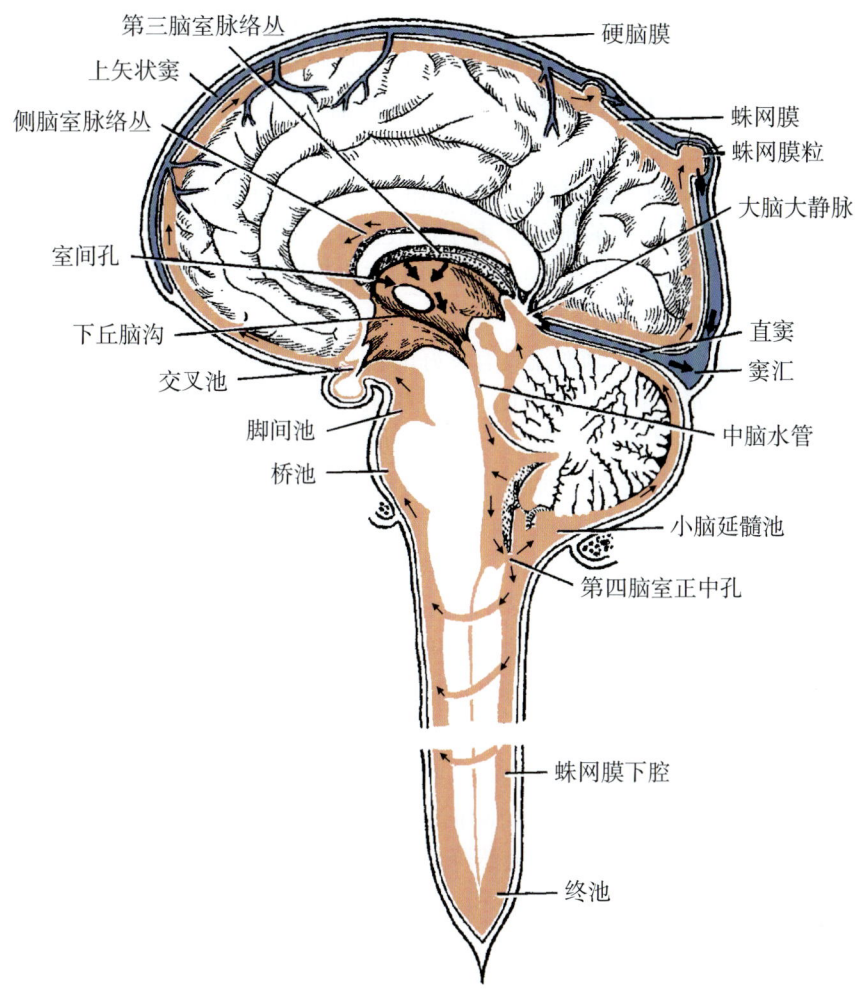

图 5-21 脑脊液循环模式图

此外,对实验动物的研究发现,血液与脑脊液之间在室管膜及软脑膜毛细血管也有少量的双向物质转运,脑脊液也可能吸收入蛛网膜下腔附近周围神经的淋巴管。在中枢神经系统存在着接触脑脊液的神经元系统(CSF-contacting neuronal system),即胞体位于脑室腔内、室管膜内或脑实质中,借胞体或突起直接与脑脊液接触的神经元。它们能接受脑脊液的化学和物理因素的刺激,并释放神经活性物质至脑脊液中,以执行感受、分泌和调节的功能。所以,在脑脊液与神经组织之间存在着交流信息的神经-体液回路。当神经系统发生病变时,既可抽取脑脊液进行检测,也可经脑室给药进行有效的治疗。

三、脑血管病的病理生理学

(一)脑梗死的病理生理学

1. **脑部血液循环** 神经功能的维持依赖于充足的血液和氧供给,静息状态下,脑血流量为 750~1000 ml/min,即 20~100 ml/(100 g·min),各部位的血流量不尽相同,大脑皮质血流量 [80~100 ml/(100 g·min)] 远远大于白质区血流量 [20~23 ml/(100 g·min)]。尽管脑重只占体重的 2%~3%,但由于脑组织代谢率高,其需要的血液占到心输出量的 15%~20%;全脑耗氧量约为 500 ml/min,占全身的 20%;脑的能量消耗约占全身的 25%,主要依赖于葡萄糖的有氧代谢。

脑组织没有能量储备,血液供应一旦完全停止,弥散在脑组织和结合于血液中的氧将于

8～12 s内耗尽；储存在组织中的ATP、磷酸肌酸等也将在2 min内耗尽；游离葡萄糖于3～4 min内消耗殆尽。人脑供血完全中断6 s，会发生意识丧失；心搏骤停10 s后脑电活动停止；缺血5 min易导致脑细胞出现不可逆性损害；全脑缺血10～20 min，将出现广泛脑细胞严重受损。

不同类型的脑组织对缺血、缺氧的耐受性不同，神经元最弱，其次为神经胶质细胞，血管内皮细胞耐受性最强。不同部位的神经元由于血液需求量差异很大，对缺血的敏感性也不同，大脑皮质、海马神经元最敏感，其次是纹状体和小脑浦肯野细胞，脑干运动神经核细胞对缺血耐受性最强。

2. 脑血流调控及相关因素　脑血流具有良好的自我调节能力，多种因素参与其中。

(1) 灌注压：脑血流量与灌注压成正比，与系统阻力成反比。可表述为如下公式：脑血流量=（平均动脉压－中心静脉压）/脑血管阻力。当平均动脉压在一定范围内（50～150 mmHg）波动时，机体通过脑血管自动调节能力使脑血流量保持相对稳定（图5-22）；平均动脉压升高时，阻力血管（包括小动脉和毛细血管动脉端）收缩，以防止脑血流量过大；与此相反，当平均动脉压降低时，阻力血管扩张，降低脑循环阻力以增加脑血流量，防止低灌注，即贝利斯效应。但当平均动脉压超出50～150 mmHg这个范围时，脑血管自主调节能力将会耗竭，导致严重的临床结局：当血压持续升高超过阻力血管的收缩极限时，脑血流量随着动脉压力的升高呈线性增加，造成过度灌注，引发脑水肿，甚至出血；相反，当血压持续下降，超过小动脉和毛细血管的扩张极限时，脑血流量锐减，导致全脑缺血，严重时出现休克。病理状态下，脑血管自主调节能力受损，如长期高血压患者，其自动调节曲线右移，维持相对恒定脑血流量所需的平均动脉压的上限和下限均较健康者高，并且其脑血流量较正常人稍低（图5-23中虚线所示）。同时，由于脑血管自主调节能力下降，当血压突然降低时，这类患者更容易出现脑缺血，因此对多年未控制的高血压患者，初始降压治疗宜温和，避免过强、过快，需逐步达标。脑缺血急性期，小血管麻痹，自动调节功能受损，局部脑血流量（regional cerebral blood flow, rCBF）严重依赖灌注压，因此，发病后第一个24 h，降压治疗需格外谨慎。此期血管扩张药物使正常脑组织血管扩张，病灶区脑血管因失去反应能力，血液被分流可导致缺血加重，出现"盗血"现象，血管麻痹期持续1～2周，期间不推荐使用强效扩血管药物。

(2) 颅内压：脑血流量与颅内压成反比，但由于生理调节机制的存在，当颅内压升高时，平均动脉压亦随之升高，以维持足够的脑血流量。当颅内压持续升高，超过血压的调节范围时，脑血流量将随之下降，当颅内压接近平均动脉压时，脑血流几乎中断，停止供血。因此，临床上对高颅压患者的血压处理，应首选降低颅内压，而非降血压，颅内压下降后血压会随之下降，单纯盲目地降低血压会导致全脑灌注不足。

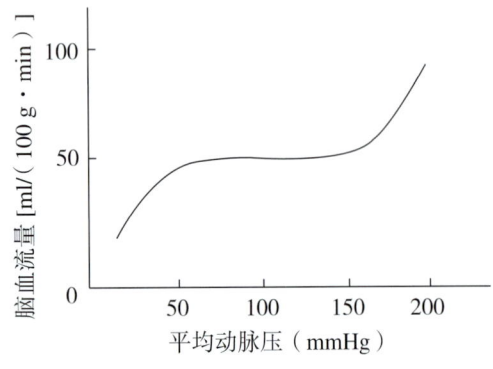
图 5-22　正常状态下的脑血流量自动调节曲线

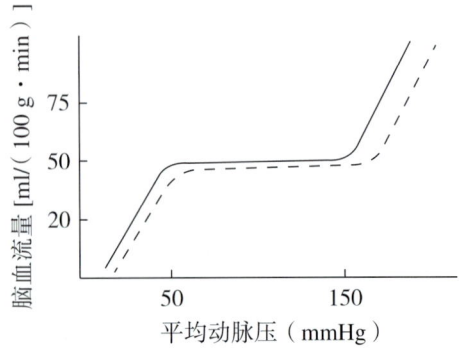
图 5-23　长期高血压患者脑血流量自动调节曲线右移

（3）理化因素：脑血管对血液中二氧化碳分压（$PaCO_2$）、氧分压（PaO_2）变化非常敏感。$PaCO_2$下降，脑血管收缩，血流量减少；$PaCO_2$升高，脑血管扩张，血流量增加。PaO_2对脑血流的影响与$PaCO_2$相反，低氧血症刺激外周及中枢化学感受器，导致脑血管扩张，血流量增加。局部或广泛脑缺血时，CO_2、乳酸及其他代谢产物的清除能力下降，小动脉和毛细血管扩张，脑血流量增加，严重时造成脑水肿（图5-24）。兴奋性氨基酸如谷氨酸、天冬氨酸等，使神经元兴奋性增高，耗氧量增加，反射性引起脑血流量增加。一氧化氮释放增加也可导致脑血管扩张，血流量增加。

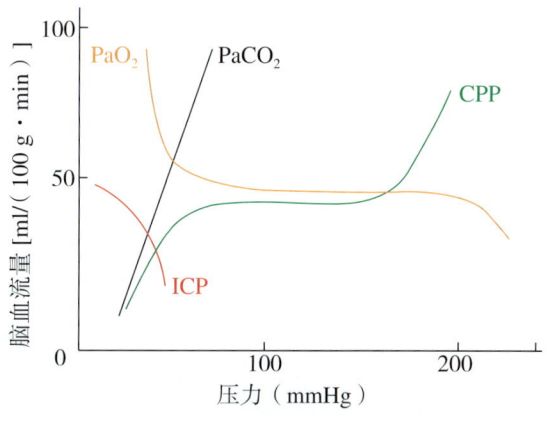

图 5-24　各种因素对脑血流量的影响

（4）神经调节：脑动脉富含肾上腺素能、多巴胺能、胆碱能等物质，通过影响血管内的交感及副交感神经网络，参与血管阻力的调节，影响脑血流量。交感神经系统兴奋性增高可避免高灌注对血-脑屏障的破坏和脑组织的损伤。直径越大的血管受神经因素的调控越显著。

（5）侧支循环：脑血管闭塞后，侧支循环开放能有效缓解脑缺血。侧支循环的建立一方面与脑血管结构有关，如Willis动脉环的完整性、颈外动脉和颈内动脉分支血管之间的交通、大动脉终末支之间的软脑膜血管吻合；另一方面与缺血发生的速度相关，如动脉粥样硬化导致的颈内动脉慢性闭塞，为侧支循环开放提供了充足的时间，可能不引起任何缺血症状；但来源于心脏的栓塞，由于起病急，可导致大面积脑梗死。

3. 脑缺血的病理生理过程　脑血流减少后，最先出现的改变是缺氧，神经细胞能量来源于无氧代谢，其效率仅为有氧代谢的1/18，因此会引发能量衰竭。ATP水平的急剧下降同时使能量依赖性钠-钾泵功能衰竭，细胞膜去极化，电压门控钙通道开放，大量细胞外钙离子内流，胞质内钙离子浓度异常增高，当超出细胞的排出、螯合和缓冲能力时，引起细胞膜磷脂破坏、神经细胞肿胀、细胞器溶解，最终变性、死亡。无氧酵解的终产物是乳酸，可加重细胞性水肿。同时，缺氧还会产生大量异常代谢产物，包括兴奋性氨基酸，如谷氨酸（Glu）、天冬氨酸，以及其他兴奋性神经递质的释放进一步加重钠离子、钙离子内流，钾离子外流，诱发活性氧、腺苷三磷酸酶、蛋白酶、磷脂酶等释放，最终诱发线粒体凋亡信号和caspase依赖的细胞死亡。脑缺血刺激产生大量的自由基，引起过氧化反应，破坏细胞膜和线粒体膜，水解蛋白质，进一步加重不可逆性损伤。缺血导致炎性介质增加，包括血小板激活因子、肿瘤坏死因子α、白细胞介素1等，诱导内皮细胞表达细胞黏附分子，与中性粒细胞表面的补体受体反应，导致中性粒细胞与内皮细胞黏附，穿过血管壁进入脑实质，5~7天后巨噬细胞和单核细胞聚集。这些改变几乎同时或在短时间内按次序发生，损伤脑组织，并互相影响形成恶性循环，即脑缺血"级联效应"（cascade effect）。

局部脑血流量（rCBF）下降至16~20 ml/（100 g·min）时，脑自发电活动和诱发电位消失，数小时内发生梗死；rCBF低于16 ml/（100g·min），1～2 h即可出现梗死，若伴高血糖，则梗死发生时间不到1 h。缺血核心区神经元最早出现不可逆性坏死，周边的脑组织由于侧支循环未完全中断，电生理静止而能量未耗竭，尚可维持自身离子平衡，存活数小时，若能在有效时间内恢复血供，生化异常可逆转，细胞功能有望恢复，该区域称为缺血半暗带（ischemia penumbra）。但只有及时改善供血才能挽救濒死的脑细胞，此即临床上超早期静脉溶栓和动脉取栓治疗均存在严格时间窗的病理依据。在某些对缺氧高度敏感的脑区，如海马，即使快速恢复血供，缺血的严重程度尚未引起神经元死亡，但已有的损伤会启动迟发性程序性细胞死亡（programmed cell death），即凋亡（apoptosis）。

核心坏死区和缺血半暗带均为动态的病理生理过程，随着缺血时间延长，核心坏死区逐渐扩大，半暗带不断缩小（图5-25）。头颅MRI可提供缺血半暗带的信息，弥散加权相（DWI）显示缺血超早期的细胞毒性水肿，灌注加权相（PWI）显示循环障碍的范围，二者之差为缺血半暗带。

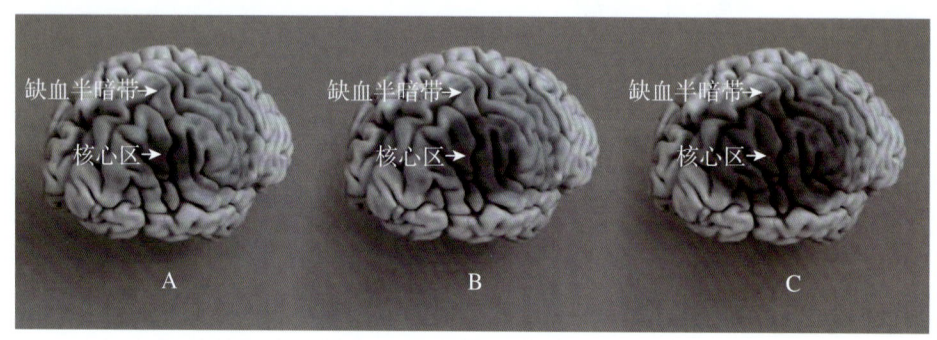

图5-25 随着缺血时间延长核心坏死区不断扩大

4. **脑梗死后出血转化** 梗死灶区域的脑组织出现轻度充血，血管扩张，血液可通过小血管溢出；闭塞的血管再次开通后，血液经损害的血管壁渗出，进入脑组织，均可导致颅内出血。大脑皮质血供最为丰富，其次是基底节区和小脑皮质，因此急性缺血时上述区域容易发生出血转化，白质区相对较少。出血转化可由多种原因导致，分为自发性和治疗相关性，后者包括静脉溶栓、血管内治疗、抗栓药物的使用等。发生出血转化的病理生理学机制有4个方面：①脑梗死后缺血缺氧，血管内皮细胞受损、基底膜降解，神经血管单元结构和功能破坏，血液内的成分渗出；②脑缺血后继发氧化应激反应、炎性反应释放一系列炎性因子、氧自由基和细胞因子，破坏血-脑屏障功能；③溶栓、抗凝、抗血小板药物的使用，导致凝血因子功能异常或血小板聚集功能减弱；④脑血管发生栓塞后，远端血管麻痹、扩张，在血压波动等作用下栓子破碎，迁移至血管远端，使梗死区域发生血运重建，血液通过缺血坏死的小血管溢出，因此，出血转化更多见于脑栓塞。

（二）脑出血的病理生理学

1. **脑出血的病理过程及临床征象** 多数出血于20～30 min形成血肿。脑出血发生后，周围的小血管受到挤压，严重时外周动脉和毛细血管破裂，血液流出，导致病灶扩大，周围组织受压进一步加重，颅内压随之进一步升高，形成滚雪球效应，最后，血肿内的压力和周围组织之间的压力达到平衡，出血停止。临床病理学家Fisher教授对脑出血患者进行尸检，连续切片发现病灶中心是一个大血块，周边有许多"纤维蛋白球"堵塞小血管，邻近脑组织内可见出血的瘀点和水肿。

血液进入脑实质后，由于脑组织缺乏痛觉纤维，所以起初并无头痛，只是压迫周边脑结构导致其功能障碍，出现相应的临床症状，如肢体瘫痪、麻木、语言障碍等。随着出血量增多，颅内压进一步增高，并使邻近脑膜结构扭曲、累及痛敏结构，患者才开始出现头痛、恶心呕吐，甚至意识障碍。血肿发展的过程中，出血量较大时，血肿到达脑表面或破入脑室，与脑脊液交通，释放部分病灶内容物，颅内压减低。

出血爆发后还可引起其他脑血管继发出血，导致血肿进一步扩大。这意味着早期是一个动态的过程，这个过程可延续数小时，近年来随着阿司匹林等抗血小板和抗凝药物的使用，早期血肿扩大的过程甚至可持续数天，血压过高和过量使用较强的脱水药物等因素均可能使该过程加重，如使用甘露醇使血肿以外的组织脱水，导致血肿与脑组织之间的压力梯度迅速增大，促进血肿扩张，加重活动性出血。血肿扩大除了导致临床症状和体征加重之外，继发的高颅压使引流静脉窦内的压力也随之上升，为了保证脑组织灌注，动脉压往往反射性增高，因此在部分脑出血患者，较高的血压并不代表发病前的水平，可能仅仅是由脑出血引起。

随着血肿不断增大，邻近脑组织移位、变形，严重者形成脑疝。小脑幕以上的大量出血可导致颞叶的海马沟回经小脑幕切迹向下膨出，挤压丘脑和脑干，导致海马沟回疝，也称小脑天幕疝或小脑切迹疝，引起同侧瞳孔一过性缩小后散大、固定，脑干受压导致意识丧失，甚至呼吸循环障碍致死亡。脑干和小脑出血使小脑幕下的颅腔压力严重增高，小脑扁桃体受到挤压，可向下通过枕骨大孔进入椎管内，引发枕骨大孔疝，也称小脑扁桃体疝，压迫延髓内的生命中枢，生命体征异常出现早且重，可很快出现潮式呼吸等节律异常，甚至呼吸骤停，极易引起死亡。

脑出血幸存者在第 4～10 天进入血肿吸收期，血块溶解，部分液化，红细胞破裂，吞噬细胞清除含铁血黄素和坏死的脑组织。血肿吸收后，星形胶质细胞增生，小出血灶形成纤维性胶质瘢痕，大量出血形成卒中囊。

2. 脑出血的病理生理学改变及其机制　脑出血后组织受损的病理生理过程非常复杂，分为直接损伤和继发性损伤。直接损伤指血肿对局部脑结构的压迫和刺激，直接导致其功能障碍。继发性损伤包括脑水肿、血肿周围缺血、能量代谢异常、炎症反应等。

血肿对邻近脑组织压迫同时使 rCBF 下降，继发局部循环障碍，故血肿周围常有缺血、软化等病理改变。随着病情加重，颅内压增高，灌注压下降，还可引起全脑供血减少，当出血量超过 150 ml 时，大脑灌注压降至零，将直接导致患者死亡。幸存者面临后期的神经损伤和迟发型细胞死亡，各种机制参与其中，包括细胞内钙超载、兴奋性氨基酸毒性、继发的自由基和炎性因子损伤等。

多数学者认为，脑水肿是继发性损伤中最主要的因素。多出现于出血后的 4～7 h，之后不断加重，72 h 达高峰。出血后前 3 天内出现的病情加重，除少数是由血肿扩大直接导致外，大多与继发性脑水肿有关。小量脑出血 3～5 天后水肿逐渐消退，大量者可持续 2～3 周，甚至更长时间。

引起脑水肿的机制复杂，很多因素参与其中。血肿本身的占位效应使周边脑组织的 rCBF 下降，血-脑屏障破坏，血浆成分进入细胞间液，引起血管源性水肿，该过程在出血后 4 h 即可出现。6～8 h 后，红细胞裂解，释放血红蛋白，血红蛋白进一步降解为球蛋白和血红素，血红素在血红素加氧酶作用下氧化并最终降解为铁离子、胆红素等。由于动脉血中的氧合血红蛋白（HbO_2）含量高达 95% 以上，因此在脑出血的超早期（< 24 h）血肿中，血红蛋白以 HbO_2 为主，其衍变规律为 HbO_2→脱氧血红蛋白→高铁血红蛋白→含铁血黄素。在演变过程中，HbO_2 含量逐渐下降，脱氧血红蛋白在急性期（1～3 天）含量最高，以后逐渐下降，而高铁血红蛋白则逐渐增高，亚急性及晚期（8～14 天）可高达 90% 以上。高铁血红蛋白对神经元的毒性作用与高价铁离子有关，可诱导产生大量自由基，参与脑水肿的形成。

脑出血后血凝块及受损的脑组织还可释放趋化因子，包括凝血酶，促使中性粒细胞向血肿及其周围脑组织转移，成为活化的白细胞。在脑出血 12 h 内，血肿邻近的毛细血管周围即有中性粒细胞和单核细胞渗出，2～3天达到高峰，并持续1周左右。出血后2～3天炎症反应最强烈，同时伴有明显的神经细胞凋亡。脑出血后血肿周围有较多的白细胞和巨噬细胞浸润，同时释放细胞毒性物质及炎性介质，如白细胞三烯C_4（LTC_4）、白细胞介素6（IL-6）、干扰素γ（IFN-γ）和氧自由基等，都会加重血肿周围组织水肿。

此外，脑出血后病灶侧及对侧还会出现一系列快速而短暂的应激反应，研究发现，HSP70在出血后4 h开始表达，24 h达高峰，48 h开始缓慢下降，直到出血后7天，HSP70的表达仍未消失，这些变化与血肿周围的病理变化相一致，提示HSP70是引起出血后脑水肿的原因之一。另有研究证实，脑出血后血肿周围脑组织内水通道蛋白-4（Aquaporin 4，AQP4）表达明显增强，并且与脑水肿程度平行，提示AQP4参与了该过程。

上述病理生理学改变在脑出血后相继出现，互相影响、交叠，共同作用导致疾病的发生发展。

整合思考题

1. 近五年世界卒中日的口号分别是什么？说明什么问题？
2. 内囊由哪支动脉供应？若一侧内囊血管破裂，患者可能出现哪些主要症状？为什么？
3. 试述脑的动脉供应及大脑动脉环的组成。
4. 脑脊液循环途径及脑屏障的概念分别是什么？
5. 脑动脉大体解剖及影像学对于脑动脉检查方法的优势及缺点分别是什么？
6. 急性脑梗死超早期治疗的时间窗有何意义？如何延长治疗时间窗？
7. 减轻脑水肿的脱水治疗应何时启动？如何选择药物？

（傅　瑜　陈春花　邬海博　李永杰）

第二节　缺血性脑血管病

本节数字资源

导学目标

- **基本目标**
  1. 解释缺血性脑血管病的概念、分类、病理和发病机制。
  2. 概括缺血性脑血管病的临床-病理生理联系。
  3. 从短暂性脑缺血发作和脑梗死的发病机制角度，总结诊断要点和治疗原则。
  4. 列举不同人群脑静脉系统血栓形成的病因。
  5. 阐述不同缺血性脑血管病的临床表现。

- **发展目标**
  1. 运用短暂性脑缺血发作和脑梗死的发病机制，概括治疗方法。
  2. 运用脑梗死和静脉窦血栓形成的病理生理知识，寻找该病的研究方向。

一、短暂性脑缺血发作

案例5-2

男性，70岁，反复发作性右侧肢体无力1周；每次发作症状持续3～5 min，每天发作10余次，绝大多数发作均在由卧位转至坐位或立位时发生，平卧后缓解。

体格检查：内科系统和神经系统检查均正常。

辅助检查：头部CT检查正常。

治疗：虽然给予抗凝治疗2周，但一直未停止发作。故行DSA检查，发现左侧颈内动脉（ICA）起始段严重狭窄（狭窄95%）（图5-26），经球囊扩张及血管内支架置入术后（图5-27），患者症状终止发作，出院回家。

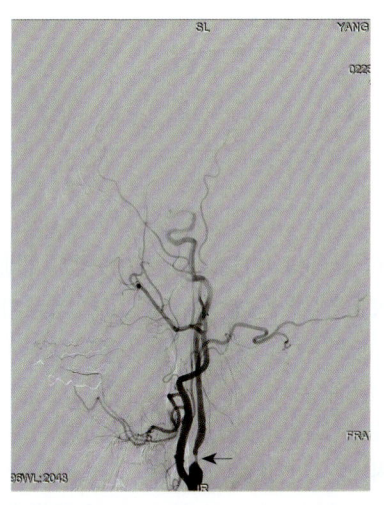

图5-26 左侧颈内动脉（ICA）起始段严重狭窄（狭窄率95%，如黑色箭头所示）

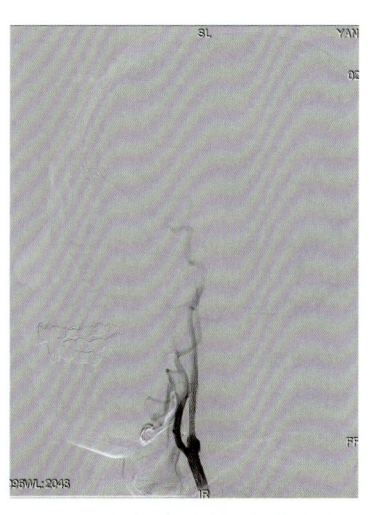

图5-27 同一患者，左侧颈内动脉经球囊扩张及血管内支架置入术后

问题：
1. 患者的临床表现提示哪种疾病？
2. 为什么要进行头部CT检查？
3. 患者发病的机制是什么？

案例5-3

男性，59岁，反复发作性言语不利、右侧肢体无力、麻木3天入院。3天前患者无明显诱因出现言语不利、右侧肢体无力、麻木，持续约1 h后缓解；第二天早6点再次出现上述症状，约半小时后自行缓解，来院当天17:20又出现言语不利、右侧肢体无力、麻木，到急诊时症状有所缓解，但未完全消失。

案例5-3（续）

体格检查：血压（BP）173/75 mmHg，除右侧肢体轻度针刺觉减退外，余神经系统检查阴性。NIHSS = 1 分。

辅助检查：头部 CT 示多发陈旧腔隙性梗死，ECG 示窦性心律、T 波改变（轻度缺血），生化检查血糖 4.6 mmol/L，余化验正常。

既往病史：5 年前行冠状动脉造影示"三支病变"，行 PCI 术放入支架 1 枚。半年后上述胸痛再发，又行冠状动脉造影及 PCI 放入支架 1 枚。12 天前休息时再次出现胸痛，心电图示 $V_5 \sim V_6$ ST 段压低，CK-MB、TnT 阴性。给予扩冠治疗后缓解，出院后又有间断胸痛发作，时间长、频繁发作。有高血压、糖尿病、高脂血症史，40 年前行阑尾切除术。吸烟 50 年，20 支 / 天，饮酒 50 年，白酒 1 瓶 / 天。

问题：
1. 如何确定高危 TIA？
2. 为什么患者会出现脑梗死？
3. 可能的治疗策略是什么？

【概述】

1. 定义　短暂性脑缺血发作（transient ischemic attack，TIA）是指由于局部脑或视网膜缺血引起的短暂性神经功能缺损发作，典型临床症状持续不超过 1 h，且在影像学上无急性脑梗死的证据。脑梗死（有时称为缺血性脑卒中）是指各种脑血管病变所致脑部血液供应障碍，导致局部脑组织缺血、缺氧性坏死，而迅速出现的相应神经功能缺损的一类临床综合征，影像学上有急性脑梗死的证据。从本质上看，TIA 和脑梗死是缺血性脑损伤这一动态过程的不同阶段，两者在病因、发病机制、病理生理过程和治疗方面相似。

TIA 与缺血性脑卒中有着密不可分的联系，研究显示，约 1/3 的 TIA 反复发作，1/3 的 TIA 首次发作后缓解，1/3 的 TIA 最终转换成脑梗死。因此，TIA 是缺血性脑卒中的高危信号。

2. 概念的提出及变迁　TIA 是神经科的急症，TIA 的定义自提出到现在已经半个多世纪，随着研究的深入，TIA 的理念仍在不断更新之中。

1965 年美国第四届普林斯顿会议将 TIA 定义为突然出现的局灶性或全脑神经功能障碍，持续时间不超过 24 h，且排除非血管源性原因。1975 年美国国立卫生研究院（NIHS）在脑血管病分类中采用此定义，一直沿用至 21 世纪初。随着影像学的应用，尤其是核磁弥散加权成像（DWI）序列的出现，于 2002 年提出了 TIA 的新概念：由于局部脑或视网膜缺血引起的短暂性神经功能缺损发作，典型临床症状持续不超过 1 h，且在影像学上无急性脑梗死的证据；而多数研究认为，梗死的证据是指磁共振 DWI 上的异常信号。

美国心脏协会（AHA）/ 美国脑卒中协会（ASA）于 2009 年在新的指南中建议将 TIA 的临床定义修订为：脑、脊髓或视网膜局灶性缺血引起的、未伴发急性梗死的短暂性神经功能障碍。新定义主要改动在两个方面：① TIA 包涵的缺血损害部位，除原有的脑和视网膜外，新增加了脊髓；② 忽略了 TIA 症状持续的具体时间，只是描述为"短暂性"神经功能障碍。TIA 新旧概念的特征变化见表 5-1 所列。

表 5-1　TIA 新旧概念的特征变化

旧概念，以时间为基础来定义	新概念，以脑组织为基础来定义
①以随意选择的 24 h 为界，表明短暂缺血症状是良性的	①以生物学终点存在或消失为基础，强调短暂性缺血症状可导致永久脑损害
②依据短暂的病程而不是病理生理学改变来确立诊断	②鼓励通过神经诊断检查来确立脑的损害和病因
③对急性脑缺血的干预延迟	③促进对急性脑缺血的快速干预
④不能正确预测是否有急性脑损害	④更准确地反映是否存在急性脑损害

从上面定义演变的过程可以看出，传统的诊断标准过于宽泛，新的定义注重组织学损害，并提出对 TIA 患者进行紧急干预；目前对 TIA 的关注已经由症状持续时间转变至 TIA 引起组织学损害过程。TIA 和缺血性卒中之间基于缺血症状持续时间的区别经过过去几十年的实践，其临床意义已经变得不再重要。随着磁共振成像（MRI）的广泛应用，1/3 的 TIA 患者在 MRI 上确实存在弥散受限的证据。因此，血管神经学家提倡采用一种新的、基于组织的 TIA 定义，即 TIA 没有急性脑梗死的影像学改变。

【病因与发病机制】

1．病因　TIA 和缺血性卒中有共同的病因和危险因素。

2．TIA 的发病机制　包括血流动力学、微栓塞型（包括动脉到动脉栓塞和心源性栓塞）、血管痉挛和血液成分改变等机制。

（1）血流动力学机制：血压的改变可以影响脑灌注压，在脑部动脉狭窄的基础上，血压下降或血容量不足时，可导致脑灌注压下降，引起临床症状。提高血压或补充血容量后脑灌注压恢复，缺血缓解，这一过程可导致一过性缺血发作，即 TIA。

（2）微栓塞型：来自主动脉弓、颈内动脉近端的栓子（如动脉粥样硬化斑块的血栓）或因心房颤动或心脏瓣膜病变产生的栓子脱落导致远端脑动脉缺血发作，由于栓子小而自溶，或用药物溶解血栓，或血管扩张，使栓子移动至末端血管，脑循环恢复，症状消失。

（3）血管痉挛：脑动脉在某些病理状态下导致血管痉挛而产生一过性缺血发作，如偏头痛发作时、脑膜炎或应用碘造影剂等导致血管痉挛。

（4）血液成分改变：血液成分改变，如真性红细胞增多症、血小板增多、骨髓增生性疾病、白血病、肿瘤的高凝状态、贫血等，均可导致一过性缺血发作。

总之，TIA 的发病机制多种多样，表 5-2 列出了两种 TIA 的发病机制的鉴别诊断。TIA 需要参照缺血性卒中进行管理，查出具体病因，才能对因治疗，从而达到停止发作或阻止发展成脑梗死的目的。

表 5-2　不同机制 TIA 的鉴别

临床表现	血流动力学型	微栓塞型
发作频率	密集	稀疏
持续时间	短暂	较长
临床特点	刻板	多变

【临床表现】

TIA 好发于中老年人，发病突然并常常反复发作，神经功能障碍历时短暂，临床完全恢复，不遗留症状和体征，但往往是脑梗死的前兆。动脉狭窄或低灌注所致者临床表现刻板或相似，而栓塞引起者临床表现多种多样。TIA 的临床表现与累及的血管相关。临床可见特殊的症状。

（1）一过性单眼失明（monocular blindness）：颈内动脉分支眼动脉受累所致。出现单眼失明或者黑矇。

（2）猝倒发作（drop attack）：椎基底动脉缺血时，可导致双侧脑干网状结构缺血，引起猝倒发作，患者突然四肢无力，跌倒在地，意识清楚后能立即站立。

（3）一过性全面性遗忘（transient global amnesia）：大脑后动脉或脉络膜前血管受累，导致颞叶中后部的海马或海马旁缺血，出现短暂的记忆丧失，持续数小时到数分钟。

【危险等级】

TIA 与缺血性脑卒中有着密不可分的联系，研究显示，约 1/3 的 TIA 患者反复发作，1/3 首次发作后缓解，1/3 最终转换成脑梗死。因此，TIA 是缺血性脑卒中的高危信号。

TIA 的风险与年龄、血压、临床特征、症状持续时间以及是否有糖尿病等因素有关，临床主要采用 ABCD、$ABCD^2$、$ABCD^3$ 等量表来评估 TIA 后发生脑卒中的危险程度。最常用的量表是 $ABCD^2$ 评分，其中年龄（A）、血压（B）、临床特点（C）、糖尿病（D）、症状持续时间（D）评分在 3 分以上的患者，其在 TIA 后发生脑卒中的概率明显增加（表 5-3）。

表 5-3　$ABCD^2$ 评分量表

$ABCD^2$ 评分（总分 0～7 分）	得分/分
A：年龄≥60 岁	1
B：血压≥40/90 mmHg	1
C：临床表现	
单侧肢体无力	2
有言语障碍而无肢体无力	1
D：症状持续时间	
≥60 min	2
10～59 min	1
D：糖尿病（需口服降血糖药物或应用胰岛素治疗）	1
合计	7

注：$ABCD^2$ 评分 0～3 分判定为低危人群；4～5 分为中危人群；6～7 分为高危人群。

新发 TIA 按急症处理，如果患者在症状发作 72 h 内，并存在以下情况之一，建议入院治疗：① $ABCD^2$ 评分≥3 分；② $ABCD^2$ 评分 0～2 分，但不能保证 2 天之内能在门诊完成系统检查的患者；③ $ABCD^2$ 评分 0～2 分，并有其他证据提示症状由局部缺血所致。

对于 $ABCD^2 > 3$ 分的患者，应该住院检查并给予及时的指导和治疗，包括血管情况评估（彩色经颅多普勒、颈部血管超声、MRI、头及颈部磁共振血管造影、冠状动脉 CT 造影、数字减影血管造影等），确定有无易损斑块、血管狭窄等。

【影像学改变】

既往 TIA 患者大约 67% 进行了脑 CT 检查，其中大约 4% 的患者在 CT 上发现有梗死的证据。随着影像学技术的发展，由于头颅 MRI 的 DWI 序列对脑缺血非常敏感，甚至缺血 15 min 就可查出有 DWI 高信号，自此彻底改变了既往对 TIA 的定义。

研究显示，既往诊断 TIA 中 DWI 病灶的特征有：① DWI 上 TIA 相关的梗死灶很小，DWI 中平均梗死负荷（如果是多发的病灶，则为所有急性梗死灶的总体积）为 1.5±1.8 ml，小于 1.8 ml 的梗死负荷与 24 h 内临床症状的逆转有关；② TIA 患者中 TIA 相关的梗死在脑区的分布范围广泛，包括脑干、内囊、皮质下灰质、皮质和皮质下白质，梗死的体积与部位分布有关：最小的位于脑干穿支梗死，大些的为孤立的皮质梗死，最大的位于相对无功能脑区（静区）；③13%～19%的TIA患者的相关梗死灶是"多发"和"两侧对称"，这其中约90%的TIA有明确的和可能可改变的卒中原因，相反，正常DWI的TIA患者只有1/3有一个明确的卒中病因；④多发病灶：近端栓子来源作为发病的机制（如心源性或升主动脉栓子），而DWI上点状串珠病灶在内分水岭区常常与低灌注有关；⑤TIA患者的DWI病灶表示永久缺血性损害，很少完全缓解。

DWI上的梗死不能可靠预测症状持续的时间。症状持续时间与DWI上的梗死可能有关系，但没有绝对关联。持续数分钟的TIA可能与梗死有关，而持续数小时的TIA可能在DWI上并无病灶，缺血的严重性，可通过灌注加权MRI来辅助评估无DWI病灶的低灌注区。

因此，有条件的医院应尽可能采用DWI作为主要诊断技术手段，如未发现急性脑梗死证据，诊断为影像学确诊TIA。如有明确的急性脑梗死证据，则无论发作时间长短，均不再诊断为TIA。对无急诊DWI诊断条件的医院，应尽快、尽可能完善其他结构影像学检查。对于24h内发现脑相应部位急性梗死证据者，诊断为脑梗死，未发现者则诊断为临床确诊TIA。

【诊断策略】

对新发TIA患者进行全面检查及评估，诊断信息包括TIA的性质和持续时间、是否刻板发作、相关症状有哪些、靶器官（眼、大脑、脊髓）的受累情况、靶器官的损害证据和既往缺血发作史，最后检查心脏-脑血管-血液学的可能病因。图5-28为TIA的诊断流程。具体项目包括：

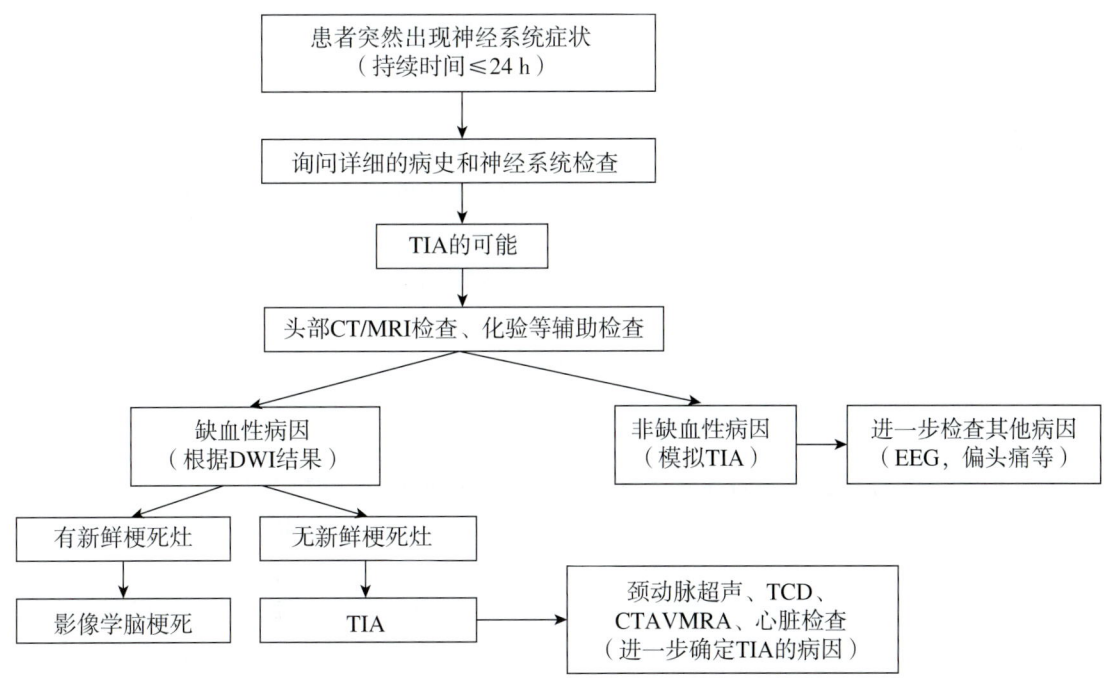

图 5-28　TIA 的诊断流程

（1）一般检查：包括心电图、全血细胞计数、凝血功能、血电解质、肾功能及快速血糖和血脂测定。

（2）血管检查：CT血管成像（CTA）、磁共振血管成像（MRA）、血管超声、全脑血管造影（DSA）可发现重要的颅内外血管病变。其中DSA是颈动脉内膜切除术（CEA）和颈动脉支架治疗（CAS）术前评估的金标准。

（3）侧支循环代偿及脑血流储备评估：应用DSA、脑灌注成像和（或）经颅彩色多普勒超声（TCD）检查等评估侧支循环代偿及脑血流储备，对于鉴别血流动力学型TIA及指导治疗非常必要。

（4）易损斑块的检查：易损斑块是动脉栓子的重要来源。颈部血管超声、血管内超声、高分辨MRI及TCD微栓子监测有助于对动脉粥样硬化的易损斑块进行评价。

（5）心脏评估：疑为心源性栓塞，或45岁以下颈部和脑血管检查及血液学筛选未能明确病因者，推荐进行经胸超声心动图（transthoracic echocardiography，TTE）和（或）经食管超声心动图（transesophageal echocardiography，TEE）检查，可能发现心脏附壁血栓、房间隔异常（房室壁瘤、卵圆孔未闭、房间隔缺损）、二尖瓣赘生物以及主动脉弓粥样硬化等多栓子来源。

（6）其他：根据病史进行其他相关检查。

【治疗】

由于TIA在发病机制及临床表现方面与缺血性脑卒中非常类似，因此国际上通常将TIA和缺血性脑卒中列入相同的预防及治疗指南中。

对于确定诊断、就诊时症状和体征已经完全缓解的TIA患者，进行规范化二级预防，根据临床检查的结果，必要时进行介入治疗、颈动脉内膜剥脱术等治疗；对于就诊症状和体征未能缓解，或者症状再次加重、符合静脉溶栓指征的患者，可以考虑进行溶栓治疗等。

1. 急性期溶栓治疗　TIA是重要的急性病症，早期致残率及复发风险高，急诊时，对症状持续时间≥30 min者，应按急性缺血性脑卒中流程开始绿色通道评估。

到目前为止，TIA溶栓治疗仍缺乏循证医学证据，建议对于合并大动脉狭窄、NIHSS评分高的患者，参考缺血性脑卒中急性期血管再通治疗原则进行静脉溶栓或机械取栓等治疗。

2. 口服抗栓药物治疗

（1）非心源性TIA的抗栓治疗：对于非心源性TIA患者，建议给予口服抗血小板药物而非抗凝药物预防脑卒中复发及其他心血管事件的发生。如阿司匹林（50～325 mg/d）或氯吡格雷（75 mg/d）均可以作为首选抗血小板治疗药物。阿司匹林（25 mg）+缓释型双嘧达莫（200 mg）每天2次，或西洛他唑（100 mg）每天2次，或替格瑞洛均可作为阿司匹林和氯吡格雷的替代治疗药物。因此，抗血小板药物应在综合考虑患者危险因素、费用、耐受性和其他临床特性的基础上进行个体化选择。

发病24 h内，具有脑卒中高复发风险（ABCD^{2}评分≥4分）的急性非心源性TIA，应尽早给予阿司匹林联合氯吡格雷治疗21天。此后阿司匹林或氯吡格雷均可作为长期二级预防一线用药。

发病30天内伴有症状性颅内动脉严重狭窄（狭窄率70%～99%）的TIA患者，应尽早给予阿司匹林联合氯吡格雷治疗90天。此后阿司匹林或氯吡格雷均可作为长期二级预防一线用药。

（2）心源性栓塞性TIA的抗栓治疗：对伴有心房颤动（包括阵发性）的TIA患者，推荐使用适当剂量的华法林口服抗凝治疗，预防再发的血栓栓塞事件。华法林的目标剂量需维持INR在2.0～3.0。

新型口服抗凝剂可作为华法林的替代药物，包括达比加群、利伐沙班、阿哌沙班以及依度沙班，药物选择应个体化。

3. 症状性大动脉粥样硬化性短暂性脑缺血发作的非药物治疗

（1）颈动脉颅外段狭窄：对于近期发生TIA合并同侧颈动脉颅外段中、重度狭窄（50%～99%）的患者，应依据患者个体化情况，采取CEA或CAS治疗。

颈动脉颅外段狭窄程度＜50%时，不推荐行CEA或CAS治疗。

(2) 颅内动脉狭窄：对于症状性颅内动脉粥样硬化性狭窄≥70%的 TIA 患者，在标准内科药物治疗无效的情况下，可选择血管内介入治疗作为内科药物治疗的辅助技术手段，但对于患者的选择应严格且慎重。

4．危险因素控制

(1) 控制高血压：药物种类和剂量的选择以及降压目标值应个体化。需要全面考虑药物、脑卒中的特点和患者三方面因素。充分考虑患者颅内外血管评估情况，权衡降压速度与幅度对患者耐受性及血流动力学的影响。

(2) 控制脂代谢：对于非心源性 TIA 患者，无论是否伴有其他动脉粥样硬化的证据，推荐给予强化他汀类药物长期治疗以减少脑卒中和心血管事件的风险。有证据表明，当 LDL-C 下降≥50% 或 LDL≤70 mg/dl（1.8 mmol/L）时，二级预防更为有效。他汀类药物治疗期间，注意监测心肌酶及肝功能。老年人或合并严重脏器功能不全的患者，初始剂量不宜过大。

(3) 控制血糖：临床医师应提高对 TIA 患者血糖管理的重视，如空腹血糖、糖化血红蛋白的监测。推荐 HbA1c 治疗目标为＜7%。降血糖方案应充分考虑患者的临床特点和药物的安全性，制订个体化的血糖控制目标，警惕低血糖事件带来的危害。

(4) 戒烟：有吸烟史的缺血性卒中或 TIA 患者均应戒烟。无论有无吸烟史，患者均应远离吸烟场所，避免被动吸烟。

(5) 治疗睡眠呼吸暂停：对 TIA 患者进行睡眠呼吸监测。对合并睡眠呼吸暂停综合征的 TIA 患者推荐使用持续正压通气（continuous positive airways pressure，CPAP），以改善预后。

(6) 高同型半胱氨酸血症的治疗：补充叶酸、维生素 B_6 以及维生素 B_{12} 可以降低同型半胱氨酸水平。

5．二级预防药物依从性　缺血性脑卒中或 TIA 患者二级预防的药物依从性将影响脑卒中患者的临床预后。医师因素、患者因素以及医疗体系因素均会影响患者的二级预防药物依从性。规范的二级预防流程，可能会提高二级预防药物的实施率。

二、脑梗死

案例5-4

男性，65 岁，因发作性口角歪斜、言语费力 1.5 h 就诊于急诊。首次发生症状时持续 10 min 自行缓解。来诊前相同症状再次发生。既往诊断高血压 1 年余，但患者从未服药和监测血压。

体格检查：体温 36.6℃，心率 95 次/分，律齐，BP 165/95 mmHg，神志清楚，言语不流利，可说出个别简单的字，可理解他人言语。右侧中枢性面、舌瘫，余查体未见明显异常。

影像学检查结果：急诊头部 CT 平扫未见明显异常。快速血糖 9.7 mmol/L。

问题：

1．患者出现上述症状，是由于累及了哪些解剖部位和血管？

2．根据患者症状的起病方式、发作特点、体格检查和急诊头部 CT 检查结果，首先考虑是何诊断？

3．急性期最主要的治疗策略是什么？

【概述】

脑梗死（cerebral infarction）又称缺血性卒中，是指各种脑血管病变所致脑部血液供应障碍，导致局部脑组织缺血、缺氧性坏死，而迅速出现相应神经功能缺损的一类临床综合征。脑梗死是卒中的最常见类型，占70%～80%。

【病因分型】

对缺血性卒中患者进行病因分型有助于预后判断、指导治疗和制定二级预防决策。目前在临床试验和临床实践中应用最为广泛的是急性卒中治疗Org10172试验（Trial of Org10172 in Acute Stroke Treatment，TOAST）分型（图5-29）。

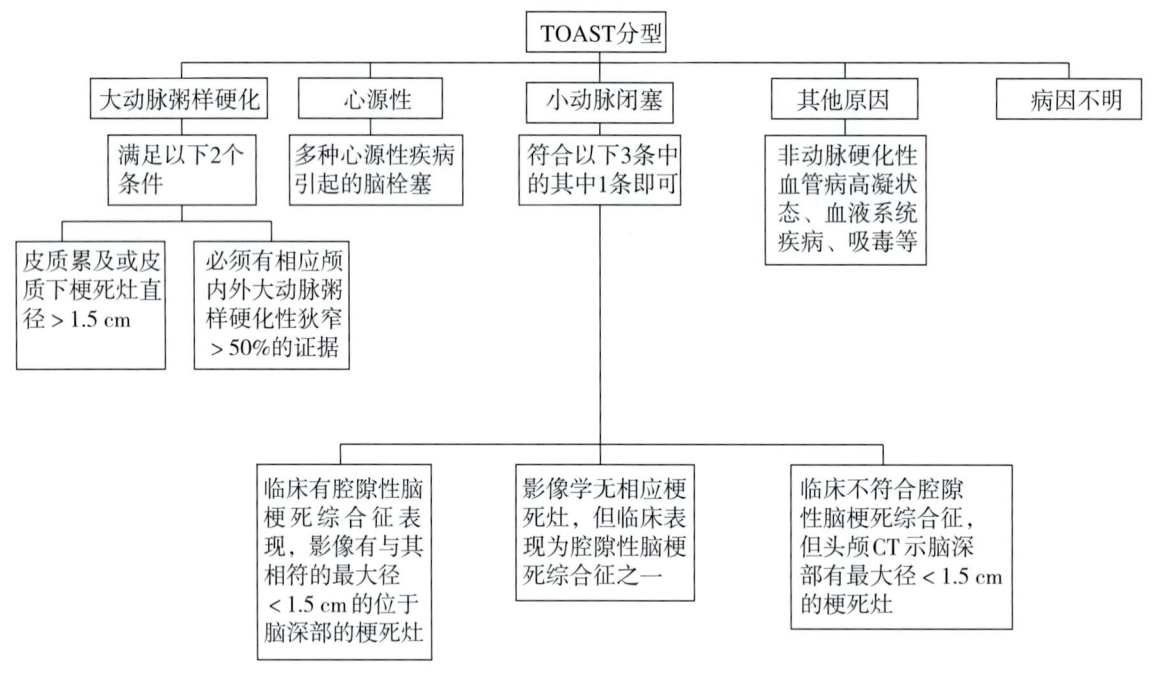

图5-29 TOAST 分型

1．大动脉粥样硬化（large artery atherosclerosis） 具有颅内、颅外大动脉或其皮质分支因粥样硬化所致的明显狭窄（>50%），或有血管堵塞的临床表现或影像学表现。进一步分析其发病机制包括载体动脉阻塞穿支、动脉到动脉栓塞、低灌注和栓子清除率下降以及混合型。

2．心源性栓塞（cardioembolism） 由来源于心脏的栓子致病。临床表现和影像学表现同大动脉粥样硬化型。若发病前有1根以上血管所支配区域的TIA或脑卒中，或存在系统性栓塞，则支持心源性栓塞型的诊断，应可以确定至少有一种栓子来源于心脏。应排除大动脉粥样硬化所致的栓塞或血栓形成。对于存在心源性栓塞中度危险因素但无其他病因的患者，应定为"可能"心源性栓塞。

3．小动脉闭塞（small-artery occlusion） 在其他分型方法中被称为腔隙性梗死（lacunar infarction）。临床表现为腔隙综合征，包括纯运动性卒中、纯感觉性卒中、感觉运动性卒中、共济失调轻偏瘫综合征、构音障碍-手笨拙综合征等，无大脑皮质受累的表现。有高血压、糖尿病病史者支持该型诊断。CT或MRI检查可无异常发现，或脑干、皮质下梗死灶直径<1.5 cm。若患者有潜在的心源性栓子或同侧颈内动脉颅外段狭窄>50%，可排除该亚型的诊断。

4．有其他明确病因（stroke of other determined etiology） 除以上3种明确的病因外，由其他少见病因所致的脑卒中，如凝血障碍性疾病、血液成分改变（红细胞增多症）、各种原因引起的血管炎（结核、钩体病、梅毒等）、血管畸形（动-静脉畸形、烟雾病等）等。临床和影像学表现为急性缺血性卒中，辅助检查可提示有关病因。但应排除心源性栓塞和大动脉粥样硬化型。

5．不明原因型（stroke of undetermined etiology） 经全面检查未发现病因者，辅助检查不完全者或存在两种或多种病因不能确诊者。

【发病机制】

依据局部脑组织发生缺血坏死的机制，可将脑梗死分为三种主要病理生理类型：脑血栓形成（cerebral thrombosis）、脑栓塞（cerebral embolism）和血流动力学机制。其中，脑血栓形成是脑动脉的急性闭塞或严重狭窄由局部血管本身病变所引起。而脑栓塞是由栓子［来自近端动脉如动脉粥样硬化斑块的血栓或心脏（心房颤动或心脏瓣膜病变）］阻塞动脉引起脑组织缺血，但脑动脉本身没有明显病变或原有病变无明显改变。血流动力学机制是指供应脑部的动脉在粥样硬化狭窄的基础上，血压下降或血容量不足时发生缺血反应。

【临床表现】

1．一般特点 脑梗死多见于中老年人，常在安静或睡眠时发病，部分病例有TIA前驱症状，如肢体麻木、无力等。临床表现取决于梗死灶的大小和部位，以及侧支循环和血管变异情况。患者一般意识清楚，当发生基底动脉血栓或大面积脑梗死时，可出现意识障碍，甚至危及生命。而脑栓塞常突然发生，其临床症状常在数秒至数分钟内进展达到高峰。

2．不同脑血管闭塞的临床特点 通常情况下将颈内动脉系统和椎基底动脉系统分别称为前循环和后循环，其供血区和受累表现见表5-4所列。

表5-4 前循环、后循环供血区和受累表现

动脉系统	供血区	受累表现
前循环		
大脑前动脉	大脑半球前3/5区域（额、颞、顶叶）	双下肢、二便、精神、感觉、运动、语言异常
大脑中动脉	基底节（内囊前肢、内囊膝部、内囊后肢前2/3及壳核、苍白球、尾状核）	三偏征（偏瘫、偏盲、偏身感觉障碍）
后循环		
椎动脉（小脑后下动脉）	大脑半球后2/5区域（枕叶及颞叶内侧）	视野改变
基底动脉（小脑前下动脉、小脑上动脉）	内囊后肢后1/3	小脑性共济失调
	丘脑、脑干、小脑	脑干功能异常
大脑后动脉		意识障碍

（1）颈内动脉闭塞的表现：严重程度差异较大。症状性颈内动脉闭塞可表现为大脑中动脉和（或）大脑前动脉缺血症状。当大脑后动脉起源于颈内动脉而不是基底动脉时，这种血管变异在颈内动脉闭塞时可出现整个大脑半球的缺血。颈内动脉缺血可出现单眼一过性黑矇，偶见永久性失明（视网膜动脉缺血）或Horner征（颈上交感神经节后纤维受损）。颈部触诊可发现颈动脉搏动减弱或消失，听诊有时可闻及血管杂音，但血管完全闭塞时血管杂音消失。

（2）大脑中动脉闭塞的表现：主干闭塞可导致"三偏"症状，即病灶对侧偏瘫、偏身感觉障碍及双眼向病灶侧凝视，优势半球受累出现失语。非优势半球受累出现体象障碍，并可发生意识障碍。大面积脑梗死继发严重脑水肿时，可导致脑疝甚至死亡。

（3）大脑前动脉闭塞的表现：临床可有双下肢截瘫、二便失禁、意志缺失、运动性失语、额叶精神症状和人格改变等。

（4）大脑后动脉闭塞的表现：因血管变异多和侧支循环代偿差异大，故症状复杂多样。典型临床表现是对侧同向性偏盲、偏身感觉障碍，可不伴有偏瘫。

(5) 椎-基底动脉闭塞的表现：血栓性闭塞多发生于基底动脉起始部和中部，栓塞性闭塞通常发生在基底动脉尖部位。基底动脉或双侧椎动脉闭塞是危及生命的严重脑血管事件，可引起脑干梗死，出现眩晕、呕吐、四肢瘫痪、共济失调、肺水肿、消化道出血、昏迷和高热等。脑桥病变可出现针尖样瞳孔。

3. 临床严重程度评估　临床常用量表包括美国国立卫生研究院卒中量表（the National Institutes of Health Stroke Scale，NIHSS）、中国脑卒中患者临床神经功能缺损程度评分量表（1995）和斯堪的纳维亚卒中量表（Scandinavian Stroke Scale，SSS）。

【辅助检查】

1. 脑部病变检查

(1) 平扫CT：急诊平扫CT可准确识别绝大多数颅内出血，并帮助鉴别非血管性病变（如脑肿瘤），是疑似脑卒中患者首选的影像学检查方法。一般在起病24 h内头部CT平扫的图像无阳性改变，24～48 h后梗死区出现低密度灶（图5-30），但头部CT平扫对小脑及脑干病变显示不佳。

(2) 多模式CT：灌注CT可区别可逆性与不可逆性缺血改变，因此可识别缺血半暗带。对指导急性脑梗死溶栓治疗有一定参考价值。

(3) 常规MRI：常规MRI（T1加权、T2加权及质子相）在识别急性小梗死灶及后循环缺血性卒中方面明显优于平扫CT，可识别亚临床缺血灶，无电离辐射，不需碘造影剂。MRI可清晰显示早期缺血性梗死，梗死灶T1呈低信号、T2呈高信号（图5-31）。DWI在症状出现数分钟内就可发现缺血灶，并可早期确定其大小、部位与时间，对早期发现小梗死灶较常规MRI更敏感（图5-31）。但有费用较高、检查时间

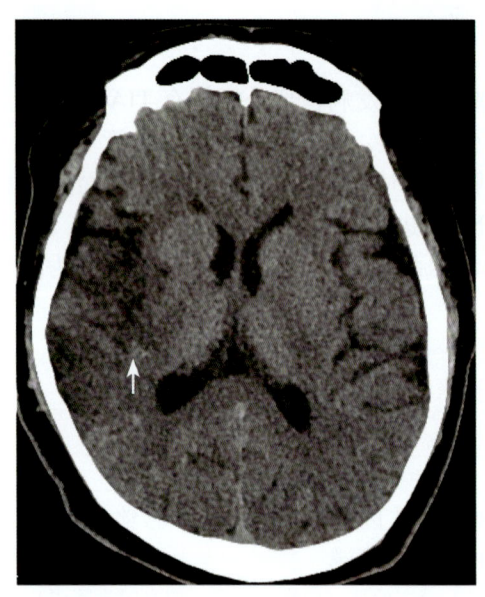

图5-30　头部CT平扫示右侧低密度脑梗死病灶，如白色箭头所示

稍长及患者本身的禁忌证（如有心脏起搏器、金属植入物或幽闭恐惧症）等局限。

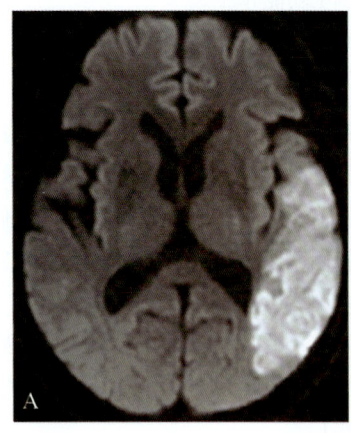 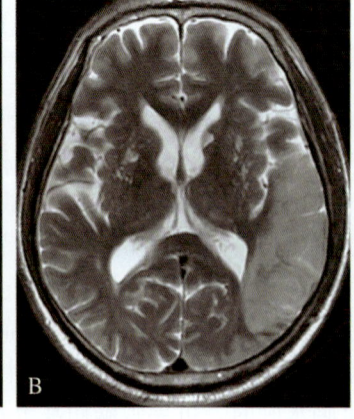 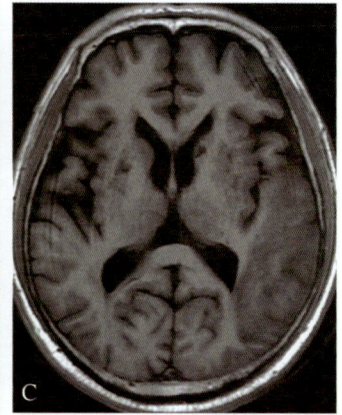

图5-31　头部MRI显示左侧颞叶急性脑梗死
A. T1加权像；B. T2加权像；C. DWI成像

(4) 多模式MRI：包括弥散加权成像（DWI）、灌注加权成像（PWI）、水抑制成像和梯度回波、磁敏感加权成像（SWI）等。

2. 血管病变检查 针对颅内、外血管病变的检查有助于了解卒中的发病机制及病因，指导选择治疗方法，但在起病早期，应注意避免因此类检查而延误溶栓或血管内取栓的治疗时机。常用检查包括颈动脉超声、经颅多普勒（transcranial Doppler，TCD）、磁共振脑血管造影（magnetic resonance angiography，MRA）、高分辨磁共振血管壁成像（high-resolution magnetic resonance vessel wall imaging，HR-VWI）、CT血管造影（CT angiography，CTA）和数字减影血管造影（digital subtraction angiography，DSA）等。

（1）颈部血管超声检查对发现颅外颈部血管病变，特别是狭窄和斑块很有帮助；TCD可用于检查颅内血流、微栓子及监测治疗效果，但其局限性是受操作技术水平和骨窗影响较大。

（2）MRA和CTA都可提供有关血管闭塞或狭窄的信息。以DSA为参考标准，MRA发现椎动脉及颅外动脉狭窄的敏感度和特异度为70%～100%。MRA和CTA（图5-32）可显示颅内大血管近端闭塞或狭窄，但对远端或分支显示有一定局限。HR-VWI在一定程度上可以显示大脑中动脉、颈动脉等动脉管壁特征，可为卒中病因分型和明确发病机制提供信息。DSA的准确性最高，仍是当前血管病变检查的金标准，但主要缺点是有创性和有一定风险。

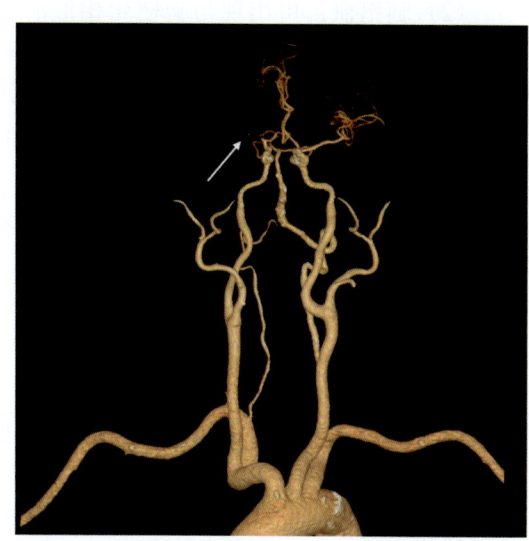

图5-32 头颈部CTA示右侧大脑中动脉M1段及以远狭窄闭塞

3. 心脏检查 指对心脏结构和节律的检查，包括心电图、24h心电血压监测、超声心动图、TCD发泡试验、右心造影和经食管超声等。

4. 实验室检查及选择

（1）对疑似卒中患者应进行常规实验室检查，以便排除类卒中或其他病因。所有患者都应做的检查包括：①血糖、肝肾功能和电解质；②心肌缺血标志物；③全血计数，包括血小板计数；④凝血酶原时间（PT）/国际标准化比率（INR）和活化部分凝血活酶时间（APTT）；⑤氧饱和度。

（2）部分患者必要时可选择的检查：①毒理学筛查；②血液酒精水平；③妊娠试验；④动脉血气分析（若怀疑缺氧）；⑤腰椎穿刺（怀疑蛛网膜下腔出血而CT未显示或怀疑卒中继发于感染性疾病）；⑥脑电图（怀疑痫性发作）；⑦胸部X线检查。

【诊断及鉴别诊断】

1. 急性缺血性卒中的诊断流程

（1）是否为脑卒中？排除非卒中疾病。

（2）是否为缺血性卒中？进行脑CT/MRI检查排除出血性卒中。

（3）卒中严重程度？目前常用的神经功能评价量表为美国国立卫生研究院卒中量表（NIHSS）。

（4）能否进行静脉溶栓治疗？是否进行血管内治疗？核对适应证和禁忌证。

（5）第五步，结合病史、实验室检查、脑病变和血管病变等资料进行病因分型（TOAST分型）。

2. 急性缺血性卒中的诊断标准 包括急性起病；局灶神经功能缺损（一侧面部或肢体无力、麻木或语言障碍等），少数为全面神经功能缺损；影像学出现责任病灶或症状/体征持续24h以上；排除非血管性病因；头部CT/MRI排除脑出血。

3. 急性缺血性卒中的鉴别诊断　包括类卒中发作（stroke mimics，SM）、出血性卒中和颅内占位性病变等。

(1) SM又称卒中模拟病：是指急性起病，临床表现为卒中样症状，但最终诊断为非卒中的疾病。常见SM包括癫痫发作、偏头痛、肿瘤、静脉梗死、可逆性后部脑病综合征及硬膜下水肿，以及感染（脑炎、脓肿、脑膜炎、败血症）、代谢异常（低血糖症、肝性脑病）、脱髓鞘疾病以及线粒体脑肌病伴乳酸中毒及中风样发作（MELAS）等。

(2) 脑出血：可出现与脑梗死相似的临床表现，但脑出血多为活动中起病，病情进展快，发病时血压明显升高，头部CT检查可见高密度出血灶时可明确诊断。

(3) 颅内占位性病变：颅内肿瘤、硬膜下血肿和脑脓肿可呈卒中样发病，出现偏瘫等局灶性体征，颅内压增高不明显时容易与脑梗死混淆，须提高警惕，CT或MRI有助于进行鉴别。

【治疗】

1. 急性期治疗　原则是超早期溶栓以实现血管再通和恢复脑组织的灌注、减少再灌注损伤和早期康复。包括特异性治疗和一般处理。一般处理包括生命体征的检测和呼吸与吸氧、心脏监测与心脏病变处理、体温控制、血压控制和血糖控制；而特异性治疗包括改善脑部血液循环、应用他汀类药物及神经保护等方法。

(1) 改善脑部血液循环

1) 静脉溶栓治疗（intravenous thrombolytic，IVT）：目前恢复急性缺血性卒中脑血流的最重要措施，是在发病4.5 h的时间窗内进行静脉溶栓。常用药物为重组组织型纤溶酶原激活剂（recombinant tissue-type plasminogen activator，rt-PA）和替奈普酶。发病时间在4.5～6.0 h也可采用尿激酶（urokinase，UK）。

2) 血管内治疗（endovascular treatment，EVT）：对于急性大血管闭塞性脑卒中IVT疗效欠佳的发病6 h内的患者可采用血管内治疗。包括血管内机械取栓、动脉溶栓和血管成形术。对于前循环大血管闭塞的超窗患者，经多模态影像学评估后，也可进行血管内治疗。后循环主干闭塞的患者，血管内治疗的时间窗可延长至24 h。

3) 抗血小板治疗：对于不符合静脉溶栓治疗或血管内治疗适应证且无禁忌证的缺血性卒中患者，应在发病后尽早给予口服阿司匹林150～300 mg/d或者氯吡格雷75 mg治疗。对于轻型卒中，建议双重抗血小板治疗（第1天：阿司匹林100 mg联合氯吡格雷300 mg；第2～21天：阿司匹林100 mg联合氯吡格雷75 mg），可有效降低90天缺血性卒中的复发风险。

4) 抗凝治疗：对于心源性卒中患者，需要进行抗凝治疗。抗凝治疗启动的时间，需要在充分评估（如评估病灶大小、血压控制、肝肾功能等）后使用。对大多数急性缺血性卒中患者，不推荐无选择地早期进行抗凝治疗。

5) 降纤治疗：对不适合溶栓并经过严格筛选的脑梗死患者，特别是高纤维蛋白原血症者，可选用降纤治疗。

6) 扩容治疗：对于动脉狭窄及低灌注造成的脑梗死，需要进行扩容治疗，用药期间须注意心功能。

7) 其他可改善脑部血液循环的药物：根据指南推荐，丁基苯酞和人尿激肽原酶可改善脑动脉循环，应个体化使用。

(2) 应用他汀类药物：急性缺血性卒中发病前服用他汀类药物的患者，可继续使用他汀类药物治疗。根据患者年龄、性别、脑卒中亚型、伴随疾病及耐受性等临床特征，确定他汀类治疗药物的种类及治疗的强度。

(3) 神经保护：我国指南推荐一些有随机双盲安慰剂对照试验的药物，在临床实践中可根据具体情况个体化使用。如可清除自由基的依达拉奉。

(4) 其他疗法：高压氧和亚低温的疗效和安全性还需开展高质量的随机对照试验来证实。

（5）传统医药：中成药和针刺治疗急性梗死的疗效尚需更多高质量随机对照试验进一步证实。

需要注意的是，收治卒中的医院应尽可能建立卒中单元（stroke unit），所有急性缺血性卒中患者应尽早、尽可能收入卒中单元接受治疗。后者是一种组织化管理住院脑卒中患者的医疗模式，以专业化的脑卒中医师、护士和康复人员为主，进行多学科合作，为脑卒中患者提供系统、综合的规范化管理，包括药物治疗、肢体康复、语言训练、心理康复、健康教育等。

2．二级预防　针对病因制定二级预防策略。

（1）抗栓治疗

1）非心源性缺血性卒中和TIA的抗栓治疗：原则是根据卒中发病机制和基于循证医学证据，选择抗血小板药物单药或者联合治疗。目前，有多种抗血小板药物用于缺血性卒中/TIA二级预防：阿司匹林、氯吡格雷、阿司匹林和双嘧达莫复方制剂、西洛他唑及新一代P2Y12抑制剂替格瑞洛。用药期间应考虑个体化。可行 CYP2C19 基因检测，对 CYP2C19 功能缺失等位基因携带者，需调整治疗方案。

2）心源性卒中和TIA的抗栓治疗：对于非瓣膜病心房颤动，华法林和新型口服抗凝药（如达比加群、利伐沙班等）均可作为二级预防的首选药物。

3）不明原因栓塞性卒中的抗栓治疗：应积极查找卒中的病因，采取相应药物治疗。

（2）降脂治疗：血脂管理是缺血性卒中二级预防的重要核心策略。应根据患者的血管评估结果、病因等进行分层管理。包括羟甲基戊二酸单酰辅酶A（HMG-CoA）还原酶抑制剂的他汀类药物，选择性肠胆固醇吸收抑制剂依折麦布，前蛋白转化酶枯草溶菌素9型（proprotein convertase subtilisin/kexin type 9，PCSK9）抑制剂，如阿利西尤单抗和依洛尤单抗注射液。

（3）血压控制：对于急性期后、病情稳定的缺血性卒中以及TIA合并高血压患者（如果收缩压≥140 mmHg或舒张压≥90 mmHg），降压治疗对于减少卒中复发至关重要。降压指标应根据颅内外血管评估结果决定。对于颅内动脉狭窄的患者，降压时需避免血压过低所致低灌注损伤。

（4）血糖控制：积极控制糖尿病。

（5）颅内外动脉狭窄

1）症状性颅内动脉狭窄：对于症状性颅内动脉粥样硬化性狭窄≥70%的缺血性卒中或TIA患者，在标准内科药物治疗无效的情况下，可选择血管内介入治疗。

2）症状性颈动脉狭窄：症状性颈动脉严重狭窄（70%～99%）可考虑颈动脉内膜切除术、支架置入术等血运重建治疗。

三、脑静脉系统血栓形成

案例5-5

第一例（1825年）：一名45岁的男性患者出现间断的肢体抽搐、头痛和谵妄。发病1个月左右谵妄好转，但抽搐的频率逐渐增加，由起初的单侧肢体抽搐发展到四肢抽搐，伴有意识不清。头痛自发病后越来越剧烈，没有缓解，后来还伴有明显的呕吐。发病6个月后患者死亡。

第二例（1828年）：一名24岁的女性在分娩后数日出现头部不适，以较强烈的头痛为主，并伴有颈部和枕部的麻木感。以上症状出现一天后突然出现右上肢麻木无力，右侧中枢性面舌瘫和言语表达不清。很快又出现频繁抽搐，抽搐后持续意识不清，2天后死亡。

案例5-5（续）

问题：
1. 这两个病例与之前讲的急性脑梗死是否相似？
2. 在没有影像学检查的情况下，这两个病例是如何确诊的？

脑静脉系统血栓形成（cerebral venous thrombosis，CVT）包括颅内静脉窦及脑静脉血栓形成。由于目前主流报道的脑静脉血栓形成的发病率仅占整体脑血管病的 1/200～1/100，几乎可以达到罕见病的范畴，加之其临床特征的不典型性，诊断技术的相对复杂，其发生率有被低估的可能。

【临床表现】

脑静脉系统血栓形成的常见位置包括：①主要的静脉窦：上矢状窦、横窦、乙状窦和直窦；②皮质静脉：Labbe 静脉和 Trolard 静脉；③大脑深静脉：大脑内静脉和丘脑纹状体静脉；④海绵窦。

脑静脉系统血栓形成的部位和病因的不同，以及形成和发展速度的不同，使得其临床表现异质性大，表现形式多样，不易识别。通过与常见的脑动脉闭塞性血管病的临床表现对比（表5-5），可以更容易了解脑静脉系统血栓形成的临床特征。

表 5-5　脑静脉系统血栓形成与脑动脉血栓形成临床特征的比较

临床像	脑静脉系统血栓形成	脑动脉血栓形成
起病时相	起病时间快慢不一，整体明显慢于脑动脉闭塞性疾病。由于症状隐袭，部分病例起病时间不易界定	绝大多数急骤或短时间内反复波动，起病时间往往以分钟、小时计
症状演变特点	大多数病例呈症状由少到多、由轻微到严重的发展模式。病程的进展往往由数日到数周，症状超过 1 个月仍在进展的并非少见	短期内达到高峰，部分病例虽有病情由轻及重，或者由反复发作变为持续性发作的情况，一般病程也会在数日内达到高峰
局灶性神经系统症状和体征	约一半患者出现，发展较慢的轻症患者常仅有症状而无局灶性体征。海绵窦血栓形成易出现多组脑神经受累体征	常见，根据责任血管的不同有偏瘫、单肢瘫、失语、偏身感觉障碍、视野缺损、复视、共济失调、构音障碍等多种表现及组合，少数患者表现为全面性神经功能缺失
头痛	非常常见，早期往往出现非特异性的头痛，后期由于颅内压明显增高出现严重头痛	少见
癫痫发作	常见，这是由于脑静脉血栓很容易导致脑皮质水肿和近皮质的继发出血	少见，即使皮质区的动脉梗死也不易在急性期导致症状性癫痫

【辅助检查】

1. 头颅 CT 平扫　头颅 CT 是快速、方便且廉价的筛查工具，但对于孤立性头痛等轻症患者的大脑静脉血栓发现率偏低。主要静脉窦级别的血栓形成及临床局灶体征明显患者的 CT 检查阳性率较高。比较特征的表现有三角征、绳索征及静脉窦高密度等直接提示，以及高密度（继发出血）、低密度（继发缺血梗死）等间接线索。

2. **数字剪影血管造影（digital subtraction angiography，DSA）** DSA仍然是脑静脉血栓诊断的金标准，主要阳性表现为静脉窦阻塞，出现"空窦征"（图5-33）。缺点是价格昂贵，操作略复杂。

3. **头颅MRI与MRV** 在脑静脉系统血栓形成患者中，头颅MRI平扫出现的双侧出血性梗死、脑叶出血和皮质水肿都是提示性线索，但特异性不强。现在广泛使用的核磁共振静脉造影（MRV）能够可靠地显示颅内大静脉和静脉窦的情况，属于比较便捷的无创检查手段，检出率较高（图5-34），与DSA诊断的一致率也较高。

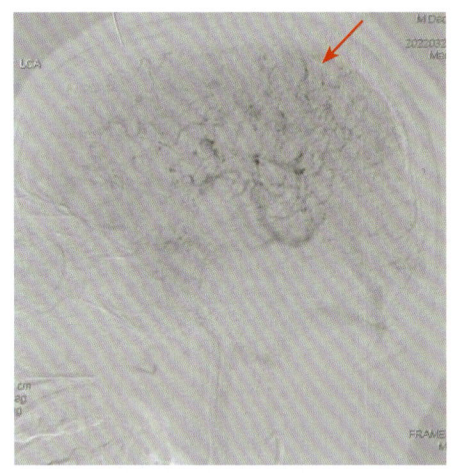

图5-33 DSA上的"空窦征"，红色箭头提示上矢状窦显影缺失

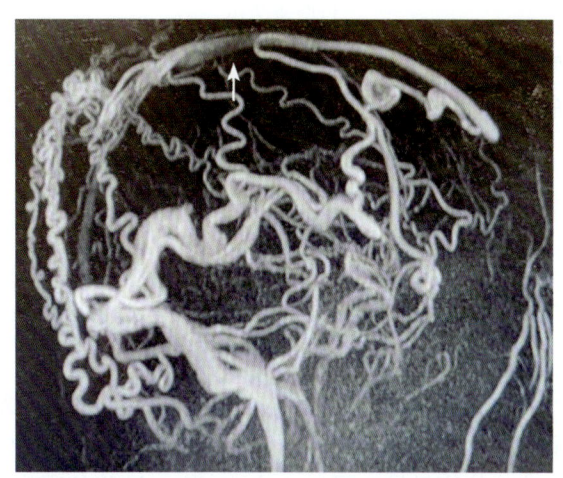

图5-34 MRV显示上矢状窦后部及右横窦充盈缺损，如白色箭头所示

4. **其他检查** 实验室指标中D-二聚体往往用于静脉血栓类疾病的初筛。D-二聚体的升高支持静脉血栓的出现或蔓延，可以在进行脑影像学检查之前进行此项化验。但值得注意的是，对于病程较长的脑静脉血栓形成，或者以孤立性头痛为表现的脑静脉血栓患者，D-二聚体的假阴性是经常出现的。

其他可能用于诊断的辅助检查手段还包括腰椎穿刺，往往会出现脑脊液压力偏高，脑脊液蛋白质含量增加以及脑脊液中出现较多的红细胞。

对于病因学的筛查则包括血生化、免疫学和感染指标的化验等。

【诊断要点】

由于脑静脉系统血栓发生率低，临床表现特异性差，使得其诊断颇具挑战性。对于伴有或不伴有神经系统局灶性体征的亚急性颅内压增高表现患者、以癫痫发作或（和）头痛为主要表现的患者，以及出现海绵窦综合征的患者，都要怀疑脑静脉窦或大脑静脉血栓。尤其对于妊娠期或分娩后的女性，以及恶性肿瘤出现以上表现的患者，更应考虑脑静脉系统血栓形成。进一步可以通过CT/MRI的间接表现、MRV/DSA的直接表现来确定该病的诊断。

【病理生理学】

与动脉闭塞性脑血管病的主要病因（大动脉粥样硬化、小动脉病变和心源性栓塞）及主要危险因素（高血压、高血脂、吸烟等）不同，脑静脉血栓形成的病因学基础如表5-6所列。

表 5-6　脑静脉系统血栓形成的主要病因及危险因素

主要病因	危险因素
获得性高凝状态	妊娠；产褥期；肾病综合征；抗磷脂综合征
遗传性高凝状态	抗凝血酶缺乏症；蛋白 S 和蛋白 C 缺乏症；凝血酶原基因突变；V 因子基因突变
感染	脑膜炎；乳突炎；副鼻窦炎；全身感染
风湿免疫疾病	系统性红斑狼疮；白塞综合征；韦格纳肉芽肿；白塞氏病
血液系统疾病	白血病；血小板增多症；原发性和继发性红细胞增多症
药物	口服避孕药
机械因素	头部外伤、脑外科手术、脑静脉窦或颈静脉损伤、颈静脉插管
其他	脱水状态（儿童患者的常见病因）；恶性肿瘤

【病理】

静脉和静脉窦内可见红色血栓。血栓性静脉窦闭塞使静脉回流受阻，静脉压升高，导致脑组织淤血、肿胀，引起脑细胞变性、坏死；脑脊液吸收减少，引起颅内压增高，脑皮质及皮质下出现点片状出血灶，部分患者可发生出血性梗死，加重脑水肿和颅内高压。

【治疗原则】

由于脑静脉血栓形成的发生率较低，所以它无法像动脉闭塞性脑血管病那样取得具有高级别循证医学证据支持的干预手段。尽管缺乏大规模的随机双盲对照试验数据（关于该病的随机双盲试验往往只纳入了数十个病例），目前各国指南、防治规范和专家共识还是提出了较为一致的治疗推荐。

1. 病因治疗　确定脑静脉血栓形成的病因，给予针对性治疗，是控制脑静脉血栓形成的基础，也是预防其复发的根本条件。

2. 抗血栓治疗

（1）抗凝治疗：大多数指南推荐的首选治疗是抗凝治疗。以往以普通肝素为主，目前更倾向于使用低分子肝素。抗凝治疗对于控制脑静脉血栓的进展往往有良好的效果，但并不能溶解已经形成的血栓。对于范围较广的、已经产生严重脑损害的脑静脉窦血栓疗效欠佳。急性期后的口服抗凝药使用选择（包括新型抗凝药）以及使用的时程长短还没有统一的推荐。

（2）静脉溶栓治疗：尿激酶和重组组织型纤溶酶原激活剂（rt-PA）静脉溶栓在脑静脉血栓形成的临床实践中已经应用多年。目前还没有较好的循证证据来提高指南的推荐级别。究其原因，一方面本病属于罕见病，且通过抗凝治疗大多数病例可以得到良好控制；另一方面脑静脉血栓形成后静脉血流淤塞，通过静脉给药的溶栓剂能接触到的血栓相对于广泛的血栓范围是很少的。

（3）介入治疗：机械碎栓、取栓和支架成型等介入方法目前也较多地尝试用于脑静脉血栓的治疗，尤其对于重症的主要静脉窦血栓形成患者。

3. 症状学治疗

（1）抗癫痫治疗：在疾病早期控制癫痫非常重要，有助于降低死亡率。是否需要长期服用抗癫痫药物进行防止癫痫复发尚无高级别的推荐意见。

（2）降颅压治疗：可以先使用药物控制颅内压，但不应常规对于非风湿免疫病因患者使用类固醇激素。对于即将出现脑疝的患者可以使用手术减压。

【预防复发】

预防的基础是针对造成脑静脉血栓的病因进行治疗，如筛查出肿瘤、血液系统疾病或免疫异常后进行针对性治疗。目前基于较低级别证据，推荐可以使用口服抗凝药 3～12 个月进行血栓复发的预防。

【预后】

CVT 总体预后较好，一半以上的患者能够痊愈，死亡率不超过 10%，少数有复发。预后不良的因素包括高龄、伴发颅内出血、癫痫发作、昏迷、精神障碍、脑深静脉血栓形成、后颅窝病灶、原发病灶加重或出现新发病灶、中枢神经系统感染或肿瘤等。

> **整合思考题**
> 1. 前循环和后循环缺血性卒中的临床表现有哪些特点？
> 2. 急性脑梗死的发病机制是什么？

（宋红松　张新宇　李小刚　傅　瑜）

第三节　出血性脑血管病

导学目标

- **基本目标**
  1. 解释脑出血的概念、病因、发病机制及好发部位。
  2. 概括脑出血的临床-病理联系。
  3. 从脑出血的病理生理角度，总结该病的辅助检查方法。
  4. 阐述脑出血的临床表现。
  5. 解释蛛网膜下腔出血的概念、病理和发病机制。
  6. 概括蛛网膜下腔出血的临床-病理联系。
  7. 从蛛网膜下腔出血的病理生理角度，总结该病的辅助检查。
  8. 复述蛛网膜下腔出血的临床表现及可能出现的并发症。

- **发展目标**
  1. 运用脑出血的病理生理机制，概括其治疗方法。
  2. 运用脑出血的病理生理机制，分析疾病的预后因素，寻找该病的研究方向。
  3. 运用蛛网膜下腔出血的病理生理机制，概括其治疗方法。
  4. 运用蛛网膜下腔出血的病理生理机制，寻找该病的研究方向。

本节数字资源

一、脑出血

案例5-6

女性，64岁，突发头痛伴右侧肢体无力3h余。打麻将时突发右侧肢体无力，伴言语不清，并逐渐出现全脑胀痛，呕吐胃内容物，为喷射样，精神差，睡眠增多。高血压病史3年，最高血压190/110 mmHg，服用硝苯地平治疗。

体格检查：BP 195/100 mmHg，内科系统查体未见明显异常。神经系统查体：嗜睡，言语含糊。脑膜刺激征（−）。双瞳孔等大正圆，直径3.5 mm，对光反射灵敏。双眼左侧凝视。右侧面部针刺觉减退，右侧鼻唇沟浅，伸舌右偏。右侧肢体肌张力低，右侧肢体肌力0级，右侧肢体针刺觉减退，右侧Babinski征（+）。

辅助检查：血常规、血糖、肝肾功能、心肌酶、电解质及凝血功能大致正常。头颅CT提示左侧基底节区出血（图5-35），出血量约20 ml。

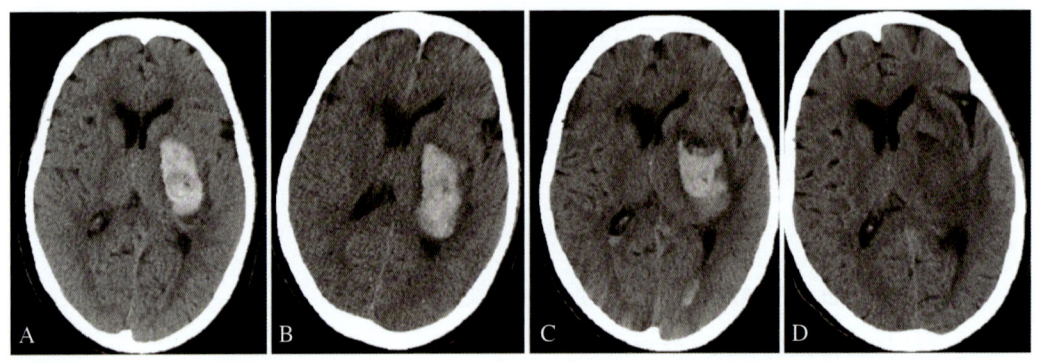

图5-35 脑出血患者头颅CT平扫的演变

图A为发病时CT，显示左侧基底节区出血。图B及图C为发病第2天复查，显示脑血肿扩大，出血破入脑室。图D为发病1个月复查，显示脑出血吸收

处理：给予静脉药物控制血压，同时留置胃管、营养支持；尿潴留时予导尿；化痰、保持呼吸道通畅；保护胃黏膜、通便等对症支持治疗。发病24 h复查头颅CT提示脑血肿扩大，出血量28 ml。继续积极内科保守治疗，并予甘露醇脱水治疗，患者病情逐渐稳定后开始进行康复治疗。出院后患者规律口服降压药物控制血压，规律随访1年未出现脑出血复发。

问题：

1．该患者的主要症状是什么？查体有什么异常发现？这些表现提示什么解剖结构受累？
2．应首选何种检查以明确诊断？
3．应该给予该患者什么治疗？

脑出血（intracerebral hemorrhage，ICH）又称自发性脑出血，是指非外伤性脑内血管破裂，导致脑实质内出血。脑出血在脑卒中各亚型的发病率仅次于缺血性脑卒中，位居第二。在西方国家中，脑出血约占所有脑卒中的15%，我国的脑出血比例更高，占脑卒中的18.8%～47.6%。除高发病率外，脑出血还有高病死率、高致残率的特点，发病30天内的病死率为35%～52%，仅有约20%的患者在半年后能恢复生活自理能力，给社会和家庭带来沉重负担。

【临床表现】

脑出血常发生在 50 岁以上患者，多有高血压病史，男性多于女性。多在情绪激动、兴奋、用力排便、咳嗽等情况下突然发病，少数在安静状态下发病。起病急骤，发病后症状常在数分钟至数小时达高峰。在脑出血后数小时内可出现血肿扩大，引起病情恶化。

脑出血的临床表现主要取决于出血量及出血部位。多出现头痛、呕吐等颅内压增高症状，血压常明显增高，根据受累部位不同，可出现肢体瘫痪、感觉障碍、痫性发作等局灶症状，出血破入蛛网膜下腔或脑室系统可引起脑膜刺激征，严重患者可出现不同程度的意识障碍。脑出血好发于基底节区，占脑出血的 60%～70%，脑干、小脑和脑叶出血各占约 10%，原发性脑室出血占 3%～5%。不同部位脑出血的临床表现见表 5-7。

表 5-7　不同部位脑出血的临床表现

出血部位	头颅 CT 平扫	临床表现
1. 基底节区出血		高血压性脑出血最好发的部位。其中壳核出血最常见，约占脑出血的 60%；丘脑出血占 5%～10%，尾状核出血少见
(1) 壳核出血	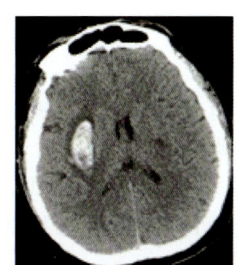	• 主要由大脑中动脉的豆纹动脉破裂引起 • 血肿常波及内囊，引起对侧偏瘫、对侧偏身感觉障碍、双眼对侧视野同向性偏盲；两眼向病灶侧凝视，优势半球受累可有失语；出血量大时出现昏迷；出血量小时不伴有头痛及呕吐，仅凭临床表现无法区分
(2) 丘脑出血	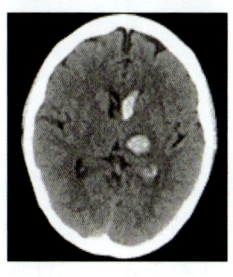	主要由大脑后动脉的深穿支丘脑膝状体动脉或丘脑穿通动脉破裂引起根据受累部位和出血量不同，差异较大。可出现对侧偏瘫；对侧偏身感觉障碍较重，可伴偏身自发性疼痛和感觉过度；优势半球受累可出现失语，非优势半球受累可出现体象障碍和偏侧忽视等；精神症状如情感淡漠、视幻觉及情绪低落等；丘脑语言（言语缓慢不清、重复语言、发音困难、复述差、朗读正常）和丘脑痴呆（记忆力、计算力下降，情感障碍，人格改变）。丘脑出血向下扩展累及下丘脑和中脑上部可引起眼位异常，如垂直凝视或侧视麻痹、常向内或向内下方凝视等。波及丘脑下部或破入第三脑室时，可出现意识障碍、瞳孔缩小、中枢性高热及去大脑强直等。丘脑出血量少者，除感觉障碍外无其他表现，有的甚至没有任何症状
(3) 尾状核头出血		出血量常不大，多破入脑室。可出现头痛、呕吐、对侧中枢性面舌瘫；可仅表现为脑膜刺激征
2. 脑叶出血	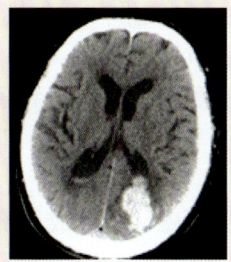	主要由供应大脑皮质的大脑前动脉、大脑中动脉或大脑后动脉的皮质穿支破裂引起。老年人以高血压动脉硬化致病者为多，其次为脑淀粉样血管病等，年轻人则多见于血管畸形、Moyamoya 病等。脑叶出血常累及 1 个脑叶，也可累及相邻 2 个脑叶。表现为头痛、呕吐，癫痫发作比其他部位出血常见，肢体瘫痪较轻，昏迷较少见。不同脑叶受累出现不同表现：如额叶出血出现情感淡漠、二便障碍、对侧偏瘫，优势半球受累可出现运动性失语等；顶叶出血出现对侧偏身感觉障碍，也可出现体像障碍；颞叶出血出现感觉性失语、精神症状、癫痫等；枕叶出血出现双眼对侧偏盲和黄斑回避现象

续表

出血部位	头颅 CT 平扫	临床表现
3. 脑干出血	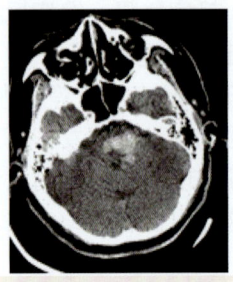	• 多为脑桥出血，偶见中脑出血，延髓出血罕见 • 脑桥出血由基底动脉的脑桥支破裂导致。出血量小时，患者意识清楚，出现交叉性瘫痪，即病灶侧周围性面瘫或伴有展神经麻痹、对侧肢体瘫痪，双眼向肢体瘫痪侧注视。也有患者出现一侧中枢性面舌瘫及肢体瘫痪，为出血位于脑桥上部腹侧所致。大量出血（>5 ml）时出现意识障碍、四肢瘫痪、针尖样瞳孔（系交感神经纤维受损所致）、呼吸障碍、去大脑强直、中枢性高热等，常在 48 h 内死亡
4. 小脑出血	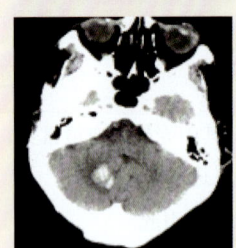	最常见为小脑上动脉分支破裂导致。出现眩晕、频繁呕吐、眼震、共济失调、后枕部疼痛等；出血量增加时，可出现脑桥受累，重者出现颅高压表现和意识障碍，呼吸节律不规则，甚至并发枕骨大孔疝而死亡
5. 脑室出血	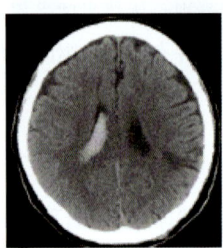	• 分为原发性和继发性两种，脉络丛血管破裂引起的原发性脑室出血十分少见，多数为脑实质出血破入脑室 • 原发性脑室出血的表现与蛛网膜下腔出血表现相似，出现头痛、呕吐，脑膜刺激征阳性。大量出血者出现意识障碍、四肢瘫痪等，多迅速死亡

【辅助检查】

1. 头颅 CT 平扫　头颅 CT 平扫是诊断脑出血的首选方法，可显示出血部位、出血量、占位效应、是否破入脑室、脑水肿情况等，有助于指导治疗和判定预后。早期血肿在 CT 上表现为高密度影，多为圆形或卵圆形，也可有不规则形状，边界清楚（表 5-7）。急性血肿前 3 天密度最高，之后血肿周围逐渐出现水肿，亚急性期血肿密度逐渐减低，3～6 周后成等密度，占位效应消失，3～6 个月出血吸收，形成圆形、类圆形或裂隙状低密度。

血肿体积计算方法：①可根据多田公式粗略计算：血肿体积（ml）= $\pi/6 \times L \times S \times Slice$，简化公式为：血肿体积（ml）= $1/2 \times L \times S \times Slice$，式中 L 为血肿的长轴，S 为短轴，Slice 为所含血肿层面的厚度（cm）；②目前有相关软件可根据 CT 图像精确计算血肿体积。

2. 头颅 MRI　在 MRI 上脑出血的表现主要取决于血肿所含血红蛋白氧合状态及血红蛋白的分解代谢程度。不同时期颅内血肿的 MRI 信号演变（表 5-8）如下：

（1）超急性期（出血 12 h 内）：新鲜的出血为蛋白溶液，完整的红细胞内含氧合血红蛋白，没有顺磁性，即没有弛豫增强。T1 和 T2 均延长，即 T1 加权像呈低或等信号，T2 加权像呈高信号。

（2）急性期（出血 2 天内）：血肿内形成脱氧血红蛋白，有顺磁性，造成局部磁场不均匀，使得 T2 弛豫缩短，因水分子不能接近，故对 T1 没有影响。因此，T1 加权像呈等或低信号（水分增加），T2 加权像呈低信号。

（3）亚急性期：在早期（出血 2～7 天），脱氧血红蛋白继续氧化变性，形成正铁血红蛋白（细胞内），有更强的顺磁性，而且水分子可以接近，因此缩短了 T1 的弛豫作用，故 T1 加权像呈高信号。因正铁血红蛋白在细胞内，运动受限，使内磁场不均匀，缩短 T2 弛豫，故 T2 加权像呈低信号（图 5-36）。在亚急性晚期（出血 8 天至 1 个月），溶血以后，正铁血红蛋白在细胞外，具有高度的运动性，内磁场比较均匀，因而 T2 弛豫延长，T2 加权像呈高信号（图 5-36）。

（4）慢性期：已溶解的红细胞被血肿周围的吞噬细胞吸收，在吞噬细胞内可发现含铁血黄素，造成 T2 缩短，因此在 T1 加权像呈等或稍低信号，T2 加权像呈低信号。

多模式 MRI 包括弥散加权成像、灌注加权成像、FLAIR、梯度回波序列（GRE）和磁敏感加权成像（SWI）等，有助于提供更多有关脑出血的信息，比 CT 更易发现脑血管畸形、肿瘤及血管瘤等病变。GRE（图 5-36C）和 SWI 序列对于急性出血的诊断与 CT 敏感性相当，并对陈旧出血的鉴别更胜一筹。

表 5-8　脑出血的 MRI 演化过程

不同时期	时间	红细胞	血红蛋白状态	T1 加权像	T2 加权像
超急性期	<12 h	完整	氧合血红蛋白	等/低信号	高信号
急性期	12 h 至 2 天	完整	脱氧血红蛋白	等/低信号	低信号
亚急性期早期	2～7 天	完整	正铁血红蛋白（细胞内）	高信号	低信号
亚急性期晚期	8 天至 1 个月	溶解	正铁血红蛋白（细胞外）	高信号	高信号
慢性期	>1 个月	溶解	含铁血黄素/铁蛋白	等/低信号	低信号

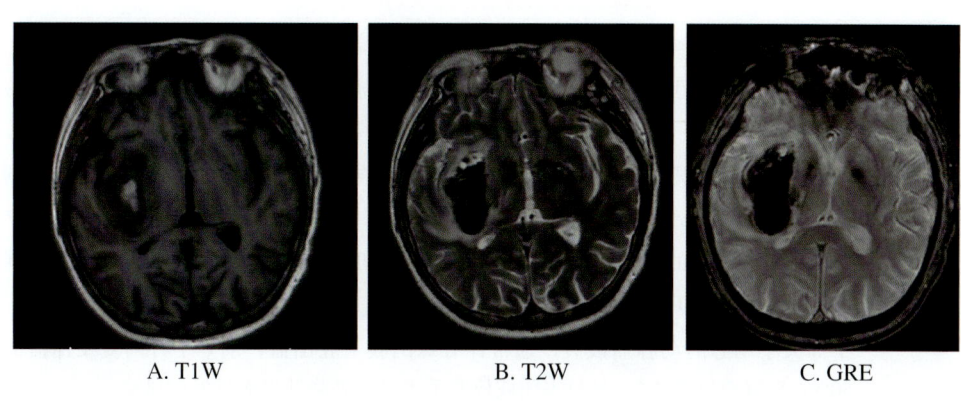

A. T1W　　　　　　　B. T2W　　　　　　　C. GRE

图 5-36　亚急性期脑出血（MRI）

图 A 为 T1 加权像高信号，图 B 为 T2 加权像低信号，图 C 为梯度回波序列（GRE）低信号

3．脑血管检查　有助于了解脑出血的血管及病因，指导选择治疗方案。常用检查包括头颅磁共振血管成像（MRA）、CT 血管成像（CTA）、CT 静脉成像（CTV）、磁共振静脉成像（MRV）、经颅多普勒超声（TCD）和数字剪影血管造影（DSA）等。CTA 和 MRA 为快速、无创的检查，可显示脑血管的位置、形态及分布，可用于筛查可能存在的脑血管畸形、脑动脉瘤、Moyamoya 病等脑出血病因。如果怀疑颅内静脉系统血栓，需要进行 MRV 或 CTV 检查。DSA 是血管病变检查的金标准。

增强 CT 和 CTA 检查有助于早期评价血肿扩大风险，可根据造影剂外渗情况或 CTA 点样征（spot-sign）（图 5-37）预测脑血肿扩大风险。

4．其他检查　应进行常规的实验室检查评估患者全身状态，并排除相关的系统性疾病。包括血常规、尿常规、血糖、肝肾功能、血电解质、凝血功能、心电图和心肌缺血标志物等。

【诊断要点】

50 岁以上中老年患者，有长期高血压病史，活动中或情绪激动时突然起病，血压常明显升高，并出现头痛、恶心及呕吐等颅内压升高的表现，有偏瘫、失语等局灶神经功能缺损症状，可有脑膜刺激征，可伴有不同程度的意识障碍，应高度怀疑脑出血。头颅 CT 有助于明确诊断。

如患者在 45 岁以下，无高血压病史，则应进行头颅 MRI、MRA 或血管造影等检查，以明确脑出血是否为血管异常（如脑血管畸形、动脉瘤或 Moyamoya 病）等所致。

【病理生理学】

1. 病因　自发性脑出血可分为两种类型：①原发性脑出血：占 78%～88%，主要由高血压合并小动脉硬化、脑淀粉样血管病（cerebral amyloid angiopathy，CAA）所致；②继发性脑出血：包括血管异常（脑动静脉畸形、动脉瘤、海绵状血管瘤、血管炎、Moyamoya 病等）、凝血异常（抗凝或溶栓治疗、血液系统疾病、肝硬化等）、瘤卒中等。高血压性脑出血是最常见的病因，脑淀粉样血管病是老年人脑叶出血的常见病因，也需要考虑到潜在的其他病因，如血管异常，其复发风险可能很高，而且治疗手段不同。脑出血的常见病因和特点见表 5-9。

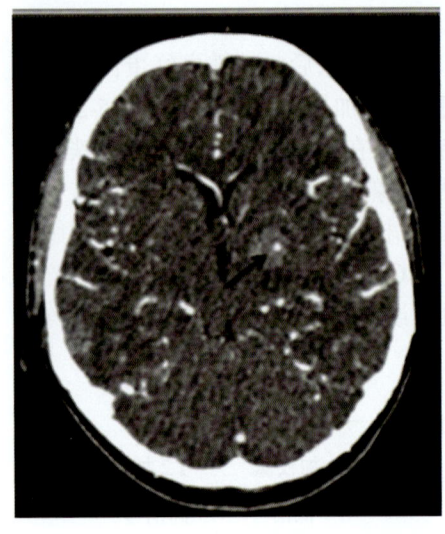

图 5-37　CTA 检查示左侧基底节区血肿内点样征

表 5-9　脑出血的常见病因和特点

病因	特点
高血压	与未控制高血压引起的退行性改变相关的小动脉破裂；高血压治疗可降低每年 2% 的出血复发风险
脑淀粉样血管病	β 淀粉样蛋白沉积在皮质和软脑膜的中小动脉，导致血管病变（血管壁增厚、微动脉瘤、血管腔狭窄、断裂），是老年人脑叶出血的常见原因；复发风险高，每年出血复发的风险为 10.5%
脑动静脉畸形	连接动脉和静脉的异常小血管破裂；通过手术切除、栓塞和放射外科治疗后，每年出血复发的风险可降低 18%
动脉瘤	中等大小动脉的动脉瘤破裂，通常伴有蛛网膜下腔出血；前 6 个月内复发出血的风险为 50%，后降至每年 3%；外科夹闭或栓塞手术可显著降低出血复发的风险
海绵状血管瘤	异常血管团破裂；手术切除或放射外科治疗可降低每年 4.5% 的复发性出血风险
血管炎	出现炎症和变性的中小动脉破裂，可能需要使用免疫抑制药物治疗
凝血异常	常与使用抗凝或溶栓药物有关；快速纠正潜在凝血异常对避免持续出血非常重要
瘤卒中	富含血管的肿瘤内坏死和出血所致；长期预后取决于肿瘤的特征

知识拓展

脑淀粉样血管病

脑淀粉样血管病是 β 淀粉样蛋白沉积在皮质和软脑膜的中小动脉，导致血管病变（血管壁增厚、微动脉瘤、血管腔狭窄、断裂）所致，是老年人反复脑叶出血的重要原因。最常因出现脑叶出血而被发现；也可表现为脑缺血、短暂性神经症状、脑白质病、痴呆等。其主要的危险因素为高龄、ApoEε2 或 ε4、阿尔茨海默（Alzheimer）病等。影像学检查结果主要表现为脑叶出血、GRE 或 SWI 序列显示的脑叶微出血、皮质表面铁沉积（图 5-38）等。对 CAA 尚无特效疗法，严格控制血压可减少出血复发。脑出血恢复后也要避免应用抗凝药物，慎用血小板药物。

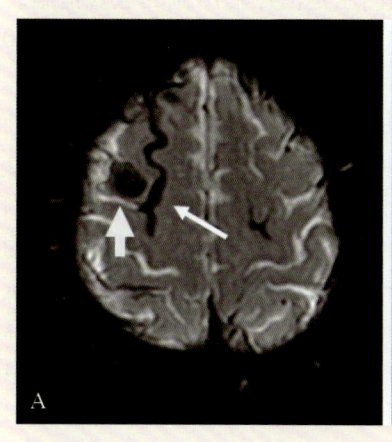 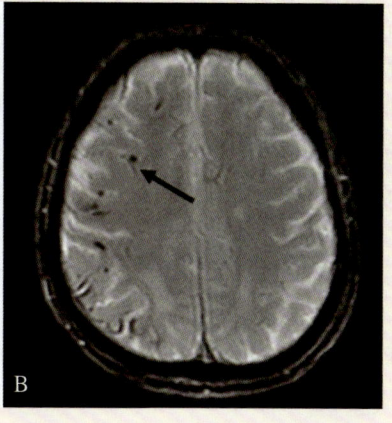

图 5-38 脑淀粉样血管病患者 GRE 序列表现
图 A 显示皮质表面铁沉积（白细箭头）、脑出血（白粗箭头）；图 B 显示脑叶多发微出血（黑箭头）

2. 发病机制　颅内动脉与身体其他部位动脉的结构不同，其管壁薄弱，中层肌细胞及外膜结缔组织较少，且缺少外弹力层。长期高血压可使脑内小动脉硬化、玻璃样变，形成微动脉瘤，当血压骤然升高时易发生血管破裂导致脑出血。高血压性脑出血常发生在基底节区，缘于供应此处的豆纹动脉从大脑中动脉呈直角发出，在原有血管病变的基础上，受到压力较高的血流冲击后易致血管破裂。

脑出血是一个快速发展的过程，可能持续数小时或数天。最初出血的压力效应导致周围血管的机械性破裂和撕裂，随后血肿从原始中心逐渐扩大。再出血是脑出血早期最严重的并发症，约 40% 的患者发生再出血，通常发生在发病后最初的 24 h 内。

【病理】

脑出血的常见部位是壳核（约占脑出血的 60%），其次为丘脑、脑叶、脑桥、小脑及脑室等。不同病因脑出血的出血特点不同，高血压性脑出血好发于基底节区，淀粉样血管脑血管病常导致脑叶出血。

脑出血后，血液进入脑实质，形成血肿，可使局部脑组织受压、移位、软化、坏死等。大量脑出血可引起脑疝，如幕上半球出血，血肿向下挤压丘脑下部和脑干，使其变形、移位和继发出血，并常出现小脑天幕疝；如颅内压增高明显或小脑大量出血，可发生枕骨大孔疝。脑疝是导致患者死亡的直接原因。

【治疗原则】

脑出血的治疗包括内科治疗、外科治疗和康复治疗。基本治疗原则：脱水降颅压，减轻脑水肿；调整血压；防止继续出血；保护血肿周围脑组织；促进神经功能恢复；防治并发症。如果病情危重或发现有继发原因，有手术适应证者，则进行外科治疗。

1. 内科治疗

（1）一般治疗：进行生命体征监测、神经系统评估、心肺评估等，应密切观察病情变化，包括血压、呼吸及瞳孔，直至病情稳定为止。卧床休息，避免情绪激动及血压升高，保持排便通畅。昏迷或吞咽困难患者，需鼻饲营养支持。缺氧者应给予吸氧，尿潴留时应予导尿，意识不清者应定时改变体位，以预防压疮。昏迷患者可酌情应用抗生素预防感染。

严重脑出血患者多数伴有意识障碍和延髓麻痹，应注意呼吸道管理，保持呼吸道通畅，定时翻身拍背，协助排痰，痰液黏稠时可雾化吸入，咳痰有困难者人工吸痰，必要时行气管切开。

（2）脱水降颅压，减轻脑水肿：脑水肿在脑出血后第 2 天开始出现，第 3~5 天达到高峰。

颅内压升高可引起脑疝而导致死亡，因此降低颅内压是治疗脑出血的重要措施。常用的降低颅内压的方法包括：①抬高床头；②镇痛和镇静；③药物脱水、降低颅内压；④20% 甘露醇、呋塞米、甘油果糖、20% 人血白蛋白等。

（3）控制血压：脑出血患者常常出现血压明显升高，多种因素（应激、疼痛、高颅压等）均可使血压升高，且血压升高（> 180 mmHg）与血肿扩大和预后不良相关。也有观点认为脑出血时血压升高，是在颅内压升高的情况下，为了保证脑组织供血出现的脑血管自动调节反应，如血压控制过低，容易导致血肿周围脑组织发生缺血性损伤。因此急性期降压的时机及控制目标尚存争议。应综合管理脑出血患者的血压，分析血压升高的原因，再根据血压情况决定是否进行降压治疗。目前我国指南推荐，对于收缩压 150～220 mmHg 者，在没有降压禁忌的情况下，数小时内降压至 130～140 mmHg 是安全的。对于收缩压 > 220 mmHg 的患者，收缩压目标值为 160 mmHg。降压期间应严密观察血压变化，避免血压波动。

（4）病因治疗：对于严重凝血因子缺乏或严重血小板减少的患者，推荐补充凝血因子和血小板。华法林相关性脑出血患者给予维生素 K，可应用新鲜冰冻血浆或凝血酶原复合物，对新型口服抗凝药物（如达比加群、阿哌沙班、利伐沙班）相关脑出血，有条件者可应用相应拮抗药物（如达比加群的特异性拮抗剂依达赛珠单抗）。对普通肝素相关性脑出血，推荐使用鱼精蛋白。

（5）亚低温治疗：初步的基础与临床研究认为亚低温是一项有前景的治疗措施，而且越早应用越好。

（6）并发症的防治：包括继发性癫痫、上消化道出血、肺部感染、呼吸衰竭、肺栓塞、下肢静脉血栓、水电解质紊乱等。

研究前沿

脑出血后应用止血治疗是否有效？

重组Ⅶa 因子（recombinant factor Ⅶa，rFⅦa）的Ⅱ期临床试验显示，脑出血发病后 4 h 内应用 rFⅦa 治疗可限制血肿扩大和改善临床转归，但血栓栓塞事件的发生率会轻度增高。随后的Ⅲ期临床试验（FAST）提示大剂量 rFⅦa（80 μg/kg）不能改善临床预后，且会增加严重血栓栓塞性不良事件的发生。

氨甲环酸治疗脑出血的多中心随机对照研究（TICH-2 研究）显示，与安慰剂相比，治疗组患者出现血肿扩大较少，且 7 天病死率更低，但 90 天主要结局（改良 mRS 评分）无获益。

考虑到脑出血患者中只有一部分会出现血肿扩大（约 30%），为止血治疗的可能获益人群，将所有脑出血患者纳入止血治疗可能会稀释治疗效果，并增加血栓栓塞并发症的发生。后续研究着眼于筛选出血肿扩大的高风险患者，从而采取有针对性的止血治疗。

在 TICH-2 研究基础上，对其纳入的患者评估混杂征、黑洞征、岛征和低密度征等对血肿扩大、临床预后和氨甲环酸疗效的影响，结果显示混杂征、黑洞征、低密度征可预示血肿扩大，混杂征、黑洞征和岛征提示功能预后不良，但这些征象并不能预测氨甲环酸有更好的治疗反应。这些征象在该试验人群中出现的比例并不高，预测血肿扩大的特异性高，敏感性低，可能对于评估氨甲环酸疗效的敏感性不足。如何发现更敏感的预测指标并指导治疗尚有待继续探讨。

基于点样征的血肿扩大治疗研究 SPOT-IT（美国）、SPOTLIGHT（加拿大）于 2019 年报告在 6.5 h 内进行 rFⅦa 治疗不能阻止"点样征"阳性患者的血肿扩大；2020 年报告的 SPOT-AUST 研究（澳大利亚）未能证明氨甲环酸可预防"点样征"阳性患者血肿扩大，2021 年报告的 TRAIGE 研究（中国）未能证明氨甲环酸可预防血肿扩大；而来自 4 项 RCTs 的亚组分析发现超早期止血治疗（2～3 h）更有可能带来临床获益。研究者认为将来应关注对更早时间窗内进行止血治疗的探讨。

2．外科治疗 主要目的是清除血肿、降低颅高压、挽救生命，其次是尽可能减少血肿对周围脑组织的损伤，减少残疾。同时针对脑出血的病因，如动静脉畸形、脑动脉瘤等进行治疗。手术治疗方法包括：去骨瓣减压术、小骨窗开颅血肿清除术、钻孔血肿抽吸术、脑室穿刺引流术、内镜血肿清除术、微创血肿清除术等。目前对手术适应证和禁忌证尚无一致意见，如果患者全身情况允许，下列情况可考虑手术治疗。

（1）基底节区出血：中等量出血（壳核出血≥30 ml，丘脑出血≥15 ml）。

（2）小脑出血：易形成脑疝，出血量≥10 ml，或直径≥3 cm，或合并脑积水，应尽快手术治疗。

（3）重症脑室出血（脑室铸型）。

（4）合并脑血管畸形、动脉瘤等血管病变。

3．康复治疗 早期将患肢置于功能位，在病情允许时尽早开展康复治疗。

【预防复发】

脑出血患者存在复发风险，年复发率为1%～5%。根据脑出血病因、人口学和临床情况的不同，个体复发风险有较大差异。CAA比小动脉硬化具有更大的复发性出血风险，CAA相关脑出血复发率为每年7.39%，而非CAA相关脑出血复发率为每年1.11%。高血压、高龄及首次出血发生的位置（脑叶）是脑出血复发的重要危险因素。

脑出血发生后长期血压控制目标为130/80 mmHg是合理的。生活方式的改变，包括避免每天超过2次的饮酒，避免吸烟和药物滥用，以及治疗阻塞性睡眠呼吸暂停等可能对预防脑出血复发有益。

抗凝药物的使用与脑出血的发病风险、复发风险升高相关。对合并非瓣膜性心房颤动的脑叶出血患者，建议避免长期服用华法林抗凝治疗，以防增加出血复发风险。抗血小板药物对脑出血复发风险的影响低于抗凝药物。抗凝或抗血小板治疗前需要评估脑出血复发风险，包括年龄、出血部位等，在权衡治疗的收益和风险后谨慎判断。

【预后】

脑出血预后的3个最重要的预测因素是出血量和出血部位，以及入院时的意识状态。当血肿较大时，脑血肿扩大同样预示着预后更差。

二、蛛网膜下腔出血

案例5-7

男性，68岁，右利手。1天前排便时突然晕倒在地，无肢体抽搐发作，无二便失禁，无咬舌，无口吐白沫，约1 min后自行醒来，醒后感到剧烈头痛，伴恶心、呕吐，为胃内容物，无发热，无肢体无力及麻木。

神经系统查体：神情语利，颈抵抗阳性，脑神经查体无异常，四肢肌力V级，病理征阴性，余神经系统查体无异常。

检查结果：急诊头颅CT提示双侧大脑脑沟、左侧侧脑室前脚、第三和第四脑室、双侧侧裂池、四叠体池、鞍上池、环池可见多发线状高密度影（图5-39），诊断为蛛网膜下腔出血。头颅CTA提示左侧颈内动脉海绵窦段局限性增粗，约8 mm（图5-40）。DSA检查发现左侧颈内动脉C6段（形态不规则，8.5 mm×5.2 mm，瘤颈宽约4.9 mm，伴子瘤）（图5-41），给予血管内治疗，支架辅助下栓塞动脉瘤（图5-43），复查造影，栓塞满意，患者术后恢复良好，无后遗症。

案例5-7（续）

问题：
1. 患者为何会出现短暂性意识丧失，其机制是什么？
2. 从头颅CT的出血部位如何来推测可能的出血机制及可能的动脉瘤部位？

蛛网膜下腔出血（subarachnoid hemorrhage，SAH）是指脑底部或脑表面血管破裂后，血液流入蛛网膜下腔引起相应临床症状的一种脑卒中，又称为原发性蛛网膜下腔出血，占所有脑卒中的5%～10%。在非创伤性SAH中，颅内动脉瘤是主要病因（占85%）。其他病因包括非动脉瘤性中脑周围出血（perimesencephalic subarachnoid hemorrhage，PMSAH）、脑动静脉畸形（brain arteriovenous malformation，bAVM）、脑底异常血管网病、硬脑膜动静脉瘘、夹层动脉瘤、血管炎、颅内静脉系统血栓形成、结缔组织病、颅内肿瘤、血液病、凝血障碍性疾病及抗凝治疗并发症等，少数患者原因不明。

20世纪末期，世界卫生组织（World Health Organization，WHO）一项针对11个国家SAH年发病率的调查研究显示，中国的发病率仅为2.0/10万人年，而芬兰则高达22.5/10万人年。动脉瘤性SAH（aneurysmal subarachnoid hemorrhage，aSAH）好发于40～60岁（平均≥50岁）人群，儿童亦可发生，发病率随年龄增大而升高。多数研究显示女性发病率高于男性，约为男性的1.24倍，其差异可能与激素水平相关。SAH的发病率还存在人种差异，黑人和西班牙裔SAH的发病率高于美国白人。

SAH病死率较高，即便存活，患者仍易残留神经功能缺损，影响日常生活质量。患者发病后的神经功能状态，尤其是患者的意识水平是决定SAH预后的最重要因素。国内外研究显示，早期、积极、合理的救治可以改善SAH患者的临床转归。本部分主要讨论动脉瘤性蛛网膜下腔出血（aneurysmal subarachnoid hemorrhage，aSAH）。

【临床表现】

起病非常突然，一般在数秒或数分钟内发病。突然发病之前一般存在诱发因素，如用力排便、剧烈运动、咳嗽、情绪激动等。

1. 症状

（1）头痛：突发剧烈头痛是蛛网膜下腔出血最常见的首发症状，患者通常描述是"一生中经历的最严重的头痛"，为胀痛或炸裂样痛，局限于前额、枕部或全头痛，持续不能缓解或进行性加重，多伴有恶心、呕吐。

（2）癫痫发作：7%的患者在发病时出现癫痫发作，另有10%的患者在发病后最初几周内出现癫痫。青年、女性患者更常见，大脑中动脉的动脉瘤导致的蛛网膜下腔出血患者更容易出现癫痫发作。

（3）意识障碍：见于约50%患者。部分患者以意识障碍起病，其中部分患者为一过性，很快恢复意识；部分患者可出现迟发性意识障碍，由再出血、继发脑积水等原因所致。

2. 体征

（1）脑膜刺激征：脑膜受到出血的刺激所致，查体可见颈抵抗、Kernig征阳性或Brudzinski征阳性。多数患者可以出现脑膜刺激征，但部分刚起病或出血量较少的患者脑膜刺激征可以是阴性。

（2）动眼神经麻痹：后交通动脉瘤的患者容易出现动眼神经麻痹，患者因为复视就诊，查体可以发现眼球活动障碍及瞳孔散大、对光反射消失，伴或不伴头痛。可能是蛛网膜下腔出血的先兆。其他部位的动脉瘤，如大脑后动脉 P1 段动脉瘤以及小脑上动脉起始段动脉瘤，也靠近动眼神经，压迫动眼神经时可以出现动眼神经麻痹。

（3）玻璃体膜下出血：出现于 20% 的患者，通过眼底镜检查可以发现，一般发病后 1 h 内可出现，是急性颅内压升高和眼静脉回流受阻所致。重症患者容易出现。

【辅助检查】

1．头颅 CT　头颅 CT 是诊断 SAH 的首选方法。早期敏感性高，在发病后 6 h 内，CT 诊断 SAH 的敏感度为 100%，发病 6 h 后敏感度为 85.7%。CT 平扫最常表现为基底池高密度影像（图 5-39）；出血量较多时可延伸到外侧裂、前后纵裂池、脑室系统或大脑凸面。根据 CT 结果可初步判断可能的病因及提示颅内动脉瘤的位置，而动态 CT 检查有助于了解出血吸收情况、有无再出血、继发脑梗死、是否存在脑积水等。

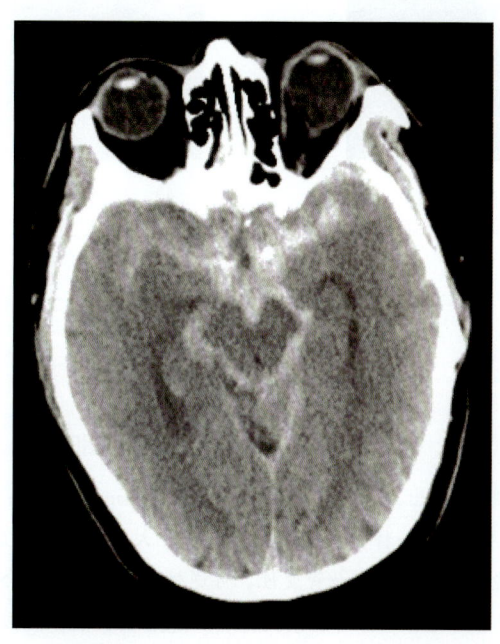

图 5-39　头颅 CT 平扫示蛛网膜下腔出血（环池周围）

2．脑脊液检查　CT 检查已确诊者，腰椎穿刺不作为常规检查。而疑诊 SAH、但 CT 结果阴性的患者，需进一步行腰椎穿刺检查。SAH 时脑脊液呈均匀一致的血性，与穿刺伤不同。

3．脑血管影像学检查

（1）CT 血管成像（computer tomography angiography，CTA）和 MR 血管成像（magnetic resonance angiography，MRA）：是无创性的脑血管显影方法，但敏感性和准确性不如数字减影血管造影（digital subtraction angiography，DSA），尤其当动脉瘤直径 ≤ 3 mm 时，CTA 和 MRA 的敏感性较低。主要用于有动脉瘤家族史或动脉瘤破裂先兆者的筛查、动脉瘤患者的随访以及不能耐受 DSA 检查的患者（图 5-40）。

（2）数字减影血管造影（DSA）：是 SAH 病因诊断的"金标准"，条件具备和病情许可时应尽早进行，以确定有无动脉瘤（包括大小、位置和与载瘤动脉的关系、有无脑血管病痉挛等）、出血原因、治疗方法及判断预后。弥漫性蛛网膜下腔出血的患者，如果首次造影阴性，建议在发病 2~12 周复查 DSA 检查，约 14% 的患者可以发现小动脉瘤（图 5-41）。

【诊断】

根据患者的临床表现（如突发头痛，伴恶心、呕吐、意识障碍、癫痫等）、脑膜刺激征阳性及头颅 CT 提示蛛网膜下腔高密度影，可以确诊 SAH。若症状不典型、头颅 CT 阴性，仍疑诊

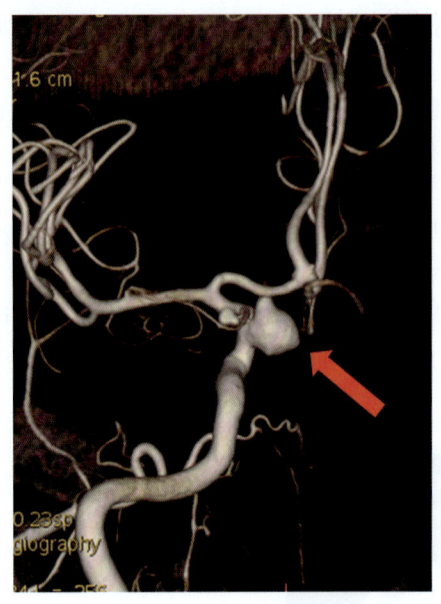

图 5-40　头颅 CTA 示左侧颈内动脉 C6 段动脉瘤，形态不规则，大小约 8 mm，顶端伴子瘤

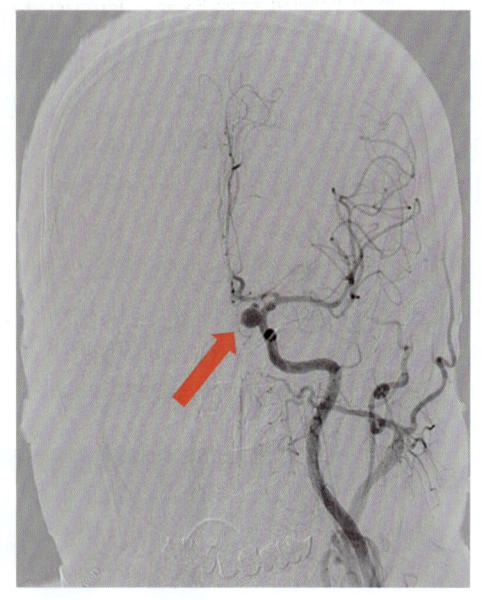

图 5-41　头颅 DSA 示左侧颈内动脉 C6 段动脉瘤，形态不规则，大小约 8.5 mm × 5.2 mm，顶端伴子瘤

知识拓展

非外伤性凸面皮质蛛网膜下腔出血

非外伤性凸面皮质蛛网膜下腔出血（convexal subarachnoid haemorrhage，cSAH）是蛛网膜下腔出血（subarachnoid haemorrhage，SAH）的一种少见情况，出血位于大脑凸面皮质的脑沟内（图 5-42）。cSAH 的病因很多，包括颅内动脉狭窄、脑淀粉样血管变性、可逆性脑血管收缩综合征、凝血功能障碍、脑静脉窦血栓、脑血管畸形、血管炎、可逆性脑后部白质变性、脑肿瘤或脑脓肿、脑动脉狭窄、药物滥用等。

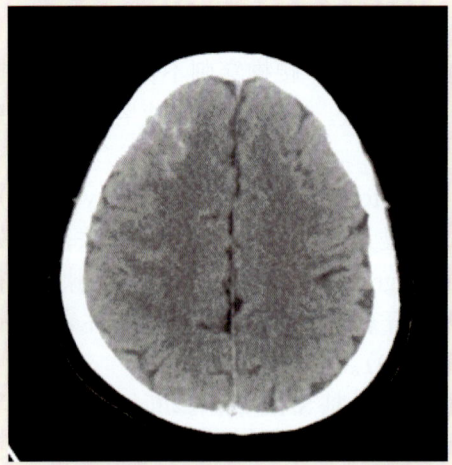

图 5-42　男性，53 岁，头颅 CT 示右侧额叶皮质蛛网膜下腔出血

SAH，则应尽早行腰椎穿刺检查，均匀血性脑脊液亦可确诊 SAH。

【病情评估和临床分级】

病情严重程度评估的量表主要包括 Hunt-Hess 量表、世界神经外科医师联盟（World Federation of Neurological Surgeons，WFNS）分级；基于影像学检查结果，还可进一步进行 Fisher 分级和改良 Fisher 分级，这些评分均与迟发性脑梗死或血管痉挛有关。

1．临床分级评分量表　评估 SAH 严重程度及预后的工具主要包括 Hunt-Hess 量表（表 5-10）、世界神经外科医师联盟（WFNS）分级（表 5-11）等。Hunt-Hess 分级越高，则存活率越低。初级卒中中心若诊断为 SAH 且怀疑合并动脉瘤的患者，Hunt-Hess 3 级以上或 WFNS Ⅳ～Ⅴ级，应积极转运至就近具有手术和（或）介入条件的综合卒中中心进行病因治疗。

表 5-10　Hunt-Hess 量表

分级	神经功能状态	存活率（%）
0	未破裂动脉瘤	-
1	无症状或轻微头痛及轻度颈强直	70
2	中-重度头痛，颈强直，除有脑神经麻痹外，无其他神经功能缺失	60
3	嗜睡，意识模糊，或有轻微的局灶神经功能缺失	50
4	木僵，中或重度偏侧不全麻痹，可能有早期的去大脑强直及自主神经系统功能障碍	20
5	深昏迷，去大脑强直，濒死状态	10

注：如患者有严重全身疾病，如高血压、糖尿病、慢性阻塞性肺疾病及动脉造影上有严重血管痉挛，则评级要加一级。

表 5-11　WFNS 分级

分级	神经功能状态
Ⅰ	GCS 评分 15 分，无运动障碍
Ⅱ	GCS 评分 13～14 分，无运动障碍
Ⅲ	GCS 评分 13～14 分，有运动障碍
Ⅳ	GCS 评分 7～12 分，有或无运动障碍
Ⅴ	GCS 评分 3～6 分，有或无运动障碍

2．迟发脑梗死及血管痉挛风险评估　使用影像学分级量表对患者的迟发性脑梗死及血管痉挛风险进行评估，可选用较为简易的 Fisher 分级或改良 Fisher 分级（表 5-12）及 Claassen 分级等，分级越高，脑血管痉挛的发生率越高。

表 5-12　改良 Fisher 分级

分级	CT 表现	症状性血管痉挛发生率（%）
0	CT 未见出血且无脑室内出血或实质出血	0
1	局部或弥漫的 SAH，厚度＜1 mm，不合并脑室出血	24
2	局部或弥漫的 SAH，厚度＜1 mm，合并脑室出血	33
3	局部或弥漫的 SAH，厚度＞1 mm，不合并脑室出血	33
4	局部或弥漫的 SAH，厚度＞1 mm，合并脑室出血	40

【病理生理学】

1．颅内动脉瘤　85% 的 SAH 是由于颅内动脉瘤破裂引起的，其中囊状动脉瘤占绝大多数；

动脉瘤的其他亚型包括梭形、夹层、创伤性和感染性（真菌）。囊状动脉瘤一般呈球形，可以不规则，呈分支状，通过瘤颈与母血管相连。

颅内动脉瘤主要位于颅底Willis环大动脉分支处，多见于前循环（85%左右）。尤以后交通动脉、前交通动脉及大脑中动脉分叉处最为常见；而后循环则最常见于基底动脉尖。

约20%的患者有2个或2个以上的动脉瘤，多位于对侧相同动脉，称为"镜像"动脉瘤。根据动脉瘤的大小进行分类，分为小动脉瘤（<10 mm）、大动脉瘤（10~25 mm）以及巨大动脉瘤（>25 mm）；大多数动脉瘤为小动脉瘤。直径<7 mm的动脉瘤破裂风险较低。

部分颅内动脉瘤与遗传有关，常染色体显性遗传的多囊性肾病人群的未破裂颅内动脉瘤的患病率是无此合并症人群的6.9倍，具有aSAH家族史人群的未破裂动脉瘤患病率是无家族史人群的3.4倍。此外，女性颅内动脉瘤的发病率高于男性。

2. 颅内动脉瘤的发生及发展　颅内动脉瘤的形成是由血流动力学主导的多因素变化导致的。异常的血流动力学会增加机械负荷而改变血管壁张力，引起血管内皮细胞损伤，从而导致血管壁重塑。有研究表明，高壁面剪应力（wall shear stress，WSS）是颅内动脉瘤发生和发展的主要因素，参与了血管壁重塑和炎性反应。颅内囊性动脉瘤的一个共同特点是内弹力层的崩解，这种内弹力层是将血管内膜与中膜分离的结缔组织，其他特点可能包括血管管腔表面不规则、肌内膜的增生、肌肉介质的紊乱、低细胞化以及炎性细胞的浸润等。

3. 破裂的动脉瘤　动脉瘤性SAH的高峰年龄在60岁左右，近50%的患者在大出血前约2周左右有警示出血的症状，如轻微的头痛或动眼神经麻痹等。复发性出血的高峰在发病后的第一个24 h，但以后仍持续存在，二次出血的死亡率接近70%。

4. 危险因素　颅内动脉瘤破裂出血的主要危险因素包括高血压、吸烟、过量饮酒、既往有动脉瘤破裂史、家族性动脉瘤史、动脉瘤较大（如>7 mm）、形态不规则、纵横比（aspect ratio，AR，是动脉瘤高度与瘤颈宽度之比，AR值越大，越容易破裂）大、动脉瘤部位、动脉瘤不规则、多发性动脉瘤、拟交感药物（如可卡因）等。前交通动脉动脉瘤、后交通动脉动脉瘤和基底动脉尖动脉瘤具有更高的破裂风险，而颈内动脉海绵窦段动脉瘤破裂风险相对更低。

【治疗】

SAH复发率和死亡率都很高，尤其是动脉瘤性SAH再出血患者死亡率和致残率非常高。因此，针对SAH的治疗主要是病因治疗预防再出血，预防或治疗并发症，如脑血管痉挛继发的脑梗死、脑积水、低钠血症等。

1. 再出血　对大部分破裂动脉瘤患者，通过介入治疗或开颅手术对动脉瘤进行干预应尽早进行（发病5~10天）。不推荐使用药物预防再出血，止血药物使用目前存在争议，降纤药物利弊并存。

（1）血管内治疗：对于同时适合介入治疗和开颅手术的动脉瘤患者，有条件者可首选介入治疗。尤其是年龄>70岁、Hunt-Hess分级为4~5级的患者，首选介入治疗。动脉瘤血管内治疗主要包括以下两类。

1）动脉瘤栓塞术：通过在动脉瘤内释放弹簧圈致局部血栓形成，从而将动脉瘤与循环阻隔，该类治疗手段主要包括单纯弹簧圈动脉瘤栓塞术（图5-43）、支架辅助弹簧圈动脉瘤栓塞术、球囊辅助弹

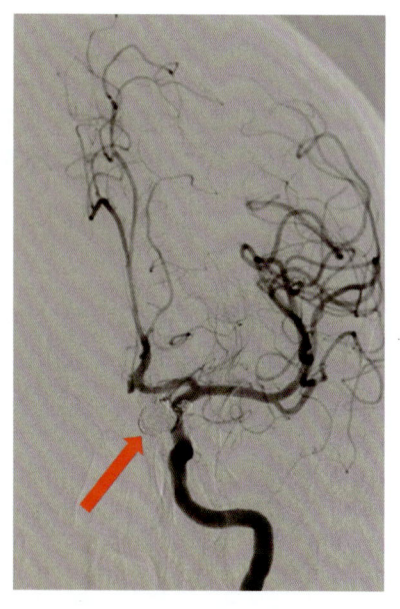

图5-43　支架辅助下左侧颈内动脉C6段动脉瘤弹簧圈栓塞，术后复查DSA提示动脉栓塞满意，左侧颈内动脉及其分支血管显影良好

簧圈动脉瘤栓塞术等。

2）血流导向装置（flow diverter，FD）置入术：通过置入覆膜或密网孔的血流导向装置，使动脉瘤瘤体内血液淤滞、形成血栓，而使动脉瘤闭塞。

（2）外科夹闭术：充分暴露动脉瘤，使用夹持装置夹闭瘤颈，从而阻断瘤内血流。对于年轻、血肿占位效应明显且颅内高压的患者，若累及大脑中动脉、胼周动脉，或瘤体发出分支血管的动脉瘤，可行开颅手术治疗。

2．脑血管痉挛　推荐入院后早期口服或静脉应用尼莫地平，并维持体液平衡和正常循环血容量。对于出血量较大的SAH，腰椎穿刺脑脊液置换可以显著降低患者迟发性脑血管痉挛及迟发性脑梗死的发生率，但需要慎重，避免脑疝发生。对于严重的脑血管痉挛，可考虑采用球囊治疗血管成形术。

3．脑积水　SAH患者脑积水的发生率为20%～30%，其中早期脑积水（急性期、亚急性期）的发生率为20%，而慢性期脑积水的发生率为10%～20%。

（1）急性脑积水：1/3脑积水患者可无明显症状，约1/2的患者在24 h内脑积水可自行缓解。因此，许多神经外科医生不推荐对急性脑积水患者立即采取脑室外引流治疗；但如果脑积水导致病情恶化或有脑疝风险，需要尽快行脑脊液分流术（包括脑室外引流或者腰椎穿刺放液）治疗。

（2）慢性脑积水：SAH相关性慢性脑积水患者，临床上通常采用永久性脑脊液分流术（包括脑室分流术、脑室腹膜分流术及椎管腹膜分流术等）进行治疗。该类手术主要适用于年龄较大、早期脑室扩大、脑室内出血、临床情况差的患者以及女性患者。

> **整合思考题**
> 1. 高血压性脑出血最常发生的部位是哪里？该部位出血主要的受累血管和临床表现是什么？
> 2. 结合觉醒相关结构，分析SAH患者出现意识障碍的原因。

（杨　琼　赵海燕）

第六章 癫痫、疼痛

第一节 癫痫

导学目标

- **基本目标**
  1. 能够区分癫痫发作、癫痫、癫痫综合征的概念差异。
  2. 说明癫痫相关分类的层级,总结各类别癫痫发作的临床表现。
  3. 从神经电生理角度,阐述神经元兴奋性异常增高的机制。

- **发展目标**
  1. 联系癫痫的发病机制,解释患者癫痫发作时出现知觉受损、肢体强直、异常感觉的原因。
  2. 结合癫痫发作的电生理机制,阐述脑电图检查对癫痫诊断的价值。

本节数字资源

自然界中,能量的异常积聚与爆发往往会产生灾难性的破坏后果,比如地震、火山喷发、海啸。事实上不仅是在自然界中,在人体内也有类似这种能量异常积聚、爆发、扩散所造成的疾病状态,比如癫痫。癫痫是最常见的神经系统疾病之一,也是最常见的临床难治性疾病之一,它常常猝然发作,无法预测,患者在发作时更是无法自控,甚至可能导致摔伤、交通事故、烧伤、溺水等意外伤害,因此患者及家人总是生活在恐惧之中。在公共场合出现剧烈的发作不仅会造成患者强烈的羞耻感,更可能引起社会人群对患者的歧视,这些会使得癫痫患者除了饱受疾病的困扰外,还承受着巨大的精神、心理压力,严重影响患者的生活质量。

案例6-1

小易12岁,男孩,目前为初中二年级学生。

半年前的一天,小易在上课时突然出现上腹不适感,自觉有一团气体自胸口上升,紧接着出现意识丧失,邻近同学描述他此时不停地咂嘴、做咀嚼动作,并伴有吞咽口水,同时双手在身上及课桌上不停摸索,大概5 min以后,小易似乎清醒了过来,这时老师问小易刚才到底在做什么,小易完全没有印象,只是觉得精神很疲惫,非常想睡觉。

案例6-1（续）

1个月后，仍然是在课堂上，小易再次自觉上腹部出现了气体上升感，此外还伴随心慌、恐惧感，小易举手想向老师报告异常，但紧接着再次出现意识丧失，此时老师注意到小易的眼神呆滞，不停地咂嘴、咀嚼、吞咽口水，双手在衣服和裤子上摸摸索索，呼之不应。大概1 min后，小易躺倒在地，头后仰，双眼"翻白"，面色苍白，牙关紧闭，口唇发紫，口吐白沫，四肢伸直、僵硬，紧接着开始出现四肢剧烈抽搐，持续大约2 min后，小易的抽搐逐渐停止下来，但仍没有恢复意识，像睡着一样。老师呼叫"120"将小易送入医院急诊。

在医院里，小易接受了视频脑电图、头颅MRI等一系列检查，医生结合小易的发作症状与检查结果，诊断为"癫痫"。追溯既往情况，小易出生正常，智能、语言及体格发育正常，无重大疾病及外伤史，也无癫痫家族史及其他遗传病史。但在医生仔细追问病史后，母亲回忆起小易在8个月和2岁时各有一次高热后出现双眼上翻、四肢僵直的情况，当时体温均超过38℃，但2岁后未再出现。医生根据小易的病情，开具了奥卡西平的处方药，小易遵照医嘱按时规律服用药物后，未再出现发作。

问题：
1. 什么是癫痫发作？什么是癫痫？它们是否是同一概念？
2. 癫痫发作时会有哪些表现？
3. 癫痫是由什么原因引起的？癫痫发生的机制又是怎样的？
4. 癫痫应该如何诊断？又该怎样治疗？
5. 癫痫患者在生活中应该注意什么？

人们对癫痫的认识可追溯到很古老的时期，公元前4000年，《汉谟拉比法典》就有关于癫痫的记载，公元前2000—公元前1000年，巴比伦医学教科书（Babylonian textbook of medicine）中就有关于各种癫痫发作症状的详细描述。中国在公元前1700年开始记录有关癫痫的内容。

人们对癫痫的认知经历了一个由经验到神学再到科学试验验证的过程。古希腊时期人们认为癫痫的发生是大脑功能紊乱的一种体现，进入欧洲中世纪，神学统治了人们的思想，对于癫痫，人们认为这是一种恶魔的侵扰或者是神灵的惩罚；欧洲文艺复兴之后，随着西方解剖学、生理学的发展，尤其是无创脑电记录技术发明之后，人们逐渐认识到癫痫发作的表现是由大脑皮质神经元异常同步放电引起的。进入20世纪50年代之后，随着颅内脑电图记录技术广泛应用于癫痫患者的诊断，人们发现了不同脑部区域之间的神经网络联系，并认识到这种网络在癫痫发病中的重要作用，目前，人们认为癫痫的发病与脑内致痫网络的形成及其中异常放电的产生、募集及扩布密切相关。

一、癫痫的基本概念

随着神经病学对癫痫认识与研究的不断深入，癫痫相关的一些术语及定义也在经历着不断的更新、修订与完善，理解这些定义是认识癫痫这一疾病的前提与基础，关于癫痫的基础定义与概念包括以下三种。

1. 癫痫发作　癫痫发作是指由不同病因引起的脑部神经元高度同步化异常放电所致的反复出现的、发作性、短暂性、刻板性的脑功能失调。癫痫发作区别于其他发作性症状（如癔症性、心源性），其本质特征是脑部异常过度同步化放电。这种异常放电若累及脑功能区会出现相应脑功能失调的临床表现，包括感觉（麻木、视觉、听觉、眩晕）、运动（强直、阵挛、自动症、过度运动）、自主神经（心率增快、流涎）、精神认知功能（似曾相识、遗忘、恐惧、哭泣、愉悦）等的障碍。所以癫痫发作是一个关于症状学的概念。

2. 癫痫　癫痫是一种脑部疾病，以持久存在能引起癫痫发作的易感性为特征，并出现相应的神经生物学、认知、心理学及社会等方面的异常后果。这里要强调，癫痫不是单一的疾病实体，而是一种有着不同病因基础、临床表现各异、以反复癫痫发作为共同特征的慢性脑部疾病状态。

3. 癫痫综合征　癫痫综合征是指在癫痫中由特殊病因及发病机制、特定临床表现、脑电图改变以及治疗转归组成的特定癫痫现象。因此可以将癫痫综合征视为对临床上发现的有固定的病因、发作症状、脑电图改变等疾病特征组合模式的提取和总结。

二、癫痫的流行病学

癫痫是神经系统常见疾病。流行病学调查显示，癫痫的年发病率为（50～70）/10万；患病率约为5‰；死亡率为（1.3～3.6）/10万，为一般人群的2～3倍。我国目前约有900万以上的癫痫患者，每年新发癫痫患者65万～70万，癫痫可见于各个年龄组，其中青少年和老年是癫痫发病的两个高峰年龄段。

三、癫痫的病因

国际抗癫痫联盟提出的癫痫最新定义认为癫痫是一种慢性的脑部疾病，但许多疾病造成的神经系统损伤在急性期会出现反复的癫痫发作，急性期后随着原发疾病好转，癫痫发作不再出现，在这种情况下，这些疾病不能作为癫痫的病因。造成癫痫的病因多样且复杂，有些病因人类已知，而有些囿于神经科学的局限尚未探明。

临床工作中根据诊断和治疗的需要，传统上将癫痫的病因分为原发性、继发性及隐源性三类。原发性癫痫是指无明确病因的癫痫，推测其病因与遗传因素有关，也称为特发性癫痫。继发性癫痫是指由各种明确的中枢神经系统疾病引起的癫痫，比如神经系统肿瘤、感染、外伤等，也称为症状性癫痫。隐源性癫痫是指根据其临床表现提示为继发性癫痫，但现有的检查技术不能发现明确的病因。近年来，随着分子生物学和分子遗传学的进展，一些具有遗传性的癫痫家系研究发现了相关的致病基因，比如常染色体显性遗传夜间额叶癫痫（autosomal dominant nocturnal frontal lobe epilepsy，ADNFLE），致病基因为20号染色体长臂（20q13.3）上的 *CHRNA4* 基因，编码烟碱样乙酰胆碱受体的 α_4 亚单位。对于这类致病基因明确的遗传性癫痫，应归于继发性癫痫，但是按照既往经验，临床上还是习惯将其分类为特发性癫痫，这凸显了传统癫痫病因分类的局限。为了体现癫痫病学最新研究进展，也为了促进国际间更好的交流、学习及合作研究，2017年，国际抗癫痫联盟分类及命名委员会提出了最新的癫痫病因分类系统，将癫痫的病因按照性质特征分为结构性、遗传性、感染性、代谢性、免疫性及病因不明六大类。

1. 结构性病因　结构性病因是指在神经影像上存在中枢神经系统结构异常的证据，且既往循证医学研究显示该结构异常可引起癫痫，同时结合患者脑电图及临床癫痫发作症状也支持该处结构异常引起癫痫发作。比如头颅MRI/CT上显示的肿瘤、血管畸形。结构性病因通常对应于临床上的继发性病因。临床常见的可引起癫痫的结构异常包括以下几种。

（1）皮质发育障碍：皮质发育障碍中引起癫痫最常见的病理类型是神经元异位和局灶性皮质发育不良。两者均为先天性神经发育异常，前者是指神经元迁移过程中由于多种原因受阻，使神经元不能达到正常部位，因而不能形成正常功能所必需的突触联系，反而在局部形成异常神经网络引起癫痫。局灶性皮质发育不良是指大脑局部皮质分层结构紊乱以及异形神经元的出现，这些异常同样具有很高的致痫性，进而导致癫痫。

（2）神经系统肿瘤：无论是原发性还是继发性，无论是良性肿瘤还是恶性肿瘤，都可能引起癫痫发作。流行病学调查显示，癫痫患者中有 4% 系肿瘤所致。神经系统肿瘤患者中癫痫的发病率为 35%，常引起癫痫的原发性神经系统肿瘤包括神经节胶质细胞瘤、胚胎发育不良性神经上皮瘤（DNET）、脑膜瘤、少突胶质细胞瘤、多形性黄色星形细胞瘤、下丘脑错构瘤等。此外，脑转移瘤，如肺癌脑转移也容易引起癫痫。

（3）颅脑外伤：颅脑外伤是癫痫的重要病因之一。颅脑外伤后癫痫主要指外伤 1 周后出现反复的癫痫发作。1 周以内患者神经系统处于损伤急性期，此期内患者出现癫痫发作为诱发性发作，现已不将其归于癫痫范畴。流行病学调查显示颅脑外伤后癫痫的发病率为 5%～7%，伴有脑挫裂伤、颅内血肿、颅骨骨折、外伤后遗忘大于 24 h 的重症颅脑损伤更容易导致癫痫。此外，颅脑手术、分娩时器械助产造成的婴儿头部产伤也是引起癫痫的重要医源性因素。

（4）脑血管病：脑血管病是癫痫的常见病因。60 岁以上老年人群中，引起癫痫的常见脑血管病类型为脑卒中。脑卒中引起的癫痫主要指脑卒中发病 2 周后出现的反复癫痫发作。2 周内出现的癫痫发作为脑卒中急性期的诱发性发作，不属于癫痫范畴。中青年人群中引起癫痫的常见脑血管病类型为海绵状血管瘤与动静脉畸形。

2. 遗传性病因 遗传性病因是指直接由已知或假定的基因突变引起，癫痫发作是其核心症状。事实上，涉及遗传性病因的癫痫多种多样，但多数情况下，这些潜在的基因突变人们还没有完全搞清楚。所以有的时候，遗传性病因往往是一个推断性的结论，而推断的证据主要来自于那些家族中存在多名癫痫患者的遗传家系研究，尤其是一些存在家族性聚集的癫痫综合征病例。如病灶可变性的家族性部分性癫痫（familial focal epilepsy with variable foci）系常染色体显性遗传，基因连锁分析发现突变基因位于 2 号染色体长臂。家族性颞叶癫痫是国际抗癫痫联盟新近认同的家族性癫痫，可能系常染色体显性遗传，外显率为 60%；伴听觉症状的家族性部分性癫痫，其候选基因位于 10 号染色体短臂。尽管如此，随着癫痫遗传学研究的深入，已经在一些癫痫相关基因中发现了明确的致病性突变。良性家族性新生儿惊厥（benign familial neonatal seizures）是第一个被成功进行连锁分析的遗传性癫痫。其突变基因是 20 号染色体长臂 13.3 的 *KCQ2* 和 *KCNQ3* 基因，在 8 号染色体长臂 24 处有异质基因表达；常染色体显性遗传夜间额叶癫痫（autosomal dominant nocturnal frontal lobe epilepsy）的突变基因是 20 号染色体长臂上的 *CHRNA4* 基因；全面性癫痫相伴热性发作重叠综合征（generalized epilepsy with febrile seizures plus）系编码电压门控钠离子通道 β 单位的基因突变所致。

需要强调的是，仅仅存在基因突变，个体不一定会出现癫痫，这是因为癫痫的遗传性是一个非常复杂的机制，症状的表现还可能受到外环境，包含致病基因的细胞群体所含比例及致病基因外显率等的综合影响。因此，即使某些个体携带有明确的能够引起癫痫的致病性突变，也不一定会出现癫痫。

3. 感染性病因 感染性病因是指患者的癫痫直接由已知的感染引起。中枢神经系统感染是癫痫最常见的病因之一，但是要注意，在中枢神经系统感染急性期，如病毒性脑炎或脑膜脑炎急性期，患者往往伴有反复的癫痫发作，但该发作同样由于是诱发性发作而不归于癫痫的范畴。常见的感染性病因包括：脑囊虫感染、脑结核分枝杆菌感染、HIV 感染、脑病毒感染等。

4. 代谢性病因 代谢性病因是指患者的癫痫由已知的或认定的代谢性疾病直接导致。临床上，许多代谢性疾病都与癫痫有关，通常还伴有可引起全身性病理表现或生化变化的代谢缺陷，如卟啉症、尿毒症、氨基酸病或吡哆醇依赖性癫痫。同时，许多代谢性病因也与基因缺陷有关，甚至可以说绝大多数代谢性癫痫都有相应的遗传学基础。明确这些代谢性病因可能对于具体治疗方式的选择及病情的预后有指导意义。

5. 免疫性病因 免疫性病因是指患者的癫痫直接由免疫性疾病引起。临床上免疫性病因的确定需要找到自身免疫介导的中枢神经系统炎症的证据，这些证据主要来自血液及脑脊液中自身免疫性抗体的检测。临床上常见的免疫性病因如抗 NMDA 受体相关性脑炎、抗 LGI1 抗体相关性脑炎等。

6. 不明原因　不明原因的癫痫是指目前导致该癫痫的病因还未查明。该分类大致对应于传统的原发性或特发性癫痫。病因不明并不是没有病因，只不过是以现有的医学技术手段还不足以发现真正的致病原因。这是一个动态概念，当癫痫的病因查明之后，应进行相应的病因归类。比如一些遗传相关的癫痫，随着分子遗传学的发展，随着新的癫痫致病基因的发现，癫痫的病因随之明确。

在临床诊疗中应尽可能查明具体病因，某些癫痫的具体病因根据分类可以同时归属于不同的类别，比如感染性病因有时也与结构性病因密切相关，因为严重中枢神经系统感染可引起脑组织结构的破坏。如结节硬化症，既存在神经影像上可发现的结构异常，即侧脑室室管膜下异常团块状信号，同时也存在遗传性病因，如 *TSC1* 和 *TSC2* 基因突变。事实上，随着人类基因组学研究的不断深入，有一些引起癫痫的神经结构异常已经可以找到相应的基因突变位点，因此很多结构性病因的基础就是遗传性的，这反映了不同病因分类的交叉与融合，也是各病因引起癫痫发生的机制复杂性的体现。

四、癫痫的发病机制

癫痫的本质是引起癫痫发作易感性的疾病状态，其核心是反复的癫痫发作；而癫痫发作的本质是脑神经元高度同步化异常放电及扩布。所以从整个疾病过程来看，癫痫的发病机制涉及癫痫发作的机制及易感性形成的机制。

癫痫发作的基础是神经元高度同步化异常放电，其形成的机制目前认为可以通过遗传学基础及离子通道学说来解释。

1. 遗传学基础及离子通道学说　异常放电的原因系离子异常跨膜运动所引起，后者的发生则与离子通道结构和功能异常、神经递质及调质的再摄取与代谢障碍密切相关。构成离子通道的蛋白、神经递质转运与再摄取的载体及神经调质多数是以 DNA 为模板进行表达的产物，其异常往往与基因的表达异常有关，近年来分子遗传学研究发现，大部分遗传性癫痫的分子机制为离子通道或相关亚单位的结构或功能改变，比如电压依赖性钾离子通道基因 *KCNQ2* 和 *KCNQ3*，其致病性突变导致神经元细胞膜上钾离子通道功能障碍，与良性家族性新生儿惊厥和良性家族性婴儿痉挛的发生密切相关。事实上不仅是遗传性病因，外伤、卒中等获得性病因也可能通过细胞及分子层面的损伤引起编码离子通道亚单位蛋白的基因发生异常，不过其具体机制仍未完全阐明。

2. 异常放电的募集及扩布　单个神经元的异常放电并不足以引起临床上的癫痫发作。只有当这种异常兴奋的神经元通过建立突触联系并形成局部神经网络后，受到网络内兴奋性神经元的增益放大，这些异常放电的神经元可以募集到更多的神经元并形成同步化放电，当电流增加到足以冲破脑的抑制功能，或脑内对其抑制作用减弱时，异常放电就会沿着构成神经网络的联络纤维向远处扩布，累及感觉、运动、语言等重要的脑功能区时，会出现相应的神经功能紊乱的症状。

3. 易感性的形成机制　易感性的形成机制能够解释患者为何会出现反复的发作。国际抗癫痫联盟认为患者脑部存在着能导致癫痫反复发作的易感性是癫痫最为突出的病理生理特征。其形成机制可能与神经突触重塑和癫痫异常网络形成有关，癫痫异常网络学说认为，各种病因甚至包括癫痫发作本身会引起神经元坏死，坏死后病灶内残存的神经元通过修复会形成新生的轴索并建立新的突触连接，这些新生的神经纤维联络伴随着周围增生的胶质细胞将可能形成新的异常网络，当这种网络有利于癫痫形成并传播时就会导致癫痫的发生，而每一次癫痫发作，都有可能引起新的神经元坏死，坏死区域残存的神经元、新生神经纤维连接及胶质细胞又会形成新的网络,加剧癫痫的发生,导致癫痫反复发作的恶性循环。同时在形成的异常网络中存在谷氨酸兴奋性神经递质的上调和(或)抑制性神经递质 GABA 的下调,整体上会导致神经网络内异常兴奋性增高,同时抑制机制相对或绝对减弱,导致反复发作的倾向不断增强。

五、癫痫相关的分类与临床特征

癫痫相关的分类主要涉及三方面的内容,分别是癫痫发作分类、癫痫分类及癫痫综合征的分类,这三个分类密切相关但是层级不同,其中对癫痫发作的分类为其他两项分类的起始和基础。

(一)癫痫发作的国际分类及临床表现

1. 癫痫发作的国际分类 在临床上,针对单个癫痫患者来说,其发作症状往往具有刻板性特点,也就是具体发作形式往往固定。但是,临床工作中接诊的癫痫患者很多,每个癫痫患者都有其独特的发作症状,为了便于诊断、总结、交流和学习,需要对各种形式的癫痫发作进行分类。

临床上,癫痫发作的分类方法是伴随着神经科学对癫痫认识的不断深入而逐渐演变的。目前,各国对癫痫发作分类的意见基本是一致的,采用的是国际抗癫痫联盟(International League Against Epilepsy,ILAE)分类及命名委员会开发的癫痫发作国际分类标准,主要依据发作起始时的临床表现及同步脑电图特征进行分类。

ILAE 对癫痫发作的分类标准主要经历了 4 次修订,分别是 1981 年版、2001 年版、2010 年版和 2017 年版,其中 1981 年版是 ILAE 最早开发出来的,也是最经典的分类标准,为此后分类标准的修订提供了基础和框架。

1981 年癫痫发作国际分类的依据是患者发作起始时的临床表现以及脑电图特征,采用"两分法",将癫痫发作大体分为部分性发作和全面性发作。这种癫痫发作的"两分法"是 1981 年版癫痫发作分类的核心。1981 年国际抗癫痫联盟对癫痫发作的分类见图 6-1。

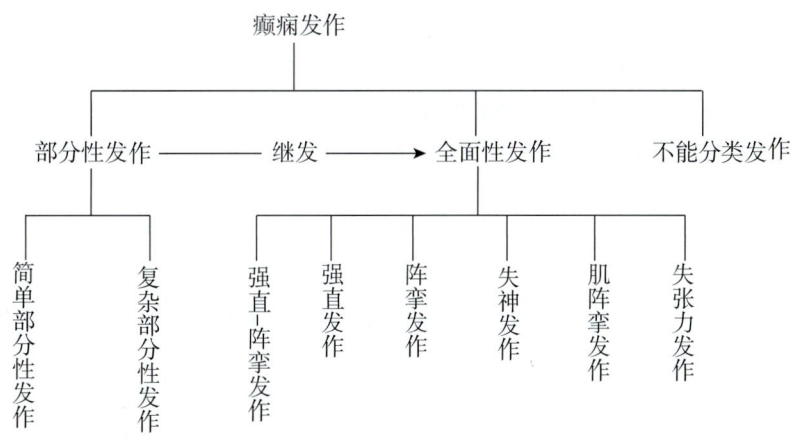

图 6-1 1981 年癫痫发作的国际分类

当患者发作起始的临床表现及脑电图特征提示发作起源或者说是异常放电起源于一侧半球的局部位置时,那么就将该发作定义为部分性发作。部分性发作根据发作时是否存在意识障碍又分为简单部分性发作和复杂部分性发作,简单部分性发作是指发作时意识清楚,如果发作时出现意识障碍则分类为复杂部分性发作。

而当患者发作起始表现及脑电图提示发作或异常放电同时起源于双侧大脑半球时,则定义该发作为全面性发作。同时根据发作时具体的临床表现及同步脑电图特点,将全面性发作进一步分为强直-阵挛发作、强直发作、阵挛发作、失神发作、肌阵挛发作及失张力发作。

此外，由于资料不充足或不完整而不能分类，或在目前分类标准中无法归类的发作（如新生儿发作）划归为不能分类的发作。但要注意，不能分类发作是一个动态概念，当临床上获得的信息能够对发作进行分类时，应尽早完成癫痫发作分类。

2017年，国际抗癫痫联盟分类及命名委员会以1981年的发作分类框架为模板，对其进行了较大的修订，发布了最新的癫痫发作分类。图6-2展示了2017年癫痫发作国际分类。

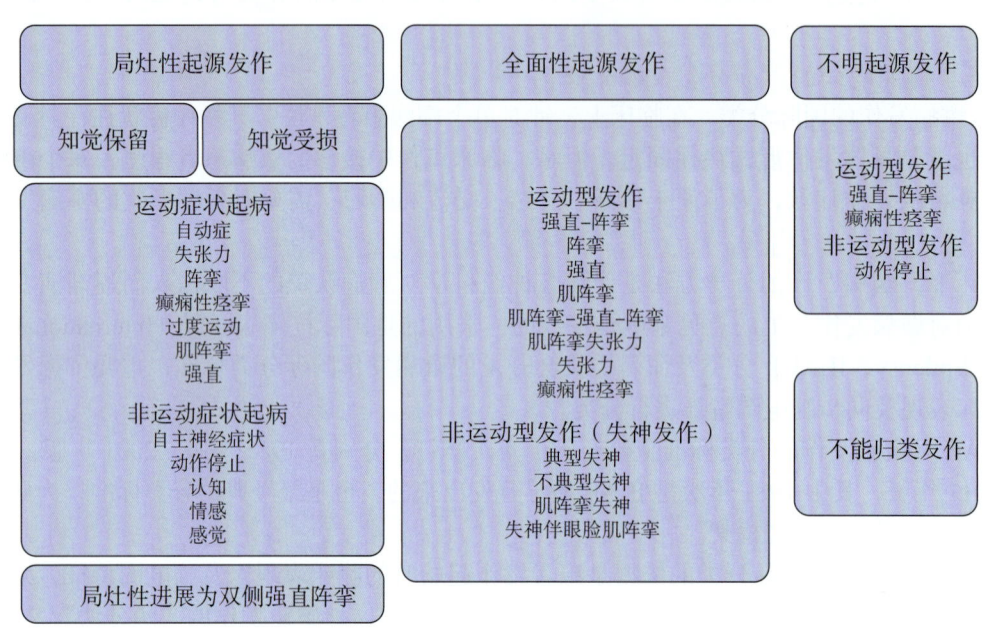

图 6-2　2017 年癫痫发作国际分类

2017年癫痫发作国际分类方法首先仍然是以发作起始时临床表现和脑电图上异常放电活动为局灶性还是全面性，将发作分为局灶性起源发作、全面性起源发作和不明起源发作，进一步的分类流程则同1981年版出现差异，1981年版的分类方法是层层递进的分级结构，当意识情况、运动及非运动症状信息不足时无法进行下一步分类。但2017年的后续分类流程采用的是平行结构，也就是第一步分类完成后，第二步根据发作过程中意识认知保留情况，发作起始的主要临床表现，比如是运动型还是非运动型、运动及非运动的具体表现形式等获得的信息进行平行分类，当意识认知或者发作起始运动或非运动症状不明时，则可以跳过该项进行分类，例如意识认知情况不明的局灶性发作，可以在最后分类中不提意识情况。同时在该版发作分类中，国际抗癫痫联盟还提出，对于全面性发作无需考虑意识情况。

2. 不同类型癫痫发作的临床表现　癫痫发作的临床表现丰富多样，个体差异极大，有的发作症状表现轻微，比如持续数秒的愣神、一过性的眼前闪光、或是一侧肢体及口面部持续十数秒的抽搐；有的发作症状强烈，比如突然意识丧失，倒地，全身强直、抽搐；但癫痫发作也有其共同特征：①发作性：即症状突然发生，持续一段时间后迅速恢复，间歇期正常；②短暂性：即发作持续时间短暂，通常为数秒钟至数分钟，除癫痫持续状态外很少超过 5 min；③重复性：即第一次发作后，经过不同的间隔时间会有第二次或更多次的发作；④刻板性：指就某一患者而言，多次发作的临床表现几乎一致。了解癫痫发作的临床表现对于指导各级相关分类及癫痫诊治具有重要意义。

依据最新的癫痫发作国际分类，可将癫痫发作分为局灶性起源、全面性起源及不明起源的发作。

（1）局灶性起源的癫痫发作：根据发作起始主要以运动还是非运动症状为主，以及是否会演变为全身性发作，分为运动症状起病、非运动症状起病及局灶性进展为双侧强直阵挛三类。

1）局灶性起源运动症状起病：所谓局灶性运动症状起病的发作是指局灶性起源的发作，其起始症状以运动症状为主要表现，如口咽部的自动症表现，一侧肢体的僵直、抽搐等。依据2017年癫痫发作国际分类，各类别局灶运动性发作具体临床表现包括如下方面。

①自动症发作：指在发作过程中出现机械刻板的重复性的半目的或无目的性动作，如反复咂嘴、咀嚼、吞咽（口-咽自动症），手部的摸索、摩擦，重复短语表述、自言自语，反复穿脱衣服，四处行走游荡，或其他无意识的行为动作。这些动作可能是重复发作前正在进行的行为动作，也可能是新出现的动作。

在本章开始介绍的癫痫病例中，患者小易初次出现的发作形式即为自动症发作。发作时患者往往表现出对外界环境有一定的适应性和协调性，如正在聊天时出现发作，患者可能接续正在说的话重复一些简短的词语；如正在吃饭时发作，仍然表现出咀嚼、吞咽的动作，手中的碗筷也能拿住、不掉落；如正在擦桌子时发作，仍会进行机械的擦拭动作等。因此患者的发作动作有时是半目的性的，即指这些似有意义、主动进行但实际上无目的性的动作。因为发作时伴有知觉受损，所以患者对外界无反应，且发作后不能回忆发作中的细节。

②过度运动发作：指累及肢体近端及躯干，表现为剧烈的、激越性的，且与患者所处情境不相符的复杂运动，具体可能表现为四肢的挥打、踢蹬，尖叫，投掷样动作，颠髋动作，双下肢蹬踏等。与自动症发作相比，其动作明显更剧烈，且持续时间较短，自动症发作往往会持续2～4 min，但过度运动发作一般仅持续30～50 s，且发作停止后意识、知觉可迅速恢复。

③局灶性强直发作：表现为身体的一部分，如单个肢体或者一侧躯体的僵硬或者肌张力增高。发作时知觉保留，发作停止后可完整回忆发作细节。通常持续数秒到数十秒，少数有时可能超过1 min。单独的局灶性强直在临床上较少见。

④局灶性阵挛发作：表现为累及单个肢体末端、单个肢体或者一侧躯体的持续、有节律的抽搐，而且这种抽搐可能会由一个部位扩布至其他相邻近的部位。发作时知觉保留，发作停止后可完整回忆发作细节。通常持续数秒到1 min。当这种抽搐从局部开始，沿皮质功能区扩布，如从手指-腕部-前臂-肘-肩-口角-面部逐渐发展时，称为贾克森发作（Jackson seizure）。

⑤局灶性肌阵挛发作：表现为单个肌肉或部分肌群出现单次短促的触电样收缩，也可表现为短阵成串地出现数次闪电样收缩，每次肌肉收缩造成的抽搐仅持续数毫秒。

⑥局灶性失张力发作：表现为局部肢体肌肉张力的突然丧失或减弱，通常持续时间大于500 ms，但小于2 s。偶可累及头部、躯干、下颌等局部。

⑦癫痫性痉挛发作：发作时出现肢体近端和躯干肌肉强直性屈曲或者伸直性收缩，多表现为发作性点头样动作，四肢呈拥抱样屈曲，持续1～3 s，常成簇发作。

2）局灶性起源非运动症状起病：局灶性非运动症状起病的发作是指局灶性起源的发作，其起始症状以非运动症状为主要表现。

患者发作起始可能以感觉异常、认知或情感障碍等为主要临床表现，对于局灶性非运动症状起病的发作，患者在整个发作过程中或者至少是在发作初始时，意识及知觉多数是保留的，因此发作结束后可以回忆整个发作过程或者是发作初始时的细节。根据最新的癫痫发作国际分类，局灶非运动性发作包括以下几种形式。

①局灶性感觉发作：指患者在发作起始时出现的异常感觉，此时医师往往观察不到临床体征，其分类及诊断有赖于临床医师有意识的问诊。局灶性感觉发作还可以进一步分类描述，比如：

A.局灶性躯体感觉发作：发作起始时，常见以一侧面部、肢体或躯干出现的异常躯体感觉为特征，包括刺痛、麻木、电击样感觉。

B. 局灶性视觉发作：发作时以初级的视幻觉为特征，如亮光或色彩的闪光或闪烁，或者其他简单模式的图形、暗点、黑矇。局灶性视觉发作起源于枕叶。但是要注意，对于更复杂的视觉幻觉，如看到成形的图像，涉及高级皮质对信息的处理和加工，这与认知功能受到影响有关，因此被认为是一种局灶性认知发作，而不是视觉发作。

C. 局灶性听觉发作：发作时以初级的听幻觉为特征，包括嗡嗡声、铃声、鼓声或单一音调。而同样地，对于更复杂的幻听，如语言发音，被认为是局灶性认知发作。

D. 局灶性嗅觉发作：发作时能闻到现实中并不存在的气味，通常这种气味是难闻的，会令人不快的，如焦糊味、塑胶味。

E. 局灶性前庭感觉发作：可以出现本体感觉或空间位置觉障碍，如坠落感、飘动感或水平/垂直运动感等眩晕性发作表现。

②局灶性认知性发作：患者在发作起始时出现认知功能的改变，这种改变可能是功能下降，也可能是功能异常增强，比如强迫思维。因为在局灶性认知性发作过程中，其实认知功能的所有方面都是受到影响的，比如语言、记忆、视空间、执行、计算、理解、判断等。故而，如果要分类为局灶性认知发作，认知功能的改变应该是具体而明确的，并且这种改变较认知功能其他相对未受损的方面应该是明显而突出的。为了描述局灶性认知性发作的特征，可能需要在发作初期进行特异性测试。局灶性认知性发作可以进一步分类，包括语言功能障碍如病理性语言赘述、运动性失语、命名障碍、感觉性失语、传导性失语等失语表现；似曾相识或似曾不识感；幻觉，如前述的视、听幻觉；错觉，如视物变形、变大、变小等；阅读困难/失读症；书写困难/失写症；记忆障碍；强迫思维；计算障碍；左右混淆；偏侧忽视等。

③局灶性自主神经发作：以患者发作起始时出现自主神经系统功能改变为特征，可有以下具体表现：心慌、心悸、心率及心律异常；上腹部感觉，临床上最常见的是一种胃气上升感，此外还包括上腹部空虚感、紧张感、翻腾感、饥饿感，这些感觉同样可能出现上升至胸部或喉部，或者伴有恶心、呕吐等其他胃肠道现象，此外还包括面色苍白、潮红、出汗、竖毛、瞳孔散大、阴茎勃起等。

④局灶性情感发作：指患者在发作起始时出现情感或情绪的改变，或者是在没有主观情绪、情感体验的情况下出现相应的情绪或情感外在表现。如在内心没有喜悦或悲伤等主观情绪体验下出现大哭、大笑的表情。具体表现包括恐惧、焦虑、惊慌、笑或痴笑、哭泣、愉悦、愤怒等。

⑤局灶性动作停止发作：动作停止是指患者在发作开始后，之前所进行的动作、行为的速度或幅度下降，或者是停止下来，患者此时的知觉往往是受损的，动作停止在癫痫发作症状中很常见，有时甚至是人们判断发作起始的症状标志，但并不是所有在发作时出现的动作停止都可以定义为局灶性动作停止性发作，只有在发作起始即出现动作停止并且在整个发作过程中以动作停止为主要的临床表现时，才将其定义为局灶性动作停止发作。如仅在发作起始出现动作停止，但紧接着症状演变为局灶性强直、双侧强直阵挛发作等其他发作形式，则不能称之为局灶性动作停止发作。

3）局灶性进展为双侧强直阵挛发作：该发作形式是由局灶起源，然后扩布至双侧半球脑部网络，出现全身性的强直阵挛发作，该发作形式的命名对应于1981年的部分性继发全身性强直阵挛发作。患者初始意识可能是保留的，但当发作演变为全身强直阵挛发作时，会出现意识障碍，而此时发作的运动成分包括强直和阵挛的表现。发作起始的局灶性发作可能是局灶性运动性发作、局灶性认知性发作、局灶性感觉性发作或局灶性知觉受损的发作。但有时因为这种扩布速度非常快，导致局灶性起源的发作不易被识别，这种情况下可以通过支持局灶性起源的一些其他证据，比如发作起始时的脑电图表现，来鉴别该发作到底是局灶性进展而来的还是本身即是全身性的强直-阵挛发作。此外，在该发作起始时，其表现出的症状往往是双侧肢体不对称性的，如头眼偏向一侧、双侧肢体动作的幅度不对称，且这种不对称的表现在每次发作中均刻板出现。当发作进展为双侧强直-阵挛发作时，其具体临床表现与全面性起源的强直-阵挛发作表现一致，此部分将在下文重点讲述。

(2) 全面性起源的发作：同样以发作起始时主要的症状表现是运动性的还是非运动性的，分为运动性发作及非运动性发作。

1) 全面性起源运动性发作：具体表现形式包括以下几种。

①全面性强直-阵挛发作：意识丧失、双侧强直后紧跟有阵挛的序列活动是全身强直-阵挛性发作的主要临床特征。与局灶性发作进展演变而出现的双侧强直-阵挛发作不同，全面性强直-阵挛发作强调其起病即为全面性的。

早期出现意识丧失、跌倒，随后的发作分为三期：a.强直期：表现为全身骨骼肌持续性收缩，上睑提肌收缩出现眼睑上牵，眼外肌收缩出现眼球上翻或凝视；咀嚼肌收缩出现口强张，随后猛烈闭合，可咬伤舌头；喉肌收缩使声门变小，随后的呼吸肌强直性收缩使气流强行通过狭窄的声门，致患者尖叫一声，咽喉肌收缩阻止唾液内流，面颊肌收缩将唾液挤出口腔而出现口吐白沫；颈部和躯干部肌肉的强直性收缩使颈和躯干先屈曲，后反张；上肢可由上抬旋后转为内收旋前，下肢可由屈曲转为伸直，持续 10～20 s 后进入阵挛期。b.阵挛期：患者从强直转成阵挛，每次阵挛后都有一个短暂间歇，阵挛频率逐渐变慢，间歇期延长，在一次剧烈阵挛后发作停止，进入发作后期。以上两期均伴有呼吸停止、血压升高、瞳孔扩大，唾液和其他分泌物增多。c.发作后期：此期尚有短暂阵挛，可引起牙关紧闭和二便失禁。呼吸首先恢复，随后瞳孔、血压、心率渐至正常，肌张力降低，意识逐渐恢复。从发作到意识恢复持续 5～15 min。醒后患者常感头痛、全身酸痛、嗜睡，部分患者有意识模糊，此时强行约束患者可能发生伤人或自伤。

需要指出的是，全面起源的全身强直-阵挛发作的形式可能存在变异，其发作起始并不是以强直形式出现，而是以阵挛或肌阵挛形式出现，从而出现阵挛-强直-阵挛或者肌阵挛-强直-阵挛的演变形式。

②全面性强直发作：患者表现为双侧肢体肌张力增高，通常可累及躯干、双侧肢体近端或全身肌肉，表现为肌肉持续性收缩，肌肉僵直，一般持续 2～10 s，偶尔可达数分钟，不伴有后续阵挛成分的演变。这种持续性收缩可将患者固定在某一体位。颈肌受累会出现强制性的屈颈或伸颈，眼肌受累出现两眼上翻，肢带肌受累则出现耸肩、抬腿、举手等，全身肌受累可出现抱头、屈髋、伸腿。患者往往在发作起始即出现严重的知觉受损，伴有意识丧失。

③全面性阵挛发作：其临床表现基本上与全面性强直-阵挛发作中的阵挛相一致，为双侧肢体（有时包括头部）1～3 Hz 的节律性抽搐，通常发作起始即有严重的知觉受损，意识丧失。单独的全面性阵挛性发作少见，往往出现于整个发作过程中的一个时相，比如全面性强直-阵挛发作中的阵挛时相，或者从阵挛相起始演变为全面性强直-阵挛发作。

④全面性肌阵挛发作：临床表现特点同局灶性肌阵挛，但累及范围广泛，表现为双侧肢体、面部、眼睑肌肉的不自主、快速、短暂、触电样肌肉收缩，单次或非节律性地反复出现，每次抽动持续 10～50 ms，很少超过 100 ms，全面性肌阵挛的表现累及双侧躯体，但并不一定呈严格的左右对称。此外，肌阵挛发作还有一种特殊的形式，即负性肌阵挛发作，它是指肌肉张力性活动短暂中断后（持续时间在 500 ms 以下）又迅速恢复，其前无肌阵挛发作的证据。

⑤全面性失张力发作：表现为头部、躯干及四肢肌肉张力突然丧失或减低，发作之前没有明显的肌阵挛或强直成分。发作持续 1～2 s。临床表现轻重不一，轻者可仅有点头样动作，重者则可导致站立时突然跌倒。

⑥全面性肌阵挛-失张力发作：指单次或成串的肌阵挛发作之后跟随失张力发作。常累及头部及四肢，通常会导致猝倒，有时失张力前的肌阵挛发作不明显而被忽略。

⑦全面性癫痫性痉挛：发作时表现为累及双侧近端肢体或躯干肌肉的突然的屈曲、伸展或

混合有屈曲、伸展，通常持续 1～2 s，常在觉醒后成串出现，也可表现为发作性点头动作。

对比前文叙述的局灶性癫痫性痉挛，就发作形式来说，局灶性癫痫性痉挛与全面性癫痫性痉挛是一样的，鉴别局灶性癫痫痉挛和全面性癫痫痉挛的主要依据是发作时的脑电图表现，局灶性癫痫痉挛发作时的脑电图通常存在局部异常放电起始的证据。与肌阵挛发作相比，其持续时间较长，肌阵挛发作通常仅持续数毫秒；与强直发作相比，其持续时间较短，强直发作常超过 2 s。

2）全面性起源非运动性发作，即失神发作。以往临床上习惯上将全面性强直-阵挛发作命名为"大发作"，而将失神发作命名为"小发作"，主要是因为该发作无明显运动症状，持续时间短，且发作停止后可以迅速恢复意识，可以说整个发作过程平缓、不剧烈，有时甚至不易觉察。但要强调的是，不论是"大发作"还是"小发作"，都属于全面起源的发作形式。

失神发作根据其发病起始症状出现的速度，发作期脑电图上癫痫放电的节律快慢，知觉及意识受损的程度，是否伴随肌阵挛等特点进一步划分，具体包括：典型失神发作、不典型失神发作、肌阵挛失神发作及失神伴眼睑肌阵挛。

①典型失神发作：突然发生和迅速终止的意识丧失是其特征，患者在发作起始即有知觉、意识受损。典型失神发作具体表现为活动突然停止，眼神呆滞，呼之不应，有时可伴有轻微的运动症状，如眼睑、头部、眉毛、下巴、口周或面部其他部位的阵挛，以及口和手的自动症，或者重复发作起始前的简单动作。发作持续时间一般 5～20 s，结束后立即清醒，每天可发作数十次甚至上百次，90% 的典型失神患者可被过度换气诱发发作。

②不典型失神发作：发作起始和结束均较典型失神缓慢，知觉受损程度较轻，发作结束后可部分回忆发作细节，通常伴随头部、躯干或肢体的肌张力下降或者轻微的肌阵挛。有时发作持续时间可超过 20 s。

③肌阵挛失神发作：表现为失神发作的同时，出现肩部和手臂有节奏地肌阵挛抽搐，伴有强直外展，导致癫痫发作期间手臂逐渐抬起。此外还可能发生口周肌阵挛以及头部和腿部的节律性抽搐。肌阵挛抽搐通常呈双侧的，偶尔可表现为单侧。发作过程持续 10～60 s，期间有时知觉保留，有时知觉完全丧失。

④失神伴眼睑肌阵挛发作：表现为失神发作的同时，出现短暂、快速、反复呈节律性的 4～6 Hz 的眼睑肌阵挛抽搐，并伴有双眼上视，颈部伸展。发作持续时间短暂，通常小于 6 s，且发作时知觉大部分保留。闭眼动作及光刺激可诱发发作。

（二）癫痫的国际分类

癫痫是一种脑部疾病，其特征是具有反复癫痫发作的倾向，因此不同的癫痫发作形式体现了不同类别癫痫的临床特点。在对患者癫痫发作形式的类别进行明确后，就需要以癫痫发作形式分类为基础，进一步确定患者癫痫的分类。2017 年国际抗癫痫联盟不但发布了最新的癫痫发作国际分类，还以此为基础，公布了最新的癫痫国际分类，具体见图 6-3。

最新的癫痫国际分类以相应的癫痫发作分类为基础，以发作起始临床症状、发作间歇期及发作期脑电图、神经影像学资料为临床证据，分为：局灶性癫痫、全面性癫痫、局灶性合并全面性癫痫及分类不明的癫痫。每种类别的癫痫均可以包含多种发作形式。

（1）局灶性癫痫：指癫痫患者的临床证据提示发作起始为局灶性，或者虽然为多个病灶，但发作仅累及一侧半球。局灶性癫痫包含一系列局灶性发作形式，包括局灶性知觉保留的发作、局灶性知觉受损的发作、局灶性运动发作、局灶性非运动发作。需要注意的是，局灶进展为双侧强直-阵挛发作，因其起始为局灶性起源，所以该发作类型归属在局灶性癫痫中。

（2）全面性癫痫：临床证据提示发作起始即为全面性发作，同步脑电图是典型的全面性癫痫放电，不发作时脑电图上同样表现为双侧广泛的癫痫放电。其包括的发作类型有：失神发作、肌阵挛发作、失张力发作、强直发作及强直-阵挛发作。

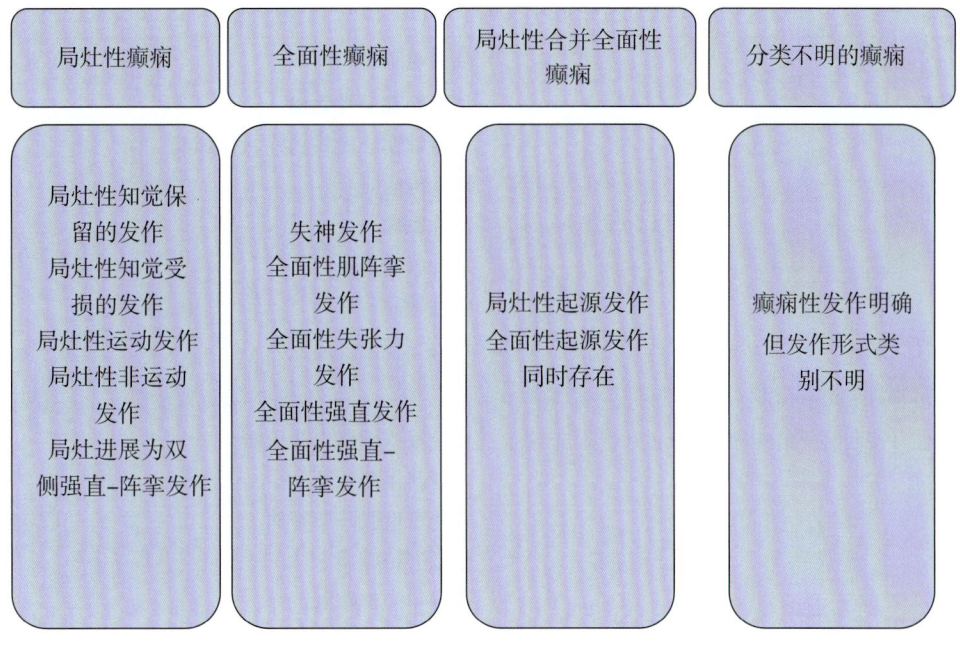

图 6-3 2017 年版癫痫国际分类

（3）局灶性合并全面性癫痫：指依据临床证据，患者既有局灶性发作，也有全面性发作，这可以理解为对于单个癫痫患者来说，存在多种发作形式，并且有的发作形式属于局灶性起源发作，有的发作形式属于全面性起源发作。

（4）分类不明的癫痫：指临床证据支持这类患者的发作症状为癫痫性发作，但现有的临床证据不足以确定患者的发作形式为局灶性起源还是全面性起源。临床上可能有很多情况会造成无法对癫痫进行分类，比如没有机会行脑电图检查，或者虽然有脑电图检查，但是未记录到癫痫放电，或者患者的发作起始没有观察到，所以无法对发作形式进行分类。但是该分类仍然是一个动态概念，当获取到充分的临床证据时，可重新对其进行分类。

（三）癫痫综合征的国际分类及临床特征

1. 癫痫综合征的国际分类　癫痫是一种脑部疾病，具有反复发作的倾向，每个癫痫患者都有其自身的病因、临床特征及预后特点，但是在众多癫痫患者之中，总有一些群体会有这样的共性特点：他们的癫痫会在相似的年龄阶段起病，甚至会在相似的年龄段自发缓解，发作形式、脑电图及神经影像学存在一致性的表现。此外，他们还可能存在相同的遗传基础，相同的共患病，如智能障碍、发育迟缓、精神障碍，还有大致相同的病情发展及预后表现。临床上将这些拥有固定临床特征组合模式的癫痫提取出来，以其特点单独命名，就形成了癫痫综合征。目前临床上应用最广泛的是 1989 年癫痫及癫痫综合征国际分类（表 6-1）。

表 6-1　癫痫及癫痫综合征国际分类（ILAE，1989 年）

分类	疾病名称
1. 与部位有关（局灶性、局限性、部分性）的癫痫及癫痫综合征	
1.1 特发性（起病与年龄有关）	伴中央 - 颞区棘波的良性儿童癫痫 伴有枕叶阵发性放电的儿童癫痫 原发性阅读性癫痫

续表

分类	疾病名称
1.2 症状性	持续性部分性癫痫
	有特殊诱导模式的症状性癫痫
	颞叶癫痫
	额叶癫痫
	顶叶癫痫
	枕叶癫痫
1.3 隐源性	
2. 全面性癫痫和癫痫综合征	
2.1 特发性(按起病年龄顺序排列)	良性家族性新生儿惊厥
	良性新生儿惊厥
	婴儿良性肌阵挛癫痫
	儿童失神癫痫
	青少年失神癫痫
	青少年肌阵挛癫痫
	唤醒时伴有全身强直-阵挛性发作的癫痫
	其他全面性特发性癫痫
	特殊活动诱导的癫痫
2.2 隐源性和(或)症状性	West 综合征(婴儿痉挛)
	Lennox-Gastaut 综合征
	肌阵挛站立不能性癫痫
	肌阵挛失神癫痫
2.3 症状性	非特异性病因引起
	早期肌阵挛性脑病
	伴有暴发抑制的早发性婴儿癫痫性脑病
	其他症状性全面性癫痫
	特殊综合征
	合并于其他疾病的癫痫发作,包括有发作及以发作为主要症状的疾病
3. 不能确定为局灶性还是全面性的癫痫和癫痫综合征	
3.1 兼有全面性和局灶性发作的癫痫	新生儿癫痫
	婴儿重症肌阵挛性癫痫
	慢波睡眠中持续性棘慢波癫痫
	获得性癫痫性失语(Landau-Kleffner 综合征)
	其他不能确定的癫痫
3.2 没有明确的全面性或局灶性特征的癫痫	
4. 特殊综合征	
4.1 热性惊厥	
4.2 孤立稀少的发作或孤立的癫痫状态	
4.3 仅由于急性代谢性或中毒性事件的发作,如酒精、药物、子痫、非酮性高血糖等因素而引起的发作	

1989年癫痫及癫痫综合征采用"两步法"，主要结合发作类型和病因进行分类。第一步，依据癫痫起源是全面性、局限性还是不明性的，将癫痫综合征分成四大类，分别是与部位有关的癫痫及癫痫综合征、全面性癫痫及癫痫综合征、不能确定为局灶性还是全面性的癫痫或癫痫综合征以及特殊综合征。第二步，从病因学角度，将癫痫综合征分为三种类型，包括：①特发性：指除了可能的遗传易感性之外，没有其他潜在的病因，除了癫痫发作之外，没有结构性脑部病变和其他神经系统症状或体征，通常有年龄依赖性，如儿童失神癫痫、青少年肌阵挛癫痫；②症状性：指癫痫发作由一个或多个可辨认的结构性脑部病变引起，例如海马硬化引起的内侧颞叶癫痫、局灶性皮质发育不良引起的额叶癫痫；③隐源性：该类综合征推测其存在病因，为症状性，但以目前检查手段无法明确病因。随着高场强MRI的应用及分子遗传学的发展，隐源性癫痫综合征的数量将越来越少。

2．癫痫综合征的临床特征　癫痫发作的临床表现描述的是一次发作的全过程，而癫痫综合征则是将一组包括疾病的病因、可能的发病机制、病变部位、好发年龄、临床表现、脑电图特征、治疗、预后转归等相关资料放在一起进行描述（表6-2）。

表6-2　部分癫痫综合征的临床特征

类型	特征
1. 与部位有关的癫痫	
（1）特发性	①具有中央-颞部棘波的良性儿童癫痫（benign childhood epilepsy with centro-temporal spikes，BECTS）：好发于2～13岁，通常为局灶性发作，可不经治疗于16岁前自愈，预后良好。脑电图在中央-颞区可见一侧或双侧的局灶性棘波 ②具有枕区放电的良性儿童癫痫（childhood epilepsy with occipital paroxysms）：好发年龄1～14岁。发作初为视觉症状，随之出现眼肌阵挛、偏侧阵挛，也可合并全身强直-阵挛性发作及自动症。脑电图示一侧或双侧枕区棘-慢波或尖波 ③原发性阅读性癫痫：由阅读引起，没有自发性发作的癫痫综合征。临床表现为阅读时出现下颌阵挛，常伴有手臂的痉挛，如继续阅读则会出现全身强直-阵挛发作
（2）症状性	①颞叶癫痫（temporal lobe epilepsy）：起于颞叶，可为单纯或复杂部分性发作及继发全身性发作。40%以上有热性惊厥史 ②额叶癫痫（frontal lobe epilepsy）：与颞叶癫痫一样，也可表现为单纯或复杂部分性发作，常有继发性全身性发作。丛集性出现，每次发作时间短暂，刻板性突出，强直或姿势性发作及下肢双侧复杂的运动性自动症明显，易出现癫痫持续状态 ③枕叶癫痫（occipital lobe epilepsy）：主要为伴有视觉症状的单纯部分性发作，可有或无继发性全身性发作 ④顶叶癫痫（parietal lobe epilepsy）：单纯部分性发作，主要表现为感觉刺激症状，偶有烧灼样疼痛感 ⑤持续性部分性癫痫：表现为持续数小时、数天甚至数年，仅影响身体某部分的节律性肌阵挛。脑电图在中央区有局灶性棘-慢波，但无特异性 ⑥有特殊诱导模式的症状性癫痫：本体感觉引起的癫痫是指由被动或主动运动引起的癫痫发作，主要表现为由肢体主动或被动活动所引起的短暂性强直或部分性发作，通常出现在有大脑损伤或运动障碍的患者中，这种发作的痫样特征可通过发作期脑电图记录来证实。比如眼睑肌阵挛癫痫，也称为Jeavons综合征，最常见的诱发因素是在持续光线存在条件下自觉或不自觉闭眼，间歇性闪光刺激在睁眼或闭眼时也可引起癫痫发作，常见表现为快速反复的眼睑肌阵挛抽搐，眼球上翻，头有时会轻微后仰，可伴有或不伴有失神发作
（3）隐源性	从癫痫发作类型、临床特征、常见部位推测其为继发性，但病因不明

续表

类型	特征
2. 全面性癫痫和癫痫综合征	
(1) 与年龄有关的特发性	①良性新生儿家族性惊厥（benign neonatal familial convulsion）：常染色体良性遗传。出生后2~3天发病。表现为阵挛或呼吸暂停，脑电图无特异性改变 ②良性新生儿惊厥（benign neonatal convulsion）：见于出生后5天左右，表现为频繁而短暂的阵挛或呼吸暂停性发作，脑电图上有尖波和δ波交替出现 ③良性婴儿肌阵挛性癫痫（benign myoclonic epilepsy in infancy）：1~2岁发病，有癫痫家族史。表现为发作性、短暂性、全身性肌阵挛。脑电图可见阵发性棘-慢波 ④儿童期失神癫痫（childhood absence epilepsy）：6~7岁起病，女性为多，与遗传因素关系密切。表现为频繁的典型失神，一天多次 ⑤青少年期失神癫痫（juvenile absence epilepsy）：青春期早期发病，男女间无明显差异。发作频率少于儿童期失神癫痫，80%以上出现全身强直-阵挛发作，脑电图上可见广泛性棘-慢复合波 ⑥青少年肌阵挛性癫痫（juvenile myoclonic epilepsy）：好发于8~18岁，表现为肢体的阵挛性抽动，多合并全身强直-阵挛发作和失神发作 ⑦觉醒时全身强直-阵挛性癫痫（epilepsy with generalized tonic-clonic seizure on awaking）：好发于11~20岁。清晨醒来或傍晚休息时发病。表现为全身强直-阵挛性发作，可伴有失神或肌阵挛发作
(2) 隐源性或症状性	推测其是症状性，但病史及现有的检测手段未能发现致病原因 ①West综合征：又称为婴儿痉挛症，出生后1年内发病，多见于男孩。波及头、颈、躯干或全身的频繁肌痉挛、精神发育迟滞和脑电图上高幅失律构成特征性的三联征 ②Lennox-Gastaut综合征：好发于1~8岁，少数出现在青春期。强直性发作、失张力发作、肌阵挛发作、非典型失神发作和全身强直-阵挛发作等多种发作类型并存、精神发育迟缓、脑电图上慢棘-慢波（1~2.5 Hz）和睡眠中10 Hz的快节律是其三大特征，易出现癫痫持续状态 ③肌阵挛站立不能性癫痫（epilepsy with myoclonic-astatic seizures）：又称为肌阵挛失张力癫痫（epilepsy with myoclonic atonic seizures）或Doose综合征，2~5岁发病，首次发作多为全身强直-阵挛发作，持续数月的全身强直-阵挛发作后出现"小运动性发作"，由肌阵挛发作、失神发作、每日发作数次的跌倒发作组成，持续1~3年。脑电图早期表现为4~7 Hz的慢波节律，以后出现规则或不规则、双侧同步的2~3 Hz棘-慢波和（或）多棘-慢波 ④肌阵挛失神癫痫（epilepsy with myoclonic absences）：特征性表现为失神伴双侧节律性阵挛性抽动。脑电图上可见到双侧同步对称、节律性的3 Hz棘-慢波，类似失神发作
(3) 症状性或继发性	包括无特殊病因的早期肌阵挛性癫痫性脑病、伴有暴发抑制的婴儿早期癫痫性脑病，其他症状性全身性癫痫和有特殊病因的癫痫
3. 不能分类的癫痫	包括Landau-Kleffner综合征、慢波睡眠中持续棘慢复合波的癫痫及婴儿重症肌阵挛性癫痫
(1) 婴儿重症肌阵挛性癫痫	也称为Dravet综合征。出生后1年内发病，初期表现为在没有先兆的情况下出现全身或单侧阵挛，常伴意识障碍，以后有从局部开始的、频繁的肌阵挛，部分患者有局灶性发作或非典型失神，受累儿童有精神运动发育迟缓和其他神经功能缺失
(2) Landau-Kleffner综合征	Landau-Kleffner综合征也称为获得性癫痫性失语。发病年龄3~8岁，男多于女，隐袭起病，进行性发展，病程中可有自发缓解和加重。最常见的表现是听觉性语言失认
4. 特殊综合征	包括与位置有关的发作、热性惊厥、孤立的发作或癫痫持续状态等

六、癫痫的诊断

癫痫的诊断是一个系列性的、分层级的推进过程，包含对发作性质及发作类型的诊断，对所属癫痫类型及癫痫综合征的诊断，以及病因诊断，反映了一个系统化层层递进的认知与诊断过程。这种分步骤、分层级的诊断即为癫痫诊断的原则。

具体来说，临床上的癫痫诊断按层级需要完成如下步骤：
①确定是否为癫痫；
②明确癫痫发作类型；
③确定癫痫类型及是否符合特定的癫痫综合征的诊断；
④确定癫痫的病因。

临床上确定癫痫诊断后，还需仔细区别癫痫发作的类型及明确是否为癫痫综合征。癫痫发作类型的正确诊断对于指导抗癫痫药物治疗具有重要意义，发作类型诊断错误可能导致药物治疗失败，如将失神发作误诊断成自动症，选用卡马西平治疗就可能加重病情。癫痫综合征则是由一组特定的症状、体征及脑电图表现组合出现的癫痫现象，其所涉及的不仅是发作类型，还包含特殊的病因、病理、预后、转归，选药上也与其他癫痫不同，需仔细鉴别。因此，明确是否符合特定癫痫综合征的诊断具有临床实际意义。但现实中可能存在这种情况，用于各层级诊断的临床资料严重不足，导致诊断可能在某一层级停下来，比如仅能完成癫痫的诊断，后续发作类型、癫痫类型、病因诊断均不能做出。这种情况在临床工作中经常能够碰到，如当患者发作后意识不清，无法配合叙述病情时。因此，上述诊断原则是一个理想目标，在癫痫诊疗的整个过程中都应向着这个目标努力，尽量收集临床资料，完成诊断流程。诊断越明确，越完善，对临床治疗选择和预后判断就越有价值。

（一）癫痫的实用定义与诊断标准

传统癫痫诊断标准要求患者至少出现2次非诱发性发作，且发作间隔24 h才能诊断癫痫。2014年，国际抗癫痫联盟提出了最新的癫痫临床实用定义与诊断标准（表6-3），拓展了传统癫痫的诊断标准。

表6-3 癫痫临床实用定义与诊断标准（ILAE，2014年）

癫痫是一种脑部疾病，符合如下任何一种情况可确定为癫痫
1. 至少2次间隔＞24 h的非诱发性（或反射性）发作
2. 一次非诱发性（或反射性）发作，并且在未来10年再发风险与2次非诱发性发作后的再发风险相当（至少为60%）
□先前的脑损伤
□脑电图提示癫痫样异常
□头颅影像提示结构性损害
□夜间发作
3. 诊断某种癫痫综合征

在新标准中，只要符合上述三点中的任何一点即可诊断为癫痫。但需要强调的是，最新诊断标准中所指的发作首先要明确是癫痫发作，通常情况下，这是癫痫诊断的前提和基础。

癫痫发作是脑异常过度同步化放电引起的脑功能失调，因此它具有两个特征，即脑功能失调的临床表现和脑电图上的痫样放电。脑功能失调的临床表现需要通过病史了解：①发作是否具有癫痫发作的共性；②发作表现是否具有不同发作类型的特征：如全面性强直-阵挛发作的特征是意识丧失、全身强直抽搐，如仅有全身强直抽搐而无意识丧失，则需考虑假性发作或低钙性抽搐，不支持癫痫的诊断；失神发作的特征是突然发生、突然终止的意识丧失，一般不出现跌倒，如意识丧失时伴有跌倒，则晕厥的可能性更大；自动症的特征是伴有知觉受损，看似有目的，实际无目的的异常行为，如发作后能复述发作细节，也不支持癫痫自动症的诊断。脑电图上的痫样放电是诊断癫痫的重要依据，尤其是当患者出现典型的癫痫发作表现时，脑电图上同步显示癫痫放电节律，就可以肯定癫痫发作的诊断了。

（二）癫痫诊断的临床实践

1. 病史与体格检查　在癫痫诊断的临床实践中，详尽的病史采集是最重要的环节，能够为诊断、鉴别诊断、选择治疗方案、预测治疗效果提供重要线索。一份详尽的病史资料包括现病史、出生史、生长发育史、家族史和既往病史。

现病史资料中重点是对发作史的采集，需要问诊的信息包括：①首次发作年龄；是否存在促发因素，如发热、女性经期等；②发作起始的症状/体征，尤其是否存在发作"先兆"，所谓先兆是指患者发作初始时感觉到的发作迹象，是一种主观体验，可以表现为突然出现的异常感觉，如麻木、过电、幻听、幻视；异常自主神经反应，如心慌、心悸、胃气上升感、面色潮红、大汗等，可以在明显的发作之前出现，也可能孤立出现。总之，"先兆"往往是整个发作过程中最先出现的症状，因此先兆的出现也可以理解为癫痫发作的一个"预警"，先兆的存在常提示患者的发作类型为局灶非运动性发作；③发作中的表现；④发作演变过程；⑤发作持续时间；⑥发作后表现，尤其是否存在"Todd麻痹"现象，所谓"Todd麻痹"是指患者在癫痫发作后出现的持续一段时间的瘫痪状态，这种瘫痪可以是局部的，也可以是全身的，但通常仅累及一侧躯体，一般在48 h内自行消失；⑦发作频率；⑧是否有其他发作形式；⑨既往脑电图、头颅MRI等辅助检查结果；⑩既往抗癫痫药物使用情况；⑪不发作时的精神及认知状态，尤其是否存在抑郁、焦虑等精神障碍；⑫自癫痫发病以来的精神、智能、运动发育情况。

出生史需问诊的信息包括：①母亲妊娠是否异常；②妊娠感染史及用药史；③出生时是否足月；④有无早产、难产；⑤出生后有无缺氧窒息或是明显脐带绕颈；⑥有无产伤、颅内出血等。

生长发育史需问诊的信息包括：出生后智能、语言、运动及体格发育情况，是否存在生长发育迟滞。

家族史需重点了解各级亲属中有无癫痫或与之相关的疾病，如热性惊厥、苯丙酮尿症等遗传代谢病。

既往病史需重点问诊的信息包括：有无高热惊厥病史，中枢神经系统其他病史，如感染、外伤、卒中等。病史采集后，全身及神经系统查体是必需的。

2. 辅助检查　病史采集及体格检查之后，还需进行辅助检查以协助诊断、发现病因。

（1）脑电图（electroencephalogram，EEG）：EEG是反映脑电活动最直观、最便捷的检查方法，是诊断癫痫最重要的辅助检查。可以帮助鉴别发作性质，明确癫痫诊断，指导癫痫发作分类及特定癫痫综合征的诊断。理论上任何一种癫痫发作都能用脑电图记录到发作或发作间歇期痫样放电，但实际工作中由于技术和操作上的局限性，常规头皮脑电图仅能记录到49.5%的癫痫患者的痫样放电，重复3次可将阳性率提高到52%，通过延长记录时间，采用过度换气、闪光刺激等诱导方法还可以进一步提高脑电图阳性率，但仍有部分癫痫患者的脑电图检查始终正常。此外，在部分正常人中偶尔也可记录到痫样放电。因此，不能单纯依据脑电活动的异常或正常来确定或否定癫痫的诊断。

（2）神经影像学检查：神经影像学检查可以协助确定患者脑组织内是否存在结构上或者功能代谢上的异常，为病因诊断，尤其是结构相关的病因提供线索。

临床上癫痫诊断常用的神经影像学检查方法包括头颅MRI、PET-CT以及SPECT检查。

头颅MRI可以高分辨率地显示脑组织结构，对于发现脑部结构性异常有很高的价值。比如脑组织肿瘤、血管畸形、脑外伤后软化灶等，既往的临床循证医学证据证明这些结构异常很大可能会引起患者反复的癫痫发作，而这些脑组织结构病变在 MRI 上均有特征性的影像表现。因此，头颅 MRI 检查是有可能揭示癫痫患者的结构性病因的。故而临床上建议对癫痫患者常规进行头颅 MRI 检查。

头颅 PET-CT、SPECT 为脑功能代谢影像学检查方法，通过 PET-CT 检查可以确定脑组织各部位对葡萄糖摄取及代谢的活性，通过 SPECT 检查可以显示脑组织各部位血流灌注情况。对于癫痫患者，发作时，脑内引起癫痫发作的病灶处于一种高代谢状态，其局部血流灌注也增高，因此 PET-CT 及 SPECT 检查均会出现高代谢、高功能活性的变化，而对处于发作间歇期的患者进行检查时，因为引起癫痫发作的癫痫灶一般均存在病理变化，其代谢及功能活性往往处于较正常为低的状态，因此 PET-CT 及 SPECT 检查均会出现低代谢、低功能活性的变化。结合癫痫患者头颅 MRI 结构影像和 PET-CT、SPECT 功能影像可以辅助定位脑组织内致痫灶的位置，发现致痫的结构性病因。

需要指出的是，PET-CT 与 SPECT 直接反映的是脑组织各部位代谢的活性，其显示异常的部位不一定就是导致癫痫的病灶，只是为致痫病灶的定位提供间接证据，真正确定还需要结合头颅 MRI、脑电图、发作时的临床表现等证据来综合判断。此外，PET-CT 和 SPECT 这两种检查均需要将特殊制备的具有放射性的药物注入人体，药物的制备需要特殊的设备，成本高昂，临床应用限制较大，因此这两项检查虽然常用，但并不作为癫痫患者的常规检查。

七、癫痫的治疗

癫痫患者的发作往往不可预测，不可控制，每次发作都伴随着发生意外的风险，比如跌倒、摔伤、交通意外、溺水等。此外，癫痫患者可能都有在公共场所发作的经历，当患者被告知自己在人群的围观下出现了尖叫、抽搐、尿失禁等发作症状时，必然会产生巨大的羞耻感，进而会抵触甚至拒绝参与各种户外活动、社交活动，这些都会对患者造成巨大的心理负担，甚至引发抑郁、焦虑等精神障碍共患病，严重影响患者的生活质量。

癫痫治疗的首要任务是控制癫痫发作，但需要明确的是，癫痫治疗的最终目的不仅仅是控制发作，更重要的是尽可能促进患者获得正常的社会及家庭生活。因此，癫痫治疗的目标是完全控制发作，提高生活质量。

目前，临床上常用的癫痫治疗方法很多，根据其主要是应用药物还是手术可大致分为癫痫的药物治疗和外科治疗两大类。需要强调的是，这两种治疗方式并不是孤立的、割裂的，而是相互配合，相互协同，贯穿于癫痫患者的整个治疗过程中，只不过在特定的治疗时期，根据患者的病情，可能以其中一种治疗方式为主，比如多数患者诊断癫痫后首先选择药物治疗，但是当患者存在明显的结构性病因，如颅内肿瘤时，除了应用药物治疗，更重要的是去除病因，切除肿瘤，此时应以外科治疗方式为主。手术治疗后，患者不能立刻停药，仍需续贯地应用抗癫痫药物治疗，根据具体病情再行决定何时停药，此期仍以药物治疗为主。

从上面的例子能够看出，由于癫痫患者的病因不同，具体病情复杂多变，因此相应的治疗方式选择存在个体差异，而且对于同一个癫痫患者来说，不同治疗时期也存在治疗方式的调整。

当患者癫痫诊断明确后，视个体情况决定是继续观察还是开始治疗，当治疗开始后，一般首先选择药物治疗，当药物治疗失败后可以尝试外科治疗。此外，在整个治疗过程中都应关注癫痫的病因，当病因明确后，应优先尝试对病因进行处理。癫痫治疗流程见图 6-4。

（一）治疗开始的时机

临床上，当患者癫痫诊断确定后，何时开始治疗需要视具体情况而定。这一决策的做出受到癫痫的类型、发作频率及再发风险评估、主诊医师治疗理念及患者和家属意愿等众多因素的影响。

一些良性癫痫综合征，比如具有中央-颞部棘波的良性儿童癫痫（benign childhood epilepsy with centro-temporal spikes，BECTS），如果患者发作频率较低，且主要表现为局部、轻缓的发

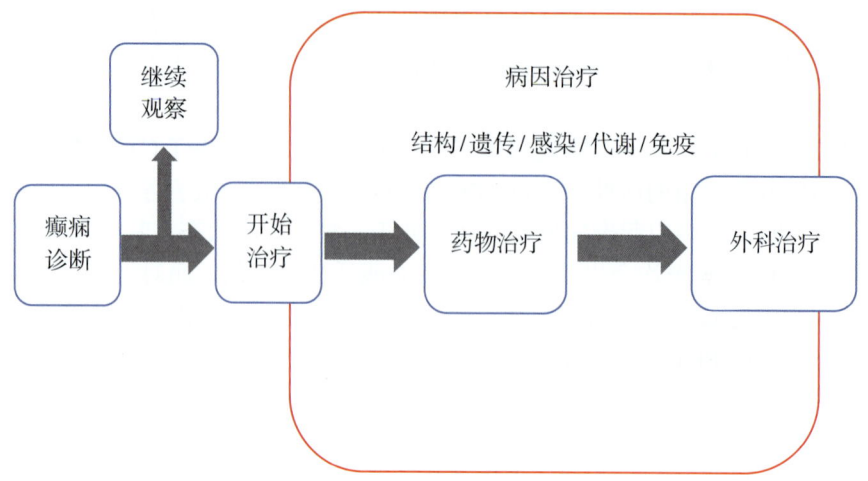

图 6-4 癫痫治疗流程图

作,对于这类患者,治疗带来的收益并不高于患者接受治疗所需面对的风险,比如药物的副作用,因此可以继续观察,暂不治疗。

还有一些患者存在两次以上的非诱发性发作,无论是按照传统癫痫诊断标准,还是按照新的诊断标准都可以诊断癫痫,但是发作次数稀少,半年发作1次者,可在告知其治疗可能的副作用和不治疗可能面临的风险的情况下,根据患者及家属的意愿,酌情作出决策。

另有一些患者,虽然只出现过1次发作,但是其存在严重脑外伤史,或者脑电图检查发现频繁的癫痫放电等,因未来再次发作的风险很高,可以积极开始治疗。

(二)癫痫的药物治疗

抗癫痫药物治疗是癫痫治疗中最重要和最基本的治疗方式。做出开始治疗的决策后,通常情况下需要首先选择药物治疗方式。

1. 抗癫痫药的研发历史及分类　抗癫痫药(anti-epileptic drugs)的研发经历了三个阶段的发展。第一代抗癫痫药是窄谱类抗癫痫药,代表药物为巴比妥类药物和苯妥英钠,在临床主要用于治疗部分性发作和大发作,但是药物的不良反应较为严重。第二代抗癫痫药是广谱类抗癫痫药,代表药物是苯二氮䓬类药物和丙戊酸钠,与第一代药物相比,其临床适应证较广,药物安全性较好。大部分第三代药物在20世纪80年代后研制开发,是基于癫痫的发病机制和电生理特点,针对特定靶点设计的药物,代表药物为拉莫三嗪、奥卡西平、托吡酯、左乙拉西坦等。这类药物具有药理学作用机制明确、药效良好、不良反应少等优点。临床上习惯将第一代及第二代抗癫痫药物称为老的或传统抗癫痫药物,而将第三代抗癫痫药物称为新的抗癫痫药物。目前临床常用药物为第二代、第三代抗癫痫药。近几年的临床实践发现,新、老抗癫痫药间总疗效并没有明显差异,但新抗癫痫药总体安全性好。

根据主要临床应用可将抗癫痫药分为主要用于局灶性发作和全面性强直-阵挛发作的药物、主要用于失神发作的药物和广谱抗癫痫药。根据化学结构分为乙内酰脲类、巴比妥类、亚氨芪类、乙酰胺类、氨基丁酸类等。亦可根据作用机制分为作用于电压依赖性钠通道的药物、作用于电压依赖性钙通道的药物、增强GABA系统的药物、抑制谷氨酸系统的药物等(表6-4)。

表 6-4　常见抗癫痫药分类

临床应用分类	化学结构分类	代表药物	作用机制
1. 治疗局灶性发作和全面性强直-阵挛发作的药物	乙内酰脲类	苯妥英钠、乙苯妥英	电压依赖性钠通道阻滞作用 L型钙通道阻滞作用

续表

临床应用分类	化学结构分类	代表药物	作用机制
1. 治疗局灶性发作和全面性强直-阵挛发作的药物	巴比妥类	苯巴比妥、去氧苯巴比妥（扑米酮）	增强 $GABA_A$ 受体功能 抑制谷氨酸 AMPA 受体功能 电压依赖性钠通道阻滞作用 L 型钙通道阻滞作用
	亚氨芪类	卡马西平、奥卡西平、拉莫三嗪	电压依赖性钠通道阻滞作用
	乙酰胺类	左乙拉西坦、布瓦西坦	作用于突触小泡蛋白 2A N 型钙通道阻滞作用 抑制谷氨酸 AMPA 受体
	氨基丁酸类	加巴喷丁、普瑞巴林	N 型、Q 型、P 型通道阻滞作用
	—	氨基己酸	抑制 GABA 氨基转移酶（GABA-T）
	—	噻加宾	抑制 GABA 的转运体（GAT-1）
2. 治疗失神发作的药物	琥珀酰亚胺类	乙琥胺	T 型钙通道阻滞作用
3. 广谱抗癫痫药	丙戊酸类	丙戊酸钠	电压依赖性钠通道阻滞作用 T 型钙通道阻滞作用 增强 GABA 系统功能（多靶点）
	苯二氮䓬类	地西泮、氯硝西泮	增强 GABA-$GABA_A$ 受体功能

注：丙戊酸钠的作用机制详见下文。布瓦西坦的作用机制尚不明确。在有些文献资料中，卡马西平、拉莫三嗪归为广谱抗癫痫药。

2. 抗癫痫药的作用机制 抗癫痫药的主要作用有两方面：①抑制病灶神经元异常过度放电；②阻止病灶异常放电向周围正常组织的扩散。以下针对这两方面作用，说明抗癫痫药的作用机制。

（1）抑制病灶神经元过度放电：针对神经元异常过度放电，抗癫痫药通过改善神经元静息膜电位，提高静息膜电位与阈电位之间的差值，或者通过延长动作电位有效不应期的方式来发挥作用。药物可通过阻滞电压依赖性钠通道、激活电压依赖性钾通道、阻滞电压依赖性钙通道而发挥上述作用，即药物发挥膜稳定作用（图 6-5）。

例如，拉莫三嗪是电压依赖性钠通道的阻滞剂，选择性地阻断癫痫病灶神经元的电活动，而较少影响正常组织神经元的动作电位。该效应与药物的电压依赖性阻滞作用（voltage-dependent block）有关，即拉莫三嗪阻滞 Na^+ 内流的作用依赖于静息膜电位水平，静息膜电位越高，对 Na^+ 电流的阻滞作用越明显。而另一种电压依赖性钠通道的阻滞剂卡马西平具有明显的频率依赖性阻滞作用（frequency-dependent block），即卡马西平可有效阻断癫痫病灶

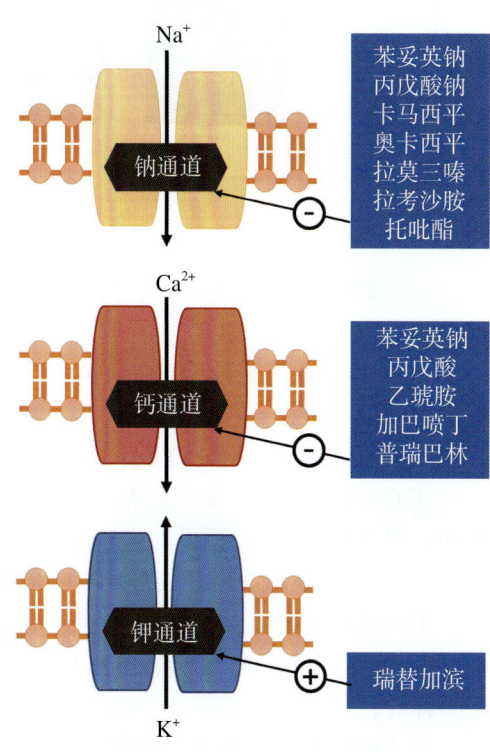

图 6-5 作用于离子通道的抗癫痫药
"+"表示正性调节作用；"-"表示负性调节作用

神经元的高频反复放电，而对低频放电神经元作用相对较弱，该效应与药物可延长动作电位有效不应期有关。抗癫痫药的电压依赖性阻滞作用和频率依赖性阻滞作用使药物更倾向作用于静息膜电位较高的、高频放电的神经元，选择性抑制癫痫灶的异常高频反复放电，发挥抗癫痫作用。

再如，瑞替加滨可激活电压依赖性钾通道，有效降低神经元静息膜电位，使之发生超极化，从而发挥抗癫痫作用。乙琥胺通过阻滞 T 型钙电流，抑制丘脑神经元的簇状放电，继而有效抑制失神发作。

（2）抑制病灶神经异常传导：神经元之间的传导方式主要为电传导和化学传导，电传导主要借助细胞膜上的各类离子通道而实现；化学传导则依赖于神经递质在突触中的作用。抗癫痫药可通过抑制电传导、改善化学传导的方式阻滞癫痫病灶内异常放电扩布。

对于阻滞异常电传导，抗癫痫药的作用靶点是各类离子通道。例如，苯妥英钠可阻滞 L 型、N 型钙通道，抑制 Ca^{2+} 内流，降低膜兴奋性，阻止病灶放电向正常组织扩散。

对于改善化学传导，抗癫痫药一方面可通过增强 GABA 介导的抑制性突触传递功能，另一方面可通过抑制谷氨酸介导的兴奋性突触传递功能而发挥疗效。

1）增强 GABA 介导的抑制性突触传递功能的作用靶点及相关抗癫痫药如下（图 6-6）。

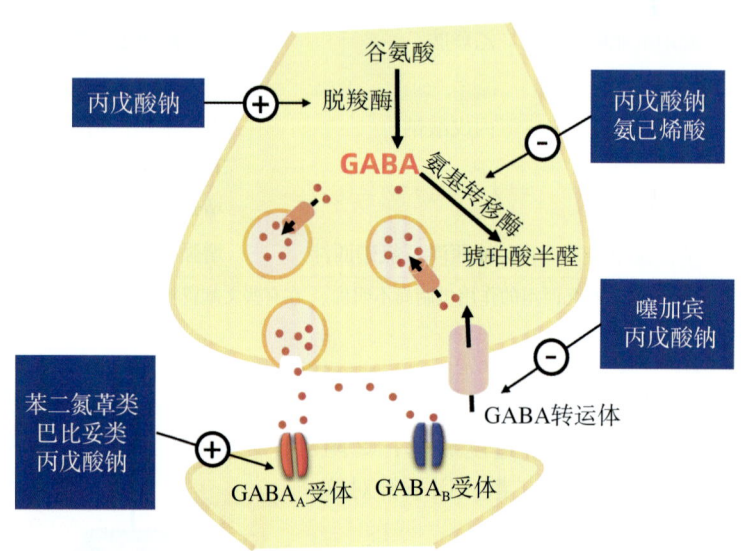

图 6-6　作用于 γ- 氨基丁酸（GABA）系统的抗癫痫药
"＋"表示正性调节作用；"－"表示负性调节作用

① 谷氨酸脱羧酶（GAD）：丙戊酸钠可增强谷氨酸脱羧酶的活性，促进谷氨酸的降解，同时促进 GABA 的生成。

② GABA 氨基转移酶（GABA-T）：丙戊酸钠、氨己烯酸可抑制 GABA 氨基转移酶活性，抑制 GABA 降解。

③ GABA 转运体（GAT-1）：丙戊酸钠、噻加宾可抑制 GABA 转运体，抑制 GABA 的重吸收。

④ $GABA_A$ 受体：苯二氮䓬类药物和巴比妥类药物可增强 GABA 与 $GABA_A$ 受体之间的相互作用，促进 Cl^- 内流，诱导细胞超极化。

2）削弱谷氨酸介导的兴奋性突触传递功能的作用靶点及相关抗癫痫药如下（图 6-7）。

① 突触小泡蛋白 2A：左乙拉西坦可作用于突触小泡蛋白 2A，稳定谷氨酸的储存。

② N 型、P 型、Q 型钙通道：加巴喷丁、普瑞巴林可阻滞突触前膜钙通道，抑制谷氨酸的量子释放。

③ AMPA 受体：左乙拉西坦、吡仑帕奈可阻断 AMPA 受体。

④ NMDA 受体：非氨酯可阻断 NMDA 受体。

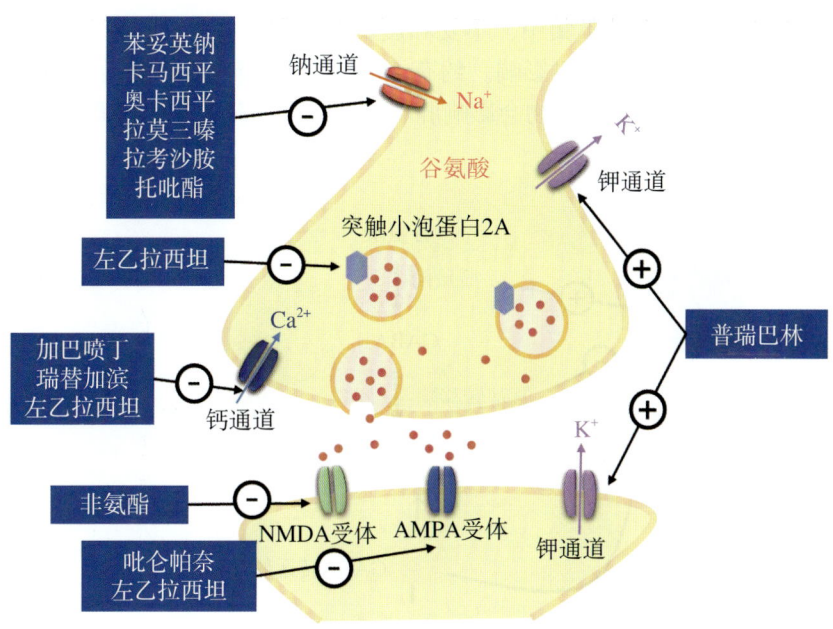

图 6-7 作用于谷氨酸系统的抗癫痫药
"+"表示正性调节作用;"-"表示负性调节作用

3. 临床常用的抗癫痫药

丙戊酸钠(sodium valproate)

丙戊酸钠是多靶点广谱抗癫痫药,也是治疗癫痫的主要药物之一,目前已在世界各国广泛应用。

【体内过程】口服可完全由肠道吸收。一次服用后 1～4 h 血浆浓度达高峰。主要分布在肝、肾、胃肠和脑等组织。易通过胎盘进入胎儿体内并蓄积在发育的骨骼中。丙戊酸钠主要被肝微粒体酶羟化代谢后与葡糖醛酸结合,由尿排出。

【作用机制】丙戊酸钠的抗癫痫作用机制是多方面的,可能与其阻滞电压依赖性钠通道和钙通道、增强 GABA 系统功能有关,分述如下。

(1) 阻滞电压依赖性钠通道:治疗浓度时对小鼠离体皮质或脊神经元产生的高频反复放电具有选择性阻滞作用,丙戊酸钠可选择性地与失活状态的电压依赖性钠通道结合,延长后者的有效不应期。

(2) 阻滞 T 型钙通道:减弱 T 型钙电流,抑制丘脑神经元 3 Hz 异常放电,可用于治疗失神发作。

(3) 增强 GABA 系统功能:药理研究发现,给不同动物服用一定剂量的丙戊酸钠,均可增加脑内 GABA 含量。丙戊酸钠可增强 GABA 合成酶(谷氨酸脱羧酶,GAD)的活性,使 GABA 合成增加;抑制 GABA 转运体(GAT-1)的活性,从而抑制 GABA 的重吸收,使细胞间隙游离的 GABA 增加;抑制 GABA 代谢酶(GABA 氨基转移酶,GABA-T)的活性,抑制 GABA 的降解(图 6-8)。此外,本品尚可抑制琥珀酸半醛还原酶的活性,抑制琥珀酸半醛转换为具有神经毒性的 γ-羟基丁酸,起到神经保护作用。

【临床应用】丙戊酸钠为广谱抗癫痫药,对于各型癫痫均有不同程度的疗效,尤其对大发作、局灶性发作、失神性发作和肌阵挛性发作效果较好。

【不良反应】丙戊酸钠毒性较小,少见严重不良反应。常见不良反应为胃肠道反应,如厌食、恶心和呕吐等,饭后服用或逐渐加量可以减轻以上反应。中枢神经系统方面的反应主要包括嗜睡、平衡失调、乏力、精神不集中、不安和震颤等，但这些不良反应少见，减少用量可使反应减轻。丙戊酸钠对肝功能有明显影响。约有40%的患者服药后肝酶活性暂时升高。尤其是在用药开始后前几个月常见。由于药物会影响肝功能，联合用药时需注意调整药物剂量。

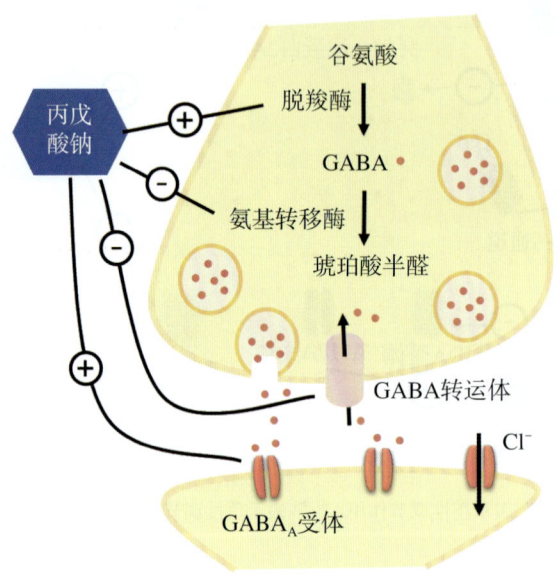

图6-8　丙戊酸钠的抗癫痫作用机制
"+"表示正性调节作用；"-"表示负性调节作用

乙琥胺（ethosuximide）

【体内过程】口服可完全被吸收。较少与血浆蛋白结合，可很快分布到各组织。大约25%以原形随尿排出，其余被肝微粒体酶代谢，其主要代谢产物是羟乙基衍化物，与葡糖醛酸结合后由尿排出。

【作用机制与临床应用】乙琥胺对于T型钙通道具有选择性阻滞作用，丘脑神经元中的T型钙电流是失神发作的始动电流，它与患者EEG上3 Hz的棘波形成有关，乙琥胺对此钙电流的选择性阻滞作用，可能是其治疗失神发作的主要机制。乙琥胺是临床治疗单纯性失神发作的首选药，但对其他类型癫痫无效。

【不良反应】常见副反应包括胃肠道反应，如厌食、恶心和呕吐，以及中枢神经系统反应，如头痛、头晕、困倦、失眠、欣快、呃逆等。对于有精神病史的患者，可引起精神行为异常。偶见嗜酸性粒细胞缺乏症或粒细胞缺乏症，严重者可发生再生障碍性贫血。

拉莫三嗪（lamotrigine）

【体内过程】口服易经胃肠道吸收，1～3 h后血浆浓度达高峰，约55%与血浆蛋白结合，有效血浆浓度为1～3 μg/ml。约90%的药物在肝内被代谢，主要代谢产物为葡糖醛酸化合物，由尿排出。与肝药酶诱导剂（如卡马西平）合用时，代谢速度加快，需调整用药剂量。

【作用机制】拉莫三嗪是新型抗癫痫药，为电压依赖性钠通道阻滞剂，其抑制Na^+内流的作用具有电压依赖性及频率依赖性阻滞作用，可选择性阻断癫痫病灶的异常高频放电。拉莫三嗪也可作用于电压门控钙通道，减少谷氨酸的释放，从而抑制神经元的过度兴奋。

【临床应用】拉莫三嗪主要用于成人局限性发作和大发作，对非典型失神发作和儿童肌阵挛发作均有不同程度的疗效。临床上多与其他抗癫痫药合用治疗一些难治性癫痫。

【不良反应】 长期应用拉莫三嗪常见的不良反应为头晕、平衡失调、困倦、头痛、复视、恶心和呕吐，这些反应并不严重。其唯一的缺点是可引起皮疹，约10%的患者在服药4～6周后可出现这种反应，皮疹表现为斑状、丘疹状或红斑状，尽管连续用药后皮疹可消失，但有时可引起全身症状，如发热或淋巴结病，此时应停药和进行药物治疗，约10%的成年患者可出现严重的、有生命危险的皮疹，如斯-约二氏综合征（Stevens-Johnson syndrome）、中毒性表皮坏死、伴有高烧的血管性水肿和淋巴结病，如与丙戊酸合用，上述症状可增加3倍。儿童服用拉莫三嗪时，上述具有生命危险的皮疹发生率约为2%。

卡马西平（carbamazepine）

【体内过程】 口服可从胃肠道吸收，但吸收较慢而不规则，个体差异大。有70%～80%与血浆蛋白结合。吸收后快速分布至各组织，中枢分布较高，脑脊液中浓度可达血浆浓度的50%。经肝代谢为有活性的环氧化卡马西平，仍有抗癫痫作用，环氧化卡马西平进一步代谢为无活性的双羟衍化物，与葡糖醛酸结合后经肾排出，约3%的药物以原形或环氧化物随尿排出。

单次口服2～8 h后，血浆浓度达高峰，每日给药两次，需5～10日达稳态血药浓度，血浆有效浓度为4～10 μg/ml。卡马西平为肝药酶诱导剂，长期用药可加速自身代谢，单次给药时$t_{1/2}$可从20～50 h缩短至10～20 h。在抗癫痫联合用药中，卡马西平尚可加速其他药物的代谢。

【作用机制】 卡马西平在多种癫痫模型中均呈现稳定的有效性。例如，在最大电休克惊厥模型和脊椎动物神经元标本的持久高频反复放电模型中，可以有效抑制神经元的电活性，在大鼠杏仁核快速点燃癫痫模型中的效应强于苯妥英钠。卡马西平可有效抑制癫痫病灶高频放电向外周神经元的扩散，但是无法有效阻断病灶内高频放电的形成。

卡马西平的抗癫痫作用机制类似于苯妥英钠，治疗浓度时可选择性阻滞电压依赖性钠通道，呈现较明显的频率依赖性阻滞效应，神经元的放电频率越高，阻滞效应越显著。这主要是因为卡马西平与失活态钠通道的亲和力高于与静息态和活化态钠通道的亲和力，因此药物优先作用于失活态的钠通道，可延长通道恢复期。卡马西平也可抑制T型钙通道。

卡马西平尚可作用于GABA受体，增强中枢抑制性神经递质GABA在突触后的作用。卡马西平的化学结构与三环类抗抑郁药丙米嗪类似，具有抗胆碱、抗抑郁及抑制神经肌肉接头传递的作用。卡马西平可刺激抗利尿激素的分泌，产生抗利尿作用。

【临床应用】 卡马西平是治疗局灶性发作和大发作的首选药之一，同时还有抗复合型局灶性发作和小发作的作用。对癫痫并发的精神症状亦有效果。卡马西平可用于治疗三叉神经痛、舌咽神经痛。临床上还可用于治疗尿崩症。卡马西平具有较强的抗抑郁作用，对锂制剂无效的躁狂症、抑郁症也有效。

【不良反应】 常见的不良反应为眩晕、复视、恶心呕吐、共济失调、手指震颤、水钠潴留，皮疹及心血管反应，偶见肌张力障碍和肌阵挛，也可引起精神行为异常。治疗开始时，约有10%的患者会产生一过性的白细胞减少，连续治疗3～4个月后消失，如果发生持久性减少，应停药。

奥卡西平（oxcarbaxepine）

【体内过程／作用机制】 奥卡西平是卡马西平的10-酮基衍生物，其药理作用、作用机制和临床应用均与卡马西平相似，但是药动学特性优于卡马西平，不易产生具有毒性的代谢产物，不良反应少见。口服吸收良好，吸收后几乎全部药物可快速转化为具有药理活性的代谢产物10,11-二氢-10-羟基-卡马西平。虽然该代谢产物的抗癫痫效能略低于原药，但是对肝药酶的影响较小，不易与其他抗癫痫药产生药物之间的相互作用。口服4 h后，其活性代谢产物的血浆浓度达高峰，有效血浆浓度为 2～10 μg/ml。奥卡西平及其代谢产物可阻滞电压依赖性钠通道，亦可作用于钾、钙通道，阻止病灶放电扩布。

【临床应用及不良反应】 临床上奥卡西平作为卡马西平的替代药物，主要用于对卡马西平过敏或不易耐受的患者。奥卡西平对复杂性部分发作、全身强直肌阵挛发作效果较好。对糖尿病性神经病、偏头痛、带状疱疹后神经痛和中枢性疼痛也有效。不良反应较卡马西平轻，毒性低，常见的为头晕、头痛、疲劳、眩晕、复视、眼球震颤，过量可出现共济失调。

4. 癫痫发作间歇期的药物治疗　两次癫痫发作之间的时期为发作间歇期，其持续时间不定，短时可能仅为数分钟甚至更短，长时可达半年以上甚至数年。间歇期患者表现正常，但随时可能再次进入发作期。间歇期药物治疗的目的是避免再次发作。发作间歇期的药物治疗应遵循以下基本原则。

（1）合理选药：合理的药物选择对于控制患者发作、提升患者治疗信心、增强患者依从性至关重要，如选药不当，不仅治疗无效，还可能加重发作。抗癫痫药物的种类繁多，作用机制亦不同，临床实践中，抗癫痫药物的选择需依据癫痫发作类型、癫痫及癫痫综合征类型、药物副作用、药物来源、价格、患者年龄、性别、共患病、药物相互作用、患者及家属意愿等多种因素来决定，做出个体化选择，其中最主要的依据是癫痫发作类型和癫痫综合征的类型。2006 年，国际抗癫痫联盟针对不同发作类型的癫痫发布了初始单药治疗选药指南。2013 年，在汇总更多抗癫痫药物临床疗效证据的基础上，国际抗癫痫联盟更新了该指南，具体见表 6-5 所列。

表 6-5　癫痫初始单药治疗选药原则——ILAE，2013 年（根据发作类型和癫痫综合征）

发作类型或癫痫综合征	药物功效 / 疗效证据等级
成人局灶性发作	A 级：卡马西平、左乙拉西坦、苯妥英钠、唑尼沙胺 B 级：丙戊酸 C 级：加巴喷丁、拉莫三嗪、奥拉西平、苯巴比妥、托吡酯、氨己烯酸 D 级：氯硝西泮、扑痫酮
儿童局灶性发作	A 级：奥卡西平 B 级：无 C 级：卡马西平、苯巴比妥、苯妥英、托吡酯、丙戊酸、氨己烯酸 D 级：氯巴占、氯硝西泮、拉莫三嗪、唑尼沙胺
老年局灶性发作	A 级：加巴喷丁、拉莫三嗪 B 级：无 C 级：卡马西平 D 级：托吡酯、丙戊酸
成人全面强直-阵挛发作	A 级：无 B 级：无 C 级：卡马西平、拉莫三嗪、奥卡西平、苯巴比妥、苯妥英、托吡酯、丙戊酸 D 级：加巴喷丁、左乙拉西坦、氨己烯酸
儿童全面强直-阵挛发作	A 级：无 B 级：无 C 级：卡马西平、苯巴比妥、苯妥英、托吡酯、丙戊酸
儿童失神发作	A 级：乙琥胺、丙戊酸 B 级：无 C 级：拉莫三嗪 D 级：无

续表

发作类型或癫痫综合征	药物功效/疗效证据等级
BECTs	A级：无
	B级：无
	C级：卡马西平、丙戊酸
	D级：加巴喷丁、左乙拉西坦、奥卡西平、舒噻美
青少年肌阵挛癫痫	A级：无
	B级：无
	C级：无
	D级：托吡酯、丙戊酸

注：A、B、C、D代表功效/疗效的证据等级水平由高到低排列；A级对应药物确实有效（established），B级对应很可能有效（probably）；C级对应可能有效（possibly）；D级对应潜在有效（potentially）。

该指南对临床资料的筛选十分严格，很多癫痫发作类型及癫痫综合征由于缺乏符合条件的研究资料，未能确定一线用药，在实际工作中需要结合临床经验及患者个体观察来选择用药。根据目前临床用药习惯，部分癫痫综合征的选药可参考表6-6。

表6-6 部分癫痫综合征的选药原则

综合征	一线药物	添加药物	可考虑使用药物	可能加重发作的药物
儿童失神癫痫、青少年失神癫痫或其他失神综合征	丙戊酸、乙琥胺、拉莫三嗪	丙戊酸、乙琥胺、拉莫三嗪	氯硝西泮、唑尼沙胺、左乙拉西坦、托吡酯、氯巴占	卡马西平、奥卡西平、苯巴比妥、加巴喷丁、普瑞巴林、替加宾、氨己烯酸
青少年肌阵挛癫痫	丙戊酸、拉莫三嗪	左乙拉西坦、托吡酯	氯硝西泮、唑尼沙胺、氯巴占、苯比妥	卡马西平、奥卡西平、苯妥英钠、加巴喷丁、普瑞巴林、替加宾、氨己烯酸
全面性强直-阵挛发作	丙戊酸、拉莫三嗪、卡马西平、奥卡西平	左乙拉西坦、托吡酯、丙戊酸、拉莫三嗪、氯巴占	苯巴比妥	
特发性全面性癫痫	丙戊酸、拉莫三嗪	左乙拉西坦、丙戊酸、拉莫三嗪、托吡酯	氯硝西泮、唑尼沙胺、氯巴占、苯比妥	卡马西平、奥卡西平、苯妥英钠、加巴喷丁、普瑞巴林、替加宾、氨己烯酸
婴儿痉挛（WEST综合征）	类固醇、氨己烯酸	托吡酯、丙戊酸、氯硝西泮、拉莫三嗪		
Lennox-Gastaut综合征	丙戊酸	拉莫三嗪	托吡酯、左乙拉西坦、卢菲酰胺、非氨脂	卡马西平、奥卡西平、加巴喷丁、普瑞巴林、替加宾、氨己烯酸
BECTS、Panayiotopoulos综合征或晚发性儿童枕叶癫痫（Gastaut型）	卡马西平、奥卡西平、左乙拉西坦、丙戊酸、拉莫三嗪	卡马西平、奥卡西平、左乙拉西坦、丙戊酸、拉莫三嗪、托吡酯、加巴喷丁、氯巴占	苯巴比妥、苯妥英、唑尼沙胺、普瑞巴林、替加宾、氨己烯酸	

续表

综合征	一线药物	添加药物	可考虑使用药物	可能加重发作的药物
婴儿重症肌阵挛（Dravet 综合征）	丙戊酸、托吡酯	氯巴占、司替戊醇、左乙拉西坦、氯硝西泮		卡马西平、奥卡西平、加巴喷丁、拉莫三嗪、苯妥英、普瑞巴林、替加宾、氨己烯酸
癫痫性脑病伴慢波睡眠期持续棘慢波	丙戊酸、氯硝西泮、类固醇	左乙拉西坦、拉莫三嗪、托吡酯		卡马西平、奥卡西平
Landau-kleffner 综合征	丙戊酸、类固醇、氯硝西泮	左乙拉西坦、拉莫三嗪、托吡酯		卡马西平、奥卡西平
肌阵挛-失张力癫痫	丙戊酸、托吡酯、氯硝西泮、氯巴占	拉莫三嗪、左乙拉西坦		卡马西平、奥卡西平、苯妥英、加巴喷丁、普瑞巴林、替加宾、氨己烯酸

（2）尽可能单药治疗：单一药物治疗是应遵循的基本原则，如治疗无效或者出现不能耐受的副作用，可换用另一种单药。当需要换用另一种药物时，可先将新药加量至足够剂量并达到稳定的血药浓度后，再将第一种药物缓慢地减量直至停药，这个过程一般需 5～10 天。

（3）必要时联合用药：并不是所有的情况下都要坚持单药治疗。必要时需要合理的联合用药。在以下情况时可以考虑联合应用抗癫痫药物。

1）单药治疗无效时：具体掌握的标准为：已经换用过两种抗癫痫药物，剂量与血药浓度均达到治疗水平，仍然不能达到无发作。

2）存在多种发作类型，如既有局灶性自动症发作，又有全面性强直-阵挛发作，或者伴有失神发作的眼睑肌阵挛发作。

3）已经被临床实践证明需要联合用药的癫痫或癫痫综合征类型，如 Lennox-Gastaut 综合征等。

在联合应用抗癫痫药物时，应注意这些事项：

A．在需要联合应用抗癫痫药物时，应注意使用不同作用机制的药物，以提高完全控制发作的成功率。

B．尽量避免有相同副作用的药物合用，但并不是完全禁忌。事实上很多抗癫痫药物都对肝、肾功能有潜在损害，但并不是指只要使用就一定会造成肝、肾损伤，必要时可在监测肝肾功能的情况下联合用药，如果确实有证据显示用药造成了肝、肾损害，再调整药物。但是如果患者本身合并有肝、肾损害，就应该避免联合应用这些有肝、肾功能损害的药物。

C．注意药物相互作用，如一种药物的肝酶诱导作用可加速另一种药物的代谢，如丙戊酸与卡马西平联用，卡马西平对肝酶诱导可使丙戊酸的血药浓度降低。药物与蛋白的竞争性结合也会改变另一种药物起主要药理作用的血中游离浓度。同样以丙戊酸和卡马西平联用为例，丙戊酸可使卡马西平的活性代谢物的血药浓度增加。

D．联合用药以 2～3 种为宜，继续增加合用药物并不能有效提高发作控制率，但是会导致药物副作用带来的风险大大提高。因此不能将多种药物联合作为广谱抗癫痫药使用。

（4）药物剂量的确定及调整原则：应用抗癫痫药物时，一般应从小剂量开始，逐渐加量，以达到既能有效控制发作，又没有明显副作用的目的。如不能达到此目标，宁可满足部分控制，也不要出现副作用。有些药物能够监测血药浓度，可以此作为药物剂量是否达标或过量的依据。

（5）密切进行药物监测：大多数抗癫痫药物都有不同程度的副作用，如头晕、嗜睡、厌食、食欲亢进、震颤等都相当常见，多数反应轻微且为一过性，患者耐受性良好；但是也有引起表皮剥脱坏死性皮炎、急性肝肾功能损伤以及血液系统抑制等严重不良反应的报告。因此在整个临床用药过程中，不仅需要关注药物的疗效，还需要密切观察药物相关的副作用。需要监测的项目包括：用药前应常规查体，检查肝肾功能、血尿常规，用药后首月需复查，以后则需按药物的不同副作用不定期、有目的地监测相应器官的功能，至少持续半年，除临床观察外，血药浓度监测可指导用药。对于不影响一般健康状况及疗效的轻微副反应，可以观察或对症处理，不需调整用药，如出现肝肾损害、血液系统抑制、严重皮疹等，需更换药物治疗。

（6）终止药物治疗：癫痫患者经过药物治疗后，有60%~70%可以实现无发作。对于长期无发作的患者，是有可能减停药物的。一般说来，全身强直-阵挛发作、强直性发作、阵挛性发作完全控制4~5年后，失神发作停止半年后可考虑停药。但停药前应有一个缓慢减量的过程，这个阶段一般不短于1~1.5年。有自动症的患者可能需要长期服药。停药前，需综合考虑患者癫痫的病因、发作类型、综合征分类、既往治疗反应等，仔细评估停药复发风险，确定减停药物复发风险较低时，与患者或其监护人充分沟通减药的风险与收益，并获得其同意后，可以考虑开始逐渐减停抗癫痫药物。如儿童良性癫痫综合征，3年无发作或者超过患病年龄后就可以考虑停药。如果患者存在较高的复发风险，包括一些特定的癫痫综合征类型，如青少年肌阵挛癫痫，脑电图定期检查始终异常，存在多种发作类型，有明显的神经影像学异常，病因持续存在、无法处理等，应延长服药时间，甚至终身服药。撤停苯二氮䓬类和苯巴比妥药物除了有再次发作的风险，还可能出现戒断综合征，比如焦虑、惊恐、不安、出汗等。多药联合治疗的患者，每次只撤停一种药物，并且停用该药物至少1个月后患者如仍无发作，再撤停第二种药物。若撤药过程中出现发作，应停止撤药，并将药物恢复至发作前的剂量。直至再次满1年无发作，可以再次尝试减停药物，如果在减停药物期间仍出现发作，则患者可能需要终身服药，或者可以考虑外科治疗方式。

5．癫痫发作期治疗

（1）单次发作：大多数情况下，患者的发作是自限性的，一般持续2~3 min，在此过程中，医护人员和家属要防止患者跌伤或伤人，保证呼吸道通畅，防止误吸、窒息，直至患者发作停止，意识恢复。针对这种自限性发作，观察与保护是首位的，多数患者不需特殊处理。

（2）癫痫持续状态：少数情况下，患者发作持续不缓解，或者在短时间内反复发作，期间意识始终不恢复，反复发作甚至可引起呼吸、循环等全身多系统功能障碍，这就是癫痫持续状态（status epilepticus，SE），常在骤然停药的癫痫患者及颅内感染、脑卒中等急性脑损伤患者中出现，是神经科临床最为常见的急危重症，需要进行紧急干预。

需要指出的是，"癫痫持续状态"一词的含义实际为"癫痫发作的持续状态"，既可见于癫痫患者的癫痫发作，也可见于其他原因（如脑炎、脑外伤等）引起的神经系统损伤急性期出现的癫痫发作。

1）癫痫持续状态的定义：传统癫痫持续状态定义为1次发作持续30 min以上，或反复多次发作持续超过30 min，期间意识始终不恢复。但临床对于持续时间的界定一直存在争议，因为如果患者发作持续时间超过30 min，将会对患者的神经、呼吸、循环等多系统造成巨大损伤，而且发作时间越长，控制发作的难度就越大，因此该定义中提及的30 min的界定并不利于临床诊疗。

基于癫痫持续状态早期临床控制和对脑功能保护的目的，2001年ILAE提出了更积极实用的定义，即"一次发作持续时间远超过该型发作通常的持续时间或反复发作，发作间期神经系统功能不能恢复至基线状态"。

从临床实际诊断操作角度来看，出现以下3种情况之一：①全面性惊厥性（强直-阵挛）发作超过5 min；②非惊厥性（主要表现为非运动症状）或局灶性发作持续超过15 min；③5~30 min之内两次发作，发作间歇意识未完全恢复者，即可考虑早期癫痫持续状态，因为此期绝大多数发作不能自行缓解，需紧急治疗以阻止其演变为完全的癫痫持续状态。

2）癫痫持续状态的分类：癫痫持续状态根据发作起始是双侧大脑半球同时受累还是局限累及一侧大脑半球某个部分，可分为全面性癫痫持续状态与部分性癫痫持续状态。

A．全面性癫痫持续状态（generalized status epilepticus）

①全面强直-阵挛性癫痫持续状态：临床最常见、最危险的癫痫持续状态，表现为强直-阵挛发作反复发生，意识障碍伴高热、代谢性酸中毒、低血糖、休克、电解质紊乱（低血钾、低血钙）和肌红蛋白尿等，可发生脑、心、肝、肺等多器官功能衰竭，自主神经和生命体征改变。

②全面强直性癫痫持续状态：可见于儿童或成人，多见于 Lennox-Gastaut 综合征患儿。表现为短暂性、频繁的肢体强直，常伴有眼球凝视、面肌、颈肌、咽喉肌的强直和下肢的外展，发作间期生理功能一般不会回到基线水平。EEG 典型改变为低电压快活动，频率为 20～30 Hz，逐渐减慢为 10～20 Hz，振幅随之增加，也可见到多棘-慢波。尽管对多种地西泮类抗癫痫药物耐药，但总体预后仍较好。

③全面阵挛性癫痫持续状态：占儿童癫痫持续状态的 50%～80%，常合并发热。临床表现为反复、发作性的双侧阵挛发作，可以不对称。EEG 表现为双侧同步的棘波，可以出现暴发性尖波或节律恢复后出现棘-慢综合波。

④肌阵挛性癫痫持续状态：较少见，多发生在严重器质性脑病晚期，如亚急性硬化性全脑炎、家族性进行性肌阵挛癫痫等。在儿童，以肌阵挛为主要表现的癫痫持续状态主要见于癫痫综合征和非进行性癫痫性脑病，如 Dravet 综合征。

⑤失神癫痫持续状态：主要表现为意识水平降低，甚至只表现为反应性下降，学习成绩下降；EEG 可见持续性棘-慢波放电，频率较慢（<3 Hz）。多由治疗不当或停药诱发。

B．部分性癫痫持续状态（partial status epilepticus）

①连续部分性癫痫持续状态：也称为 Kojewnikow 部分性癫痫持续状态或 Kojewnikow 综合征，由 Kojewnikow 于 1895 年首次报道。2001 年，国际抗癫痫联盟将其归入部分性癫痫持续状态的一种亚型。典型的临床表现为反复的、规律或不规律的、局限于身体某一部分的肌阵挛，可持续数小时、数天甚至数年。远端肢体和上肢更容易受累，体育锻炼、感觉刺激或运动都可增加肌阵挛的幅度或频率。患者可合并轻偏瘫或其他皮质源性运动障碍，如震颤、共济失调等。还可有其他类型癫痫发作，如继发性全面性癫痫发作或精神运动性发作。此外还有手足徐动症、腹壁肌肉阵挛和单侧面肌痉挛作为连续部分性癫痫持续状态表现的报道。

②持续先兆：是国际抗癫痫联盟 2001 年提出的新的癫痫持续状态类型。国际抗癫痫联盟将先兆定义为"患者主观感觉到的发作现象，可能先于所观察到的发作出现，如果单独出现就是感觉性发作"。这种感觉性发作持续出现就是持续先兆，是部分性癫痫持续状态的一种亚型。

国际抗癫痫联盟提出的持续先兆主要是指没有明显运动成分的癫痫持续状态。临床上可分为 4 种亚型：a. 躯体感觉：如波及躯干、头部及四肢的感觉异常等；b. 特殊感觉：如视觉、听觉、嗅觉、平衡觉及味觉异常；c. 自主神经症状明显的持续先兆；d. 表现为精神症状的持续先兆。

持续先兆的诊断需要满足两个基本条件：a. 有表现为躯体感觉、特殊感觉、自主神经症状及精神异常的持续先兆的临床表现；b. 脑电图上可出现痫样放电。

持续先兆一般不会引起明显的神经功能损伤，但有些可引起脑功能障碍，需进行合理处理。88% 的持续先兆能被地西泮、咪达唑仑及劳拉西泮所控制，因而这些药物可作为治疗首选。

③边缘叶癫痫持续状态：是国际抗癫痫联盟于 2001 年提出的部分性癫痫持续状态的一种亚型。边缘叶癫痫持续状态是指起自边缘系统，根据临床表现和脑电图确定的癫痫发作。其多数由持续先兆演变而来，两者在临床表现上有明显重叠。其诊断依据主要有：①有反复的类似复杂部分性发作的精神异常、行为异常及意识障碍，两次发作间意识没有完全恢复；②发作期脑电图有反复的痫样放电；③静脉注射抗癫痫药多数有效。

④偏侧惊厥-偏瘫-癫痫综合征（hemiconvulsion-hemiplegia-epilepsy syndrome，HHE）：亦称HHE综合征，意指偏侧惊厥，紧跟着有与惊厥同侧、持续时间不等的单侧偏瘫和通常起源于颞叶的局灶性癫痫共同组成的一种综合征，这是一种没有得到广泛认同的癫痫持续状态。

HHE综合征一般发生在4岁以下儿童，患儿出生时多数正常，发病时常有感染性疾病相关的高热。主要表现为阵挛性发作，头眼转向一侧，偶有肢体的强烈抽搐。"单侧阵挛发作"的特征是：a. 持续时间长，如果不治疗会持续很长时间（有时会超过24 h）；b. 脑电图可见到在阵挛对侧半球有高振幅、节律2~3次/秒的慢波，阵挛侧枕部有阵发性10次/秒的新节律，发作终止后有短暂的电抑制，继而患侧半球出现弥漫性高波幅δ波，而健侧半球则逐渐恢复正常背景活动；c. 意识损伤不确定；d. 发作起始多样化（头眼向一侧转动，单侧抽搐或者双侧抽搐演变成单侧抽搐）；e. 在长时间发作中存在或可能出现严重的自主神经症状（唾液分泌过多等）和发绀。偏侧惊厥终止后出现惊厥一侧的运动障碍，程度不等，可为持续而严重的偏瘫，也可为逐渐减轻的轻偏瘫，运动障碍和惊厥持续时间与原发病有关。

3）癫痫持续状态的治疗原则：癫痫持续状态特别是全面强直-阵挛性癫痫持续状态若不及时治疗，可因高热，呼吸和循环衰竭，电解质紊乱，持续异常放电导致永久性脑损害。此外，严重的全身并发症会造成内环境失衡，甚至危及生命。针对全面强直-阵挛性癫痫持续状态的治疗原则是：①尽早治疗，尽快终止发作；②查找病因，如有可能，进行对因治疗；③支持治疗，维持患者呼吸、循环及水电解质平衡。

以上述癫痫持续状态的治疗原则为指导，临床上抢救癫痫持续状态患者的主要治疗措施包括：

①生命体征维护：保证气道通畅，避免误吸，必要时气管插管，给氧，生命体征监护，血气、血离子监测。快速建立静脉给液通路。

②一般对症处理：降低颅内压、预防感染、处理高热。

癫痫持续状态的药物治疗核心在于快速终止发作，临床常用镇静或麻醉药物。首选地西泮10 mg，静脉推注，观察5 min，仍发作可重复1次；如发作不能控制，可给予苯巴比妥钠注射液0.1~0.2 g，肌内注射，q8h，或者注射用丙戊酸钠400 mg，静脉滴注，q8h，或者丙戊酸钠1 mg/（kg·h），持续静脉泵入；如仍有发作，可给予咪达唑仑注射液，先2~3 mg，静脉推注，然后给予2~4 mg/h持续静脉泵入；如发作仍然不能控制，需转入ICU，建立人工气道，呼吸机辅助通气，在生命支持治疗的情况下给予静脉麻醉，常用丙泊酚，可给予2~3 mg/（kg·h）持续静脉泵入，发作控制24 h后开始药物减量，减量时间24 h至停药，发作控制后给予抗癫痫药物防止再次发作。

（三）癫痫的外科治疗

1. **癫痫外科治疗的适应证** 当癫痫患者经过正规药物治疗仍然不能控制发作时，按照癫痫治疗的一般流程，可以考虑外科治疗方式。

癫痫的外科治疗是应用神经外科技术手段，采用切除、毁损癫痫灶，阻断癫痫电传导或者神经电调控的方法来控制或缓解癫痫发作，是药物治疗之外另一项最主要的癫痫治疗方法。病变相关性癫痫和药物难治性癫痫是癫痫外科治疗的两大适应证。

（1）病变相关性癫痫：指明确由颅内结构性病变引起的癫痫。应用现代神经影像学技术和电生理监测技术，能明确引起癫痫发作的"责任病变"。这些病变可以是先天性的，也可由后天获得，可以是单个病变，也可为多发病变。

（2）药物难治性癫痫：2010年国际抗癫痫联盟提出的定义为：使用正确选择且能耐受的两种抗癫痫药物（单药或联合用药）充分治疗后，仍未能达到持续无发作。

根据定义，临床实践上诊断药物难治性癫痫需要掌握的要点包括以下几方面。

1）正确选药：药物的选择应遵循前文所述的药物选择原则，根据患者的癫痫发作类型、癫痫及癫痫综合征类型选择用药，如果某种药物未按该原则正确选用，则此药物不能视为选药正确。

2）充分治疗：充分治疗是指选择的抗癫痫药物应使用足够的剂量和足够长的时间，如果患者因为不能耐受药物副作用或者依从性差，在未达到有效血药浓度之前停用，则不属于充分治疗。

3）两种抗癫痫药物（单药或联合用药）：强调是两种药物而不是所有的抗癫痫药物，这是因为有研究显示，未经治疗、新诊断的癫痫患者使用第一种抗癫痫药物单药治疗后有47%的患者可达到无发作，再使用第二种单药后，无发作患者所占比例可增加13%，但是继续使用第三种单药治疗时，无发作患者比例仅能增加1%。因此，如果应用两种抗癫痫药物仍不能控制发作，再希望通过追加药物控制发作的可能性就很低了，所以临床上强调正规应用两种药物治疗后仍有发作的癫痫可诊断为药物难治性癫痫。

4）持续无发作：关于无发作的情况是指不出现任何形式的发作，包括先兆发作，或者因为剥夺睡眠、月经、发热等因素诱发的发作，如果出现上述情况，均应视为未能达到持续无发作。而关于药物治疗后持续多长时间无发作可认定该药完全控制发作，目前尚存争议。一般选择用药前最长发作间期时长的3倍时间，或12个月无发作（取时间更长一项）就可认为经该药治疗后发作完全控制，也就是说至少持续1年无发作才可认为发作完全控制。

根据ILAE公布的数据，癫痫患者即使经过正规的药物治疗，仍会有约1/3的患者发作不能完全控制，最后诊断为药物难治性癫痫，这个数量是非常巨大的。对于这些患者来说，在药物治疗失败后，应该积极考虑外科治疗，进行外科评估。

药物难治性癫痫和病变相关性癫痫在患者群体中有部分重叠。临床实践证明，约40%的病变相关性癫痫患者，即使初期对药物反应良好，随着病程的延长，药物效力也会逐渐下降，或者患者始终不能成功减停药物，最终发展成药物难治性癫痫。因此药物难治性癫痫患者在临床上占据的比例更大。

2．癫痫外科治疗的方法　临床上应用于癫痫外科治疗的技术手段很多，根据治疗机制和治疗目的的不同，可将癫痫的外科治疗方式大体分为根治性手术治疗、姑息性手术治疗和神经调控治疗三大类。

(1) 根治性手术治疗：是经过术前严格评估，通过神经影像、脑电图等技术精确定位癫痫灶和重要的脑功能区，在不损害重要神经功能的前提下采用切除、热凝毁损等方式破坏癫痫灶，以期达到发作完全消失、治愈癫痫的目的。根据具体的操作方式和创伤大小的差异又可大致分为切除性手术和毁损性手术。

1）切除性手术：是目前开展最多的癫痫外科手术方式，也是术后疗效最确切的手术方式，在癫痫灶和功能区位置明确的前提下，暴露并切除癫痫灶区域的脑组织，根据所需切除癫痫灶的范围可分为癫痫病灶切除术、脑叶及多脑叶切除术及半球切除术。图6-9展示了癫痫病灶切除术。

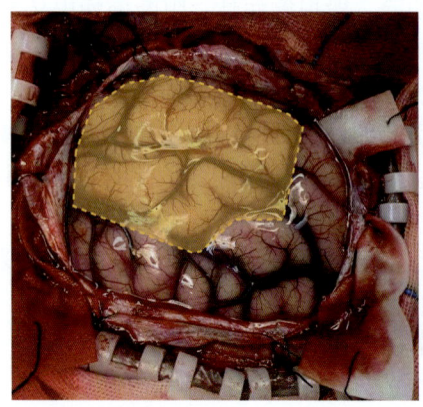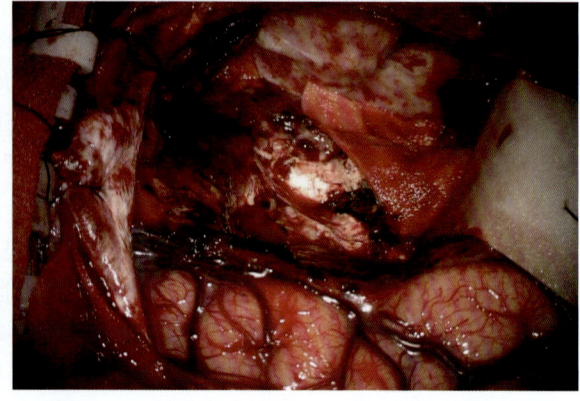

图6-9　癫痫病灶切除术

2) 毁损性手术：是在最新的神经影像导航技术引导下，将放射线、激光、超声、电能等的能量聚焦到癫痫灶局部，使局部能量积聚，温度升高，以达到破坏癫痫灶的目的，这种毁损的范围可以控制在直径数毫米之内，非常局限。当癫痫灶非常局限或者癫痫灶距离重要脑功能区较近时，可以应用此种手术方法，该方法的创伤较切除性手术往往要小很多。

(2) 姑息性手术治疗：是指通过阻断神经纤维联系的离断性手术方式，阻止异常放电的传导与扩散，达到缓解发作的目的。对于药物治疗不佳的全面性癫痫患者，或者癫痫灶定位困难或为弥散多灶性，以及致痫灶与重要脑功能区重叠的癫痫患者，无法行根治性的切除或毁损手术治疗时，可以考虑接受此种手术方式治疗。因为该手术的目的在于减少发作次数或减轻发作的严重程度，而非使发作完全消失，所以称其为"姑息性"。

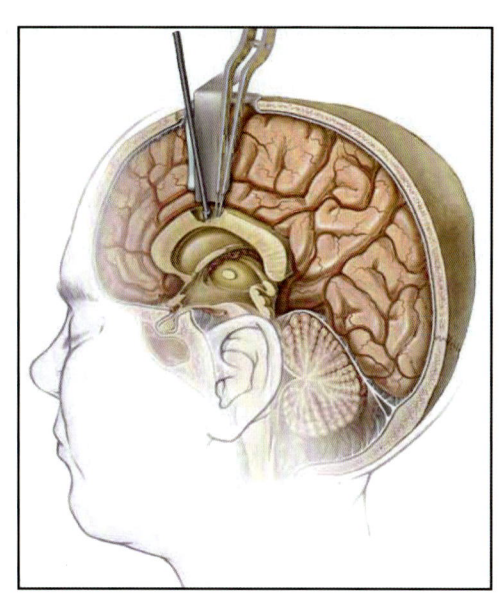

图 6-10　胼胝体切开术

临床上常用的姑息性手术术式主要包括以下几种。

1) 胼胝体切开术：胼胝体是双侧大脑半球间最主要的联系纤维，也是全面性癫痫发作时异常放电在双侧半球间传导和扩散的主要通路，切断该纤维可以使失张力发作、跌倒发作、全身强直-阵挛等全面性癫痫发作明显缓解（图 6-10）。

2) 多处软脑膜下横行纤维切断术：多处软脑膜下横切术是一种治疗癫痫灶位于重要脑功能区的癫痫患者的外科手术方法。通过特制的头端钩形的解剖刀，在皮质下将癫痫神经元之间横向联系的神经元切断，使之不能产生和扩散同步化放电，但是对维持皮质功能的传入和传出神经纤维予以保留，从而达到减轻临床发作、保护重要神经功能的目的。多处软脑膜下横行纤维切断术见图 6-11。

3) 脑皮质电凝热灼术：脑皮质电凝热灼术是一种热损伤手术技术，其机制与多处软膜下横切术治疗癫痫的机制相同，同样用于癫痫灶位于重要脑功能区的癫痫患者的手术治疗。通过双极电凝器镊尖释放的热能损伤大脑皮质Ⅰ~Ⅲ层内的水平纤维，从而切断癫痫异常放电向周围

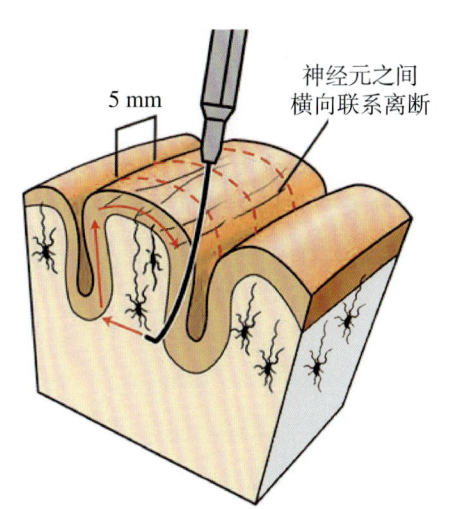
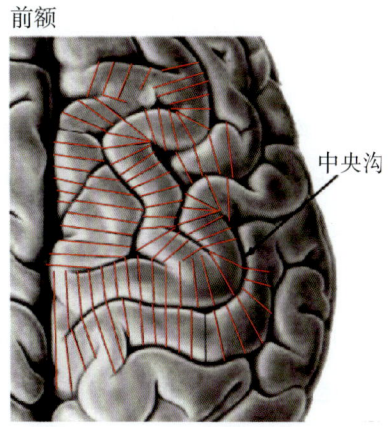

图 6-11　多处软脑膜下横行纤维切断术

正常皮质同步化扩散的途径，减轻癫痫发作。该方法与软膜下横切术相比具有操作简便、对脑组织损伤小及术后局部粘连程度轻的优点。

（3）神经调控治疗：神经调控术是指利用植入性或非植入性技术，采用电刺激或药物手段，改变中枢神经、外周神经或自主神经系统活性，从而改善患者症状、提高生命质量的生物医学工程技术。这项技术自20世纪70年代应用于临床领域以来，伴随着医学技术的飞速发展，已成为目前神经外科领域最具发展潜力的技术之一。其显著的临床疗效使其被广泛应用于癫痫、运动障碍性疾病如帕金森病、疼痛的临床治疗。

神经调控术通过向机体神经系统特定位置定向传递刺激以改变神经活动，刺激的性质可以是电刺激、磁刺激、化学药物刺激或其他刺激方式，但目前临床应用最多的还是电刺激。临床上常用于癫痫治疗的神经调控术包括：①迷走神经刺激术；②脑深部刺激术；③反馈式神经刺激术。就手术目的来说，神经调控术旨在减少发作频率或减轻发作症状，因此严格来说也属于姑息性手术的一种方式。

【预后】

未经治疗的癫痫患者，5年自发缓解率在25%左右。约70%的患者采用目前的抗癫痫药物治疗能完全控制发作，按规则减量后，约50%的患者终生不再发病。特发性全面性癫痫复发的机会较少。青年期失神发作发展成全面性强直-阵挛发作的可能性较大，青年期肌阵挛癫痫易被丙戊酸控制，但停药后易复发。

（刘如恩　丁　虎　秦广彪　崔素颖　欧阳佳　武广永）

整合思考题

1. 结合癫痫的发病机制，阐述局灶性运动性发作单次发作过程。
2. 结合失神发作的发生机制，概述选择乙琥胺进行治疗的原因。

第二节　疼　痛

导学目标

- **基本目标**

1. 概括疼痛的定义和分类，伤害性感受器的分类，背根神经节神经元的结构、丘脑对痛觉信息的传导、大脑皮质对痛觉信息的处理。
2. 解释闸门控制学说。
3. 解释慢性痛及其发生机制。
4. 应用阿片受体的信号转导，解释吗啡的镇痛机制。
5. 复述吗啡的药理作用和临床应用。

本节数字资源

6. 列举偏头痛的主要临床特征。

- **发展目标**
1. 运用疼痛、尤其是慢性痛的基本知识，分析疼痛相关疾病的共同机制。
2. 分析牵涉痛的发病机制。
3. 综合镇痛药的作用，解释慢性癌痛的药物治疗原则。
4. 分析吗啡的作用机制和不良反应，解释不良反应的发生机制。
5. 基于疼痛的发生机制，说明镇痛药物的作用机制。
6. 陈述偏头痛的发病机制、治疗及预后。

一、疼痛概述

疼痛（pain）是常见的生理现象，疼痛反应能保护人体免受进一步伤害。当疼痛持续时间过长而成为慢性痛时，就失去了应有的保护作用，往往成为临床上患者就诊的主要原因。本节在重点介绍急性痛的基础上，简要介绍临床上更为重要的慢性痛及其发生机制。

（一）疼痛的定义及分类

1. 疼痛的定义　疼痛是一种与实际或潜在的组织损伤相关的不愉快的感觉和情绪情感体验，或与此相似的经历。

疼痛常常还伴有自主神经活动、运动反射、情绪和行为反应。疼痛伴随的自主神经活动包括交感神经系统兴奋、肾上腺素分泌增加之后的表现，如心率加快、出汗、瞳孔扩大、外周血管收缩导致的面色苍白和血压增高等；运动反射以骨骼肌收缩为主；情绪和行为反应包括恐惧、焦虑、抑郁，以及对伤害性刺激的躲避、反抗和攻击等。

2. 疼痛的分类　疼痛有生理性疼痛与病理性疼痛之分。生理性疼痛指传统意义上的急性痛，比如伤害性刺激、急性组织损伤等引起的疼痛，可为躯体提供受到威胁的警报信号，对机体具有保护功能。病理性疼痛通常是指慢性痛，疼痛持续时间超过一定时程，如临床上超过3个月，或者原发损伤已愈合、但疼痛一直存在。

根据病因的不同，慢性痛主要分为神经病理性疼痛（neuropathic pain）、慢性炎症性疼痛（chronic inflammatory pain）和癌症痛（cancer pain）等。神经病理性疼痛主要是神经系统原发性或继发性损伤后出现的慢性痛，如三叉神经痛、坐骨神经痛、带状疱疹后遗神经痛、卒中后神经痛等。慢性炎症性疼痛顾名思义，主要是指由于慢性炎症性疾病导致的慢性痛，如风湿性关节炎、肩周炎等。癌症痛的发生始于肿瘤的侵袭、神经压迫以及肿瘤释放的某些致痛物质。

当然，这种分类只是一种病因学的分类，从发病机制来看，其实有时难以截然分清，比如，在神经受损导致神经病理性疼痛的发病机制中，也有炎症性成分的参与；在癌症痛的发生机制中，也有炎症性成分和神经因素参与。

慢性疼痛不仅是一种症状，其本身已经被认为是一个独立的疾病，目前也是临床治疗的一大难题。

（二）疼痛的传导

1. 伤害性感受器

（1）伤害性感受器的分类与特征：伤害性感受器（nociceptor）即痛觉感受器，是没有特化的游离神经末梢，广泛分布于皮肤、肌肉、关节和内脏器官等。

根据传入纤维的直径，可将伤害性感受器分为两类：①由细的有髓鞘 Aδ 传入纤维形成的"Aδ 伤害性感受器"，传导刺痛；②由无髓鞘 C 传入纤维形成的"C 伤害性感受器"，传导灼痛。Aδ 纤维有薄的髓鞘，其传导速度比无髓鞘的 C 纤维快，因而 Aδ 纤维传导"第一痛"，即在受到刺、捏、扎或者伤害性热刺激之后，即刻感受到的尖锐痛，其出现快、消失也快，定位清晰。C 纤维无髓鞘，其传导"第二痛"，或称烧灼痛，继第一痛之后 0.5～1 s 出现，包括弥散性痛、搏动性痛和钝痛，定位不明确。在刺激撤除后还能持续几秒，并常伴有心搏加快、血压升高、呼吸加速乃至叫喊。

根据对伤害性刺激反应的性质，可以将皮肤中的两类感受器细分为不同的亚型。Aδ 感受器进一步分为两种亚型：对高阈值机械刺激产生反应的"Aδ 伤害性机械感受器"，对伤害性机械和热刺激均产生反应的"Aδ 伤害性多觉感受器"。C 感受器进一步分为：对强机械刺激起反应的"C 伤害性机械感受器"，对伤害性机械、热、冷和化学刺激均产生反应的"C 伤害性多觉感受器"。

伤害性感受器通常处于"寂静"或"休眠"状态，只有在受到伤害性刺激时才被激活。伤害性感受器不存在适宜刺激，任何形式（机械、温度、化学等）的刺激只要达到机体伤害的程度均可使伤害性感受器兴奋。伤害性感受器不易发生适应，属于慢适应感受器，因而痛觉可成为机体遭遇危险的警报信号，对机体具有保护意义。

（2）激活伤害性感受器的致痛物质：物理（冷热、机械压力）或者化学（辣椒素或酸）等多种刺激，只要超过一定的强度，都属于伤害性刺激。它们一方面可以直接激活各自的感受器，但伤害性刺激更多的是导致组织损伤并释放致痛化学物质，这些致痛化学物质可以直接和间接激活伤害性感受器上的不同受体或离子通道。

致痛化学物质的主要来源：①机体组织损伤或发生炎症时，直接由损伤细胞中溢出 K^+、H^+、组胺（histamine）、5- 羟色胺（5-hydroxytryptamine，5-HT）和 ATP 等；②在损伤区酶促合成的物质，如细胞膜降解产物花生四烯酸在环氧合酶的作用下合成前列腺素（prostaglandin，PG），血浆蛋白降解形成的缓激肽（bradykinin，BK）等；③伤害性感受器被伤害性刺激激活后，由感觉神经末梢释放的物质，如 P 物质（substance P，SP）和降钙素基因相关肽（calcitonin gene-related peptide，CGRP）等；④神经细胞和免疫细胞释放的物质，如神经营养因子（nerve growth factor，NGF）、IL-1β、IL-6 和 TNF-α 等。

（3）伤害性感受器的激活与换能机制：伤害性刺激可以激活感受器上的不同离子通道和受体，产生感受器电位。伤害性感受器将各种刺激能量转换为电信号的过程，称为伤害性感受器的换能作用。

2021 年诺贝尔生理学或医学奖的两个明星分子——TRPV1 和 PIEZO 分子的发现，是外周感觉神经末梢乃至痛觉神经末梢换能机制的重要进展。瞬时感受器电位（transient receptor potential，TRP）家族的离子通道能够通透 Na^+ 和 Ca^{2+}，从而导致去极化甚至动作电位的产生。TRP 家族中第一个被克隆的是 TRPV1，或者称为辣椒素受体，它能被辣椒素激活产生烧灼痛，也能被 43℃ 以上的温度（hot）和低 pH 值激活。TRPV1 存在于大多数对热痛刺激敏感的 C 纤维和 Aδ 纤维上。随后 TRPV2、TRPV3、TRPV4 亦克隆成功，它们对更广泛范围的温度起反应。表达于某些 Aδ 纤维上的 TRPV2 能被 52℃ 以上的温度（hot）激活，因而能够对伤害性热刺激换能。TRPV3 和 TRPV4 分别可被 30～39℃ 和 25～35℃ 的温度激活，因而是感知温热（warm）刺激的受体。

薄荷醇（menthol）可引起凉（cool）的感觉，是因为它激活了 TRPM8。表达 TRPM8 通道的神经纤维能感知 10～26℃ 的温度。至于感知更低温度伤害性冷刺激的受体，有实验发现，可能是 TRPA1。它在冷时激活（＜17℃），可能是伤害性冷刺激（cold）的感受器。

相对于温度伤害性感受器而言，感受机械压力的PIEZO2受体直接参与介导触觉、本体感觉和内脏的机械力感知，也可能参与慢性痛的机械痛敏。

（4）伤害性传入纤维的脉冲活动及钠离子通道：伤害性感受器是游离神经末梢，其产生的感受器电位属于局部电位，以电紧张形式扩布。只要膜电位去极化达到钠离子通道的阈电位水平，动作电位即可以爆发并沿着感觉神经向远处传导。

外周痛觉纤维上的钠离子通道是其发生动作电位的基础。三种钠离子通道 $Na_V1.7$、$Na_V1.8$ 和 $Na_V1.9$ 在伤害性感受器上大量表达。$Na_V1.7$ 在电生理学特性上是河豚毒素（tetrodotoxin，TTX）敏感的（TTX-sensitive，TTX-S）钠离子通道，在某些家族性的红斑性肢痛症（erythromelalgia）患者，就是因为该基因发生了突变并且功能增强而致病，而某些先天性无痛症（congenital insensitivity to pain，CIP）患者则是因为该离子通道发生了突变并丧失功能而致病。$Na_V1.7$ 分布于绝大多数伤害性感受器上，并聚集于神经末梢，从而在急性痛中发挥重要作用，在慢性痛中的作用尚未完全确定。

$Na_V1.8$ 是河豚毒素不敏感的（TTX-resistant，TTX-R）钠离子通道，特异性地分布于初级感觉神经元和绝大多数伤害性感受器上，构成了动作电位上升相内向 Na^+ 电流的主要成分，也是神经元对刺激能够反复发放动作电位的物质基础。当外周神经损伤后，损伤的神经纤维 $Na_V1.8$ 表达降低，但相邻的未受损的神经纤维 $Na_V1.8$ 表达增高而参与神经病理性疼痛。

$Na_V1.9$ 也是 TTX-R 钠离子通道，在 -70 mV 时被持续激活。由于此电位水平接近伤害性感受神经元的静息电位，故推测该通道能限定伤害性感受器的静息电位水平，并能对阈下刺激起反应。在损伤的外周神经上，$Na_V1.9$ 表达下降，但其在神经损伤之后的神经病理性疼痛中的作用尚不明确。

在外周伤害性感受器上，除了钠离子通道之外，还分布有其他离子通道，如T型和N型电压门控钙通道（voltage-gated calcium channels，VGCCs）、KCNQ钾通道、P2X3受体（一种离子型ATP受体）等，并且发现它们在慢性痛发生发展中有重要作用。

2. 伤害性感受器神经元　皮肤、肌肉、关节和内脏器官的伤害性信息由支配四肢和躯干的背根神经节（dorsal root ganglion，DRG）神经元接受并传递。头面部的伤害性信息由三叉神经节（trigeminal ganglion，TG）神经元接受并传递。DRG和TG的神经元是伤害性感受的第一级神经元，它们是假单极神经元，胞体发出的单个轴突分为两支：一支为周围神经的轴突，即分布于皮肤等部位的外周感觉神经末梢；另一支为中枢突，将接收的信息传入至脊髓后角或三叉神经脊束核。伤害性初级感觉神经末梢中主要含有 SP 和谷氨酸（glutamate，Glu）。SP 和 Glu 是参与外周伤害性初级传入信息向脊髓后角神经元传递的主要神经递质。

3. 脊髓后角内躯体痛觉信息的初级整合　脊髓后角是痛觉的初级中枢。伤害性信号由 Aδ 或 C 传入纤维到达脊髓后角，经过初步整合后，一方面经腹角运动神经元引起脊髓反射（如屈肌反射等），另一方面通过脊髓上行通路（如脊髓丘脑束和脊髓网状束等）传递伤害性信息，经丘脑到达第Ⅰ躯体感觉区（primary somatosensory cortex，SⅠ）引起痛觉。

（1）伤害性感受器传入神经末梢与脊髓后角神经元的突触联系：瑞典解剖学家 Rexed 将脊髓分为10层（图6-12）。其中Ⅰ～Ⅵ层和Ⅹ层与感觉传入有关。Aδ传入纤维主要终止于脊髓后角Ⅰ层。含SP的初级传入C纤维主要终止于脊髓后角Ⅰ层和Ⅱ层，SP受体（又称神经激肽1受体，neurokinin-1 receptor，NK1R）广泛分布于脊髓Ⅰ层和Ⅹ层；当伤害性刺激兴奋外周感觉神经C纤维时，可诱发痛觉纤维的中枢端在脊髓后角Ⅱ层释放SP，继而激活后角痛觉神经元。伤害性刺激和SP都可增加兴奋性氨基酸（如谷氨酸等）在脊髓后角的释放，继而兴奋NMDA和非NMDA等受体，从而激活脊髓后角的痛觉神经元。这种SP和谷氨酸的跨突触传递，在脊髓后角的痛觉信息传递中均发挥着重要作用。

（2）脊髓后角伤害性感受神经元的类型：根据脊髓后角伤害性投射神经元对反应的性质不

同，分为特异伤害性感受神经元和非特异伤害性感受神经元两类。

特异伤害性感受神经元主要分布于后角Ⅰ、Ⅱ层，少量在Ⅴ层，它们分别被来自皮肤和内脏传入的 Aδ 和 C 纤维激活。根据对刺激的反应特点，可将神经元分为两类：一类仅对伤害性机械刺激产生反应，另一类对伤害性机械和热刺激均产生反应。这两类神经元的一个特点是没有或很少有自发放电，外周感受野较小；另一个特点是重复刺激神经后，其反应阈值明显降低，出现敏感化（敏化）。它们在痛觉的空间定位和分辨感觉的性质中起主导作用。

非特异伤害性感受神经元（也被称为广动力范围神经元），广泛分布于后角Ⅳ～Ⅵ层，在第Ⅴ层最为集中，在Ⅰ、Ⅱo（Ⅱ层外侧部）、Ⅹ、Ⅶ和Ⅷ层也有零星分布。这类神经元具有如下特点：可被多种刺激激活，其反应形式依赖于刺激强度。重复刺激 C 纤维可以引起"wind-up"（紧发条）现象，表明该类神经元的发放有时间总和效应。这类神经元的另一特征是有会聚现象，由皮肤和内脏传入在这类神经元的会聚可能是产生牵涉痛的原因。非特异伤害性感受神经元在痛强度分辨中有重要作用。

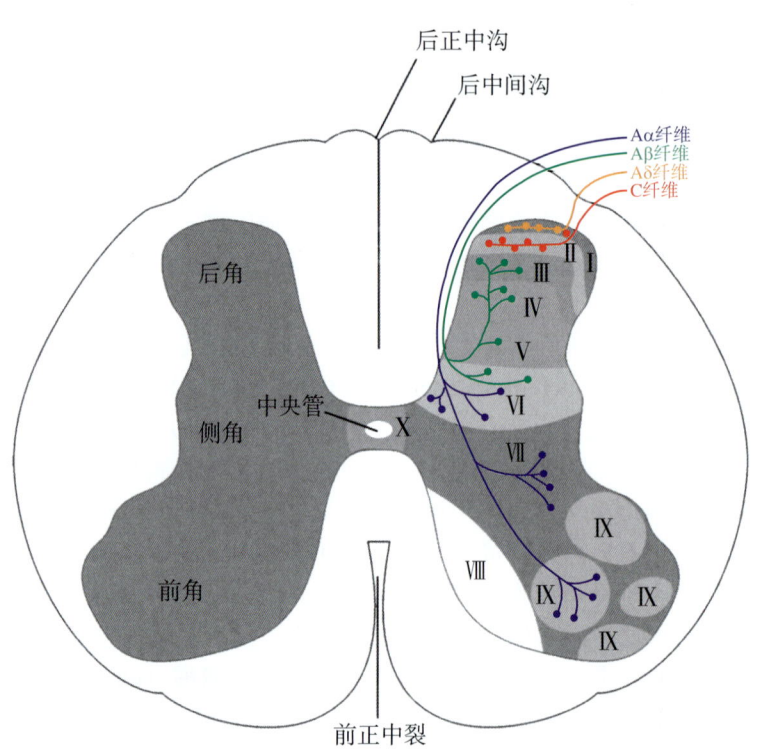

图 6-12　脊髓的分层及外周传入纤维在脊髓后角的终止部位示意图

（3）伤害性信息传递的脊髓节段性调节：伤害性传入主要终止于有丰富神经递质、神经肽和其受体的脊髓后角胶状质区（substantia gelatinosa，SG，即Ⅱ层），在此关键部位调制痛觉信息最经济也最有效，如刺激有髓鞘初级传入纤维可以减弱脊髓后角痛敏神经元的反应。

20 世纪 60 年代，Ronald Melzak 和 Patrick D.Wall 提出闸门控制学说（gate control theory）。该学说是脊髓节段性调制的核心，其中 SG 神经元起着关键的闸门作用（图 6-13）。节段性调制的神经网络主要由初级传入的 Aβ 和 C 纤维、后角投射神经元（P 细胞）和胶状质区抑制性中间神经元（SG 细胞）组成。Aβ 和 C 纤维传入均可激活投射神经元活动，但对 SG 细胞的作用相反，Aβ 传入兴奋 SG 细胞，C 传入抑制 SG 细胞的活动。结果是组织损伤引起 C 纤维的紧张性活动，使"闸门"打开，痛觉信息上传。诸如轻揉皮肤等刺激兴奋 Aβ 纤维传入，导致 SG 细胞发生兴奋，继而对投射神经元的抑制作用增强，因而会抑制投射神经元的活动，即关闭"闸门"，结果达到减少或阻遏伤害性信息向中枢传递，使疼痛缓解的作用。此外，"闸门"也受脑干下行冲动的调制。

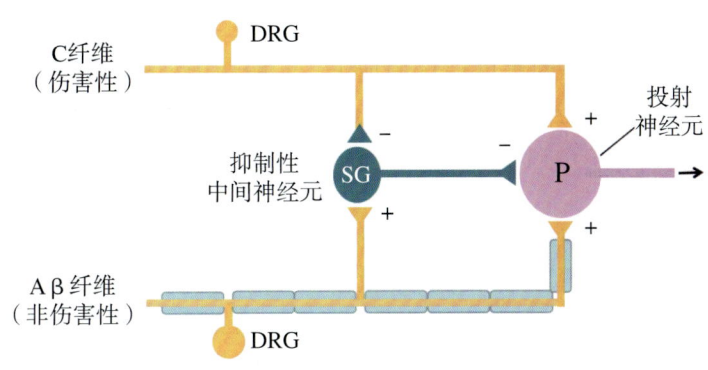

图 6-13　闸门控制学说示意图

（4）脊髓内伤害性感受的上行传导通路：脊髓后角的投射神经元接受的外周伤害性传入冲动，经上行通路将痛觉信息传达到脑内的高级中枢。主要通路如下。

1）脊髓丘脑束（spinothalamic tract，STT）是痛觉信息上行传导的一条重要通路。它由后角特异伤害性感受神经元、非特异伤害性感受神经元和非伤害性感受神经元等轴突组成，负责传递躯干和四肢的痛觉、温度觉和痒觉等信息。SST 主要源于后角 I 层和 V～VI 层的投射神经元。投射神经元经中央管前方交叉至对侧，形成脊髓丘脑束上行。进一步投射到背侧丘脑的腹后外侧核（ventral posterolateral nucleus，VPL），它们发出纤维形成丘脑中央辐射，经内囊后肢投射到中央后回中上部和中央旁小叶后部。头面部痛温觉的传导通路经过三叉丘系上行。三叉神经分为眼支、上颌支和下颌支，支配头面部的痛温觉。其痛、温觉传入纤维由三叉神经脊束核中继，换元后的二级纤维跨越至对侧（部分不交叉）形成三叉丘系，上行至腹后内侧核（ventral posteromedial nucleus，VPM），其发出纤维形成丘脑中央辐射，经内囊后肢，投射至中央后回下部。

2）脊髓网状束（spinoreticular tract，SRT）由 V、VII、VIII、X 和少量 I 层的神经元轴突组成，投射到延髓和脑桥网状结构。脊髓网状束神经元接受广泛的外周传入汇聚，包括皮肤、肌肉、关节、骨膜和内脏传入。当伤害性刺激引起动物逃避反应时，SRT 神经元会出现伤害性反应，说明 SRT 与痛觉传递有密切关系。

此外，脊髓-脑桥臂旁核-杏仁核通路主要处理疼痛的情绪信息。脊髓下丘脑通路主要介导伤害性刺激引起的自主、神经内分泌和情绪反应。

4. 丘脑的痛觉传递　丘脑是脊髓的伤害性传入冲动到达大脑皮质前的最重要痛觉整合中枢。来自于脊髓丘脑束和三叉丘系的轴突与丘脑的广泛区域形成突触联系（如丘脑的腹后核、髓板内核群），再由丘脑向大脑皮质的不同部位投射。

丘脑外侧核群的腹后外侧核（VPL）是脊髓丘脑束换元站，主司躯体痛觉传导；腹后内侧核（VPM）是三叉丘系换元站，司头面部痛觉传导。丘脑外侧核群神经元将外周刺激的部位、范围、强度和时间等属性进行编码后，再传递到大脑皮质 SI，具有躯体定位投射关系。

丘脑髓板内核群神经元对外周刺激则缺乏明确的躯体投射关系，其轴突广泛投射到大脑皮质，包括与情绪有关的额叶皮质。

5. 大脑皮质对痛觉信息的处理　知觉是大脑皮质独有的功能。痛觉的伤害性信号由多条传导通路传递到脑。从脊髓后角深层广动力范围（wide dynamic range，WDR）神经元发出，经过外侧丘脑到达 SI 和 SII 区，构成外侧痛觉系统；从脊髓后角浅层痛觉特异性神经元发出、经过内侧丘脑/髓板内核群，继而到达皮质的前扣带回（anterior cingulate cortex，ACC）和岛叶

(insular cortex，IC)，构成内侧痛觉系统。外侧痛觉系统传递伤害性信息，主要负责痛感觉编码，包括刺激位置、强度和性质的分辨。而内侧痛觉系统传递痛觉情绪，主要负责痛情绪的编码。但这两条通路的功能区分并不绝对。内侧通路具有一定的编码痛感觉强度的能力，外侧通路也能参与痛情绪的编码。

不同的脑区参与了疼痛不同维度信息的加工。一般认为，外侧丘脑、SⅠ和SⅡ负责疼痛的感觉辨别维度，前扣带回（ACC）和岛叶（IC）负责情绪情感维度，前额叶皮质（prefrontal cortex，PFC）参与疼痛的认知评价维度。由于这几个脑区在痛觉刺激时被激活，故而也被称为"痛矩阵"（pain matrix）。

6. 高级中枢对伤害性信息传递的下行调制　20世纪60年代，我国学者邹冈、张昌绍将吗啡微量注射到家兔第三脑室周围灰质产生镇痛效应，自此掀起了寻找脑内"镇痛结构"的热潮。

在中枢神经系统内有一个以脑干中线结构为中心的痛觉调制系统。该系统主要由中脑导水管周围灰质（periaqueductal grey，PAG）、延髓头端腹内侧核群（rostral ventromedial medulla，RVM）（含中缝大核及邻近的网状结构）和部分脑桥背外侧网状结构（蓝斑核群）的神经元组成，它们的轴突经脊髓背外侧束下行，对脊髓后角痛觉信息传递产生抑制性调制，在脑干水平抑制三叉神经脊束核痛敏神经元的活动。

PAG接受来自额叶皮质、岛叶（IC）、杏仁核、下丘脑、楔状核、脑桥网状核和蓝斑核的传入，也接受直接来自脊髓的伤害性神经元传入。由于其拥有广泛的传入性联系，因此大多数高级中枢被激活而产生的镇痛效应可能都是通过PAG介导的。PAG经两条通路对后角神经元产生下行调制，一条是PAG-RVM-后角，另一条是PAG-LRN（lateral reticular nucleus，外侧网状核）-后角。

在下行调制系统的主要结构中含有多种经典神经递质和神经肽。在PAG中有5-HT、GABA、SP、血管活性肠肽、脑啡肽和强啡肽等。在RVM中有脑啡肽、SP、生长抑素等。蓝斑中有去甲肾上腺素、神经肽Y（NPY）、甘丙肽等。许多情况下还存在递质共存现象，如5-HT和脑啡肽，以及5-HT、SP和促甲状腺激素释放激素共存于同一神经元。

（三）慢性痛

上述关于疼痛的知识，主要是针对急性痛。其实，临床上真正重要的是慢性痛。如果说急性疼痛是临床上常见的症状，那么慢性痛已经不是一个简单的症状，而是一个独立的疾病。

下面分别以神经病理性疼痛、慢性炎症性疼痛和癌症痛这三种主要的慢性痛为例，简要说明慢性痛的发病机制。

1. 神经病理性疼痛　神经病理性疼痛是指由中枢或外周神经系统损伤或疾病引起的疼痛，以自发性疼痛、痛觉过敏和痛觉超敏为特征。自发性疼痛表现为自发性、随机性和持久性的烧灼痛、绞痛、抽痛等异常感觉；痛觉过敏是由伤害性刺激引起的异常增强和延长的疼痛；痛觉超敏是指由非伤害性刺激引起的疼痛。

(1) 外周敏化机制

1) 损伤的外周传入纤维的异位放电：神经损伤后，损伤的痛觉神经末梢及DRG神经元胞体膜上离子通道（如钠、钾或钙通道）的密度和开放特性发生改变，使外周传入纤维表现出兴奋模式和传导特性的改变，从而产生更多的神经冲动。

2) 神经元的交互混传诱发的痛觉神经纤维放电：神经纤维受损后，其轴突受到损伤而脱髓鞘或形成神经瘤，神经纤维之间的绝缘作用减弱，当某一纤维被激活时，其去极化电位便扩散到邻近静息的神经纤维，诱发其放电，形成反复发放的神经环路，从而激活静息的神经元。这种混传现象可发生在不同种类的神经纤维和DRG胞体之间，包括低阈值的Aβ纤维和高阈值的C纤维，从而引起痛觉超敏。

3) 交感神经对损伤的感觉神经元的兴奋作用：正常情况下，DRG内有少量沿血管走行的交感神经节后纤维，控制血流支配，但不穿入 DRG 神经元胞体聚集区。外周神经损伤后，交感神经向 DRG 内"发芽"，围绕 DRG 神经元的胞体，特别是大直径神经元形成篮状结构，交感神经末梢和神经元之间形成直接或间接的对合，形似突触。交感神经对感觉神经元的异位支配，使感觉神经元，特别是受损伤神经元的兴奋性增加，从而使传到脊髓后角的异位冲动增加。近期研究表明，神经损伤后的交感神经"发芽"，引起初级感觉神经元的同步簇状激活（synchronized cluster firing），参与自发痛的机制。

（2）中枢敏化机制：神经损伤后，外周传入的神经冲动长期持续地兴奋脊髓及其上位中枢，使中枢神经系统发生可塑性变化，引起中枢敏化。

1）脊髓敏化：外周神经损伤后，痛觉神经纤维中枢突在脊髓后角的突触传递，在外周异位放电的持续兴奋下敏化，发生长时程增强（long-term potentiation，LTP）效应，对伤害性刺激的反应增强，反应阈值降低，导致本属于低的正常范围的非伤害性刺激也能诱发反应，感受野增大，自发性冲动发放增加。

导致 LTP 形成的原因包括：①损伤的外周神经在脊髓后角释放的谷氨酸增多，通过 NMDA 受体，激活神经元和某些中间神经元；②神经损伤后，C 纤维兴奋性增加，SP 大量释放，作用于脊髓后角的 NK1R；③脊髓后角神经元内 Ca^{2+} 浓度的升高和多种蛋白激酶激活，调节基因表达和基因转录，合成新的蛋白质。

2）皮质及皮质下核团：神经病理性疼痛的发生伴随着大脑内广泛的皮质和皮质下核团结构与功能的重塑，如 PFC、S I、杏仁核、海马、丘脑等结构。

2．慢性炎症性疼痛

（1）外周敏化机制：组织损伤导致受损的细胞释放离子（K^+、H^+）、缓激肽、组胺、5-HT、ATP 和 NO，炎症募集的免疫细胞释放更多的介质，包括细胞因子（如 TNF-α、IL-1、IL-6、IL-8）和生长因子（如 NGF），在致炎因子作用下激活的环氧合酶-1（COX-1）和环氧合酶 2（COX-2），能够合成前列腺素。上述的某些炎症介质能够直接激活外周痛觉感受器并导致自发性疼痛，而某些介质如前列腺素还能通过间接刺激炎性细胞来释放更多的炎症介质。神经生长因子（NGF）能增加诸多受体和离子通道如辣椒素受体（TRPV1）、缓激肽 B_2 受体和钠通道等的表达，增加 SP 和 CGRP 的分泌。于是，痛觉初级感觉神经纤维末梢或者神经元对后续痛觉刺激的反应就得到加强，即初级痛觉神经元出现了外周敏化。

（2）中枢敏化机制

1）脊髓敏化：炎症情况下，痛觉传入纤维的中枢突主要释放的神经递质包括谷氨酸、神经肽（如 SP 和 BDNF）。这些肽类递质激活后角传递神经元，长时程的炎症还会增加转录水平的改变。其结果是使脊髓后角的神经元对已有的传入刺激或阈下刺激的反应性增加，从而出现：①对正常刺激的反应放大；②感受野的范围扩大；③对其他刺激的激活阈值降低。

2）皮质及皮质下核团：慢性炎症性疼痛的发生也伴随着大脑内广泛的皮质和皮质下核团的结构与功能的重塑，如 PFC、S I、杏仁核、海马、丘脑等结构。最新研究表明，背内侧前额叶（dorsomedial prefrontal cortex，dmPFC）内存在一群响应外周伤害性刺激的神经元，且其通过影响下游基底外侧杏仁核和外侧臂旁核等脑区对外周伤害性刺激信息的处理和调制，在炎症痛慢性化过程中发挥重要的作用。

3．癌症痛　目前对癌症痛（cancer pain）发生机制的研究多数在乳腺癌骨转移模型中完成，远不如炎症性疼痛和神经病理性疼痛的研究多。

肿瘤细胞以及伴随的炎症和免疫细胞（如巨噬细胞、中性粒细胞、T 细胞等）可分泌多种致痛物质，如 TNF-α、前列腺素 E、内皮素、白细胞介素，参与癌症痛。肿瘤组织的酸化是其明显的特征，H^+ 激活痛觉感受器上的辣椒素受体（TRPV1）和酸敏感离子通道等，可导致外周敏化。

肿瘤部位感觉神经和交感神经纤维的分布相对较少，但骨膜神经纤维的分布比较丰富。在肿瘤发展后期，由于肿瘤的快速生长、体积增大，骨膜受牵拉，肿瘤直接侵蚀和损伤外周神经，引起神经的机械损伤、压迫、缺血；另外，肿瘤细胞也可以分泌蛋白溶解酶，对感觉纤维和交感纤维发生蛋白溶解作用。这些都可导致肿瘤源性的神经病理性疼痛。

肿瘤导致骨质破坏、反应性肌肉痉挛、局部和血液的钙离子浓度升高、炎症介质释放等都可能参与癌症痛的产生。但在癌症发展并没有出现炎症和神经损伤的早期阶段，已经出现痛觉过敏、触诱发痛及自发痛，并且不伴有炎症和神经损伤所引起的信号因子的变化，这表明癌症痛有其独特的机制。炎症和神经病理因素在肿瘤发展的后期发挥作用，早期则是由肿瘤造成的骨质破坏和肿瘤组织自身介导疼痛的产生。

（四）内脏痛与牵涉痛

内脏器官受到伤害性刺激时产生的疼痛称为内脏痛。内脏痛与皮肤痛相比，具有以下特征：①定位不精确，这是内脏痛最主要的特点，主要因为痛觉感受器在内脏分布相对稀疏；②发生缓慢、疼痛持久，类似于慢痛，但也可呈渐进性增强，最后转为剧痛；③对机械牵拉（手术操作）、缺血（心绞痛）、痉挛（胃肠痉挛）和炎症（胰腺炎）刺激敏感，容易引起疼痛。对切割、烧灼刺激不敏感；④常伴有不愉快或不安等情绪反应和出汗、恶心、心血管及呼吸活动等改变。这可能与内脏痛信号到达引起情绪和自主神经反应的中枢部位有关。

内脏疾患往往还可引起体表特定部位产生疼痛或痛觉过敏，这种现象称为牵涉痛（referred pain）。心肌缺血时，发生心前区、左肩和左臂尺侧的疼痛；胆囊炎和胆石症发作时，右肩胛区出现疼痛；阑尾炎时，常感到脐周或上腹部疼痛。牵涉痛现象对某些内脏疾病的诊断具有重要意义。关于牵涉痛的产生机制，目前有两种学说：①会聚学说：该学说认为来自患病内脏和牵涉痛皮肤区域的传入神经纤维进入脊髓后会聚到同一后角神经元，并由同一上行纤维上传入脑。由于大脑皮质习惯于识别来自体表的刺激，因而将来自内脏的刺激仍认为是来自体表，产生类似皮肤的痛觉。②易化学说：该学说认为来自患病内脏的传入纤维和牵涉痛皮肤的传入纤维，投射到脊髓后角同一区域内相距很近的不同神经元。来自患病内脏传入的冲动可提高邻近躯体中枢的兴奋性，从而对体表传入冲动产生易化作用，使平常不至于引起疼痛的刺激信号变为致痛信号，从而产生牵涉痛（图6-14）。

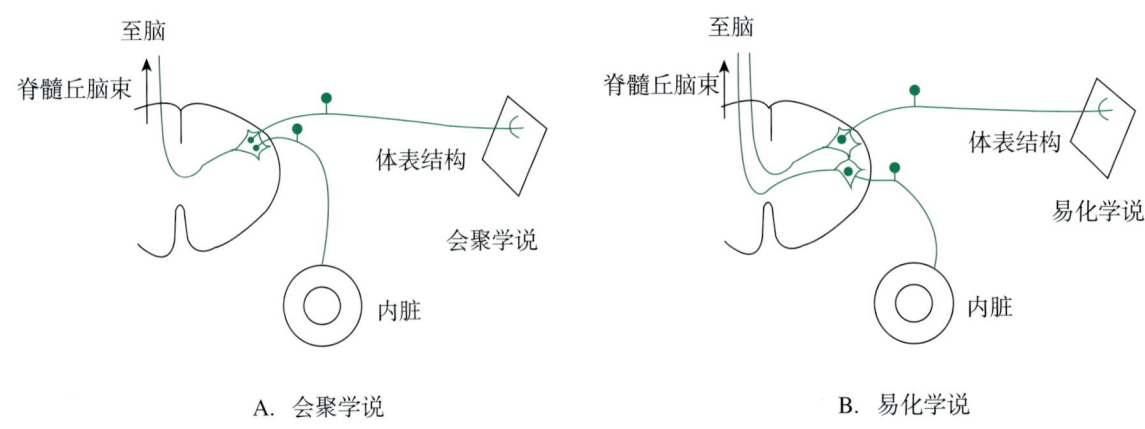

图6-14 牵涉痛产生机制示意图

二、镇痛药

控制疼痛是医务工作者面临的重要任务。经典的控制疼痛的药物主要包括阿片类药物（opioids）和非甾体类抗炎药（non-steroidal anti-inflammatory drugs，NSAIDs）。本章主要介绍阿片类药物以及治疗神经性疼痛的药物。由于疼痛的性质和部位是疾病诊断的重要依据，为防止延误治疗，在疾病确诊之前应慎用镇痛药。

（一）阿片类镇痛药

阿片系罂粟科植物未成熟的蒴果浆汁的干燥物，现已知含有 20 多种生物碱，包括吗啡（morphine）、可待因（codeine）、蒂巴因和罂粟碱。吗啡是阿片生物碱的主要活性成分，含量高达 10%，可待因含量低于 0.5%。

罂粟科植物是最古老的药物之一，公元前 2000 多年民间已用该药物治疗疼痛，在 16 世纪已被广泛用于镇痛、止咳、止泻、镇静、催眠。公元 1803 年，德国化学家 Serturner 首次从阿片提取物中分离得到吗啡。1902 年吗啡结构被测定出来。随后，出现了一系列通过改变吗啡化学结构而得到的半合成化合物和完全人工合成的吗啡样的化合物。

阿片类药物按其来源可分为三大类，即天然阿片生物碱、半合成的阿片生物碱的衍生物和完全人工合成的阿片类药物；根据阿片类药物对阿片受体的不同亲和力和内在活性，可分为阿片受体的激动剂、部分激动剂或混合型激动-拮抗剂和拮抗剂。阿片受体激动剂包括吗啡、可待因、哌替啶（meperidine）、芬太尼（fentanyl）、美沙酮（methadone）等。阿片受体部分激动剂或混合型激动-拮抗剂包括丁丙诺啡（buprenorphine）、布托啡诺（butorphanol）等。阿片受体拮抗剂包括纳洛酮（naloxone）、纳曲酮（natrexone）等。目前，临床上应用的大多数阿片类镇痛药主要作用于 μ 受体，可起到强烈的镇痛作用。

1．阿片受体与内源性阿片肽

（1）阿片受体（opioid receptor）：阿片受体有多种类型，目前已知在大脑及其他组织中至少存在 μ（MOR）、δ（DOR）、κ（KOR）三种阿片受体。阿片受体的分布广泛而不均一。与痛觉传入、整合及感受有关的脑区，如脊髓胶质区、丘脑内侧、中脑导水管周围灰质，阿片受体密度较高。在调控情绪和精神活动的边缘系统和蓝斑核也富含阿片受体。在脑干，阿片受体高度集中于孤束核和极后区，并参与咳嗽反射、胃液分泌、恶心呕吐等生理反应的调节。此外，阿片受体也分布在回肠、输精管及其他外周感觉神经末梢。

阿片受体属于 G 蛋白耦联受体家族，具有七次跨膜结构。阿片受体 C 末端至半胱氨酸残基区域高度保守，通过与 G 蛋白耦联，抑制腺苷酸环化酶，降低细胞内环磷腺苷的含量。阿片受体也可通过 G 蛋白与离子通道直接耦联，抑制突触前神经末梢电压门控钙通道的开放，阻滞 Ca^{2+} 的进入，减少神经递质的释放。此外，可促进突触后膜钾通道的开放，增加 K^+ 的传导，引起细胞膜的超极化，从而降低神经元的兴奋性。图 6-15 显示了脊髓痛觉感受器突触前膜 μ、δ、κ 三种阿片受体的作用和突触后膜 μ 受体的作用。阿片药物还可以通过阻断抑制性中间神经元（如 GABA 能神经元）而增加某些神经通路的兴奋性。

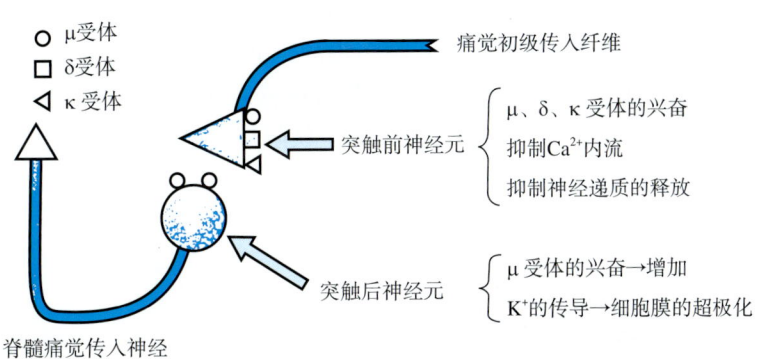

图 6-15　阿片受体在脊髓中的作用

不同类型的阿片受体有各自的内源性配体，介导不同的生物学效应（表6-7）。

表6-7 阿片受体的功能及内源性配体

阿片受体	内源性配体	功能
μ（MOR）	脑啡肽 β-内啡肽	镇痛、欣快、心率减慢、呼吸抑制、肠蠕动抑制和成瘾性等
κ（KOR）	强啡肽	参与镇痛且与神经内分泌及免疫调节相关
δ（DOR）	脑啡肽 β-内啡肽	参与镇痛并调节呼吸、心血管与内分泌等

（2）内源性阿片肽：阿片受体的发现提示体内存在着相应的内源性阿片样活性物质。1975年研究人员从脑内分离出两种具有吗啡样活性的五肽物质，即甲硫氨酸脑啡肽（methionine-enkephalin，M-enkephalin）和亮氨酸脑啡肽（leucine-enkphalin，L-enkephalin）。它们在脑内的分布与阿片受体相一致，并能与阿片受体发生特异性结合并引起镇痛及情绪反应。随后，又陆续分离出β-内啡肽（β-endorphin）、强啡肽类（dynophin）和内啡肽类（endomorphin）等多种具有阿片类药物作用的肽，统称为内源性阿片肽（endogenous opioid peptides）。阿片肽除了分布于中枢神经系统外，也分布于自主神经节、肾上腺等其他组织和器官。与阿片受体相似，在脑内阿片肽广泛分布于纹状体、杏仁核、下丘脑、中脑导水管周围灰质、脑干等许多核区。

每类阿片肽都由一种特定的前体分子经胰蛋白酶样酶切割和翻译后修饰衍生而来，大多数都具有 Tyr-Gly-Gly-Phe-（Met 或 Leu）的共同氨基末端序列。脑啡肽原是甲硫氨酸脑啡肽及亮氨酸脑啡肽的前体；前阿片黑皮原是内啡肽的前体；强啡肽原是强啡肽的前体。

阿片肽与阿片受体特异性结合产生吗啡样作用，这种作用可以被阿片受体拮抗剂纳洛酮阻断。各种阿片肽对不同亚型阿片受体有不同的选择性。β-内啡肽和脑啡肽选择性激活μ受体和δ受体，强啡肽选择性激活κ受体。

（3）内源性阿片肽和阿片受体的镇痛作用机制：内源性阿片肽和阿片受体共同组成机体的抗痛系统。阿片类药物不仅可以直接抑制脊髓后角的痛觉上行传入系统，还可以激活中脑的痛觉下行调制环路，从而起到镇痛作用。其镇痛作用是包括外周作用、脊髓作用和脊髓上作用的多靶点镇痛。痛觉传入神经末梢释放致痛物质，如谷氨酸、P物质、缓激肽、前列腺素等，并将痛觉相关信息传递至中枢。内源性阿片肽由特定的神经元释放后，可激动脊髓感觉神经突触前、后膜上的阿片受体，通过与G蛋白耦联机制，抑制腺苷酸环化酶，促进K^+外流，减少Ca^{2+}内流，减少突触前膜的致痛物质的释放，引起突触后膜的超极化，最终减弱或阻滞痛觉信号的传递，产生镇痛作用（图6-16）。阿片类物质亦作用于痛觉信号下行调制通路，激活的阿片受体通过抑制GABA的释放，增加痛觉下行抑制系统对脊髓后角神经元的抑制作用，增强下行抑制神经元对痛觉信号的抑制作用，从而增强阿片类药物的镇痛作用。吗啡尚可缓解疼痛所引起的不愉快、焦虑等情绪反应，甚至可在正常机体中引起欣快感，这可能与激活中脑-边缘系统和蓝斑核的阿片受体而增强中脑边缘叶的中脑腹侧背盖区-伏隔核多巴胺能神经通路有关。

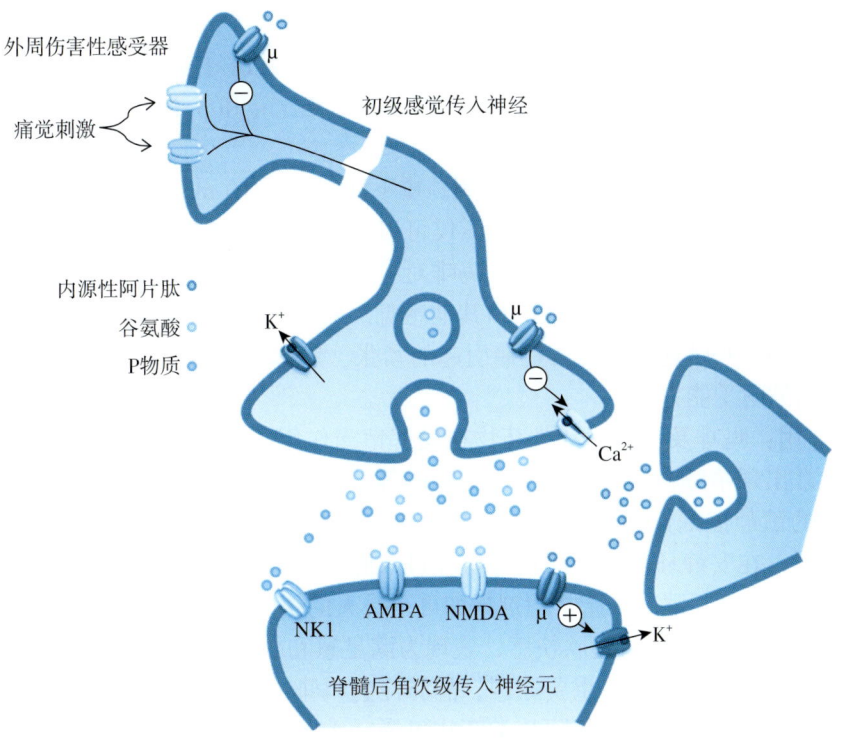

图 6-16　内源性阿片肽和阿片受体对脊髓后角痛觉信号传导的调控

> **知识拓展**
>
> **阿片受体拮抗剂**
>
> 阿片类镇痛药通过激动阿片受体发挥作用，那么阿片受体拮抗剂又有什么作用呢？阿片受体拮抗剂包括纳洛酮、纳曲酮和纳美芬等药物。这类药物是吗啡化学结构中叔胺氮上的甲基被较大的基团取代而成的吗啡衍生物，对 μ 受体结合部位有较高的亲和力，对其他亚型受体的亲和力较低，但能翻转 δ 和 κ 受体激动剂的作用。
>
> 纳洛酮对各型阿片受体均有竞争性拮抗作用，作用强度依次为 μ＞κ＞δ。纳曲酮对正常机体无明显药理作用，但可以抑制阿片类药物的作用。阿片类药物成瘾者，服用纳洛酮后立即出现戒断症状，能够缓解阿片类药物中毒所致的呼吸抑制、颅内压升高、血压下降，使昏迷患者复苏。临床上主要用于阿片类药物的急性中毒，也可用于阿片类药物成瘾者的鉴别诊断。纳曲酮还被推荐用于阿片成瘾的维持治疗，可以降低酒精成瘾者对酒精的渴求，亦用于酒精依赖的维持治疗。

2. 吗啡（morphine）　吗啡是阿片中最主要的生物碱，也是阿片类镇痛药的典型代表药物。1803 年首次从阿片中分离并以希腊梦神 Morpheus 名字命名。

【体内过程】口服吸收良好，但首关效应显著，口服生物利用度低，约为 25%。本品吸收后约 1/3 与血浆蛋白结合，游离型吗啡迅速分布于全身各组织器官，尤以肺、肝、肾和脾等血流丰富的组织中浓度最高。吗啡脂溶性低，仅有少量通过血 - 脑屏障，但足以发挥中枢性药理作用。大部分吗啡在肝内与葡糖醛酸结合，代谢为吗啡 -6- 葡糖醛酸苷（morphine-6-glucuronide，M6G），具有药理活性，其活性强于吗啡，约 10% 的吗啡代谢为去甲吗啡。吗啡主要以吗啡 -6- 葡糖醛酸苷形式经肾排泄，肾功能减退者和老年患者排泄缓慢，易致蓄积效应，少量经乳腺排泄，也可通过胎盘进入胎儿体内。吗啡血浆半衰期为 2.5～3 h，吗啡 -6- 葡糖醛酸苷的血浆半衰期稍长于吗啡。

【药理作用】 吗啡可与体内各处特异性阿片受体结合，并诱导多种药理效应。吗啡对三种受体的亲和力有明显不同，其中对 μ 受体的亲和力最强，相比 κ 和 δ 受体的亲和力高 200 倍左右。

（1）对中枢神经系统的作用

1）镇痛作用：吗啡具有强大的镇痛作用。皮下注射 5～10 mg 或口服 30 mg 即能显著减轻或消除疼痛，疗效可维持 4～5 h。吗啡不仅可以减轻伤害性刺激对机体引起的痛感觉，还可以缓解机体对伤害性刺激引起的痛反应。吗啡对各种疼痛都有效，其中对慢性持续性钝痛的效果优于急性间歇性锐痛，且不影响意识和其他感觉。吗啡对炎症性疼痛有效，但对神经性疼痛的疗效较差。此外，吗啡还可以缓解疼痛引起的紧张、焦虑等情绪反应，减轻对疼痛的恐惧感，提高患者对疼痛的耐受能力。

2）镇静作用：吗啡及其他阿片类药物在发挥镇痛作用的同时，也可对机体起到镇静作用。服药后，患者常出现嗜睡、精神朦胧、认知障碍等，偶发记忆缺失。与年轻人相比，阿片类药物在老年人中的镇静催眠作用更为明显。吗啡可降低机体的嗅觉、听觉和皮肤感觉的灵敏度，有利于镇静催眠，在安静环境下，易诱导机体进入睡眠，但睡眠较浅，易被唤醒，若与中枢抑制药合用，可引起深度睡眠。临床常用剂量即可干扰人的快眼动睡眠和慢波睡眠。

3）欣快效应：吗啡还可引起欣快感，表现为满足感和飘然欲仙等，有助于增强吗啡的镇痛效果，同时也是造成强迫用药的重要原因。静脉注射吗啡或海洛因会引起强烈的欣快感，若口服给药，欣快感并不明显。吗啡等阿片类药物可激动大脑皮质、海马、伏隔核和腹侧被盖区等中脑边缘多巴胺系统神经元的阿片受体，降低抑制性中间神经元的活性，增加多巴胺神经元活性，从而提高脑内相应奖赏区域的兴奋性，诱导机体产生愉悦、欣快的感觉。

4）呼吸抑制：治疗量吗啡即可抑制呼吸，降低呼吸中枢兴奋性，使呼吸频率减慢，潮气量降低，此时呼吸尚能代偿加深，每分钟换气量可以保持不变。随着用药剂量增大，呼吸抑制加深，其中呼吸频率减慢尤为突出，并可能影响呼吸深度，出现周期性潮式呼吸、缺氧、发绀等症状。急性中毒时呼吸频率可减至 2～3 次 / 分，是致死的主要原因。呼吸抑制发生的快慢及程度与给药途径密切相关，静脉注射吗啡 5～10 min 或肌内注射 30～90 min 时呼吸抑制最为明显。阿片类药物抑制呼吸的作用与其降低延髓呼吸中枢对二氧化碳的敏感性，以及直接抑制脑桥呼吸调节中枢有关。

5）镇咳：吗啡及阿片类药物可直接抑制延髓咳嗽中枢，使咳嗽反射消失。阿片药物的镇咳作用与其镇痛和呼吸抑制作用并不密切相关，如可待因和福尔可定治疗咳嗽的剂量都低于镇痛剂量。

6）缩瞳：吗啡可兴奋支配瞳孔的副交感神经（动眼神经），收缩瞳孔括约肌，使瞳孔缩小。瞳孔极度缩小呈针尖样，是吗啡及相关阿片类药物过量中毒诊断的重要指征。

7）催吐：使用吗啡的患者大约有 40% 会出现短暂的恶心、呕吐。吗啡通过兴奋延髓催吐化学感受器，引起催吐作用。

8）肌肉僵硬：高剂量阿片类药物会引起腹部、胸部和四肢肌肉紧张度增加，出现木板胸，造成非麻痹性通气困难。这并非阿片类药物对肌纤维的直接作用，可能是通过抑制 GABA 神经元而出现的僵住症。

（2）对心血管系统的作用：大多数阿片类药物对心脏无直接作用。吗啡通过促组胺作用及其对血管运动中枢的抑制作用，扩张血管，降低外周阻力；吗啡可抑制压力感受性反射，因此当患者由仰卧位转为直立位时，可引起直立性低血压。治疗量吗啡仅轻度降低心肌耗氧量和左室舒张压。阿片类药物可抑制呼吸，引起血液中 CO_2 分压升高，促使脑血管扩张，增加脑血流量，升高颅内压。

（3）对平滑肌的作用

1）胃肠道平滑肌：阿片类药物能够激活胃肠道黏膜下神经丛阿片受体，提高胃肠道平滑肌张力，减慢胃蠕动，使胃肠道内容物排空减慢，易致食物反流。吗啡尚能提高小肠及大肠平滑肌张力，减弱推进性蠕动，延长消化产物在结肠内的停留时间，促使水分吸收增加，并抑制消化腺的分泌。吗啡可提高肛门括约肌张力，同时抑制中枢，使便意迟钝、排便反射减弱，易引起便秘。

2）胆道平滑肌：阿片类药物可致胆道平滑肌收缩，引起奥迪括约肌挛缩，使胆囊内压升高，引起上腹部不适，甚至诱发胆绞痛，阿托品可部分缓解。因此胆绞痛患者慎用阿片类镇痛药。

3）其他平滑肌：吗啡可降低子宫平滑肌张力、收缩频率及收缩幅度。临产妇服用吗啡可延长产程，影响分娩；大剂量时可兴奋支气管平滑肌，诱发或加重哮喘。

4）对泌尿生殖系统的作用：阿片类药物可减少肾血流量，抑制肾功能，对输尿管有收缩作用，可增强膀胱括约肌的张力，引起尿潴留，偶尔可能加重肾结石所致的肾绞痛。

【临床应用】

（1）镇痛：吗啡及其他阿片类药物对各种疼痛均有效，可有效缓解或消除严重创伤、烧伤、骨折、手术等引起的剧痛及晚期癌症痛。对轻、中度疼痛首先应用非阿片类镇痛药，当疗效确实欠佳时，再服用阿片类药物及其复方制剂。对内脏平滑肌痉挛引起的绞痛，如胆绞痛、肾绞痛，应与解痉药阿托品类药物合用；吗啡不仅可以缓解心肌梗死引起的剧痛，还有助于减轻焦虑症状，扩张外周血管，减轻心脏的负荷；吗啡等强效镇痛药可以缓解晚期癌症患者常伴有的严重持续性疼痛，是最有效的镇痛药物之一。

知识拓展

癌痛治疗原则

在癌症治疗过程中，镇痛具有重要地位。癌痛发生的原因包括：①肿瘤直接侵犯、压迫局部组织，或者肿瘤转移累及骨、软组织等所致的肿瘤相关性疼痛；②手术、创伤性操作、放射治疗、其他物理治疗以及药物治疗等抗肿瘤治疗相关性疼痛；③其他合并症、并发症以及社会心理因素等非肿瘤因素性疼痛。应当对于癌痛患者进行常规筛查、规范评估和有效控制疼痛，强调全方位和全程管理，还应做好患者及其家属的宣教。对于癌痛应当采用综合治疗的原则，根据患者的病情和身体状况，采用恰当的止痛治疗手段，及早、持续、有效地消除疼痛，预防和控制药物的不良反应，降低疼痛和有关治疗带来的心理负担，提高患者生活质量。

其中药物治疗的基本原则是：

（1）口服给药，最常用的给药途径。

（2）按阶梯给药，根据疼痛程度选择药物。轻度疼痛，可以选用非甾体类抗炎药（NSAIDs）；中度疼痛，可以选用弱阿片类或低剂量强阿片类，联合应用NSAIDs以及其他镇痛药（抗惊厥药、抗抑郁药等）；重度疼痛，首选强阿片类药，并合用NSAIDs以及其他镇痛药。

（3）按时用药，规律性给予止痛药。

（4）个体化给药。

（5）注意用药细节，加强监护，注意药物联合应用时的相互作用，减少药物不良反应等。

（2）心源性哮喘：急性左心衰患者突发急性肺水肿，导致肺泡换气功能障碍，CO_2潴留刺激呼吸中枢，引起浅而快的呼吸，称为心源性哮喘。静脉注射吗啡可以缓解气促和窒息感，促进肺内水肿液的吸收。吗啡治疗心源性哮喘的作用机制为：降低呼吸中枢对 CO_2 的敏感性，减弱过多的反射性兴奋，使呼吸变慢；扩张外周血管，降低外周阻力，减轻心脏的前后负荷，有利于缓解肺水肿；消除患者的紧张、焦虑情绪，起到镇静作用。除应用吗啡外，尚可应用强心苷、氨茶碱等药物，并进行吸氧治疗。对其他原因引起的肺水肿，如尿毒症所致的肺水肿，也可应用吗啡。但禁用于支气管哮喘急性发作，因吗啡有呼吸抑制作用。

（3）止咳：吗啡用于镇咳时所需剂量小于镇痛。由于目前已有许多含可待因和氢可酮的新型镇咳药物，吗啡已很少用于镇咳治疗。

（4）止泻：吗啡可用于治疗各种原因引起的腹泻，适用于急、慢性消耗性腹泻。若伴有细菌感染，应合用抗生素。此外，由于目前已有多种作用于胃肠道的止泻药物，不良反应少，故吗啡及其他阿片类药物已很少用于治疗止泻。

（5）复合麻醉：由于吗啡等阿片类药物具有镇痛、镇静、抗焦虑作用，常用于术前麻醉，也可在术中配合其他麻醉药物以提高麻醉效果。为了降低某些高危手术（例如冠状动脉旁路移植术等）造成心血管抑制的危险性，有时以大剂量阿片类药物为主进行麻醉（吗啡 1～3 mg/kg，芬太尼 0.02～0.075 mg/kg），但此时必须使用呼吸机辅助，预防呼吸抑制。由于阿片类药物能直接作用于脊髓，因此可以将其注入蛛网膜下腔或硬脊膜外腔进行局部麻醉。此时，吗啡只发挥止痛作用，并不影响机体的运动、自主神经功能和其他感觉，但是会引起呼吸抑制，可服用纳洛酮进行拮抗。

【不良反应】

（1）一般不良反应：治疗量吗啡可引起眩晕、恶心、呕吐、便秘、呼吸抑制、少尿、排尿困难、胆绞痛、直立性低血压、免疫抑制等。偶见烦躁不安等情绪反应。

（2）急性中毒：吗啡急性中毒的表现为昏迷、深度呼吸抑制以及针尖样瞳孔，常伴有血压下降、严重缺氧及尿潴留，严重时会引起休克甚至死亡。呼吸麻痹是致死的主要原因。需进行人工呼吸、供氧并及时静脉注射阿片受体阻断剂纳洛酮。

（3）特殊不良反应

1）耐受性（tolerance）：药物耐受性是指反复给药后机体对药物敏感性降低，需要增加剂量才能达到原来的药效。吗啡的多种药理效应，如镇痛、呼吸抑制、恶心呕吐、镇静、抗利尿和降血压作用均可出现耐受性，但某些药理作用，如缩瞳、惊厥和便秘作用不易产生耐受性。吗啡按常规剂量连用 2～3 周即可产生耐受性。剂量越大，给药间隔越短，药物耐受性的产生就越快、越强，且具有较明显的个体差异。阿片类药物之间在镇痛、欣快、镇静和呼吸抑制作用方面存在交叉耐受性（cross-tolerance），对吗啡耐受的患者也可对哌替啶、美沙酮等其他阿片类药物产生耐受性。

2）躯体依赖性（physical dependence）：躯体依赖性是由于反复用药所造成的一种机体适应状态。突然停药会对机体产生一种强烈的身体损伤，在精神和身体方面出现一系列特有症状，即戒断症状（withdrawal symptom）。连续服用吗啡，并不断增加剂量，机体会逐渐适应吗啡的存在，若减少剂量或停药，则机体的新陈代谢将出现明显的变化，生理功能严重紊乱，产生一系列与吗啡急性给药相反的效应，即特征性的戒断症状：流涕、流泪、打哈欠、寒战、立毛肌竖起、呼吸加快、体温升高、瞳孔散大、肌肉疼痛、呕吐、腹泻、焦虑和怀有敌意。

机体对阿片类药物的身体依赖性越强，戒断症状越严重。阿片类药物戒断反应发生的时间、程度和持续时间与药物及其生物半衰期有关。吗啡和海洛因依赖者，在末次给药 6～10 h 后开始出现戒断症状，36～48 h 戒断反应最强烈，随后逐渐减轻，至第 5 天，大部分戒断症状消失，有些症状可持续数月。美沙酮的戒断症状消退缓慢，因此，美沙酮可用于海洛因成瘾脱毒（detoxification）治疗。对阿片有身体依赖性者给予纳洛酮和其他阿片受体拮抗剂，可引起短暂的、爆发性戒断反应，这种注射拮抗剂后 3 min 内就出现类似于突然停药出现的戒断症状，称为催促戒断症状（precipitated abstinence syndrome），10～20 min 达到高峰，症状异常严重，1 h 后大部分症状消失。

3）精神依赖性（psychic dependence）：吗啡及其他阿片类药物会使用药者出现愉悦欣快的精神效应，并且在精神上驱使该用药者产生连续地或周期性地用药的欲望，出现强迫性用药行为，这就是人们常说的"成瘾"。静脉注射此类药物将更易引发强烈的欣快，促使产生强迫性的用药行为。这是导致阿片类药物滥用的主要原因。

药物的欣快效应与用药者所处的状态有很大关系。身体正常的人服用这类药物感受欣快效应较为明显，且较易产生强迫性用药行为；而忍受慢性疼痛折磨的患者较少出现成瘾。所以，阿片类镇痛药在临床癌症、烧伤等引起的慢性疼痛治疗中，引起患者成瘾的概率极低。

【禁忌证】吗啡能通过胎盘和乳汁抑制新生儿和婴儿的呼吸，此外，还能对抗催产素对子宫的兴奋作用而延长产程，故禁用于分娩止痛和哺乳期妇女止痛。对支气管哮喘、肺源性心脏病、颅脑外伤及肝功能严重减退者禁用。

（二）神经病理性疼痛治疗药物

外周神经损伤会导致神经和脊髓发生复杂的变化，从而导致自发性感觉障碍（电击痛、灼烧痛）和痛觉超敏（触碰痛）。这种神经损伤疼痛可能不依赖于小传入纤维的激活，而是由低阈值感觉传入纤维（如 Aβ 纤维）引起。在慢性组织损伤或炎症（如关节炎）时，存在从炎症性疼痛到神经性疼痛表型的转变。许多临床疼痛综合征，通常表现为炎症性疼痛和神经病理机制的结合，这种转变对选择镇痛药具有重要意义。阿片类镇痛药对多种伤害性疼痛有效，但对神经病理性疼痛效果较差。

对于神经病理性疼痛应该早期干预、积极对因治疗，以求有效缓解疼痛及伴随症状、恢复机体功能、提高生活质量、降低复发率、促进神经修复。其中药物治疗是最基础、最常用的治疗手段。由于药物不良反应以及对其滥用和成瘾的担忧，阿片类药物不作为首选药物。治疗神经病理性疼痛的一线药物包括抗抑郁药（三环类抗抑郁药和 5- 羟色胺 - 去甲肾上腺素再摄取抑制剂）和作用于钙通道的抗惊厥药（普瑞巴林和加巴喷丁）。治疗神经病理性疼痛的二线和三线药物包括外用利多卡因和阿片类药物。药物治疗效果不理想或疼痛控制不满意者可采取微创介入、神经调控、手术等治疗方法，配合康复、心理、物理等多种手段，采取多模式综合治疗。

治疗慢性神经病理性疼痛的新药研发过程中，离子通道是重要的靶点之一。非特异性结合电压门控钙通道（voltage-gated calcium channel，VGCC）α2/δ 亚单位的 α2/δ 配体与神经病理性疼痛的缓解密切相关。VGCC 由不同的亚单位组成，α 亚单位负责形成钙离子进入细胞的孔，而 α2/δ、β 和 γ 是辅助亚单位。α2/δ 亚单位负责质膜通道的运输、定位和稳定。已经证明 α2/δ 亚单位在一个位点与 α1 亚单位结合，在另一个位点与血小板反应蛋白（thrombospondin，TSP）结合。研究发现，在神经病理性疼痛的实验模型中，TSP 上调，因此推测神经损伤和 TSP 的异常分泌可刺激脊髓中星形胶质细胞激活，促进突触前膜电压门控钙通道的稳定。在神经病理性疼痛条件下，电压门控钙通道的数量增加，参与维持脊髓中的异常神经传递。α2/δ 亚基还可与脊髓中参与疼痛传导的 N- 甲基 -D- 天冬氨酸受体（N-methyl-D-aspartic acid receptor，NMDAR）形成复合物，促进神经损伤时 NMDAR 的表面转运和突触靶向性。

神经损伤后，脊髓后角（突触前膜）VGCC 的 α2/δ 亚基高表达，钙离子通道异常开放，钙离子内流增加，兴奋性递质释放增加，神经元过度兴奋，产生痛觉过敏和痛觉超敏。钙通道调节剂包括加巴喷丁和普瑞巴林，是神经病理性疼痛治疗的一线药物。二者可以通过与 α2/δ 亚单位结合，破坏维持突触前膜钙通道的大分子复合物的稳定性，促进通道内化，减少质膜中可用钙通道的数量，抑制谷氨酸、去甲肾上腺素、P 物质等神经递质的释放，在减轻疼痛的同时也可以改善患者的睡眠和情绪。

三、头痛

头痛（headache）是临床常见症状，通常指头颅上半部的疼痛，包括眉弓、耳轮上缘和枕外隆突连线以上部位的疼痛。

头痛分为原发性头痛和继发性头痛两类。原发性头痛是指不能归因于某一确切病因的头痛，如偏头痛、紧张型头痛等。继发性头痛是指由某些疾病诱发的头痛，如由脑血管病、颅内感染、头外伤、发热等诱发的头痛。

案例6-2

女性，31岁。头痛20年。20年来发作性左侧颞部痛，为胀痛或搏动性痛。每次发作持续2～3天，每月发作1～2次，月经前后易发作。头痛伴恶心、呕吐、畏光、畏声，不伴视觉或感觉异常。睡眠后头痛可缓解。既往史：健康。家族史：其母亲（51岁）头痛40年，头痛表现与患者类似。患者查体：未见异常。辅助检查：头颅CT未见异常。经颅多普勒超声（TCD）示双侧血管血流频谱未见异常。

问题：
该患者的头痛可能是哪种头痛？属于原发性头痛还是继发性头痛？

（一）偏头痛

偏头痛（migraine）是临床常见的原发性头痛，其主要临床特征是发作性、多为偏侧、中重度、搏动样头痛，一般每次头痛持续4～72 h，可伴有恶心、呕吐，声光刺激或日常活动可加重头痛，安静环境、休息可缓解头痛。我国偏头痛患病率为9.3%。

【临床表现】偏头痛可起病于儿童、青少年、成年，中青年期是发病高峰。女性多见，男女患者比例为1∶（2～3）。常有遗传背景。

偏头痛主要类型的临床表现如下。

(1) 无先兆偏头痛（migraine without aura）：偏头痛患者中约80%为无先兆偏头痛。临床表现为反复发作的一侧或双侧额颞部疼痛，呈搏动性，常伴有恶心、呕吐、畏光、畏声、出汗、全身不适、头皮触痛等症状。无先兆偏头痛发作频率高，可严重影响患者的工作和生活，常需频繁应用止痛药治疗，该种偏头痛类型易合并出现药物过度使用性头痛（medication-overuse headache，MOH）。无先兆偏头痛常与月经有关。

(2) 有先兆偏头痛（migraine with aura）：偏头痛患者中约10%为有先兆偏头痛。在头痛发作之前或头痛发生时常有先兆，先兆为可逆的局灶性神经系统症状，表现为视觉、感觉、言语和运动的缺损或刺激症状。最常见的偏头痛先兆为视觉先兆，表现为视物模糊、或暗点、闪光亮点或亮线、或视物变形，其次为感觉先兆，言语和运动先兆少见。先兆症状一般在5～20 min内逐渐形成，持续不超过60 min。不同先兆可以接连出现。头痛在先兆同时或先兆出现后60 min内发生。头痛符合偏头痛临床特征。

有先兆偏头痛又分为有典型先兆偏头痛、有脑干先兆偏头痛、偏瘫型偏头痛、视网膜型偏头痛等亚型。

(3) 慢性偏头痛（chronic migraine）：慢性偏头痛患者每月至少15天出现头痛，持续至少3个月，且每月符合偏头痛特点的头痛天数至少8天。

(4) 偏头痛并发症

1) 偏头痛持续状态：偏头痛持续时间 ≥ 72 h。

2) 不伴脑梗死的持续先兆：先兆症状持续至少 1 周，但无脑梗死的影像学证据。

3) 偏头痛性脑梗死：典型的有先兆偏头痛发作，且至少 1 个先兆症状与影像学上的缺血灶相符。

4) 偏头痛先兆诱发的痫样发作：有先兆偏头痛触发的痫样发作。

【发病机制】偏头痛的发病机制尚不十分清楚，目前主要有以下学说。

(1) 血管学说：该学说认为偏头痛是一种原发性血管疾病，头痛由血管舒缩功能障碍引起。颅内血管收缩引起偏头痛先兆症状，随后颅外、颅内血管扩张导致搏动性的头痛。支持这一理论的证据是压迫颈动脉、应用血管收缩剂麦角生物碱如麦角胺可缓解头痛。但是，近年来多项影像学研究包括 SPECT、PET 及 fMRI 等研究提示，偏头痛发作时不一定存在血管扩张。这些研究结果对偏头痛发病机制的血管学说提出了质疑。

(2) 神经学说：该学说认为偏头痛是一种原发性神经功能紊乱性疾病。偏头痛先兆是由皮质扩展性抑制（cortical spreading depressing，CSD）引起的。CSD 是指各种有害刺激引起起源于大脑后部皮质（枕叶）的神经电活动抑制带，此抑制带以每分钟 2～5 mm 的速度向邻近皮质扩展，并伴随出现扩展性血流减少（spreading oligemia），两者均不按脑动脉分布扩展，而是按大脑皮质细胞构筑模式进行。CSD 向前扩展一般不超过中央沟。CSD 能很好地解释偏头痛先兆症状。

(3) 三叉神经血管学说：颅内痛觉敏感组织的周围神经纤维随三叉神经第一支进入三叉神经节，或随第 1/2 颈神经（C_1、C_2）至 C_1、C_2 脊神经节，然后发出神经纤维至三叉神经血管复合体（trigeminovascular complex），换元后发出神经纤维，经脑干交叉后投射到丘脑。当三叉神经节及其纤维受到刺激后，可引起 P 物质、降钙素基因相关肽（calcitonin gene-related peptide，CGRP）或其他神经肽释放增加，血浆蛋白渗出，产生无菌性炎症，刺激痛觉纤维传入中枢，形成恶性循环。

【诊断】根据患者头痛的临床特点、家族史和神经系统检查，通常可作出偏头痛的临床诊断。头颅 CT、磁共振成像（MRI）、CT 血管成像（CTA）、磁共振血管造影（MRA）等检查有助于排除脑血管疾病、颅内动脉瘤和占位性病变等颅内器质性疾病。

【治疗】

(1) 偏头痛发作期的治疗：临床治疗偏头痛通常应在症状起始时立即服药。治疗药物包括非特异性止痛药如非甾体抗炎药（non-steroidal anti-inflammatory drugs，NSAIDs）和阿片类药物（详见本节"二、镇痛药"部分），特异性药物如麦角类制剂、曲普坦类药物、CGRP 受体拮抗剂瑞美吉泮和乌布吉泮。药物选择应根据头痛程度、伴随症状、既往用药情况等综合考虑。可采用阶梯法、分层选药，进行个体化治疗。

1) 轻-中度头痛的治疗：单用 NSAIDs 如阿司匹林（aspirin）、萘普生（naproxen）、布洛芬（ibuprofen）、双氯芬酸（diclofenac）等可有效，如无效可改用偏头痛特异性治疗药物。

阿片类制剂如哌替啶对偏头痛急性发作亦有效，因其具有成瘾性，不推荐常规使用，但对于存在麦角类制剂或曲普坦类药物应用禁忌的病例，如合并有心脏病、周围血管病或妊娠期偏头痛患者，可给予哌替啶治疗，以终止偏头痛急性发作。

2) 中-重度头痛的治疗：严重头痛发作可直接选用偏头痛特异性治疗药物以尽快减轻症状。部分患者虽有严重头痛，但以往发作对 NSAIDs 反应良好者，仍可选用 NSAIDs。

麦角类制剂是 5-HT1 受体非选择性激动剂，具有半衰期长、头痛复发率低等特点，适用于发作持续时间长的患者。曲普坦类药物是 5-HT1B/1D 受体选择性激动剂。复方制剂如麦角胺咖啡因合剂可用于中-重度偏头痛发作的治疗。

麦角类和曲普坦类药物的不良反应为恶心、呕吐、心悸、烦躁、焦虑、周围血管收缩，长期大量应用可引起高血压和肢体缺血性坏死。因其具有较强的血管收缩作用，因此，严重高血压、心脏病患者及孕妇均为禁忌。

麦角类和曲普坦类药物频繁使用会引起药物过度使用性头痛，建议每周用药不超过 2～3 天。

3）伴随症状的治疗：伴有恶心、呕吐的偏头痛患者可以给予止吐剂（如甲氧氯普胺 10 mg 肌内注射）。严重呕吐者可给予小剂量奋乃静、氯丙嗪。有烦躁症状者可给予苯二氮䓬类药物，以促使患者镇静和入睡。

（2）偏头痛的预防性治疗

偏头痛的预防性治疗适用于：①频繁发作，尤其是每周发作 1 次以上，严重影响日常生活和工作的患者；②急性期治疗无效，或因副作用和禁忌证无法进行急性期治疗者；③可能导致严重神经功能缺损的偏头痛类型，如偏瘫型偏头痛等。

偏头痛预防性治疗常用药物包括：钙通道拮抗剂氟桂利嗪、抗癫痫药托吡酯和丙戊酸钠、β受体阻滞剂普萘洛尔和美托洛尔、抗抑郁药阿米替林、吉泮类、CGRP 或其受体单克隆抗体等。

药物治疗应从小剂量单药开始，缓慢加量至合适剂量，同时注意副作用。预防性治疗有效的指标为偏头痛发作频率降低 50% 以上。预防性治疗需要持续约 6 个月，之后可缓慢减量或停药。

【预后】多数偏头痛患者预后良好。偏头痛症状可随年龄增加而逐渐缓解，部分患者在 60～70 岁以后偏头痛不再发作。

（二）紧张型头痛

紧张型头痛（tension-type headache，TTH），曾用名有紧张性头痛、肌收缩性头痛等，是原发性头痛中最常见的类型，患病率在普通人群中高于偏头痛。不同研究显示其在普通人群中的终生患病率达 30%～78%。虽然该病影响广泛，但由于其发作时疼痛程度不重，没有明显的伴随症状，因此未得到患者和医生应有的重视。

【临床特点】根据紧张型头痛的发作频度，将紧张型头痛分为偶发性紧张型头痛、频发性紧张型头痛和慢性紧张型头痛。又根据发作时有无颅周肌肉触压痛，将每一型进一步分为伴颅周压痛的紧张型头痛和不伴颅周压痛的紧张型头痛。几乎所有的慢性紧张型头痛都是从频发性紧张型头痛转化而来的。

偶发性紧张型头痛，几乎发生于所有人，对患者的影响很小，很少需要药物治疗。频发性紧张型头痛会增加患者的痛苦，导致一定的失能，增加疾病负担。如果不及时干预，容易转为慢性化，有增加药物过度使用性头痛的风险，是需要临床医生重视的类型。慢性紧张型头痛是一种高度致残性疾病，容易共病焦虑、抑郁、失眠，近 40% 的患者合并药物过度使用性头痛，严重影响患者的生活质量，对社会经济也造成很大影响。

紧张型头痛的患病年龄广泛，发病高峰在中青年，女性略高于男性，主要表现为双侧额部、颞部、枕部、顶部的胀痛、钝痛、紧箍样痛，不伴恶心、呕吐，可以有轻微的畏光或畏声，疼痛程度为轻度或中度疼痛，不影响日常活动，持续时间数分钟到数天。少部分患者可以表现为单侧头痛，搏动样头痛，需要与偏头痛鉴别。

【病因及发病机制】到目前为止，紧张型头痛的病因、发病机制依然不明。常见的诱因有：睡眠不足、劳累、紧张、压力或情绪变化，很少受天气或温度变化的影响。一般认为，周围性疼痛机制在偶发性紧张型头痛和频发性紧张型头痛中占主要地位，而中枢性疼痛机制在慢性紧张型头痛中占主要地位。

【诊断】根据国际头痛疾病分类第三版（ICHD-3）的诊断标准进行诊断。

（1）偶发性紧张型头痛：头痛发作不频繁，平均每月发作 <1 天（每年 <12 天），持续

30 min 到 7 天，典型的头痛为轻到中度双侧压迫性或紧箍样头痛，不因日常体力活动而加重，不伴恶心，但可伴随轻度的畏光或畏声。

（2）频发性紧张型头痛：头痛发作频繁，平均每月发作 1～14 天，持续超过 3 个月（每年 ≥12 天且＜180 天），持续 30 min 到 7 天，典型的头痛为轻到中度双侧压迫性或紧箍样头痛，不因日常体力活动而加重，不伴恶心，但可伴随畏光或畏声。

（3）慢性紧张型头痛：从频发性紧张型头痛进展而来，每天或非常频繁发作的头痛，平均每月发作时间 ≥15 天，持续超过 3 个月（每年 ≥180 天）。典型的头痛为轻度到中度双侧压迫性或紧箍样头痛，持续几小时到几天或不间断。头痛不因日常体力活动如走路或爬楼梯而加重，但可伴有轻度恶心，畏光或畏声，无呕吐。

【治疗】对于紧张型头痛应该采取综合治疗措施，包括患者健康教育、非药物治疗和药物治疗。

首先，教育患者合理安排学习和工作，作息规律，保持充足的睡眠，良好的心态，尽量避免或减少造成紧张型头痛的诱发因素。

（1）非药物治疗：各种类型的紧张型头痛都应考虑非药物治疗，尤其是对药物不耐受的患者或孕妇。目前非药物治疗主要包括心理行为治疗（如肌电生物反馈、放松训练、冥想、认知行为疗法）、针灸和物理治疗等，已在临床广泛应用于频发性和慢性紧张型头痛的治疗。

（2）药物治疗：包括急性发作期治疗和预防治疗。

1）急性发作期治疗：对于头痛程度比较重、不能忍受的患者，建议首选非甾体抗炎药（如布洛芬等）顿服用于止痛治疗。注意避免频繁使用，以免造成药物过度使用。

2）预防治疗：对于频发性紧张型头痛和慢性紧张型头痛，主要采取药物预防治疗。首选的药物是三环类抗抑郁药阿米替林，尤其适用于伴有焦虑、抑郁、失眠的患者。其次可选用新型抗抑郁药 5-羟色胺和去甲肾上腺素再摄取抑制剂文拉法辛，也有比较好的疗效。对于伴有颅周压痛的紧张型头痛，可同时服用肌松剂如乙哌立松、替扎尼定等。

（三）丛集性头痛

丛集性头痛（cluster headache）是原发性头痛中致残性最高的头痛，属于三叉自主神经性头痛的一种。丛集性头痛发病率较低，大概为 0.1%～0.4%。男性发病率是女性的 3 倍以上。首次发病年龄一般为 20～40 岁，儿童期发病很少见，仅 10% 的患者首次发病年龄在 60 岁以上。丛集性头痛的患者很少有家族史，大部分为散发。丛集性头痛发病时疼痛难以忍受，被认为是人类所知的最严重的疼痛。美国一项关于该病对社会功能和生活质量影响的调查结果显示，近 20% 的患者因头痛而失业，8% 的患者出现与工作有关的残疾，55% 的患者有自杀的想法。

【病因】病因不清。约 5% 的患者可能为常染色体显性遗传，但遗传联系尚未确定。丛集性头痛发作伴有明显的三叉自主神经功能障碍，这提示三叉神经和大脑副交感神经系统的激活可能会引起疼痛和伴随的眼面部自主神经受累的现象。头痛发作时血液中降钙素基因相关肽（CGRP）血浆水平的增加也表明发作期三叉神经系统的激活。在发作中存在昼夜节律和季节复发的时间模式，表明下丘脑生物钟参与丛集性头痛的病理生理。目前研究认为，下丘脑后部是导致三叉神经副交感神经反射激活的触发器或疼痛调节器。

【临床表现】丛集性头痛表现为单侧眼眶、眶上或颞部疼痛，为深部持续性针刺样或灼热样剧痛，可能向前额、太阳穴、下巴、鼻孔、耳朵、颈部或肩膀放射。同时可伴有以下至少一种相关症状：结膜充血、流泪、鼻塞、流涕、面部出汗、瞳孔缩小、上睑下垂和（或）眼睑水肿。发病期间，患者经常感到烦躁不安、易激惹，或者离群寡居，或者四处走动。恶心、呕吐等胃肠道症状少见。发作经常在每天的同一时间。患者常在夜间发作，可被疼痛唤醒。丛集性头痛发作时会迅速达到（在 15 min 内）难以忍受的程度。如果不及时治疗，发作通常会持续 30～90 min，但也可能持续 180 min。发作频率从每日 8 次到隔日 1 次。大多数患者每年有

1～2次发作密集期，称为丛集期，丛集期一般持续2周至3个月。发作间期为缓解期，一般持续6个月至2年。

丛集性头痛根据缓解期长短可分为阵发性丛集性头痛和慢性丛集性头痛。阵发性丛集性头痛至少有两次丛集期发作，每次丛集期持续1周至1年，丛集期之间缓解期至少3个月。而慢性丛集性头痛要么没有缓解期，要么缓解期少于3个月。

【诊断】根据国际头痛疾病分类第三版（ICHD-3），丛集性头痛诊断标准如下。

A：至少5次符合B-D标准的发作。

B：单侧眼眶、眶上或颞部严重或非常严重的疼痛，不治疗可持续15～180 min。

C：下面两条中符合任意一条或全符合
- 在头痛的同侧出现至少一个下列症状或体征
  a）结膜充血和（或）流泪
  b）鼻充血和（或）流鼻涕
  c）眼睑水肿
  d）前额或面部出汗
  e）眼裂缩小和（或）眼睑下垂
- 烦躁不安或易激惹

D：发作频率在隔日1次至每日8次之间

E：不能用ICD-10中的其他疾病来解释

【治疗】

（1）急性期治疗：通常首选治疗方法是面罩吸入纯氧，每分钟7～10 L，持续10～20 min，约70%患者有效。舒马曲普坦皮下注射对约80%的患者有显著的缓解作用。鼻内局麻药可减轻某些患者的疼痛。

（2）预防性治疗：由于急性期治疗可能只能延缓但不能终止下一次丛集性头痛的发作，因此丛集期需要对患者进行预防性治疗。可以使用钙通道阻滞剂、锂、糖皮质激素进行预防性治疗。维拉帕米240～360 mg/d应该在丛集期开始时尽早使用，一般2～3周发挥最大疗效，应使用至停止发作后至少两周。糖皮质激素如泼尼松60 mg可持续7天，而后迅速减量。锂剂600～900 mg/d可能对慢性丛集性头痛效果更好。丛集性头痛的患者在疾病发作期应避免饮酒和使用硝酸甘油。

（四）药物过度使用性头痛

药物过度使用性头痛（medication overuse headache，MOH）的患病率为1%～2%，仅次于紧张型头痛和偏头痛，多见于长期过度服用止痛药物后出现了头痛频繁发作的原发性头痛患者。该病可导致生活质量严重下降，甚至丧失劳动能力。

【发病机制】该病发病机制尚不清楚，目前认为与遗传因素、社会背景相关。已发现有关联的基因有脑源性神经营养因子Val66Met及多巴胺转运体基因*SLC6A3*。降钙素基因相关肽（CGRP）、神经元一氧化氮合酶（nNOS）以及P物质的合成上调可能参与发病。

【临床表现】该病在女性中多见，患病年龄多在30岁以上，有常年基础头痛病史，多由偏头痛和紧张型头痛发展而来，无头痛的患者因其他部位疼痛而长期服用止痛药物并不会增加出现药物过度使用性头痛的风险。药物过度使用性头痛几乎每天发生，头痛的部位、程度、性质常在原有头痛基础上发生变化，需频繁使用某种急性止痛药物，可伴有该止痛药的副作用。

【诊断】在2018年更新的国际头痛分类第三版（ICHD-3）中，药物过度使用性头痛的主要诊断标准包括3条。

（1）患者既往患有原发性头痛，目前每个月存在头痛症状的天数≥15天。

（2）定期使用一种或多种用于急性和（或）对症治疗头痛的药物，超过3个月（每月麦角类、曲普坦类、阿片类药物、复方止痛药或任意急性药物混合使用≥10天，单一成分止痛药使用≥15天）。

（3）排除其他诊断。

【治疗】

（1）非药物治疗：患者教育很关键，也是药物过度使用性头痛规范治疗的第一步。很多患者对该病认知不足，因此需告知患者频繁使用急性止痛药也可以导致头痛，以提高患者主动减少止痛药物应用的主观能动性。同时可以教育患者学会应用头痛日记来记录头痛的发作、诱因、程度等，从而了解如何进行生活方式的干预，如避免诱因、调节睡眠、戒烟、适当运动等。目前可开展的非药物治疗还包括生物反馈、认知行为疗法。

（2）撤去过度使用的止痛药：此为对因治疗，是治疗该病的最重要环节。可以采用两种方法：直接停药和缓慢停药。大多数药物可以立即停药，如麦角类、曲普坦类和NSAIDs。需要缓慢停药的包括含有阿片类、苯巴比妥类和苯二氮䓬类的药物，可在精神科医生的帮助下逐渐撤药。

（3）治疗戒断症状：如在戒断过程中出现头痛加重、恶心、呕吐、失眠、焦虑、躯体化障碍、心律失常和血压波动等情况，考虑为戒断症状，多数在戒断第2~10天出现，曲普坦类可持续4天左右，麦角类可持续7天左右。对于戒断症状可应用糖皮质激素、对乙酰氨基酚、止吐药或安慰剂进行治疗。

（4）预防性治疗：药物过度使用性头痛一经诊断，应立即启动预防性治疗，偏头痛的预防性治疗药物较为成熟，见前文偏头痛的相关治疗内容。对于非偏头痛发展成的药物过度使用性头痛，可尝试采用托吡酯、加巴喷丁和肉毒毒素等药物治疗。

（五）低颅压性头痛

低颅压性头痛（intracranial hypotension headache）是由于脑脊液循环量减少，脑脊液压力降低，脑组织下沉牵拉颅内脑膜、血管、神经等痛敏结构而导致的头痛，包括自发性和继发性两种，自发性低颅压多与自发性脑脊液漏相关，继发性低颅压多与腰椎穿刺、头颈部外伤和手术相关。

【临床表现】低颅压性头痛常见表现为双侧对称性后枕部及前额部疼痛，严重时可出现颞部疼痛或全头痛，疼痛性质多为钝痛，可有搏动感。该病较为突出的特点是头痛程度与体位改变呈明显相关性，平卧时头痛缓解，站立后15~30 min出现头痛加重，可伴有后颈部疼痛、恶心、呕吐。严重时明显的脑组织下沉可牵拉脑膜血管导致破裂，出现硬膜下血肿。

【诊断】根据典型的体位改变相关性头痛应考虑该诊断，腰椎穿刺检查脑脊液压力小于60 mmH$_2$O，以及头颅MRI检查显示弥漫硬膜下积液或出血、硬脑膜强化、静脉结构充盈、垂体充血、矢状位显示脑组织下沉，或脊髓或脑池造影发现神经根处脑脊液漏出，均可以确诊。

【治疗】大部分症状较轻的体位性低颅压头痛患者，经平卧休息和静脉补液的对症治疗后数天可恢复。如不能恢复则需对因治疗，如手术或创伤后的持续性脑脊液漏可手术修补，神经根处自发性脑脊液漏可予硬膜外血贴治疗，将少量自体血液自腰段或胸段注射进硬膜外间隙，可阻塞脑脊液漏口。

> **整合思考题**
> 1. 分析为何轻揉皮肤可以缓解疼痛。
> 2. 分析急性痛与慢性痛的区别。
> 3. 分析慢性痛的发生机制及其临床价值。

4. 吗啡能够缓解心源性哮喘患者的气促和窒息感，促进肺部水肿液的吸收，结合吗啡的药理作用分析其机制。

5. 男，40岁，反复吸入吗啡、海洛因近10年。曾多次接受强制戒毒治疗，但疗效不佳，一旦停用毒品就出现难以忍受的躯体、精神症状，表现为流涕、流泪、打哈欠、寒战、呼吸加快、体温升高、瞳孔散大、肌肉疼痛、呕吐、腹泻、焦虑、恐慌、怀有敌意等戒断症状，使患者再三复吸。这些症状产生的原因是什么？

6. 偏头痛的主要临床特点是什么？如何治疗？

（郭淮莲　李慧　万有　刘风雨　张新华　姜红　何洋　刘尊敬）

第七章 神经系统遗传、退行性疾病

第一节 神经系统遗传性疾病

导学目标

- **基本目标**
  1. 复述神经系统遗传病的大致分类和遗传方式。
  2. 分析神经系统遗传病的诊断思路。
  3. 概括常见神经遗传性疾病（脊髓小脑性共济失调、肝豆状核变性、假肥大型肌营养不良症等）的临床特征、诊断策略和相关检查方法。
  4. 概括基因突变类型和分类，遗传分析技术（与突变类型相匹配的基因突变检测，生化遗传检测）和遗传咨询等。

- **发展目标**
  1. 总结以 MELAS 为代表的线粒体病的发病机制及病理改变。
  2. 总结 CADASIL 的发病机制、临床特征及诊断要点。
  3. 总结神经系统单基因遗传病的主要治疗原则以及治疗进展。

本节数字资源

案例7-1

男性，62岁，右利手。12年前间断头痛，8年前记忆力下降，回忆不起刚做过的事情。7年前出现脾气急躁、易于悲观。5年前突发右侧肢体力弱，伴口角歪斜、流涎、吐字欠清；头颅 MRI 示左侧半卵圆中心新发脑梗死及多发陈旧性腔梗，脑白质病变，予抗血小板及对症治疗后好转。4年前突发头晕，伴视物旋转、恶心呕吐；头颅 MRI 示左侧桥臂新发梗死灶。既往吸烟史，无其他脑血管病危险因素。患者兄弟姐妹4人，父亲及一妹妹有脑梗死病史。神经系统查体：神志清楚，轻度构音障碍，双眼水平左视及右视时均可见不持续细小眼震，左侧指鼻试验欠稳准，双侧掌颏反射（+），双下肢 Babinski 征（+），余神经系统查体未见明显阳性体征。

初步诊断：遗传性脑小血管病。

问题：

请结合病例分析该家系是何种遗传方式，为确诊需进行哪些检查。

一、概述

神经系统遗传病是指由遗传物质（核基因组和线粒体基因组）的结构和功能改变所致的、主要累及神经系统的遗传性疾病。神经系统遗传病病种繁多，具有家族性和终生性的特点，且不少疾病的病因和发病机制尚未阐明，其致残、致畸及致愚率很高，治疗困难。

应注意遗传性疾病、先天性疾病、家族性疾病这三个概念的区别。先天性疾病是指出生时就具有的疾病，虽然部分神经系统遗传病在出生时就有症状，如先天愚型，但先天性疾病不一定是遗传病，如胎儿宫内感染风疹病毒所引起的先天性心脏病、孕妇服用沙利度胺导致的胎儿先天畸形等。家族性疾病是指在一个家庭中不止一个成员患病，如单纯由某种相同的环境因子作用则可引起非遗传性的家族性疾病，如缺碘引起的家族性甲状腺功能减退症、维生素A缺乏引起的家族性夜盲症等。

【发病概况】

神经系统遗传病是人类遗传性疾病的重要组成部分，在已发现的2万多种单基因遗传病中，半数以上累及神经系统。神经遗传病属于罕见/少见病。有研究显示，国内神经系统单基因遗传病的患病率为109.3/10万，其中以遗传性共济失调和肌营养不良最常见。

【神经系统遗传病分类】

1. 依据遗传物质改变的不同，可将神经系统遗传病分为五大类。

（1）单基因遗传病：单基因遗传病是指单个基因发生碱基替代、插入、缺失、重复或动态突变所引起的疾病。单基因遗传病通常呈现特征性的家系传递方式，符合孟德尔遗传定律，所以又称为孟德尔疾病（Mendelian disorder），其遗传方式包括常染色体显性遗传、常染色体隐性遗传、X连锁隐性遗传、X连锁显性遗传、Y连锁遗传和动态突变性遗传等。常染色体显性遗传病的致病基因位于1~22号染色体上，杂合子即可发病。累及神经系统的遗传病约一半以上是以这种方式遗传的，如结节性硬化症、遗传性痉挛性截瘫、家族性肌萎缩侧索硬化症、神经纤维瘤病、大部分腓骨肌萎缩症和面肩肱型肌营养不良等。常染色体隐性遗传病的致病基因也位于1~22号染色体上，杂合子不发病，为致病基因携带者，纯合子和复合杂合子才发病，如肝豆状核变性、脊肌萎缩症、肢带型肌营养不良等。X连锁隐性遗传病的致病基因位于X染色体上，杂合子不发病，纯合子或半合子发病，如抗肌萎缩蛋白病（dystrophinopathy，也称为假肥大型肌营养不良）、肾上腺脑白质营养不良等。X连锁显性遗传病的致病基因也位于X染色体上，杂合子和半合子均可发病，但男性患者的病情一般比女性患者严重，如X连锁显性遗传的腓骨肌萎缩症。动态突变（也称为短串联重复扩展突变）遗传病，致病基因多位于常染色体或X染色体上，多呈显性遗传，致病基因上重复单元扩增次数超过正常范围（如编码谷氨酰胺的密码子CAG异常扩增）而导致发病，常见的动态突变的遗传病有脆性X染色体综合征、Huntington病、脊髓小脑性共济失调、Friedreich共济失调、强直性肌营养不良、神经元核内包涵体病等。

（2）多基因遗传病：多基因遗传病是指一个以上基因突变的累加效应与环境因素相互作用所致的疾病。多基因遗传病包括一些先天性发育异常和一些常见病，其共同特点是有家族聚集现象，但无单基因遗传病那样明确的家系传递规律，不符合孟德尔遗传定律。常见的神经系统多基因遗传病有癫痫、偏头痛、帕金森病、阿尔茨海默病等。尽管神经系统多基因遗传病的病种远不及单基因遗传病的病种多，但每种多基因遗传病患者的数量却远远超过单基因遗传病的数量。

（3）线粒体遗传病：由线粒体DNA上的基因突变所致，随同线粒体传递，为母系遗传，常见的线粒体遗传病有Leber遗传性视神经病、线粒体脑肌病等。

（4）染色体病：由染色体数目或结构异常所致。人类体细胞中有23对染色体，如果在生殖细胞和受精卵早期发育过程中发生差错，产生染色体的数目或结构异常，就会导致发病。通常异常染色体的基因是正常的，但基因组的平衡被打破，患者常表现为各种先天发育异常。如先天愚型患者的体细胞中多了一条21号染色体，即有3条21号染色体，故称之为"21三体"。

(5) 体细胞遗传病：为体细胞中遗传物质改变所致的疾病。因其是体细胞中遗传物质的改变，故一般不向后代传递。各种肿瘤的发病都涉及特定组织中的染色体和癌基因或抑癌基因的变化，即肿瘤的发生关键在于遗传物质的改变，故肿瘤是体细胞遗传病。虽然体细胞遗传病不向后代传递，但具有家族遗传易感性，如大肠癌。

本章主要讨论神经系统单基因遗传病和线粒体遗传病。

2. 根据神经科定位诊断的思路，依据受累的解剖部位分类　依据受累的解剖部位不同，可将神经系统遗传病分为遗传性运动神经元病、遗传性脑白质营养不良、遗传性脊髓-脑干-小脑系统疾病（遗传性共济失调）、遗传性周围神经病、遗传性肌肉疾病、遗传性神经肌肉接头疾病和遗传性神经皮肤综合征等。此外，多系统、多器官受累的患者并不少见，如线粒体脑肌病。

【临床表现】

神经系统遗传病的临床症状具有多样性，可分为常见症状和特征性症状。

(1) 常见症状：包括认知障碍、精神行为异常、语言障碍、抽搐、眼球震颤、不自主运动、共济失调、笨拙、瘫痪、感觉异常、肌张力改变、肌无力和肌肉萎缩等，这些症状与病变部位相关，非神经遗传病中也可出现。

(2) 特征性症状：即某些神经系统遗传病的特殊表现，具有诊断价值或重要提示作用，如肝豆状核变性的角膜K-F环、强直性肌营养不良的肌强直，神经纤维瘤病的皮肤牛奶咖啡斑、结节性硬化症的面部血管纤维瘤、抗肌萎缩蛋白病的小腿腓肠肌假性肥大等。

【诊断】

神经系统遗传病的诊断既依赖于病史、症状与体征、常规辅助检查，也有赖于特殊的分子遗传学检测手段，如系谱分析、染色体核型分析、遗传物质及基因产物分析等，后者往往是确诊的关键手段。临床诊断步骤如下。

1. 临床资料的收集　要遵循准确、详细的原则，除要注意身体发育、智力、性器官和第二性征发育是否异常外，尤其要注意发病年龄、性别、独特的症状和体征。在年龄方面，虽然大多数神经系统遗传病在30岁以前发病，但某些遗传病直到中年或老年才出现症状，如中年发病的Huntington病、眼咽型肌营养不良症等。在性别方面，X连锁隐性遗传方式传递的遗传病，两性发病的差异极大，如抗肌萎缩蛋白病大多数为男孩发病。要特别重视其独特的症状和体征，往往是重要的诊断依据，如皮肤上有多个神经纤维瘤和牛奶咖啡斑，应考虑神经纤维瘤病。

2. 系谱分析　系谱分析可帮助判断是否为遗传病，并区分是单基因遗传病、多基因遗传病还是线粒体遗传病。如两代以上出现相似病者，或者同胞中有两个以上在相近年龄发生相似病症，应考虑为遗传病。此时，详细询问家族发病情况并绘制家系图是基本工作，系谱的系统性、完整性和可靠性十分重要。询问家族史时应注意，因遗传病常呈异质性而导致家系成员间的临床表型并不完全一致，需要询问每个成员的具体表现。

3. 常规辅助检查　包括常规生化检验、电生理、影像学和病理检查等，对诊断和鉴别诊断都十分重要。在生化检查方面，因为酶和蛋白质都是基因的直接产物，基因突变引起的单基因遗传病往往是酶或蛋白质的质或量变异的结果，故生化检查有时可高度提示某种神经系统遗传病，如异染性脑白质营养不良的硫酸酯酶A活性、抗肌萎缩蛋白病的血清肌酸激酶活性、肝豆状核变性的血清铜蓝蛋白水平、血清铜水平和尿铜水平等。电生理、影像学、代谢筛查和病理检查有时也是确诊的关键，如对遗传性肌阵挛性癫痫患者的脑电图检查、对家族性基底节钙化患者的头颅CT检查、对甲基丙二酸尿症的尿代谢筛查，以及对抗肌萎缩蛋白病、线粒体脑肌病的肌肉活检等。

4. 遗传物质及其基因产物的检测

(1) 染色体核型分析：用高分辨染色体显带技术和染色体原位杂交技术可查出染色体数目

异常和结构畸变，如染色体数目多于或少于46条，染色体断裂后造成的缺失、倒位、重复和易位等畸变。染色体核型分析可确诊染色体病。主要用于有明显的智力发育不全、生长迟缓、体态异常的患者、外生殖器异常或伴有其他先天畸形的患者。

（2）基因诊断：基因诊断是用分子生物学方法在DNA水平或RNA水平对某一基因进行分析，从而对特定的疾病进行诊断。基因诊断不仅可以明确指出个体是否患病、基因缺陷的状态，而且还能对表型正常的携带者、对某种疾病的易感者作出诊断和预测。飞速发展的DNA技术极大促进了神经遗传病患者的基因诊断，包括早期、症状前和产前诊断。目前主要的基因诊断方法有：①限制性酶切片段长度多态性（RFLP）分析；②多重聚合酶链反应（PCR）和多重连接依赖式探针扩增技术（MLPA）；③DNA芯片；④DNA测序技术（一代测序、二代测序和三代测序）。

（3）基因产物分析：主要应用免疫技术对已知基因产物的蛋白进行分析，如对抗肌萎缩蛋白病患者的肌肉组织进行抗肌萎缩蛋白（dystrophin）的免疫染色。还可用蛋白质印迹法（Western blot）进行基因产物的定量分析，检测基因产物的质和量。

【治疗】

虽然神经系统遗传病治疗困难，但随着医学的发展，能够医治的遗传病越来越多，如能早期诊断，及时治疗，可使症状得到明显缓解。如用青霉胺等螯合剂去除患者体内细胞中堆积的铜离子治疗肝豆状核变性。神经系统遗传病的治疗主要包括：①饮食管理：原则是"禁其所忌"，治疗那些因反应底物或前驱物在体内堆积而发病者。按不同疾病制定不同的食谱，限制底物或前驱物的摄入量，如苯丙酮尿症患者须将饮食中的苯丙氨酸尽量减少，特殊配制低或无苯丙氨酸奶粉来获取足够生长所需的蛋白质。除给予特殊食物外，还应减少患者所忌物的吸收，如给苯丙酮尿症患者服用苯丙氨酸水解酶胶囊，在肠道内释放出其所含的酶，将苯丙氨酸转化为苯丙烯酸，以减少肠道内的苯丙氨酸。②药物治疗：其原则是"补其所缺、去其所余、对症处理"。对核黄素反应性脂质沉积病患者给予大剂量维生素B_2治疗。对Fabry病、Pompe病等酶缺陷病给予相应的酶替代治疗。MELAS患者出现癫痫发作时应予抗癫痫药物治疗。对抗肌萎缩蛋白病患者可予长期小剂量口服激素治疗，用于延缓病情发展。③手术治疗：当遗传病已发展到各种临床症状都很明显、尤其是器官组织已出现明显损害时，应用外科手术对病损器官进行切除、修补或替换，可有效改善某些遗传病的症状，减轻病痛。如对畸形者用手术矫正、采取手术切除有严重压迫症状的神经纤维瘤病患者的肿瘤。④基因治疗（gene therapy）：是指应用基因工程技术来修复、更换或增补患者细胞中的缺陷基因，使细胞恢复正常功能而达到治疗遗传病的目的，可定点导入外源正常基因片段来修复有缺陷的基因。基因治疗的目标：一是治疗体细胞中的基因缺陷，使患者的症状消失或得到缓解，但这种有害基因仍能传给后代；二是治疗生殖细胞中的基因缺陷，这是根治遗传病的方法，使其有害基因不再向下一代传递。虽然基因治疗还存在许多问题需要解决，但这种针对遗传病的新治疗方法具有重要的划时代的意义。⑤物理康复治疗。

【预防及遗传咨询】

目前神经系统遗传病治疗方法并不多，疗效也不满意，大多数遗传病甚至无有效的治疗方法，故预防工作尤为重要。预防措施包括适龄结婚与生育、避免近亲结婚以及进行产前诊断。产前诊断通过对孕期胎儿性别和健康状况的检测，防止有遗传病的患儿出生。检测方法有直接针对胎儿本身的检测，如胎儿绒毛、羊膜腔穿刺、脐带血、胎儿镜、胎儿超声心动图等，在基因水平、酶水平、代谢水平、细胞学水平及肉眼水平对遗传病进行产前诊断；亦可测定母亲的血液和尿液标本，间接反映胎儿的情况。

遗传咨询时应首先确定是否是遗传病，然后根据该病的遗传方式初步提供预期的危险率。如抗肌萎缩蛋白病为X连锁隐性遗传，女性携带者与正常男性结婚后，其子代的男孩有1/2的发病概率，女孩有 1/2 概率为携带者。

二、常染色体显性遗传脑动脉病伴皮质下梗死及白质脑病

常染色体显性遗传脑动脉病伴皮质下梗死及白质脑病（cerebral autosomal dominant arteriopathy with subcortical infarcts and leukoencephalopathy，CADASIL）是由 *NOTCH3* 基因突变导致的最常见的遗传性脑小血管病。该病主要的临床特征包括偏头痛、反复发作的缺血性脑卒中、进行性认知功能损害及精神症状等。头颅 MRI 改变包括脑白质 T2/FLAIR 高信号、腔隙灶、脑微出血及血管周围间隙的扩大，诊断"金标准"是病理检查发现微小动脉平滑肌细胞表面出现嗜锇性颗粒物质（granular osmiophilic material，GOM）和（或）基因检测发现 *NOTCH3* 基因致病变异。CADASIL 在全世界的大多数民族中均有报道，在英格兰东北部的西欧人口中，2012 年确诊病例的最低患病率为 1.32/10 万，2014 年对苏格兰的调查显示其患病率为 4.6/10 万，我国尚无 CADASIL 的流行病学数据。

【病因与发病机制】

CADASIL 的致病基因是位于 19p13.12 的 *NOTCH3* 基因，该基因编码的 NOTCH3 蛋白在成年个体主要表达于脉管系统，对血管平滑肌细胞的成熟和正常功能的维持起到重要作用。NOTCH3 蛋白属于单次跨膜受体蛋白，包括胞外段、跨膜段和胞内段 3 部分，其中胞外段包含 34 个表皮生长因子样重复结构域（epidermal growth factor-like repeat，EGFr），每个 EGFr 结构域内有 6 个半胱氨酸残基，互相配对形成 3 个二硫键，构成 EGFr 结构域的次级结构。*NOTCH3* 基因有 33 个组成型外显子，目前全世界已报道了近 300 多种 *NOTCH3* 基因致病变异，95% 以上的致病变异位于第 2～24 号外显子。大部分致病变异为累及半胱氨酸残基的杂合错义突变，导致胞外段 EGFr 结构域内半胱氨酸残基的数目由偶数变为奇数，从而影响二硫键的配对，仅有少数致病变异不累及半胱氨酸残基。

CADASIL 的发病机制尚不完全明确，目前较为公认的观点是 *NOTCH3* 基因致病变异会导致突变的 NOTCH3 蛋白获得新功能，促进蛋白的异常沉积，从而造成血管平滑肌细胞结构及功能的损害，进而使得脑血流动力学发生异常改变，造成中枢神经系统的损害。

【病理】

CADASIL 主要累及全身微小动脉，在中枢神经系统主要累及小的穿支动脉和软脑膜动脉。电镜下可观察到血管平滑肌细胞变性、丢失，小动脉平滑肌细胞基底膜增厚和出现 GOM 结构（图 7-1）。GOM 由直径 200～800 μm 的细电子致密颗粒聚集体组成，外周部分或全部由电子透光晕包围，靠近细胞膜的部分更嗜锇。毛细血管也可出现 GOM 沉积，通常位于周细胞附近或折叠在周细胞膜内。免疫电镜显示 GOM 中含有 NOTCH3 蛋白胞外段。脑小动脉结构与功能异常，引起脑血流动力学障碍，造成脑组织低灌注，从而出现腔隙性脑梗死、白质脱髓鞘、脑微出血以及扩大的血管周围间隙等病理改变。

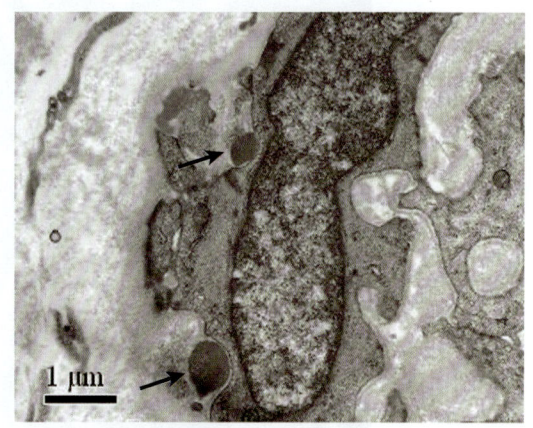

图 7-1 皮肤小动脉血管平滑肌细胞表面的 GOM（箭头所示）

【临床表现】

1. 偏头痛　CADASIL 患者的偏头痛多在疾病早期出现，平均发病年龄在 30 岁左右。高加索患者的偏头痛发生率较高，多为伴先兆偏头痛。我国患者的偏头痛特别是伴先兆偏头痛的发生率较低（17.2%）。

2. 脑血管事件　短暂性脑缺血发作和缺血性卒中是CADASIL患者最常见的临床表现，不同临床队列研究中其发生率在50%～80%。患者首次缺血性事件的平均发病年龄在40～50岁，可表现为面部或肢体的麻木、力弱、构音障碍、饮水呛咳等。患者在多次缺血性卒中后会遗留肌张力和肌力的异常，导致独立行走能力逐渐下降。脑实质出血也可见于CADASIL。

3. 认知功能损害　大部分患者在疾病的最后阶段都会出现一定程度的认知功能损害。早期以执行功能减退和信息处理速度减慢为主要特点，注意力受损也较多见。早期患者的记忆和视空间功能相对保留，随着疾病发展，一些患者会出现即刻和延迟回忆的异常，疾病晚期患者可出现多个认知领域的全面损害。

4. 精神症状　包括易怒、焦虑、抑郁、淡漠，以及较少见的攻击行为、冲动及精神分裂样症状等，少数患者以情绪障碍为首发症状。

5. 其他临床表现　少数患者出现癫痫发作、帕金森综合征样症状。

【辅助检查】

1. 血液学检查和脑血管评估　血液学检查包括血常规、血生化（血糖、糖化血红蛋白、血脂、血同型半胱氨酸水平、肝肾功能等），主要目的是评估患者有无心脑血管疾病危险因素。脑血管检查包括脑血管超声、TCD、脑MRA等，以评价有无血管狭窄。

2. 影像学检查　头颅MRI检查包括常规头颅平扫序列和微出血扫描序列，主要的MRI改变包括脑白质T2/FLAIR高信号、腔隙性脑梗死、脑微出血及血管周围间隙的扩大（图7-2）。

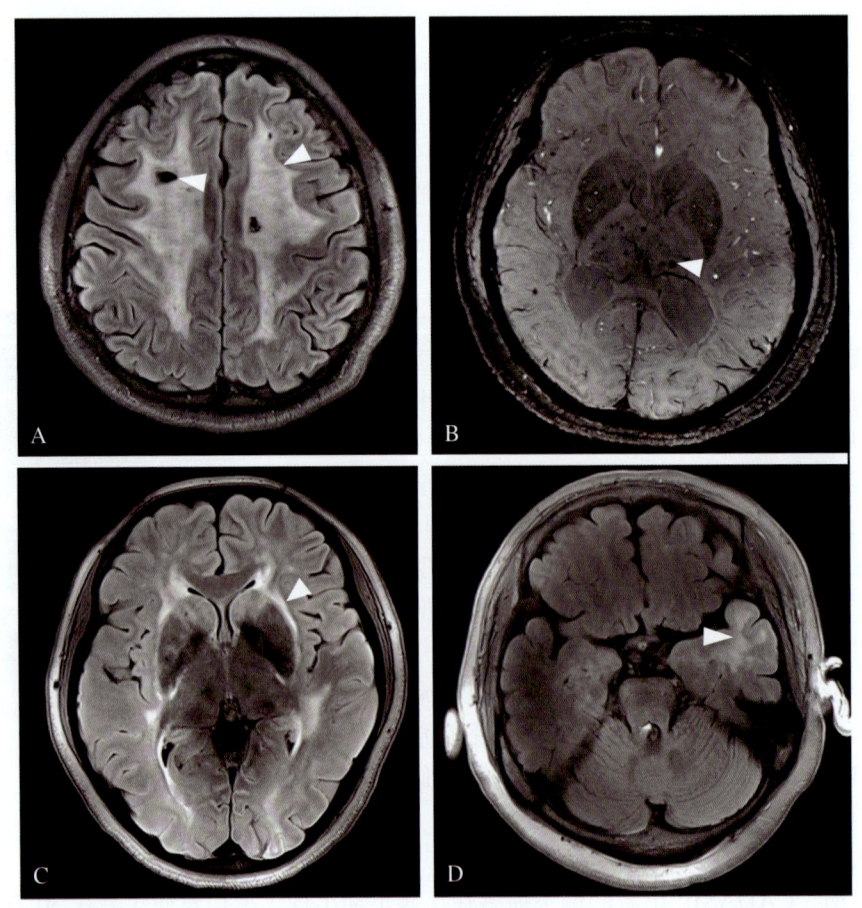

图7-2　CADASIL患者的典型MRI表现

A. T2-FLAIR序列示脑白质高信号及腔隙性脑梗死；B. SWI序列示脑微出血；C. T2-FLAIR序列示外囊的脑白质高信号；D. T2-FLAIR序列示颞极的脑白质高信号

脑白质高信号多见于脑室周围白质、颞极、外囊、额顶区白质，U形纤维通常不受累。颞极白质高信号是CADASIL较为特异的影像学表现。腔隙性脑梗死灶主要分布于半卵圆中心、丘脑、基底节和脑桥。脑微出血可出现在30%~50%的患者中，主要位于深部脑区。70%以上的患者会出现血管周围间隙的扩大，主要位于颞叶、基底节和皮质下白质。

3. 基因检测　对于首诊高度怀疑CADASIL的患者，可进行*NOTCH3*基因序列分析，包括一代测序和靶向二代测序。CADASIL最典型的致病变异形式为累及半胱氨酸残基的杂合错义突变，突变导致NOTCH3蛋白胞外段EGFR结构域内半胱氨酸残基数目改变，进而影响二硫键的配对。一些较少见的*NOTCH3*基因突变还包括插入或缺失突变、剪切突变及重复突变等，携带非典型突变形式的患者需进一步进行皮肤活检以明确疾病的诊断。

4. 皮肤活检　电镜下观察到皮肤小动脉血管平滑肌细胞基底膜出现GOM结构即可确诊CADASIL。

【诊断和鉴别诊断】

CADASIL的诊断首先基于患者的临床表现和家族史，而后进行头颅MRI检查。当头颅MRI显示CADASIL影像学改变的特点时，再进一步行基因和病理检查，以明确诊断。该病的鉴别诊断包括散发性和遗传性中枢神经系统疾病。

1. 散发性中枢神经系统疾病

（1）多发性硬化：CADASIL发病早期的症状和影像学与多发性硬化较为相似。多发性硬化患者脑脊液中常会出现寡克隆区带，MRI表现为白质内多发的长T2异常信号，常累及脑室旁、近皮质、胼胝体，而颞极受累少见。典型的多发性硬化脑室旁病灶呈火焰征（Dawson手指征），进展期病灶可强化。多发性硬化患者通常缺少脑微出血、腔隙性脑梗死等其他脑小血管病的MRI表现。

（2）散发性脑小血管病：多见于60岁以上的人群，患者常伴有长期的高血压或糖尿病等危险因素，一般没有MRI上颞极的白质高信号。小血管病理检查可以发现小动脉硬化及管壁的玻璃样变，但血管平滑肌细胞基底膜无GOM沉积。

（3）原发性中枢神经系统血管炎：在各个年龄段均可发病，以中青年发病多见。患者常出现头痛、认知障碍和局灶性脑损害表现。头颅MRI可以发现皮质及皮质下白质多发性病灶，可伴随皮质、皮质下及脑膜的强化改变，通常无颞极白质的损害。脑活检发现血管炎性改变是诊断该病的"金标准"。

2. 遗传性中枢神经系统疾病

（1）常染色体隐性遗传脑动脉病伴皮质下梗死及白质脑病（cerebral autosomal recessive arteriopathy with subcortical infarcts and leukoencephalopathy，CARASIL）：是由*HTRA1*基因纯合或复合杂合变异引起的常染色体隐性遗传性脑血管病。其发病年龄比CADASIL略早，主要临床表现与CADASIL类似，患者常有秃头、腰痛及皮肤粗糙等神经系统外症状。头颅MRI表现为广泛脑白质病变、多发脑梗死，也可见外囊和颞极的脑白质病变。

（2）*HTRA1*相关常染色体显性遗传脑小血管病：由*HTRA1*基因杂合变异导致。其发病年龄通常较CADASIL和CARASIL都晚，合并秃头、腰痛等神经系统外症状的比例较CADASIL低，血管平滑肌细胞基底膜无GOM沉积。

（3）伴白质脑病和全身表现的视网膜血管病（retinal vasculopathy with cerebral leukoencephalopathy and systemic manifestations，RVCL-S）：是由*TREX1*基因突变引起的常染色体显性遗传小血管病，发病年龄通常在35~50岁，其病变可累及全身多个器官，如眼底、肾、肝。MRI主要表现为脑室周围和深部白质的片状白质病变，病灶可伴环状或结节性强化。

（4）神经元核内包涵体病（neuronal intranuclear inclusion disease）：多在成年晚期发病，由*NOTCH2NLC*基因的三核苷酸重复扩张导致，症状特点为头痛、意识障碍、精神障碍，可以伴随突发性失语或发热。MRI 显示大脑白质高信号，弥散加权成像可见沿灰白质交界区分布形成"飘带征"。

【治疗】

目前 CADASIL 尚无对因治疗手段，患者的治疗遵循脑卒中指南进行管理，以一级、二级预防和对症支持治疗为主，同时应注重心理治疗、康复治疗和日常护理。

对突变的 *NOTCH3* 基因进行改造或者清除突变蛋白是治疗该病最有效的方法，但目前尚处于探索阶段。改造突变基因的方法包括外显子跳跃及基因编辑技术。已有研究使用外显子跳跃方法清除未配对的半胱氨酸残基，在一定程度上恢复细胞的正常功能。基因编辑技术被证实可部分恢复由患者诱导多能干细胞分化而来的血管平滑肌细胞的功能。使用针对 NOTCH3 蛋白胞外段的特异性抗体清除突变蛋白，对 CADASIL 小鼠的神经活动、血管反应性及血管结构具有改善作用。

【遗传咨询】

CADASIL 为常染色体显性遗传病，子代的患病风险是 50%，故应仔细询问患者家族中其他成员的情况，并建议对家系中的成年个体进行基因检测。携带致病变异者如果妊娠，建议做产前诊断。

【预后】

随着 CADASIL 疾病的进展，患者的神经功能退化逐渐加重。患者丧失独立行走能力的中位年龄在男性为 58.9 岁、在女性为 62.1 岁，卧床的中位年龄在男性为 62.1 岁、在女性为 66.5 岁，死亡的中位年龄在男性为 64.6 岁、在女性为 70.7 岁。吸入性肺炎是 CADASIL 患者最常见的死因，其次是猝死和窒息。

三、脊髓小脑性共济失调

脊髓小脑性共济失调（spinocerebellar ataxia，SCA）是遗传性共济失调的主要类型。主要临床表现为小脑性共济失调，可伴有周围神经病、眼球运动障碍、视神经萎缩、视网膜色素变性、锥体束征、锥体外系表现和痴呆等。患病率为（8～12）/10 万，多于青少年期和中年期发病，大多数呈常染色体显性遗传，极少数为常染色体隐性遗传或 X 连锁遗传。基因检测发现 SCA 多为基因内编码谷氨酰胺的 CAG 拷贝数异常扩增而导致发病。病理改变以小脑、脊髓和脑干变性为主，其机制与多聚谷氨酰胺（polyQ）选择性损害小脑、脊髓和脑干的神经元和神经胶质细胞有关。近年来 49 种 SCA 亚型明确了致病基因，以 SCA3/Machado-Joseph diseas（MJD）最常见。

【病因与发病机制】

绝大多数 SCA 亚型由相应的基因外显子区域 CAG 拷贝数异常扩增产生 polyQ 所致。每一种 SCA 亚型的基因位于不同的染色体，有不同的基因结构和突变部位，如 SCA1 型致病基因 *ATXN1* 位于染色体 6p22.3 上，长约 450 kb，cDNA 长约 11kb，由 9 个外显子组成，编码 816 个氨基酸残基组成 ataxia-1 蛋白，该蛋白位于细胞核中；CAG 异常扩增位于第 8 号外显子，其扩增的拷贝数为 40～83，正常人为 6～38。SCA3 型致病基因 *ATXN3* 位于染色体 14q32.12，含有 4 个外显子，编码 960 个氨基酸残基组成 ataxia-3 蛋白，分布于细胞质中；CAG 异常扩增位于第 4 号外显子，扩增后的拷贝数介于 61～89，正常人为 12～41。SCA3 型是我国最常见的 SCA 亚型。

SCA 有共同的突变机制，即外显子中 CAG 拷贝数异常扩增，产生 polyQ 蛋白，获得新的毒性功能，共同的突变机制也造成 SCA 各亚型的临床表现存在相似性。SCA 各亚型的临床表现也存在差异，如有的亚型伴有眼肌麻痹，有的则伴有视网膜色素变性，病理损害的部位和程度也有所不同，这提示除了 polyQ 毒性作用之外，可能还有其他因素参与疾病的发生发展。

【病理】

大体病理可见小脑半球和蚓部萎缩，小脑重量减轻；脑干萎缩变小，以脑桥及下橄榄核明显；脊髓的颈段和上胸段明显萎缩。镜下主要为小脑、脑桥、下橄榄核细胞变性丢失伴胶质增生，小脑浦肯野细胞变性丢失，颗粒细胞数量明显减少，小脑上脚和齿状核细胞变性。基底核及脑神经运动核（Ⅲ、Ⅳ、Ⅵ、Ⅶ、Ⅻ）细胞变性丢失；脊髓 Clarke 柱、脊髓前角细胞和后柱细胞均可受累；小脑白质及三对小脑脚纤维脱髓鞘，橄榄小脑束、桥小脑束、橄榄脊髓束、皮质脊髓束及脊髓小脑束纤维脱髓鞘或轴索变性。SCA 除有以上共同病变外，各亚型有不同的特点，如 SCA1 型主要是小脑、脑干的神经元丢失，脊髓小脑束和后索受损；SCA2 型也以下橄榄核、脑桥、小脑损害为著；SCA3 型主要损害脑桥和脊髓小脑束。

【临床表现】

SCA 是高度遗传异质性疾病，各亚型的临床表现相似，交叉重叠，但各型又有相对特异性的临床表现，其共同的临床表现如下。

1. 一般在 30～40 岁隐袭起病，缓慢进展，但也有儿童期及老年期起病者。

2. 首发症状多为下肢共济失调，走路摇晃、突然跌倒、发音困难；继而出现双手笨拙、意向性震颤、眼震、眼慢扫视运动、痴呆和远端肌萎缩。查体可见肌张力障碍、腱反射亢进、病理征阳性、痉挛步态和深感觉丧失。

3. 均有遗传早现现象，即在同一 SCA 家系中发病年龄逐代提前，症状逐代加重，是 SCA 非常突出的临床表现。一般起病后 10～20 年患者不能行走。

4. 除了上述共同的症状和体征外，各亚型也具有各自的特点而构成不同的疾病实体。如 SCA1 型的眼肌麻痹，尤以上视不能较为突出；SCA2 型的上肢腱反射减弱或消失，眼慢扫视运动较明显；SCA3 型的肌萎缩、肌阵挛、面肌及舌肌纤颤、眼睑退缩形成凸眼；SCA4 型的深浅感觉减退和跟腱反射消失；SCA5 型病情进展非常缓慢，单纯小脑共济失调的症状也较轻；SCA6 型的早期大腿肌肉痉挛、下视眼球震颤、复视和位置性眩晕；SCA7 型的特征性症状是视力减退或丧失，视网膜色素变性，心脏损害也较突出；SCA8 型常婴儿期起病，发音困难，行走不能，癫痫发作；SCA9 型为共济失调伴癫痫发作；SCA10 型的纯小脑征和癫痫发作；SCA11 型病程缓慢，腱反射亢进；SCA12 型早期有双上肢震颤，晚期有痴呆。

【辅助检查】

1. 头颅 CT 或 MRI 示小脑和脑干萎缩，尤其是脑桥和小脑中脚萎缩。

2. 脑干诱发电位可异常，肌电图可有周围神经损害。

3. 腰椎穿刺脑脊液检查正常。

4. 确诊及亚型分类依赖于基因检测，检测相应基因 CAG 拷贝数扩增的情况。

【诊断及鉴别诊断】

根据典型的共性症状，结合 MRI 检查发现小脑、脑干萎缩，排除其他累及小脑和脑干的变性病可拟诊。虽然各亚型具有特征性症状，但临床上仅根据症状体征确诊为某一亚型仍不准确，均应进行基因诊断进行确诊。不典型病例需与多发性硬化、感染、营养缺乏、其他遗传代谢病引起的共济失调相鉴别。

【治疗】

对症治疗可缓解症状。药物治疗：左旋多巴可缓解强直及其他帕金森样症状，氯苯胺丁酸可减轻痉挛，金刚烷胺可改善共济失调，共济失调伴肌阵挛首选氯硝西泮；可试用神经营养药，如 ATP、辅酶 A、肌苷和 B 族维生素等。手术治疗：可行视丘毁损术。理疗、康复及功能锻炼也可缓解症状。

SCA 的基因治疗尚在研究阶段，原理多为选择性抑制 SCAs 致病基因表达。同时，也有针对清除 polyQ 毒性蛋白的小分子化合物治疗策略，目前也处于研究阶段。此外，干细胞移植手术已在临床上相继开展，其基本原理为诱导多能干细胞分化为神经干细胞，替换受损细胞，并通过旁分泌作用为神经传导提供更好的微环境。但其有效性和安全性还有待进一步研究。

【预后】因无有效的治疗方法，对症治疗不能改变疾病的进展，预后不佳。遗传咨询和产前诊断可减少该病患儿的出生。

四、抗肌萎缩蛋白病

抗肌萎缩蛋白病（dystrophinopathy）是由抗肌萎缩蛋白基因（dystrophin，*DMD* 基因）的致病性变异所导致的一组主要累及骨骼肌和（或）心肌的 X 连锁隐性遗传性肌病，包括 Duchenne 型肌营养不良（Duchenne muscular dystrophy，DMD）、Becker 型肌营养不良（Becker muscular dystrophy，BMD）以及性连锁心肌病（X-linked dilated cardiomyopathy，XLDCM），其中 DMD 和 BMD 以骨骼肌受累为主，心脏受累出现较晚或较轻；而 XLDCM 以心脏受累为主，骨骼肌可以不受累或受累很轻。少数女性 *DMD* 基因致病性变异携带者也可出现不同程度的骨骼肌和（或）心肌受累。

DMD 作为抗肌萎缩蛋白病中最常见的一种类型，也是儿童期最常见的肌营养不良类型。DMD 在男性新生儿中的发病率为（10.71～27.78）/10 万，在男性儿童中的患病率约为 12.57/10 万，在男性中的患病率约为 4.78/10 万，在人群中的患病率约为 3.52/10 万。BMD 在男性儿童中的患病率约为 1.35/10 万，在男性中的患病率约为 1.53/10 万，在人群中的患病率约为 2.21/10 万。

【病因与发病机制】

DMD 基因是位于 Xp21.2 的蛋白编码基因，作为人类基因组中最大的基因，其全长超过 2.5 Mb，约占人类基因组全长的 0.1% 或 X 染色体的 1.5%。*DMD* 基因的全长转录本约 14 kb，包含 79 个外显子，编码 3685 个氨基酸，组成约 427 kD 的细胞骨架蛋白——抗肌萎缩蛋白（dystrophin）。该蛋白位于骨骼肌和心肌细胞膜的浆膜面，具有细胞骨架、抗牵拉、防止肌细胞膜在收缩时出现机械损伤的功能，此外，也具有细胞信号转导的功能。抗肌萎缩蛋白的功能主要是通过抗肌萎缩蛋白-糖蛋白复合体（dystrophin-glycoprotein complex，DGC）而实现的，DGC 主要由位于肌细胞内的抗肌萎缩蛋白、互生蛋白、α-小肌营养蛋白和神经元型一氧化氮合酶，位于肌细胞膜上的 β-肌营养不良蛋白聚糖和肌聚糖蛋白，以及位于细胞外基质中的 α-肌营养不良蛋白聚糖组成。抗肌萎缩蛋白病患者因基因缺陷导致抗肌萎缩蛋白出现质和（或）量的异常，引起 DGC 功能缺陷，进而导致肌细胞膜在收缩活动中出现损伤，从而造成肌细胞内外微环境变化，最终引起肌细胞的坏死和再生而发病。

DMD 基因的完全或部分失功能变异引起多种抗肌萎缩蛋白同源异构体出现质和（或）量的异常，其中 Dp427m 异构体的异常导致患者出现骨骼肌和（或）心肌的受累，形成抗肌萎缩蛋白病的典型表型谱系 DMD、BMD 和 XLDCM。表达于脑组织和视网膜等组织的抗肌萎缩蛋白异构体的异常表达，导致部分患者还可伴随出现其他器官系统的受累，表现为认知功能受损、行为异常以及骨质疏松等。

【病理】

抗肌萎缩蛋白病患者的骨骼肌组织学改变通常为肌营养不良样病理改变，包括肌纤维的直径变异加大、成组的坏死和再生以及间质结缔组织的增生（图 7-3C）。利用针对抗肌萎缩蛋白的抗体进行肌肉组织的免疫组织化学染色，可以评判肌纤维膜上抗肌萎缩蛋白的表达水平。DMD 患者抗肌萎缩蛋白的表达通常呈完全或几乎完全缺失，而 BMD 患者尚有部分抗肌萎缩蛋白表达。

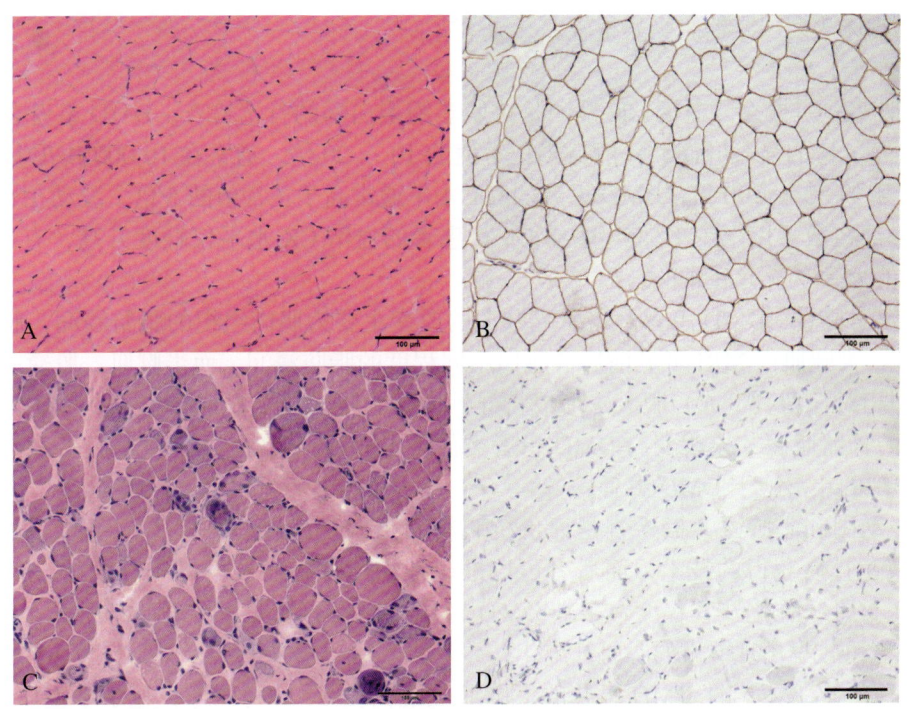

图 7-3 抗肌萎缩蛋白病患者的肌肉病理改变。A 和 C 为苏木精 - 伊红染色，B 和 D 为抗 dystrophin 免疫组织化学染色

A、B．一例正常对照样本的肌肉病理；C、D．一例 6 岁男性 DMD 患者的肌肉病理图片示肌营养不良样病理改变，dystrophin 蛋白阴性表达（×200 倍）

【临床表现】

抗肌萎缩蛋白病的临床表现由于类型的不同而轻重各异。最轻者仅有血清 CK 水平的升高而无症状，轻者可表现为孤立的痛性肌痉挛、肌红蛋白尿或者股四头肌肌病，重者可表现为运动发育迟缓、进行性肌无力以及早期丧失独立行走能力。不同类型的心脏受损可单独出现或伴随出现。此外，还可伴随出现其他器官系统的受累，表现为认知功能受损、行为异常、骨质疏松、消化功能下降以及视网膜功能改变等。

1. Duchenne 型肌营养不良　DMD 患者通常在 5 岁前起病，在 2～4 岁开始出现肢体无力的表现，表现为跑、跳功能明显差于同龄儿，逐渐出现上楼费力、蹲起费力、跟腱挛缩，表现为典型的 Gowers' 征；行走姿势异常，表现为鸭步、腰椎前凸以及踮脚尖走路。大部分患者的病情通常在 7 岁后开始加速进展，未经治疗的 DMD 患者在 13 岁前便会丧失独立行走能力。此后双上肢无力明显，并出现心脏受损和呼吸功能障碍。18 岁之后约一半患者会出现心肌病，进行性呼吸肌无力，最终可导致患者出现呼吸衰竭的表现；多数 DMD 患者因心力衰竭或呼吸衰竭而在 30 岁前死亡。

2. Becker 型肌营养不良　BMD 患者的发病年龄相对较晚，并且疾病进展也相对缓慢，可于 7～50 岁之间出现骨骼肌和（或）心肌受损的症状，患者在 16 岁后仍可独立行走，部分患者的生命可以持续到 50～70 岁不等。

BMD 的临床表现具有高度异质性，包括最轻的无症状高 CK、较轻的孤立的痉挛疼痛综合征、运动诱发的肌红蛋白尿或股四头肌肌病，以及经典的肢带型进行性肌无力综合征，病情进展相对缓慢，病程长短不一，可达数十年之久。BMD 容易出现心肌病，并且是导致患者死亡的最常见原因。

3. 性连锁心肌病　典型的 XLDCM 患者通常在 10～20 岁起病，进展迅速，很快出现扩张型心肌病相关的充血性心力衰竭，患者常在诊断后的 1～2 年内因心力衰竭而死亡。可不伴骨骼肌受累的临床表现或骨骼肌受累很轻。

【辅助检查】

1. 一般实验室检查　血清 CK 检测是抗肌萎缩蛋白病的首选检查。DMD 患者在新生儿期即可发现血清 CK 的显著升高，一般高于正常值的 10～20 倍，通常在 10 000 IU/L 以上，最高可达正常上限的 50～200 倍；BMD 患者的 CK 水平通常高于正常值的 5 倍，波动在 5～50 倍，大多数患者都在数千以上。多数典型 XLDCM 患者的血清 CK 水平仅轻度升高，有的 XLDCM 患者血清 CK 水平甚至是正常的。

2. 影像学检查　DMD 患者骨骼肌磁共振的改变主要为肌肉组织的脂肪浸润，肌肉受累有一定选择性，大腿肌肉 MRI 可见前后群肌肉不同程度的脂肪浸润，而半腱肌、股薄肌、长收肌和缝匠肌却相对保留和（或）肥大，形成特异性的脂肪浸润模式，即"三叶一果征"（图 7-4）。BMD 患者的骨骼肌磁共振改变与 DMD 患者类似，也存在"三叶一果征"，但受累程度相对较轻，并且出现的年龄晚于 DMD 患者。

超声心动图和心脏磁共振检查是评价抗肌萎缩蛋白病患者心脏损害常用的检查方法，前者是一种快速且易获得的技术，而后者可以准确地定量评价心脏的结构与功能，可以确定患者是否存在心肌纤维化及其程度，多数 DMD 患者在疾病的后期存在心肌纤维化，而 BMD 和 XLDCM 患者可较早出现严重的心肌纤维化。

图 7-4 为一名 8 岁男性 DMD 患儿的大腿肌肉磁共振 T1 序列图像，显示半腱肌、股薄肌、长收肌和缝匠肌相对保留和肥大，形成"三叶一果征"。

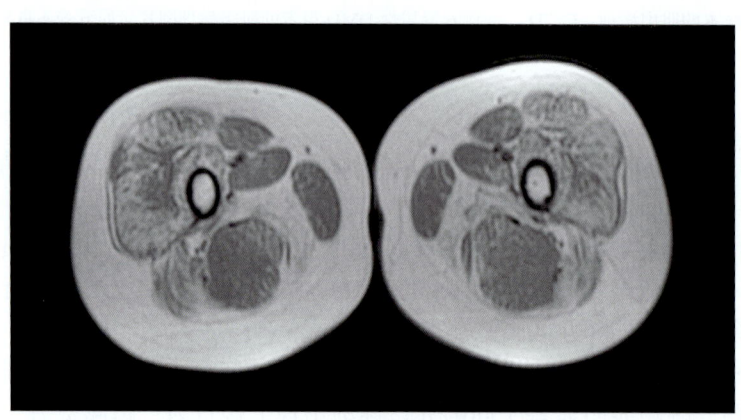

图 7-4　抗肌萎缩蛋白病患者的影像学改变

3. 电生理检查　抗肌萎缩蛋白病患者的肌电图显示为肌源性损害，在疾病早期即可见运动单位电位波幅降低且时限缩短，在疾病后期表现为电静息状态。神经传导速度检查正常。部分心脏受累的抗肌萎缩蛋白病患者，其心电图可表现为窦性心动过速、异常 Q 波、左室高电压以及不完全性右束支传导阻滞等。

4. 骨骼肌活检病理检查　通过免疫组织化学染色或免疫荧光染色检测抗肌萎缩蛋白，用于抗肌萎缩蛋白病的诊断以及排除其他类型的肌肉病。病理改变如前文所述。

5. 基因检测　按变异所处的 DNA 区域，DMD 基因的致病性变异可以分为编码区变异（外显子区域变异）、非编码区变异（内含子区域变异）以及同时涉及编码区和非编码区的变异。按变异涉及的 DNA 长度与形式分为单核苷酸变异、微小插入/缺失变异、拷贝数变异（大片段缺失/重复）以及结构变异。拷贝数变异是抗肌萎缩蛋白病致病性变异谱系中最常见的变异类型，约占 80%，其中缺失变异约占 70%，重复变异约占 10%；微小致病性变异约占抗肌萎缩蛋白病致病性变异谱系的 20%。因此，针对 DMD 基因致病性变异的检测多首先采用多重连接依赖式探针扩增技术（multiplex ligation-dependent probe amplification，MLPA）进行拷贝数变异的检测，对于未发现 DMD 基因拷贝数变异的患者，再进行 DMD 基因 DNA 水平的测序，首选针对外显子及邻近内含子区域的靶向捕获二代测序技术。对于 DMD 基因测序仍未发现致病性变异的患者，可进一步行肌肉组织 mRNA 分析，并结合 DMD 基因 DNA 水平的全长测序（二代测序或三代测序）寻找致病性变异，如 DMD 基因深在内含子变异及复杂结构变异等。

【诊断】

当患者出现血清 CK 升高，伴或不伴运动发育迟缓、（进行性）对称性近端肢体无力伴或不伴远端肢体无力、逐渐丧失独立行走能力、（运动诱发的）肌痉挛和（或）肌痛、孤立性肌红蛋白尿、扩张型心肌病伴或不伴心律失常以及有抗肌萎缩蛋白病阳性家族史时，都应怀疑抗肌萎缩蛋白病的可能，确诊标准为发现 DMD 基因的致病性变异和（或）肌肉活检证实抗肌萎缩蛋白存在质和（或）量的异常。需要注意的是，当肌肉活检证实存在抗肌萎缩蛋白质和（或）量的异常时，还需要排除其他导致抗肌萎缩蛋白继发性表达下降的肌肉病，才能确诊为抗肌萎缩蛋白病。

【鉴别诊断】

1．肢带型肌营养不良　部分儿童期起病的肢带型肌营养不良患者，也可表现为运动发育迟缓、进行性对称性近端肢体无力、腓肠肌肥大以及跟腱挛缩，同时伴有血清 CK 水平的显著升高，并且随着疾病的进展，这些患者也会出现鸭步、腰椎前凸、踮脚尖走路等酷似 DMD 的临床表现；当这些患者发病较晚时，其临床表现又与 BMD 存在明显的重叠。鉴别诊断主要依赖于肌肉活检和基因检测。

2．骨骼肌心肌病　Emery-Dreifuss 型肌营养不良患者的遗传方式包括 X- 连锁隐性遗传（EMD 和 FHL1）、常染色体显性遗传（LMNA）以及常染色体隐性遗传（LMNA）。多数患者在儿童期即起病，表现为进行性的近端肌无力，多数患者还出现心脏受累的症状，与抗肌萎缩蛋白病的临床表现存在一定的重叠。但该病早期即可出现大关节的挛缩；早期为肱 - 腓分布的肌无力与肌萎缩，而后累及肩胛带和骨盆带的肌肉。Danon 病是一种 X- 连锁显性遗传的溶酶体病，以男性患者多见，存在骨骼肌受累、心肌病以及认知障碍的三联征。可通过肌肉活检和基因检测与抗肌萎缩蛋白病相鉴别。

3．扩张型心肌病　扩张型心肌病存在多种原因，可以是散发的，也可以是遗传性的，包括常染色体隐性遗传、常染色体显性遗传以及性连锁遗传的 DCM。主要依赖于基因检测与 XLDCM 进行鉴别。

【治疗】

目前抗肌萎缩蛋白病尚无治愈方法。患者除了出现骨骼肌和（或）心肌的受累，也会伴随其他器官系统的受累，因此，抗肌萎缩蛋白病的治疗应当是对患者的多系统损害进行多学科的评估和相应的综合管理，以达到治疗效果的最大化，改善患者的生活质量，延长患者独立行走的时间与生命。

1．药物治疗　糖皮质激素治疗可以延缓 DMD 患者的运动功能恶化、减少脊柱侧弯的发生风险以及保护患者的心肺功能；激素治疗可以延长 DMD 患者的独立行走时间，通常为 2～5 年。目前广泛应用于 DMD 治疗的糖皮质激素药物包括泼尼松和地夫可特。BMD 患者因具有高度的表型异质性，目前尚无针对 BMD 的国际诊疗指南，但激素治疗也可以用于肌肉明显受累的 BMD 患者。辅酶 Q10 和艾地苯醌也可用于该病的治疗。

2．基因治疗　修复抗肌萎缩蛋白的基因治疗是治疗抗肌萎缩蛋白病的关键。相关的基因治疗主要包括终止密码子通读治疗、外显子跳跃治疗、外源性微小 DMD 基因替代治疗以及基因修复治疗。虽然少数基因治疗药物已经上市，但其并没有达到治愈抗肌萎缩蛋白病的效果。

3．康复管理　早期的康复管理对于预防或延缓抗肌萎缩蛋白病患者的关节挛缩具有重要作用。建议患者每周进行维持关节活动范围的康复锻炼。如果患者出现上肢关节活动度的下降，则需要进行上肢关节的牵伸锻炼。

【遗传咨询】

先证者的同胞是否患病由母亲的 DMD 基因致病性变异携带状态决定，女性致病性变异携带者有 50% 的概率将致病性变异传递给子代胎儿，男性胎儿遗传致病性变异后会成为患者，女性胎儿遗传致病性变异后会成为新的携带者，但也有可能因 X 染色体非随机失活而成为患者。已生育过一个抗肌萎缩蛋白病患者的母亲，无论是否为 DMD 基因致病性变异携带者，再次妊娠后均推荐进行产前诊断，因其存在生殖细胞嵌合体的可能。

【预后】

抗肌萎缩蛋白病因尚无治愈方法，病情逐渐进展，多数预后差。多数 DMD 患者因心力衰竭或呼吸衰竭而在 30 岁前死亡。BMD 患者疾病进展相对缓慢，部分患者的生命可以持续到 50～70 岁不等。典型的 XLDCM 患者通常在 10～20 岁起病，进展迅速，如不进行心脏移植，常在诊断后的 1～2 年内因心力衰竭而死亡。

知识拓展

抗肌萎缩蛋白病的发现历程

1868 年法国神经病学家 Duchenne 对 13 例进行性肌无力的男性患者进行了详细报道，并首次对该类患者进行了骨骼肌活检，指出该类患者的临床表现是由肌源性疾病导致的，此后，学术界以 Duchenne 命名该类疾病。

1955 年德国 Becker 和 Kiener 医生报道了一组与 DMD 表现类似，但发病较晚、病情较轻的肌营养不良患者。

1957 年 Becker 等表明该类患者的遗传方式为性连锁遗传。

1960 年 Dubowitz 报道了女性 DMD 患者的临床和遗传学特点。

1962 年 Becker 又再次报道了病程相对良性的肌营养不良患者的临床和遗传学特点，该类肌营养不良类型后被命名为 Becker 型肌营养不良。

1984 年 Kingston 等通过连锁分析表明 BMD 的致病基因位于 Xp21 区域，并推测 DMD 可能是等位基因病。

1986 年 Kunkel 和 Monaco 等通过定位克隆技术鉴定并克隆出了 DMD/BMD 的致病基因。

1987 年 Hoffman 等将该基因编码的蛋白产物命名为抗肌萎缩蛋白。在 DMD 基因和抗肌萎缩蛋白被鉴定后的数年内，与 DMD 基因致病性变异相关的表型谱系扩展至股四头肌肌病、痉挛疼痛综合征、XLDCM、无症状 CK 血症以及女性症状性 DMD 基因致病性变异携带者。

五、线粒体脑肌病伴高乳酸血症和卒中样发作

线粒体脑肌病伴高乳酸血症和卒中样发作（mitochondrial myopathy, encephalopathy, lactic acidosis and stroke like episodes，MELAS）是一种由线粒体 DNA（mitochondrial DNA，mtDNA）或核 DNA（nuclear DNA，nDNA）突变引起的线粒体氧化磷酸化呼吸链功能异常，细胞内腺苷三磷酸（ATP）产生不足而导致的多系统受累的代谢性疾病，以高乳酸血症、卒中样发作、癫痫发作、认知与精神障碍、肌肉疲劳无力为主要临床特征。头颅 CT 常可见基底节区对称性钙化，MRI 示急性期病灶主要位于大脑皮质，偶可累及基底节区；慢性期出现陈旧病灶区域脑萎

缩。约 80% 的 MELAS 患者由 m.3243A ＞ G 突变引起，其他由 mtDNA 或 nDNA 突变所致者相对少见。

【病因及发病机制】

线粒体基因突变导致线粒体呼吸链酶复合体蛋白合成受损，影响电子呼吸链酶复合体亚单位功能，尤其是酶复合体Ⅰ和Ⅳ的活性下降，引发线粒体功能障碍，导致 ATP 生成减少、氧自由基增多和乳酸堆积，进而导致多器官功能障碍。能量不足还可以刺激线粒体增生，由于小血管的平滑肌和内皮细胞的线粒体增生导致小血管病，引起微循环系统血液灌注受损，诱发 MELAS 患者的脑卒中样发作。除了能量耗竭，NO 缺乏也是 MELAS 的重要发病机制。血管内皮细胞产生的 NO 弥散到邻近的平滑肌细胞内，激活可溶性的鸟苷酸环化酶，引起 cGMP 的生成，维持小血管的扩张，电子呼吸链损害造成的活性氧蓄积可导致 NO 生成减少，引起 MELAS 患者的微血管灌注受损，造成相应器官系统的功能障碍。此外，线粒体自噬功能障碍也参与 MELAS 患者病情的发生发展。

【病理】

在能量需求高的器官或组织，对线粒体代谢障碍更为敏感，如脑、心肌和骨骼肌组织，更易出现由于能量不足而导致的器官损害。MELAS 患者脑组织的主要病理改变为受累大脑皮质出现假分层样坏死，伴随微小血管的增生。此外，脑组织钙化也常见于 MELAS 患者。骨骼肌病理检查，通用改良 Gomori 三色染色可见破碎红染肌纤维（ragged red fibers，RRF），用细胞色素 C 氧化酶（cytochrome C oxidase，COX）染色可见 COX 阴性肌纤维，用琥珀酸脱氢酶（succinate dehydrogenase，SDH）染色可见破碎蓝染肌纤维（ragged blue fibers，RBF）以及强琥珀酸脱氢酶反应性小血管（strongly SDH-reactive blood vessels，SSV）（图 7-5）。

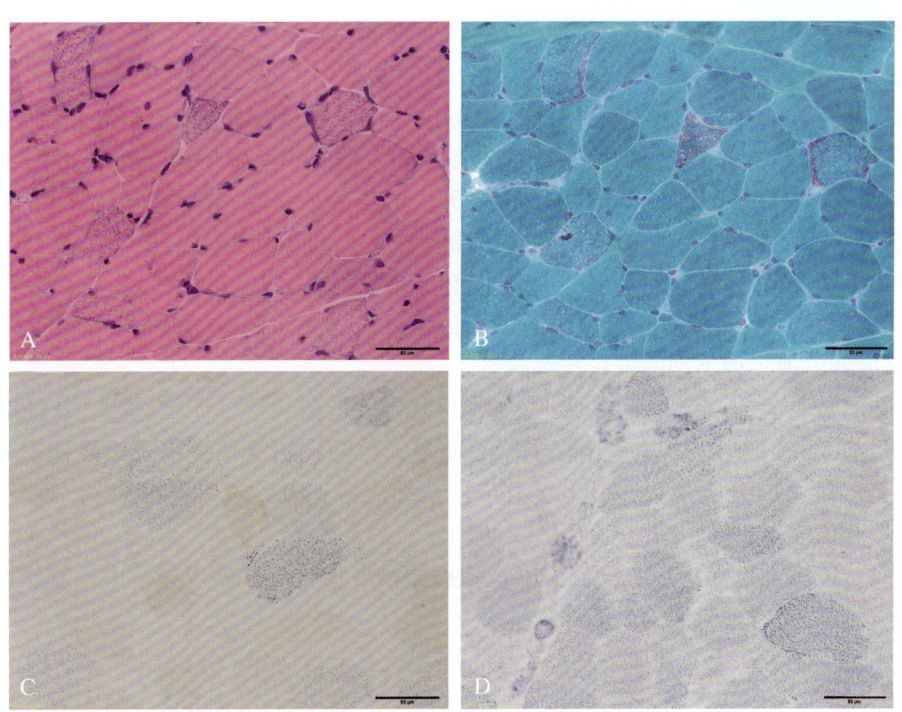

图 7-5　MELAS 患者的肌肉病理改变

A．苏木精-伊红染色示嗜碱性颗粒样改变肌纤维；B．改良 Gomori 三色染色示破碎红染肌纤维；C．细胞色素 C 氧化酶染色示缺乏细胞色素 C 氧化酶活性的肌纤维；D．琥珀酸脱氢酶染色示破碎蓝染肌纤维以及强琥珀酸脱氢酶反应性小血管

> **知识拓展**
>
> ### mtDNA 的遗传特性
>
> 线粒体 DNA 的遗传特性与核基因不同，具有以下 4 个特点：①母系遗传（maternal inheritance）：对于大多数哺乳动物来说，受精卵的线粒体全部来自卵细胞，因此发生在生殖细胞系中的 mtDNA 突变能引起母系遗传家族性疾病，而在发育过程中或体细胞组织中发生的 mtDNA 突变则引起散发性疾病。②突变的异胞质性（heteroplasmy）：正常情况下同一个体的不同组织、不同细胞中所含的 mtDNA 分子相同，即同胞质性（homoplasmy）。当发生 mtDNA 突变时，突变不是呈"全和无"的现象，而是呈群体遗传的方式，即突变 mtDNA 分子和正常 mtDNA 分子以不同构成比共同存在于同一个线粒体、细胞、器官或个体中，称为 mtDNA 突变的异胞质性，并且同一个体的不同组织或细胞中，突变比例可以不同。③有丝分离（mitotic segregation）：在细胞分裂过程中，线粒体及 mtDNA 分子被随机分配到子代细胞中，其结果是子代细胞中突变型与野生型 mtDNA 的比例可能发生变化，导致表现型不同。如卵母细胞中的部分 mtDNA 产生突变时，突变 mtDNA 分子可能被随机分配到胚胎组织细胞中，导致不同组织中的突变 mtDNA 比例不同。④突变的阈值效应（threshold effect）：突变型 mtDNA 与野生型 mtDNA 的相对比例达到一定水平时才能引起线粒体功能障碍，而功能障碍的线粒体只有达到一定数量后才能导致组织器官的功能异常而表现出临床症状。不同 mtDNA 突变出现相应临床表型的阈值水平不同，不同组织和器官因其对能量依赖程度的不同，导致同一种突变在不同组织中的阈值水平也不相同。如脑、心、骨骼肌等属于高能量需求组织，其线粒体功能异常发生的阈值较低，对线粒体代谢障碍更为敏感。

【临床表现】

MELAS 患者发病年龄多在 40 岁之前。

1．卒中样发作　为该病核心症状，可出现在所有患者的任何病程阶段。急性起病，发病越早，病情越严重。主要表现为偏盲或皮质盲、癫痫发作、头痛、精神症状、失语和轻偏瘫等，上述症状可以相继或同时出现，卒中样发作数天后症状逐渐缓解，部分患者可以完全恢复。但随着发作次数增加，神经系统功能障碍逐次叠加而出现不同程度的残疾。

2．癫痫　约出现在 90% 的患者，是该病主要症状之一，在卒中样发作期或发作间期均可以出现。同一个患者可有多种癫痫发作形式，其中单纯部分性发作伴或不伴继发全面性发作最常见。部分患者出现多种类型的癫痫持续状态。

3．认知与精神障碍　出现在 70%～90% 的患者，是该病常见症状之一。认知障碍以记忆和理解力减退为主，记忆力以工作记忆下降更明显，伴随词语流畅性下降以及视空间障碍。精神症状主要表现为幻听、幻视、偏执和躁狂等。认知与精神障碍随卒中样发作出现阶梯性加重，在发作缓解期也缓慢进行性发展。

4．头痛　该病常见症状之一，也可以是该病的首发症状，常出现在卒中样发作期，以典型偏头痛或无视觉先兆的普通型偏头痛为主。

5．运动不耐受和（或）肌无力　该病常见症状之一。运动不耐受可以是 MELAS 的首发症状，尤其是儿童患者，常伴随心率加快和呼吸急促。少数患者出现四肢近端无力，个别患者出现眼睑下垂、眼外肌瘫痪，偶见呼吸肌受累。

6．感音神经性耳聋　约出现在 75% 的患者，是该病的常见症状，常起病隐袭，可以是 MELAS 的首发症状，多为双侧，主要影响高频听力，随着年龄的增长呈进行性加重。

7．其他表现　约 60% 患者可出现胃肠功能障碍，主要表现为食欲下降、腹胀及便秘，严重患者合并假性肠梗阻。部分患者身材矮小 / 生长发育迟滞。部分患者伴随 1 型或 2 型糖尿病。

少数患者伴随甲状腺激素、甲状旁腺激素、生长激素等激素水平下降等内分泌异常。许多儿童或青少年患者出现体毛增多。少数患者出现扩张性或肥厚性心肌病、Wolff-Parkinson-White 综合征和心脏传导阻滞。少数患者出现视网膜色素变性和视神经萎缩。部分患者合并周围神经病。

需注意，虽然 MELAS 患者多为母系遗传，但散发患者也不少见。此外，在母系遗传的同一家系中，不同患者的临床表现可以有显著的异质性，如部分患者的母亲仅表现为糖尿病、耳聋或身材矮小。

【辅助检查】

出现上述临床表现的患者，特别是脑病患者叠加脑外损害症状，或者存在家族史时，应当考虑进行下列检查，以明确诊断和评估病情的严重程度。

1. 生化测定　患者血清肌酸激酶正常或增高，肌酸激酶/乳酸脱氢酶比例倒置，血和脑脊液乳酸升高（静息空腹状态下 ≥ 2 mmol/L 或 180 mg/L）。

2. 头颅影像学　MELAS 患者影像学有其特征性改变。头颅 MRI 显示病灶位于皮质和皮质下，呈长 T1、长 T2 异常信号，枕叶和颞叶最容易受累，病灶不符合颅内单支大动脉流域分布。卒中样发作急性期病灶弥散加权成像（DWI）多弥散受限，皮质受累尤为明显，呈现类花边征样改变（图 7-6）。病灶具有进展性、可逆性、多发性以及呈现"此消彼长"的"游走性"特征，卒中样发作之后常遗留局部脑萎缩、局部脑室扩大及皮质下白质异常信号。

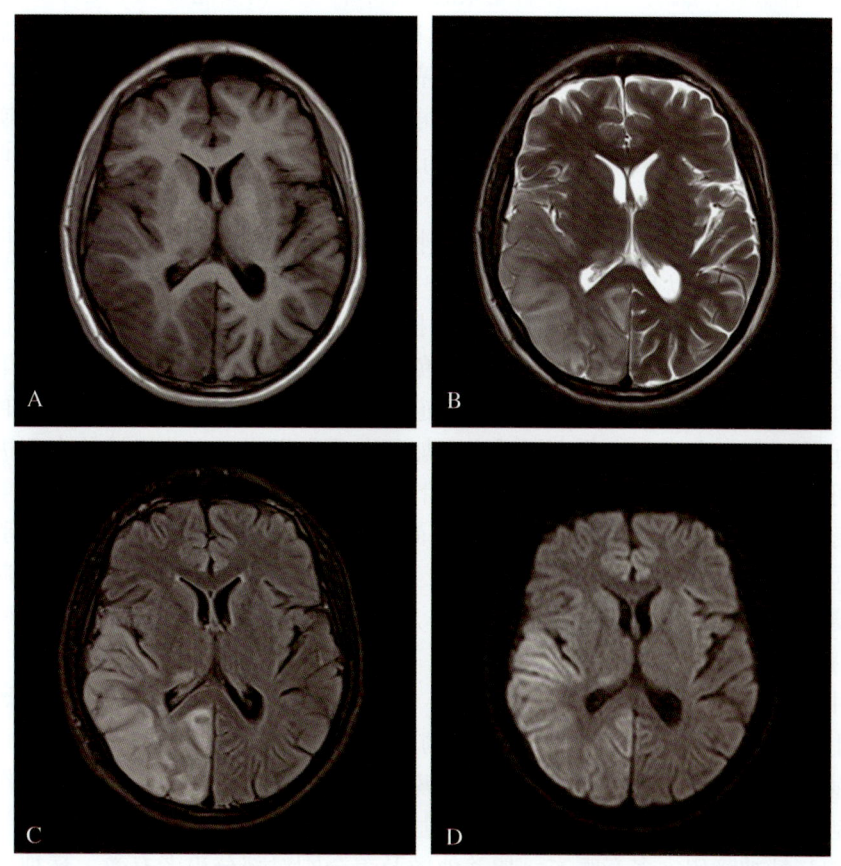

图 7-6　MELAS 患者急性发作期的影像学改变

A. T1 加权像示右侧颞枕叶低信号影伴皮质肿胀；B. T2 加权像示右侧颞枕叶高信号影伴皮质肿胀；C. T2-FLAIR 示右侧颞枕叶高信号影伴皮质肿胀；D. DWI 示右侧颞枕叶弥散受限

3. 电生理检查　脑电图可显示癫痫发作期以及发作间期背景活动减慢或痫样放电。针极肌电图在少数患者出现肌源性损害或神经源性损害；神经传导速度检测在少数患者出现感觉或感觉运动神经轴索性损害。电测听和脑干听觉诱发电位检查发现多数患者存在听力受损，以高频损害为主。心电图检查在部分患者发现心脏传导阻滞或预激综合征、左室高电压。

4. 基因检测　MELAS 患者的致病变异检出率在 95% 以上。可以先筛查中国 MELAS 患者的热点突变，如 m.3243A ＞ G，而后可进行 mtDNA 全长测序和（或）相关核基因测序。mtDNA 变异率在不同组织存在显著差异，尤其在成人中，肌肉组织、尿沉渣细胞和毛囊较外周血细胞具有更高的阳性率。少数临床病理确诊的典型 MELAS 患者，行线粒体基因和核基因测序后仍难以鉴定出致病变异。

5. 肌肉活检　基因检测未发现致病变异者或为明确是否存在肌肉病时需做该检查，阳性率可达到 95% 以上，个别患者亦可能并无明显肌肉病理改变。骨骼肌活检冰冻切片的典型病理改变是改良 Gomori 三色染色可见 RRF，SDH 染色可见 RBF 和（或）SSV，COX 染色显示酶活性缺乏或增加的肌纤维（图 7-5）。电镜下可见肌纤维内或小血管内皮细胞/平滑肌细胞内异常线粒体增多或聚集，线粒体内可见类结晶包涵体。

【诊断和鉴别诊断】

根据 MELAS 患者的临床特点和影像学特征可以提出临床拟诊，发现 mtDNA 或 nDNA 基因致病变异和肌肉活检发现线粒体肌病的典型病理改变是诊断 MELAS 的"金标准"。仅出现相关基因变异而无任何临床表现者，为基因变异无症状携带者。MELAS 患者初期可仅表现为癫痫、糖尿病、耳聋、心肌病、肾脏病、肌病等单一器官受累的症状和体征，需要随访观察是否发展为 MELAS。

MELAS 的鉴别诊断主要包括具有类似临床和影像学改变的疾病，在没有进行基因检测和肌肉活检前，需要排除脑小血管炎、心源性脑栓塞、大脑皮质静脉血栓形成、病毒性脑炎、自身免疫性脑炎、甲基丙二酸血症、高氨血症、癫痫后脑部 MRI 可逆性信号改变、可逆性后部脑病综合征等。结合患者的临床影像学特征以及疾病危重程度安排针对性的辅助检查以明确诊断。

【治疗】

治疗原则为通过饮食调节、运动管理和药物治疗等改善或纠正不正常的病理和生理过程，及时治疗各个系统的损害以及预防各种并发症，需要多学科的联合管理。

1. 饮食调节和运动管理　在日常生活中保持能量代谢的均衡和连续，防止能量代谢危象的发生，既要避免饥饿导致能量的缺乏，也要避免精神刺激、过度劳累、熬夜、感染等导致能量消耗的增加。在消化功能异常、腹泻或上呼吸道感染导致不能正常进食时，需及时静脉补充能量。保证充足的睡眠。在一日三餐之间适当增加蛋白质的摄入，在非饥饿状态下进行轻到中度的有氧锻炼可以增加肌肉力量。生酮饮食对难治性癫痫可能有效。

2. 基础药物治疗　药物治疗是否有效目前尚缺乏循证医学的证据。长期选择服用下列药物可能有益，包括核黄素、辅酶 Q10、艾地苯醌、维生素 E、硫辛酸、维生素 C、谷胱甘肽、左旋肉碱、天冬氨酸、维生素 B_1、亚叶酸、牛磺酸。

3. 主要症状的处理

（1）卒中样发作：可短期使用 L- 精氨酸、依达拉奉和 α- 硫辛酸等药物。病灶大、水肿重者可短期应用糖皮质激素和甘油果糖等脱水药物。

（2）癫痫发作：首选左乙拉西坦、拉莫三嗪和苯二氮䓬类药物，在卒中样发作期尤应注意对癫痫的控制。对有明显呼吸肌受累的患者尽量避免使用苯二氮䓬类药物。

（3）认知与精神障碍：多奈哌齐、加兰他敏及美金刚对部分患者有效。精神异常者可以使用奥氮平。焦虑抑郁障碍可使用选择性 5- 羟色胺再摄取抑制剂或三环类抗抑郁药。严重精神障碍患者请精神专科医师协助治疗。

4. 慎重或避免使用的药物　许多药物可能影响线粒体功能，应当慎重使用，包括降低线粒体蛋白质合成及减少线粒体数量的苯巴比妥、氯霉素，降低肉碱水平及降低呼吸链酶复合体活性的阿霉素、丙戊酸钠，导致乳酸酸中毒的双胍类药物及利奈唑胺，影响 mtDNA 复制的异环磷酰胺、卡铂、拉米夫定、替比夫定和齐多夫定，抑制呼吸链电子传递的阿司匹林、七氟醚，抑制脂肪酸 β 氧化的四环素、胺碘酮等。

【遗传咨询】

当 MELAS 的基因变异位于核基因组时，遵循孟德尔遗传规律，其遗传咨询同其他单基因遗传病。当 MELAS 的基因变异位于 mtDNA 时，遵循母系遗传规律。由于含有不同突变负荷的线粒体在女性生殖细胞内分布是随机的，对携带致病突变的妊娠女性，胎儿携带变异 mtDNA 的概率难以确定，产前诊断仍存在很大难度。一般认为，对于母亲携带突变比例较低者，可以通过孕中早期的产前诊断评估胎儿的突变比例，并结合突变比例与疾病的相关性，给予一定的咨询建议作为参考，也可以通过植入前诊断挑选未见突变或突变比例很低的胚胎植入。对于母亲携带率较高或纯质性突变者，可以通过供卵的方式进行生育。

【预后】

MELAS 的预后与发病年龄、受累的器官系统及严重程度、基因突变类型及突变比例等多种因素有关。发病年龄越早，临床症状越多，预后越差，总体而言，预后不佳。

> **整合思考题**
>
> 1. 简述神经系统遗传病的遗传物质基础、分类及遗传特点。
> 2. 概括脑小血管病的磁共振影像学特点。
> 3. 说明脊髓小脑性共济失调的共性发病机制。
> 4. 概括线粒体遗传病的分类及遗传特性。
> 5. 说明 MELAS 的主要临床特征及遗传咨询要点。
> 6. 总结 DMD 基因深在内含子变异的鉴定方法。

（王朝霞　谢志颖）

第二节　神经系统退行性疾病

导学目标

- **基本目标**

  1. 解释神经退行性疾病的概念、分类、流行病学。
  2. 说明神经退行性疾病的共同发病机制。
  3. 概括神经退行性疾病的临床 - 病理联系。
  4. 从神经退行性疾病的病理生理机制角度，总结神经退行性疾病的辅助检查。

- **发展目标**

  1. 运用 AD、PD 和 MND 的病理生理机制，概括药物治疗原则。
  2. 运用神经退行性疾病的病理生理机制，寻找神经退行性疾病的研究方向。

本节数字资源

一、概述

神经退行性疾病是一组原因不明、慢性进行性发展的中枢神经系统疾病，是由于神经元和（或）其髓鞘丧失而出现功能障碍的一组疾病。共同的临床表现为选择性地累及某些在解剖结构上或生理功能上相关的一组神经元，而出现特定的临床表现。共同病理特征为受累部位神经元凋亡、丢失，受累神经元内/外异常蛋白质沉积。其病因未明，推测与遗传、环境、增龄等多因素相关。目前尚缺乏特效的病因治疗。神经退行性疾病的分类复杂、交叉、叠加，目前主要根据临床综合征/解剖结构/病理特征进行分类。按照临床综合征分类，可分为：①进行性痴呆综合征：包括阿尔兹海默病、额颞叶痴呆等；②进行性痴呆伴其他神经异常：包括皮质基底节变性、路易体痴呆等；③姿势和运动异常综合征：包括帕金森病、多系统萎缩、进行性核上性麻痹等；④缓慢进展的肌无力和肌萎缩综合征：包括运动神经元病（分多种临床亚型）等。按照神经元内沉积的异常蛋白质分类，可分为：① Tau 蛋白沉积病（Taunopathy）：包括阿尔兹海默病、进行性核上性麻痹、皮质基底节变性、额颞叶变性的行为异常变异型和进行性非流利性失语亚型等；② α- 共核蛋白沉积病（α-synucleinopathy）：包括帕金森病、路易体痴呆、多系统萎缩等；③ TDP43 蛋白沉积病（TDP43 proteinnopathy）：包括肌萎缩侧索硬化症、额颞叶变性等。

随着医学诊断技术的不断发展和提高，人们对神经退行性疾病中原有的一些疾病的病因和发病机制有了更加深入的认识和了解，由此产生了新的疾病分类。例如，将原属神经退行性疾病的皮质纹状体变性（又称 Creutzfeldt-Jakob 病）归于朊蛋白病，将肝豆状核变性（又称 Wilson 病）归于铜代谢障碍疾病，将亨廷顿舞蹈病、脊髓小脑性共济失调归于遗传变性病。

在临床上，神经退行性疾病有着某些共同的临床特点：①发病隐袭，患者常不能回忆起准确的起病日期；早期症状轻微，患者及家属不易识别，需仔细问诊，可追溯出蛛丝马迹；②中年以后起病，缓慢进行性发展；病程较长，通常以年计算；经合理治疗可以改善症状；③病灶呈选择性，常常选择性侵犯神经系统内一定的解剖部位和具有特定生理功能的一组神经元，出现对应的症状或体征，如阿尔兹海默病主要累及大脑皮质胆碱能神经元，帕金森病主要累及中脑-纹状体的多巴胺能神经元，而运动神经元病则主要累及皮质、脑干及脊髓的运动神经元；④受累结构和临床表现多双侧对称，即使单侧起病，之后也会显现出对称性；⑤症状多样化，几个系统损害的临床症状常常互相重叠；⑥实验室检查变化较少，通常缺乏具有临床诊断价值的特定生物学标记；⑦影像学改变可以正常，或出现自轻度至严重的脑萎缩性改变。

本章主要讨论神经系统退行性疾病中的几个常见病：阿尔茨海默病、帕金森病和运动神经元病。

二、阿尔茨海默病

案例7-2

男性，72岁，右利手。家人述患者5年前开始出现记忆力下降，忘记刚刚说过的话，丢三落四，有时找不到回家的路。症状进行性加重，出现言语表达和理解困难，说话经常打岔。情绪不稳，容易生气。2年前，记忆力下降进一步加重，不认识家人和亲戚。不会使用微波炉、洗衣机等电器。1年前，自己不能正确地穿脱衣服，洗澡、吃饭需要家人帮助，经常自言自语，发怒，甚至打骂家人。

初步诊断：阿尔茨海默病。

问题：

以上临床表现提示患者出现了哪些脑功能区受损？

痴呆是一种以认知功能缺损为核心症状的获得性智能损害综合征。认知损害可涉及记忆、学习、定向、理解、判断、计算、语言、视空间等领域。其智能损害程度足以干扰患者的日常生活能力或社会职业功能，使其功能水平出现明显下降。患者在病程的某一阶段常伴有精神、行为和人格异常。通常具有慢性或进行性的特点。

全球平均每 3 s 就会新增一位痴呆症患者，其中阿尔茨海默病（Alzheimer's disease，AD）是最常见的痴呆类型，占痴呆患者的 50%～75%。世界卫生组织统计，65 岁以上老年人群中 AD 的患病率为 4%～7%，AD 的患病率与年龄密切相关，年龄每增加 6.1 岁，患病率升高 1 倍；在 85 岁以上的老年人群中，AD 的患病率可达 20%～30%。因此，AD 已经成为影响全球公共健康和社会发展的重大问题。

【临床表现及分期】

1. AD 的临床表现　AD 通常隐匿起病，持续进行性发展，主要的临床表现包括认知功能下降、精神行为症状以及日常生活能力的下降。典型的首发征象为记忆障碍，早期以近记忆力受损为主，远记忆力受损相对较轻。认知功能损害包括以下方面：①学习及记忆新信息的功能受损，症状包括：重复的发问或话语、乱放个人物品、忘记重要事件或约会；②推理、判断、处理复杂任务的能力受损，症状包括：对危险缺乏理解、不能胜任财务管理、计算困难、决断力差、不能计划复杂的或一连串的活动；③视空间能力受损，症状包括：无法识别面孔或常见物品、不能使用简单的工具或衣物、与躯体关系定向困难；④语言功能受损，症状包括：讲话时找词困难、犹豫，讲话、理解、拼写、书写错误；⑤人格或行为举止改变，症状包括：情绪波动，如激越、主动性丧失、淡漠、社交退缩、对先前所从事活动的兴趣降低、悟性丧失、强迫或强迫行为、出现社会所不容许的行为。精神行为症状包括抑郁、焦虑不安、幻觉、妄想和失眠等心理症状以及攻击行为、无目的徘徊、坐立不安、行为举止不得体、尖叫等行为症状。日常生活能力下降表现为完成日常生活和工作越来越困难，如吃饭、穿衣、洗澡需要帮助，简单的财务问题也不能处理，生活需要他人照顾，最后完全不能自理。

2. AD 的分期　包括两个阶段：痴呆前阶段和痴呆阶段。

（1）痴呆前阶段：分为轻度认知功能障碍前期（pre-mild cognitive impairment，pre-MCI）和轻度认知功能障碍期（mild cognitive impairment，MCI）。AD 的 pre-MCI 期没有任何认知障碍的临床表现或者仅有极轻微的记忆减退的主诉，这个概念目前主要用于临床研究。AD 的 MCI 期，即 AD 源性 MCI，是引起非痴呆性认知损害的多种原因中的一种，主要表现为记忆力轻度受损，学习和保存新知识的能力下降，其他认知领域，如注意力、执行能力、语言和视空间能力也可出现轻度受损，但不影响基本日常生活能力，达不到痴呆的程度。

（2）痴呆阶段：即传统意义上的 AD，此阶段患者认知功能损害导致了日常生活能力下降，根据认知损害的程度大致可以分为轻、中、重三度。轻度主要表现为记忆障碍。首先出现的是近事记忆减退，随着病情的发展，可出现远期记忆减退。中度患者除记忆障碍继续加重外，工作和学习新知识和社会接触能力减退，特别是原已掌握的知识和技巧出现明显的衰退。重度患者除上述各项症状逐渐加重外，还有情感淡漠、哭笑无常、言语能力丧失、以至不能完成日常简单的生活事项，如穿衣、进食。终日无语而卧床，与外界逐渐丧失接触能力。昼夜节律紊乱，幻觉妄想明显。四肢出现强直或屈曲瘫痪，括约肌功能障碍。此期患者常可并发全身系统疾病的症状，如肺部及泌尿系统感染、压疮等，最终因并发症而死亡。

> **知识拓展**
>
> ### AD 源性 MCI 的临床诊断标准
>
> 符合 MCI 的临床表现：①患者主诉或者知情者、医师发现的认知功能改变；②一个或多个认知领域受损的客观证据，尤其是记忆受损；③日常生活能力基本正常；④未达痴呆标准。
>
> 发病机制符合 AD 的病理生理过程：①排除血管性、创伤性、医源性引起的认知功能障碍；②有纵向随访发现认知功能持续下降的证据；③有与 AD 遗传因素相关的病史。
>
> 在临床研究中，MCI 和 pre-MCI 期的诊断标准还采纳了两大类 AD 的生物标志物：一类反映 Aβ 沉积，包括脑脊液 Aβ 水平和 PET 淀粉样蛋白成像；另一类反映神经元损伤，包括脑脊液总 tau 蛋白和磷酸化 tau 蛋白水平、结构 MRI 显示海马体积缩小或内侧颞叶萎缩、氟脱氧葡萄糖 PET 成像、SPECT 灌注成像等。

【脑病理变化】

1. **大体病理特点** 脑重量较同龄的老人轻，约在 1000 g 以下，蛛网膜增厚，脑回变窄，脑沟增宽，以额叶和颞叶为著。脑冠状切面示脑皮质变薄，脑室系统对称性扩大。

2. **镜下病理特点**

（1）淀粉样斑块（amyloid plaque）：又称老年斑，常分布在大脑皮质，可见于大脑深部灰质。经典的淀粉样斑块有一个淀粉样蛋白核心，具有折光性，周围由嗜银的增粗和曲折的神经突起围成球形结构，反应性增生的星形细胞和小胶质细胞聚集在外围。β 淀粉样蛋白（amyloid-β，Aβ）由 40~42 个氨基酸的肽段组成，这一成分还可沉积于患者的软脑膜和皮质血管壁，形成大脑淀粉样血管病。抗 $Aβ_{40}$ 抗体可同时标记大脑淀粉样血管病中血管周围的沉积物和淀粉样斑块，而抗 $Aβ_{42}$ 抗体对淀粉样斑块呈特异性阳性。

（2）神经原纤维缠结（neurofibrillary tangle）：主要由微管相关蛋白 tau 组成，呈略嗜碱性的长形纤维，在病变起始阶段通常在细胞内沿细胞体向树突顶端方向排列。随着疾病进展，原纤维可呈席纹状分布在核周，聚集成球状缠结。以上形态特点可以通过适当的银染法观察到。Tau 蛋白根据微管结合结构域的拷贝数是 3（3R）或 4（4R）存在功能截然不同的同型异构体。正常生理状态下，tau 蛋白与轴突中的微管相结合，发生缠结时，磷酸化的 tau（phosphorylated Tau，pTau）蛋白构象发生改变，并重新分布于胞体的树突。电镜下可以观察到成对的螺旋纤维结构，并可以被特异性识别 pTau 蛋白的抗体标记为阳性（图 7-7）。

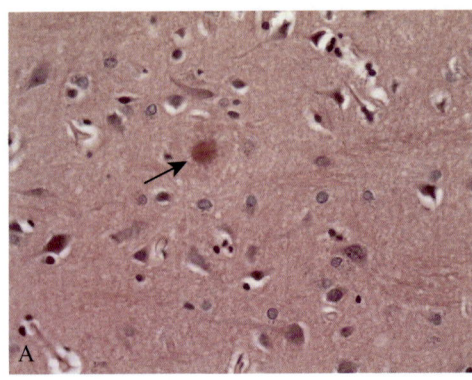 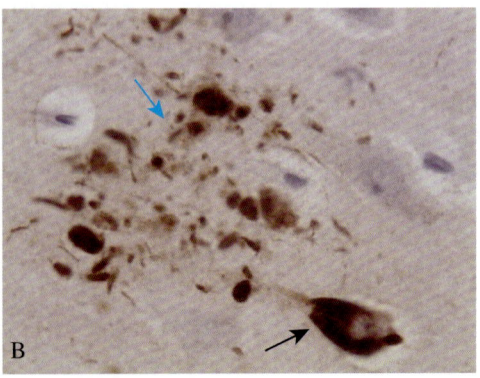

图 7-7 AD 患者脑皮质病理（北京大学医学部病理系提供）

A．刚果红染色示老年斑；B．pTau 染色示神经元内胞质 pTau 阳性包涵体（黑箭头）和老年斑中 pTau 阳性病变轴索（蓝箭头）

3. 病理进展 在 AD 中,随着病情的发展,淀粉样斑块和神经原纤维缠结会扩散到整个大脑。Aβ 沉积发生于神经原纤维缠结改变之前,起源于额叶、颞叶、海马和边缘系统;tau 蛋白沉积通常开始于内嗅皮质,然后随着神经元连接,通过海马、边缘系统向皮质联合进展。

> **知识拓展**
>
> **AD 的临床 - 病理联系**
>
> AD 的发生是一个连续的病理过程,这个过程在临床诊断痴呆之前多年就已经开始了。Braak 病理诊断标准,根据神经纤维缠结(Tau 蛋白)的播散过程,分为 6 期:1 期:横嗅皮质或经鼻区皮质;2 期:内嗅皮质和海马 CA1 区;3 期:海马下托,海马 CA2～4 区;4 期:杏仁核、丘脑、屏状核;5 期:新皮质;6 期:主要运动感觉区,视觉皮质。虽然 AD 的临床表现和病理变化均不是线性发展的,临床表现与病理变化之间的关联也并不如传统观念认为的那样密切,但是仍旧可以看出,随着病理变化的由轻到重,患者临床上由认知功能正常,到出现以记忆障碍为主的 MCI,再到认知功能多个领域受损,并且伴有精神行为异常、日常生活能力下降的痴呆状态的进展过程。

【辅助检查】

痴呆的诊断依据除了病史和临床表现以外,还必须依赖于各种客观的辅助检查,这些辅助检查包括神经心理学检查、影像学检查和实验室检查等。这些检查对 AD 及其他原因痴呆的筛查、诊断、鉴别及严重程度的判断具有重要的意义。

1. 神经心理学检查 神经心理学检查在 AD 诊断中具有非常重要的价值。对 AD 的认知评估应包括记忆、言语、定向力、应用能力、注意力、知觉(视觉、听觉、感知觉)和执行功能七个领域。临床常用的工具可分为:总体认知功能评定量表,如简易精神状况检查量表(MMSE)、蒙特利尔认知测验(MoCA)、阿尔茨海默病认知功能评价量表(ADAS-cog)等;分级量表,如临床痴呆评定量表(CDR)和总体衰退量表(GDS);精神行为评定量表,如神经精神问卷(NPI)、汉密尔顿抑郁量表(HAMD)、汉密尔顿焦虑量表(HAMA);用于评价日常生活能力的量表(ADL);用于鉴别的量表,如 Hanchinski 缺血量表。选用何种量表、如何评价测验结果,必须结合临床表现和其他辅助检查结果进行综合判断。

2. 影像学检查 结构影像学应作为痴呆病因诊断的常规检查,也可用于排除痴呆的继发性原因,如肿瘤、脓肿。MRI 冠状位显示内侧颞叶萎缩或海马体积缩小有助于 AD 的诊断;血管性痴呆的诊断经 MRI 或 CT 检查提供相关的脑血管病证据支持;路易体痴呆或帕金森痴呆在结构影像学上无特殊表现,但 MRI 内侧颞叶相对保留可与 AD 鉴别;MRI 额叶和(或)颞叶萎缩支持额颞叶痴呆,有利于与 AD 的鉴别。另外,对于进行性核上性麻痹、皮质基底节变性等所致的痴呆在 MRI 上也有相应的表现。

FDG-PET 在鉴别 AD 与其他类型痴呆以及正常衰老方面具有一定的价值。AD 的典型低代谢表现常分布于顶叶、前后颞叶、后扣带回及楔前叶。路易体痴呆的低代谢区常见于顶叶、颞叶后部以及枕叶。额颞叶痴呆表现为额叶和颞叶前部的低代谢伴扣带回前部的受累,后扣带回和楔前叶代谢的保留可用于与 AD 的鉴别。SPECT 显示的特征性颞顶叶低灌注可用于支持 AD 的诊断。

使用各种配体的 PET 成像技术可以显示脑内特异性病理性蛋白沉积,如匹兹堡化合物 B(PIB-PET)。^{11}C-PIB PET 可以在 MRI 没有发现脑萎缩时就显示 AD 脑内 Aβ 的沉积,以额、颞、顶叶和纹状体最为突出。作为 AD 早期特征性表现的情景记忆损害与海马 Aβ 沉积相关性高,PIB-PET 显示的 PIB 摄取增多与 Aβ 病理分布具有一致性,因此该项检查有助于 MCI 或 AD 的早期病因诊断。

3. 血液及脑脊液检查 血、尿常规，血生化检查均正常。血叶酸、维生素 B_{12}、同型半胱氨酸、甲状腺功能、梅毒、HIV 检测有助于与相关疾病所致的痴呆相鉴别。脑脊液检查可发现 $A\beta_{42}$ 水平降低，总 tau 蛋白（T-tau）和磷酸化 tau 蛋白（P-tau）增高。$A\beta_{1-42}$ 与 Ttau 或 Ptau 组合使用具有最好的特异性。脑脊液生物标记物异常早于 AD 临床症状，因此无症状或 MCI 阶段的检测可以预测疾病的转归，有助于识别早期 AD 甚至是临床前 AD。

4. 基因检查 家族性 AD 为常染色体显性遗传病，目前已确认位于 14、1、21 号染色体上的早老素 1（pesenilin 1，PSEN1）基因、早老素 2（pesenilin 2，PSEN2）基因、淀粉样前体蛋白（amyloid precersor protein，APP）基因为家族性 AD 的致病基因。其中 PSEN1 基因突变占 75%～80%，APP 基因突变占 15%～20%，PSEN2 基因突变不足 5%。散发性 AD 的病因迄今尚不清楚，一般认为是遗传、环境、增龄共同作用所致。位于 19 号染色体上的载脂蛋白基因 $E\varepsilon 4$ 等位基因（$ApoE\varepsilon 4$）作为易感基因与晚发型 AD 和散发型 AD 相关。$ApoE\varepsilon 4$ 基因型的存在可增加 AD 的发病风险。有明确家族史的个体应尽早进行基因检测明确是否携带致病基因，以利于早期干预。

【发病机制】

AD 由于机制不明，目前尚无有效的治疗措施。截至目前，获得 FDA 批准能用于 AD 治疗的药物仅有两类，且均为对症治疗药物。一类为胆碱酯酶抑制剂（cholinesterase inhibitor，ChEI），通过抑制乙酰胆碱降解补充由于 AD 造成的乙酰胆碱的耗竭，包括多奈哌齐（donepezil）、他克林（tacrine）、卡巴拉汀（rivastigmine）和加兰他敏（galantamine）；另一类为非竞争性 N- 甲基 -D- 天冬氨酸（N-methyl-D-aspartic acid，NMDA）型谷氨酸受体拮抗剂，可防止 AD 发展进程中谷氨酸异常增高引起的神经元损伤，目前仅有美金刚（memantine）一种药物用于临床。但这些药物不能治愈或逆转 AD 进程。因此对 AD 发病机制的探讨一直是领域中最关注的问题，目前对于 AD 发病机制尚无定论，包括遗传学机制及病理生理学发病机制，具体如下所述。

1. **遗传学机制** AD 可分为家族性 AD（familial AD，FAD）和散发性 AD（sporadic AD，SAD）。FAD 呈常染色体显性遗传，多于 65 岁前起病，最为常见的是 APP、PSEN1、PSEN2 基因突变。其中多数 *APP* 基因突变可影响 APP 蛋白加工，导致 $A\beta$ 的过度生成，$A\beta$ 的生成与清除失衡，进而导致下游的级联致病过程，引起神经元变性。而 PSEN1 及 PSEN2 突变的影响结果较为复杂。以往认为早老素突变可促进 $A\beta$ 的产生，但近年的研究却发现，部分早老素突变不影响甚至会减少 $A\beta$ 的生成，同时可促进 tau 蛋白病变。因此，对于 FAD，突变基因不同以及同一基因上突变位点不同所导致的病理损伤也不尽相同，从而导致患者的临床表现出现差异。

虽然目前尚未发现 SAD 具有明确的遗传致病因素，但近年来随着基因组学的发展，通过对病例基因多态性的大数据分析，在 SAD 中筛选出了一些与其发病密切相关的基因，而且这些基因大多与特定的病理生理过程有关，如与胆固醇代谢有关的编码载脂蛋白 E（apolipoprotein E，ApoE）的基因，与免疫应答有关的 CR1、CD33 和 TREM2 等基因以及与细胞内吞作用有关的 BIN1 和 PICALM 等基因。除以上基因外，目前在 AD 病例中还发现大量的单核苷酸多态性（single nucleotidepolymorphism，SNPs）。但是这些单核苷酸多态性在 AD 发病中的作用大多没有得到功能学验证。需要指出的是，目前表观遗传学以及线粒体 DNA（mitochondrial DNA，mtDNA）损伤等遗传因素在 AD 发病中的作用也越来越得到关注，但是相关研究还处于早期阶段，尚无明确的结论。

2. **病理生理学发病机制**

（1）淀粉样蛋白级联假说：该假说在 AD 致病机制中占主导地位。该假说认为 $A\beta$ 在 AD 的发生发展中发挥着关键作用。$A\beta$ 是 APP 剪切产物，人的 APP 最早于 1987 年被鉴定出，其基因定位于人体第 21 条染色体上，含 700 余个氨基酸，是一个含单一跨膜段的膜蛋白，其 N- 端位于细胞外，C- 端位于胞质内。APP 需经过至少三种蛋白酶的处理，分别为 α、β 和 γ 分泌酶，具体步骤如图 7-8 所示。

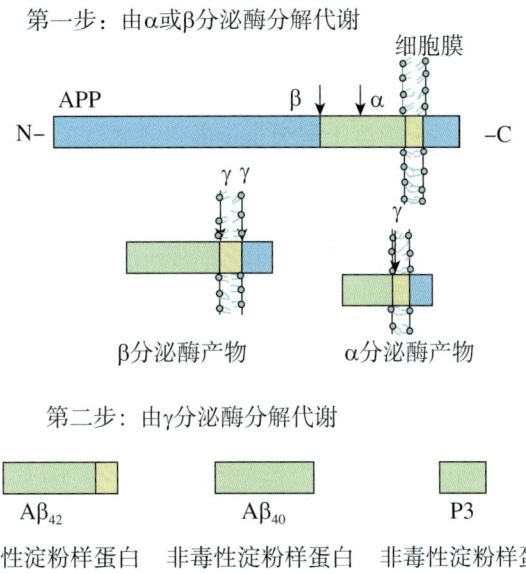

图 7-8　淀粉样前体蛋白（APP）由 α 分泌酶、β 分泌酶和 γ 分泌酶分解代谢

淀粉样前体蛋白（APP）由 α、β 和 γ 分泌酶分解代谢，关键的初始步骤是由 β 分泌酶或 α 分泌酶消化，产生较小的无毒产物。用 γ 分泌酶切割 β 分泌酶产物（步骤 2）产生有毒的 $Aβ_{42}$ 或无毒的 $Aβ_{40}$ 肽；用 γ 分泌酶切割 α 分泌酶产物产生无毒的 P3 肽。淀粉样蛋白级联假说认为 $Aβ_{42}$ 的过量产生是阿尔茨海默病（AD）细胞损伤的关键始作俑者。AD 的治疗集中于通过拮抗 β 或 γ 分泌酶、促进 α 分泌酶或清除 $Aβ_{42}$ 来减少 $Aβ_{42}$ 的积聚。

Aβ 在脑内有多种存在形式，包括单体、可溶性的寡聚体、由寡聚体聚集形成的中间产物以及纤维状的 Aβ 聚集产物，其中可溶性 Aβ 寡聚体的毒性被认为是造成神经元损伤的主要原因，而 Aβ 单体及纤维状 Aβ 聚集产物的毒性作用相对较弱。可溶性 Aβ 寡聚体的致病机制非常复杂，至今未得到充分阐明。依据该假说，在 AD 患者脑内，Aβ 生成增多，清除减少，导致 Aβ 在脑内过度堆积。过度堆积的 Aβ 可穿梭于细胞内外发生作用，并能够与蛋白质和脂质结合，包括一些细胞表面分子，通过一系列下游机制，直接或间接地引起神经元凋亡和死亡，最终导致 AD。

虽然 Aβ 对神经元的毒性作用已得到广泛认可，但关于 Aβ 是否为 AD 发病的始动因子却存在争议。随着近年来多项通过清除 Aβ 治疗 AD 的临床试验的失败，对淀粉样蛋白假说的质疑也越来越多。近年来有观点提出 Aβ 可能不是 AD 的初始致病因素，其过量产生和清除减少或是 AD 基础病理的继发性反应。因此，基于淀粉样蛋白假说的研究和治疗方案的研发尚需更进一步的探讨。

（2）Tau 蛋白缠结假说：Tau 蛋白缠结假说的提出是基于纤维缠结的形成和随后的轴突运输中断是 AD 的关键病理性事件，是细胞死亡的原因。该假说得到了临床病例中患者痴呆严重程度与纤维缠结发生频度之间良好相关性的支持。现已被证明缠结的核心是由 tau 蛋白组成的。Tau 蛋白是一种微管相关蛋白。在生理状态下，tau 蛋白与微管结合，稳定微管，促进微管蛋白聚合和微管的捆绑，这是维持神经元轴突运输、树突发生和突触可塑性以及核 DNA 稳定性的关键。Tau 蛋白是一种磷蛋白，磷酸化作用可使 tau 蛋白与微管的结合能力降低，导致微管解聚。而在 AD 环境下，tau 蛋白过度磷酸化，使 tau 蛋白在神经元内过度聚集产生成对的螺旋状纤维并进一步转化为 NFTs，进而导致微管稳定性降低，进而树突和突触中的微管消失，最终导致突触变性、丢失及神经元死亡。目前已确定的 tau 蛋白磷酸化位点有 85 个，但这些磷酸化位点在 NFTs 形成中的作用目前并未完全确定。此外，除磷酸化修饰外，tau 蛋白也存在其他形式的修饰，如糖基化、乙酰基化和 SUMO 化（small ubiquitin-like modifier）以及甲基化和硝基化修饰等。有研究表明，这些蛋白修饰均会对 tau 蛋白的功能及聚集状态产生不同程度的影响。

此外，还有研究发现 tau 蛋白可以在神经元之间相互传递，从而使 tau 蛋白在神经元间可以通过类似"传染"的方式广泛扩布，造成大量神经元的损伤。很多研究提示，异常 tau 蛋白的病理效应与 Aβ 相互影响，在一定程度上异常 tau 蛋白需要 Aβ 而发挥其毒性作用。同时，最近针对异常 tau 蛋白的临床试验并未观察到显著的治疗效果。因此，tau 蛋白在 AD 发病机制中的作用仍需深入探讨。

(3) ApoE 致病假说：ApoE 是人体内的一种多功能载脂蛋白，参与了胆固醇在膜修复和重塑过程中的再循环。ApoE 可同时与脂蛋白和低密度脂蛋白受体结合，在脂质代谢和神经系统正常功能的调控中发挥重要作用，包括在中枢神经细胞间脂质的重新分配以维持正常脂质稳态、维持轴突 - 树突连接、修复受损神经元和清除毒素等。

编码 ApoE 的基因位于 19 号染色体上，有三个等位基因，分别是 ε2、ε3 和 ε4。AD 的易感性取决于双亲遗传的等位基因的组合而不是基因本身突变。随着 ε4 等位基因的复制，患 AD 的风险增加，平均发病年龄也相应提早。最常见的 ApoEε3 能够刺激神经突的生长，ApoEε4 对神经突生长有抑制作用。而 ε2 等位基因的遗传可降低发病风险，且可使平均发病年龄延后，由上可见，不同 ApoE 等位基因的组合在 AD 发病中的作用相反。原因是不同等位基因编码的蛋白质对脂质和神经元稳态维持发挥不同作用。

(4) 线粒体级联假说：由于神经元几乎全部依赖线粒体供能，线粒体的钙调节能力对维持突触功能至关重要，线粒体也参与神经细胞重要的信号转导通路的调控，线粒体功能异常将导致神经元死亡。大量的神经病理及神经生物化学研究提示，AD 患者脑内糖利用障碍和能量供应不足，线粒体中和氧化磷酸化产能相关的线粒体复合物Ⅳ和Ⅴ功能下降，线粒体形态和分布改变以及线粒体氧化应激增加。线粒体也是神经元内 Aβ 沉积的关键部位。神经元的线粒体尤其是突触部位的线粒体在 AD 早期甚至超早期即出现功能损伤，提示线粒体功能障碍至少是 AD 早期的重要特征性病理改变之一。而部分 SAD 患者的发病呈现母系遗传的特点，进一步提示 AD 发病可能有线粒体因素的参与。基于以上原因，Swerdlow 等提出了 AD 的线粒体级联假说。该假说的核心内容是线粒体损伤引起神经元 ATP 缺乏、钙稳态紊乱以及氧化应激等功能障碍，通过复杂因素的相互作用，导致突触功能障碍、Aβ 产生增多、tau 蛋白异常磷酸化及凋亡通路的激活，最终导致神经元的变性死亡。针对线粒体损伤的药物干预可有效改善 AD 模型动物的认知功能。目前着眼于促进线粒体氧自由基清除来保护 AD 神经元线粒体的临床试验正在进行中。

(5) 神经炎症假说：颅脑创伤、氧自由基、感染以及 AD 关键性病理损伤（Aβ 沉积和 tau 蛋白异常磷酸化）等均可促进胶质细胞活化、释放炎性因子；在神经炎症反应早期，其在清除 Aβ、维持微环境稳态中起重要的保护作用；而持续的神经炎症则将引起神经元功能损伤，并最终导致神经元变性、死亡。同时，持续的神经炎症还会降低小胶质细胞清除 Aβ 的能力，促进神经元 Aβ 的产生，最终形成一种不断加强 AD 病理损伤的恶性循环。值得一提的是，近年来针对脑内髓样细胞表面的受体 2（triggering receptor expressed on myeloid cells 2，TREM2）的研究表明，TREM2 变异可以增加 AD 的发病风险，TREM2 缺陷可以消除 TREM2 阳性的炎性巨噬细胞，从而改善 AD 模型鼠的病变程度。而且，在一项针对 AD 患者的临床试验中，已经找到了 TREM2 的变异基因型，进一步提示神经炎症可能是 AD 发病的一个始动危险因素。

(6) 表观遗传修饰假说：在早期 AD 患者脑中即发现脑区特异性 DNA 甲基化水平改变；在 AD 患者脑中还存在组蛋白去乙酰化酶（histone deacetylase 2，HDAC2）过表达，该变化可能与 AD 组蛋白去乙酰化密切相关，在 AD 动物模型中，应用 HDAC2 抑制剂能显著提高树突棘密度，从而改善认知，提示了表观遗传学变化在 AD 发病及病理生理过程中的角色。同时，有研究提示，表观遗传修饰还与其他 AD 发病相关因素如 AD 相关的单核苷酸多态性位点（SNPs）、铅接触等叠加，共同参与 AD 的发病过程。总之，目前的研究进展提示了表观遗传学因素与 AD 发病的相关性。

（7）金属离子紊乱假说：在正常生理状态下，铜、铁、锌等微量金属元素在机体中维持着一定的金属离子稳态（metal ion homeostasis），但是在部分 AD 患者中出现了金属离子稳态的失衡（metal ion dyshomeostasis），表现为脑实质和脑脊液中的铜、铁、锌含量升高，并且在 SP 和 NFTs 及其附近区域存在以上金属元素的沉积。目前针对 AD 脑内金属离子尤其是铁离子紊乱的药物开发及临床试验正在进行中，其治疗效果也有待进一步评估。

【治疗】

1. 针对病理生理机制的治疗

（1）针对 Aβ 淀粉样蛋白的治疗尝试

1）减少 Aβ 蛋白的生成：β 分泌酶（BACE1）、γ 分泌酶是将 APP 分解释放出 Aβ 多肽的主要分泌酶，为了减少 Aβ 蛋白的生成，人们尝试设计了能够抑制或调节这些分泌酶的药物，但这些药物可能在抑制 APP 分解的同时非特异地影响其他重要分子的分解，例如 Notch 受体和电压门控钠通道亚单位。例如，一项针对 γ 分泌酶抑制剂的 Ⅲ 期临床试验由于存在恶化认知障碍的副作用而被叫停。另外，APOE 可通过对 Aβ 沉积清除的作用直接影响淀粉样蛋白的形成过程，也可能通过 BACE1 抑制剂、γ 分泌酶抑制剂和调节剂来减少 $A\beta_{42}$ 的产生。

2）减少 Aβ 蛋白的聚集：γ 分泌酶调节剂能够减少长链的 Aβ 蛋白类型（如 $A\beta_{42}$、$A\beta_{43}$）产生，而更多产生毒性较弱的短链 Aβ 多肽，但实际上并不能排除这些短链 Aβ 多肽虽然毒性较弱但仍然具有神经元功能损害作用的可能，例如，一个 γ 分泌酶调节剂的 Ⅲ 期临床试验证明了其无效。

3）增强 Aβ 蛋白的清除：主动或被动免疫产生的 Aβ 抗体是一个值得尝试的干预方式，但同时面临安全性的问题。近两年受到最多关注的 Aβ 抗体 aducanumab 是一种能够选择性结合 Aβ 聚合体的人体单克隆抗体，对具有 AD 前驱症状的或轻度 AD 患者具有减少脑中 Aβ 的作用，但与既往针对 Aβ 的主动或被动免疫疗法的临床研究一样，进一步的 Ⅲ 期临床试验在中途由于预计疗效欠佳而在 2019 年 3 月宣布提前终止，使人们对 AD 领域药物的前景甚至 Aβ 假说一度失去希望。

（2）针对 Tau 蛋白的治疗尝试：由于 tau 蛋白的神经毒性部分来自异常磷酸化，所以 tau 蛋白的磷酸化激酶是一个值得尝试的潜在治疗靶点。GSK-3β、CDK5、MARK、MAPK 等都是其中的例子，但这些激酶都有许多其他底物，抑制剂的使用可能影响具有其他功能的分子通路，从而引起潜在的安全性问题。

（3）针对神经炎症假说及氧化应激方面的治疗尝试

1）非甾体抗炎药：流行病学证据表明，使用布洛芬等非甾体抗炎药可降低 AD 发生的风险。然而试图证明并进一步探讨非甾体抗炎药神经保护作用的临床试验并未取得成功。

2）抗氧化剂：单胺氧化酶 B（monoamine oxidase type B，MAO-B）抑制剂司来吉兰和维生素 E 都已被证明对 AD 有轻微益处。同样，银杏叶提取物可以提供一些神经保护作用，但其有效性仍存在争议。

2. 针对递质环路的治疗 由于 AD 的病因和发病机制尚不明确，目前没有特效方法可以逆转和阻止病情进展。但早期进行对症治疗，包括通过药物治疗改善认知功能、改善精神症状，提供心理社会治疗和良好的护理等，对改善患者生活质量十分重要。

AD 早期 Meynert 基底核胆碱能神经元减少，导致乙酰胆碱合成、储存和释放减少，进而引起以记忆功能障碍为主要症状的一系列临床表现。胆碱酯酶抑制剂多奈哌齐、加兰他敏、卡巴拉汀可抑制乙酰胆碱酯酶和（或）丁酰胆碱酯酶活性，部分补偿胆碱能神经元缺失，增加胆碱能神经递质的传递，从而改善记忆和认知功能，对于轻中度 AD 可选择胆碱酯酶抑制剂治疗。

AD 患者脑内谷氨酸功能亢进，造成神经元损伤，产生认知功能缺陷。N-甲基-D-门冬氨酸（NMDA）受体拮抗剂美金刚，可拮抗由于突触间隙谷氨酸水平病理性增高导致的细胞毒性作用，从而保护胆碱能神经元。指南推荐中、重度 AD 患者胆碱酯酶抑制剂与美金刚联合使用，尤其对出现明显行为症状的重度 AD 患者，更是强烈推荐。

3. 非药物治疗　包括认知功能训练、心理干预、行为管理、营养支持、生活照料、环境干预以及法律支持等。

【预防】

AD 的危险因素可分为可干预的和不可干预的两个方面。不可干预的危险因素主要包括年龄、性别、遗传和家族史。可干预的危险因素包括心脑血管疾病、血压、血脂、糖尿病、体重、吸烟、饮酒、饮食、受教育水平、听力、体育锻炼、头外伤、情绪、社交活动等。

疾病从临床前阶段发展为轻度认知损害及痴呆是一个连续变化的过程，预防的关键是要识别痴呆的危险因素和处于疾病早期的症状。一级预防是指预防认知正常的对象发生认知功能障碍，二级预防是指预防已经发生轻度认知损害（MCI）的对象发展为痴呆。

一级预防包括体育锻炼、认知训练、地中海饮食，控制血管病危险因素，降压、控糖、降脂等有助于预防认知下降的发生。

二级预防：MCI 是痴呆治疗的早期靶点，治疗 MCI 是痴呆预防的重要策略。遗憾的是，迄今为止，尚无 FDA 批准的用于 MCI 的治疗药物。非药物干预包括体育锻炼、地中海饮食、社交活动、认知干预、太极拳、针灸等。

知识拓展

AD 的科学发现史

1901 年 11 月，德国医生 Alois Alzheimer 在法兰克福精神病院收治了一名 51 岁女性患者 Auguste Deter。她患有严重的记忆障碍、语言障碍、幻觉和妄想。

1906 年春，患者去世。尸检显示患者大脑皮质严重萎缩，组织病理学检查发现了神经原纤维缠结和淀粉样斑块。1906 年 11 月 3 日，Alzheimer 医生在德国西南部精神病医生会议上对此病例进行了报告，但未受到重视。

1910 年，Alzheimer 医生的同事，著名精神病学家 Kraepelin 在他的第八版《精神病学》中，首次将此病命名为 Alzheimer disease（AD）。

20 世纪 70 年代末，多位医学科学家发现 AD 患者的大脑皮质胆碱能神经神经元选择性受损。与此同时，发现胆碱能递质通路在记忆形成中的重要作用。这些工作奠定了调节胆碱能递质通路是 AD 症状治疗的基础。

1963—1964 年，应用电子显微镜观察到神经原纤维缠结和淀粉样斑块的超微结构。

1985 年，通过生化分析，获得淀粉样斑块中的 Aβ 序列。

1986 年，鉴定出神经原纤维缠结中的主要成分是 tau 蛋白。

20 世纪 80—90 年代，通过对家族性 AD 的基因检测，发现 AD 的遗传异质性。

1993 年，发现 AD 易感性与 ApoE 基因的特定等位基因变体 ε4 之间存在联系。

1998 年，Graeber 等从 Auguste Deter 的脑组织中提取 DNA，利用 PCR 技术，检测出患者的 APOE 基因为 ε3/ε3 纯合子。

21 世纪以来，针对 Aβ 和 tau 的治疗一直在研发过程中。

三、帕金森病

案例7-3

男性，78岁。2年前无明显诱因出现左手震颤，逐渐出现洗碗、系扣不灵活，行走速度缓慢，身体前倾，行走停止时收不住脚步。

追问病史：嗅觉减退20余年，严重便秘10年，夜间大声说梦话，有拳打脚踢的动作，偶有坠床。

神经系统检查：面具脸，左手静止性震颤，双上肢齿轮样肌张力增高，双下肢铅管样肌张力增高，病理征阴性，感觉及共济检查无异常。

初步诊断：帕金森病。

问题：

请结合以上临床表现分析患者有哪些脑功能区受损。

帕金森病（Pakinson disease，PD），又称震颤麻痹（paralysis agitans），是一种中老年人常见的缓慢进展性神经系统变性疾病。帕金森病的患病率为（10～405）/10万，随年龄增长而增高。65岁以上人群的患病率是1%～2%，男性稍多于女性。

【临床表现】

典型的PD患者临床表现为两大组症状：运动症状和非运动症状。

1. 运动症状：表现为静止性震颤、肌强直、运动迟缓和姿势步态异常四主征。

（1）静止性震颤（static tremor）：有60%～70%的患者以震颤为首发症状，多始于一侧上肢远端，静止时明显，部分患者也可合并姿势性震颤，精神紧张时加剧，入睡后消失。典型的PD震颤表现为每秒4～6 Hz的手部拇指和示指的"搓丸样"（pill-rolling）动作，晚期下颌、口唇、舌头和头部也可受累。PD患者在动作改变后，震颤可暂时消失，数秒后震颤可再次出现，称为"震颤再现"（re-emergent）现象，可以与生理性震颤和特发性震颤相鉴别。

（2）肌强直（rigidity）：患者关节被动运动时，屈肌和伸肌的张力同时增高，检查者感受到的阻力增高是均匀一致的，类似在弯曲软铅管的感觉，故称为"铅管样强直"（lead pipe rigidity）。患者合并有肢体震颤时，为"齿轮样强直"（cogwheel rigidity）。PD患者早期的一个重要体征是"路标手"：由于腕部肌肉强直，当肘部立于桌面时腕关节不能自然下垂，从而表现为伸直的现象，形似铁路上的路标，故名。

（3）运动迟缓（bradykinesia）：表现为随意运动减少，洗漱、穿衣和其他精细动作笨拙、不灵活。行走速度变慢，行走时下肢拖拽，手臂摆动幅度逐渐减小甚至消失，步距变小。夜间可出现翻身困难，尤其在动作开始时明显。患者面部表情和动作减少，双目凝视、瞬目减少，称为"面具脸"（masked face）。讲话声音单调低沉、吐字欠清。因不能主动吞咽，导致唾液不能咽下而出现流涎。由于上肢和手部肌肉的肌张力增高，使患者精细动作不灵活，出现写字时越写越小的表现，称为"写字过小征"（micrographia）。

（4）姿势步态异常：患者站立或行走时出现特殊姿势，表现为头部前倾，躯干俯屈，上肢肘关节屈曲、腕关节伸直，前臂内收，下肢髋关节和膝关节略弯曲，称为"前倾前屈位"。中晚期PD患者常因平衡功能减退而姿势步态不稳，一旦迈步，就开始向前冲，越走越快，停止困难，称为"慌张步态"（festination）。容易跌倒，甚至骨折，严重影响生活质量，是致残的原因之一。晚期可出现冻结步态（freezing gait），指患者在起步、转弯以及接近目标或即将到达目的地时突然出现某些异常的下肢运动阻滞动作。

2．非运动症状

（1）嗅觉障碍：可能是帕金森病患者最早出现的症状，有的甚至在运动症状出现之前10多年就已经出现，有80%～90%的帕金森病患者存在嗅觉障碍。

（2）睡眠障碍：约有96%的帕金森病患者存在睡眠障碍。表现为失眠、不宁腿综合征（restless legs syndrome，RLS）、周期性肢体运动、快速眼动期睡眠行为障碍（rapid eye movement sleep behavior disorder，RBD）和睡眠呼吸障碍，还包括白天过度困倦和清晨较早苏醒。

（3）自主神经功能障碍：包括便秘、直立性低血压、多汗、流涎、皮脂腺、汗腺分泌亢进（oily face）、性功能障碍等。

（4）情绪和认知功能障碍：在疾病的进展过程中，约40%的PD患者会出现情绪障碍，如焦虑和抑郁，到疾病晚期可以出现认知功能障碍，包括幻觉、妄想、视空间和执行功能障碍，PD痴呆在病程＞20年的患者中发生率＞80%。

其他非运动症状包括疲劳和疼痛等。

知识拓展

基底节的三个环路

直接通路：皮质－新纹状体－苍白球内侧部－丘脑－皮质通路，易化运动。

间接通路：皮质－新纹状体－苍白球外侧部－丘脑底核－苍白球内侧部－丘脑－皮质通路，抑制运动。

黑质纹状体通路：皮质－新纹状体－黑质－丘脑－皮质，黑质致密部到新纹状体的纤维通过D1受体激活直接通路，通过D2受体抑制间接通路，最后达到易化运动的效果。

丘脑－大脑皮质是三个环路的最终通路，丘脑到皮质发放的神经递质是谷氨酸（Glu），起兴奋皮质的作用，直接通路的主要神经递质是抑制性递质γ-氨基丁酸（GABA），可以放松对皮质的抑制，易化运动；间接通路的主要神经递质是谷氨酸（Glu），会加强对皮质的抑制，进一步抑制运动（图7-9）。

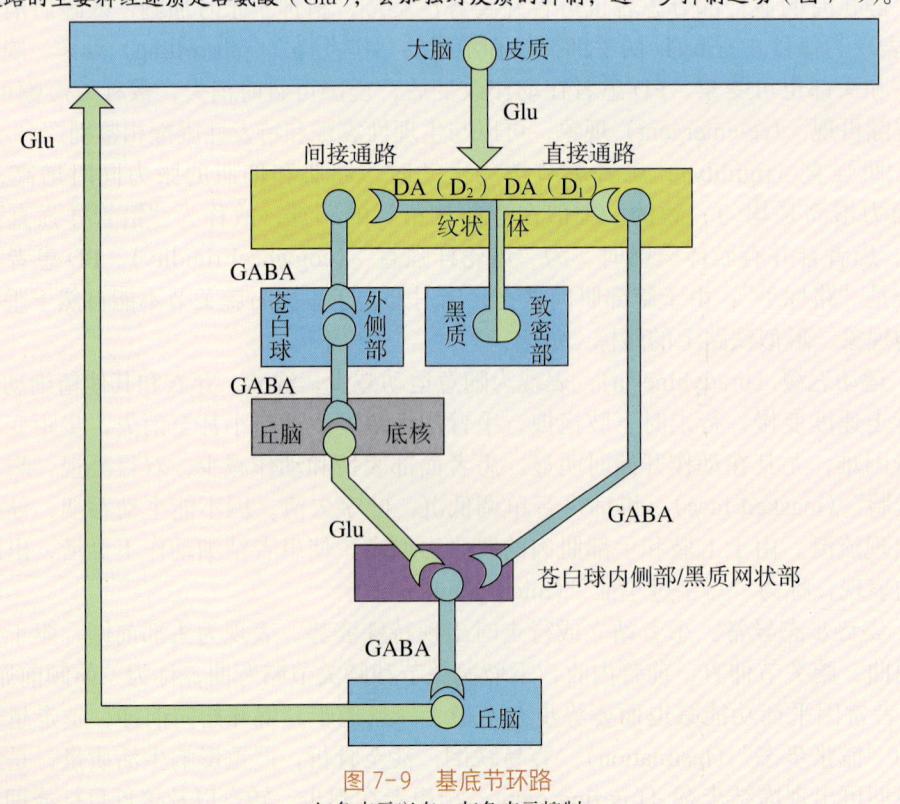

图7-9　基底节环路

红色表示兴奋，灰色表示抑制

Glu. 谷氨酸，DA. 多巴胺，GABA. γ-氨基丁酸

【病理改变】

大体病理特点：大脑和小脑皆无特殊改变，唯中脑黑质（substantia nigra）的颜色变浅，有时蓝斑（locus coeruleus）颜色亦浅。纹状体和苍白球无著变。

镜下病理特点：中脑黑质，特别是背侧致密部（compact zone）内的多巴胺能神经元丢失，色素脱失和神经元胞质内出现嗜酸性包涵体，即路易小体（Lewy body）。此小体直径为 3~25 nm，呈圆形，中心染色往往较深，周边呈浅染的空晕。Lewy 小体主要由 α-突触核蛋白（a-synuclein，SNCA）和泛素组成，不含 tau 蛋白。在 PD 患者中，Lewy 小体存在于黑质、Meynert 基底核、蓝斑、大脑皮质、交感神经节、迷走神经背核、肠肌间神经丛中，甚至也存在于心脏交感神经丛中。Lewy 小体不是 PD 特有的，可以存在于多达 10% 的正常老年人及其他神经退行性病变患者中，如路易体痴呆、多系统萎缩，这些又称为共核蛋白病（synucleinopathy）。

Braak 分期：

病理性 α-synuclein 有序播散，病理变化的进展如下：

- 在症状发生前阶段的 1 期和 2 期，在延髓和嗅球中发现病理变化，可能出现嗅觉障碍；
- 在 3 期和 4 期，病理改变已经向头侧迁移至中脑黑质多巴胺神经元以及中脑和基底前脑的其他神经元处，此时 PD 典型的运动症状首次出现；
- 在最终的 5 期和 6 期中，病理改变侵犯颞叶和额叶的端脑皮质，可以出现情绪、认知等广泛神经精神症状。

【病因和发病机制】

帕金森病的病因至今尚未明确，发病机制非常复杂。目前认为遗传因素、环境因素、增龄效应、氧化应激等均可能参与帕金森病多巴胺能神经元的变性死亡过程。

1. PD 的病因

（1）年龄因素：帕金森病主要见于 50 岁以上的中老年人，40 岁以前很少见。因此，与年龄相关的神经细胞老化可能与帕金森病的发病机制有关。正常人纹状体多巴胺含量每年约以 7.4% 的速率呈年龄依赖性减少。

（2）环境因素：研究发现海洛因毒品中含有一种副产品，即 1-甲基-4-苯基-1,2,3,6-四氢嘧啶（MPTP）。MPTP 可在单胺氧化酶 B（MAO-B）的作用下转化为甲基-苯基-吡啶离子（MPP$^+$），MPP$^+$ 被选择性摄入黑质多巴胺能神经元内，产生过量的自由基，抑制线粒体呼吸链复合物 I 活性，使 ATP 生成减少，同时自由基生成增加，导致多巴胺能神经元变性坏死。环境中与 MPTP 分子结构类似的工业或农业毒素，如杀虫剂、除草剂、鱼藤酮、异喹啉类化合物，可能是帕金森病发病的危险因素。

（3）遗传因素：10% 左右的 PD 患者有家族史。α-突触核蛋白（α-synuclein，SNCA）基因是第一个被发现与 PD 相关的常染色体显性基因（*SNCA* 基因错义突变引起 PARK1 和重复突变引起 PARK4），位于染色体 4q21~q23 上，与 PD 患者的认知功能障碍也有关联。目前，在家族性 PD 中，已先后定位克隆多个 PD 致病基因。其中，常染色体显性遗传致病基因包括 *SNCA*、*UCH-L1*、*LRRK2* 等，常染色体隐性遗传致病基因包括 *Parkin*、*PINK1*、*DJ-1* 等。在散发性 PD 患者中，亦发现了众多 PD 风险基因。4 种常见基因（*SNCA*、*Parkin*、*PINK1* 和 *LRRK2*）突变约占所有 PD 患者的 1.4%，占年轻发病 PD 患者（≤50 岁）的 3%。

2. PD 的发病机制

（1）蛋白异常折叠、聚集和毒性：中枢神经系统中存在大量 α 突触核蛋白，占总蛋白质的 1%。研究尚未完全阐明其生理作用，推测其可能参与突触功能和可塑性。*SNCA* 基因突变或增龄等因素均可能引起 α 突触核蛋白的二级结构发生改变，发生蛋白的异常折叠和自身聚集。另外，蛋白的水解缺陷，如维持细胞蛋白质稳态的 3 个蛋白质修复或清除的途径（分子伴侣、泛素-蛋白酶体系统以及自噬-溶酶体）被抑制或破坏时，均可以导致蛋白质发生错误折叠、聚集和阻碍细胞的正常功能，从而导致细胞死亡。

（2）线粒体功能缺陷：由于 MPTP 的氧化产生了 1-甲基-4-苯基吡啶离子（1-methyl-4-phenylpyridium，MPP^+），MPP^+ 通过多巴胺能神经末梢摄取，选择性地抑制线粒体复合物Ⅰ的活性、破坏钙稳态以及诱导内质网应激，从而导致细胞损伤。散发性 PD 患者黑质中的复合物Ⅰ活性降低了 32%～38%，携带亮氨酸重复序列激酶-2（leucine-rich repeat kinase-2，LRRK2）G2019S 突变的 PD 患者的皮肤成纤维细胞中，线粒体膜电位和细胞内三磷酸腺苷（adenosine triphosphate，ATP）水平显著降低。

（3）氧化应激与自由基生成：多巴胺通常不仅通过单胺氧化酶介导的酶促氧化，还通过自氧化成为神经黑素进行代谢。神经元内神经黑素既可以保护神经元，防止和清除毒性积聚，又可以引起慢性炎症。细胞在氧化应激损伤后，代谢途径产生副产物增加，包括过氧化氢、超氧阴离子和羟自由基，可能促进蛋白质的错误折叠。如一氧化氮可以攻击二硫键异构酶，破坏内质网的防聚集的伴侣蛋白。

此外，还有铁代谢异常、炎症和免疫、肠道菌群失调（肠道菌群可以影响大脑已经是比较明确的观点，肠道细菌和大脑之间存在持续的化学对话，即称为"脑肠轴"）等。

综上所述，目前认为帕金森病并非单一因素所致，而是遗传易感性、环境因素和衰老等多种因素共同作用，导致以黑质多巴胺能神经元为主的神经细胞大量丢失，从而引发帕金森病。

【辅助检查】

脑功能显像检测：采用正电子成像技术（PET）和单光子发射断层扫描技术（SPECT）进行特定的放射性核素检测，可以显示脑内多巴胺转运体功能降低、多巴胺递质合成减少。

【治疗】

针对 PD 患者的运动症状与非运动症状，需要进行综合治疗。治疗手段包括药物治疗、手术治疗及非药物治疗（运动疗法、心理疏导、照料护理等）。药物治疗是帕金森病首选的治疗方法，也是最主要的治疗方法，手术治疗是补充。

多巴胺和乙酰胆碱是纹状体内两种重要的神经递质，相互拮抗，维持两者平衡对基底节环路活动起着重要的调节作用（图 7-10）。从黑质致密部投射到新纹状体的神经递质是多巴胺，可以通过兴奋直接通路和抑制间接通路起到易化运动的效果，而 PD 患者是由于黑质多巴胺能神经元的变性丢失，导致纹状体中多巴胺含量显著降低，易化运动的作用减弱，从而产生一系列运动减少的表现，包括运动迟缓、肌张力增高和姿势反射障碍等症状，同时乙酰胆碱相对亢进，出现静止性震颤的表现。

PD 的运动症状是由纹状体多巴胺含量显著下降引起的。而中脑-边缘系统和中脑-皮质系统多巴胺浓度的显著降低与帕金森病患者出现认知障碍、情感障碍等密切相关。此外，帕金森病的非运动症状还可能与乙酰胆碱、去甲肾上腺素、5-羟色胺、氨基丁酸、谷氨酸等神经递质的紊乱有关。

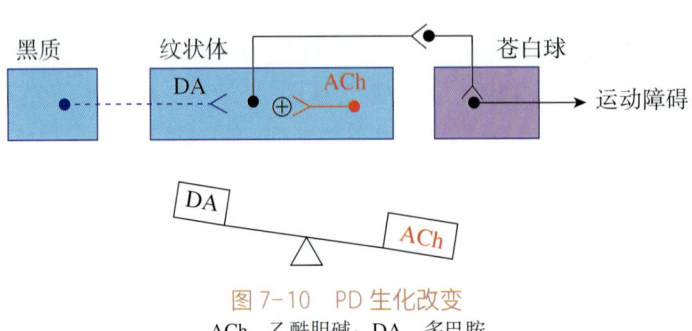

图 7-10　PD 生化改变

ACh，乙酰胆碱；DA，多巴胺

1. 药物治疗　药物治疗需要个体化方案，根据患者的病情、年龄、职业及经济条件等因素采用最佳的治疗方案。用药宜从小剂量开始，逐渐加量，以较小剂量达到较满意疗效，不求全效。

（1）运动症状的药物治疗（图 7-11）

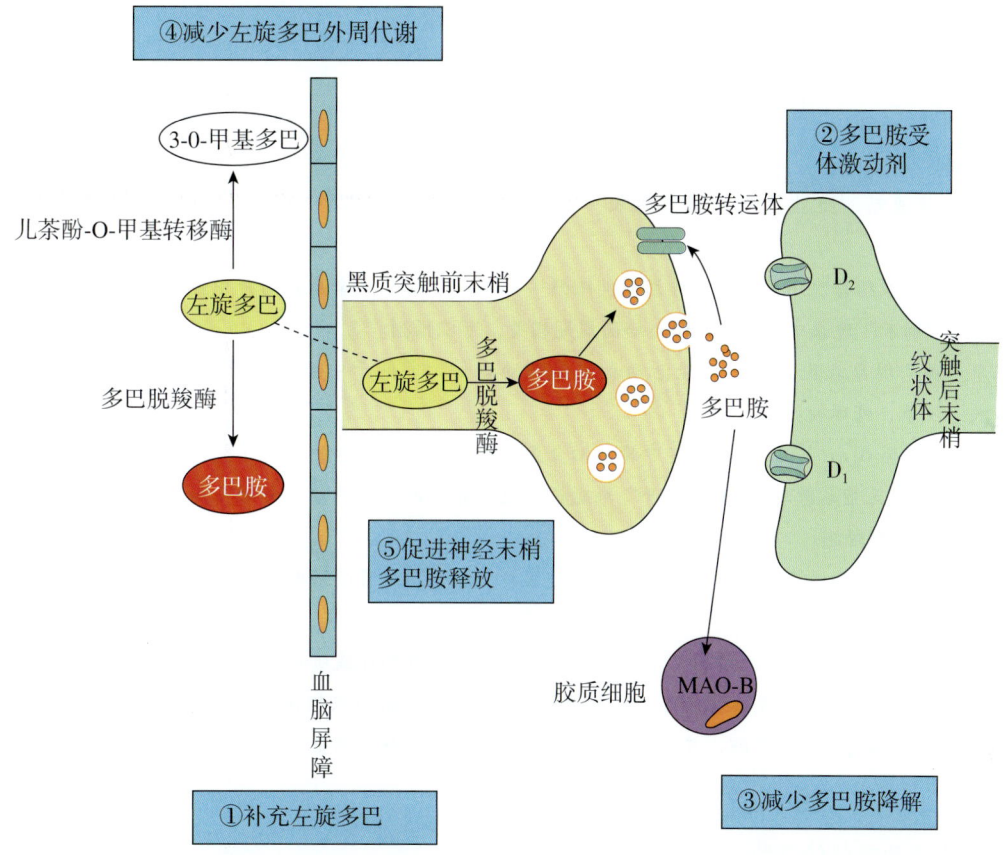

图 7-11　帕金森病药物治疗作用途径

1）复方左旋多巴：包括左旋多巴 / 苄丝肼和左旋多巴 / 卡比多巴。外周补充的左旋多巴可通过血 - 脑屏障，在脑内经多巴脱羧酶的脱羧转变为多巴胺，从而发挥替代治疗的作用，是治疗帕金森病最有效的药物。老年患者可尽早使用。活动性消化道溃疡者慎用，闭角型青光眼、精神病患者禁用。

2）多巴受体激动剂：对于早发型帕金森病患者的初期，建议首选多巴受体激动剂，也可与复方左旋多巴联用治疗中晚期患者。目前临床常用的是非麦角类多巴受体激动剂，有普拉克索、罗匹尼罗、吡贝地尔、罗替戈汀和阿扑吗啡。常见的副作用包括胃肠道症状、嗜睡、幻觉、脚踝水肿、直立性低血压及冲动控制障碍等。

3）单胺氧化酶 B（MAO-B）抑制剂：通过不可逆地抑制脑内 MAO-B，阻断多巴胺的降解。MAO-B 抑制剂可单药治疗新发、年轻的帕金森病患者，也可辅助复方左旋多巴治疗中晚期患者。可能具有神经保护和疾病修饰治疗的作用。目前临床常用的有：司来吉兰和雷沙吉兰。胃溃疡者慎用，禁与 5- 羟色胺再摄取抑制剂（SSRI）合用。

4）儿茶酚 - 氧位 - 甲基转移酶（COMT）抑制剂：通过抑制 COMT 减少左旋多巴在外周的代谢，从而增加脑内左旋多巴的含量，故需与左旋多巴联合使用。帕金森病患者出现症状波动时可加用 COMT 抑制剂，以减少"关期"。临床常用药物有恩他卡朋。COMT 抑制剂的副作用有腹泻、头痛、多汗、口干、氨基转移酶升高、腹痛、尿色变黄等。

5）金刚烷胺：可促进多巴胺在神经末梢的合成和释放，阻止其重吸收。肾功能不全、癫痫、严重胃溃疡、肝病患者慎用，哺乳期妇女禁用。

6）抗胆碱能药：主要是通过抑制脑内乙酰胆碱的活性，相应提高多巴胺效应。临床常用的是盐酸苯海索。老年患者慎用，闭角型青光眼及前列腺肥大患者禁用。

知识拓展

帕金森病的运动并发症

1. **症状波动**　症状波动包括"剂末"现象、"开-关"现象、"开"期延迟或无"开"期以及"冻结"步态。

"剂末"现象指每次用药的有效作用时间缩短（<4 h），这是帕金森病治疗中最常见且最早出现的运动并发症。"剂末"现象中症状的波动与给药周期相关，可以预测。

"开-关"现象表现为突然不能活动和突然行动自如，多见于中晚期患者，机制不明。一旦出现"开-关"现象，处理较困难。

"开"期延迟或无"开"期指一些中晚期帕金森病患者服用原剂量的多巴胺能药物时，出现症状改善启动时间延迟或无症状改善的现象。"开"期延迟或无"开"期症状的波动与给药周期无关，而与药物吸收情况有关，较难预测。

"冻结"步态：指患者在起步、转弯以及接近目标/即将到达目的地时突然出现某些异常的下肢运动阻滞动作。

2. **异动症**　异动症表现为头面部、四肢或躯干的不自主舞蹈样或肌张力障碍样动作。在左旋多巴血药浓度达高峰时出现者称为剂峰异动症；在剂峰和剂末均出现者称为双相异动症（biphasic dyskinesia）；而早晨足部肌张力障碍则见于晨醒、首次服药前，可能与多巴胺受体刺激低水平有关。

(2) 非运动症状的药物治疗

1）精神障碍的治疗：首先需要甄别患者的精神障碍是由抗帕金森病药物引起的还是疾病本身所致。若是由药物引起的，可以依次停用药物：抗胆碱药、金刚烷胺、MAO-B 抑制剂、多巴受体激动剂及左旋多巴。

若是由疾病本身所致，对于幻觉和妄想推荐使用氯氮平和喹硫平，而劳拉西泮和地西泮对于缓解易激惹状态有效，焦虑、抑郁可使用 5- 羟色胺再摄取抑制剂以及三环类抗抑郁药阿米替林。冲动控制障碍一旦出现，需要逐渐减少多巴受体激动剂，如果调整多巴胺能治疗并不能改善冲动控制障碍，建议给予专业的认知行为治疗。认知障碍可使用胆碱酯酶抑制剂如卡巴拉丁、多奈哌齐、加兰他敏。

2）自主神经功能障碍的治疗：便秘患者可以改善饮食结构，并给予乳果糖、聚乙二醇等改善症状，也可以使用促进胃肠蠕动的药物如莫沙必利。直立性低血压使用 α- 肾上腺素能激动剂米多君治疗可能有效，也可以使用选择性外周多巴胺受体拮抗剂多潘立酮。

3）睡眠障碍的治疗：睡眠障碍如果是夜间帕金森病症状波动所致，建议加用左旋多巴控制片、多巴受体激动剂或 COMT 抑制剂。如果是在服用 MAO-B 抑制剂或金刚烷胺期间出现，则需注意调整口服时间，司来吉兰在早晨和中午口服，雷沙吉兰在早晨口服，金刚烷胺下午 4 点之前口服。如果患者在每次服药后均出现嗜睡，则提示药物过量，建议药物减量。

嗅觉减退目前尚无有效治疗措施。不宁腿综合征患者在睡前 2 h 内服用普拉克索效果最佳，部分患者服用美多巴也有效果。

2. 手术治疗 手术方法主要有神经核毁损术和脑深部电刺激术（DBS）两种，需掌握严格的适应证。脑深部电刺激术因其微创、安全、有效，已作为手术治疗的主要选择。手术对肢体震颤和肌强直的效果较好，而对中轴症状如姿势步态异常、吞咽困难等功能无明显改善。对于伴发运动并发症及药物控制不理想的 PD 患者，DBS 手术相对于药物治疗在控制运动波动和提高生活质量方面有明显优势，DBS 手术能显著延长"开"期，且不伴有严重异动。但是，手术并不能改善所有的症状，也不能根治疾病，且术后仍需要服药，但可以减少用药剂量。

3. 非药物治疗 包括：康复与运动疗法、心理疏导、进食益生菌等。

知识拓展

帕金森病的前沿治疗

帕金森病的替代治疗

干细胞治疗：用自体或胎儿肾上腺髓质、黑质诱导为多巴胺神经元，移植细胞继续合成释放 DA，治疗靶点：壳核、尾状核；存在问题：整合难、癌变性和免疫反应。

胶质细胞转化为多巴胺神经元

PTB 敲降可诱导星形胶质细胞转分化为成熟的功能性神经元，胶质细胞可高效转分化为表达 TUJ1 和 MAP2 标志蛋白的成熟神经元，且这些神经元是有功能性的，具备神经特异的钠电流和突触后电流，将 AAV-shPTB 注射入中脑可见新生的多巴胺神经元，胶质细胞可转分化为表达 DDC^+ 和 TH^+ 标志蛋白的多巴胺能神经元，且具有地区特异性，随时间增加，转化效率增加，利用荧光微粒（retrobeads）逆向示踪技术，验证了新生神经元从中脑黑质（substantia nigra）到纹状体（striatum）的投射。

知识拓展

PD 的科学发现史

早在 4500 年前，古印度医学体系中就记载了一种名为 "Kampavata" 的疾病，其表现有震颤和缺乏肌肉运动，人们用刺毛黑豆的植物来治疗这个症状，后来人们发现这个植物中含有左旋多巴。

1817 年，Jame Parkinson 发表《震颤麻痹论文》，在其中记录了 6 例震颤麻痹病例及其特点：静止性震颤、运动迟缓、慌张步态、吞咽困难等。

1913 年，德国病理学家 Frederick Lewy 报道了在多个脑区发现神经元细胞质包涵体，即 Lewy 小体。

1919 年，Tretiakoff 解释 PD 最关键的异常是中脑黑质致密部的神经元丢失。

1950 年，发现多巴胺在基底节的耗竭和乙酰胆碱过多是 PD 的病理生理学基础。

1967 年，Cotzias 等人首次将左旋多巴应用于临床，这是 PD 治疗中的一个里程碑。PD 患者使用左旋多巴治疗 3～5 年后会带来运动并发症，即症状波动和异动症，自此人们也开始了对 PD 新治疗药物的探索。20 世纪 70 年代初，研制出外周脱羧酶抑制剂，随后复方左旋多巴问世。

1969 年，Schwab 等发现金刚烷胺能缓解 PD 患者的症状。1974 年，第一个麦角类多巴胺受体激动剂溴隐亭开始用于 PD 治疗；1982 年，MAO-B 抑制剂司来吉兰上市，20 世纪 90 年代，COMT 抑制剂托卡朋应用于临床；1997 年，非麦角类多巴胺受体激动剂普拉克索上市。

1987 年，法国医生 Benabid 开始试验使用脑深部电刺激术治疗颤抖症状。脑深部刺激术是 PD 治疗史上又一里程碑。

1997 年，第一个 PD 致病基因——SNCA 的发现，使遗传因素受到越来越多的重视。

2003 年，Braak 通过尸解病理研究提出，PD 病理改变并非起始于中脑黑质，而是从延髓开始，逐渐累及脑桥被盖、尾状核等，并据此提出了 Braak 病理分级。

四、运动神经元病

案例7-4

男性，56岁。2年前发现右手拧瓶盖力弱，并且右手虎口肌萎缩，未重视；症状逐渐发展至前臂及上臂，很快左上肢亦出现类似表现，于当地医院诊断颈椎病。1年前开始出现上下楼梯费力，伴双下肢肌肉搏动，易抽筋。

神经系统检查：双上肢肌肉萎缩、力弱，双下肢肌张力增高，腱反射亢进，双侧Babinski征阳性。感觉、锥体外系及自主神经系统未见异常。

肌电图：广泛神经源性损害，包括延髓段、颈段、胸段、腰骶段。

初步诊断：运动神经元病。

问题：
请结合以上临床表现分析患者有哪些解剖结构受损，如何与颈椎病相鉴别？

【临床特点及分类】

运动神经元病（motor neuron disease，MND）是一类散发或遗传的致死性神经系统退行性疾病。该病选择性累及脑和脊髓的上、下运动神经元（upper and lower motor neuron），临床表现为进行性发展的肌无力肌萎缩伴锥体束征，呼吸肌受累时出现呼吸衰竭。本病呈全球性分布，患病率为（4～6）/10万。

MND存在多种分类方法，根据病因可将其分为两个临床类型：①家族性，占5%～10%，其中国内患者最常见的致病基因为*SOD1*基因突变，欧美白种人最常见的致病基因则为*C9ORF72*基因；②散发性，约占90%以上，病因不明。

临床最常见的是按照上/下运动神经元受累的不同组合以及起病部位，将其分为如下类型：

（1）肌萎缩侧索硬化（amyotrophic lateral sclerosis，ALS）：MND中最常见的一种形式，上、下运动神经元同时受累，也是这类神经系统变性疾病中最具破坏性的一种，平均生存期只有3～5年。根据起病部位不同，又分为2型：①肢体起病型ALS（limb-onset ALS）：即上肢或下肢首先出现上、下运动神经元受累体征，此型占患者总数的70%。②延髓起病型ALS（bulbar-onset ALS）：即以言语不清和吞咽困难为首要表现，随后出现肢体受累症状，此型占患者总数的25%。

（2）原发性侧索硬化（primary lateral sclerosis，PLS）：此型较为少见，表现为40岁以后起病，4年内仅有上运动神经元受累而不出现下运动神经元受累。

（3）进行性肌萎缩（progressive muscular atrophy，PMA）：此型仅有下运动神经元受累体征，并具有明显的临床异质性。

（4）其他少见类型：如连枷臂综合征（flail-arm syndrome，FAS）和连枷腿综合征（flail-leg syndrome，FLS），FAS和FLS均表现为症状和体征局限于上肢或者下肢达12个月以上而不出现其他区域受累的体征。

无论哪一种MND的临床表型，随疾病发展，最后终将累及呼吸肌，大多数MND患者因呼吸衰竭或营养不良去世。

【ALS的诊断标准】

1994年世界神经病学联盟制定了El Escorial诊断标准，2000年修订版El Escorial是目前应用广泛的诊断标准。此外，还有2008年Awaji诊断标准、2012年中国肌萎缩侧索硬化症诊断和治疗指南以及 2020 年 Gold Coast Criteria 标准。

El Escorial 2000 诊断标准，具体如下：

1．诊断 ALS 必须符合以下三点

（1）下运动神经元损害的证据（临床，电生理或者病理检查）；

（2）上运动神经元损害的证据（临床）；

（3）进行性发展（症状和体征在一个部位内扩展或者从一个部位扩展至其他部位）。

2．同时必须排除以下两点

（1）电生理或病理检查提示患者有可能存在导致上、下运动神经元损害的其他疾病；

（2）神经影像学检查提示患者有可能存在导致上、下运动神经元临床或电生理变化的其他疾病。

3．依据临床证据的充分程度，对 ALS 进行分级诊断

（1）确诊 ALS：至少 3 个节段的上、下运动神经元损害；

（2）很可能 ALS：至少 2 个节段的上、下运动神经元损害，而且某些上运动神经元损害体征必须位于下运动神经元损害体征的近段；

（3）实验室支持很可能 ALS：只有 1 个节段上、下运动神经元损害的体征，或一个节段的上运动神经元体征，加肌电图显示的至少两个肢体的下运动神经元损害证据；

（4）可能 ALS：只有 1 个节段上、下运动神经元损害的体征，或有两处或以上的上运动神经元损害体征，或者下运动神经元损害体征位于上运动神经元体征近端。

【ALS 的病理】

1．脑 - 脊髓病理

大体：患者四肢、膈肌和肋间肌弥漫性萎缩。脊髓颈膨大和腰骶膨大可能萎缩，与感觉神经根相比，前运动神经根萎缩且呈灰色。病程长的病例可表现为大脑中央前回萎缩。

镜下：脊髓前角细胞和脑干运动核神经元显著丢失。运动皮质内的 Betz 锥体细胞变性。前外侧皮质脊髓束的髓鞘轴突缺失，伴脱髓鞘，巨噬细胞及数量不等的星形细胞反应性增生。

免疫组化：多数患者的运动皮质 Betz 细胞和脊髓前角运动神经元胞质内出现 pTDP43 阳性的包涵体（图 7-12）。

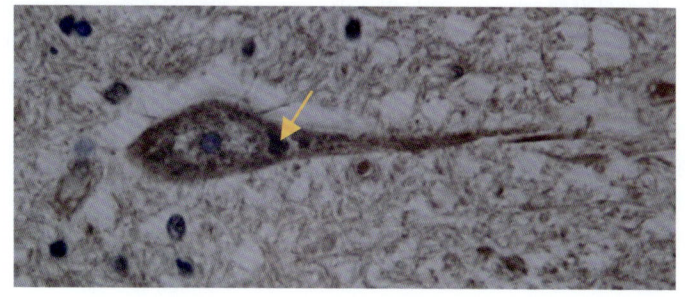

图 7-12　ALS 患者颈 5 节段前角运动神经元内 pTDP43 阳性包涵体
pTDP43 染色，×100 油镜（北京大学医学部病理系提供）

2．肌肉病理　神经源性肌萎缩。

3．Braak 的 pTDP43 长轴突播散　ALS 的病理特征是由泛素蛋白结合多种蛋白组成细胞内包涵体，其中磷酸化的 43 kD 交互反应 DNA 结合蛋白（pTDP-43）在 ALS 的致病机制中起重要作用。根据神经元内 pTDP-43 聚集物分布的变化，ALS 的病理进展可分为 4 个阶段：第一阶段，损伤发生在额叶新皮质的部分、脊髓和下脑干的躯体运动神经元；第二阶段，在额叶前部区域（如额叶中回）、网状结构、下脑干小脑前核和红核也会出现轻微的病理变化；第三阶段，病变

进展到前额叶更多区域，而后进入后中央位置的感觉区，并伴有纹状体中等大小投射神经元的 pTDP-43 病理表现；第四阶段，以上皮质的病理改变也发生在颞叶的前内侧部分，包括海马。如果以上病理改变较轻微，可能没有明显的临床症状。然而，当它们在中枢神经系统内不断进展时，神经元功能障碍可能引起相应的临床表现。

【MND 的辅助检查】

目前对 MND 的诊断缺乏特异的诊断生物标记物，确诊困难。临床诊断主要依靠认真、细致的问诊和神经系统查体。

肌电图检查是临床查体的延伸，有助于确定萎缩的肌肉是神经源性肌萎缩，发现临床下的病灶，排除其他神经肌肉病，有很高的诊断价值。ALS 表现为典型的神经源性损害，延髓段、颈段、胸段、腰骶段所支配肌肉表现为急性失神经损害和慢性失神经损害。

临床上，有时颈椎病脊髓型与上肢起病 ALS 的鉴别诊断非常困难，1995 年康德瑄教授和樊东升教授首先发现胸锁乳突肌肌电图可用于二者之间的鉴别，胸锁乳突肌肌电图异常常出现于 ALS，而颈椎病不会有这种改变。

知识拓展

MND 的临床 - 病理联系

中枢神经系统 4 个节段上、下运动神经元损害的表现

	延髓段	颈段	胸段	腰骶段
LMN 损害表现： 肌无力 肌萎缩 肌肉束颤	下颌 面部肌群 上颚 舌肌 咽喉肌群	颈部肌群 上肢 手 膈肌	背部肌群 腹部肌群	背部肌群 腹部肌群 下肢 足
UMN 损害表现： 病理反射 肌肉痉挛	下颌阵挛 撅嘴反射亢进 假性球麻痹 强哭、强笑 深反射亢进 肌痉挛状态	腕阵挛 Hoffman 征 深反射亢进 肌痉挛状态 肌无力肌萎缩的肢体腱反射保留	腹壁反射消失 深反射保留亢进 肌痉挛状态	髌阵挛、踝阵挛 下肢病理反射阳性 肌痉挛状态 肌无力肌萎缩的肢体腱反射保留

患者常以某个节段的 LMN 损害表现或者 UMN 损害表现起始，按照一定规律波及其他节段的运动神经元，出现逐渐加重的广泛神经元损害表现。

【MND 的发病机制】

关于 MND 的发病机制有多种理论，但均未完全明确，尤其是散发病例。一般认为这是一种基因异常、环境因素、增龄效应共同作用的多因子疾病。MND 的发生发展涉及大量基因和细胞过程，包括 RNA 代谢紊乱、蛋白质稳态失衡、核质转运缺陷、DNA 修复受损、兴奋毒性、线粒体功能障碍、氧化应激、轴突转运中断、神经炎症、少突胶质细胞功能障碍和囊泡转运缺陷等。

【MND 的治疗】

尽管目前尚无针对 MND 的有效治疗方法，但尽早对疾病进行综合干预有助于延缓疾病进展、改善患者生活质量、延长患者生存期。综合治疗不仅包括应用药物治疗，还包括呼吸支持、心理干预及营养管理等。

1. 药物治疗

（1）利鲁唑：是一种兴奋性氨基酸受体阻滞剂，可干扰谷氨酸盐的释放和获得，稳定未激活的钙离子通道。1995年被美国FDA批准用于ALS患者的治疗，是首个批准用于ALS治疗的药物，临床试验证实可以延缓ALS患者的病程进展，尤其是球部起病型患者。

（2）依达拉奉：是一种自由基清除剂，可缓解氧化应激的影响。2017年美国FDA批准用于ALS治疗。

2. 呼吸支持　中国ALS诊断和治疗指南推荐患者开始无创通气的指标包括：端坐呼吸、或用力吸气鼻内压＜40 cmH₂O，或最大吸气压力＜60 cmH₂O，或夜间氧饱和度降低，或FVC＜70%。如果患者有咳嗽无力的症状，建议使用吸痰器或人工辅助咳痰。

3. 经皮胃造瘘术　在吞咽困难明显、体重下降或存在较高误吸风险时，建议行经皮内镜下胃造瘘（PEG）、经皮放射性胃造瘘（PRG，或者放射性胃管植入）或鼻胃管（NGT）进食（鼻饲）。

知识拓展

MND的科学发现史

19世纪30年代，在法国和英国的医学文献上，Charles、Bell等医生开始描述现今看起来很可能是ALS的病例。

1874年，Jean Martin Charcot描述了ALS的临床和病理学特征，第一次识别ALS为一种实体疾病，并开始使用"肌萎缩侧索硬化症（ALS）"这一术语。

1993年，科学家发现第一个家族性ALS的致病基因——超氧化物歧化酶（SOD1）。

1997年，国际运动神经元病学联盟选定美国棒球运动员卢伽雷被确诊的6月21日作为"世界渐冻人日"，以唤起世人对此病的重视与关爱。

2004年，中国ALS协作组正式成立，其目的是加强各医院ALS研究的交流与合作，尽快实现与国际ALS研究的接轨和融合。

2006年发现散发性ALS和部分家族性ALS患者的运动神经元内出现pTDP43阳性包涵体。

2008年，发现TDP-43基因突变是家族型ALS致病基因。2009年，发现新的家族型ALS相关基因FUS。之后相继发现ALS致病基因或者相关基因50余种。

2014年，"ALS冰桶挑战赛"（ALS Ice Bucket Challenge）风靡全球，总募集款额超过2亿美金，用于ALS的研究。

整合思考题

1. 分析胸锁乳突肌肌电图用于鉴别颈椎病脊髓型和肌萎缩侧索硬化症的解剖学基础。
2. 分析帕金森病患者选择丘脑底核作为DBS靶点的解剖生理学基础。

（张英爽　王　韵　常　青　刘小璇　刘　娜　陈　璐　郑丹枫　钟延丰）

第八章 神经系统免疫及感染相关性疾病

第一节 神经系统疾病的免疫学基础

导学目标

- **基本目标**
  1. 定义免疫的基本概念。
  2. 阐述神经系统与免疫系统相互联系与调控的关系。
  3. 总结神经组织中免疫细胞的亚群分型及介导的功能。
  4. 描述神经组织中免疫分子的生理与病理生理学功能。

- **发展目标**
  1. 运用免疫学的基本原理，解释神经系统免疫相关性疾病的发病机制。
  2. 概括常用的免疫学预防与治疗在神经系统疾病中的应用。

本节数字资源

免疫系统是人体防御病原体入侵、自我稳定内环境和监视清除自身突变细胞的重要系统，其功能类似一个国家的军队、民政和安全部门的综合体，是机体进行正常生理活动的重要保障。而神经系统是人体最重要的生理活动管理机构，是人体生命活动最为核心的构造之一。

免疫系统和中枢神经系统之间存在非常紧密的联系和相互作用。一方面，神经组织对免疫系统有着非常重要的调节作用，即神经免疫调节。神经免疫调节既包括直接由神经递质，如血清素、组胺和γ-氨基丁酸、神经肽（如促肾上腺皮质激素、血管活性肠肽、神经肽Y、内啡肽和P物质等）及神经营养生长因子（如神经生长因子和睫状神经营养生长因子）等的直接调节作用，也包括神经系统通过调节内分泌器官（如肾上腺皮质）的分泌作用，间接调节免疫系统的功能，这个过程也被称为神经-内分泌-免疫调节。另一方面，免疫系统也能通过产生免疫活性介质分子（如细胞因子和趋化因子等）及免疫细胞的作用，影响神经系统的功能，从而发挥生理调节或者导致疾病的过程。

普遍认为，中枢神经系统是一个免疫豁免区域，进入大脑和脊髓的抗原并不会引起免疫应答，从而能够保障中枢神经系统的稳定工作环境。但是，这种免疫豁免的机制并非绝对的。因为在中枢神经系统中，病原体感染是在所难免的，而且免疫系统在中枢神经系统的发育及其发挥记忆等功能的过程中，也发挥着至关重要的作用。但是，由于血-脑屏障等体内免疫屏障的存在，免疫细胞和抗体等免疫系统的活性组成成分，并不能像在其他组织器官中一样，可以"大摇大摆"地随意进出和巡视。只有获得血-脑屏障的允许，免疫细胞和免疫分子才能够进入中枢神经系统中，发挥其功能，这充分体现了血-脑屏障的主动选择性通过原则。当血-脑屏障发生损伤时，免疫系统的组成成分才会像其他原先不能通过血-脑屏障的物质一样，进入中枢神经系统，从而可能会造成组织细胞的损伤，引发相关的疾病。而免疫系统成分在中枢神经系统中造成的病理过程，例如炎症反应，则可以进一步导致血-脑屏障的功能被削弱，甚至被破坏。在有些疾病的过程中，这二者可能还会互相关联，互相促进。

随着现代生物医学的发展以及对人体生命现象的认识不断深入，人们发现，很多神经系统的正常生理活动都有免疫系统及其成分的参与，而神经系统疾病的发生也有很多免疫病理反应的过程。例如在过去很长一段时间内，大家都认为的吉兰-巴雷综合征（也称为格林-巴利综合征，Guillanin-Barré Syndrome，GBS）的轴索病变是由髓鞘损伤导致的，但是，目前的研究认为，轴索和髓鞘都有可能被免疫反应直接损伤而引发病变，据此可以把 GBS 分为两种类型，即免疫损伤直接发生轴索的急性运动轴索型神经病（acute motor axonal neuropahty，AMAN）和免疫反应损伤髓鞘和雪旺细胞而导致的急性炎性脱髓鞘性多发性神经病（acute inflammatory demyelinating polyneuropahty，AIDP）。因此，了解神经系统免疫成分的组成与功能及其在神经系统免疫病变中的机制，对于认识、了解和防治神经系统免疫病变具有非常重要的作用。

一、免疫的概念及其作用机制

从字面上讲，免疫是人体不发生传染病的能力，也就是对自然界中病原体感染的抵抗力，即人体的免疫防御能力。但是，在生活实践的过程中，人们注意到免疫的现象并不只局限于抗体的产生和疫苗的应用等抗感染免疫的领域，而且涉及器官移植排斥反应、肿瘤免疫、超敏反应、免疫缺陷和自身免疫性疾病等病理生理过程。而免疫反应也并不总是在保护机体免受各种损伤或者帮助机体修复和更新受损的组织，在某些特定的条件下，免疫系统还有可能会出现功能紊乱或者障碍，导致免疫病理损伤，引发相关的疾病，例如细胞因子风暴或者自身免疫性损伤，严重的还可能会导致患者的死亡。

因此，对于免疫的概念，必须要进行重新定义。现在的普遍观点认为，免疫现象的本质是人体具有识别自身和外来物质的能力，对自身物质产生耐受，对外来物质进行排斥的现象，主要可以发挥免疫防御、免疫自稳和免疫监视三大生理功能。这个概念的更新，对于了解很多免疫的生理学和病理学过程是非常重要的。因为免疫系统对于自身物质和外来物质的定义，其实是与 T、B 淋巴细胞等介导适应性免疫应答细胞以及 NK 细胞等具有免疫监视功能的固有免疫细胞发生免疫耐受的过程（如阴性选择过程）密切相关的。最简单的例子就是，在 T、B 淋巴细胞的发育过程中，在经历阴性选择时，可以在此过程中出现并导致相应的 T、B 淋巴细胞颗粒发生凋亡而被清除的抗原，就会被认为是自身的物质。

基于上述机制，有些不属于人体的物质，例如在胎儿期通过胎盘进入胎儿体内而引起感染的 HBV，就可能会在胎儿的胸腺中表达 HBV 的抗原，引起胎儿的 HBV 特异性 T 细胞的克隆清除，导致胎儿出生后，无法将 HBV 识别为外来入侵者，而导致对乙肝疫苗接种的无应答，从而无法产生抗 HBV 的保护性抗体。

对于神经系统来说，由于其天然的"高贵"气质，一直在层层体内屏障的保护下，很少参与全身免疫应答的过程，甚至在 T、B 淋巴细胞的发育过程中也"不屑"于参与，以至于这些免疫细胞根本就没有经历过神经系统抗原成分介导的细致的阴性选择，很可能会自然而然地把神经系统抗原成分当作外来的"入侵者"。因此，如果没有诸如血-脑屏障这样的体内屏障将这些免疫细胞隔离在中枢神经系统之外，后者就很可能会去攻击机体的中枢神经系统中的组织细胞，从而引起严重的疾病。即使是偶然的机会，例如外伤或者病原体的感染，导致了这些免疫细胞与神经系统的成分，甚至是眼球中的晶状体蛋白抗原，都可能会引发炎症性疾病。

但是，这并不能说，神经系统可以完全独立于机体的免疫。其实，神经系统的许多功能都是需要免疫系统参与的，一旦相应的免疫系统功能发生了异常，就可能会引发神经系统的疾病。伴随着机体的衰老，免疫系统和神经系统的功能会出现不可逆的下降。例如，当免疫系统中吞噬细胞的清除能力下降时，一些神经系统中的"垃圾"物质，如β淀粉样蛋白等，就会沉积在神经元突触连接的间隙中，导致神经元之间的通信障碍，从而引发阿尔茨海默病等退行性疾病。

二、神经系统的免疫豁免现象及其作用机制

神经组织，特别是脑组织通常被认为是一个免疫豁免区域。虽然，近年来随着影像学技术的发展，人们已经在脑内发现了很丰富的淋巴循环系统，但是，一般认为，脑内缺乏与全身其他免疫系统部分相连接的淋巴管路，抗原提呈细胞无法携带神经组织的抗原到达引流的淋巴结，从而启动机体产生相应的细胞及抗体应答。另外，由于血-脑屏障及其他神经系统屏障（例如神经-肌肉接头连接处膜等）的存在，外周循环的免疫细胞及抗体等免疫系统组分也不能随意进入。但是，越来越多的研究结果表明，神经组织的环境也是处在免疫系统的"谨慎"监控之下的。一方面，在脑内等神经系统组织中，有自成一体的"安保"体系，神经胶质细胞能够产生和分泌细胞因子及补体成分等具有免疫学活性的化学物质，其本身还具有吞噬、清除脑内的代谢垃圾及异物，以及抗原提呈和介导组织细胞修复等重要的免疫学功能。同时，即使在脑内进行移植，也会引发强烈的移植排斥反应，导致移植物不能长期存活而移植失败，这表明机体对于自身神经系统的抗原变化是具有识别和把控能力的。而且，无论是在实验室中引发的实验性变态反应性脑脊髓炎（EAE），还是在临床实践中发现的多发性硬化症（MS），都是由神经系统内部的细胞免疫和体液免疫应答所导致的。

（一）血-脑屏障及其在神经系统免疫中的作用

免疫屏障是人体免疫系统的重要组成部分，主要包括体表屏障（皮肤和黏膜）和体内屏障（例如，血-脑屏障、血-胎屏障、血-睾屏障和血-眼屏障等）两大类，作用机制主要是物理屏障、化学屏障和生物屏障三大机制。体表屏障是保护人体免受病原体攻击和保持体内营养和水分等不丧失以维持体内环境稳定的重要结构。

而在人体内部，有些结构具有非常重要的生理功能，需要更加稳定的工作环境或者需要与全身免疫系统隔离开来，以进一步减小病原体感染的风险或者避免免疫排斥反应的发生。因此，在这些重要的器官和组织结构与人体内环境之间，还具有体内的免疫屏障，例如血-脑屏障、血-胎屏障和血-睾屏障等进行分割。血-脑屏障作为一道体内重要的免疫屏障，可以将脑内的环境与体内其他部分的免疫系统相对隔离开来，其虽然不会完全阻隔两者之间的物质与细胞交流，但是会对抗原性物质（如脑内抗原）及免疫应答产物（如抗体分子）和免疫细胞的运输进行具有高度选择性的管理，这些物质的进出都是会受到严格限制的。

中枢神经系统是人体最为重要的生理器官，神经/精神活动都需要在脑部稳定的环境中进行，需要更加严密的保护和对物质运输的管控。因此，在脑部环境与外周循环血管之间，存在着由软脑膜、脉络丛的毛细血管壁上皮细胞和包在毛细血管壁外的星形胶质细胞所形成的胶质膜，这个屏障结构被称为血-脑屏障（图8-1）。

与人体其他部位的血管相比，血-脑屏障的组织结构十分致密，没有外周血管壁上的空隙，能够阻挡血液中的病原体和其他生物大分子物质进入脑脊液，甚至连分子量较小的白蛋白也很难通过，从而保护中枢神经系统的内环境及生理功能不会被病原体感染等因素所干扰。免疫系统的成分，包括T、B淋巴细胞以及抗体等免疫分子通过血-脑屏障，都需要借助特殊的黏附分子或者受体（如FcRn分子等），才能够进入脑部或者脑脊液中。因此，脑部的一些免疫成分除了来自外周以外，其自身也可以产生诸如小胶质细胞等具有免疫功能的细胞，从而发挥神经免疫的作用。与体表屏障不同的是，由于体内的无菌环境，血-脑屏障和体内的其他免疫屏障一样，一般都是通过物理性屏障作用而发挥功能的。

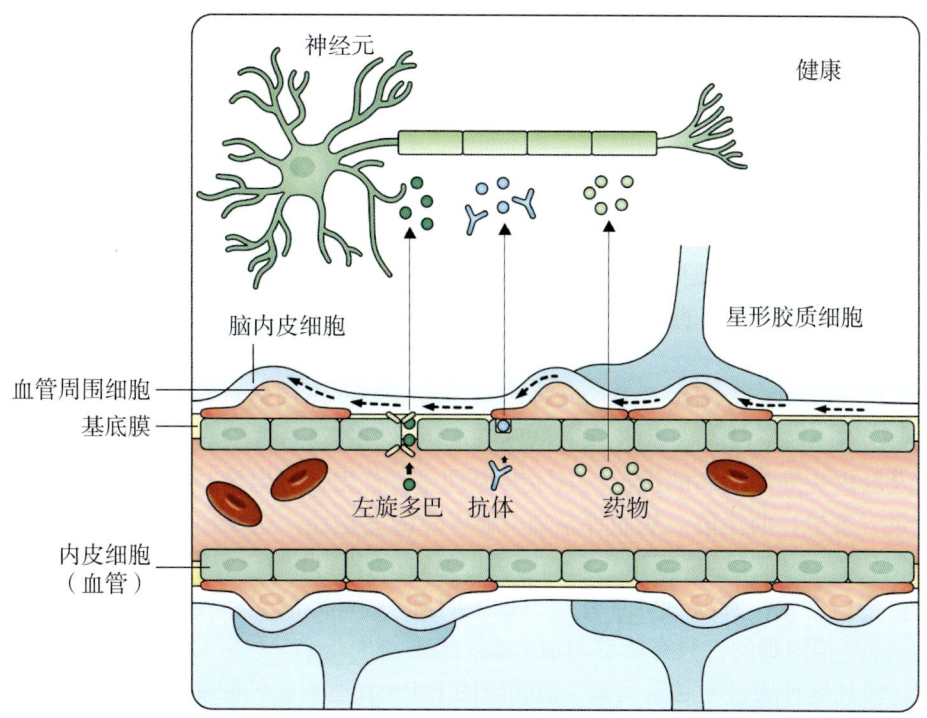

图 8-1 血-脑屏障的模式图

婴幼儿时期，血-脑屏障的发育尚不完善，阻挡病原体及其他致病因子进入脑部的作用较弱，所以婴幼儿更容易发生中枢神经系统的感染，而且病情往往比较严重。有些病毒等病原体可以在大脑中形成持续性感染，诱导人类发生脱髓鞘性疾病。例如，有人通过应用基于从慢性中枢神经系统疾病患者的脑组织及脑脊液中克隆扩增获得的浆细胞制备出重组抗体的方法，在麻疹感染后亚急性硬化性全脑炎患者体内获得了病毒感染的证据。

当然，这种重组抗体的研究技术也可以用于对存在着水通道蛋白-4抗体的视神经脊髓炎患者和多发性硬化症患者体内的分子免疫研究证据的探讨。不过，由于中枢神经系统的实验与临床研究存在的困难，近年来，对于神经系统豁免屏障的研究中，也涌现了大量的生物信息学研究的成果，从而使这个领域得到了快速发展。

（二）神经系统的其他免疫隔离机制

除了血-脑屏障等物理屏障的作用之外，为了保障稳定的免疫微环境，中枢神经系统还可以通过调控在神经元和少突胶质细胞上表达的免疫调节分子来维持对免疫环境的控制。各种固有及适应性免疫细胞在神经系统中也具有调节和抑制炎症过程及介导组织细胞的修复过程，而且可能参与神经系统中免疫病理过程的损伤与破坏作用。

在神经系统中，也会发生恶性肿瘤性疾病，肿瘤细胞往往也可以利用神经系统的免疫豁免性质，逃脱免疫系统的监视作用，而在脑内和其他神经组织中生长和扩散。

其实，中枢神经系统中的免疫系统组分也是神经系统执行神经-精神功能的一个正常组成部分。例如，在中枢神经系统中的一些补体成分，可以与神经元细胞的突触膜结合，由于脑内补体含量的浓度极低（只有外周血清中的几百分之一），一般难以激活补体的溶细胞级联反应，但却可以与小胶质细胞等具有吞噬能力的细胞表面的补体受体结合，为其指明方向，参与神经细胞突触的裁剪过程，介导记忆的产生、维持和清除。有人认为，在发生阿尔茨海默病时，由于β淀粉样蛋白等物质的异常积累等原因，本来可以对正常神经突触进行裁剪的补体成分及小胶质细胞，由于其大量沉积和活化，可以导致神经细胞突触的大量丢失，导致记忆等神经系统功能障碍，引发或者加重痴呆的表现。

近年来，在神经退行性疾病的免疫学机制研究中，出现了大量的研究报道，结果往往并不一致，因此，要彻底阐明免疫反应在这些退行性神经系统疾病中的作用及其机制，还需要更多的时间。

（三）神经系统的免疫豁免与临床疾病的诊断与治疗（免疫球蛋白电泳条带）

神经系统执行的功能，要求其必须在更加稳定的环境中进行，因此，维持神经系统的免疫豁免状态对其发挥正常的生理功能来说是至关重要的。在神经系统疾病，特别是中枢神经系统疾病状态下，维持其免疫豁免的机制，例如血-脑屏障的结构与功能完整性，可能会发生异常或者破坏。

寡克隆区带（OCB）检测技术是诊断神经系统脱髓鞘性疾病最具特征性的指标之一。临床实践表明，大约有 90% 的多发性硬化患者的脑脊液中可检测到 OCB。OCB 是可以反映血-脑屏障的完整性及脑内炎症性疾病的指标，其主要原理是：首先通过电泳技术，比较脑脊液和血清中白蛋白含量（条带）的比值，从而评估血-脑屏障的完整性，这个比值也被称为清蛋白商值（QALB）。因为完整的血-脑屏障是不允许白蛋白通过的，因此脑脊液中白蛋白的含量要远远低于血清中的白蛋白含量，所以 QALB 升高，就表明血-脑屏障的完整性受到了破坏。由于抗体通过血-脑屏障是很困难的，只有能够与血-脑屏障上新生儿 Fc 受体（FcRn）进行结合的 IgG，才能够通过，而且这种通过率是受到血-脑屏障的 FcRn 表达数量的限制的。利用等电聚焦联合固定电泳技术，可以对患者的血清和脑脊液样本中的不同免疫球蛋白进行配对性的研究。在电泳的结果中，应用针对 IgA、IgG、IgM 的重链及 κ 和 λ 两种轻链等五种免疫球蛋白成分的抗血清进行检测，在正常情况下，免疫球蛋白在电泳后会形成弥散性条带，而病理性的单克隆性免疫球蛋白（也被称为 M 蛋白）则会形成"致密而狭窄"的条带，这种条带就被称为 OCB。正常人的脑脊液和血清中均不会检测出 OCB，即呈现出多克隆条带的结果。

血-脑屏障的完整性是诊断神经系统疾病的关键性指标，因此进行脑脊液穿刺和性状与成分的检查是诊断神经性疾病的重要辅助性手段（表 8-1）。除了可以应用 OCB 技术以外，还可以应用 ELISA 等免疫学技术对其中的成分进行检测，从而提高对神经系统疾病的诊断准确性。

表 8-1 外周血与脑脊液中免疫相关成分含量的比较表

	外周血	脑脊液
白细胞	$(4 \sim 10) \times 10^9/L$	$(0 \sim 8) \times 10^6/L$
蛋白质总量	60 ~ 80 g/L	0.15 ~ 0.45 g/L
白蛋白	20 ~ 30 g/L	蛋白质总量的 51% ~ 63%
IgA	0.2 ~ 5 g/L	0 ~ 6 mg/L
IgG	7.6 ~ 16.6 g/L	10 ~ 40 mg/L
IgM	0.48 ~ 2.12 g/L	0 ~ 13 mg/L
补体 C3	0.80 ~ 1.20 g/L	2.3 ~ 5.6 mg/L

由于神经系统的免疫豁免地位，在对其进行免疫治疗的过程中，也需要采取特殊的方式。例如，为了清除阿尔茨海默病患者脑内沉积的 β 淀粉样蛋白，就必须使用能够通过血-脑屏障的单抗，而阿杜卡努单抗（aducanumab）就是一种具有可以与 FcRn 结合的 Fc 片段的单抗，从而可以清除脑内的致病物质。

三、神经系统中的免疫系统成分及其生理功能

免疫系统执行功能最基本的方式就是免疫应答,而其发挥功能还需要免疫调节机制的参与,在神经组织中的免疫系统成分主要包括各种免疫细胞和免疫分子,它们会在神经系统中发挥免疫应答与调节的功能。

(一)固有免疫与适应性免疫应答

根据免疫应答的识别性质来分,免疫应答可以分为固有免疫应答和适应性免疫应答两种类型。其中,固有免疫也被称为先天性免疫或者非特异性免疫,是指机体与生俱来的,与抗原刺激无关的免疫过程,主要是由固有免疫细胞和固有免疫分子参与和介导的。当然,固有免疫系统也包括免疫屏障,血-脑屏障就是一种固有免疫的机制。固有免疫最大的特点就是其识别没有抗原特异性。但是,这并不是说,固有免疫系统不能识别病原体或者其他异物。固有免疫的识别是一种模式识别,主要是固有免疫细胞的受体(如 PRR 等)和固有免疫分子(如 MBL 等补体的成分等)可以识别微生物特有的或者其他人类细胞所不具有的分子模式,并对这种模式产生免疫应答,清除进入体内的病原体或者其他异物。固有免疫应答无需细胞的活化与增殖分化过程,因此可以即刻发挥免疫保护的作用。

适应性免疫应答又称为获得性免疫应答或者特异性免疫应答,是指机体出生以后,受到特定抗原的刺激,产生的针对这种抗原特异性的免疫应答效应产物(如抗体或者致敏的淋巴细胞),通过免疫应答效应产物的介导,将入侵者从体内清除的过程。适应性免疫应答具有特异性、反应性和记忆性的特点,是机体对于后天生存环境中微生物的适应性免疫应答。由于适应性免疫应答要经历抗原识别以及 T、B 淋巴细胞的活化、增殖和分化的过程,因此,发生相对较晚。

固有免疫应答是适应性免疫应答的基础,在提供机体早期即刻免疫应答的同时,也可以为启动适应性免疫应答提呈抗原信号,还可以在适应性免疫应答产物的指导下,发挥免疫效应作用。因此,固有免疫与适应性免疫应答过程虽然存在着识别等机制的不同,但是,在时间上具有相互的连续性,在功能上存在着相互促进、协调与调控机制,以共同完成好保卫人体内环境稳定的功能。

在神经组织中,小胶质细胞以及巨噬细胞等固有免疫细胞和补体等固有免疫分子,不仅可以对神经细胞发挥营养和支持作用,而且还可以为神经组织提供清除代谢产物和入侵进入其中的少量病原体等异物的固有免疫作用,发挥固有免疫应答的功能。而神经组织中,还存在着 T、B 淋巴细胞介导的适应性免疫应答过程,例如,在多发性硬化和重症肌无力等疾病的发生过程中,都可能有 B 细胞产生的抗体介导的适应性免疫应答过程的参与。

(二)神经系统中的免疫细胞及其功能

在神经组织中发挥免疫功能的细胞不仅有来自全身免疫系统的循环性免疫细胞,也有诸如小胶质细胞等神经系统自己的"安保"细胞。一般认为,包括红细胞、白细胞和血小板在内的所有免疫细胞都是来自于骨髓造血干细胞的。免疫细胞在骨髓中分化成熟以后,可以迁移到各种组织中定居,也可以在血液和淋巴中进行循环。造血干细胞不仅可以分化成熟为粒细胞、巨噬细胞、肥大细胞、NK 细胞和树突状细胞等具有抗原提呈作用的固有免疫细胞,也能够分化成为 T、B 淋巴细胞等适应性免疫应答细胞。此外,免疫系统的所有细胞都来源于骨髓中发育的多能干细胞。常见的髓系祖细胞分化为先天免疫系统的细胞,包括粒细胞、肥大细胞、树突状细胞(DC)、单核细胞和巨噬细胞。

1. 固有免疫细胞 固有免疫细胞是可非特异性杀伤和吞噬病原体与异物的免疫细胞,在神经组织中的固有免疫细胞,主要包括粒细胞、肥大细胞、NK 细胞、巨噬细胞、树突状细胞、小胶质细胞和星形胶质细胞等。

粒细胞是外周血中含量最高的白细胞，因其具有杆状细胞核特征性的分叶核等不同细胞核的形态，所以也被称为多形核白细胞。粒细胞可以分为中性粒细胞、嗜酸性粒细胞和嗜碱性粒细胞三种不同的类型，各自具有不同的功能使命。在感染和炎症期间，它们可以迁移到感染或者炎症组织中进行浸润。

中性粒细胞是粒细胞中数量最多的，具有极强的吞噬能力，还能够通过释放活性氧和水解酶吞噬和降解微生物，是机体抵抗较多数量微生物入侵时的重要武装力量。在很多急性感染组织中，可以发现大量的中性粒细胞，它们可以被趋化因子趋化到感染部位。中性粒细胞的寿命较短，仅有数天的时间，其在感染部位大量死亡时，可形成化脓性感染灶，而脓液的主要成分就是死亡的中性粒细胞及其释放的细胞内物质，因此具有一定的黏稠性。在外周血中，中性粒细胞在白细胞中的比例可高达70%，但是在神经组织中，其含量接近于零，这反映出神经组织对于免疫细胞的进入具有非常严格的选择性。只有在发生卒中或者严重细菌感染导致血-脑屏障破坏时，中性粒细胞才会在神经组织中大量出现。

嗜酸性粒细胞是机体抗寄生虫免疫中最为重要的免疫效应细胞之一。然而，嗜酸性粒细胞在某些神经系统炎症性疾病中，也具有非常重要的病理生理作用。在视神经脊髓炎（neuromyelitis optica，NMO）的发病过程中，有人认为，由于中枢神经系统的活化，导致C3a和C5a等具有过敏毒素和趋化功能的炎症性蛋白因子释放，从而招募嗜酸性粒细胞进入中枢神经系统，并在炎症部位浸润。而嗜酸性粒细胞可以通过释放活性氧、细胞因子等参与NMO的脱髓鞘病变过程。此外，嗜酸性粒细胞还可产生生长因子参与组织的修复，并且可以通过产生核糖核酸酶介导抗病毒的作用。

嗜碱性粒细胞及其进入组织后形成的肥大细胞，在过敏反应和炎症过程中发挥着非常重要的作用，特别是在保护身体免受寄生虫（尤其是肠道蠕虫）的侵害方面具有特别重要的价值。肥大细胞受到特定抗原（变应原）的刺激时，能够产生和分泌多种不同的可溶性生物活性介质，包括组胺、蛋白酶、蛋白多糖（肝素）、前列腺素、血栓素和白三烯等，介导效应器官（如毛细血管及血管和支气管平滑肌等）产生过敏反应的效应，例如毛细血管扩增和通透性增强、支气管平滑肌收缩痉挛以及腺体分泌增加等，导致荨麻疹、过敏性休克、过敏性鼻炎、哮喘和过敏性胃肠炎等过敏性疾病。肥大细胞还会释放肿瘤坏死因子α（TNFα）、白细胞介素-1（IL-1）、IL-6和γ干扰素（IFNγ）等细胞因子，参与炎症反应的发生与发展。在多发性硬化（multiple sclerosis，MS）和实验性自身免疫性脑脊髓炎（experimental autoimmune encephalomyelitis，EAE）等中枢神经系统的炎症性病理过程中，都可以发现大量肥大细胞的浸润。这些肥大细胞的浸润可以直接导致神经组织细胞的脱髓鞘以及少突胶质细胞的死亡。

NK细胞是缺乏抗原特异性受体的大颗粒细胞，能以主要组织相容性复合体（MHC）不受限制的方式识别和杀死肿瘤和病原体感染的细胞，因此被认为是固有免疫系统的一个组成部分。

单核细胞、树突状细胞和巨噬细胞（包括中枢神经系统中的巨噬细胞——小胶质细胞），都是来自于骨髓造血干细胞分化而来的单核细胞祖细胞，不仅具有清除抗原等异物的能力，而且是机体内非常重要的抗原提呈细胞。当神经组织发生炎症时，在其中浸润的炎症细胞往往是单核细胞及源自单核细胞的巨噬细胞，这也是慢性炎症的主要特征。

树突状细胞是机体最重要的抗原提呈细胞，具有类似神经元树突的长突起，因而得名。与其他吞噬性免疫细胞不同，树突状细胞的吞噬能力较弱，其更擅长于抗原的处理和提呈，是能够启动初次适应性免疫应答的唯一一种抗原提呈细胞。树突状细胞不仅具有非常强大的抗原摄取和加工能力，而且可以在迁移到次级淋巴器官后进一步成熟，表达大量的CD80及CD86等共刺激分子，对T细胞进行抗原信号的提呈与活化。树突状细胞可以分为髓样DC（MDC，也称为经典或传统DC）和浆细胞样DC（PDC）两大类。其中，MDC与单核细胞相似，可以激活初始型T细胞，而PDC除了能够激活T细胞和B细胞以外，还可以表达识别病毒感染TLR7和

TLR9，并产生和分泌Ⅰ型干扰素（IFNα和IFNβ），介导免疫系统抗病毒免疫功能的活化。

单核细胞也是一种髓系来源的吞噬细胞，主要是在血液中进行循环的白细胞，但其可以进入到组织中成为巨噬细胞。组织的巨噬细胞除了单核细胞来源的以外，还有一些是卵黄囊来源的特化性组织特异性或者驻留性的巨噬细胞，主要包括肺泡巨噬细胞（肺）、库普弗细胞（肝）、破骨细胞（骨）和小胶质细胞（CNS）等。无论是单核细胞及其衍生出的巨噬细胞，还是器官组织特异性的巨噬细胞，都具有非常强大的吞噬功能，是组织中的清道夫，可以清除组织中的异物和代谢废物以及死亡的细胞及其碎片，还具有向T细胞提呈抗原的能力，更为重要的是，在炎症过程中，这些细胞还可以分泌大量的细胞因子和趋化因子等致炎性物质，参与炎症反应。在神经系统感染、损伤及修复的过程中，这些细胞都可以发挥非常重要的功能。

小胶质细胞是中枢神经系统中的一种胶质细胞，是驻留在中枢神经系统的特化的巨噬细胞。一般认为，它们起源于卵黄囊，寿命较长，而更新能力较低，在生命发育的早期，它们就可以分布在中枢神经系统的实质中。小胶质细胞抗原表达CD14、CD11b、CD45、CD68和EMR1等细胞内外的分子，具有分枝状结构和很强的吞噬能力，这使其能够感知局部神经组织环境中的变化，并与邻近的神经元、少突胶质细胞、星形胶质细胞等细胞进行联络，对感染和损伤做出迅速而有效的反应。在神经组织中，小胶质细胞与巨噬细胞一样，都可以发生极化现象，M1型巨噬细胞和促炎性小胶质细胞可以高表达CD80和CD86等共刺激信号，并产生和分泌IL-1、IL-6、IL-12、IL-23和TNF-α等促进Th1和Th17等免疫细胞分化及活化的细胞因子，促进机体的免疫应答过程；而M2型巨噬细胞和抗炎性小胶质细胞则会产生IL-4和IL-13，介导Th2细胞的分化，或者产生IL-10等抗炎性细胞因子，调节和缓解炎症反应的过程。

星形胶质细胞是中枢神经系统中最丰富的细胞，可以促进炎症反应的发生以及髓鞘的再生和修复过程。星型胶质细胞在维持血-脑屏障的完整性、支持神经元的结构及其营养代谢调节继而突触的信号传递等方面都具有非常重要的作用。近十年来，人们发现，星形胶质细胞也是神经组织中重要的固有免疫细胞，其可以表达高水平的TLR3等模式识别受体，产生和分泌IL-6、IL-10、IL-12、TNF-α和CXCL10等细胞因子及趋化因子，参与抗感染免疫和炎症反应的过程，还能够对凋亡细胞及髓鞘碎片进行吞噬，并可以通过诱导性表达MHCⅡ类分子向T细胞提呈抗原信号。此外，星形胶质细胞还可以通过表达和分泌MMP等调控蛋白的作用，参与对神经组织基质及血-脑屏障通透性的调节，并且可以促进和（或）影响少突胶质祖细胞的分化与再生。在EAE等免疫炎症性脱髓鞘病变中，星形胶质细胞具有促进病变发生和进展的作用。

在中枢神经系统内，固有免疫细胞介导的炎症反应是中风及神经退行性疾病（如阿耳茨海默病和脱髓鞘病等）等多种疾病发生的因素或者诱因。在神经组织的炎症方面，大量研究表明，固有免疫细胞（巨噬细胞、树突状细胞和粒细胞）是导致中枢神经系统疾病的因素，而在中枢神经组织中驻留的免疫细胞（包括星形胶质细胞和小胶质细胞）也具有非常重要的致病作用。

2. 适应性免疫应答细胞　T细胞和B细胞具有抗原识别受体，是介导机体产生适应性免疫应答的主要免疫细胞。一般情况下，T细胞很少会出现在神经组织中，但是，在特定的疾病状态下，由于神经组织和（或）T细胞表达的黏附分子发生变化，T细胞就有可能被选择进入神经组织中，这一点是与B细胞显著不同的，因为即使在疾病状态下，B细胞通过血-脑屏障的数量仍然是非常有限的。在神经组织中，也会发生适应性免疫应答过程，特别是Th1以及Th17细胞极化所介导的免疫应答。

很多对神经组织中T细胞及其功能的认识来自对多发性硬化等神经系统炎症性疾病的研究。对于多发性硬化死亡患者病理组织的研究表明，$CD4^+$T细胞和$CD8^+$T细胞均参与了慢性活动性炎症病变，$CD4^+$T细胞在活跃的病灶中比例更高，表明其在急性炎症性神经病中是非常重要的适应性免疫应答细胞。通过抗CD4或者抗MHC的抗体干扰$CD4^+$T细胞获得抗原信号，可以阻止或者缓解急性神经炎的发展。在被动转移性EAE中，病变区域中的大多数T细胞都是来自宿主的 T 细胞而不是供者的。这表明，在神经炎症性疾病中，虽然 T 细胞是没有神经抗原特异性的，但是其前往神经炎症组织的迁移过程是需要通过识别神经组织抗原信号来介导的。

通过对 Th 细胞分泌的细胞因子进行分析，在神经组织炎症中，主要参与的 Th 细胞也是主要包括 Th1、Th2、Th17 和 Treg 细胞等亚群的。以分泌 IFN-γ 为主要特征的 Th1 细胞，通过分泌的 IFN-γ 和 IL-12 等细胞因子，主要促进单核/巨噬细胞的活化，介导细胞免疫。在多发性硬化中，Th1 细胞介导的免疫应答主要激活神经组织中的巨噬细胞和小胶质细胞，参与炎症病变的发生与进展。此时，神经组织中的 IL-12 可以促进 Th1 细胞的极化和 IFN-γ 的产生，而 IL-18 则可以促进 TNF-α 的生成，进一步加剧炎症的进展。

Th2 细胞主要产生和分泌 IL-4、IL-10 和 IL-13 等细胞因子，能够促进 B 细胞分化、发育成为浆细胞，进而产生抗体的作用。抗体介导在神经系统疾病中，可能是非常重要的关键性因素。

在对一些 IFN-γ 受体缺失的小鼠的研究表明，这类动物可能会比野生型动物发生更严重的神经炎症，而且即使敲除了 TNF 的基因，动物依然可以被诱导发生 EAE。这一现象的答案是 Th17 细胞。Th17 细胞的特征是产生 IL-17、IL-6、IL-22 和 TNF，从而参与神经组织的炎症性疾病的活动。炎症性巨噬细胞和树突状细胞产生的 IL-23 可以诱导和维持 Th17 细胞的生存和功能。

由此可见，神经组织中的细胞产生的不同细胞因子是具有多效性的，可以诱发不同的 T 细胞亚群的极化，介导神经组织中的免疫应答。例如，小胶质细胞既可以分泌 IL-12 诱导 Th1 型应答，又可以产生 IL-10 诱导 Th2 型应答，还能通过 IL-23 诱导 Th17 型的应答。

在神经组织中还存在着一定数量的调节性 T 细胞（Tregs）。这类细胞是表达转录因子 FoxP3 和高亲和力 IL-2R——CD25 分子的 $CD4^+T$ 细胞，可以通过产生和分泌 IL-10、IL-35 和 TGF-β 等抑炎因子而发挥抑制炎症的作用。在小鼠动物 EAE 的模型中，Treg 可以通过释放 TGF-β 的作用，抑制髓鞘少突胶质细胞糖蛋白（MOG）诱导 EAE 的发生。虽然有研究表明，MS 患者血液和神经组织中 Treg 的数量没有显著异常，但是，有证据表明，在 MS 缓解期的患者中，其 Treg 的功能活性是低于进展阶段患者的。

$CD8^+$ 细胞毒性 T 淋巴细胞在神经炎症中的作用有时会被 $CD4^+T$ 细胞所掩盖。但是，实验动物研究表明，$CD8^+T$ 细胞也可以引起变异型 EAE，尽管经典的 EAE 是由 $CD4^+T$ 细胞所介导的模型。在某些 MS 患者的脑脊液中，可以发现 $CD8^+T$ 细胞克隆的长期存在，甚至长达数年之久。与 $CD4^+T$ 细胞介导的巨噬细胞对少突胶质细胞造成的脱髓鞘性损伤一样，$CD8^+$ 细胞也可能会导致轴突的脱髓鞘或者神经元树突和轴突的损伤。

一般认为，B 细胞是很难通过血-脑屏障的，而血-脑屏障亦可有效阻断大部分血清抗体进入脑脊液，但是，在很多中枢神经系统感染性疾病及多发性硬化患者的脑脊液中，可以检测到少数 B 细胞产生的寡克隆性抗体，这表明在脑中也存在着 B 细胞克隆。这些 B 细胞克隆是血液中 B 细胞克隆的一部分，但非常稳定，寿命较长，可达很多年，并能够获得神经组织的允许而存在于中枢神经系统中。有人认为，这可能与这些 B 细胞感染了 EBV 有关，但这种观点还存在着很多争议。因为在多发性硬化患者体内，B 细胞往往存在于大血管周围的间隙，因此可以在脑脊液中被发现，虽然在感染时，这些 B 细胞能够产生病原体特异性抗体，但是在多发性硬化和其他炎症性疾病时，产生的抗体则无法识别神经组织的靶抗原，所以，有人认为这种脑脊液中发现的 B 细胞或者浆细胞及抗体，完全可能是一种附带性现象。但这并不是令研究者都感到满意的解释。

（三）神经系统中的免疫分子及其功能

在神经组织中含有大量的免疫分子，如抗体、补体、细胞因子、黏附分子以及免疫受体等，它们不仅可以在神经组织中发挥免疫调节与免疫效应的功能，而且还可以参与神经细胞突触的消除等过程，介导神经系统的功能执行。

1. **抗体** 前面说过，由于血-脑屏障的存在，抗体这样的大分子蛋白质很难通过并进入中枢神经系统，因此在脑脊液中，抗体的含量很低。但是，由于血-脑屏障的细胞可以表达 FcRn，能够选择性地使 IgG 分子通过血-脑屏障，由于血-脑屏障上的这种受体的数量有限，因此，IgG 抗体并不会像通过胎盘进入胎儿体内那么容易地进入脑脊液中。而在中枢神经系统中的 B 细胞数量有限，但也可以产生一定量的抗体，参与神经组织的抗感染免疫或者介导炎症反应。在视神经脊髓炎患者体内，识别水通道蛋白-4（AQP-4）的抗体主要为可以通过血-脑屏障的 IgG 抗体，它们可以进入脑和脊髓，与星形胶质细胞足突上的 AQP 结合，然后通过激活补体和 NK 细胞等免疫细胞介导的细胞毒作用，造成星形胶质细胞的损伤，并招募嗜酸性粒细胞、中性粒细胞和巨噬细胞，造成血-脑屏障的进一步损伤，使更多的抗体进入中枢神经系统，加重髓鞘脱落、轴突受损及其他神经细胞的损伤，从而引发神经系统的炎症损伤性疾病的发生。

2. **补体** 由于血-脑屏障的存在，大多数补体蛋白成分是无法透过其进入中枢神经系统的，所以，在脑脊液中，正常补体的含量仅为外周血中相应成分的几百分之一，这就使得补体的活化和级联反应不能像在外周一样迅速而强烈。但是，有研究表明，脑内的小胶质细胞、少突胶质细胞、神经元以及血-脑屏障发生损伤时进入中枢神经系统的中性粒细胞等均可以产生补体，这包括全部的补体固有成分，以及 C1INH、H 因子、P 因子、CD55 和 CD59 等多种补体调节蛋白。补体系统对于维持神经组织的固有免疫应答及内环境的稳定是至关重要的，可以识别和清除进入神经组织的微生物并清除死亡的细胞碎片、衰老细胞、过量的神经递质和衰老的糖化蛋白等。但是，在补体的生理与病理状态下，补体系统既有可能发挥保护性作用，也有可能成为神经组织细胞的损伤因素。此外，补体还可以作为小胶质细胞识别和结合的标志物，参与神经细胞突触的裁剪等过程，维持神经系统的记忆及遗忘等正常的生理功能。

3. **细胞因子** 细胞因子是免疫系统中最为重要的细胞间信号联络分子，对免疫系统的功能调节至关重要，当然这其中也包括了可以招募免疫细胞进行迁移的趋化性细胞因子（简称为趋化因子）。在神经组织炎症性疾病的过程中，IL-1β、IL-6 和 TNF-α 等促进机体免疫应答及炎症的细胞因子大量增加，可以促进神经组织细胞免疫病理损伤的发生和发展，而 IL-10 等抑制性细胞因子则可能会减轻疾病的症状或者延缓疾病的进展。在炎症状态下，趋化因子可以大量招募各种白细胞到炎症发生的部位，加重神经组织的免疫病理损伤程度。在多种神经系统炎症性疾病的过程中，细胞因子的表达与病情的严重程度可以呈正相关。因此，细胞因子的含量测定可以作为监测病情活动与进展的辅助指标之一。

4. **其他可溶性免疫分子** 在神经组织发生炎症性病变时，其中还会存在 C 反应蛋白和热休克蛋白等免疫分子，它们发挥着防御神经组织感染或者介导神经组织细胞发生免疫病理损伤的作用。例如，C 反应蛋白（CRP）是一种急性时相反应蛋白，因其能够与肺炎球菌蛋白 C 发生特异性结合反应而得名，它可作为一种补体系统激活剂，与相应配基结合，激活 C1q，从而启动补体的经典激活途径，介导神经系统的抗病原体感染的固有免疫过程。

5. **黏附分子** 在免疫细胞通过血-脑屏障时，需要经过滚动、活化、黏附和穿透等多个步骤。这些步骤的进行都离不开黏附分子的作用。其中滚动的过程是由选择素分子介导的，而黏附过程则是由整合素分子来完成的。黏附分子是介导细胞与细胞、细胞与基质之间相互结合的一类糖蛋白，主要包括选择素、整合素和免疫球蛋白超家族成员等。在炎症过程中，受到炎症因子的作用，即可发生黏附分子的表达变化，介导免疫细胞通过血-脑屏障进入中枢神经组织中，参与炎症反应的过程。因此，对于黏附分子的调控，有助于治疗神经组织中的炎症反应或者过度的免疫应答。有报道表明，对脑膜炎患儿在接受抗生素治疗前应用抗黏附分子的抗体注射治疗，能够防止白细胞过度黏附在血管壁上，可以使其通过血-脑屏障的时间延迟数个小时，防止宿主中枢神经组织中发生过度激化的免疫反应，从而有助于促进患儿快速恢复正常活动，提高成活率，减少后遗症的发生。

6. 模式识别受体　在固有细胞表面一般都具有能够识别环境中的病原体或危险信号的模式识别受体，可以对这些危险信号进行固有免疫反应。树突状细胞、巨噬细胞和单核细胞的表面和细胞内都具有能够识别病原体相关分子模式（PAMP）的受体，可以识别微生物所具有而人类细胞不具有的分子模式，例如细菌细胞壁的脂多糖成分等。在神经组织中，可以检测到的模式识别受体主要包括多种 TLR（表 8-2）、NLR 和 RLG 等，可以参与神经组织的抗病原体感染免疫以及损伤修复的过程，并可以参与和介导神经系统的炎症性病变。

表 8-2　中枢神经系统中表达的 TLRs

受体	配体	神经元	星形胶质细胞	少突胶质细胞	小胶质细胞	脑内皮细胞
TLR 1	三酰化脂蛋白		✓		✓	
TLR 2	糖脂		✓	✓	✓	✓
TLR 3	双链 DNA	✓	✓	✓	✓	✓
TLR 4	脂多糖（LPS）		✓	✓	✓	✓
TLR 5	鞭毛蛋白		✓		✓	
TLR 6	二酰化脂蛋白				✓	
TLR 7	单链 RNA	✓				
TLR 8	单链 RNA	✓			✓	✓
TLR 9	非甲基化 CpG-DNA	✓	✓		✓	

四、神经系统疾病的免疫学防治

在神经系统疾病的预防和治疗中，也可以应用多种免疫学技术，如应用疫苗预防神经系统感染性疾病和利用单克隆抗体药物进行治疗。

（一）预防神经系统感染性疾病的疫苗

在自然界中有多种病原体可以导致神经组织细胞感染，从而引发神经系统的传染性疾病，如乙型脑炎、流行性脑脊髓膜炎、脊髓灰质炎和狂犬病等。引起这些传染病的病原体既包括细菌，也包括病毒。

目前，对于上述神经系统感染性疾病的预防，已经开发出了多种有效的疫苗，例如脊髓灰质炎的减毒活疫苗和灭活疫苗、流脑"A+C"疫苗、狂犬病疫苗和乙型脑炎疫苗等，可以有效用于这些神经系统疾病的预防，大大降低其发病率和病死率。科学地使用疫苗是预防神经系统感染性疾病最经济、最有效的方法。目前，随着脊髓灰质炎疫苗在世界的广泛应用，该病的疫情已经得到基本控制，而在我国计划免疫的大力推动下，我国已经宣布消灭了脊髓灰质炎。这是人类在与神经系统感染性疾病病原体斗争中取得的重大胜利。

（二）神经系统疾病的抗体治疗

随着现代生物医学的进展，单克隆抗体药物在恶性肿瘤、自身免疫性疾病以及很多其他重大疾病中都得到了非常广泛的应用。在神经系统疾病的治疗中，单克隆抗体药物也在逐渐发挥出良好的治疗潜力。

> **知识拓展**
>
> **单克隆抗体药物的种类**
>
> 单克隆抗体药物是非常重要的一类具有免疫学功能的生物制品，根据其结构可以分为4代（类）。第一代单克隆抗体是来自鼠源性杂交瘤的鼠源性单克隆抗体，因其具有鼠源性抗原，所以会导致人体产生人抗鼠抗体（HAMA）反应，导致过敏性不良反应以及后续用药的效果持续性下降，因此不能直接用于临床治疗。第二代单克隆抗体药物是人鼠嵌合型单克隆抗体，保留了鼠源性的V区，但应用人的C区替换了鼠源性的C区，从而大大降低了抗体的抗原性，可以用于临床治疗。第三代单克隆抗体药物是在V区内，进一步人源化，将鼠源性的框架区换成人源性序列，只保留鼠源性的CDR区，称为人源化单抗。而第四代单克隆抗体又被称为完全人源化或者人化单抗，是全部抗体序列均来自人源序列的单克隆抗体药物，不会引发抗鼠抗原的免疫应答。

利妥昔单抗是一种针对CD20的嵌合型单克隆抗体，也是最早被美国FDA批准用于临床治疗的单克隆抗体药物，其也被称为"B细胞毁灭者"，可以专门介导杀伤和清除患者体内的$CD20^+$B细胞。利妥昔单抗最早用于治疗恶性B细胞性疾病，例如B细胞淋巴瘤和B淋巴细胞白血病等，但是，由于其在临床上的广泛使用，对于一些由于正常B细胞产生自身抗体而介导的疾病，人们也在尝试着使用利妥昔单抗，例如SLE等自身免疫性疾病。在由于抗体介导的一些神经系统炎症性疾病，例如视神经脊髓炎的患者中，应用利妥昔单抗可以取得长期抑制疾病进展的作用。

IL-6是一种人体内非常重要的致炎性细胞因子，在包括神经组织在内的各种组织炎症中，都发挥了非常重要的诱发和促进作用。针对IL-6及其受体的中和性单克隆抗体，可以作为治疗炎症性疾病的有效药物。沙妥珠单抗（Satralizumab）就是一种可以中和抑制IL-6生物学活性的单克隆抗体药物，可以用于治疗因抗水通道蛋白4（AQP-4）自身抗体引起的成年人的视神经脊髓炎谱系障碍这种神经组织的炎症性疾病，并已经获得了美国FDA批准用于临床。

在神经系统炎症性疾病中，补体系统及其成分也发挥了非常重要的促进作用。针对补体成分C5的单克隆抗体药物，伊库珠单抗可以与补体成分C5结合，阻断补体攻膜复合物C5b-9的形成，发挥长效抑制补体活性的作用。该药最早于2007年在美国上市，用于治疗阵发性睡眠性血红蛋白尿和非典型溶血性尿毒综合征。目前，该单克隆抗体药物也已经被用于抗AQP-4抗体阳性的视神经脊髓炎谱系障碍患者的治疗中。

在重症肌无力的发病过程中，存在着针对自身神经肌肉接头中的乙酰胆碱受体的IgG型抗体。通过为重症肌无力患者注射丙种球蛋白（主要成分为人IgG型抗体），可以与致病性自身抗体竞争性结合FcRn受体，加速致病性自身抗体的代谢分解，缩短其半衰期，达到缓解疾病症状或者进展的作用。目前，人们已经在尝试应用直接针对FcRn的单克隆抗体，例如巴托利单抗，直接阻断该受体与致病性IgG抗体的结合，加速致病性抗体的清除，从而用于重症肌无力的治疗。

阿尔茨海默病（AD）是一种起病隐匿的进行性发展的神经系统退行性疾病，患者出现的记忆障碍、失语、失用、失认等行动障碍以及人格和行为改变，均可能与神经元表面的β淀粉样蛋白异常沉积有关。因此，2021年6月7日，美国FDA宣布批准能够与FcRn结合从而通过血-脑屏障的完全人源化的可识别β淀粉样蛋白的单克隆抗体药物——阿杜卡努单抗（aducanumab）上市，用于治疗轻度的阿尔茨海默病及其相关的轻度认知障碍。虽然这个决定还具有一定的争议，但是，这是单克隆抗体药物在神经系统退行性疾病中的一次重要尝试。

（三）免疫治疗相关的神经系统症状

随着免疫治疗方法在恶性肿瘤和自身免疫性疾病等重大疾病中的逐渐推广和应用，其引发的一些神经系统症状也日益受到人们的重视。

嵌合抗原受体（CAR）T 细胞治疗是目前肿瘤细胞免疫治疗中唯一被美国 FDA 和我国药监部门批准正式用于临床治疗的细胞免疫疗法。在 CAR-T 细胞治疗过程中，可以发生由于 IL-6 等炎症性细胞因子大量释放和浓度升高，导致的细胞因子释放综合征，也称为细胞因子风暴，造成心、肝、肺、肾等主要脏器的功能损伤甚至衰竭，在此过程中，中枢神经系统的功能也可以受到直接或者间接的作用而发生障碍。通过预防性应用抗 IL-6 的单克隆抗体药物（托珠单抗），可以大大降低细胞因子风暴的发生率和严重程度。然而，在 CAR-T 细胞治疗的过程中，一些患者还会发生与细胞因子释放综合征无关的非特异性脑水肿，应用托珠单抗也没有预防和治疗效果。一般认为，CAR-T 细胞治疗导致的这种非特异性的神经系统并发症，主要是由于 CAR-T 细胞获得了能够通过血-脑屏障的细胞表型，从而进入中枢神经系统而引发。因此，在免疫治疗的过程中，应该关注神经组织发生的免疫病理损伤，做好预防措施，一旦发生要及时进行处理。

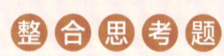

简述血-脑屏障的结构和免疫学功能。

（王月丹）

第二节　中枢神经系统免疫性疾病

导学目标

- **基本目标**
  1. 解释 CNS 免疫相关性疾病的分类。
  2. 分析 CNS 免疫性疾病的发病机制。
  3. 阐述 CNS 特发性炎性脱髓鞘病的概念、分类，概括临床、影像和病理的联系。
  4. 概括自身免疫性脑炎的分类、临床和免疫的关系。说出副肿瘤综合征的认识历程。

- **发展目标**
  1. 运用免疫发病机制，概括神经免疫疾病的治疗原则。
  2. 运用神经免疫性疾病的免疫机制知识，寻找疾病诊断和治疗的新方向。

中枢神经系统（central nervous system，CNS）免疫相关性疾病是一组原因不明、发病机制与免疫异常相关的中枢神经系统疾病。由于血-脑屏障（blood-brain barrier，BBB）的存在，在胚胎发育阶段，CNS 与免疫器官无接触，所以免疫系统对 CNS 的任何部位都无识别能力。正常情况下，CNS 也不接触抗原刺激，或即使有刺激也很轻微。BBB 阻止了外来微生物的侵入和攻

击，血液中的抗原物质一般也不能渗入而与其接触；而且 CNS 内缺少免疫活性细胞，因此，正常情况下，神经组织的免疫反应是很弱的。但当各种原因导致 BBB 破坏或通透性改变时，CNS 的成分与免疫系统相接触，则可产生免疫反应，引起细胞和（或）体液免疫介导的损伤；在机体的免疫耐受能力减低、免疫调控功能障碍时，免疫活性细胞或禁忌细胞对 CNS 的隐蔽抗原进行识别，也可产生免疫反应，导致疾病发生、发展。

CNS 免疫相关性疾病的病因尚不十分清楚，可能是遗传、环境、感染等多因素相互作用所致，迄今仍缺乏特效的病因治疗。CNS 免疫相关性疾病的分类复杂，有交叉和叠加，按受累的解剖结构可以分为 CNS 特发性炎性脱髓鞘病、自身免疫性脑炎、原发 CNS 血管炎等。自身免疫性脑炎如果与肿瘤相关，可以归为副肿瘤综合征；而副肿瘤综合征又可以根据临床表现、自身抗体类型或受累解剖结构等进行分类。

本节主要讨论 CNS 免疫相关性疾病中的几种常见疾病谱：CNS 特发性炎性脱髓鞘病、自身免疫性脑炎和副肿瘤综合征。

案例8-1

女性，37 岁，4 年前无明显诱因出现走路不稳，双下肢力弱，长距离行走时自觉疲劳。同时出现排尿障碍、便秘、右视时视物成双。未特殊治疗，数月后减轻，但遗留行走距离缩短。2 年前走路不稳加重，有脚踩棉花感，双下肢僵硬感，未经特殊治疗减轻，但未恢复至正常水平。1 个月前患者再次出现走路不稳加重，双下肢力弱，不能走直线。

诊断：CNS 炎性脱髓鞘病，多发性硬化。

问题：

根据所学的解剖知识，该患者出现了神经系统哪些部位受损？其病程有什么特点？CNS 非特异性炎性脱髓鞘病主要包括哪些？进一步应做哪些辅助检查来确定其疾病分类？

一、CNS 特发性炎性脱髓鞘病

CNS 特发性炎性脱髓鞘病（idiopathic inflammatory demyelinating disease，IIDDS）是一组在发病机制上与自身免疫功能异常相关，在病理上以 CNS 白质神经纤维原发性脱髓鞘为主的疾病，病变常位于小血管周围，有血管周围炎性细胞浸润，以单个核细胞为主。属于这一组疾病的有多发性硬化（multiple sclerosis，MS）、视神经脊髓炎谱系病（neuromyelitis optica spectrum disease，NMOSD）、急性播散性脑脊髓炎（acute disseminated encephalomyelitis，ADEM）等。每一种疾病在流行病学、临床、病程及病理上又有其独特的特点，多呈复发 - 缓解的病程，发作后常遗留神经系统症状和体征，甚至导致严重神经功能障碍。

（一）多发性硬化

多发性硬化（multiple sclerosis，MS）是成年人常见的炎性脱髓鞘病类型，其确切病因与发病机制仍未明确，可能与病毒感染、自身免疫反应或遗传等多种因素有关。本病发病率与地区纬度、种族有密切关系，纬度越高，发病率越高，北美与欧洲的高加索人的患病率显著高于非洲黑人和亚洲人，多于 20～40 岁起病，男女患病率之比约为 1∶2。我国基于炎性脱髓鞘疾病的诊断，从国家医院质量监控系统（HQMS）数据库收集了 2016 年 1 月 1 日至 2018 年 12 月

31日共240 401份住院记录，使用2016—2018年病例数除以当地人口数，估算各省区市的年发病率，经年龄、性别调整后，我国MS发病率是每年0.235/10万，其中儿童为每年0.055/10万，成人为每年0.288/10万，女性发病率约为男性的2.02倍，发病年龄峰值为40～49岁。同时得出我国MS发病的地理分布与南北纬度梯度、东西向海拔梯度有关，高纬度和高海拔地区的居民更容易发生MS。

【起病方式】

MS的起病方式以急性和亚急性多见。国内资料显示约一半患者起病前存在诱因，最常见为上呼吸道感染，其次为过度劳累和应激等。主要的临床特点为症状、体征的空间多发性和病程的时间多发性，其最常累及的部位为侧脑室周围白质、视神经、脊髓、脑干、小脑、近皮质及皮质。根据受累部位的不同，临床症状和体征多种多样，可表现为视力障碍、肢体无力、感觉异常、共济失调、尿便功能障碍等，有时还可伴有其他系统性自身免疫性疾病。根据病程特点，将MS分为复发-缓解型、继发进展型和原发进展型。

知识拓展

MS的科学认识史

1421年，荷兰一位修女Saint Lidwina Von Schiedhan（1380—1422）为首例可疑病例，她于1385年5岁时发病，表现为时好时坏的肢体无力、感觉障碍、视力下降等症状，于42岁死亡。

1838年，苏格兰Robert Carswell描述了脑干和脊髓病理。

1842年，法国Jean Cruveithier描述了大脑病理，类似风湿病样表现。

1849年，德国医师Friedrich von Frerichs将临床和病理相结合，首次报道了短暂的缓解是MS的临床特点之一。

1877年，法国Jean-Martin Charcot确定其诊断名称为"sclerose en plaques"。经典临床表现为三联征：眼球震颤、意向性震颤和吟诗样语言；但反复强调即便缺乏一种或全部三联征也不能排除MS的诊断。

1885年，Babinski报告病理特点：炎症、脱髓鞘、神经元相对保留。

1906年，Marburg提出急性发病类型，推测病因与中毒相关，尤其是慢性汞中毒（镶牙的合金材料），导致许多人剔除已镶的牙。

20世纪30年代，提出感染后或疫苗接种后的ADEM与MS相关。

20世纪50年代初，提出免疫发病机制，ACTH治疗有效，自此开启了免疫调节治疗的篇章，1958—1961年，主要采取类固醇激素治疗；1960年以后，加入了免疫抑制剂治疗；20世纪90年代以来，MS治疗的药物及疗法突飞猛进，缓解期的治疗以疾病修正疗法（DMT）为主，目前国际上已经有20余种DMT药物。其疗法也从进阶和诱导治疗，到进阶、诱导、早期高效齐头并进，根据患者的病情、预后、偏好、妊娠需求、耐受性等，制定个体化的治疗方案。

【发病机制及病理学】

MS可能是一些携有先天遗传易感基因的个体具有易发生免疫调节功能紊乱的趋势，在后天环境中，在病毒感染、代谢、外伤等外因的作用下，诱发对中枢髓鞘成分的异常自身免疫应答而致病。关于MS的自身免疫机制，研究普遍证实为以CD4$^+$ Th1细胞介导的细胞免疫反应为主，体液免疫共同参与的自身免疫性疾病。MS的特征性病理改变为中枢神经系统白质内多发性脱髓鞘斑块，多发生于侧脑室周围、视神经、脊髓、小脑和脑干的白质（图8-2）。Lucchinetti的团队依据MS患者的尸检结果，将MS的病灶类型分为4种免疫病理学亚型：Ⅰ型，病灶由T

淋巴细胞和巨噬细胞组成；Ⅱ型，病灶由免疫球蛋白和补体介导的抗体组成；Ⅲ型，病灶由凋亡的少突胶质细胞组成，未见免疫球蛋白、补体和髓鞘再生；Ⅳ型，病灶只表现为少突胶质细胞萎缩，未见髓鞘再生。

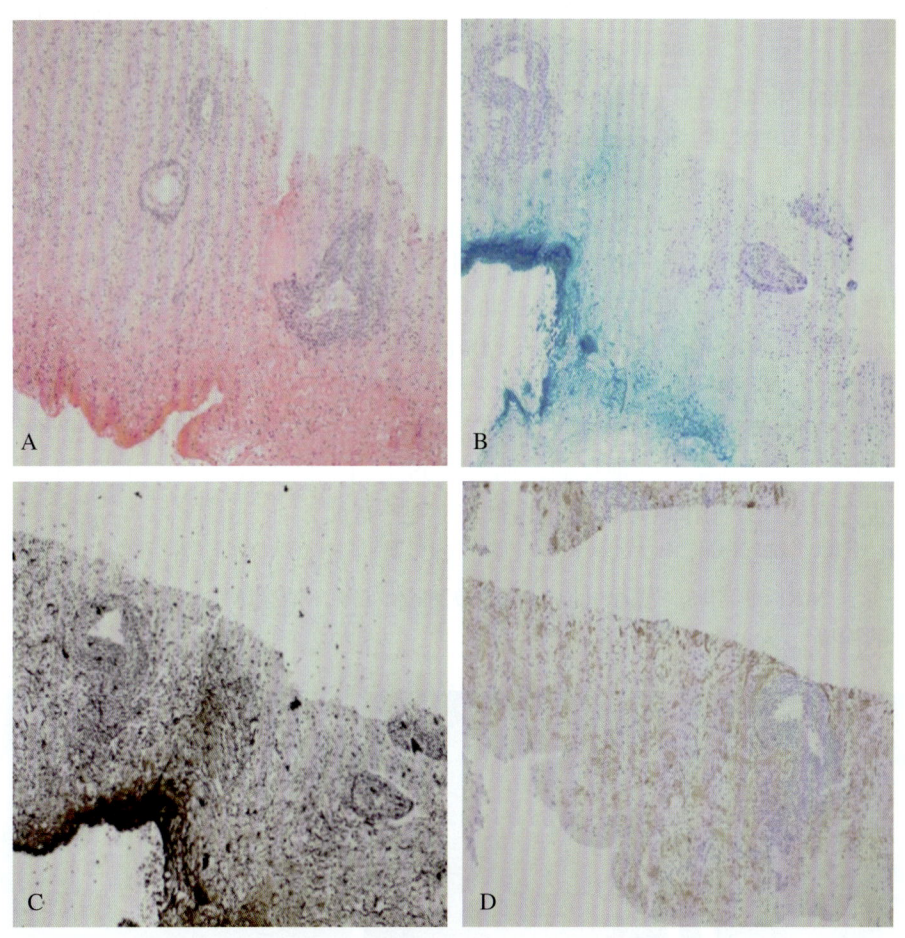

图 8-2　MS 患者脑活检病理结果

A．HE 染色：血管周围淋巴细胞套形成；B．LFB 髓鞘染色：片状脱失；C．银染：神经轴索正常；D．GFAP 免疫组化：胶质增生

【临床表现】

MS 的起病方式以急性和亚急性多见。国内资料显示约一半患者起病前存在诱因，最常见为上呼吸道感染，其次为过度劳累和应激等。主要的临床特点为症状、体征的空间多发性和病程的时间多发性，其最常累及的部位为侧脑室周围白质、视神经、脊髓、脑干、小脑、近皮质及皮质。根据受累部位的不同，临床症状和体征多种多样，可表现为视力障碍、肢体无力、感觉异常、共济失调、二便功能障碍等，有时还伴有其他系统性自身免疫性疾病。根据病程特点，可将 MS 分为临床孤立综合征、复发 - 缓解型、继发进展型和原发进展型。

【辅助检查】

MS 的辅助检查包括：①腰椎穿刺脑脊液检查，包括脑脊液常规、生化、免疫学［寡克隆区带（oligoclonal band，OCB）、IgG 指数或鞘内合成率］检查等；②影像学检查，包括头部、颈部、胸部、腰部的核磁共振；③电生理检查，包括视、听、体感诱发电位；④血清和脑脊液特异免疫指标，包括视神经脊髓炎 -IgG（NMO-IgG）、水通道蛋白 4（AQP4）抗体、髓鞘少突胶质细胞糖蛋白（MOG）抗体、胶质纤维酸性蛋白（GFAP）抗体等；⑤血清相关指标，RPR、维生素 B_{12}、HIV、ESR、ANA、抗 Ro、抗 La、ACE、HTLV-1 等检查排除其他病因；⑥视神经相关检查，包括视力、视野、眼底、OCT、MRI 等。对于首次发病的 MS，临床诊断往往比较困难，需要依靠上述辅助检查共同实现。近年来，随着影像学技术的进步，为早期诊断提供了极大的帮助，成为最有效的辅助诊断手段，使得患者在第一次临床发病就能得以诊断，基于影像学技术的发展，2001 年国际上有了基于核磁共振表现的 McDonald 诊断标准，并分别于 2005 年、2010 年和 2017 年进行了修订，为更早期、更准确诊断患者提供了指导。

MS 的主要辅助检查包括以下几种。

1. CSF 检查　1935 年，Katzenelbogen 用胶金曲线的方法检测，发现 MS 患者 CSF 中存在免疫球蛋白（Ig），但当时还不知道 Ig 是来源于 CNS 还是血液；1942 年，Kabat 等对 100 多例 MS 患者的 CSF 和血清进行了检测，发现 54% 患者的 CSF 中 Ig 升高，且非来源于血液；1950 年以后，应用琼脂糖等电聚焦（IEF）技术检测，发现 MS 患者 CSF 存在不同于配对血清的条带，称为寡克隆区带阳性［OCB（+）］，自此 CSF 检测开始应用于临床疑诊 MS 的患者；1972 年，McAlpine 等首次确定 CSF OCB 阳性在 MS 诊断中的价值。截至目前，疑诊 MS 的患者常规检测 CSF 和血清配对标本的 Ig；OCB 为定性检测，阳性几乎不受治疗药物的影响；IgG 指数为定量检测，经免疫调节治疗后可恢复正常。高达 90%～98% 的临床确诊 MS 患者其 CSF 中可发现 OCB，但值得注意的是，其他疾病，如 NMOSD、自身免疫性脑炎、神经梅毒等疾病患者的脑脊液中也含有 OCB，因此 OCB 阳性并非 MS 所特有。

2. MRI 检查　疑诊 MS 患者常规进行头、颈、胸、腰部 MRI 检查（图 8-3），必要时采取增强扫描。有了 MRI 的辅助，患者可以只有一次临床发作，依据 MRI 显示的时间多发和空间多发做出 MS 的诊断。

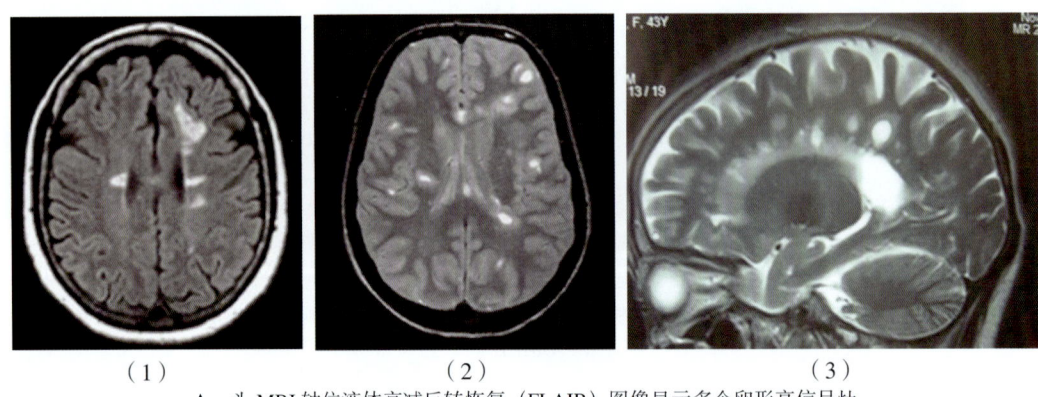

A．头 MRI 轴位液体衰减反转恢复（FLAIR）图像显示多个卵形高信号灶

（1）病灶垂直于侧脑室排列，称为直角脱鞘征；矢状位 T2 加权；（2）显示皮质或近皮质病变，呈"煎蛋征"；（3）显示病变在胼胝体呈放射状分布，称为 Dawson 手指征

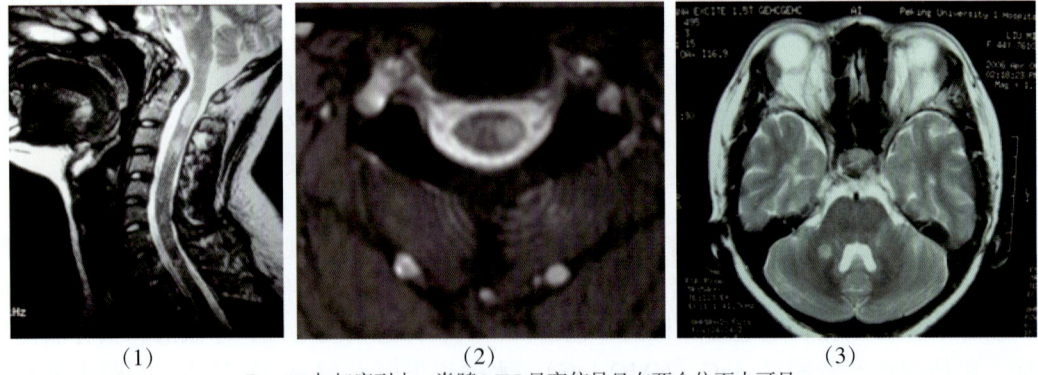

B．T2 加权序列中，脊髓 MRI 呈高信号且在两个位面中可见

（1）矢状位：病灶长度不到 3 个椎体节段；（2）横断面上仅累及部分脊髓；（3）头部 MRI 脑桥病变常累及桥臂

图 8-3　43 岁女性头及脊髓 MRI 改变

【诊断】

McDonald 诊断标准见表 8-3。

表 8-3　2017 年 McDonald 诊断标准

临床表现	诊断 MS 所需辅助指标
≥2 次发作；有 ≥2 个以上客观临床证据的病变	无
≥2 次发作；1 个（并且有明确的历史证据证明以往的发作涉及特定解剖部位的一个病灶）	无
≥2 次发作；具有 1 个病变的客观临床证据	通过不同 CNS 部位的临床发作或 MRI 检查证明空间多发性
1 次发作；具有 ≥2 个病变的客观临床证据	通过额外的临床发作，或 MRI 检查证明时间多发性，或具有脑脊液寡克隆带阳性的证据
有 1 次发作；存在 1 个病变的客观临床证据	通过不同 CNS 部位的临床发作或 MRI 检查证明空间多发性，并且通过额外的临床发作，或 MRI 检查证明了时间多发性或具有脑脊液寡克隆带阳性的证据[c]
原发进展型 MS	疾病进展 1 年（回顾性或前瞻性确定），无临床缓解，同时具有下列 3 项标准的 2 项：①脑部病变的空间多发证据；MS 特征性的病变区域（脑室周围、皮质/近皮质或幕下）内 ≥1 个 T2 病变；②脊髓病变的空间多发证据：脊髓 ≥2 个 T2 病变；③脑脊液寡克隆区带阳性

注：2017 年 McDonald 诊断标准：空间多发性指 CNS 四个区域（包括脑室周围、皮质或皮质下、幕下及脊髓）的至少两个区域存在符合 MS 特点的至少一个 T2 高信号病灶*；时间多发性：任何时间同时存在钆增强与非增强病灶，或随访的 MRI 中与基线参考的 MRI 相比，出现了新发 T2 高信号或钆增强病灶。

* 与 2010 版诊断标准不同的是，2017 版未对症状性与非症状性 MRI 病灶进行区分。对于某些患者，如 50 岁以上或伴有血管危险因素人群，谨慎起见，临床医师应当寻找更多的脑室周围病灶。

[c] CSF 寡克隆区带的存在本身并没有体现出时间多发性，但可以作为这项表现的替代

知识拓展

MS 诊断标准的变迁

1954 年 Allison/Miller 诊断标准：分为早期、很可能、可能的 MS；初步有时间和空间多发性的概念；运用琼脂糖等电聚焦发现患者 CSF 的 OCB 阳性，不同于配对血清。

1965 年 Schunacher 诊断标准：临床证据上 ≥2 次发作 + ≥2 个病灶。

1972 年 McAlpine 诊断标准：首次确定 CSF 在 MS 诊断中的价值。

1983 年 Poser 诊断标准：引入临床下证据（CSF+ 电生理），分为四类，临床确诊、实验室支持确诊、临床可能、实验室支持可能的 MS。

2001 年 McDonald 诊断标准：MRI 支持诊断的标准。

2005 年、2010 年、2017 年：MS 诊断国际专家小组三次修订，MRI 可显示时间和空间多发，CSF OCB 阳性可作为时间多发证据。

研究显示，随着诊断标准的不断更新，从首次症状发作到确诊 MS 的时间越来越短，相比 Poser 时代，McDonald 时代从症状发作到确诊为 MS 的时间缩短约 10 倍；而 2017 年诊断标准又比 2010 年缩短了约半年，实现了更早诊断的患者中，约 2/3 是通过使用脑脊液 OCBs，10.4% 是通过首次就诊的 MRI 钆增强检查；其中症状性钆增强病灶是实现最快诊断的主要方法之一。

> **知识拓展**
>
> **MS 的临床亚型**
>
> 1996 年美国 MS 学会定义了 MS 的临床亚型分型，2011 年重新评估，MS 的临床分型：影像学孤立综合征（radiologically isolated syndrome，RIS）：无临床症状或体征，但影像学呈 MS 样表现，有进展为 MS 的可能，但还不应视为一种明确的 MS 表型。有报道年龄 < 37 岁、男性、脊髓受累、OB 阳性、MRI 病灶负荷高等是症状发作的预测因素，应进行前瞻性随访。临床孤立综合征（clinically isolated syndrome，CIS）：指由单次发作的 CNS 炎性脱髓鞘事件组成的临床综合征，既可表现为孤立的视神经炎、脑干脑炎、脊髓炎或某个解剖部位受累后导致的临床事件（缺空间多发），也可出现多部位同时受累的复合临床表现（缺时间多发）。常见的临床表现有视力下降、肢体麻木、肢体无力、走路不稳等，临床症状持续 24 h 以上，且为单相临床病程，类似于 MS 的 1 次典型临床发作。复发-缓解型多发性硬化（relapsing releaving MS，RRMS）：初始病程的 80%~85%，表现为明显的复发和缓解过程，每次发作后不留或仅遗留轻微症状。10~15 年后疾病不再或仅有少数复发，残疾功能障碍呈缓慢进行性加重过程，约 50% 发展为继发进展型 MS（secondary progressive MS，SPMS），转化往往是缓慢渐进的，至今仍缺乏较为明确的标准，经常是通过残疾功能障碍评分结合临床及影像资料综合得出的回顾性结论。原发进展型多发性硬化（primary progressive MS，PPMS）：10%~15% 的 MS 患者残疾功能障碍与临床复发无关，呈缓慢进行性加重，病程大于 1 年。头颅 MRI 和（或）脊髓 MRI 具备典型的 MS 病灶特征，脑脊液特异性寡克隆区带（oligoclonal bands，OCB）常为阳性。另有基于是否活动（新的临床发作、新病灶或增强病灶）和（或）进展（临床评估恶化），分为高活跃性或非活跃性。

【鉴别诊断】

多发性硬化常见的鉴别诊断包括其他 CNS 炎性脱髓鞘病，遗传性脑血管病（尤其是脑小血管病），遗传、营养代谢或中毒性脑白质病，CNS 感染，肿瘤（尤其是淋巴瘤），系统性自身免疫病的中枢损害等。根据受累部位，视神经炎主要需鉴别：其他非特异炎性脱髓鞘病、缺血性、感染性、营养性、遗传性（Leber）视神经病等。脑干症状需鉴别：脑梗死、重症肌无力、吉兰-巴雷综合征、脑干肿瘤等；小脑共济失调需鉴别：感染性小脑炎、副肿瘤综合征或自身免疫性小脑炎（抗 hu、抗 Yo 或 GAD65 抗体等介导）。脊髓症状需鉴别：其他非特异炎性脱髓鞘病、脊髓动静脉畸形或硬脊膜静脉瘘、感染、肿瘤、椎管狭窄、HTLV1 或 HIV 脊髓病、维生素 B_{12} 或铜缺乏、N_2O 中毒等。

【治疗】

MS 可严重影响患者身心健康，给家庭和社会带来巨大负担，目前尚无有效根治措施，治疗的主要目的是急性期抑制炎性脱髓鞘病变进展，缓解期抑制和减少复发及进展，对症支持治疗也很重要，以减轻神经功能障碍造成的痛苦。在急性发作期，推荐采用大剂量短疗程糖皮质激素冲击治疗（Ⅰ级证据，A 级推荐），疗效欠佳者使用静脉注射人免疫球蛋白或血浆置换治疗可能有效。缓解期，国际上采用疾病修正疗法（disease modified treatment，DMT），大量研究已证实可以减少疾病复发、减慢疾病进展。自 1993 年干扰素 -β1b 上市以来，国际上 DMT 蓬勃发展，迄今已有 20 多种 DMT 药物；而国内经历了较漫长的"无药时代"，中国临床医生探索了一系列非标准缓解期治疗方案，主要应用硫唑嘌呤、吗替麦考酚酯、环磷酰胺等免疫抑制剂；直到 2018 年，中国 MS 疾病管理迎来"分水岭"，进入"DMT 时代"，与国际逐渐接轨，目前已有 7 种 DMT 药物（表 8-4）。初始治疗策略的制定从患者和药物出发，平衡患者的获益风险及患者本身的偏好，由患者和医生共同决定；治疗过程中，通过评估年复发率（ARR）、MRI 病灶

[新的/扩大的T2病灶、新的T1病灶（Gd+病灶）]、残疾进展[扩展残疾状态量表（EDSS）评分，评估3、6、12月确认的残疾进展]、认知障碍评估（symbol digit modalities test）等，监测所制定的初始策略的有效性及安全性，如果发生突破或不可耐受的副作用及其他不可抗拒因素（如妊娠、重症感染、合并肿瘤等严重疾病），需要及时做出药物调整。随着免疫治疗突飞猛进的发展，MS的治疗目标有望从目前的"无疾病活动证据"达到"无疾病状态"。

表8-4 国内上市的MS的缓解期DMT药物

分类	药物	机制	用法	证据级别/推荐等级	注意事项
获批上市的DMT	特立氟胺	阻断嘧啶从头合成途径可逆性抑制二氢乳清酸脱氢酶	口服 14 mg qd	Ⅰ级/A级	监测ALT，若转氨酶≥正常3倍建议停药
	芬戈莫德	非选择性鞘氨醇1-磷酸（S1P）受体调节剂，可与S1P1、2、4、5受体结合	口服 0.5 mg qd	Ⅰ级/A级	起始治疗的患者和停药超过14天后重新开始治疗的患者均需要进行首次用药6 h心电监测 定期监测淋巴细胞计数、氨基转移酶、黄斑水肿 警惕停药反跳
	西尼莫德	选择性S1P受体调节剂，可与S1P1、5受体结合	口服 1 mg或2 mg qd	Ⅰ级/A级	需根据CYP2C9基因型决定用药剂量；携带CYP2C9*3*3基因型的患者禁用 开始服药时应进行剂量滴定 定期监测淋巴细胞计数、氨基转移酶、黄斑水肿 警惕停药反跳
	奥扎莫德	选择性S1P受体调节剂，可与S1P1、5受体结合	口服 0.92 mg qd	Ⅰ级/A级	治疗前无需基因检测 无心脏异常的患者无需首剂给药监测 定期监测淋巴细胞计数、氨基转移酶水平，有视觉症状患者需监测黄斑水肿
	富马酸二甲酯	激活核因子样2通路	口服 240 mg bid	Ⅰ级/A级	定期监测淋巴细胞计数、氨基转移酶
	奥法妥木单抗	CD20单抗	皮下注射 20 mg 每月1次	Ⅰ级/A级	首次使用奥法妥木单抗之前推荐进行乙肝病毒筛查，检测免疫球蛋白，完成疫苗接种
超适应证	米托蒽醌	阻断DNA合成、复制、转录及抑制Ⅱ型拓扑异构酶活性	静脉滴注 12 mg/m² 体表面积/次	Ⅱ级/C级	终身总累积剂量限制在每平方米体表面积104 mg以下，疗程不宜超过2年 严重心脏毒性、白血病 监测心脏毒性，每次注射前检测LVEF，若LVEF<50%或较前显著下降，应停用米托蒽醌，疗程结束后也应定期监测LVEF

(二）视神经脊髓炎谱系病

视神经脊髓炎谱系病（neuromyelitis optica spectrum disorders，NMOSD）是一组主要累及视神经和脊髓的炎性脱髓鞘自身免疫性疾病。Devic首先于1894年报道了1例亚急性起病的45岁法国女性，表现为视力障碍、双下肢瘫痪、尿潴留，尸检证实为累及视神经和脊髓胸腰段的严重脱髓鞘和坏死病变，脑组织未见异常，命名其为视神经脊髓炎（neuromyelitis optica，NMO），后来又被称为Devic病或Devic综合征。以往很长一段时间，NMO被认为是MS的一个较严重的亚型，由于本病发病率与种族有一定相关性，好发于非高加索人群，在亚洲较为多见，故又称为东方型MS，但早在1999年，研究者根据临床表现、实验室检查、免疫学和病理特点等，已提出视神经脊髓炎为一种独立的疾病，并提出了首个诊断标准。

> **知识拓展**
>
> **NMOSD的科学发展史、免疫发病机制**
>
> 1999年美国Mayo医学中心的Wingerchuk等描述了71例患者的疾病谱，发现NMO的临床、影像及免疫学特点均与MS不同，由此提出NMO的首个诊断标准；2004年Lennon教授等在NMO患者的血清中检测到特异性抗体，命名为"NMO-IgG"，随后应用免疫荧光组织化学技术证实了NMO-IgG的特异性靶点位于CNS血-脑屏障的星形胶质细胞足突的水通道蛋白-4（aquaporin-4，AQP-4）。NMO-IgG及其特异性靶点AQP-4的发现，提示NMO是以体液免疫异常为主的自身免疫性离子通道疾病。AQP-4在脑内主要集中表达于软脑膜表面、室管膜和脑室周围，视网膜及视神经也有表达，在脊髓中主要存在于脊髓灰质的胶质细胞和脊髓血管上皮细胞，其作用主要是调节脑脊液的水转运。研究显示，NMO-IgG来自外周血B淋巴细胞，与AQP-4结合形成免疫复合物，可以激活补体，产生补体依赖的星形胶质细胞毒性、细胞因子释放和血-脑屏障破坏，从而导致少突胶质细胞死亡、脱髓鞘以及神经元死亡。因此当NMO-IgG特异性结合在上述区域时，在NMO患者头颅MRI上出现相应表现。在AQP4-IgG阴性的NMOSD患者中又发现有20%～25%的患者血清中表达髓鞘少突胶质细胞糖蛋白（myelin oligodendrocyte glycoprotein，MOG）抗体，尚有部分患者始终表现为抗体阴性，提示其他自身抗体或因素可能也在NMOSD发病中发挥作用。NMOSD的环境风险因素尚不清楚，但吸烟和维生素D水平低可能会增加患病风险。患自身免疫病的人群，如系统性红斑狼疮、重症肌无力和干燥综合征患者，则有更高的发病风险。

【临床表现】

NMOSD好发于女性，男女患病之比为1∶9，平均发病年龄接近40岁，亦有婴儿和80岁以上的人群发病。一般呈急性或亚急性起病，分别在数天内和1～2个月内达到高峰，此后可缓慢恢复。80%～90%的患者有复发，单相病程者仅占10%～20%，其主要临床表现为视神经损害和脊髓损害。视神经损害多表现为视神经炎或球后视神经炎，单侧受累比双侧同时受累更常见，开始时视力下降伴眼球胀痛，尤其在眼球活动时更明显，可发展为部分或完全视力丧失。脊髓损害典型表现为脊髓横贯性损害，在数小时至数天内双侧运动、感觉和自主神经功能严重受损。颈髓的病灶常可延伸至延髓极后区，导致顽固性的恶心、呕吐或呃逆，甚至可导致呼吸衰竭。脑干受累可出现眩晕、面部麻木、头痛等症状。还可以出现嗜睡、困倦、反应迟钝、记忆力减退、说话声音低、贪食、闭经、泌乳、甲状腺功能减低、多饮、多尿、隐性糖尿病、低钠血症等下丘脑功能障碍。脑室旁及脑深部白质病变多数无临床症状，部分病变体积较大的患者可有轻微头痛、意识水平或认知障碍（轻微，一过性）。

【辅助检查】

NMOSD的辅助检查包括影像学检查，主要是头、颈、胸、腰及视神经MRI；腰椎穿刺脑脊液检查可发现多数患者急性期脑脊液白细胞升高，中性粒细胞增高，甚至可见嗜酸性粒细胞；OCB 阳性率＜20%，CSF 蛋白多明显增高，糖及氯化物多正常；血清自身抗体检测，包括 AQP4-IgG 或 MOG-IgG，及其他自身免疫抗体，后者包括抗核抗体（ANAs）、抗 SSA 抗体、抗 SSB 抗体、抗甲状腺抗体等；视功能相关检查，包括视敏度、视野、视觉诱发电位、OCT 等。

NMOSD 的影像学检查：视神经炎受累长度通常超过全长的 1/2，且多位于视交叉及视束后部。视神经炎急性期的典型表现为 T1WI 上相应部位低信号，T2WI 视神经肿胀、增粗，呈高信号（图 8-4A），眼底照相可见视神经盘水肿（图 8-4B）；慢性期可见视神经萎缩。脊髓 MRI 典型表现为长节段脊髓病灶（LETM），矢状位图像显示病灶纵向累及 3 个及以上椎体节段（图 8-4C），导水管周围中央灰质常受累（图 8-4D），脊髓中央及背侧区域同时受累，病变通常累及胸髓，高位颈髓病变可向上延伸至延髓极后区（图 8-4E）。MRI 上 T2WI 呈高信号，T1WI 相应区域呈低信号，脊髓炎急性期 T1WI 上可显示脊髓的肿胀及不规则强化，晚期可见脊髓萎缩。室管膜周围区域 FLAIR/T2WI 融合高信号，沿侧脑室、第三脑室和第四脑室室管膜（图 8-4F、G），特别靠近中脑导水管。脑干受累急性期，FLAIR/T2WI 常可见不均一高信号，表现为大理石状或拱桥状。50% 左右的患者头颅 MRI 可见皮质下或深部白质的 T2WI/FLAIR 上高信号病变，也可呈大脑半球广泛融合的白质病变，"梳齿"征（图 8-4H）。少数患者可见 T1 加权图像增强，表现为云状增强，呈斑片状、不均匀、边缘模糊的高信号，另外一种强化形式为室管膜周围线性强化，也称为细铅笔样强化。

【诊断】

NMOSD 的诊断需综合"临床+影像特征+生物诊断标记物"，以 AQP4-IgG、MOG-IgG 等抗体作为诊断分层，并需排除其他疾病。

目前国际上应用的 NMOSD 诊断标准包括以下几种。

1．2006 年 Wingerchuk 等制定的 NMO 诊断标准：

（1）必要条件：①视神经炎；②急性脊髓炎。

（2）支持条件：①脊髓 MRI 异常病变超过 3 个椎体节段以上；②头颅 MRI 不符合 MS 诊断标准；③血清 NMO-IgG 阳性。

具备全部必要条件和两项支持条件，即可诊断为 NMO。

2．2007 年 Wingerchuk 将临床上伴或不伴血清 AQP4 抗体，尚不能满足 NMO 诊断标准的局限形式的脱髓鞘疾病，如视神经炎、长节段脊髓炎、伴有风湿免疫疾病或相关自身免疫抗体阳性的视神经炎或脊髓炎等，统一命名为视神经脊髓炎谱系疾病（NMOSD）。

3．2015 年国际 NMO 诊断小组（IPND）制定的 NMOSD 诊断标准：分为 AQP4-IgG 阳性与阴性组，列举了六大临床特征性表现，并对 AQP4-IgG 阴性 NMOSD 提出了更加严格的 MRI 附加条件。

六大核心临床特征：

（1）视神经炎；

（2）急性脊髓炎；

（3）最后区综合征，无其他原因能解释的发作性呃逆、恶心、呕吐；

（4）其他脑干综合征；

（5）症状性发作性睡病、间脑综合征，脑 MRI 有 NMOSD 特征性间脑病变；

（6）大脑综合征伴有 NMOSD 特征性大脑病变。

- AQP4-IgG 阳性的 NMOSD 诊断标准：

（1）至少 1 项核心临床特征；

（2）用可靠的方法检测 AQP4-IgG 阳性（推荐 CBA 法）；

（3）排除其他诊断。

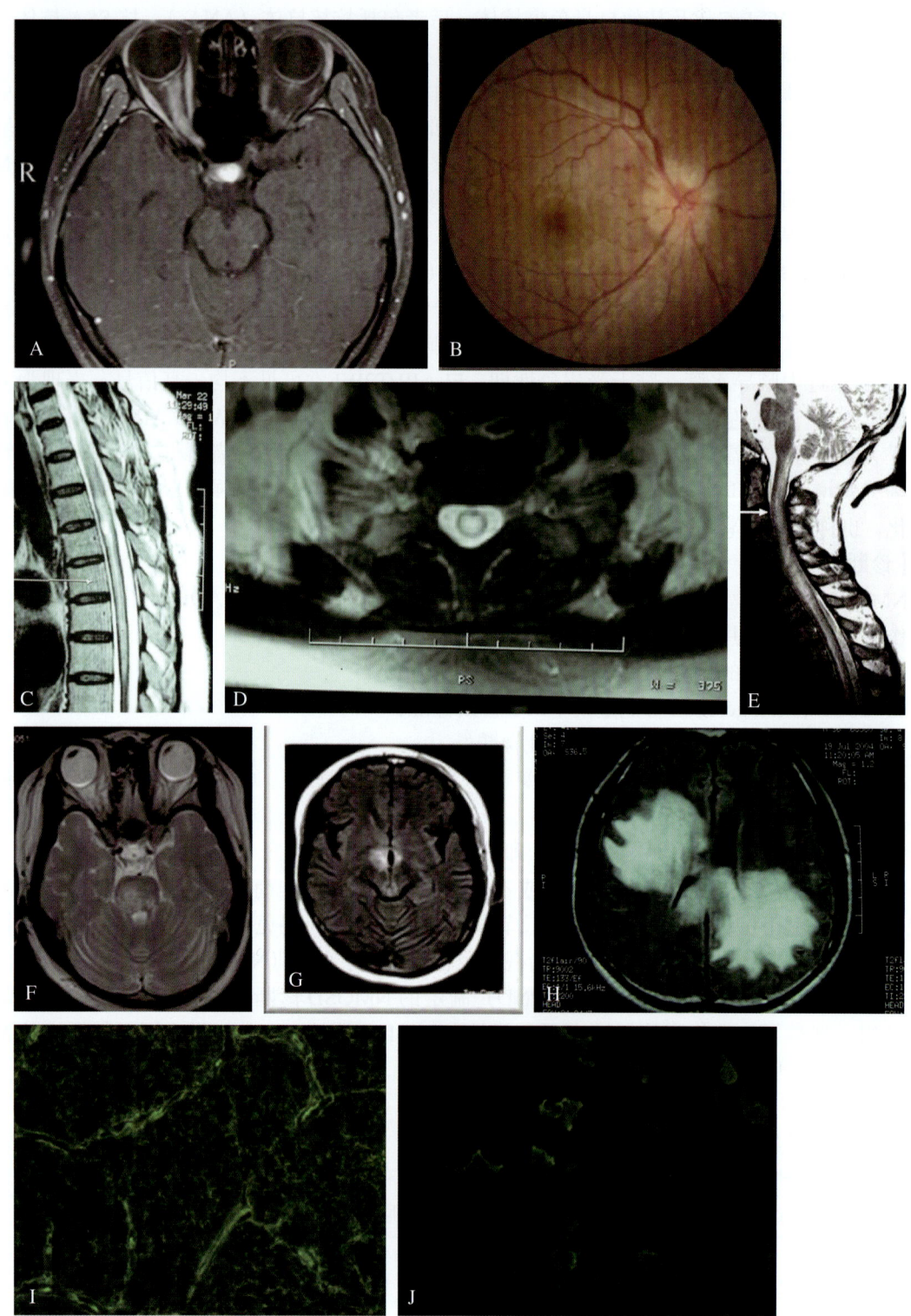

图 8-4 NMOSD 患者影像及抗体检测结果

A. MRI：右侧视神经增粗/迂曲；B. 眼底照相：视神经乳头水肿；C. MRI：超过 3 个椎体长度的长节段脊髓病变；D. MRI：横断面显示病灶位于脊髓中央；E. MRI：纵向延伸至极后区的长节段脊髓病变；F. MRI：脑干病变位于第四脑室周围；G. MRI：第三脑室周围病变；H. MRI：半球病变；I. TBA 法：NMO-IGG；J. CBA 法：AQP4 抗体

- AQP4-IgG 阴性或 AQP4-IgG 未知状态的 NMOSD 诊断标准：

（1）在 1 次或多次临床发作中，至少两项核心临床特征并满足下列全部条件：①至少 1 项临床核心特征为视神经炎、急性 LETM 或延髓最后区综合征；②空间多发（2 个或以上不同的临床核心特征；③满足 MRI 附加条件；

（2）用可靠的方法检测 AQP4-IgG 阴性或未检测；

（3）排除其他诊断。

- AQP4-IgG 阴性或未知状态下的 NMOSD MRI 附加条件：

（1）急性视神经炎：脑 MRI 有下列表现之一：①脑 MRI 正常或仅有非特异性白质病变；②视神经长 T2 信号或 T1 增强信号 > 1/2 视神经长度，或病变累及视交叉；

（2）急性脊髓炎：长脊髓病变 > 3 个连续椎体节段，或有脊髓炎病史的患者相应脊髓萎缩 > 3 个连续椎体节段；

（3）最后区综合征：延髓背侧 / 最后区病变；

（4）急性脑干综合征：脑干室管膜周围病变。

知识拓展

MOGAD 的诊断标准

中国专家组建议的 MOGAD 诊断标准（2019 年版）

符合以下所有标准：

用全长人 MOG 作为靶抗原的细胞检测法检测血清 MOG-IgG 阳性。

临床有下列表现之一，或这些综合征的任何组合：

（1）视神经炎，包括慢性复发性炎性视神经病变；

（2）横贯性脊髓炎；

（3）脑炎；

（4）脑干综合征。

与中枢神经系统脱髓鞘相关的 MRI 或电生理（孤立性视神经炎患者的视觉诱发电位）检查结果。

排除其他诊断。

【治疗】

NMOSD 的治疗目前缺少大规模的临床试验，国内 NMOSD 的治疗主要是基于一些小样本临床试验、回顾性研究以及专家共识，并借助其他自身免疫性疾病治疗经验而得出。

NMOSD 的治疗分为急性期、缓解期、对症和康复治疗。急性期治疗多采用大剂量糖皮质激素冲击治疗（Ⅰ级证据，A 级推荐）；对糖皮质激素冲击反应不佳者，可予静脉注射大剂量丙种球蛋白或者血浆置换（B 级推荐），视神经受累的患者建议尽早进行血浆置换。

NMOSD 缓解期治疗的目的是预防复发，减少发作导致的神经功能障碍。预防复发常用的治疗药物为糖皮质激素，硫唑嘌呤、吗替麦考酚酯等免疫抑制药及利妥昔单抗，均属超适应证用药。国际上已经有多种药物完成了三期随机双盲对照多中心临床试验，与对照组相比，其复发风险显著降低，其中伊奈利珠单抗（Inebilizumab）（Ⅰ级证据，A 级推荐）、依库利珠单抗（Eculizumab）（Ⅰ级证据，A 级推荐）及萨特利珠单抗（Satralizumab）（Ⅰ级证据，A 级推荐）被中国国家药品监督管理局批准用于治疗 AQP4 抗体阳性的 NMOSD（表 8-5）。CART 疗法也在多种自身免疫病，包括 NMOSD 中进行了探索性试验，并取得了令人瞩目的疗效。

表 8-5　NMOSD 治疗药物参考

药物	作用机制	途径和剂量	副作用	主要风险
醋酸泼尼松	免疫抑制	口服：初始剂量 40～80 mg/d；维持剂量 5～30 mg/d	剂量相关性系统性糖皮质激素反应	胃肠道出血等
硫唑嘌呤	T、B 细胞抑制	口服 2～3 mg/（kg·d）	恶心、呕吐、乏力	白细胞减少，肝毒性，感染，癌症
霉酚酸酯	T、B 细胞抑制	口服 1～3 mg/（kg·d）	恶心、腹泻	白细胞减少，致畸性，肝毒性，感染，癌症
利妥昔单抗	B 细胞耗竭，CD20 单抗	静脉滴注：初始剂量 1 g，2 周后重复；维持剂量 0.5～2 g/6 个月	输注反应	感染、乙型肝炎复发、长期使用免疫球蛋白低、疫苗反应降低
依库珠单抗	补体 5 抑制，C5 单抗	静脉滴注：初始剂量每周 900 mg，应用 4 周；维持剂量 1200 mg/2 周	恶心、头痛	脑膜炎球菌疫苗，脑膜炎菌感染的风险
伊奈丽珠单抗	B 细胞耗竭，CD19 单抗	静脉滴注：初始剂量 300 mg，2 周后重复；维持剂量 300 mg/6 个月	输注反应	感染、乙型肝炎复发、长期使用免疫球蛋白低、疫苗反应降低
萨特丽珠单抗	IL-6 抑制，IL-6 受体单抗	皮下注射：初始剂量 120 mg 第 0、2 和 4 周；维持剂量 120 mg，每 4 周 1 次	头痛，关节痛	感染、中性粒细胞减低，氨基转移酶和脂质异常

二、副肿瘤综合征

神经系统副肿瘤综合征（paraneoplastic syndrome，PNS）是肿瘤造成其远隔部位神经系统损害的一组综合征。对 PNS 的认识有三个飞速发展的时期：第一个时期在 20 世纪 50—60 年代，主要是确定了 PNS 的概念、临床特征和病理，临床主要表现为边缘叶性脑炎（limbic encephalitis，LE）、亚急性小脑变性、斜视性阵挛-肌阵挛、感觉神经元病、Lambert-Eaton 综合征、皮肌炎等；提出神经系统损害与肿瘤相关，但不是直接浸润或转移，并于 20 世纪六十年代提出免疫发病机制，推测肿瘤和神经组织有共同抗原。第二个时期在 20 世纪八九十年代，突出的贡献在 1983 年 Greenlee 等在副肿瘤性小脑变性患者血液中发现针对 Purkinje 细胞的抗体，以后陆续发现了其他抗体，主要是针对细胞内核或胞质蛋白，包括 Yo［浦肯野细胞 2 型 PCA2］、Hu［神经元核抗体 1 型（type-I antineuronal nuclear antibody，ANNA-1）］、Ri（ANNA-2）等抗体，在副肿瘤性小脑变性、感觉神经元病、LE 等患者血清中发现存在这些抗体。与 PNS 相关的肿瘤种类比较多，但以小细胞肺癌最为常见，在睾丸肿瘤、肺癌的其他类型、乳腺癌、霍奇金病、胸腺瘤、畸胎瘤、卵巢癌、肠腺癌和食管癌等中都有报道。发病率一般在 0.5%～16.4%，因肿瘤的类型而异，小细胞肺癌最高，直肠和宫颈癌较低；约 80% 以上出现神经系统受损的症状比原发肿瘤的症状早，平均 4（1～23）个月。患者常有自身免疫病或肿瘤家族史。发病机制与自身免疫有关，可能存在遗传易感性，具有感染等诱因。无论是否合并 PNS，肿瘤组织学上是相似的，合并 PNS 的患者肿瘤组织中可有浆细胞和 CD8$^+$ 细胞毒性 T 细胞浸润及 IgG 和 IgA 沉积。肿瘤表达神经系统相似抗原，抗原激活机体防御性免疫反应后，所产生的抗体或细胞毒性 T 细胞，导致神经系统损害；但在一些无神经系统损害的肿瘤患者中也可检测到相应抗体。第三个时期是近 10 余年（2007 年以来）以来的发现，改变了 CNS 自身免疫病的观念，发现了副肿瘤或非副肿瘤综合征（paraneoplastic or non-paraneoplastic syndromes），后者称为自身免疫性脑炎（autoimmune encephalitis，AE），泛指一类由自身免疫机制介导的脑炎。目前 AE 患病比例占脑炎病例的 10%～20%，以抗 N-甲基-D-天冬氨酸受体（N-methyl-D-aspartate receptor，NMDAR）脑炎最常见。

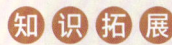

AE 相关的抗体

AE 相关的抗体分三大类：①神经细胞内抗原的抗体，包括抗 Hu、Ma2、CV2、GAD（glutamic acid decarboxylase）、神经元突触囊泡抗体等；②电压门控钾通道的抗体（voltage-gated potassium channel，VGKC）；③神经细胞表面抗体，如 NMDAR、LGI1（leucine-rich glioma-inactivated 1）、CASPR2（contactin-associated protein-like 2）、GABA-B 受体（gamma aminobutyric acid receptor）、AMPAR（α-amino-3-hydroxy-5-methyl-4-isoxazolepropionic acid receptor）、GlyR（glycine receptor）、mGluR（metabotropic glutamate receptor 5 R）等。一种抗体可以在不同的临床综合征中被发现，并与几种肿瘤相关，一种综合征可与几种抗体相关。例如与副肿瘤性小脑变性相关的抗体有多种，已证实有致病性的抗体有 DPPX（dipeptidyl-eptidase-like protein-6）、mGluR1、GABAbR、GAD 等，而伴随的有 Yo、Hu、Ri、Tr、CV2/CRMP5（collapsin response-mediator protein-5）、Ma1/2、VGCC、抗锌指蛋白 4［ZIC4］、抗 delta/notch 样表皮生长因子相关受体［DNER］抗体、抗三磷酸肌醇受体 1［ITPR1］抗体、抗 Homer 同源蛋白 3［Homer-3］抗体、抗神经软骨素［NCDN］抗体、抗碳酸酐酶相关蛋白Ⅷ［CARP Ⅷ］抗体、抗蛋白激酶 Cr 抗体（小细胞肺癌、肝胆管癌）、抗 RhoGPT 酶活化蛋白 26（ARH-GAP26）抗体等。而 GAD65 抗体阳性既可引起亚急性小脑变性，也可导致边缘性脑炎。

AE 可以按抗体来分类，如抗 N-甲基-D-天冬氨酸受体（NMDAR）脑炎、抗 LGI1 抗体相关脑炎等；也可以按受累部位分类，如边缘叶脑炎、脑干脑炎、脑脊髓炎、脊髓炎、基底节炎、亚急性小脑变性等。

目前抗体检测主要采用间接免疫荧光法（IIF），根据抗原底物分为基于细胞底物的实验（CBA）与基于组织底物的实验（TBA）两种。CBA 采用表达神经元细胞表面抗原的转染细胞，TBA 采用动物的脑组织切片为抗原底物。CBA 具有较高的特异度和敏感度。尚有研究者采用免疫印迹法，主要用于针对细胞内抗原的抗体。

【AE 的临床表现】

抗 NMDAR 脑炎是 AE 最常见的类型，2007 年 Dalmau 等在一组临床表现为记忆力下降、精神症状、意识障碍和低通气综合征的患者体内发现了抗海马和前额叶神经元细胞膜的抗 NMDAR 抗体，首次提出抗 NMDAR 脑炎的概念，其特征性临床表现符合弥漫性脑炎，与经典的边缘性脑炎有所不同，儿童和青年多发，女性多见，可合并畸胎瘤，预后好于经典的副肿瘤综合征。

边缘性脑炎以精神行为异常、癫痫发作（起源于颞叶）和近记忆力障碍为主要症状，脑电图与神经影像学表现符合边缘系统受累，脑脊液检查提示炎性改变。抗 LGI1 抗体、抗 GABAb-R 抗体与抗 AMPAR 抗体相关的脑炎符合边缘性脑炎。

> **知识拓展**
>
> 边缘性脑炎的影像学表现
>
>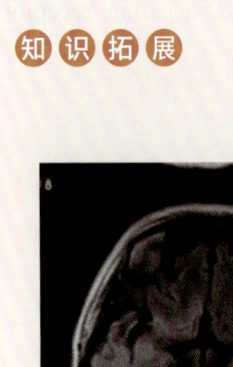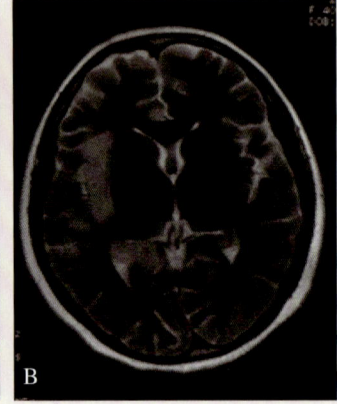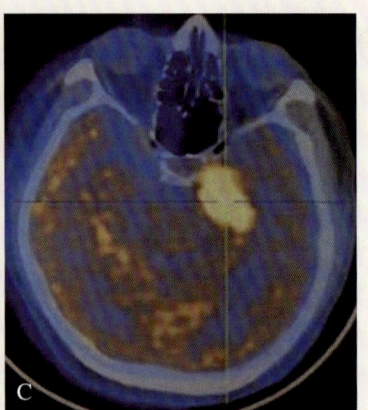
>
> 图 8-5　边缘性脑炎的影像学表现
> A、B 为 MRI，C 为 PET-CT

其他 AE 综合征：包括莫旺综合征（Morvan's syndrome）、伴有强直与肌阵挛的进行性脑脊髓炎（PERM）、抗多巴胺 2 型受体（dopamine 2 receptor，D2R）抗体相关基底节脑炎、抗 IgLON5 抗体相关脑病等，这些 AE 综合征或者同时累及 CNS 与周围神经系统，或者表现为特征性的临床综合征。

【AE 的诊断】

首先根据患者的临床表现、GSF 检查、影像学和脑电图等相关实验室检查结果，确定其脑炎的诊断，再进一步行 AE 相关的抗体检测以明确 AE 的类型。因此，AE 的诊断评估程序主要包括病史、体征、血液检查、脑电图、神经影像学、PET-CT（必要时）、GSF 检查、AE 及 PNS 相关抗体检测等。2016 年国际专家联合提出了关于 AE 的临床诊断标准及排除标准的指南，该指南将 AE 分为 3 个层次，即可能（possible）、拟诊（probably）和确诊（definite），前两者主要依据临床表现、影像学检查及排除诊断，而确诊通常需要抗体监测结果。不同级别的诊断均需要相应的支持和排除证据（详见下方拓展内容"AE 的诊断"）。2017 年我国也提出了首个 AE 诊治专家共识，2017 年 2 月发表在《中华神经科杂志》，名为《中国自身免疫性脑炎诊治专家共识》，并于 2022 年重新修订发表。AE 需要与病毒性脑炎、神经胶质瘤、代谢性脑病、药物中毒性脑病等疾病相鉴别。

> **知识拓展**
>
> AE 的诊断
>
> 确诊 AE 的诊断：临床表现为急性或者亚急性起病（<3 个月），具备以下 1 个或者多个神经与精神症状或者临床综合征。①边缘系统症状：近事记忆减退、癫痫发作、精神行为异常，3 个症状中的 1 个或者多个。②脑炎综合征：弥漫性或者多灶性脑损害的临床表现。③基底节和（或）间脑／下丘脑受累的临床表现。④精神障碍，且精神心理专科认为不符合非器质性疾病。

辅助检查：具有以下 1 个或者多个辅助检查发现，或者合并相关肿瘤。①脑脊液异常：白细胞增多（>5×10⁶/L）；或者细胞学呈淋巴细胞性炎症；或者寡克隆区带阳性。②神经影像学或者电生理异常：MRI 边缘系统 T2 或者 FLAIR 异常信号，单侧或者双侧，或者其他区域的 T2 或者 FLAIR 异常信号（除外非特异性白质改变和卒中）；或者 PET 边缘系统高代谢改变，或者多发的皮质和（或）基底节的高代谢；或者脑电图异常：局灶性癫痫或者癫痫样放电（位于颞叶或者颞叶以外），弥漫或者多灶分布的慢波节律。③与 AE 相关的特定类型的肿瘤，例如边缘性脑炎合并小细胞肺癌，抗 NMDAR 脑炎合并畸胎瘤。确诊实验：抗神经元表面抗原的自身抗体阳性。排除其他病因。

可能 AE 诊断：必须同时满足以下 3 个条件：①亚急性起病且病情进展迅速（3 个月之内），主要表现为近记忆缺失、精神行为异常或者意识状态变化。②至少满足 1 项：a. 新发的中枢神经系统（CNS）局灶病变的证据；b. 痫性发作不能用已知病因解释；c. 脑脊液（GSF）细胞数量增多（白细胞计数>5/mm³）；d. 颅脑磁共振成像大部分表现为颞叶单侧或双侧 T2 加权液体衰减反转恢复序列（FLAIR）高信号、炎性脱髓鞘病变，病灶常多发，灰质、白质均可受累。③可排除其他可能的原因。

拟诊 AE 诊断：必须同时满足以下 4 个条件：①亚急性起病且病情进展迅速（3 个月之内），主要表现为近记忆缺失，精神行为异常或者意识状态变化。②排除其他如典型边缘叶型脑炎、急性播散性脑脊髓炎、Bickerstaff 脑干脑炎等病因明确的自身免疫性脑炎的诊断。③血清和 GSF 中特异性肿瘤神经元抗体和已知的 AE 抗体（-），并符合以下 3 项中的 2 项：a. 有自身免疫性脑炎的异常表现；b. GSF 细胞数量稍有增多或者 GSF 特异性 OCB 阳性；c. 脑活检病理表现为炎症改变，且排除肿瘤等其他可能性。④可排除其他可能的原因。

抗 NMDAR 脑炎诊断标准：有拟诊和确诊两个标准。

拟诊为抗 NMDAR 脑炎：必须同时满足以下 3 个条件：①快速起病（病程 3 个月内），临床表现至少具备以下 6 项中的 4 项：a. 精神行为异常或认知功能下降；b. 言语功能障碍[强制性言语（不能打断）、缄默、言语减少]；c. 癫痫发作；d. 肌张力障碍；e. 意识水平下降；f. 自主神经功能或中枢性通气功能障碍等。②至少满足其中 1 项实验室检查异常表现：a. 脑电图通常表现为局灶性或弥漫性慢波或节律失常；b. 痫性放电或 δ 刷（extreme δ brush）出现；c. GSF 细胞数量增多或出现 OCB。③可排除其他可能的原因。当患者伴随畸胎瘤时，临床表现满足 3 项及以上即可诊断。

确诊为抗 NMDAR 脑炎诊断标准：①临床上表现出前述拟诊 6 种临床表现中的 1 项或多项。②抗 NMDAR（GLuN1 亚基）IgG 抗体（+）。③可排除其他可能的原因。

【AE 的治疗】

对 AE 的治疗包括免疫治疗、对癫痫发作和精神症状的对症治疗、支持治疗、康复治疗。合并肿瘤者进行切除肿瘤等抗肿瘤治疗，如不同时进行抗肿瘤治疗，疗效不佳。针对神经元细胞内抗原的受体相关的 PNS 预后较差，多数不可逆，需进行抗肿瘤治疗和免疫治疗。针对细胞表面受体或突触蛋白的抗体相关 PNS/AE，免疫治疗常有效，早期和持续治疗是预后良好的关键，早期治疗有可能阻止疾病进展；激素冲击、血浆置换或 IVIG，二线治疗为免疫抑制剂或 CD20 单抗；这类 AE 患者有 10%～30% 可复发，需维持治疗一段时间，维持治疗多采用免疫抑制剂或 CD20 单克隆抗体。

随着免疫学的进步，越来越多的疑似 CNS 免疫相关性疾病得到明确诊断，已经能够确诊的各种疾病将得到越来越多的有针对性的治疗，临床预后也将越来越好。

整合思考题

1. 阐述 CNS 特发性炎性脱髓鞘病的概念，概括其临床特征。
2. 概括自身免疫性脑炎的诊治原则。
3. 阐述副肿瘤综合征的认识历程。

（高　枫）

第三节　周围神经系统免疫性疾病

导学目标

- **基本目标**
  1. 总结免疫性周围神经的分类（吉兰-巴雷综合征和慢性炎性脱髓鞘性多发性神经根神经病）、临床特点及治疗原则。
  2. 总结重症肌无力的临床特点、诊断及鉴别诊断（Lambert eaton 综合征）、治疗原则。

- **发展目标**
  1. 概括重症肌无力危象的分类和处理原则。
  2. 概括特发性炎性肌病的分类（免疫性坏死性肌病、皮肌炎和散发性包涵体肌炎）和临床特点。
  3. 阐述免疫性周围神经系统疾病的发生机制及药物作用机制。
  4. 列举免疫性周围神经系统疾病的辅助检查（电生理、影像学、病理及实验室检查）。

本节数字资源

案例8-2

男性，42 岁。10 余天前着凉后出现咳嗽、咽痛，体温不高。7 天前出现四肢麻木，4 天前出现言语不清、饮水呛咳，上楼困难。查体发现患者构音不清、闭目有露白，不能鼓腮，咽反射消失。四肢远端针刺觉减退，四肢肌力下降，腱反射消失，腓肠肌轻压痛。随后对患者进行了腰椎穿刺检查，发现脑脊液压力和细胞数正常，脑脊液蛋白升高，糖和氯化物含量正常。

问题：

1. 根据所学解剖知识，分析此患者的症状最可能是由于病变累及了神经系统的哪些部位？
2. 此患者脑脊液蛋白升高而细胞数正常，其意义是什么？
3. 下一步需制订的检查治疗策略是什么？

周围神经系统（peripheral nervous system，PNS）是指脑和脊髓以外的神经结构，广义的周围神经系统包括周围神经、神经肌肉接头和肌肉三个部分。在中毒、代谢、缺血、营养、感染等诸多潜在 PNS 损伤相关性危险因素中，免疫性因素可以直接或者间接通过不同的作用方式和机制造成 PNS 损伤，引起相应的临床表现和 PNS 外症状。这些表现可以急性、亚急性或者慢性起病，通常呈波动性、持续性或进展性，具有一定的诱发因素和缓解方式。所有的免疫相关性 PNS 疾病均为可治性神经系统疾病，寻找潜在病因并实施有效干预是 PNS 免疫性疾病的核心问题。

本节主要介绍 PNS 免疫性疾病中的几组常见和代表性疾病：免疫性周围神经病（吉兰 - 巴雷综合征和慢性炎性脱髓鞘性多发性神经根神经病）、免疫性神经肌肉接头病（重症肌无力）以及特发性炎性肌病（皮肌炎、多发性肌炎、免疫介导的坏死性肌病和散发性包涵体肌炎）。

一、免疫性周围神经病

免疫性周围神经病按照起病方式分为急性免疫性周围神经病和慢性免疫性周围神经病两大类。按照损伤部位分为髓鞘性和轴索性周围神经病。吉兰 - 巴雷综合征是最常见的急性免疫性周围神经病，慢性炎性脱髓鞘性多发性神经根神经病为慢性免疫性周围神经病的代表，其他还包括 IgM 丙球病相关的抗髓鞘糖蛋白抗体阳性脱髓鞘性多神经病、POEMS 综合征和血管炎性周围神经病等。

吉兰 - 巴雷综合征

吉兰 - 巴雷综合征（Guillain-Barré syndrome，GBS）是一组以对称性、进行性肢体麻木和弛缓性无力为主要临床表现的单时相急性免疫性脱髓鞘性周围神经病。发病率为（0.4 ~ 2.5）/10 万，男性发病率略高于女性。据估计，全球每年有 100 000 名患者感染 GBS。

【分类和临床表现】

GBS 的分类主要包括急性炎性脱髓鞘性多发神经根神经病、急性运动轴索性神经病、急性运动感觉轴索性神经病、Miller-Fisher 综合征、急性泛自主神经病和急性感觉神经病。其他变异型还包括咽 - 颈 - 臂型、截瘫型、双侧面神经麻痹型等局灶性 GBS 类型。

1. 急性炎性脱髓鞘性多发神经根神经病（acute inflammatory demyelinating polyneuropathies，AIDP）最常见，也是经典型 GBS，表现为多发的神经根、运动及感觉神经的节段性脱髓鞘。约 70% 的患者在出现 GBS 前的 1 ~ 6 周内存在前驱感染，最常见的是胃肠道或呼吸系统疾病，在发病前 4 周内常见有上呼吸道感染和腹泻，以空肠弯曲菌感染多见，其他涉及的微生物还包括肺炎支原体、巨细胞病毒、EB 病毒、水痘 - 带状疱疹病毒和流感病毒等。疫苗接种、手术、移植和创伤等也可成为 GBS 的诱发因素。患者通常在 4 周内（一半以上在 2 周）达到高峰。病程一般呈单时相性，一次发作中的复发缓解或者存在既往发作的复发情况在 AIDP 中相对少见。

（1）运动神经：AIDP 患者的运动神经受累重于感觉神经，对称的弛缓性肢体近端和远端肌无力是 AIDP 的核心表现，少数患者为不对称起病。由于可出现双侧多组脑神经受累，患者可表现为双侧面神经麻痹，舌咽神经、迷走神经和舌下神经也经常被累及，出现构音不清、饮水呛咳和吞咽困难。中轴肌受累突出的患者可出现严重的颈部屈曲无力和呼吸肌无力。累及后组脑神经（舌咽神经、迷走神经和舌下神经）或累及呼吸肌者可能需要人工通气，高达 30% 的患者会发生呼吸衰竭。

（2）感觉和自主神经：部分 AIDP 患者出现肢端感觉异常，相比运动障碍更轻，出现在前或后，也可以不出现。也有约 30% 的患者出现肌痛，以腓肠肌压痛常见。自主神经受累者最常表现为窦性心动过速，也经常出现血压不稳、过高或者过低、直立性低血压，以及其他类型的心律失常、神经源性肺水肿和排汗障碍，不足 5% 的患者可出现括约肌功能障碍及胃肠道功能异常，严重的自主神经障碍也是 GBS 发病率和死亡率高的主要病因之一。

GBS 患者四肢腱反射通常减弱或者消失，且反射消失经常早于肌无力出现，成为早期诊断此病的重要体征。

2. 急性运动轴索性神经病（acute motor axonal neuropathy，AMAN） 是以运动神经轴索病变为主的 GBS，临床上包括两种类型：一种为运动神经轴索变性，肌无力重，治疗反应差，致残率高；另一种为运动神经传导阻滞所致的运动神经 CMAP 显著下降，治疗反应和预后相对好。尽管 AMAN 可以发生在任何年龄，但仍以儿童和青壮年患者多见，国内患者多在夏秋季发病，发病前多有腹泻，以空肠弯曲菌感染多见。本病时相较 AIDP 更快，个别患者在 48 h 内达峰。此类患者在临床上肢体无力也更为突出，与 AIDP 不同的是，AMAN 不出现或仅出现轻微感觉及自主神经受累。

3. 急性运动感觉轴索性神经病（acute motor-sensory axonal neuropathy，AMSAN） 以神经根和周围神经的运动与感觉纤维轴索变性为主，临床表现类似 AIDP，但程度通常更重。患者除了有类似 AMAN 的运动障碍表现外，通常还表现出感觉神经受累的症状和体征，感觉性共济失调和严重的自主神经功能障碍并不少见。

4. Miller-Fisher 综合征（MFS） 以眼外肌麻痹、共济失调和腱反射消失为三大主要特点。前驱症状以空肠弯曲菌感染造成的腹泻常见。MFS 多以对称或不对称性眼外肌麻痹起病，复视最为常见，部分患者有眼睑下垂，瞳孔对光反射保留。可表现为躯干性或四肢的共济失调而出现头晕、站立不稳和精细动作困难。腱反射减低或消失是提示本病的早期改变。其他还可出现肢端麻木、轻微面部、球部或者肢体肌无力以及括约肌功能障碍等。

5. 急性泛自主神经病（acute panautonomic neuropathy，APN） 少见，以急性或亚急性广泛的交感神经和副交感神经功能障碍为主要表现，包括视物模糊、瞳孔散大、对光反应消失、头晕、直立性低血压、胃肠道症状、括约肌功能障碍、性功能异常、排汗及唾液和泪腺分泌障碍等，部分患者有腱反射消失以及周围性分布的感觉障碍。

6. 急性感觉神经病（acute sensory neuropathy，ASN） 少见，以急性或者亚急性的对称性感觉神经受累为主，表现为对称性的四肢疼痛和麻木，感觉性共济失调，浅感觉障碍。腱反射减低或消失。

【辅助检查】

1. 电生理检查　神经系统查体的有效延伸，可以对感觉和运动有髓神经纤维的功能进行评估，是 GBS 诊断的重要手段，并可反映 GBS 患者发病时相，协助 GBS 进行神经损害定位及分型。

AIDP 常见的早期电生理改变包括 H 反射/F 波消失或潜伏期延长，这一改变并非特异性，但有助于在发病早期（第 3～7 天）提示 GBS 的可能。典型的电生理改变一般在 10～14 天出现，以运动神经的脱髓鞘改变最为突出，包括传导速度下降、远端潜伏期延长、传导阻滞、异常波形离散、F 波出现率下降或消失等。AMAN 通常表现为运动神经轴索损害，复合肌肉动作电位波幅显著下降。AMSAN 除感觉神经传导测定可见感觉神经动作电位波幅下降或无法引出波形外，其余同 AMAN 运动轴索变性类型。Miller-Fisher 综合征瞬目反射显示 R1、R2 潜伏期延长或波形消失，可以出现感觉神经动作电位波幅下降或电位消失，运动神经传导和肌电图多数正常。APN 感觉和运动神经传导、针极肌电图通常无异常，仅在交感皮肤反应和 R-R 变异率等自主神经功能检查中显示异常。ASN 神经电生理检查提示感觉神经脱髓鞘损害，运动神经传导和针极肌电图通常正常。

2. 脑脊液检查　所有类型 GBS 的典型脑脊液改变均为蛋白-细胞分离，即脑脊液细胞数正常而蛋白水平升高，细胞数一般低于 $10×10^6/L$，蛋白升高一般在起病第 1 周后出现，第 2～3 周达到高峰，80% 以上患者可出现这一改变。糖和氯化物水平正常，如脑脊液检查发现白细胞计数升高，则需要注意其他感染性因素。

3. 免疫学检查　许多神经节苷脂抗体类型与 GBS 密切相关，如抗 GM1、抗 GD1a、抗

GT1a 和抗 GQ1b 抗体等。AMAN 患者脑脊液和血清中可检测到抗 GM1、抗 GD1a 抗体，其中抗 GM1 抗体对 AMAN 诊断的敏感性可达 60%。AMSAN 患者可出现抗 GM1、抗 GD1a 抗体阳性，而 Miller-Fisher 综合征中的抗 GQ1b 抗体高达 90%。同为抗 GQ1b 抗体阳性的 Bickerstaff 脑干脑炎，具有与 MFS 类似的眼外肌麻痹和共济失调，Bickerstaff 脑干脑炎还可出现中枢神经系统受累、嗜睡、腱反射亢进或病理征阳性，故此也可归入 GBS 疾病谱。

4. MRI 检查　可发现神经根水肿，增强 MRI 可显示神经根的强化，提示在 GBS 中血和神经屏障受到了破坏。然而神经根 MRI 检查在本病中并不常规采用，多数情况下需要行头颅或者脊髓 MRI 以鉴别其他造成四肢瘫痪和双侧脑神经麻痹的原因，如急性脊髓或脑干病变等。

【诊断】

依据 2019 年中国吉兰 - 巴雷综合征诊治指南，AIDP 诊断标准如下：①常有前驱感染史，呈急性起病，进行性加重，多在 4 周内达高峰。②对称性肢体和延髓支配的软腭和咽喉肌肉无力，重者有呼吸肌无力。四肢腱反射减低或消失。③可伴有感觉异常和自主神经功能障碍。④脑脊液出现蛋白 - 细胞分离现象。⑤电生理检查提示运动神经传导远端潜伏期延长、传导速度减慢、F 波异常、传导阻滞、异常波形离散等周围神经脱髓鞘改变。⑥病程有自限性。

其他 GBS 亚型的诊断可参考上述 AIDP 诊断标准，其核心特点是急性和亚急性起病的对称性周围神经病，具有各自亚型的核心临床及电生理特点（MFS、APN 和 ASN 不依赖于电生理改变来诊断）。脑脊液出现蛋白 - 细胞分离现象，部分亚型血清和脑脊液抗神经节苷脂抗体阳性可支持诊断。

除了上述诊断要点之外，所有类型 GBS 的诊断均需要排除其他病因所致的类似的临床表现、电生理改变及免疫学改变。

【鉴别诊断】

随着脊髓灰质炎病毒的根除，GBS 成为全球急性或亚急性弛缓性神经源性肌无力的最常见原因。在不典型表现的 GBS，包括早期括约肌功能受累、不对称性肌无力、腱反射保留或者亢进、不典型的蛋白 - 细胞分离等情况下，均需要鉴别其他疾病，包括感染性疾病，如莱姆病、HIV 或西尼罗河病毒感染；危重症患者合并感染、严重多脏器衰竭的情况下应考虑危重症相关的神经肌病；合并严重括约肌功能障碍者需要鉴别急性横贯性脊髓炎；中毒和代谢性疾病如卟啉病急性期、肉毒杆菌中毒；系统性自身免疫性疾病如血管炎，其他免疫性周围神经病如慢性炎性脱髓鞘性多发性神经根神经病（CIDP），其他非周围神经疾病如周期性瘫痪和重症肌无力等。

【治疗】

1. 对症治疗　对于所有 GBS 患者首先都要进行全面的评估和密切监测，急性期应充分休息，治疗过程中注意保证充分的营养及水、电解质平衡，可以补充 B 族维生素。对于出现吞咽困难的患者，应评估其吞咽情况，避免误吸和及时给予鼻饲饮食。要注意保持呼吸道通畅，及时清理气道分泌物，判断呼吸肌麻痹或窒息等风险，必要时进行无创通气、气管插管和机械通气等。合并严重自主神经功能障碍的患者应当监测直立性低血压和心律失常的情况。卧床 GBS 患者需要加强护理，勤翻身，注意保持功能位，预防和治疗褥疮、深静脉血栓、坠积性肺炎和泌尿系统感染等。在 GBS 恢复期应积极加强肢体功能锻炼，促进瘫痪恢复，预防肌萎缩和关节挛缩。

2. 对因治疗　对于发病 2 周以内、病情较重或有明显加重趋势的 GBS 患者，可采用 IVIG 或血浆置换治疗。IVIG 用法为 2.0 g/kg 体重，分 2～5 天静脉注射。血浆置换通常以 5 个疗程的交换量给出，在发病 2 周内给予治疗，效果可能更好。IVIG 通过其免疫调节功能发挥作用，血浆交换被认为是通过去除参与 GBS 发病机制的致病性抗体、体液炎症介质和补体蛋白而起作用，但二者治疗 GBS 的确切作用机制尚未得到证实。糖皮质激素治疗 GBS 因缺乏循证医学证据支持，暂不推荐使用。

【预后】

总体而言，大多数GBS患者结局良好，超过80%的患者在6个月后能够独立行走。疾病急性期的死亡率低于5%。然而，尽管接受了GBS的标准护理，仍有不到20%患者遗留严重残疾。起病年龄大、进展迅速、轴索损害，低蛋白血症，球部和呼吸肌麻痹，严重自主神经功能障碍等均为预后不良因素。

慢性炎性脱髓鞘性多发性神经根神经病

慢性炎性脱髓鞘性多发性神经根神经病（chronic inflammatory demyelinating polyradiculoneuropathy，CIDP）是免疫介导的获得性脱髓鞘性运动感觉性周围神经病，多呈慢性进展或者复发缓解的病程，具有脑脊液蛋白-细胞分离、电生理和病理上显示周围神经脱髓鞘病变、激素及免疫抑制治疗有效等特点。CIDP的发病在不同国家和地区变异很大，总发病率在（0.8～8.9）/10万。

CIDP在任何年龄均可发病，以成人最为常见，随着年龄增加而增长，40～60岁为发病高峰，男性发病率高于女性。尽管GBS患者通常有前驱感染史，但在CIDP中则很少见。在分类上除了经典型CIDP外还有多种变异型，如多灶性脱髓鞘性感觉运动性周围神经病（multifocal acquired demyelinating sensory and motor neuropathy，MADSAM，或Lewis-Sumner综合征）、远端脱髓鞘性对称性周围神经病（distal acquired demyelinating symmetric，DADS）、纯感觉型、纯运动型、局灶型CIDP等。CIDP的发病涉及T细胞介导的细胞免疫及体液免疫过程。经典型CIDP是特发性的，但CIDP变异型与很多系统性疾病相关，如骨硬化性骨髓瘤、Waldenstrom巨球蛋白血症、淋巴瘤、意义不明的单克隆丙种球蛋白病、HIV感染和2型糖尿病等。

【临床表现】

1. 经典型CIDP　CIDP最常见的类型，临床进展超过8周，并以此与GBS相鉴别，近1/3的患者出现复发缓解的病程，少部分患者在首次发病时症状类似GBS，或呈亚急性发作。临床上主要表现为进行性对称性、运动感觉性神经病，四肢近端和远端均可受累，下肢无力一般早于和重于上肢，无力较感觉障碍为重。脑神经受累较AIDP更少，部分患者可以出现轻度面肌无力和眼外肌麻痹，重症患者可出现明显的球部症状，表现为构音障碍、吞咽困难和饮水呛咳等，双侧膈神经麻痹和呼吸肌受累者少见。四肢腱反射一般减低或消失。感觉神经主要表现为肢端麻木、疼痛或烧灼感等感觉异常，下肢重于上肢，伴随深感觉障碍及肌张力减低，颈及腰骶部神经根性疼痛及感觉障碍也可出现。自主神经功能障碍者多出现皮肤干燥少汗，严重自主神经受累者可出现心律失常、低血压或高血压、尿潴留、阳痿和便秘等。

2. 变异型CIDP

（1）远端获得性脱髓鞘性对称性周围神经病（DADS）：表现为对称性远端性运动感觉性神经病，主要累及大有髓神经纤维，呈现长度依赖性神经病的特点，症状以下肢远端最为突出，电生理上可见对称性感觉运动脱髓鞘证据，对激素、IVIG和血浆置换治疗有效。部分患者伴有IgM型单克隆丙球病，这些患者通常出现抗髓鞘相关糖蛋白抗体阳性，对糖皮质激素治疗效果不佳，血浆置换、IVIG和应用利妥昔单抗可能有效。

（2）多灶性脱髓鞘性感觉运动性周围神经病（MADSAM）：是以肢体远端不对称性的无力起病的CIDP变异型，无力以上肢多见。随着病情发展，可渐呈运动感觉性多神经病表现，类似经典型CIDP。电生理上可见多灶性运动感觉神经脱髓鞘表现。与多灶性运动神经病的不同点在于本病还存在临床和电生理上的感觉受累证据，且血清抗GM1抗体阴性。MADSAM对糖皮质激素、IVIG和血浆置换均有效。

（3）纯感觉型CIDP：感觉神经受累突出，可出现感觉性共济失调和Romberg征阳性。感觉神经有脱髓鞘的电生理表现，对免疫治疗敏感。本组患者随着病情进展经常出现临床或者亚临床的运动受累，而类似经典型CIDP。

（4）纯运动型CIDP：表现为亚急性或慢性的运动性多神经病，下肢重于上肢。电生理检查可见运动神经髓鞘证据。对IVIG治疗有效，但对糖皮质激素无效甚至加重。

（5）局灶型CIDP：罕见，临床有感觉运动受累，症状在较长时间内可局限于某一神经丛，多为臂丛神经，电生理有脱髓鞘证据，随着病情进展可出现其他神经节段受累。

> **知识拓展**
>
> **自身免疫性郎飞结病**
>
> 一组表现类似CIDP的免疫性髓鞘性周围神经病，以往曾被视为CIDP的特殊亚型，但目前倾向于将其视为独立的疾病实体。发病机制与郎飞结和结旁区的黏附分子抗体有关，包括神经束蛋白155（neurofascin splice variant 155, NF155）、NF186、NF140、接触蛋白1（contactin-1, CNTN1）、CNTN2和接触蛋白相关蛋白1（contactin-associated protein-1, CASPR1）等，这些抗体的存在破坏了郎飞结的结构与功能，影响了有髓神经纤维的跳跃式传导，进而导致临床症状。其中以抗NF-155抗体相关性CIDP最为常见，多累及青壮年，亚急性或慢性起病，临床表现类似DADS，多有显著神经根损害、感觉性共济失调和震颤。电生理检查可发现明显的脱髓鞘改变，影像学上可见到周围神经和神经根显著增粗，病理上可观察到郎飞结结构破坏，糖皮质激素部分有效、IVIG和血浆置换有效。CNTN1抗体相关者多为中老年发病，进展迅速，出现运动感觉神经严重受累，可伴随感觉性共济失调，临床表现经常类似GBS，部分患者可出现明显轴索损害。对IVIG治疗效果差，对糖皮质激素和血浆置换有反应。CASPR1抗体相关者主要为痛性周围神经病的表现。NF186抗体相关CIDP多为中老年患者，亚急性起病，一般表现为严重的运动轴索损害，多有感觉性共济失调，但无震颤，对激素和IVIG治疗有效。

【辅助检查】

1. 电生理检查　与GBS的诊断一样，电生理检查在CIDP诊断和鉴别诊断中具有决定性的意义。电生理检查可显示神经脱髓鞘性改变，包括神经传导速度下降、潜伏期延长、传导阻滞和异常波形离散、F波异常，也可继发或伴随轴索损害。除纯感觉型CIDP外，CIDP的电生理诊断主要依据运动神经传导的评估，当出现2个或以上运动神经脱髓鞘病变时，可高度支持CIDP的诊断，仅有1个神经存在脱髓鞘病变时，则需要寻找其他支持诊断依据。此外，针极肌电图可出现异常自发电位、运动单位电位时限增宽和波幅增高，募集减少。

2. 脑脊液检查　同样地，脑脊液蛋白-细胞分离也可支持CIDP的诊断，尤其是对电生理不能达到诊断标准的患者可以作为支持诊断的条件。但是脑脊液蛋白升高的特异性并不强，对于50岁以上的患者判断需要尤为谨慎。2021年欧洲神经病学学会/外周神经学会颁布的诊治指南认为，对于满足确诊的CIDP患者，可不进行该项检查。CIDP的脑脊液检查更多是有助于排除其他疾病，例如在细胞数过高的情况下，需要排除感染性疾病导致的类似表现。此外，脑脊液细胞病理学检查也有助于进一步除外肿瘤造成脊膜和神经根浸润的可能。

3. 血清学检查　应该常规检查患者血和尿免疫固定电泳以及轻链定量，筛查单克隆丙种球蛋白病，必要时进一步行血液学相关检查。部分患者的血清或脑脊液中可检测到抗神经节结旁抗体，如NF-155抗体、NF186抗体，和CNTN1抗体等，可归类为自身免疫性郎飞结病。此外，对于疑诊患者，也应依据患者具体情况和长期免疫治疗的效果，有针对性地排查代谢性、营养性、自身免疫、中毒性、感染性甚至遗传性周围神经病等多种可能。

4. 周围神经声像和影像学检查　包括周围神经超声和磁共振，周围神经超声可发现神经的异常增粗及回声改变，神经磁共振检查可以发现臂丛、颈神经根和腰骶神经根的对称或者不对称性增粗（图8-6），在增强核磁下可显示强化。尽管这些表现并不特异，也常见于其他免疫性周围神经病，但对于临床表现不典型的CIDP患者可作为辅助诊断手段。此外，颈、腰椎磁共振还有助于鉴别肿瘤性和机械压迫性周围神经病。

5. 神经活检病理检查　CIDP腓肠神经病理的典型表现为脱髓鞘后形成的薄髓鞘有髓神经纤维，以及施万细胞增生形成的洋葱球结构，部分患者也可同时观察到轴索损害，病变在不同的神经束之间经常表现不均一，神经内衣可见巨噬细胞和T淋巴细胞为主的浸润。CIDP神经病理改变并非特异性的，不作为CIDP的常规检查，多用于如血管炎、肿瘤浸润、糖尿病或遗传性周围神经病等的鉴别诊断。

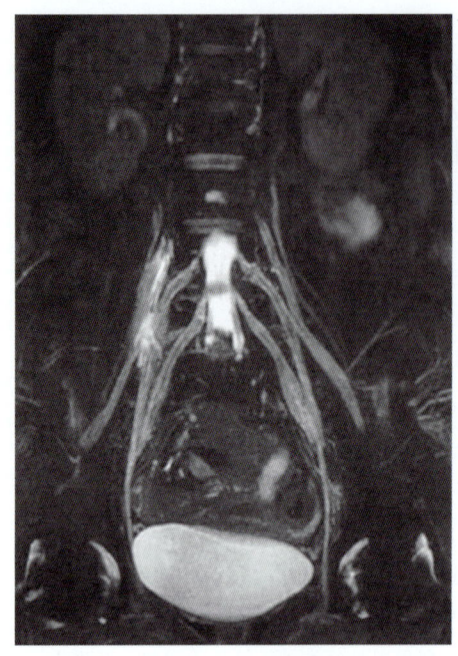

图8-6　CIDP患者MRI检查，显示腰骶神经根对称弥漫性增粗

【诊断】

依据《慢性炎性脱髓鞘性多发性神经根神经病诊治中国专家共识2022》，CIDP的诊断需要：①符合经典型或变异型CIDP表现，且病程进展8周以上；②电生理证实至少两根神经存在脱髓鞘病变；③当电生理只检测到1根神经脱髓鞘病变时，要求免疫治疗、脑脊液检查、周围神经影像学检查、病理学检查中，至少有两项符合CIDP；④进行必要的辅助检查，排除其他原因导致的髓鞘病变相关周围神经病。

【鉴别诊断】

脑脊液蛋白升高显著、周围神经和神经根增粗明显、电生理传导阻滞突出的情况下，需要考虑自身免疫性郎飞结病的可能。在临床表现不典型，如病程隐匿，呈现单纯运动、感觉或自主神经受累，呼吸肌无力突出，免疫治疗无效或者加重时，应更加注意鉴别其他病因造成的感觉运动性周围神经病。运动感觉神经均受累者需要鉴别POEMS综合征、遗传性周围神经病特别是遗传性压迫易感性周围神经病和TTR相关性淀粉样周围神经病，副肿瘤综合征相关周围神经病特别是淋巴瘤、系统性自身免疫性疾病相关的周围神经病，如干燥综合征和ANCA相关性血管炎。纯运动神经受累者鉴别多灶性运动神经病和运动神经元病，纯感觉神经受累者鉴别糖尿病性周围神经病、中毒性周围神经病，如药物或者正己烷中毒。局灶型需要鉴别糖尿病性腰骶神经根/丛病变或急性臂丛神经炎等。

【治疗】

1. 对因治疗　CIDP的对因治疗包括糖皮质激素、IVIG和血浆置换，传统的抗风湿类药物以及新型生物制剂等。其中糖皮质激素、IVIG和血浆置换可作为CIDP的一线治疗。糖皮质激素口服治疗起始剂量为醋酸泼尼松1 mg/(kg·d)，逐步递减。在重症患者可采用甲泼尼龙静脉冲击治疗，500～1000 mg/d，连续3～5天后改为口服剂量。长期大量使用糖皮质激素时应当密切监测激素相关副作用，特别是对于老年患者。需要注意纯运动型CIDP激素治疗后可能加重，需要首选IVIG。IVIG的诱导剂量一般为0.4 g/kg体重，总量达到2 g/kg，分2～5次应用，此后可逐渐延长治疗周期和降低剂量，但总疗程尚无定论。皮下注射免疫球蛋白的治疗在2021年欧洲神经病学学会/外周神经学会颁布的诊治指南中得到强烈推荐，疗效类似静脉注射，使用更为方便。血浆置换一般用于重症患者，需要注意不要在IVIG后3周内使用。绝大多数患者需要维持治疗1.5～2年，具体疗程及治疗方案视治疗反应和复发情况而定。如出现一线治疗无效、复发、激素不耐受或者出于经济原因等考虑，可加用二线免疫制剂或者新型生物制剂，常用药物包括硫唑嘌呤、霉酚酸酯和环孢素，当这3种药物使用3～6个月仍无效时，可考虑更改为环磷酰胺或利妥昔单抗。2021年欧洲神经病学学会/外周神经学会颁布的诊治指南中，建议在一线药物无效时或作为联合治疗使用硫唑嘌呤、环磷酰胺、环孢素A、霉酚酸酯和利妥昔单抗，强烈建议不要使用干扰素β-1a，弱建议不要使用甲氨蝶呤、芬戈莫德，其他新型生物靶向制剂尚无定论。

2. 对症和支持疗法　可采用B组维生素改善神经营养，注意避免加重的诱发因素。对于少数出现神经痛的患者可使用加巴喷丁、普瑞巴林、三环类抗抑郁药及SNRI等。功能康复对于改善患者的肌无力、延缓肌肉萎缩的进展及预防关节挛缩有很大作用。严重卧床患者尽管少见，但应更加密切观察和护理，预防长期卧床并发症。

二、免疫性神经肌肉接头疾病

神经肌肉接头疾病是以神经肌肉接头处传递障碍为主要表现的一组具有临床异质性的疾病。电冲动信号由中枢到达运动神经末梢，需要通过神经-肌肉接头突触结构的化学传递才能引起突触后膜去极化，产生肌纤维动作电位，形成有效收缩，从而完成随意运动。免疫、药物和中毒、遗传性因素是导致神经肌肉接头病变的主要病因，其中重症肌无力是最常见的免疫性神经肌肉接头疾病。

重症肌无力

重症肌无力（myasthenia gravis，MG）是由抗体介导为主、细胞免疫依赖、补体参与的获得性自身免疫性神经肌肉接头疾病。其特点为肌肉的易疲劳性，此症状可被乙酰胆碱酯酶所改善。MG的患病率为（5～15）/10万，年发病率为（0.4～1.2）/10万。在各年龄阶段均可发病，一般有两个发病高峰时期，20～30岁为女性发病高峰；50～60岁男性发病率略高于女性。起病可呈亚急性或急进型。创伤、感染、月经期、精神因素和接种疫苗等均可诱发或加重MG症状。其病理改变主要为神经肌肉接头突触后膜的乙酰胆碱受体（acetylcholine receptor，AchR）被破坏，数量减少。

【临床表现】

骨骼肌病理性易疲劳伴或不伴持续性肌无力是MG的核心表现，活动后肌无力加重或肌疲劳，休息或给予胆碱酯酶抑制剂可缓解，一日内可表现为晨轻暮重，总体病程多呈现缓解-复发。以眼外肌麻痹首发者最为常见，多数以不对称性或交替性上睑下垂起病，可合并复视，眼外肌麻痹在总病程中可高达90%。部分患者面肌、咀嚼肌群和球部肌群也受累及，进而产生眼睑闭合无力、咀嚼困难、声音嘶哑和吞咽困难等，但仅少数作为首发症状出现。四肢或躯干肌常受累，多数表现为对称性近端肌无力，颈肌受累者表现为垂头，累及呼吸肌者出现呼吸困难，称为肌无力危象。腱反射一般不减低，少数患者在肌疲劳发生后出现肌肉萎缩。

一半以上的MG患者被发现有胸腺异常，胸腺瘤多出现于成年患者，很少见于儿童。少部分患者可合并自身免疫性甲状腺疾病，出现甲状腺功能亢进或减退，也可合并其他自身免疫性疾病。

MG分型：MG可根据受累方式分为眼肌型、咽喉或全身型；依据起病年龄分为青春期前、成人早发（小于50岁）和成人晚发（大于50岁）型；依据抗体类型分为抗AChR、MuSK、LRP4抗体阳性，以及血清抗体阴性的MG；依据胸腺病理分为正常或萎缩胸腺、胸腺炎、胸腺瘤（副肿瘤性）。基于受累肌群和无力程度划分，传统多采用Ossermannn分型，现多采用美国重症肌无力学会（MGFA）分型，将MG划分为5个亚型。

Ⅰ型：眼肌无力，可伴闭眼无力，其他肌群肌力正常。

Ⅱ型：除眼肌外的其他肌群轻度无力，可伴眼肌无力。

　　Ⅱa型：主要累及四肢肌或（和）躯干肌，可有较轻的咽喉肌受累；

　　Ⅱb型：主要累及咽喉肌或（和）呼吸肌，可有轻度或相同的四肢肌或（和）躯干肌受累。

Ⅲ型：除眼肌外的其他肌群中度无力，可伴有任何程度的眼肌无力。

Ⅲa 型：主要累及四肢肌或（和）躯干肌，可有较轻的咽喉肌受累；

Ⅲb 型：主要累及咽喉肌或（和）呼吸肌，可有轻度或相同的四肢肌或（和）躯干肌受累。

Ⅳ型：除眼肌外的其他肌群重度无力，可伴有任何程度的眼肌无力。

Ⅳa 型：主要累及四肢肌或（和）躯干肌，可有较轻的咽喉肌受累；

Ⅳb 型：主要累及咽喉肌或（和）呼吸肌，可有轻度或相同的四肢肌或（和）躯干肌受累。

Ⅴ型：气管插管，伴或不伴机械通气（除外术后常规使用）；仅鼻饲而不行气管插管者为Ⅳb 型。

MG 危象：患者发生呼吸无力和（或）吞咽困难，不能维持气道正常的通气功能时称为危象。包括两个主要类型：一类是肌无力危象，MG 急性加重累及呼吸肌和球部肌群，产生限制性通气障碍，气道分泌物增加造成阻塞，是最常见的危象类型，也是 MG 患者死亡的主要原因，增加胆碱酯酶抑制剂可短期改善症状；另一类称为胆碱能危象，是由于胆碱酯酶抑制剂过量造成的。在呼吸困难的同时，主要出现涎液分泌增加、瞳孔缩小、心率减慢、排汗增多、腹痛、肠道蠕动加快和肌束颤动等副交感神经亢进表现。

【辅助检查】

1．临床检查　①疲劳试验：反复活动受累肌肉（多为用力闭目）可诱发眼睑下垂症状加重。②冰袋试验：将冰袋短时放置于下垂眼睑，观察眼睑下垂改善情况。

2．新斯的明试验　肌内注射新斯的明（成人 1～1.5 mg，阿托品 0.5 mg），观察 60 min 内眼睑改善情况。

3．重复神经电刺激　以 2～5 Hz 的频率进行重复神经电刺激，出现 5 波比 1 波的波幅递减 10% 以上为阳性（图 8-7，本章数字资源 - 知识拓展 MG 患者重复神经电刺激检查结果）。对于结果为阴性的患者，可进一步行单纤维肌电图观察 jitter 增宽和阻滞现象。

4．血清学检查　80% 左右的 MG 出现抗 AChR 抗体阳性，这一抗体在眼肌型 MG 中阳性率不足一半，而在全身型中超过 80%。在 MG 合并胸腺瘤的患者特别是成年患者中，还可同时出现抗连接素（titin）抗体和抗兰尼碱受体（ryanodine receptor，RyR）抗体阳性。另有 10% 的患者出现抗肌肉特异性酪氨酸激酶（muscle-specific kinase，MuSK）抗体阳性。而近年来在血清抗体双阴性的 MG 患者中还陆续发现了抗低密度脂蛋白受体相关蛋白 4（LRP4）抗体，抗皮动蛋白（cortactin）抗体和抗聚蛋白（agrin）抗体。此外，部分 MG 患者还存在甲状腺球蛋白抗体以及其他自身抗体，合并这些自身抗体的 MG 复发风险较高。

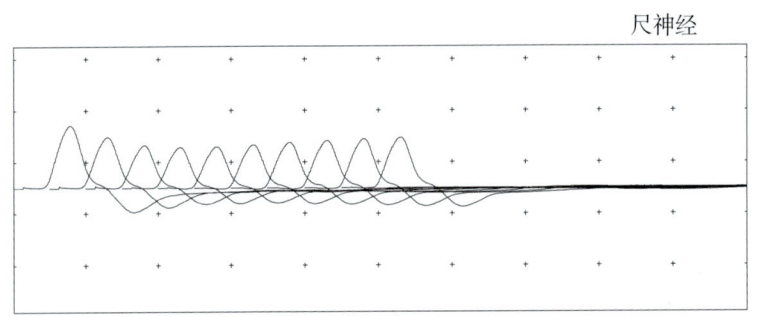

图 8-7　重复神经电刺激

2～5 Hz 的频率进行重复神经电刺激，出现 5 波比 1 波的波幅递减 10% 以上为阳性

> **知识拓展**
>
> **其他抗体相关的 MG**
>
> 抗 MuSK 抗体阳性 MG，好发于成年早期，女性多于男性。眼外肌麻痹相对少见，主要出现球部、面肌、颈部肌群和呼吸肌无力，进展快，肌无力危象发生率较高。一般不合并胸腺瘤，不推荐胸腺切除治疗。
>
> 抗 LRP4 抗体阳性 MG，女性多于男性，好发于 40 岁以上患者。眼外肌麻痹多见，眼肌型 MG 占比达 20% 左右。通常症状较轻，一般不出现肌无力危象，很少合并胸腺瘤，不推荐胸腺切除。

5．胸腺检查　CT 检查可发现胸腺瘤、胸腺增生或退化不全，少数为胸腺癌。部分胸腺瘤需行增强 CT 扫描或磁共振检查才能发现。胸腺瘤对于 MG 诊断的敏感度和特异度均超过 80%，而胸腺增生的敏感度则较低。

> **知识拓展**
>
> **胸腺病理**
>
> 80%～90% 的 MG 患者合并胸腺异常，胸腺增生约占 65%，在年轻人中占 80%，胸腺切除后多数患者可缓解。少数 MG 患者胸腺萎缩；10%～15% 的 MG 患者合并胸腺瘤，而 30%～60% 的胸腺瘤合并 MG。MG 的胸腺组织病理因存在的抗体类型而异。在 AChR 抗体阳性的 MG 中，胸腺显示上皮增生，累及实质外 T 细胞区和生发中心，这些胸腺上皮增生和 T 细胞浸润的发现表明胸腺参与了抗肌肉蛋白自身抗体的产生。在 MuSK 抗体相关性 MG 中，胸腺显示年龄相关变化，增生非常罕见。在血清阴性 MG 中，半数患者可见炎性浸润。

6．肌肉活检　骨骼肌病理检查在 MG 诊断中并不常规推荐，多在 MG 疑诊患者表现出神经肌病，为鉴别诊断其他肌无力病因而采用。骨骼肌可出现淋巴溢（肌纤维间及肌纤维内小血管周围局灶性淋巴细胞浸润），神经源性肌萎缩或肌病样改变。超微结构观察可发现神经肌肉接头变小，突触后膜萎缩变平。

【诊断】

肌无力呈波动性和易疲劳性特征的前提下，满足以下 3 点中的任意一点即可做出 MG 诊断，包括药理学检查、电生理改变及抗 MG 相关抗体阳性，排除其他疾病。不典型的临床表现、电生理正常和 MG 相关抗体阴性并不能作为排除 MG 的诊断。诊断为 MG 者需要依据肌肉受累部位及肌无力程度进行分型，此外还需注意合并其他自身免疫性疾病的诊断。

【鉴别诊断】

许多遗传和获得性疾病均可累及神经肌肉接头，因此在 MG 诊断中除了临床表现、电生理改变符合外，还需要进一步排查其他神经肌肉疾病。

1. Lambert-Eaton myasthenic syndrome（LEMS）　又称肌无力综合征，是免疫性神经肌肉接头疾病的另一主要类型。LEMS 是由突触前膜电压门控钙通道（voltage-gated calcium channel, VGCC）抗体介导，多与小细胞肺癌相关，60 岁后发病，以男性患者为主。部分非肿瘤相关性 LEMS 在各个年龄段均可出现，女性多见。本病以近端肌肉无力、腱反射减弱或消失、自主神经功能障碍为三大主要表现，通常隐匿起病，下肢近端首先受累，部分患者病情发展出现上睑下垂和（或）复视，但单纯眼外肌麻痹者少见。重复频率电刺激异常高频刺激时波幅递增大于100%或者短暂运动后（10 s）CMAP波幅增加大于100%。可提示突触前膜病变支持LEMS诊断。VGCC抗体和SOX1抗体阳性对LEMS的诊断有重要价值。

2．其他MG相关表现的疾病　眼外肌麻痹为主要表现者，应重点鉴别进行性眼外肌麻痹，以及面肌痉挛、动眼神经麻痹、先天性睑下垂、眼咽型肌营养不良、甲状腺相关眼病、MFS等。球部和呼吸肌无力者应注意运动神经元病，急性起病者鉴别GBS。肢带肌无力者需要鉴别Lambert-Eaton综合征、线粒体肌病、脂肪累积肌病、肌炎等。症状波动而非持续性肌无力者应鉴别精神疾病、心因性疾病等。儿童起病者还要与先天性肌无力综合征鉴别，老年起病者注意脑血管病、散发性包涵体肌炎和运动神经元病。

【治疗】

MG治疗通常要先达到诱导缓解，再维持缓解1～2年。所有患者均首先采取胆碱酯酶抑制剂对症治疗，其次考虑胸腺切除手术。糖皮质激素作为免疫治疗药物的首选，在糖皮质激素治疗无效、不耐受或者依赖的情况下考虑使用二线免疫抑制剂和新型生物制剂。对于进展快、症状严重、累及球部及呼吸肌者，可考虑IVIG、血浆置换和免疫吸附以达到迅速改善。不同类型MG治疗反应不一，眼肌型MG、MuSK抗体阳性MG患者对胆碱酯酶抑制剂疗效有限。全身型MG合并胸腺瘤、MuSK抗体阳性者，一般需要加用二线免疫抑制剂治疗，而LRP4抗体阳性MG患者症状较轻，经常不需要免疫抑制剂治疗。

（1）溴比斯的明：是最常用的胆碱酯酶抑制剂，对球部和四肢骨骼肌无力均有效，眼肌无力效果差。每日可以服用3～4次或者更多，总量为120～360 mg。长期使用注意乙酰胆碱堆积带来的毒蕈碱样和烟碱样副作用。

（2）糖皮质激素：为MG免疫治疗首选药物，适于胆碱酯酶抑制剂无效、胸腺切除术前或术后恶化及不能耐受手术者。醋酸泼尼松（或其他等量制剂）起始剂量每天0.5～1 mg/kg口服，也可采取大剂量甲泼尼龙冲击治疗。持续治疗至6～8周效果最为显著，根据病情变化逐渐减量维持。使用期间须严密观察病情变化，以较大剂量开始时，有40%～50%的患者肌无力症状在4～10天内加重，并有可能促发肌无力危象。长期使用需要注意Cushing反应、低钾血症、继发感染、糖尿病、骨质疏松和消化性溃疡等副作用。

（3）免疫抑制剂：适于不能耐受糖皮质激素、疗效差及激素依赖患者的治疗。骨髓抑制、肝肾功能损害、继发感染或者诱发感染加重、潜在致畸和致癌性是长期应用免疫抑制剂通常存在的风险。硫唑嘌呤常为二线免疫抑制剂的首选，与糖皮质激素合用可减低其用量和减少MG复发和加重，多用于全身型MG。在用硫唑嘌呤前建议筛查嘌呤甲基转移酶基因缺陷，以减少该药诱导不可逆性骨髓抑制的风险。他克莫司起效较快，需2周左右，剂量为3 mg/d，分2次口服，但个体差异大，与CYP3A5基因型相关，需要密切监测血药浓度，并根据浓度调整剂量。如无严重副作用，可长期服用。环孢素A、玛替麦考酚酯、环磷酰胺也经常用于糖皮质激素单用或者其他免疫抑制剂无效者。甲氨蝶呤在MG中疗效不佳。

（4）血浆置换/免疫吸附和IVIG：主要用于病情急性进展、肌无力危象、胸腺切除术前和围术期处理，以及免疫抑制治疗初始阶段。IVIG的有效性与血浆置换无显著性差异。

（5）生物靶向制剂：①靶向清除或抑制B细胞激活药物：抗人CD20单克隆抗体利妥昔单抗（rituximab），为抗CD20人鼠嵌合IgG1κ单克隆抗体，可特异性结合并耗竭B细胞。在MuSK抗体阳性的MG，一线免疫抑制剂无效时可考虑；在AChR抗体阳性的重症全身性MG，其他免疫抑制剂无效或者不耐受的情况下也可考虑使用，其治疗方案尚未统一，注射后需要监测外周血$CD20^+$/$CD19^+$ B细胞水平，不良反应包括发热、寒战、支气管痉挛、白细胞减少、血小板减少和进行性多灶性白质脑病等。其他针对B淋巴细胞增殖的药物如贝利木单抗

（belimumab）和泰它西普也应用于 MG 治疗。② Fc 受体拮抗剂：艾加莫德是人 IgG1 衍生的 Fc 片段，可竞争性与 FcRn 结合，适用于抗 AChR 阳性的全身型 MG 患者。由于艾加莫德可导致一过性的 IgG 水平降低，在使用本品治疗期间，不推荐使用减毒活疫苗或活疫苗进行免疫接种。不良反应包括呼吸道感染、头痛、肌痛、尿路感染、感觉异常等。③补体 C5 抑制剂：依库珠单抗（eculizumab）为靶向补体蛋白 C5 的人源型单克隆抗体，可特异性结合补体 C5，最终影响 C5b-9 的形成，减少因补体激活所致的 AChR 破坏。目前用于中重度、难治性抗 AChR 抗体阳性 MG 的治疗。为了降低脑膜炎球菌感染风险，所有患者必须在首剂给药前至少 2 周接受脑膜炎球菌疫苗接种。不良反应包括头痛、上呼吸道感染、感染性肺炎、泌尿系统感染、口腔疱疹、白细胞减少和贫血等。

（6）胸腺切除手术：任何合并胸腺瘤的 MG 均应手术切除。18～50 岁、非胸腺瘤性、且 AChR 抗体阳性的全身型 MG，建议择期手术，尽早切除，以减少免疫抑制剂的用量以及危象发作的次数。非胸腺瘤的 MuSK 抗体阳性的 MG，非胸腺瘤的眼肌型未继发为全身型 MG 的不需要切除胸腺。LRP4 和 Agrin 体阳性的 MG，尚无手术切除胸腺的支持证据。

（7）MG 危象和胆碱能危象的处理：在患者危重情况下很难根据临床经验立即明确是 MG 肌无力还是胆碱能危象，无论何种危象，均要首先稳定生命体征，评估呼吸情况和及时进行呼吸支持，停用抗胆碱酯酶药物。在气管插管和有效清理气道分泌物后，进一步明确危象原因和进行针对性的治疗。危象不能马上控制时需要及时进行气管切开，积极控制感染和全身支持，尽早给予血浆置换、IVIG 或者免疫吸附以快速改善肌无力。

（8）避免使用损害神经肌肉接头的药物：药物可通过抑制突触前膜 ACh 的释放和阻断 ACh 与突触后膜的结合而导致神经肌肉接头传导阻滞加重，引起 MG 症状加重或诱发 MG。包括：糖皮质激素（短时间）、抗生素（氨基糖苷类、四环素、紫霉素、氨苄西林、杆菌肽、多黏菌素等）、抗心律失常药物（利多卡因、心律平等）、β-受体阻滞剂、神经精神类药物（苯二氮䓬类）、镇痛剂（吗啡、哌替啶等）以及青霉胺、奎宁和氯喹等。抗肿瘤中使用的免疫检查点抑制剂相关 MG 近年来报道逐渐增多，该类药物主要通过激活并促进 T 细胞抗肿瘤免疫，从而杀伤肿瘤细胞。在治疗肿瘤的同时，可导致新发的 MG，以及既往 MG 加重或复发，经常同时合并肌炎及心肌炎。

在现有治疗下多数 MG 患者的生存期接近正常，肌无力危象的发生率目前已经降至 5% 以下，死亡主要与呼吸肌无力造成的吸入性肺炎相关。发病年龄晚、抗 AChR 抗体滴度高以及胸腺瘤的存在增加了继发为全身型 MG 的风险，而早期使用糖皮质激素和免疫抑制药物治疗可降低 MG 继发全身型的风险。发病年龄早于 40 岁、早期胸腺切除术和给予糖皮质激素治疗可降低 MG 复发风险。

三、特发性炎性肌病

特发性炎性肌病（idiopathic inflammatory myopathies，IIMs）是一组具有临床异质性、病因未明的、自身免疫性慢性骨骼肌炎性病变。主要表现为进行性近端肌无力、肌酸激酶（creatine kinase，CK）升高、肌电图上活动性肌肉损害和病理上炎性肌病改变。IIMs 经常存在肌炎特异性抗体，合并皮疹、间质性肺病、关节炎以及其他多器官组织损害。IIMs 的全球发病率为（1.16～19）/100 万，患病率为（2.4～33.8）/10 万。依据病理学的改变，IIMs 包括皮肌炎（dermatomyositis，DM）、多发性肌炎（polymyositis，PM）、散发性包涵体肌炎（sporadic inclusion body myositis，sIBM）、免疫介导的坏死性肌病（immune-mediated necrotizing myopathy，IMNM），共 4 个类型。

> **知识拓展**
>
> **肌炎抗体**
>
> 肌炎抗体是针对抗广泛的细胞组分产生的血清自身抗体，可以出现在80%以上的IIMs（不包括sIBM）患者中，肌炎抗体的出现被称为IIMs诊断和分类里程碑。临床上这些抗体分为两大类。
>
> 1. 肌炎特异性抗体（myositis specific autoantibodies，MSAs）：诊断特异性超过90%，靶抗原是胞质或细胞核内参与关键细胞生物学过程的蛋白。在功能和生化特性方面，MSA在很大程度上是异质性的，且不同抗体与不同的疾病表型密切相关。主要包括针对氨酰tRNA合成酶的抗体（Jo-1、PL-7、PL-12、EJ、OJ、JS、KS），见于抗合成酶抗体综合征；SRP和HMGCR，见于IMNM；TIF1-γ、NXP-2、MDA5、SAE等，见于DM。
>
> 2. 肌炎相关抗体（myositis-associated autoantibodies，MAAs）：虽然也存在于高达50%的肌炎患者中，但通常不是疾病特异性的。包括PM-Scl、Ku、U1-RNP、Ro60/SSA、La/SSB，主要见于重叠综合征，特别是肌炎相关系统性硬化症。

皮肌炎

皮肌炎（dermatomyositis，DM）是一种主要累及皮肤和骨骼肌的炎性微血管病，临床上主要表现为进行性四肢近端无力伴随典型皮疹，可合并肺、关节和心脏等多系统损害表现。DM在成人及儿童均可出现，18岁以前发病者称为青少年型DM。DM患病率为（0.6～1.0）/10万，发病率为（5～10）/100万，约占IIMs的20%，男性和女性患者比例约为2:1。DM的年龄分布呈双峰型，一个高峰在5～15岁，另一个高峰在45～60岁。

【临床表现】

1. 肌肉病变　DM最常见的表现，常呈亚急性起病，对称性四肢近端肌无力，无力程度相对IMNM为轻。颈部、肩胛带肌、骨盆带肌和大腿肌群受累突出，影响抬头、蹲起、梳头、上楼等日常生活。严重患者出现球部肌无力可导致吞咽和发音困难、饮水呛咳，呼吸肌或膈肌受累可出现呼吸困难，咀嚼肌受累可导致咀嚼费力，其他部位横纹肌受累如食管下段受累可导致胃食管反流。肌痛见于不足30%的患者，且较轻，腱反射通常保留。远端肌无力、肌肉萎缩和痉挛均不常见，多出现在重症和长病程患者。

2. 皮肤损害　25%的DM患者以皮疹起病，表现多样，包括：①Gottron疹：DM的特征性皮疹，多见于肘、膝、掌指、近端指间关节处，位于关节伸面，呈红色或者紫红色丘疹，伴有鳞屑，常见皮肤萎缩、毛细血管扩张和色素减退，在抗MDA5抗体阳性DM患者可见溃疡性皮疹，与Gottron疹分布相同的斑疹称为Gottron征。②向阳疹：也是DM特征性皮肤损害，位于一侧或双侧眼睑的水肿性淡紫色斑疹，常伴发眼睑或面部水肿，光照后加重。③暴露部位皮疹：面、颈、前胸部（"V"字征）或肩背部（披肩征）红斑，光照下加重。④技工手：手指掌侧皮肤过度角化、粗糙、增厚、脱屑、皲裂，多见于示指桡侧，类似于长期从事手工作业的工人的手。⑤甲襞毛细血管扩张和甲周红斑，常见于成人皮肌炎。⑥其他皮疹：皮肤异色病样改变，表现为花斑状的色素脱失、色素沉着、毛细血管扩张和萎缩，伴或不伴鳞屑。部分患者还可合并脂膜炎、网状青斑。一些病例出现皮下钙化甚至形成溃疡，经常出现在儿童和长期未规范治疗的患者。

3. 其他器官组织损害　肺部是DM最为常见的受累器官之一，可导致间质性肺炎、肺纤维化、弥漫性肺泡损伤。多为慢性间质性肺炎，也可出现快速进展性间质性肺炎，特别是抗MDA5抗体阳性的患者。严重者可造成呼吸困难，肺部受累被认为是DM预后的重要影响因素。

关节痛、手和足小关节的对称性关节炎在 DM 也很常见，多为非侵蚀性关节炎，部分患者出现关节挛缩。此外，DM 还可伴发血管炎、胃肠道黏膜坏死、胃肠穿孔或视网膜血管炎等。心脏损害出现房室传导阻滞、快速性心律失常、心肌炎。

除了上述经典型 DM 外，其他 DM 亚型还包括：表现为皮肌炎的典型皮疹，但没有肌肉受累，被称为无肌病性 DM；表现为皮肌炎的典型皮疹，尽管没有肌无力，但有肌肉受累的亚临床表现，如 CK 升高、肌活检改变或肌电图异常，称为低肌病性 DM。上述二者统称为临床无肌病性皮肌炎。合并肿瘤者称为肿瘤相关性 DM，成人 DM 尤其是男性患者罹患肿瘤的比例明显高于 PM，肿瘤多发生在 DM 诊断 3 年内，临床表现并没有单独的界定，抗 NXP-2 抗体和抗 TIF1γ 抗体均与肿瘤发生有关。

【辅助检查】

1. 血清肌酸激酶　肌酸激酶多数为轻中度升高，在炎症活动期可升高到上限的 50 倍，虽然 CK 水平与疾病活动性通常是平行的，但在某些皮肌炎患者以及临床无肌病性皮肌炎患者中，CK 可以正常。

2. 血清肌炎抗体　包括肌炎特异性抗体和肌炎相关抗体，对 IIMs 的诊断和分型具有重要价值，携带不同肌炎特异性抗体的 IIMs 其临床表现、病理改变及预后均有差异。抗 NXP-2 抗体是最常见的 DM 抗体，约占 24%，患者肌无力、水肿及吞咽障碍突出，伴随肌肉钙化。抗 MDA5 抗体主要出现在无肌病性皮肌炎，肌肉病变轻，而间质性肺病和皮疹突出。抗 Mi-2 抗体主要出现在经典的成人皮肌炎，抗 TIF1γ 抗体阳性患者多合并恶性肿瘤。抗 SAE 抗体阳性者常出现吞咽困难、皮疹严重，肌无力及间质性肺病少见。

3. 肌电图　针极肌电图显示活动性肌病改变，包括自发电活动增多伴纤颤电位、复合重复放电、正锐波等。复合肌肉动作电位为低波幅、短时限电位，多相波增多。

4. 肌肉活检　肌肉活检对于 DM 诊断有重要价值，束周分布的肌纤维病变伴随毛细血管丢失是皮肌炎的典型病理改变（图 8-8），经常伴随肌束衣水肿、断裂和炎细胞浸润。镜下可见毛细血管密度下降，管腔闭塞或消失，电镜下残存血管内皮细胞中可见管网包涵体。免疫组织化学染色可见 MHC-1 在肌纤维膜广泛表达，膜攻击复合物（membrane attack complex，MAC）在肌内衣小血管沉积，以及黏病毒抗性蛋白 A（myxovirus resistance A，MxA）在束周肌纤维表达上调。

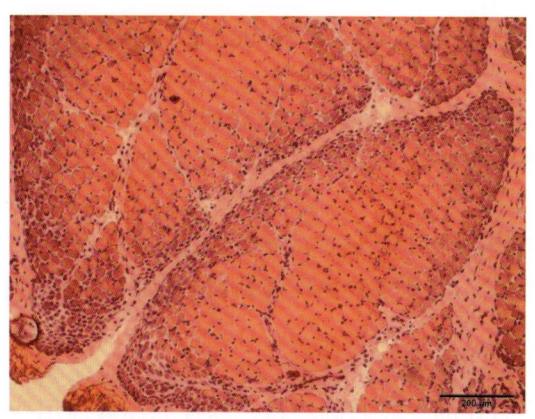

图 8-8　DM 患者骨骼肌活检病理检查，可见束周分布的肌纤维变性（HE 染色）

5. 骨骼肌 MRI　MRI 在常规 T1 和 T2 加权像经常显示轻度或无明显肌肉脂肪化改变，而脂肪抑制成像可以有效地显示活动性、水肿性病变。DM 通常首先累及肌周和肌表（较大肌束和肌腹周围），典型改变为沿肌筋膜分布的水肿改变，伴随皮下组织和肌肉不同程度的非均匀分布的高信号，伴随明显的肌腱炎，其信号强度与疾病活动性呈正相关（图 8-9）。这一改变具有一定的特征性，与 PM、IMNM 和 sIBM 的肌肉 MRI 表现明显有别。

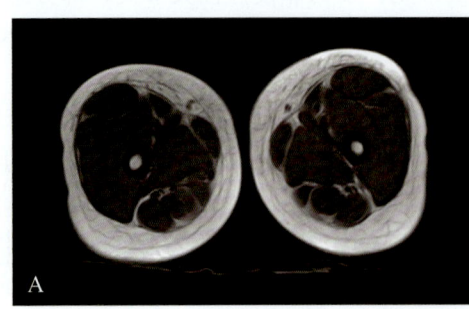
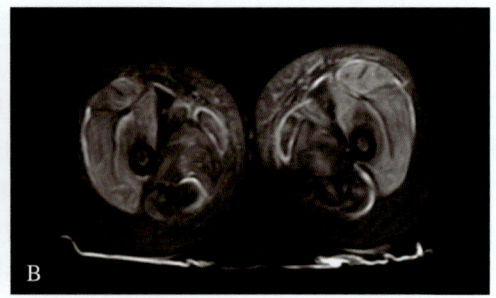

图 8-9　DM 患者大腿肌肉 MRI 检查

A. T2WI 序列下肌肉未见明显脂肪化；B. STIR 序列下可见沿肌筋膜分布的高信号，皮下组织和肌肉可见不同程度、非均匀分布的高信号

【诊断】

不同时期和研究者的 DM 诊断标准并不相同。DM 的临床诊断标准中包括症状出现的年龄、肌无力的类型（上肢/下肢近端、进行性、对称性肌无力、颈屈肌选择性受累）、皮肤表现（向阳疹、Gottron 疹、Gottron 征）和其他发现（食管运动障碍、吞咽困难）。实验室诊断标准包括抗 Jo-1（抗组氨酸转移 RNA 合成酶）抗体阳性和肌酶谱升高。肌炎特异性抗体以及骨骼肌病理检查可以协助诊断和分型。

【鉴别诊断】

鉴别诊断主要排除其他结缔组织病合并的肌炎，其他类型的 IIMs 特别是抗合成酶抗体综合征。在成年 DM 患者特别是男性大于 45 岁者，应密切筛查恶性肿瘤的可能性。

1. 系统性红斑狼疮　患者多出现面部蝶形红斑、光照后皮疹加重，还可合并关节炎，以及肾、血液系统、中枢和周围神经病变。部分患者可出现肌肉炎性病变，而表现为近端肌无力，需要与 DM 鉴别。

2. IMNM　多见于成人，亚急性起病为主。与 DM 相比肌无力更重，CK 升高更为显著。IMNM 病理上以肌纤维坏死为主要特征，无或仅有少量 T 细胞浸润，尽管少见，该组患者少数可出现皮疹而容易诊断为 DM。

3. 抗合成酶抗体综合征（antisynthetase syndrome，ASS）　ASS 可表现为皮疹、肌痛、肌无力、间质性肺炎、关节炎、发热、技工手和雷诺现象等。病理上 ASS 也具有束周分布的肌纤维病变，但以束周肌纤维坏死多见。特征性的抗合成酶抗体，包括抗组氨酰 tRNA 合成酶抗体（抗 Jo-1 抗体）及其他抗合成酶抗体，可有助于进一步鉴别。

【治疗】

目前 DM 尚缺乏基于临床随机对照研究的治疗方案推荐，治疗方案总体上包括免疫性药物治疗和物理治疗。糖皮质激素、其他二线免疫抑制剂、IVIG 以及新型生物活性制剂和靶向药物在 DM 中均有应用。

（一）药物治疗

1. 糖皮质激素　治疗 DM 的一线基础药物，尽管为经验性用药，但已得到专家共识。一般成人初始剂量为泼尼松 1 mg/(kg·d) 或等效剂量的其他糖皮质激素。患者常在用药 4~6 周左右开始改善，然后逐渐减量维持。注意激素相关副作用，以及减药中复发等问题。对于肌力差、吞咽障碍明显或者严重靶器官损害者可加用甲泼尼松龙 0.5~1 g 冲击治疗，连用 3 天。

2. 免疫抑制剂　大部分 IIMs 患者糖皮质激素治疗需同时加用免疫抑制剂治疗，对于激素减量、复发、激素不耐受或禁忌、靶器官损害等情况，均需要联用或者单独应用免疫抑制剂。常用的免疫抑制剂包括甲氨蝶呤、环孢素 A、他克莫司、霉酚酸酯、环磷酰胺及硫唑嘌呤等。

3．静脉免疫球蛋白注射（IVIG） 对于复发性和难治性的 DM 患者，呼吸衰竭、球麻痹的 DM 患者可考虑加用静脉注射免疫球蛋白。常规治疗剂量是 2 g/kg 体重，分 3～5 天输注，可连续应用 3～6 个月。

4．生物和靶向制剂 利妥昔单抗、抗 IL-1 和 IL-6 受体拮抗剂、干扰素 α 单抗、JAK 抑制剂等均在小样本研究中用于 DM 的治疗，但尚需大样本量随机化对照研究的支持。

（二）康复治疗

肌炎早期启动康复治疗无论对青少年还是成人 DM 患者都是有效的，并不会加重炎症。康复训练有助于减轻炎症和减低疾病活动度，运动应从低强度开始逐渐增加，但是康复的强度时间尚不明确。一般从免疫抑制治疗启动后 4 周开始，康复中应当注意避免肌肉的过度使用。

免疫介导的坏死性肌病

免疫介导的坏死性肌病（immune-mediated necrotizing myopathy，IMNM），又称坏死性自身免疫性肌病（necrotizing autoimmune myopathy，NAM），是一组以肌纤维坏死再生和缺乏炎细胞浸润为特点的炎性肌肉病。2004 年欧洲神经肌肉病中心（European neuromuscular center，ENMC）标准首次将 IMNM 列为炎性肌肉病的一个独立亚型。IMNM 包括抗 3-羟基 -3-甲基戊二酸单酰辅酶 A 还原酶（3-hydroxy 3-methylglutaryl coenzyme A reductase，HMGCR）抗体肌病，抗信号识别颗粒（signal recognition particle，SRP）抗体肌病和肌炎特异性抗体阴性的 IMNM。IMNM 占据 IIMs 的 20%，抗 SRP 肌病和抗 HMGCR 肌病分别占据 IMNM 的 1/3 和 1/4。IMNM 的主要临床特征为严重的肢体近端肌无力，伴随颈肌无力，可有吞咽困难和肌痛，少有皮疹、关节损害及 ILD。IMNM 的发病机制至今尚不明确，推测体液免疫、细胞因子和补体系统介导的免疫反应共同造成了显著的肌肉损害。

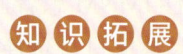

IMNM 分类及其概念的发展

尽管在 20 世纪 60 年代就提出了坏死性肌病的病理学概念，但在 20 世纪 70 年代中期的 B/P（Bohan &Peter）标准中并没有将 IMNM 从皮肌炎和多发性肌炎中划分出来。1982 年，Walter 等发现并命名了 SRP。1986 年，Reeves 等在 PM 患者血清中发现了抗 SRP 抗体。2002 年，Miller 等将抗 SRP 肌病的病理总结为坏死性肌病而有别于其他炎性肌病。2004 年第 119 届 ENMC 指南将 IMNM 引入，成为 IIM 主要分类之一。2010 年，抗 HMGCR 抗体在一组坏死性肌病患者血清中被鉴定，大多数与他汀类药物的使用密切相关，此后抗 HMGCR 肌病被确认为一个独立的疾病实体。2016 年，Allenbach 等首次提出抗体阴性 IMNM 的定义，并发现这一组患者肿瘤罹患率较高。2018 年，第 224 届 ENMC 工作组提出了针对 IMNM 的临床 - 血清学 - 病理分类指南，强调了肌炎抗体的重要性，将 IMNM 分为抗 SRP 肌病、抗 HMGCR 肌病以及抗体阴性 IMNM 三个亚群。

【临床表现】

1．抗 SRP 抗体肌病 多为青 - 中年起病，女性多见，男女比例约为 1∶1.6。平均起病年龄在 38～51 岁，也有儿童 - 青少年期发病的小样本报道。临床上多为急性或亚急性发病的近端肌无力，仅少数为慢性进展性。抗 SRP 肌病者多数肌无力程度重，前 6 个月进展明显。大多数患者出现对称性近端肌无力，下肢无力重于上肢，经常表现为蹲起、上楼费力。肩内收时肌无力重于外展，颈部无力常见，平卧时抬头费力。超过半数的患者出现吞咽困难，许多患者伴随肌肉萎缩，而单侧肢体无力或面肌无力者少见。有接近一半的患者出现肌肉疼痛，一小部分患者出现关节炎和ILD等表现，少数患者出现心脏损害，包括各种类型的心律失常、心肌病、心包炎等。其他少见的合并疾病还包括周围神经病、雷诺现象、甲状腺功能低下、干燥综合征、类风湿关节炎和狼疮肾炎等。

2．抗HMGCR肌病　主要为中老年患者，女性略多于男性。成人患者平均起病年龄为41.1～67.0岁，无他汀类药物暴露史患者平均起病年龄在35.3～46.09岁，有他汀类药物暴露史者起病相对延迟，停用他汀类药物后症状并不恢复。儿童-青少年的抗HMGCR肌病平均起病年龄为7.2～8.1岁，均没有他汀类药物暴露史。抗HMGCR肌病以亚急性和慢性起病为主，进行性加重，肌无力较抗SRP肌病为轻，肌萎缩也相对更少。16%～30%的患者出现吞咽困难，20%～60%的患者出现肌疲劳和肌痛。抗HMGCR肌病也可以合并ILD、皮疹、关节炎、雷诺现象和心肌病等，但并不常见，症状也较轻。与正常人群和其他IIMs类型相比，抗HMGCR肌病有更高的肿瘤罹患率。无他汀类药物暴露史的儿童、青少年及成年早期患者，其表现与有他汀类药物暴露史的抗HMGCR肌病临床表现类似。但长期随访观察发现，这一组患者的病情更重，对免疫抑制剂的反应较差，因而预后欠佳。

3．抗体阴性的IMNM　患者以女性为主，多为中年起病，平均起病年龄在43～53岁。以四肢近端无力为主，下肢重于上肢，吞咽困难和颈部肌无力者并不少见。与抗SRP和抗HMGCR肌病相比，肌无力较轻。抗体阴性IMNM有较高的肿瘤罹患率，部分患者可出现结缔组织病症状，如ILD和皮疹等。

【辅助检查】

1．血清肌酸激酶　IMNMD的CK通常显著高于DM，活动期可高达上限的50倍，天冬氨酸氨基转移酶、丙氨酸氨基转移酶和乳酸脱氢酶也升高。没有他汀类药物暴露史的抗HMGCR肌病患者平均血清CK水平比有他汀类药物暴露史的更高。

2．肌炎特异性抗体　在IMNM中以抗SRP和HMGCR抗体多见，抗体阴性IMNM患者血清中可能存在其他未知的IMNM特异性的自身抗体，也可检出肌炎相关抗体或其他自身抗体，如抗Ro52抗体、抗PM/SCL抗体、抗U1-RNP抗体等。

3．肌电图　IMNM活动期可出现纤颤电位、正锐波，肌纤维膜弥漫性损害可造成高频放电，形成假性肌强直，治疗后的缓解期这些异常电位可消失。此外还包括多相电位增加、肌原性损害等。

4．影像学检查　IMNM通常会在肌肉MRI的STIR序列上发现骨骼肌多灶性、非对称和非均匀性水肿改变，筋膜和皮下组织相对保留。抗SRP抗体阳性者大腿水肿最重的肌肉为股四头肌、股二头肌和大收肌，1/3的患者出现明显脂肪浸润，以腘绳肌和大收肌最重，显著的肌肉脂肪化而使其有别于其他IIMs。抗HMGCR肌病者大腿后部、臀肌和大腿内侧肌群水肿更为突出。部分患者出现肌肉脂肪化，以大腿内侧群和后群受累为主。骨骼肌水肿改变能更好地反映病变活动性，而肌肉的脂肪化通常不可逆，与患者的预后密切相关。相较抗HMGCR肌病，抗SRP抗体肌病患者的肌肉水肿和脂肪化程度均更重。

5．肌肉活检　IMNM在病理上以坏死肌纤维为主，伴随较多巨噬细胞浸润，缺乏或仅有少量T细胞浸润（图8-10），类似改变也可以出现在中毒性、内分泌性、感染性和副肿瘤性肌病。除了不同程度的肌纤维坏死和再生，免疫组织化学染色可发现肌纤维膜MHC-Ⅰ表达上调，但与其他类型IIMs相比，抗SRP肌病和抗HMGCR肌病均没有明显的MHC-Ⅱ表达上调。MAC主要沉积在坏死肌纤维、非坏死肌纤维膜上，部分沉积在肌内衣小血管壁，部分患者毛细血管基底膜显著增厚。在病程较长的抗SRP和HMGCR肌病中经常可以见到结缔组织增生，肌内衣增宽，肌纤维直径变异加大，而类似肌营养不良的改变。个别患者出现肌束衣血管周围炎细胞浸润、肌内衣炎细胞浸润而类似PM。

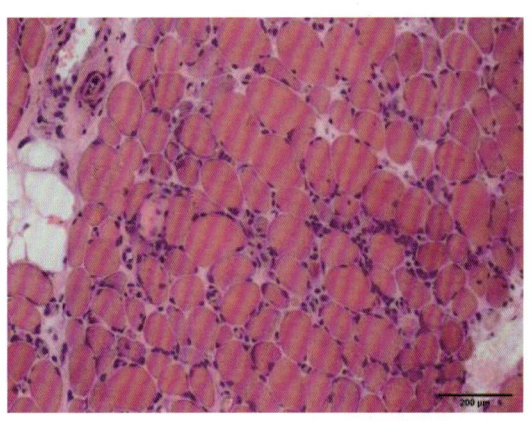

图 8-10　IMNM 伴抗 SRP 抗体阳性患者骨骼肌活检病理检查
图示肌纤维坏死和再生，直径变异加大和肌内衣轻度增生（HE 染色）

【诊断】

IMNM 的诊断取决于典型临床表现和支持性的实验室改变。包括进展性近端肌无力、血清 CK 显著增高，骨骼肌 MRI 显示肌肉弥漫或斑片状水肿，可伴随脂肪化，肌肉病理上以肌纤维坏死和再生为主，抗 SRP 或 HMGCR 抗体阳性，以及排除其他肌肉病。

知识拓展

ENMC 工作组的 IMNM 诊断指南

第 119 届及第 224 届 ENMC 国际工作组提出的 IMNM 诊断标准及临床病理分型标准

分类	诊断标准	分型标准
	1. 符合①、②、③（a/b/c）为临床拟诊 2. 符合①、②、③（a/b/c）以及④（a-d）诊断 IMNM	抗 SRP 肌病：血清 CK 升高、近端肌无力及抗 SRP 抗体阳性 抗 HMGCR 肌病：血清 CK 升高、近端肌无力及抗 HMGCR 抗体阳性 抗体阴性 IMNM：血清 CK 升高、近端肌无力、无 MSA、符合 IMNM 肌肉病理诊断标准，排除药物/中毒性坏死性肌病
①临床特点	a. 任何年龄均可发病，多于青中年起病 b. 亚急性或慢性起病 c. 对称性四肢近端力弱 d. 可伴有颈肌力弱、脊旁肌力弱、吞咽困难、肌痛或皮疹 e. 出现单侧肢体力弱、面肌力弱或"翼状肩胛"不能除外	
②血清 CK	显著升高（大于正常上限 30 倍）	
③其他辅助检查	a. 肌电图：提示肌源性损害 b. 肌肉 MRI：肌肉水肿改变，伴或不伴肌肉脂肪化改变 c. 肌炎抗体：血清抗 SRP 抗体或抗 HMGCR 抗体，和（或）MAA 阳性	

续表

分类	诊断标准	分型标准
④肌肉病理	诊断要点： a. 散在分布的坏死肌纤维 b. 可见不同时期的坏死、肌纤维吞噬及再生现象 c. 巨噬细胞浸润为主，少见淋巴细胞浸润 d. 除外包涵体肌炎等其他肌肉病的典型病理特征 其他病理改变： e. 非坏死/非再生肌纤维膜MHC-Ⅰ表达上调 f. 补体沉积于肌纤维膜（灶性分布） g. 肌内衣纤维化和增生明显 h. 显著毛细血管扩张	

【鉴别诊断】

IMNM 主要需要鉴别具有相似临床表现、骨骼肌 MRI 以及以坏死性肌病为突出病理改变的其他类型 IIMs、肌营养不良、代谢性肌肉病、内分泌性、中毒和感染性肌病等一系列肌肉疾病。除了相应的代谢筛查、内分泌、感染和中毒性疾病筛查外，经常还需要借助基因检查，特别是目前广泛采用的高通量二代基因测序以及全外显子测序技术。

1. sIBM 起病年龄较晚而隐匿，男性患者多见。表现为上肢的腕和指屈肌无力，下肢股四头肌无力突出，通常为非对称性。sIBM 的病理表现除了炎性肌病样改变外，镶边空泡及破碎红染纤维具有病理形态学的鉴别意义。

2. LGMD R2 又称为肢带型肌营养不良 2B，为常染色体隐性遗传性肌肉病，多在成年早期隐匿起病，突出表现为对称性的大腿或小腿后群肌肉无力，血清 CK 显著升高，MRI 可见明显的肌肉水肿改变和肌肉脂肪化。肌肉活检高度类似 IMNM，包括肌纤维坏死、再生，MAC 沉积和 MHC-Ⅰ弥漫表达。免疫组化染色下 dysferlin 蛋白染色缺失为诊断性病理改变，进一步的 *DYSF* 基因检查可有助于确诊。

3. 晚发型多酰基脂酰辅酶 A 脱氢酶缺陷 为常染色体隐性遗传性代谢性肌肉病，多在成年早期起病，主要表现为对称性的近端肌肉无力和酸痛，症状多具有波动性。血清 CK 波动范围很大，可轻度或显著升高。肌肉 MRI 多数无明显改变。肌肉活检可见肌纤维内大量脂肪滴堆积，可伴随肌纤维坏死，进一步的基因检查可有助于确诊。

4. 甲状腺功能减退性肌病 表现为亚急性或慢性发病，出现下肢近端为主的轻度肌无力和血清 CK 明显升高，肌肉 MRI 多数正常，严重者可见水肿改变。肌肉活检出现坏死性肌肉病的特点。甲状腺功能减退的全身表现以及甲状腺功能检查可以协助鉴别。

【治疗】

IMNM 的免疫性药物治疗原则与 DM 相同，通常需要糖皮质激素联合免疫抑制药物、IVIG 或者新型生物制剂治疗。对于他汀相关的抗 HMGCR 肌病，IVIG 效果很好，甚至单独使用可以达到疾病稳定，无他汀类药物暴露史的抗 HMGCR 肌病对激素反应相对差。对于抗 SRP 肌病患者通常建议采用糖皮质激素联合免疫抑制剂，以及早期应用 IVIG。利妥昔单抗对抗 SRP 抗体阳性者效果肯定，优于抗 HMGCR 抗体阳性的患者。IMNM 通常肌肉受累重，肌肉脂肪化和萎缩突出，很大比例可进展为难治性肌炎，导致生活质量下降和致残。除了积极进行药物治疗外，及时进行康复治疗有可能对保留肌肉功能起到一定作用。

多发性肌炎

多发性肌炎（polymyositis，PM）是一组亚急性发病的以骨骼肌受累为主的炎性肌病，是 IIMs 中少见的类型。PM/DM 的预估患病率在（5～22）/10 万，发病率为 120 万～1900 万/年，高危人群单纯 PM 的发生率尚不清楚，多个证据表明 PM 是 T 细胞介导的免疫异常性肌病。

【临床表现】

PM 多为成年发病，平均年龄在 50～60 岁，很少发生在儿童，女性多于男性。主要表现为亚急性起病，病程进展数周至数月，个别为急性起病。骨骼肌受累最为突出，表现为四肢近端肌无力，部分累及颈部屈肌，少数累及球部肌肉而产生各自对应的运动症状，重症患者可有呼吸肌受累，面肌很少受累，眼外肌不受累。约 30% 的患者有肌痛。除骨骼肌受累外，PM 还可出现疲劳、发热和体重下降等全身表现，经常伴发关节炎、间质性肺病、心脏、肾受累、消化道受累及雷诺现象等外周血管病变，老年患者容易罹患恶性肿瘤，但较 DM 为低。

需要指出的是，PM 与 DM 的分类始于 1975 年 B/P 标准并沿用至今。单纯的 PM 比较少见，大多情况下 PM 是作为综合征的表现之一。PM 的肌肉症状可以出现在抗合成酶抗体综合征（该综合征还包括关节痛、雷诺现象、技工手和间质性肺病等），后者已有其单独的诊断标准。PM 也经常出现于重叠性肌炎，与混合性结缔组织病或者系统性硬化等其他结缔组织病伴发。在肌炎特异性抗体与肌炎相关抗体被发现后，一些 IIMs 分类中已经将抗合成酶抗体综合征、重叠性肌炎从 PM 中独立出来。在确认 IMNM 为独立的疾病实体之后，以往 B/P 标准下可能或可疑的 PM 则被归入了 IMNM。

【辅助检查】

1. **血清学检查** 活动期患者血清 CK 水平多高于正常 50 倍以上，CK 水平与肌炎的活动程度平行。由于 PM 与抗合成酶抗体综合征以及重叠综合征的合并出现，经常检测到抗合成酶抗体、肌炎相关性抗体以及其他自身免疫性疾病相关的自身抗体。此外，肿瘤筛查也是 PM 所必需的。

2. **肌电图** 针极肌电图提示肌源性损害。可出现多相波增多，自发电活动增多，纤颤电位、复杂重复放电、正锐波发放等提示活动性肌病的改变。自发电位的存在也有助于区别肌炎活动期和长期应用糖皮质激素造成的类固醇肌病，后者缺乏自发电位。

3. **肌肉 MRI** PM 与 IMNM 在 MRI 上表现类似，但与 DM 的骨骼肌 MRI 病变分布形式有显著区别。PM 多数首先累及肌内膜，肌肉水肿见于中央处，呈不对称性的斑片状水肿，近端肌群为主。而 DM 多数先累及肌束膜、肌筋膜和皮下组织。

4. **其他检查** 确诊 PM 需要常规进行肺部、心脏、肾、皮肤、关节等多器官组织评估，也有必要进行肿瘤相关筛查。

5. **肌肉活检** PM 的主要病理改变是肌纤维坏死/再生，肌内衣 $CD8^+$ T 淋巴细胞浸润，MHC-Ⅰ阳性的肌纤维，伴随肌束衣水肿、断裂及炎细胞浸润。肌束衣和肌内衣炎细胞的浸润是其与 IMNM 的病理鉴别点。

【诊断】

依据 2015 年中国多发性肌炎诊治共识，PM 的诊断要点包括：①起病年龄大于 18 岁；亚急性或隐匿起病，数周至数月内进展；临床主要表现为对称的肢体无力和颈肌无力，近端重于远端，颈屈肌重于颈伸肌。②血清肌酸激酶升高。③肌电图提示活动性肌源性损害。④肌肉病理提示肌源性损害，肌内膜多发散在和（或）灶性分布的、以淋巴细胞为主的炎性细胞浸润，炎性细胞大部分为 T 淋巴细胞，肌纤维膜有 MHC-Ⅰ异常表达，T 细胞围绕在形态正常的表达 MHC-Ⅰ的肌纤维周围，或侵入和破坏肌纤维。⑤无皮肌炎的皮疹；无相关药物及毒物接触史；无甲状腺功能异常等内分泌病史；无肌营养不良等家族史。⑥肌肉病理除外常见类型的代谢性肌病和肌营养不良等非炎性肌病。

【鉴别诊断】

单纯 PM 十分少见，患者 18 岁以前发病，需要排除青少年 DM 及 IMNM 的可能；缓慢起病，病程超过数月至数年者需要考虑 sIBM 或肌营养不良的可能；疲劳和肌痛突出而肌无力轻者，需要鉴别纤维性肌痛和风湿性多肌痛等。CK 水平增高而波动较大，尤其是出现横纹肌溶解者，需要鉴别脂肪累积性肌病；病理上缺乏典型炎性改变者，需要考虑 IMNM 及肌营养不良。

【治疗】

与其他类型 IIMs 一样，糖皮质激素、免疫抑制剂、IVIG 以及新型生物制剂均对 PM 的治疗有效。其中糖皮质激素治疗为首选，具体药物使用可参考 DM。PM 表现为重叠综合征或者抗合成酶抗体综合征而出现靶器官受累，如间质性肺病、关节炎、心脏和肾损害等，可参考相应的治疗共识推荐。与其他 IIMs 一样，及时进行康复训练，有助于肌肉功能的更好恢复和降低致残率。

散发性包涵体肌炎

散发性包涵体肌炎（sporadic inclusion body myositis，sIBM）是隐袭起病、慢性、进行性骨骼肌炎性及变性疾病。sIBM 的发病多在 50 岁以后，以男性为主，男女发病比例为（2~3）:1。发病率在（1~117）/100 万之间，在 50 岁以上人群中的发病率约为 139/100 万。本病在不同地区和人群中报道不一，在高加索人群中是 50 岁以上 IIM 的主要类型，但在包括韩国、南美、中东和南地中海地区等的报道并不多见，在日本则显示出逐年增高的发生率，sIBM 在我国的发病率尚不明确。包涵体肌炎属于原发的炎性肌病还是变性肌病继发炎性反应目前尚未明确。除了与 $CD8^+$ T 细胞介导的炎症反应有关外，一半左右的患者出现血清抗胞质 5'-核苷酸酶 1A（cytosolic 5' nucleotidase 1A，CN1A）抗体阳性，提示发病也与体液免疫异常相关。

【临床表现】

大多数 sIBM 患者的发病年龄超过 50 岁，平均发病年龄为 60 多岁。老年男性更为多见。本病起病隐袭，进展缓慢，表现为非对称性的四肢近端和远端无力，多从非优势侧起病，下肢近端（股四头肌）和上肢远端（腕屈肌、指屈肌）无力伴萎缩是本病最常见也是特征性的临床表现，手指远端屈肌无力经常是最早发现的体征。近端肌无力可导致上楼费力和上举费力，远端无力经常表现为足下垂和绊倒，上肢远端无力出现手部握力下降。有 30%~50% 的患者因咽部及食管肌肉受累而出现发音困难、吞咽和咽下困难，30% 的患者可出现双侧面肌无力，颈部屈肌也可出现无力，导致从枕头上抬头时困难，通常没有呼吸肌受累。此外，周围神经也可受累，表现为肢端感觉异常，但除膝腱反射减低外，其他腱反射很少减低或者消失。晚期患者可出现严重的吞咽障碍、营养缺乏、体重下降、长期卧床造成吸入性肺炎及其他并发症等，成为 sIBM 患者致死的主要原因。

作为老年好发性疾病，sIBM 患者经常合并其他老年常见病，如糖尿病、脑梗死和高血压病等。与其他 IIM 相比，sIBM 很少出现广泛的免疫介导性多系统受累，如间质性肺病、关节炎和心肌炎等。有 5% 左右的患者存在潜在的自身免疫性疾病，如干燥综合征、系统性红斑狼疮、类风湿关节炎、结节病等，还可合并淋巴增生性疾病（如慢性淋巴细胞性白血病）感染（如 HIV 和乙型肝炎）。丧失行走能力和吞咽困难是 sIBM 致残的主要原因，但没有证据表明本病会影响预期寿命。发病 14 年后约 1/3 的患者需要使用轮椅，随访中位死亡年龄为 81 岁，呼吸系统疾病尤其是肺炎导致的死亡更为常见。初步证据表明，抗 cN1A 抗体阳性的患者可能死亡风险略高。

【辅助检查】

1. **肌酸激酶** 多数患者血肌酸激酶升高的幅度在上限的 10 倍以内，一般不超过正常上限的 15 倍。

2. **抗 cN1A 抗体** 2011年由美国 Salajegheh 等发现,是 sIBM 目前已知的唯一的血清学标志物,有助于区分 sIBM 与其他 IIM。该抗体对诊断 sIBM 的敏感度在 33%～80%,特异度在 87%～100%。因此抗 cN1A 抗体阴性不能排除 sIBM 的诊断,而在系统性红斑狼疮及干燥综合征患者中也可检出该抗体。

3. **其他血清学检查** sIBM 可合并自身免疫性疾病、淋巴增生性疾病(如慢性淋巴细胞性白血病)和感染(如 HIV 和乙型肝炎)。因此,其他自身抗体、免疫固定电泳、人类免疫缺陷病毒(HIV)及肝炎病毒学检测也应考虑。

4. **电生理检查** sIBM 在电生理上可呈慢性失神经支配和炎性肌病损害表现的混合。肌电图检查可见自发电位和插入电活动增加,出现多相运动单位动作电位和早期募集现象,部分患者也可以出现宽大的多相运动单位动作电位而被怀疑为运动神经元病甚至导致误诊,30% 的患者出现感觉性轴索性神经病的改变。

5. **影像学检查** 肌肉超声和 MRI 检查可以评估肌肉病变程度、肌肉容积变化和辅助肌肉活检部位的确定。肌肉 MRI 检查可以发现受累肌肉破坏出现的水肿样改变及肌肉组织脂肪化。骨骼肌 MRI 的脂肪化模式对 sIBM 的诊断具有提示价值,严重脂肪化出现在股四头肌(股直肌相对保留)、指伸屈肌和腓肠肌内侧头。

6. **肌肉活检** 骨骼肌病理是诊断 sIBM 的重要手段,其病理表现非常丰富(图 8-11),包括:①炎性肌病样病理改变:肌纤维坏死、再生和肌内衣为主的炎细胞浸润,主要为 $CD8^+$ T 细胞,伴随肌纤维膜 MHC-Ⅰ表达广泛上调;②肌营养不良样病理改变:表现为肌纤维直径变异加大、肥大、圆状萎缩、结缔组织增生等;③神经源性病理改变:包括成组分布的小角状萎缩肌纤维和群组化改变;④线粒体异常:镜下可见破碎红纤维和细胞色素氧化酶染色阴性肌纤维;⑤肌纤维变性:可发现镶边空泡,在空泡肌纤维和细胞核内发现一系列中枢神经系统变性病相关蛋白,包括 β 淀粉样蛋白及前体、磷酸化神经丝蛋白、p62 和 TDP-43 蛋白等;⑥电镜下观察到管丝样包涵体是该病具有诊断价值的病理特征,包括含有 Aβ 蛋

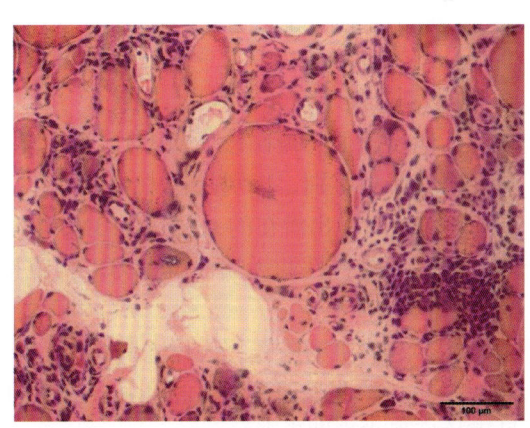

图 8-11 sIBM 患者骨骼肌活检病理检查
图示肌纤维肥大、萎缩、坏死和再生,个别肌纤维内出现镶边空泡。肌内衣灶状炎细胞浸润,肌束衣和肌内衣增生(HE 染色)

白的斑片状包涵体和包含 p-Tau 蛋白的弯曲线形包涵体,前者为 6～10 nm 的淀粉样原纤维及非结晶物质,后者为 15～21 nm 的双股螺旋丝。

【诊断】

sIBM 的诊断依赖于特征性临床表现、实验室检查及病理改变。对于 40 岁以上,表现为慢性、进行性肌无力,累及下肢近端,且血清肌酸激酶增高不超过 15 倍者,均应考虑本病。免疫学、影像学及病理学检查均有助于本病的诊断。sIBM 尚无检测的金标准,不同研究小组提出了若干诊断标准,但临床应用中常常由于缺乏敏感性而使得广泛应用受限。目前临床试验常使用欧洲神经肌肉中心(European Neuromuscular Centre,ENMC)2013 年的诊断标准(表 8-5)。

表 8-5 ENMC 诊断标准（2013 年）

分类	临床和实验室特征	病理特征
	满足以下 3 个条件 ①病程＞ 12 个月 ②起病年龄＞ 45 岁 ③血清 CK ＞ 15 倍正常上限	①肌内衣炎细胞浸润 ②镶边空泡 ③异常蛋白沉积 * 或 15～18 nm 管丝样包涵体
临床 - 病理确诊	屈指力弱＞肩外展力弱 且 / 或 伸膝力弱≥屈髋力弱	同时具备①、②、③病理特征
临床确诊	屈指力弱＞肩外展力弱 且 伸膝力弱≥屈髋力弱	具备 1 项或多项病理特征
很可能的	屈指力弱＞肩外展力弱 或 伸膝力弱≥屈髋力弱	具备 1 项或多项病理特征

* 淀粉样蛋白或其他蛋白沉积，包括淀粉样蛋白、p62、SMI-31、TDP-43 等免疫染色发现的其他蛋白。

【鉴别诊断】

其他疾病很少被误诊为 sIBM，恰恰相反，sIBM 初期经常被诊断为其他疾病。因此首先应与其他 IIM 相鉴别，特别是在中老年男性，被诊断为其他类型炎性肌病、但治疗效果不佳的患者中，应及时检出潜在的 sIBM。sIBM 与其他 IIM 相区别的临床特征包括：

（1）不对称性和远端性肌无力，腕或指屈肌及足部伸肌更容易受累，其他 IIM 主要为近端受累。

（2）起病更为隐匿，病程进展缓慢，诊断前症状存在时间经常超过 5 年。

（3）伴随明显肌萎缩：指屈肌、腕屈肌和股四头肌的萎缩突出。在其他 IIM 中肌肉萎缩多见于长病程或晚期患者。

此外，sIBM 也常被误诊为其他疾病，临床表现上需要鉴别脑血管病、Lambert eaton 综合征和颈、腰椎骨关节病等；在电生理改变上特别需要鉴别运动神经元病、慢性炎性脱髓鞘神经根神经病和糖尿病性肌萎缩；在病理改变上出现线粒体异常者需要鉴别多发性肌炎 / 免疫性坏死性肌病，如抗 HMGCR 肌病伴线粒体异常、线粒体肌病等；出现镶边空泡者应注意鉴别遗传性包涵体肌病、眼咽型肌营养不良、肢带型肌营养不良和远端肌病伴镶边空泡等。

【治疗】

针对 sIBM 的肌肉炎症及变性通路的多种药物尝试均未能显示有效，包括糖皮质激素、传统免疫抑制剂及新型生物制剂均不能明确改善包涵体肌炎患者的临床症状。近期有研究表明，mTOR 抑制剂雷帕霉素（西洛莫司）可改善包涵体肌炎的临床症状。目前该病治疗以康复为主，对于吞咽障碍的患者，可考虑环咽肌切开术。存在骨骼肌特异性抗体或合并其他结缔组织病的患者，应用皮质类固醇激素可能会获得良好的治疗效果。

神经肌肉接头病变有哪些评估和检查方法？

（张　巍）

第四节 神经系统感染性疾病

导学目标

- **基本目标**
  1. 列举神经系统感染性疾病的分类和常见病原体。
  2. 概括腰椎穿刺对中枢神经系统感染性疾病诊断的重要意义。

- **发展目标**
  1. 运用学过的微生物学知识，分析不同病原体的传染病学三要素（传染源、传播途径和易感人群）特点，分析不同病原体致病的机制和临床表现、治疗原则。
  2. 通过运用免疫学基础治疗，了解单纯疱疹病毒感染后脑炎（"双峰脑炎"）的发病机制，加深对感染性疾病与自身免疫性疾病之间的关联的理解。

本节数字资源

案例8-3

女性，18岁，发热，头痛3天，伴喷射性呕吐，反应迟钝1天来诊。查体：T 39.5℃，BP 110/75 mmHg，HR 105次/分，嗜睡，脑神经、感觉、运动查体正常，四肢腱反射活跃，未引出病理反射，颈抵抗（+），双侧Kernig征（+）。急查头颅CT未见明显异常。

初步诊断：中枢神经系统感染。

问题：

请结合病例，分析患者可能的受累部位。

神经系统感染性疾病是病原微生物侵犯神经系统的实质、被膜及血管等引起的急性或慢性炎症性疾病，在病理上表现为炎性改变，具有传染性或非传染性。按照病原体的生物学种属划分，可分为细菌感染、真菌感染、螺旋体感染、寄生虫感染、病毒感染和朊蛋白病等。细菌感染中较常见的是急性细菌性脑膜炎、中枢神经系统结核、麻风病等；真菌感染中较常见的是新型隐球菌性脑膜炎和颅内侵袭性真菌感染；螺旋体感染中较常见的是神经梅毒和莱姆病；寄生虫感染中较常见的是脑囊虫病和弓形虫感染；病毒感染中较常见的包括单纯疱疹病毒脑炎、脊髓灰质炎和带状疱疹等；朊蛋白病中最常见的是克雅氏病。按照感染部位划分，可分为颅内感染、脊髓感染、神经及肌肉感染等。颅内感染是神经系统感染性疾病最常见的部位，包括脑膜炎、脑炎、脑膜脑炎、脑脓肿及海绵窦血栓性静脉炎等。脑膜炎的常见病原体包括细菌、真菌、寄生虫或病毒，病毒是引起脑炎最常见的病原体，细菌和真菌是引起脑脓肿及海绵窦血栓性静脉炎的常见病原体。脊髓感染较常见的是病毒性脊髓炎和梅毒感染导致的脊髓痨。周围神经感染较常见的包括带状疱疹感染、莱姆病及麻风病等。肌肉感染较为罕见，病原可以是细菌、病毒或寄生虫等。

对于中枢神经系统感染，影像学检查和脑脊液检查是重要的检测手段，其中脑脊液的病原学检测是确诊的主要依据，既包括传统意义上的脑脊液涂片染色寻找病原体、脑脊液培养、DNA一代测序等，也包括脑脊液宏基因组学二代测序。

本章主要介绍临床常见的中枢神经系统感染的病因及诊疗原则。

一、神经系统细菌感染

细菌性脑膜炎

细菌性脑膜炎（bacterial meningitis）是临床常见的急性中枢神经系统感染性疾病，常见表现为发热、头痛、意识障碍、癫痫发作等，并可以继发脑血管疾病。除软脑膜外，蛛网膜下腔和脑实质亦可受累，引起脑膜脑炎。

【流行病学】

细菌性脑膜炎在美国每年发病率 > 2.5/100 000。中国疾病预防控制中心牵头对我国4省2006—2009年近2000万人的流行病学调查数据显示，细菌性脑膜炎在我国的人群总体发病率为（1.84～2.93）/100 000，在5岁以下儿童发病率为（6.95～22.30）/100 000。细菌性脑膜炎发病的高危因素包括免疫缺陷或免疫抑制状态（糖皮质激素、移植术后、妊娠、肝硬化、酒精滥用、恶液质、AIDS等）、外伤性或先天性解剖结构缺陷（如皮毛窦、脑脊液耳漏或鼻漏等）、营养不良、未接种相关疫苗等。病原体侵入中枢的途径包括经血液循环、邻近感染灶直接侵犯、解剖屏障损伤。近期有呼吸道或邻近器官（耳道和鼻窦）的感染、脑膜炎高发地区旅行史、与细菌性脑膜炎患者密切接触者，患病概率增加。

【病原学】

成人及儿童细菌性脑膜炎的病原学有所不同。对儿童而言，病原与患儿的年龄、免疫功能和流行区域有关。新生儿细菌性脑膜炎最常见的病原体是无乳链球菌（GBS）和大肠埃希菌，占所有病例的2/3；3月龄以上幼儿，肺炎链球菌最为常见，且随年龄增大，所占比例逐渐增高；3～6岁儿童，流感嗜血杆菌和金黄色葡萄球菌常见；6岁以上儿童，脑膜炎奈瑟菌和单核细胞增多性李斯特菌多见；随着疫苗的普及，脑膜炎奈瑟菌及流感嗜血杆菌所致脑膜炎发病率显著下降，肺炎链球菌性脑膜炎的发生率亦有所下降。成人细菌性脑膜炎感染最常见的病原体是肺炎链球菌和脑膜炎奈瑟菌、单核细胞增多性李斯特菌。流感嗜血杆菌和金黄色葡萄球菌在成人病例中约占12%，常与特定的潜在疾病如中耳炎（流感嗜血杆菌）、鼻窦炎（流感嗜血杆菌）和感染性心内膜炎（金黄色葡萄球菌）相关。

【临床表现】

新生儿细菌性脑膜炎临床表现缺乏特异性，可表现为易怒、喂养不良、呼吸窘迫、皮肤苍白或大理石样改变、肌张力过高或减退，仅少数患儿表现为发热。呼吸窘迫或衰竭经常被报道为新生儿脑膜炎的最初症状之一。在出生24 h内发生GBS脑膜炎的新生儿主要的初始体征中，神经症状只占63%，而呼吸道体征可占72%、心血管体征可占69%。约25%的新生儿脑膜炎病例可诊断为合并感染中毒性休克。因此，即使没有典型的临床症状和（或）体征，也无法排除新生儿脑膜炎的诊断，通常需依赖脑脊液的检测。

儿童细菌性脑膜炎患者最常见的临床表现为发热、头痛、颈强直和呕吐。一般来说，患者年龄越小，头痛、畏光、呕吐、颈强直等症状越不明显、不典型，更容易漏诊。据报道，儿童细菌性脑膜炎患者中，年龄 < 1岁的患儿中有头痛表现者仅占29%，而年龄 > 5岁的患儿中75%有头痛表现，92%～93%的患儿有发热，55%～67%出现呕吐，10%～56%伴随癫痫发作，13%～56%伴随精神状态改变。一些症状与特定的病原体有关，如斑疹和紫癜性皮疹通常是脑膜炎奈瑟菌脑膜炎的典型体征。对于怀疑细菌性脑膜炎的所有患儿，除非存在腰椎穿刺禁忌证，否则都应该进一步完善脑脊液检查。

成人细菌性脑膜炎患者最常见的临床表现为发热、头痛、颈强直和精神状态改变。只有 41%～51% 的患者出现典型的发热、颈强直和精神状态改变三联征；90% 以上的斑疹患者提示脑膜炎奈瑟菌感染。颈强直、Kernig 征和 Brudzinski 征是支持成人细菌性脑膜炎诊断的重要体征，但是其敏感性分别为 31%、9% 和 11%，因此，对于临床高度怀疑细菌性脑膜炎而体征不典型的患者，也建议尽早完善腰椎穿刺。

【实验室检查】

脑脊液检查对于细菌性脑膜炎诊断具有重要意义，大部分细菌性脑膜炎血常规提示白细胞总数升高，中性粒细胞增高，脑脊液压力升高，可伴随白细胞升高，其中多核细胞增多在化脓性脑膜炎最为常见，脑脊液生化提示葡萄糖降低及蛋白质升高，脑脊液细菌培养阳性可诊断细菌性脑膜炎。并可通过药敏试验选择合理的抗菌药物。革兰氏染色、乳胶凝集试验、免疫层析抗原检测、PCR 和宏基因组二代测序（metagenomics next generation sequencing，mNGS）对于明确病原体都具有重要价值，特别是当脑脊液培养为阴性时。

【影像学检查】

颅脑 CT 及 MRI 平扫+弥散及增强扫描有助于了解颅内病变情况，发现并发症；必要时进行鼻窦及颅底高分辨 CT，脊髓 MRI 平扫增强扫描有助于明确是否合并其他基础疾病，如脑脊液鼻漏及耳漏、局部窦道、骨质破坏、中耳胆脂瘤、脊髓内胆脂瘤合并感染等。

【治疗】

即使尚未明确诊断或因为各种原因未能及时进行腰椎穿刺，细菌性脑膜炎患者都必须在临床怀疑该诊断时立即开始经验性抗菌治疗。可参考相关指南，根据患者年龄和当地耐药率，决定细菌性脑膜炎的经验性治疗方法。可根据患者抗菌药物药敏试验，决定细菌性脑膜炎的具体治疗方法。对于细菌培养未检出病原体的细菌性脑膜炎患者，推荐依据经验性治疗方案进行治疗，疗程最短持续 2 周。在化脓性脑膜炎早期，短期糖皮质激素静脉辅助治疗可减少短期并发症的发生。

脑和脊髓结核

结核病（tuberculosis，TB）是由结核分枝杆菌复合群（mycobacterium tuberculosis complex，MTBC）感染引起的一种传染病。中枢神经系统结核病主要由原发感染肺部的结核分枝杆菌经血行播散至脑和脊髓实质、脑脊膜及其邻近组织形成病灶所致。若病灶破裂导致结核分枝杆菌释放到蛛网膜下腔或脑室，则引起脑脊髓膜炎，若病灶逐步增大但并未破入蛛网膜下腔，则形成结核瘤。

【流行病学】

结核病是一种感染性疾病，全世界约有 1/4 的人口感染过结核分枝杆菌。WHO 2020 年全球结核病报告显示：2019 年全球估计有 1000 万人罹患结核病，约 120 万 HIV 阴性结核病患者死亡，约 20.8 万 HIV 阳性结核病患者死亡。结核病发病人群中男性占 56%，女性占 32%，儿童（<15 岁）占 12%。在所有感染者中，8.2% 是 HIV 感染人群。

我国是结核病高发的国家。在 2019 年新发病例中，30 个结核病高负担国家约占 90%，其中我国占 8.4%。全球近 50 万人患利福平耐药结核病（RR-TB），其中 78% 患有多重耐药结核病（MDR-TB）。我国耐药结核占全球耐药结核的比例为 14%，居全球第二位。结核病患者中约 1% 会发生中枢神经系统结核病。

【发病机制】

结核性脑膜炎是一种严重的继发性结核病，继发于身体其他部位的结核病灶。绝大部分原发病灶分布在肺部和气管、支气管淋巴结，也可以是通过肠系膜淋巴结及泌尿生殖器的结核或骨关节结核。这些病灶中的结核分枝杆菌通过病灶内或附近破损的微血管进入血流引起菌血症，若进入中枢神经系统则有机会引起结核性脑膜炎。结核分枝杆菌侵入中枢神经系统后，能否发病及病情的轻重和病变的性质差异很大，主要取决于结核分枝杆菌的数量、毒力大小、机体的免疫力、血-脑屏障是否完整以及患者对结核分枝杆菌及其代谢产物的敏感状况等因素。

结核性脑膜炎的发病机制有以下两种学说：

（1）结核分枝杆菌菌血症直接引起脑膜炎学说：该学说认为结核分枝杆菌进入血流后到达脑膜可直接引起脑膜炎，此情况多见于婴幼儿。

（2）结核球（瘤）发病机制学说：该学说认为结核分枝杆菌进入脑内后，在皮质、软脑膜、脑实质、脉络丛等处先形成结核病灶（结核球，又称 Rich's 病灶），当病灶破溃时可以排出干酪样物质和结核分枝杆菌到蛛网膜下腔，引起结核性脑膜炎。排出干酪样物质和细菌的数量和速度不同，可以使结核性脑膜炎表现为急性、亚急性和慢性。临床上确能见到不少全身粟粒型结核患者并未患结核性脑膜炎，而有一些结核性脑膜炎患者也未患血行播散型结核病。

【临床表现】

大多数结核性脑膜炎患者发病比较缓慢，典型经过为病初只有一般结核中毒症状，经过1~3周进入脑膜刺激期，出现一系列脑膜刺激征。结核性脑膜炎的临床症状可分为两大类：一般结核中毒症状和神经系统症状。一般结核中毒症状多为不规则发热、乏力、盗汗、纳差等，若合并身体其他部位结核灶可有其各自相应症状，如有肺结核可有咳嗽、咳痰；若为急性血行播散性结核病可表现为弛张热。结核性脑膜炎的神经系统症状包括以下几方面。

（1）头痛：是最常见的症状，发生率93.0%~97.9%。部位广泛，可逐渐加重。头痛可呈搏动性、炸裂性和周期性，夜间及清晨加重。当咳嗽、屏气、排便时头痛可加重。

（2）呕吐：多为喷射状，与进食无关，发生率80%，通常为颅内压升高刺激迷走神经及延髓网状结构的呕吐中枢所致。

（3）脑膜刺激征：颈强直、布氏征、克氏征是脑膜刺激征的重要体征，产生机制是脑膜炎型渗出物刺激颈上节段和腰骶节段的脊神经后根所致。

（4）脑神经损害：脑神经功能受损主要是受颅底大量炎性浆液纤维渗出物的刺激、包埋、挤压所致，颅内压增高也是原因之一。临床上以外展神经、面神经、视神经和动眼神经损害常见。

（5）意识障碍：根据程度不同分为嗜睡、昏睡和昏迷三级。出现昏迷表示大脑皮质广泛损害、脑干网状结构-丘脑髓核内核上网状激活系统损害或高度抑制的结果；持续性昏迷提示预后不良。

（6）脑卒中：由于结核性动脉内膜炎使管腔狭窄、闭塞，引起脑血液循环障碍，引起脑卒中，病变部位以大脑中动脉供血区域最常见，表现为对侧中枢性偏瘫，偏身感觉障碍，病变在优势半球还可引起失语。

（7）脑疝：是结核性脑膜炎的严重并发症，也是结核性脑膜炎死亡的主要原因。临床上以小脑幕切迹疝和枕骨大孔疝多见，大脑镰下疝少见。

【实验室检查】

结核性脑膜炎脑脊液检查通常出现以下变化：①压力增高，外观澄清或呈毛玻璃样；②白细胞计数为（100~500）×10^6/L，以淋巴细胞占多数，但疾病早期部分患者可以中性粒细胞为主；③蛋白质升高至1~2 g/L；④糖<2.2 mmol/L，95%的患者其脑脊液糖/同步血糖<0.5。

脑脊液抗酸染色是诊断中枢神经系统结核病快速、简便的方法，细菌培养可作为结核病的确诊依据，通常分枝杆菌生长需4~8周，但无论是抗酸染色还是细菌培养，阳性率都极低。常规病原体筛查阴性时，可进一步行脑脊液病原学二代测序等新技术检查，以提高病原学检出率。

【影像学检查】

基底池脑膜强化、脑积水、脑梗死和结核瘤是中枢神经系统结核病的主要影像学特征（图 8-12），可单独或联合发生。中枢神经系统结核病的影像学表现受年龄和患者的免疫状态影响，儿童比成人更易出现脑积水，HIV 感染者颅底强化少见。

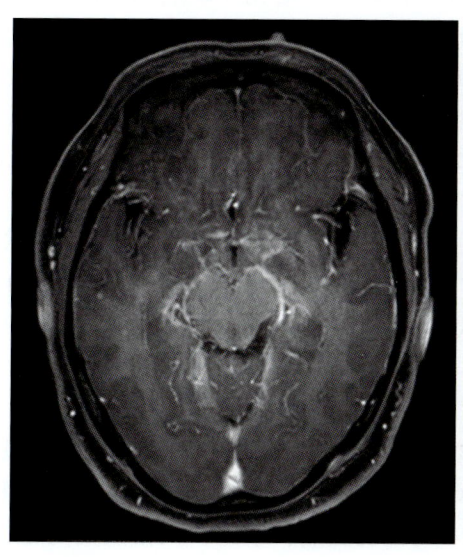
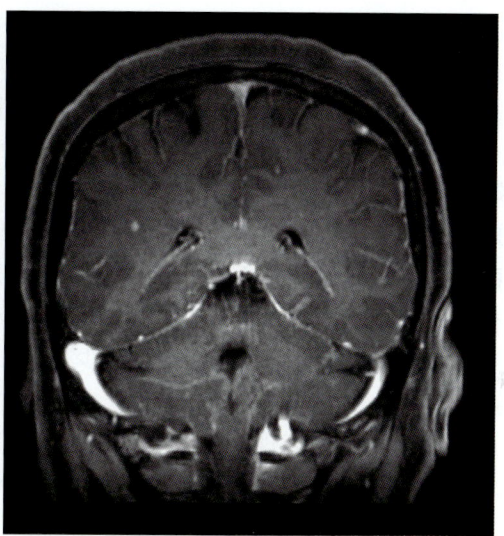

图 8-12 结核性脑膜炎头颅 MRI
可见基底池及大脑皮质表面软脑膜广泛强化，右侧基底节区结节样强化灶

【治疗】

中枢神经系统结核病的化学治疗遵循肺结核的化学治疗模式，分为强化期和巩固期，所有中枢神经系统结核病的强化期疗程不少于 2 个月，全疗程不少于 12 个月。强化期的抗结核治疗方案应包括不少于 4 个有效的抗结核药物，异烟肼、利福平、吡嗪酰胺被推荐作为优先选择的抗结核药物，乙胺丁醇、二线注射类药物为可选的初始抗结核药，同时可使用糖皮质激素辅助抗炎治疗。巩固期的抗结核治疗方案包括不少于 2 个有效的抗结核药物，推荐使用异烟肼和利福平。

知识拓展

麻风病（leprosy）

病原体：麻风分枝杆菌（mycobacterium leprae）。

传播途径：呼吸道飞沫传播，直接皮肤接触传播、土壤及虮蚤接触传播。

临床表现：无痛性皮肤斑疹，多发性神经病（神经增粗——尺神经、耳后神经、胫后神经、腓神经）。

诊断：皮肤涂片找抗酸杆菌。

治疗：利福平、氨苯砜、氯法齐明等联合治疗。

二、神经系统真菌感染

隐球菌性脑膜炎

隐球菌性脑膜炎（cryptococcal meningitis，CM）是由隐球菌感染脑膜或脑实质引起的中枢神经系统感染性疾病。隐球菌感染通常发生在呼吸道，伴或不伴有肺炎症状，通过血行播散进入中枢神经系统。

【流行病学】

隐球菌性脑膜炎是最常见的真菌性脑膜炎之一。全球每年有超过 22 万 CM 病例和 18.1 万的死亡病例。在美国，每年大约有 3000 例 CM 患者，其中 80% 发生在人类免疫缺陷病毒（HIV）阳性患者中。CM 除与 HIV 患者具有最强的相关性外，对于其他免疫缺陷患者也具有高风险。我国（包括香港、台湾地区）和新加坡华裔患者的数据显示，高达 50%～77% 的 CM 患者为免疫功能正常者。新近研究结果显示，所谓"免疫功能正常"的患者可能存在潜在的免疫遗传功能缺陷。由此可见，我国 CM 患者有一定的特殊性。即使进行了适当的抗真菌治疗，CM 患者的 90 天死亡率仍然很高，在全球范围内病死率达 30%～50%。

【病原学】

隐球菌属至少有 30 多个种，其中具有致病性的绝大多数为新型隐球菌和格特隐球菌。新型隐球菌主要在免疫功能低下患者中引起脑膜炎，格特隐球菌好发于免疫功能正常人群，格特隐球菌有明显的地域性，主要在热带、亚热带地区，近年来在加拿大和美国北部地区也有发生。我国以新型隐球菌感染为主，格特隐球菌少见。

【临床表现】

非 HIV 患者的临床表现以脑膜炎为主，也可以累及脑实质引起脑膜脑炎。大部分患者呈慢性起病，在诊断前已有症状可长达数月，常见临床表现为亚急性或慢性脑膜脑炎的症状和体征；50%～80% 的患者可见发热，典型情况下，2～4 周出现头痛、嗜睡、人格改变与记忆丧失，也可出现运动、感觉障碍、脑功能障碍、癫痫发作、痴呆及颅内或脊髓内脓肿等临床表现。与非 HIV/AIDS 的隐球菌性脑膜炎患者相比，HIV 感染患者隐球菌性脑膜炎的临床症状无明显差异，但 HIV 患者症状持续时间较非 HIV 感染患者长，且更不典型。

【实验室检查】

由于隐球菌性脑膜炎缺少典型的临床症状，脑脊液培养、墨汁染色（图 8-13）及隐球菌荚膜抗原等实验室检查方法联合检测有助于早期诊断。

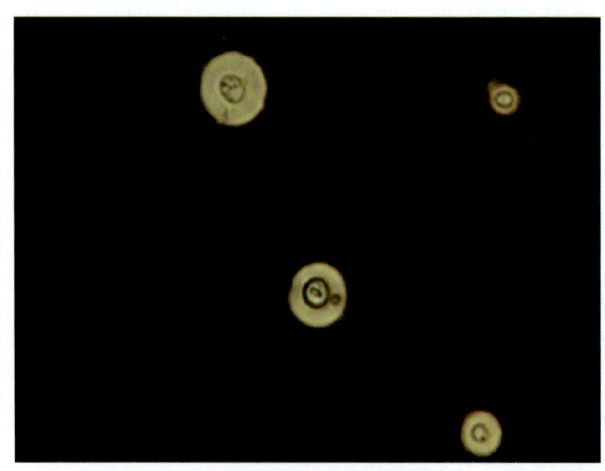

图 8-13　脑脊液印度墨汁染色（×400）

单个隐球菌孢子周围可见明显的透明区，与新生隐球菌的荚膜一致。图片中央的孢子正在芽生（引自 uptodate）

【治疗】

隐球菌性脑膜炎疗程较长，具体疗程判定宜个体化，结合患者临床症状和体征消失，脑脊液常规、生化恢复正常，脑脊液涂片、培养阴性，可考虑停药。此外，有免疫功能低下基础疾病患者、脑脊液隐球菌涂片持续阳性、隐球菌特异多糖荚膜抗原检测持续高滴度,以及颅脑磁共振成像(MRI)示脑实质有异常病灶者疗程均宜相应延长。疗程通常在10周以上,长者可达1~2年甚至更长,诱导期治疗首选两性霉素B和氟胞嘧啶联合治疗。后期可口服氟康唑治疗。在资源缺乏或两性霉素B不能耐受时,可选择高剂量氟康唑联合氟胞嘧啶,对于难治性隐球菌性脑膜炎,在抗真菌治疗的同时可考虑采用免疫调节辅助治疗。

三、神经系统螺旋体感染

神经梅毒

梅毒与结核病、麻风病并列为世界三大慢性传染病。神经梅毒(neuroyphilis)系由苍白密螺旋体(treponema pllidum)感染人体后出现的脑脊膜、血管或脑脊髓实质损害的一组临床综合征,是Ⅲ期梅毒全身性损害的重要表现。根据历史文献记载,梅毒最早来源于美洲,15世纪由哥伦布船队的水手将梅毒从美洲带到了欧洲;明朝末年,葡萄牙人强占澳门,葡商将梅毒传到了广东岭南一带,此后梅毒开始在我国传播。20世纪50年代以后,神经梅毒在我国几乎绝迹,但70年代后发病率又有上升趋势,目前在世界范围内,艾滋病的流行使罹患神经梅毒的患者有所增多。

【流行病学】

神经梅毒在我国曾一度销声匿迹,但随着人口流动性的增大、性观念的改变、高危性行为的出现以及HIV病毒的传播,神经梅毒再度出现,并呈逐年增多趋势。

目前关于神经梅毒的报道多为病例个案或系列病例报道,尚无基于人群的大规模研究。研究表明,神经梅毒与人种及性别相关,中年男性为神经梅毒的高危人群,男性患者为女性患者的4~7倍,平均发病年龄为48.1岁。关于梅毒螺旋体的分子流行病学研究显示,梅毒螺旋体存在亲神经菌株,1998年建立起梅毒螺旋体 *tpr* 和 *arp* 基因分子分型系统,14a、14d/f、19d/c与神经梅毒相关,14d/f在我国具有流行优势。约20%未经治疗的梅毒患者可发展为无症状神经梅毒,后者中10%可进展为有症状神经梅毒,并随时间延长其比例呈增长趋势。研究表明,近年神经梅毒的潜伏期较既往明显缩短,经不规范治疗的梅毒患者,麻痹性痴呆的发病时间较未经治疗的患者缩短4年,考虑与抗生素的不规范使用有关。

【发病机制】

神经梅毒的病因为感染了苍白密螺旋体,感染途径有两种,其中后天感染的主要传播方式是不正当的性行为,男同性恋者是神经梅毒的高发人群。先天梅毒则是通过胎盘由患病母亲传染给胎儿。约10%未经治疗的早期梅毒患者最终发展为神经梅毒。感染后脑膜炎改变可导致蛛网膜粘连,从而引起脑神经受累或循环受阻,发生阻塞性脑积水。增生性动脉内膜炎可导致血管腔闭塞,脑组织的缺血、软化,神经细胞的变性、坏死和神经纤维的脱髓鞘。

【临床表现】

神经梅毒依据病理改变可分为间质型神经梅毒和实质型神经梅毒。在临床工作中,典型的神经梅毒主要分为以下5类:无症状神经梅毒、梅毒性脑膜炎、血管型梅毒、脊髓痨、麻痹性痴呆。早期神经梅毒包括梅毒性脑膜炎和血管型梅毒,晚期神经梅毒包括麻痹性痴呆、脊髓痨等。早晚期神经梅毒并无明确的时间划分点,不同神经梅毒分型为疾病不同时间段的表现,常有部分重叠。

(1)无症状神经梅毒:患者无明显症状或体征,但存在脑脊液异常改变。未经治疗的梅毒患者在感染后12~18个月脑脊液异常率达高峰,若脑脊液异常持续5年以上,其发展为有症状神经梅毒的概率高达87%。

(2)梅毒性脑膜炎:潜伏期多为2个月至2年。急性梅毒性脑膜炎多于二期梅毒疹时出现,表现为发热、头痛、精神行为异常等，严重者可出现癫痫发作、意识障碍，查体脑膜刺激征阳性；慢性及亚急性者主要累及颅底脑膜，可出现第Ⅱ、Ⅲ、Ⅳ、Ⅴ、Ⅵ、Ⅷ对脑神经损害，尤以第Ⅷ对脑神经常见。

（3）血管型梅毒：潜伏期多为5～12年。脑血管型梅毒发病前数周或数月可出现前驱症状，如人格改变、情绪不稳、头晕、失眠、癫痫发作等，多为缺血性卒中，主要累及大脑中动脉供血区，出现偏瘫、失语、偏身感觉障碍等表现。脊髓血管型梅毒表现为横贯性脊髓病变，出现神经根痛、运动及感觉障碍、尿便障碍，需与脊髓痨相鉴别。

（4）脊髓痨：潜伏期多为15～25年。主要累及脊髓后根、后索，但也可累及脊膜、脑膜、脑神经、前角细胞、前根、自主神经系统等。临床表现可出现闪电痛、感觉异常、共济失调、膀胱直肠功能障碍、内脏危象等，典型的三联征包括闪电样痛、感觉障碍、尿潴留。查体可出现阿罗瞳孔（特征性病变）、腱反射减弱、Romberg征阳性、深感觉减退、Charcot关节等，其中前三者为最常见和最早出现的体征。

（5）麻痹性痴呆：潜伏期为10～15年。麻痹性痴呆主要表现为精神智能减退，如记忆力下降、行为异常、性格改变等，同时也可出现共济失调、面-唇-舌-手指震颤等。麻痹性痴呆中有一型为Lissaner型，其特点为癫痫或卒中样发病，继发偏瘫或失语。

在未使用抗生素前，约1/3为无症状性神经梅毒，实质型神经梅毒（特别是脊髓痨）是神经梅毒最常见的类型。随着青霉素的使用，神经梅毒的临床类型发生改变，以其早期形式如脑膜炎、血管型梅毒为主；但也有文献报道以麻痹性痴呆为主要表现形式，部分患者以实质损害起病。在临床表现方面，梅毒的特征性表现如阿罗瞳孔、Charcot关节、闪电痛逐渐少见，而癫痫发作、慢性头痛、周围神经麻痹、听力障碍、孤立性眼萎缩、轻度眼睑下垂等表现变得多见。尽管目前关于神经梅毒主要类型的研究结果各不相同，但普遍认为实质型神经梅毒所占比例较以前明显减少，混合型或不典型更为多见。

【辅助检查】

梅毒的实验室检查可分为梅毒螺旋体直接检查、核酸检测、血清学试验，其中梅毒螺旋体直接检查及核酸检测主要应用于早期梅毒，且不适用于大规模筛查。梅毒螺旋体血清学试验是目前临床上诊断梅毒的最主要方法。

梅毒的影像学表现如图8-14所示。

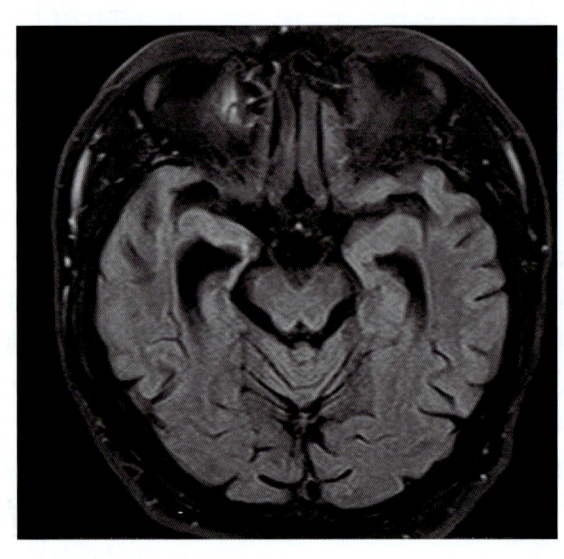

图8-14　神经梅毒患者病程晚期出现明显脑萎缩，右侧颞叶为著

引自 Karsan N，Barker R，O'Dwyer JP. Clinical reasoning：the "great imitator". Neurology，2014，83：e188.

【治疗】

本病的治疗应早期开始。青霉素 G 为首选药物，安全有效，可预防晚期梅毒的发生。大多数神经梅毒经积极治疗和监测，均能得到较好转归。但神经梅毒的预后与梅毒的类型有关。35%～40% 麻痹性神经梅毒患者不能独立生活，未经治疗者可于 3～4 年内死亡。脊髓梅毒预后不定，大多数患者可停止进展或改善，但部分病例治疗开始后病情仍在进展。

> **知识拓展**
>
> **莱姆病（lyme disease）**
>
> 病原体：伯氏疏螺旋体 Borrelia burgdorferi。
>
> 传播途径：蜱叮咬。
>
> 临床表现：游走性红斑；关节痛；神经损害：脑膜、脑神经、神经根。
>
> 治疗：多西环素、阿莫西林、头孢类等。

四、神经系统寄生虫感染

脑囊虫病

【流行病学】

脑囊虫病（cerebral cysticercosis）是最常见的脑寄生虫病，又称囊尾蚴病，系猪带绦虫幼虫寄生于脑部所致。发病率约占囊虫病的 80%。全国各地均有发生。猪带绦虫成虫寄生于人体小肠引起的疾病称为绦虫病。猪带绦虫的幼虫（囊尾蚴）寄生于人体皮下肌肉、脑、眼等处所引起的疾病称为囊虫病，囊虫病的危害远大于绦虫病。囊虫病在发展中国家的发病率高于发达国家。在我国，主要分布于东北、华北、西北及云贵地区。

【发病机制】

人误食猪带绦虫虫卵或猪带绦虫患者呕吐时虫卵逆流入胃，在胃酸的作用下失去胚膜，变成含有幼虫的包囊，名为六钩蚴。在十二指肠处六钩蚴脱出钻入肠壁，经血液循环行至全身，演变为囊尾蚴。囊尾蚴寄生人体的部位依发生率高低顺序为皮下组织、肌肉、脑、眼、心、肝、肺及腹膜等处，并形成包囊。脑囊虫病由携带绦虫的人类粪-口途径传播，而绦虫病是由摄入感染的猪肉传播的。脑囊虫病的传播途径大多数是人传人而非猪传人。患者通过接触人类携带者排出的幼虫经粪-口途径传播。

囊尾蚴进入脑内形成囊泡，内含液体和白色头节。虫体死亡后继发局部炎症反应，可形成肉芽肿。后期由胶原纤维结缔组织修复变成瘢痕，死亡虫体发生钙化。根据病变部位可分为：①脑内囊虫病：囊泡多位于皮质和基底节区。数量可从数个到数百个，表浅者可凸起于脑表面，直径 5～10 mm，有时也可形成单个大囊；②脑室内囊虫病：囊泡游离或附着于室管膜，直径 10～20 mm，囊壁较薄，可伴梗阻性脑积水。脑室内囊虫病病灶一般略大于脑实质内的囊虫病病灶；③蛛网膜下腔内囊虫病：囊泡位于蛛网膜下腔，常见于脑底池，可伴脑膜粘连或阻碍脑脊液循环通路，病灶一旦侵犯影响蛛网膜，可引起脑积水症状。

【临床表现】

脑囊虫病自感染到出现症状的时间可从数日至 30 年不等，临床表现与囊虫的数量、大小及感染部位有关。根据包囊存在的位置不同，临床表现分为脑实质型、蛛网膜型、脑室型和脊髓型四大类。脑实质型脑囊虫病患者位于皮质的包囊可引起全面性或部分性癫痫发作，也可以引起偏瘫、感觉缺失、偏盲和失语、精神症状、认知功能障碍等相关功能障碍；包囊位于小脑可引起共济失调；脑实质囊虫可继发脑动脉炎，引起脑卒中。少数患者在感染初期发生急性弥漫性脑炎，引起意识障碍直至昏迷。蛛网膜型脑囊虫病位于脑膜的包囊破裂或死亡可引起脑膜刺激征，临床上有交通性脑积水和脑膜炎等表现；位于基底池内的包囊转化为葡萄状后不断扩大，可引起梗阻性脑积水；脊髓蛛网膜受累出现蛛网膜炎和蛛网膜下腔完全阻塞。脑室型脑囊虫病在第三和第四脑室内的包囊可阻断循环，导致梗阻性脑积水。包囊可在脑室腔内移动，并产生一种球状活瓣（ball valve）作用，可突然阻塞第四脑室正中孔，导致颅内压突然急骤增高，引起眩晕、呕吐、意识障碍和跌倒，甚至死亡，即布龙征（Brun's sign）发作，少数患者可在没有任何前驱症状的情况下突然死亡。脊髓型脑囊虫病非常罕见，可在颈胸段出现硬膜外的损害，引起脊髓压迫症。

【实验室检查】

血常规检查可见嗜酸性粒细胞数增多。脑脊液检查可能正常或淋巴细胞数增多和压力升高，蛋白质含量正常或轻度升高，糖、氯化物正常。ELISA 检测血清和脑脊液囊虫抗体阳性。

【影像学检查】

头颅 CT 检查能显示囊虫的位置、数量、大小、是否钙化以及脑水肿、脑积水和脑室形态（图 8-15）。脑囊虫在 CT 所见主要为集中或散在的直径为 0.5～1.0 cm 的圆形或类圆形阴影，可呈低密度、高密度或高低混杂密度影；增强扫描头节可强化。头颅 MRI 检查根据囊虫感染的先后时间不同，可分为不同时期，有不同表现。特征性的表现为多发小囊型，多散在分布于脑实质的皮质区，能见到囊壁内侧偏于一侧有一点状影为头节，增强后囊壁或头节不增强或轻度增强。

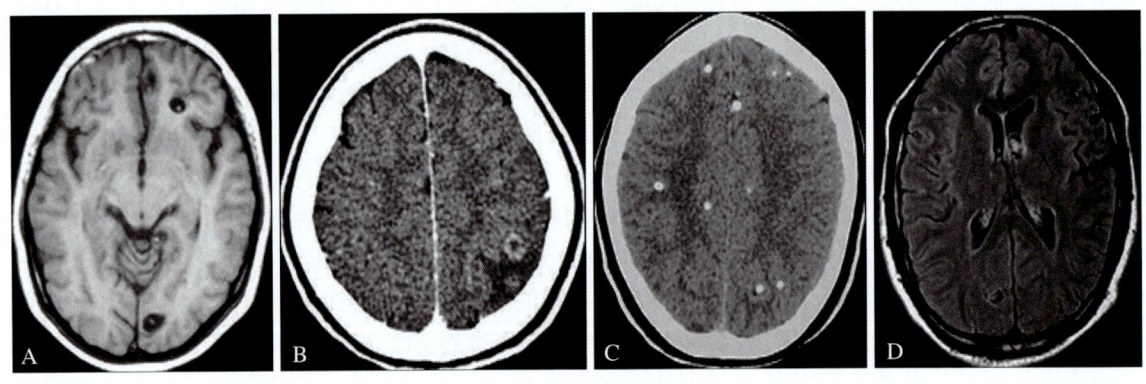

图 8-15 脑囊虫病影像学检查

A. 头颅 MRI 示多发性囊虫病灶，可见点状头节；B. 头颅 CT 示单发性囊虫病灶伴环形强化；C. 头颅 CT 示多发囊虫病灶伴钙化；D. 头颅 MRI 示脑室内囊虫

引自 Garcia H H，Del Brutto O H. Neurocysticercosis：updated concepts about an old disease. Lancet Neurol，2005，4：653.

【治疗】

常用药物有吡喹酮和阿苯达唑。一般治疗需要 3～4 个疗程，每个疗程 1 个月左右。用药后，死亡的囊尾蚴可引起严重的急性炎症反应和脑水肿，导致颅内压急骤增高，并可引起脑疝，所以在用药过程中必须严密监测，可给予皮质类固醇或脱水剂治疗。对单个病灶，尤其是在脑室内者可行手术摘除，有脑积水者可行脑脊液分流术以缓解症状，有癫痫者可使用口服抗癫痫药物控制发作。

> **知识拓展**
>
> 脑弓形体病（cerebral toxoplasmosis）
>
> 病原体：兔弓形体。
> 传染源：猫科动物。
> 传播途径：消化道、垂直传播、输血、器官移植。
> 易感人群：免疫缺陷人群。
> 临床表现：头痛、癫痫、意识改变等。
> 检测方法：间接荧光抗体试验测量IgG滴度。
> 治疗：乙胺嘧啶、磺胺等。

五、神经系统病毒感染

在美国，每年约7/10万人因脑炎住院，其中约一半的患者病因未明。在明确病因的脑炎中，20%～50%是由病毒感染引起的。单纯疱疹病毒（HSV）脑炎占已确诊病毒脑炎的50%～75%，其次为水痘带状疱疹病毒（VZV）、肠道病毒和虫媒病毒。HSV脑炎可发生于不同年龄的患者中，且不受季节和地域的影响；而虫媒病毒脑炎因季节和地域的不同，发病率有较大的差异。

我国尚缺乏大规模的病毒性脑炎流行病学数据。2017年一项多中心的前瞻性研究纳入261例临床诊断为病毒性脑炎的患儿，52.5%（137/261）病毒性脑炎患者获得了病原学证据，常见的病毒为肠道病毒（27.7%）、单纯疱疹病毒（21.2%）、腮腺炎病毒（16.1%）、登革热病毒（8.8%）和水痘带状疱疹病毒（7.3%）。

单纯疱疹病毒性脑炎

【流行病学】

单纯疱疹病毒性脑炎（herpes simplex virus encephalitis，HSE）是最常见的散发性、致命性脑炎，年发病率为（1～2）/50万，无明显季节性和性别差异。HSE的死亡率高达30%，且神经系统后遗症发生率高。HSE存在两个发病年龄高峰，分别为20岁以下和50岁以上。

【病原体及发病机制】

HSV是一种嗜神经DNA病毒，有两种血清型，HSV-1和HSV-2。在成人HSE病例中，HSV-1为主要致病型，占全部感染总数的90%以上。HSV-1主要潜伏于三叉神经节，当机体免疫力下降时，潜伏的病毒再度活化，经三叉神经轴突逆行进入脑内造成颅内感染。HSV常侵犯一侧或双侧颞叶内侧、边缘系统和额底眶回，亦可累及枕叶，引起的病理改变主要是脑组织水肿、软化、出血、坏死，其中脑实质出血性坏死是重要的病理特征。

【临床表现】

HSE多急性起病，前驱期部分患者可有前驱口唇疱疹病史。原发感染的潜伏期为2～21天，平均6天。病程为数日至1～2个月。临床症状包括发热、头痛、呕吐、意识和人格改变、定向力障碍、癫痫发作、记忆障碍、言语障碍等。部分患者可以精神行为异常为首发或唯一症状。病情常在数日内快速进展，多数患者有意识障碍，表现为意识模糊或谵妄，随病情加重可引起嗜睡、昏睡、昏迷或去皮质状态，部分患者在疾病早期即出现昏迷。

【实验室检查】

血常规检查可见白细胞计数轻度增高。脑脊液常规检查压力正常或轻度增高，重症者可明显增高,有核细胞数多在(50~100)×10⁶/L,以淋巴细胞为主,蛋白质呈轻 - 中度增高,糖与氯化物正常。用脑脊液 PCR 检测 HSV-DNA,可早期快速诊断。

HSE 患者发病早期 EEG 可表现为颞区为著的多形性 δ 慢波活动,并很快演变为周期性或类周期性的一侧性癫痫样放电(PLED),或演变为 0.3~1 Hz 的双相或三相巨大尖波。PLED 的特征为 100~500 μV 的尖形慢波或不典型棘波,间隔 1.5~3 s 周期性出现,也可有更快或更慢的周期。早期脑电图发现 PLED 有助于对病因的早期诊断和及早治疗。

【影像学检查】

头颅 CT 检查可见一侧或双侧颞叶、岛叶、额叶低密度灶,部分患者可见高密度出血灶。部分患者在发病早期头颅 CT 改变不明显,头颅 MRI 对早期诊断和显示病变区域帮助更大(图 8-16)。典型头颅 MRI 表现为颞叶内侧、岛叶、额叶肿胀或伴出血,T2WI 及 FLAIR 序列为高信号,以后可出现软化灶及脑萎缩。

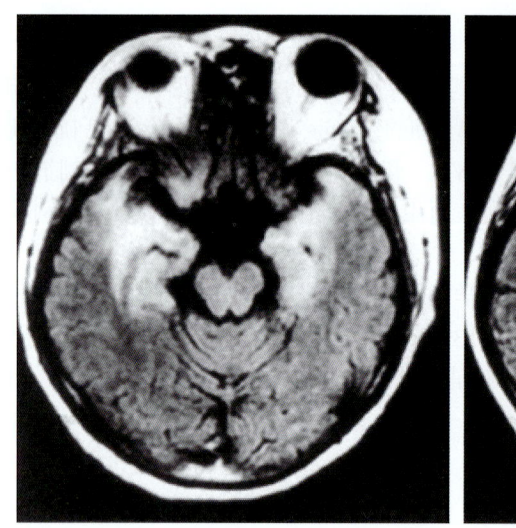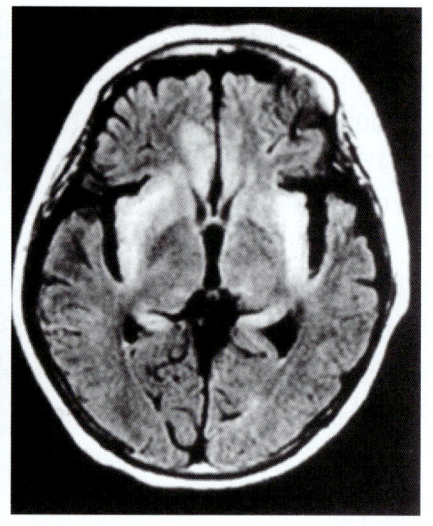

图 8-16 单纯疱疹病毒性脑炎头颅 MRI
可见双侧颞叶内侧、岛叶及额底病变

引自 The Department of Neurology,Obihiro Kosei General Hospital,Obihiro. Received for publication March 24,2003.

【治疗】

HSE 属于可治性疾病,早期诊断和治疗是降低本病死亡率的关键。主要包括抗病毒治疗、免疫治疗、对症支持治疗等。抗病毒治疗主要一线药物是阿昔洛韦,目前对肾上腺皮质激素治疗 HSE 仍有争议。应用肾上腺皮质激素可以减轻水肿及炎症反应,在病情危重患者可以酌情使用。HSE 预后取决于疾病的严重程度和治疗是否及时、充分。如发病及时,给予足量的抗病毒药物或病情较轻者,多数患者可治愈,但如果治疗不及时、不充分,病情严重,则预后不良。本病仍有部分患者遗留不同程度的后遗症。

> **知识拓展**
>
> **单纯疱疹病毒感染后脑炎（双峰脑炎）**
>
> 单纯疱疹病毒感染后，可以继发机体的体液免疫反应，产生针对中枢神经系统的自身免疫抗体，造成感染后的二次损伤，被称为"双峰脑炎"。HSE 后发生自身免疫性脑炎的平均时间约为（48±18）天。临床表现为"双相病程"，病毒感染时多有发热、头痛、腹泻等前驱症状，后出现轻微的意识和人格改变，部分可出现精神行为异常，经抗病毒治疗后患者症状逐渐减轻，但 2 个月内患者会再次出现急性或亚急性脑病、精神行为改变、自主神经功能失调、癫痫发作和运动障碍等。这种双相病程特点，提示前驱感染和后续的自身免疫性脑炎之间的关联性。2012 年，Pruss 等报道了 HSE 患者中存在抗 NMDAR 抗体。2013 年，Armangue 等在对一位单纯疱疹病毒性脑炎患儿的检查中发现，发病 4 周后患者血液中存在抗 NMDAR 抗体。后续研究发现，27% 的 HSE 患者出现继发 AE，包括抗 NMDAR 脑炎（64%）和其他抗神经元表面蛋白抗体脑炎如 GABAbR 脑炎、LGI1 脑炎、AMPAR 脑炎等（36%）。30%HSE 后未出现神经症状的患者血清和（或）脑脊液中产生了自身抗体，包括 NMDAR（27%）、其他抗体（73%）。随后，有研究提出了"双峰脑炎""二次脑炎"等概念，为临床医生早期关注此类患者提供了帮助。类固醇、静脉注射免疫球蛋白、免疫吸附疗法或血浆置换等一线治疗对大部分患者有效，如果经过一线免疫治疗后病情仍未得到改善，则需根据症状反应和抗体结果考虑二线免疫治疗，如利妥昔单抗、环磷酰胺或二者合用。

六、朊蛋白病

克雅氏病

【流行病学】

克雅氏病（Creutzfeldt-Jakob disease，CJD）属于传染性海绵状脑病（TSE）或朊病毒相关疾病家族中的一员。人类朊病毒疾病的发生有以下 3 种常见形式：散发性（或自发性）、遗传性（家族性）和获得性（如医源性和变异性）。属于该疾病家族的还有库鲁病、家族性致死性失眠症和格斯特曼综合征（Gerstmann-Sträussler-Scheinker disease）。其他一些累及动物的 TSE 还包括牛海绵状脑病（BSE）、猫海绵状脑病和羊瘙痒病。

CJD 主要有 3 种形式：散发性、家族性、获得性。其中，散发性 CJD（sCJD）是最常见的人类朊病毒疾病，在所有患者中的占比约为 85%；而遗传性和获得性 CJD 的占比则分别为 15% 和 1%。获得性朊病毒疾病包括库鲁病、医源性 CJD 和变异型 CJD（vCJD）。vCJD 就是令人望名生畏的"疯牛病"，患者主要通过接触 BSE 而染病。

本病呈全球性分布，发病率为 1/100 万。患者多为中老年人，平均发病年龄 60 岁。在过去的 20 年里，美国与 CJD 相关的死亡人数虽逐渐攀升，但仍然很低。在 2006 年，死于 CJD 的人数约为 1.5/100 万，这与国际组织估计的发病率一致。CJD 的风险随着年龄增加而增加；年龄 50 岁以上人群的年度发病率约为 4.5/100 万。CJD 发病没有季节性，但地理和职业暴露已被确定为风险增加因素。

【发病机制】

朊病毒蛋白，或称 PrP，是一种发现于多种细胞表面（特别是神经元）的正常宿主蛋白。这种正常的蛋白质被定名为 PrPC，其中 C 代表正常细胞的朊蛋白。而其构象改变的异常蛋白质则被定名为 PrPSc，其中 SC 代表瘙病（山羊和绵羊的朊蛋白病）。当 PrPSc 接触到 PrPC 时，会使 PrPc 转化为 PrPsc，并启动一个恶性循环。随后，这些不正常的蛋白质会累积并导致神经元损伤、减少，以及脑损伤。人类 PrP 基因 -*PRNP* 位于 20 号染色体上，并编码一种含有 253 个氨基酸的蛋白质。已确定有 30 多种 *PRNP* 基因突变，可导致不同遗传形式的朊病毒病。基于突变及其临床-病理特征的不同，遗传性朊病毒病通常可分为3类：家族性CJD（fCJD）、格斯特曼综合征和致死性家族性失眠症。

CJD的病因为外源性朊蛋白感染和内源性朊蛋白基因突变。外源性朊蛋白感染可通过角膜、硬脑膜移植，经肠道外给予人生长激素制剂和埋藏未充分消毒的脑电极等医源性途径而传播。变异型CJD患者脑组织的动物传染实验证实，其与牛海绵状脑病（BSE）具有相似的种系特异性，因此变异型CJD被认为是BSE即疯牛病传播给人类所致。内源性发病原因为家族性CJD患者自身的朊蛋白基因突变导致，为常染色体显性遗传。健康人体内存在的正常的朊蛋白，即PrPc，在外来致病的朊蛋白或遗传性突变导致PrPe变为PrPsc时，PrPsc会促进PrPc转化为越来越多的PrPsc，致使神经细胞逐渐失去功能，导致神经细胞死亡，而引起中枢神经系统发生病变。

CJB的病理学大体可见脑呈海绵状变，皮质、基底核和脊髓萎缩变性；显微镜下可见神经元丢失、星形胶质细胞增生及海绵状变性（图8-17），即细胞胞质中空泡形成和感染脑组织内可发现异常PrP淀粉样斑块，无炎性反应。变异型CJD的病理学改变为海绵状变性，以丘脑最为明显，且海绵状区域出现的PrP阳性的淀粉样斑块与传统的类型不同。

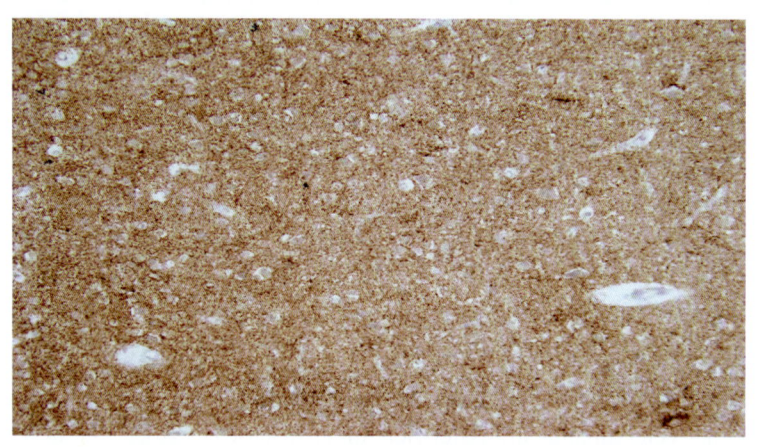

图 8-17　克雅氏病脑部病理变化
显微镜下可见神经元丢失、星形胶质细胞增生及海绵状变性
引自 uptodate

【临床表现】

CJD分为散发型、医源型（获得型）、遗传型和变异型四种类型。80%~90%的CJD呈散发型。发病年龄为25~78岁，平均58岁，男女均可罹患。患者多隐匿起病，缓慢进行性发展，早期临床表现通常不特异，可出现易疲劳、注意力不集中、失眠、抑郁和记忆减退等类似神经衰弱和抑郁症的表现，可伴随头痛、眩晕、共济失调等。病情进展到中期后，大脑皮质、锥体外系、锥体束及小脑受损的症状交替或相继出现。大脑皮质受损表现为快速进展性痴呆，一旦出现记忆障碍，病情发展快，患者外出容易迷路，并出现人格改变和痴呆，可伴有失语、皮质盲；锥体外系受损的表现为面部表情减少、震颤、动作缓慢、手足徐动、肌张力增高等。小脑受损出现共济失调、步态不稳。脊髓前角细胞或锥体束损害可引起肌萎缩、肌张力增高、腱反射亢进、Babinski征阳性。此期约2/3患者出现肌阵挛，最具特征性。病程晚期出现尿失禁、无动性缄默、昏迷或去皮质强直状态，多因压疮或肺部感染而死亡。变异型CJD的特点是发病较早，平均年龄约30岁，通常病程超过1年，小脑必定受累出现共济失调，早期突出的精神异常和行为改变，痴呆发生较晚，通常无肌阵挛和特征性脑电图改变。

【实验室检查】

脑脊液免疫荧光检测 14-3-3 蛋白可呈阳性，但 14-3-3 蛋白阳性并非 CJD 特异性改变，也可见于脑梗死急性期及脑膜脑炎发病过程中。疾病中晚期脑电图可出现弥漫性慢波，伴有典型的周期性三相波（图 8-18），表现为每秒 1～2 次的尖波或棘波。

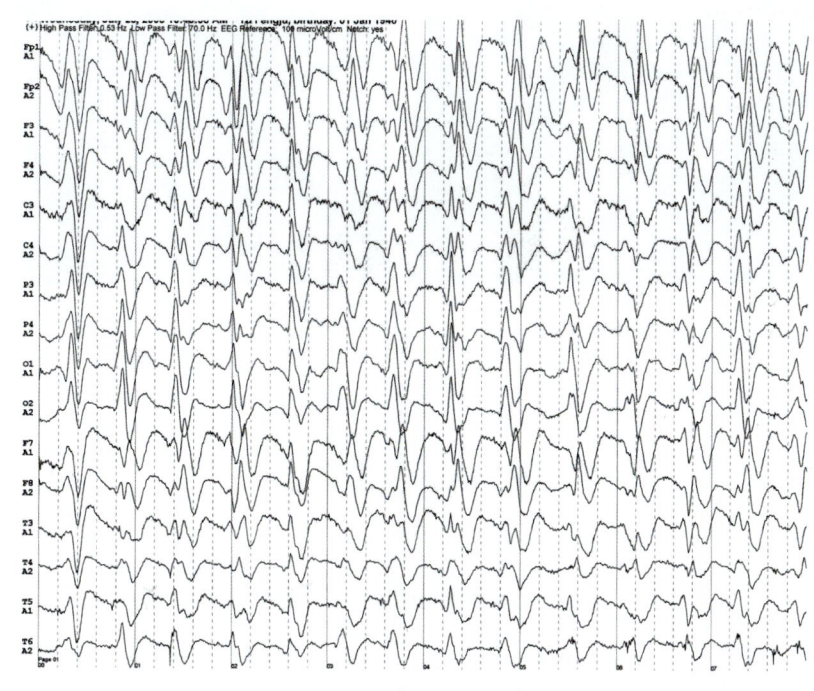

图 8-18 克雅氏病患者脑电图典型的周期性三相波

【影像学检查】

疑似 CJD 患者首选检查是 MRI，包括弥散加权成像（DWI）。增强的神经影像图像只对排除其他疾病有用。T2 加权序列，尤其是 FLAIR 序列可能在纹状体，尤其壳核中表现对称性均质高信号，很少波及苍白球，无增强效应，T1 加权像可完全正常。T1WI 和 FLAIR 上病灶侧皮质表面或沿脑回走行的高信号，扩散加权成像（DWI）在急性期即可显示扩散受限的高信号，称为"皮质花边征"（图 8-19）。在 vCJD 中，内侧和背侧丘脑核团有选择性的受累，导致所谓的曲棍球棒征。

【治疗与预后】

本病尚无有效治疗药物，病情进展迅速，引起患者快速进展性痴呆及失能，90% 的病例于病后 1 年内死亡。

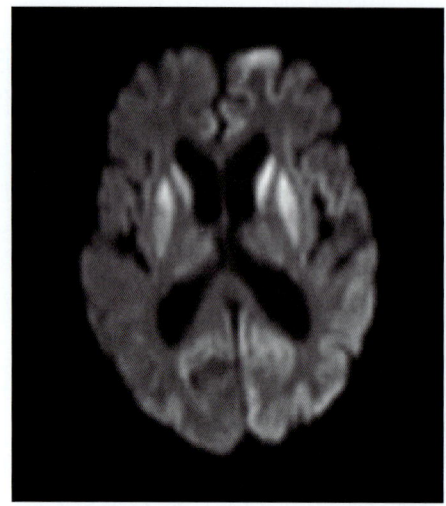
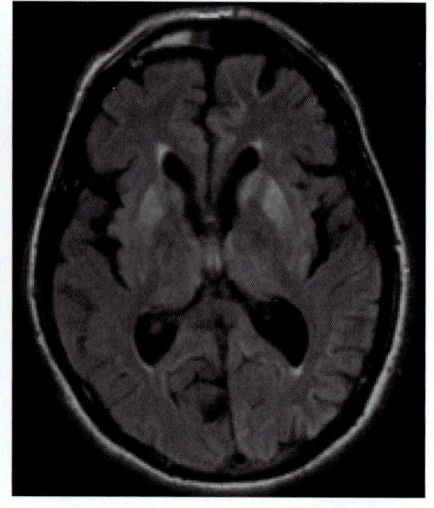

图 8-19 克雅氏病患者头颅 MRI 可见壳核对称性均质高信号及 DWI 序列皮层花边征

引自 Barber D，et al.Assessing the newly proposed MRI criteria for diagnosing sporadic Creutzfeldt-Jakob disease. Neuroradiology，2024. PMID：39136713

知识拓展

脑脊液宏基因组学二代测序

基因测序技术最早由 Sanger 和 Coulson 于 1975 年首次提出并研发，被称为第一代测序技术。其基本原理是在所需核酸序列任一侧应用寡核苷酸引物，添加 DNA 聚合酶和核苷酸"构建块"混合物，使延长的核苷酸选择性地在 G、A、T 或 C 处终止，生成一系列不同拷贝"链终止"产物，然后在凝胶或毛细管系统上通过电泳分离出来并进行检测。宏基因组下一代测序是基于大规模并行测序原理，可同时对成千上万 DNA 片段进行测序。主要包括：①文库制备：将 DNA 分成多个短片段，并在这些小片段两端添加上不同接头，构建单链 DNA 文库；②应用不同方法进行 DNA 片段分离并扩增，形成不同 DNA 簇；③测序及分析。目前临床中常用的二代测序平台为 illumina（旧称 Solexa）和 454 方法（也称为 RocheFLX），虽然不同测序技术使用方法不同，但基本原理相似。与一代测序相比，具有高效、低成本优势，使得测序技术能够在临床中广泛应用。

宏基因组学第二代测序（metagenomic next-generation sequencing，mNGS）技术可以非靶向地检测临床标本中存在的细菌、真菌、病毒和寄生虫等病原体的核酸。2014 年，国际上开始报告使用 mNGS 诊断神经感染病例。2015 年以来，脑脊液 mNGS 在国内被逐渐应用于神经系统感染性疾病的诊断。此后，国内外开展了一系列队列研究，报告脑脊液 mNGS 检出致病病原体的比例为 15.7%～57.0%；在神经感染病例中，mNGS 与传统病原学技术同时阳性的比例为 22.5%～52.6%。此外，一项非前瞻性研究结果显示，脑脊液 mNGS 在脑炎与脑膜炎诊断中的敏感度为 73%，特异度为 99%；充分说明了脑脊液 mNGS 对 CNS 感染性疾病病原诊断的实用性。

临床需要综合流行病学史、临床表现、影像学、脑脊液与血清学等检查结果，对脑脊液 mNGS 检测报告进行解读，尽量充分利用传统的微生物鉴定方法验证 mNGS 结果。阳性结果解读需要关注：微生物是否具有人类神经系统侵袭性（嗜神经性）的生物学特征，患者临床表现是否和微生物的致病特性一致，报告微生物是否和其他病原学检查结果一致。

整合思考题

1. 尝试分析"双峰脑炎"的发病机制。
2. 简述细菌性脑膜炎三联征。
3. 列举结核性脑膜炎的常用治疗药物。
4. 说明新型隐球菌脑膜炎的首选治疗药物。
5. 简述脑囊虫病的病原体和传播途径。
6. 简述单纯疱疹病毒脑炎常见的部位和首选治疗药物。
7. 简述克雅氏病的典型影像学特点。

(李 凡)

第九章 神经系统外伤、肿瘤

第一节 神经系统外伤

导学目标

- **基本目标**
  1. 分析颅脑损伤的直接生物力学机制、继发性生理病理学机制。
  2. 从解剖学、生物力学、脑脊液循环、血液供应等角度理解脑疝的形成机制和临床表现。
  3. 从症状学理解颅脑损伤伤情评估的工具。
  4. 从解剖学、临床表现、病理生理学机制,理解并掌握不同颅脑损伤的临床特点。
  5. 从对症和对因角度理解并掌握颅脑损伤的治疗原则。
- **发展目标**
  运用解剖学知识梳理颅脑外伤对应的直接临床特征和继发临床特征。

本节数字资源

一、概述

颅脑损伤(traumatic brain injury,TBI)是所有年龄组致残和致死的主要原因,是由于外部机械力对头部的冲击和损伤,导致头部组织器官、神经功能、认知和心理的暂时或永久性损害,并伴随意识状态的减弱或改变。颅脑损伤的严重程度通常根据格拉斯哥昏迷评分(Glasgow Coma Scale,GCS)分为轻度(13~15分)、中度(9~12分)和重度(3~8分)。伤情预后还可以根据瞳孔反射、年龄和CT表现得以进一步评估预测。颅脑损伤后长期神经功能障碍的最直接病理原因是轴突的损伤。

颅脑损伤是一个重要的全球性公共卫生问题,是致残的主要原因。幸存者经常遗留认知、情绪和行为障碍,这对患者本人、家庭和社会都会产生巨大影响。

二、神经系统外伤生物力学机制

外界暴力造成的颅脑损伤有两种方式:一种是暴力直接作用于头部引起的损伤,称为直接损伤;另一种是暴力作用于身体其他部位,然后传导至头部所造成的损伤,称为间接损伤。

1. 直接损伤

(1)加速性损伤:相对静止的头部突然遭受到外力打击,头部沿外力作用方向加速运动而造成的损伤称为加速性损伤(如钝器击伤)。头部的运动常可缓冲向远隔脑组织传递能量,因此脑组织损伤主要发生在着力部位，称为着力伤（coup injury）。

（2）减速性损伤：运动着的头部突然撞于静止的物体所引起的损伤，称为减速性损伤（如跌倒、坠落等）。这种方式所致伤，不仅发生于着力部位，也发生于着力部位的对侧，称为对冲伤（contrecoup injury）。

（3）挤压性损伤：两个不同方向的外力同时作用于头部，导致颅骨发生严重变形而造成的损伤，称为挤压性损伤（如车轮压轧伤、新生儿产伤等）。

知识拓展

目前研究认为，造成颅脑损伤的机械性原因主要包括作用力和惯性。惯性通常是指物体在运动状态改变时维持原有运动状态的性质，与物体质量有关。运动状态改变通常包括加速运动、减速运动、旋转运动以及直线运动和旋转运动的拟合——角加速运动。

脑组织具有一定程度的弹性和柔韧性，在惯性作用时发生组织应变。应变（strain）是组织在机械力作用下所经历的变形量，包括拉伸（张力）、剪切和压缩（图9-1）。脑组织在应变力作用下应变超出自身承载极限，不能保持结构稳定或完整，则发生损伤。这种损伤不仅出现在脑组织表面，也可发生于脑组织深部。

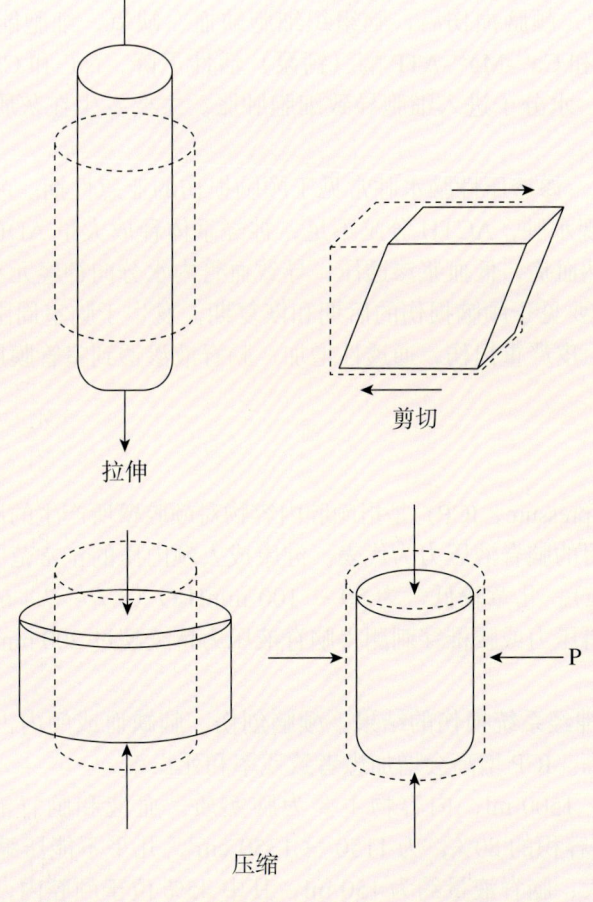

图 9-1　脑组织承受机械力形变模式图

（资料来源：H. Richard Winn. Youmans Neurological Surgery，4-Volume：3278.）

2. 间接损伤

（1）颅颈联合伤（craniocervical junction injury）：坠落时双足和臀部着地，暴力经脊柱传导至颅底引起颅底骨折和颅脑损伤。

（2）挥鞭样伤（whiplash injury）：外力作用于躯干，引起躯干突然加速运动，头部由于惯性，其运动落后于躯干，于是在颅颈之间发生强烈的过伸或过屈，或先过伸、后又回跳性过屈，犹如挥鞭样运动，可造成颅颈交界处延髓与脊髓连接部位的损伤。同样的旋转惯性所产生的剪切应力，也可发生在脑组织表面与颅腔之间，脑组织的不同结构界面之间，分别造成脑挫裂伤和弥漫性轴索损伤。

（3）胸部挤压伤（又称创伤性窒息）：当胸部遭受巨大冲击时，使上腔静脉血流逆行灌入颅内，甚至是动脉血逆流，可造成上腔静脉所属胸上部、颈部、头面部皮肤黏膜以及脑组织广泛毛细血管壁损伤，出现点状出血。

三、脑水肿

1．血管源性脑水肿　主要见于脑挫裂伤灶周围。血-脑屏障发生损害，通透性增强，大量水分从毛细血管内渗出，积聚于血管周围间隙和神经细胞外间隙中。水肿主要位于白质，沿内纤维束方向扩散。脑水肿（cerebral edema）的发展主要取决于血管内液静压力与脑实质内组织压之差，当二者相等时水肿发展停止。脑水肿的吸收：①依靠组织压力差，部分从脑室系统脑脊液循环吸收。②血-脑屏障重建压力梯度消失，星形胶质细胞清除组织间蛋白质，渗透压下降，水分重吸收入血。

2．细胞毒性脑水肿　颅脑损伤后，脑组织细胞缺血、缺氧，细胞能量代谢障碍，细胞膜Na^+-K^+-ATP酶（钠泵）和Ca^{2+}-Mg^{2+}-ATP酶（钙泵）活性下降，Na^+和Ca^{2+}等大量贮存于细胞内，细胞内渗透压升高，水分子进入细胞导致细胞肿胀。主要发生在灰质和白质的神经元胞体内，胶质细胞也受累及。

3．渗透压性脑水肿　渗透压性脑水肿常见于颅脑损伤的亚急性期。颅脑损伤时，下丘脑受到直接或间接损伤或出现水肿，ACTH分泌不足，神经垂体释放大量ADH，造成水潴留，血容量增加，血液稀释，低钠血症，低血浆渗透压，导致血管内水分向神经元和胶质细胞渗透水肿。

4．间质性水肿　主要见于颅脑损伤的后期和恢复期，发生于脑室周围白质，常与脑积水伴发。主要原因是室管膜上皮严重损伤，通透性增加，脑脊液渗透到室管膜周围白质。

四、颅内压增高

【定义】

颅内压（intracranial pressure，ICP）是指颅腔内容物对颅腔壁所产生的压力，通常以侧卧位腰段蛛网膜下腔穿刺所测得的脑脊液压力为代表。健康成人颅内压的正常范围为80～180 mmH$_2$O（相当于6～13.5 mmHg）。儿童较低，为50～100 mmH$_2$O（3.7～7.4 mmHg）。病理情况下，通过颅内压监测系统测得压力或腰椎穿刺测得脑脊液压力持续超过200 mmH$_2$O（15 mmHg），即为颅内压增高。

颅内压增高是中枢神经系统损伤的结果。颅脑创伤、脑缺血或颅内占位性病变伤均可通过不同机制引起颅内压增高。ICP增高会增加患者致残率和死亡率。

颅腔容积为1400～1500 ml，内容物主要为脑实质、血液和脑脊液（cerebrospinal fluid，CSF）。脑实质约占颅腔容积的80%，为1150～1350 cm^3，几乎不能压缩。血液约占颅腔容积的2%～11%，变动较大；脑脊液量约为150 ml，其中45%位于颅腔内，55%在脊髓蛛网膜下腔内。血液和脑脊液在缓冲颅内压增高中起着重要作用。只要新增内容物体积或容量不超过颅腔容积的8%～10%，颅内压就不会增高。一旦增量超过上述代偿容积，颅内压力就会出现增高。

【常见病因】

1. 脑水肿　各种因素（物理性、化学性、生物性等）所致的脑组织内水分增多，造成脑体积增大和重量增加。根据累及范围，脑水肿可分为局限性和弥漫性两型。前者常见于颅内肿瘤、局限性脑挫裂伤或炎症灶周围；后者常因全身系统疾病、中毒、缺氧等原因引起。

2. 颅内血容量增加　各种原因引起的二氧化碳蓄积和高碳酸血症（如呼吸道梗阻、呼吸中枢功能衰竭）或下丘脑、脑干部位自主神经中枢和血管运动中枢遭受刺激，均可造成脑血管扩张，脑血管阻力下降，脑血流量急剧增加，导致颅内压增高。

3. 颅内脑脊液量增加　常见原因有：①脑脊液分泌过多：见于脉络丛乳头状瘤或颅内某些炎症。②脑脊液吸收障碍：如蛛网膜下腔出血后，红细胞阻塞蛛网膜颗粒；脑脊液蛋白质含量增高；颅内静脉窦血栓形成等。③脑脊液循环障碍：如先天性导水管狭窄或闭锁；肿瘤阻塞室间孔、导水管或第四脑室；小脑扁桃体下疝阻塞第四脑室正中孔和枕骨大孔区；炎症引起脑底池粘连等。

4. 颅内占位性病变　为颅腔内额外增加的内容物，包括肿瘤、血肿、脓肿等。除病变本身占据一定体积外，病变周围的脑水肿，或因阻塞脑脊液循环通路所致的脑积水，进一步使颅内压增高。

【病理生理】

颅内压增高的发生发展过程中，机体通过代偿，即脑脊液和脑血流量的调节，以维持正常的功能，当然这种调节有一定限度，超过限度后就会引起颅内压增高。

1. 脑脊液的调节　颅内病变早期，当颅内容物增加时，机体可通过减少颅内血容量和脑脊液量来代偿。由于脑组织需保持一定的血流量以维持其正常功能，因此以脑脊液减少为主，这种减少通过以下途径完成：①颅内脑室和蛛网膜下腔的脑脊液被挤入椎管；②脑脊液的吸收加快；③由于脉络丛血管收缩，脑脊液的分泌减少。

2. 脑血流量的调节　脑血流量（cerebral blood flow，CBF）是指一定时间内、一定重量的脑组织中所通过的血液量，通常以每100 g脑组织每分钟通过的血液毫升数表示，正常值为50～55 ml/（100 g·min）。脑血流量主要取决于脑血管阻力（CVR）和脑灌注压（CPP）：

$$脑血流量（CBF）= \frac{脑灌注压（CPP）}{脑血管阻力（CVR）}$$

在颅内压增高的情况下，脑灌注压下降，血流量减少，脑缺氧。为了改善脑缺氧，机体通过全身血管张力的调节，即脑血管自动调节和全身血管加压反应两种方式进行脑血流量的调节。

（1）脑血管自动调节：颅内压增高时，脑灌注压降低，但只要颅内压不超过35 mmHg，灌注压不低于40～50 mmHg，脑血管就能根据血液内的化学因素（主要是动脉血二氧化碳分压）产生的收缩或舒张，使脑血流保持相对恒定。正常二氧化碳分压（$PaCO_2$）为35～45 mmHg（平均40 mmHg）。当$PaCO_2$在30～50 mmHg范围内，脑血管自动调节功能良好；$PaCO_2$每上升2 mmHg，脑血管扩张，血流量增加约10%；相反，$PaCO_2$每下降2 mmHg，脑血管收缩，血流量也减少10%左右。

（2）全身血管加压反应：当颅内压增高至35 mmHg以上时，脑灌注压在40 mmHg以下，脑血流量减少到正常的1/2或更少，脑处于严重缺氧状态，$PaCO_2$多超过50 mmHg，脑血管自动调节失效。为了保持必要的血流量，机体通过自主神经系统的反射，使全身周围血管收缩，血压升高，心搏出量增加，脑灌注压升高。与此同时，呼吸减慢、加深。肺泡内气体充分交换，提高血氧饱和度。这种以升高动脉压伴心率减慢、心搏出量增加和呼吸深慢的三联反应，即为全身血管加压反应或库欣（Cushing）反应。此反应多见于急性颅内压增高患者，慢性增高者不显著。

【临床分期】

1. 代偿期　颅内容物增加，但未超过代偿容积，颅内压保持正常，临床上也不会出现颅内压增高症状。代偿期的长短与病变性质、部位和发展速度有关。

2. 早期　颅内容物继续增加，超出颅腔代偿容积，逐渐出现颅内压增高表现，如头痛、恶心、呕吐等。此期颅内压不超过体动脉压的1/3，在 15～35 mmHg 或 200～480 mmH$_2$O 范围内，脑组织轻度缺血缺氧。但由于脑血管自动调节功能良好，仍能保持足够的脑血流量。此时，如能及时干预，脑功能容易恢复，预后良好。

3. 高峰期　病变继续发展，脑组织严重缺氧。患者出现颅内压增高"三联征"——头痛、呕吐和视神经盘水肿。头痛是颅内压增高最常见的症状，多出现在晚间和晨起。当咳嗽、低头、用力时加重，部位常在额部或双颞部，也可位于枕下或眶部。头痛剧烈时，常伴恶心、呕吐，呕吐呈喷射状。较长时间的颅内压增高可引起视神经盘水肿，表现为视神经盘充血，边缘模糊，中央凹消失，静脉怒张，严重时可见出血。如果颅内压增高长期不能缓解，则可出现继发视神经萎缩，表现为视神经盘苍白，视力减退甚至失明。此外，患者还可出现不同程度的意识障碍。病情急性进展时，常出现血压升高、脉搏缓慢有力、呼吸深慢等生命体征改变。此期的颅内压可达到平均动脉压的一半，血流量也仅为正常的1/2。PaCO$_2$ 多在 50 mmHg 以上，脑血管自动调节反应丧失，主要依靠全身血管加压反应。如不能及时采取有效治疗措施，往往迅速出现脑干功能衰竭。

4. 衰竭期　病情已至晚期，患者昏迷，一切反应和生理反射均消失，双侧瞳孔散大，去大脑强直，血压下降，心率快，脉搏细数，呼吸不规则甚至停止。此时颅内压高达平均动脉压水平，脑灌注压 ＜ 20 mmHg，甚至为 0，脑组织几乎无血液灌注，脑细胞活动停止，脑电图呈水平线。即使抢救成功，预后也极为恶劣。

【诊断与治疗】

临床常采取 X 线检查、腰椎穿刺和颅内压监护。

治疗脱水：限制液体 1000～2000 ml。渗透性脱水，20% 甘露醇 125～250 ml，快速静脉滴注，q8h～q6h；也可用甘油果糖。利尿性脱水：氢氯噻嗪，25 mg，3～4 次 / 日。

冬眠低温疗法：轻度低温（33～35℃）、中度低温（28～32℃）、深度低温（17～27℃）、超深低温（＜16℃）。临床一般采用轻度或中度低温，统称亚低温。常用冬眠合剂。

五、脑疝

硬脑膜的褶皱将颅腔分成不同的间隔。小脑幕将颅腔分为幕上腔和幕下腔，大脑镰在正中矢状面分隔小脑幕结构，限制两侧大脑半球。枕骨大孔是后颅窝（小脑幕下）与椎管沟通的位置。随着局部颅内压的增加，不同腔室之间可产生压力梯度，使脑组织移位，导致脑疝（brain hernation）发生。

导致急性颅内压升高的疾病包括颅内占位性疾病（肿瘤、血肿）、脑水肿（急性缺血缺氧性脑病、大面积脑梗死、严重创伤性颅脑损伤）、脑脊液分泌增加（脉络膜丛乳头状瘤）、脑脊液循环不畅或吸收减少（细菌性脑膜炎后蛛网膜颗粒粘连）、梗阻性脑积水、静脉流出梗阻（静脉窦血栓形成、颈静脉受压、颈部手术等）、特发性颅内高压（假性脑瘤）。

颅内病变所致的颅内压增高达到一定程度时，可使一部分脑组织移位，通过一些孔隙被挤到压力较低的部位，即为脑疝。脑疝是颅脑疾病发展过程中的一种紧急而严重的情况，疝出的脑组织压迫脑的重要结构或生命中枢，如发现不及时或救治不力，往往导致严重后果，必须予以足够的重视。

根据发生部位和所疝出的组织不同，脑疝可分为小脑幕切迹疝（颞叶钩回疝）、枕骨大孔疝（小脑扁桃体疝）、大脑镰疝（扣带回疝）和小脑幕切迹上疝（小脑蚓疝）等。这几种脑疝可以单独发生，也可以同时或相继出现。

（一）小脑幕切迹疝

【病理生理】

当幕上一侧占位病变不断发展引起颅内压增高时，脑干和患侧大脑半球向对侧移位。半球上部由于有大脑镰限制，移位较轻，而半球底部近中线结构如颞叶的沟回等则移位较明显，可疝入脚间池，形成小脑幕切迹疝（transtentorial herniation）。使患侧的动眼神经、脑干、后交通动脉及大脑后动脉受到挤压和牵拉。

1. 动眼神经损害　动眼神经受损的方式可能有4种：①颞叶钩回疝入脚间池内，直接压迫动眼神经及其营养血管；②钩回先压迫位于动眼神经上方的大脑后动脉，再使夹在大脑后动脉与小脑上动脉间的动眼神经间接受压；③脑干受压下移时动眼神经遭受牵拉；④脑干受压，动眼神经核和邻近部位发生缺血、水肿或出血。

2. 脑干变化　小脑幕切迹疝发生后不仅中脑直接受压，同时由于脑干下移引起的供血障碍，还可向上累及丘脑下部，向下影响脑桥乃至延髓。

（1）脑干变形和移位：中脑受钩回疝挤压时，前后径变长，横径缩短，疝出的脑组织首先压迫同侧大脑脚，如继续发展，则可累及整个中脑。脑干下移时使脑干纵行变形，严重时发生扭曲。

（2）脑干缺血、水肿或出血：小脑幕切迹疝引起脑干缺血或出血的原因可能有两种：①脑干受压，静脉回流不畅、淤滞以至破裂出血；②脑干下移远较基底动脉下移为甚（基底动脉受大脑后动脉、后交通动脉和颈内动脉固定），造成中脑和脑桥上部旁中区的动脉受牵拉，引起血管痉挛或脑干内小动脉破裂出血，导致脑干缺血或出血，并继发水肿和软化。

3. 脑脊液循环障碍　中脑周围的脑池是脑脊液循环的必经之路，小脑幕切迹疝可使该脑池阻塞，导致脑脊液向幕上回流障碍。此外，脑干受压、变形扭曲时可引起中脑导水管梗阻，使导水管以上的脑室系统扩大，形成脑积水，导致颅内压进一步升高。

4. 疝出的脑组织的改变　疝出的脑组织如不能及时还纳，可因血液回流障碍而发生充血、水肿以致嵌顿，导致更严重的压迫脑干。

5. 枕叶梗死　后交通动脉或大脑后动脉直接受压、牵张，可引起枕叶梗死。

脑疝病理改变见图9-2。

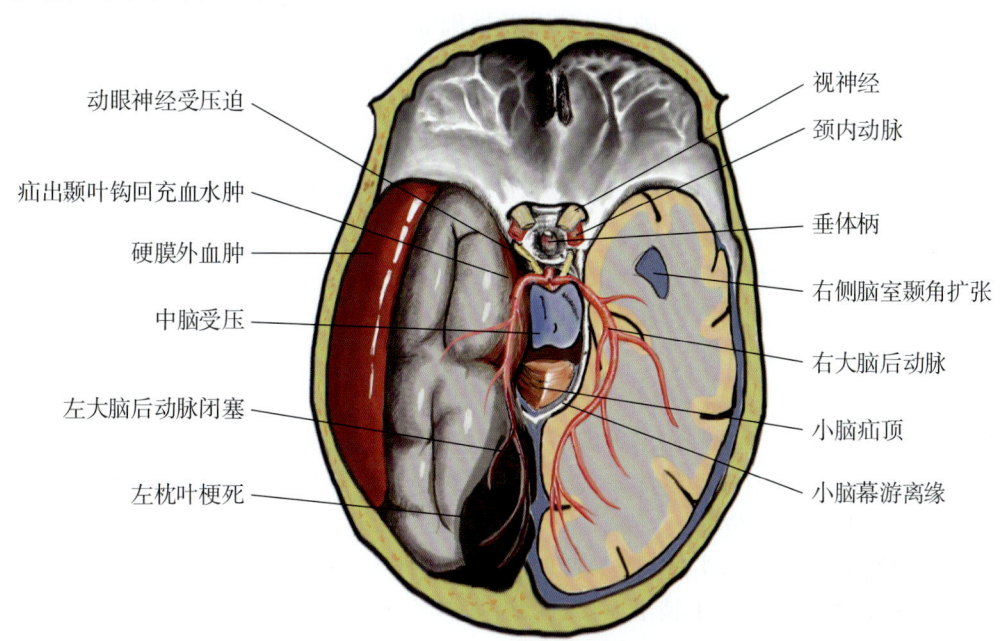

图9-2　脑疝病理改变模式图

【临床表现】

1. 颅内压增高　表现为头痛加重，呕吐频繁，躁动不安，提示病情加重。

2. 意识障碍　患者逐渐出现意识障碍，由嗜睡、朦胧到浅昏迷、昏迷，对外界的刺激反应迟钝或消失，系脑干网状结构上行激活系统受累的结果。

3. 瞳孔变化　最初可有短暂的患侧瞳孔缩小，但多不易被发现，以后该侧瞳孔逐渐散大，对光反射迟钝至消失，说明动眼神经背侧部的副交感神经纤维已受损。晚期则双侧瞳孔散大，对光反射消失，眼球固定不动。

4. 锥体束征　由于患侧大脑脚受压，出现对侧肢体力弱或瘫痪，肌张力增高，腱反射亢进，病理反射阳性。有时由于脑干被推向对侧，使对侧大脑脚以小脑幕游离缘相挤压，造成脑疝同侧的锥体束征，需注意分析，以免导致病变定侧的错误。

5. 生命体征改变　表现为血压升高，脉缓有力，呼吸深慢，体温上升。到晚期，生命中枢逐渐衰竭，出现潮式或叹息样呼吸，脉弱，血压和体温下降，最后呼吸停止，继而心搏亦停止。

【治疗】

根据典型的临床表现，小脑幕切迹疝的诊断并不困难，但临床上由于发现不及时或处理不当而酿成严重后果，甚至死亡者并不鲜见。因此，对颅内压增高的患者应抓紧时间明确诊断，力争在脑疝未形成前或脑疝早期进行处理，一旦出现典型的脑疝征象，应按具体情况做如下紧急处理：①维持呼吸道通畅；②立即经静脉推注20%甘露醇溶液，250～500 ml；③病变性质和部位明确者立即手术切除病变；尚不明确者，尽快检查确诊后，手术或做姑息性减压术（颞肌下减压术、部分脑叶切除减压术）；④对有脑积水的患者，立即穿刺侧脑室做外引流，待病情缓解后再开颅切除病变或做脑室腹腔分流术）。

经以上处理，疝出的脑组织多可自行还纳，表现为散大的瞳孔逐渐回缩，患者意识好转，但也有少数患者症状不改善，估计疝出的脑组织已嵌顿，术中可用脑压板将颞叶底面轻轻上抬或切开小脑幕，使嵌顿的脑组织得到缓解，并解除其对脑干的压迫。

（二）枕骨大孔疝

颅内压增高时，小脑扁桃体经枕骨大孔疝出到颈椎管内，称为枕骨大孔疝（foramen magnum hernia）或小脑扁桃体疝。多发生于颅后窝占位病变，也见于小脑幕切迹疝晚期。枕骨大孔疝分为慢性疝出和急性疝出两种，前者见于长期颅内压增高或颅后窝占位病变的患者，症状较轻；后者多突然发生或在慢性疝出的基础上，因某些诱因如腰椎穿刺或排便用力，使疝出的程度加重，延髓生命中枢遭受急性压迫而功能衰竭，患者常迅速死亡。

【病理生理】

颅后窝容积小，因此其代偿缓冲容积也小，较小的占位病变即可使小脑扁桃体经枕骨大孔疝入颈椎管上端，造成以下病理变化：①慢性延髓受压，患者可无明显症状或症状轻微；急性延髓受压，常很快引起生命中枢衰竭，危及生命。②脑脊液循环障碍，由于第四脑室正中孔梗阻，引起脑积水和小脑延髓池阻塞所致的脑脊液循环障碍，均可使颅内压进一步升高，脑疝程度加重。③疝出的脑组织的改变，疝出的小脑扁桃体发生充血水肿或出血，使延髓和颈髓上段受压加重，慢性渗出的扁桃体可与周围结构粘连。

【临床表现】

(1) 枕下疼痛或强迫头位：疝出组织压迫颈上部神经根，或因枕骨大孔区脑膜或血管壁的敏感神经末梢受牵拉，可引起枕下疼痛。为避免延髓受压加重，机体发生保护性或反射性颈肌痉挛，患者头部维持在适当位置。

(2) 颅内压增高：表现为头痛剧烈，呕吐频繁，慢性脑疝患者多有视神经盘水肿。

(3) 后组脑神经受累：由于脑干下移，后组脑神经受牵拉或因脑干受压，出现眩晕、听力减退等症状。

（4）生命体征改变：慢性疝出者生命体征变化不明显；急性疝出者生命体征改变显著，迅速发生呼吸和循环障碍，先出现呼吸减慢、脉搏细数、血压下降，很快出现潮式呼吸和呼吸停止，如不采取措施，不久心搏也将停止。

与小脑幕切迹疝相比，枕骨大孔疝的特点是生命体征变化出现较早，瞳孔改变和意识障碍出现较晚。

【治疗】

治疗原则与小脑幕切迹疝基本相同。凡有枕骨大孔疝症状而诊断明确者，宜尽早手术切除病变。症状明显且有脑积水者，应及时做脑室穿刺并给予脱水剂，然后手术处理病变。对呼吸骤停的患者，立即做气管插管，辅助呼吸，同时行脑室穿刺引流，静脉内推注脱水剂，并紧急开颅清除原发病变。术中将枕骨大孔后缘和寰椎后弓切除，硬膜敞开或扩大修补，解除小脑幕扁桃体疝的压迫。如小脑扁桃体与周围结构粘连，可试行粘连松解，必要时在软膜下切除水肿出血的小脑扁桃体，以减轻对延髓和颈髓上段的压迫及疏通脑脊液循环通路。

六、神经系统损伤分类

颅脑损伤有多种分类方法。表 9-1 提供了目前临床常用的颅脑损伤分类方法。

表 9-1 颅脑损伤分类及伤情判断

分类依据	类别
根据硬脑膜是否完整	（1）开放性颅脑损伤：硬脑膜损伤，脑组织与外界相通 （2）闭合性颅脑损伤：硬脑膜完整，脑组织与外界不相通
根据颅脑损伤病理	（1）原发性颅脑损伤：外力作用于头部后立即产生的损害，包括脑震荡、脑挫裂伤、弥漫性轴索损伤、原发性脑干伤、下丘脑损伤等 （2）继发性颅脑损伤：在原发损伤基础上经过一定时间形成的病损，包括脑水肿、颅内出血等
根据伤情轻重	（1）轻型：指单纯脑震荡伴有或无颅骨骨折 　1）昏迷 30 min 内 　2）仅有头痛、头晕等自觉症状 　3）神经系统和脑脊液检查无明显改变 （2）中型：指轻度脑挫裂伤伴有或无颅骨骨折及蛛网膜下腔出血，无脑受压表现 　1）昏迷 12 h 以内 　2）有轻度神经系统阳性体征 　3）体温、呼吸、脉搏、血压有轻度改变 （3）重型：指广泛颅骨骨折、脑挫裂伤、脑干损伤或颅内血肿 　1）深昏迷 12 h 以上 　2）意识障碍逐渐加重，或清醒后再次昏迷 　3）有明显的神经系统阳性体征，生命体征改变明显 （4）特重型：指重型颅脑损伤中更急、更重者 　1）原发颅脑损伤，伤后深昏迷，去大脑强直或伴有其他部位脏器伤、休克等 　2）已有晚期脑疝，包括双瞳孔散大、生命体征严重紊乱或呼吸已近停止
根据 Glasgow 昏迷指数	（1）轻型：GCS 13～15 分，伤后昏迷 30 min 以内 （2）中型：GCS 9～12 分，伤后昏迷时间为 30 min～12 h （3）重型：GCS 3～8 分，伤后昏迷 12 h 以上，或在伤后 24 h 内出现意识变化，再次昏迷 6 h 以上

GCS 评分是评价颅脑损伤严重程度的客观方法（表 9-2）。GCS 评分 8 分或更低通常定为

昏迷或重型颅脑损伤，9～12分归类为中型颅脑损伤，13～15分则为轻型颅脑损伤。在进行 GCS 评分时，如果存在左右或上下肢体的部位反应不对称，要根据最好的运动反应计算评分，因为这是最可靠的预后预测因素。然而，必须记录两侧躯体、面部、上肢和下肢的实际反应。

表 9-2　Glasgow 昏迷评分（GCS）

睁眼反应	计分	言语反应	计分	运动反应	计分
自动睁眼	4	回答正确	5	按吩咐动作	6
呼唤睁眼	3	回答错误	4	刺痛可定位	5
刺痛睁眼	2	言语含糊	3	刺痛时回避	4
无反应	1	仅能发声	2	刺痛时过屈（去皮质强直）	3
		无反应	1	刺痛时过伸（去大脑强直）	2
				无反应	1

注：本表适用于 4 岁及以上儿童；小于 4 岁的儿童，其睁眼反应和运动反应评分无变化，言语反应评分如下：对声音有定向能力、微笑或能交谈为 5 分；哭闹但听从哄劝、安慰或交谈词不达意为 4 分；哭闹时不能听从哄劝、安慰或呜呜声为 3 分；烦躁不安为 2 分；无言语为 1 分。

七、临床病例

临床病例（一）

案例摘要

头皮裂伤

男性，31 岁，锻炼时不慎从健身器材上跌落，后枕部磕碰于器材边缘，导致头痛、头皮流血半小时入院。患者神志清楚，对受伤过程能够回忆，自觉头痛，无恶心、呕吐，枕部头皮可见皮肤切口长约 5 cm，边缘规整，可见活动出血。四肢可自主活动。

问题：
(1) 头皮的解剖层次有哪些？
(2) 头皮的损伤包括哪些？
(3) 是否需要进行影像学检查？
(4) 该患者需要哪些处理？

1. **头皮（scalp）的解剖层次**　头皮被描述为头部的外部覆盖物，并为底层结构提供保护。头皮由 5 层结构组成（图 9-3）：①表皮；②致密结缔组织，富含血管，伤及此层会大量出血；③帽状腱膜层；④帽状腱膜下疏松结缔组织层；⑤颅骨骨膜。

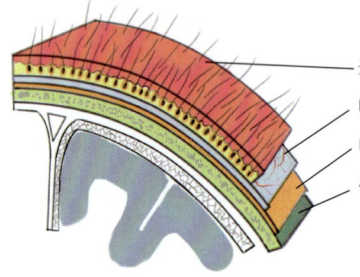

表皮及致密结缔组织（skin and dense connective tissue）
帽状腱膜（epicranial aponeurosis）
帽状腱膜下疏松结缔组织（loose connective tissue）
骨膜（periosteum）

图 9-3　头皮结构模式图

2. 头皮损伤的定义 包括头皮血肿、头皮裂伤和头皮撕脱伤。

(1) 头皮血肿（scalp hematoma）：指头部遭受钝性打击后，头皮内血管破裂，而头皮仍保持完整，形成血肿，包括皮下血肿、帽状腱膜下血肿和骨膜下血肿等（表 9-3）。

表 9-3 头皮血肿的类型、特点及处置

	部位	特点	处置
皮下血肿（subcutaneous hematoma）	头皮表层和帽状腱膜之间的血管	中心稍软，周缘隆起较硬，易误认为凹陷骨折	①可行 X 线检查鉴别；②24 h 内冷敷，24 h 后热敷促进吸收
帽状腱膜下血肿（subgaleal hematoma）	帽状腱膜下层疏松结缔组织，头皮静脉、颅骨板障静脉、颅内静脉窦的导血管损伤	触之较软，有明显波动感。婴幼儿巨大帽状腱膜下血肿可造成失血性休克	①血肿较小时可行加压包扎，自行吸收；②血肿较大时，需要备皮消毒后穿刺抽吸，再予以加压包扎；③反复治疗无效者需要注意其凝血功能；④伴感染者需要切开引流
骨膜下血肿（subperiosteal hematoma）	位于骨膜下	不超越骨缝，张力高，可有波动感	①处置同帽状腱膜下血肿；②伴骨折者不宜强力加压包扎，防止血液流向颅内

(2) 头皮裂伤（scalp laceration）：锐器伤者，皮肤创缘整齐，虽可深达骨膜，颅骨完整者，裂伤局限于头皮。钝器伤或碰撞伤者，创缘不规则，有挫伤痕迹，常伴有颅骨骨折或颅脑损伤。

(3) 头皮撕脱伤（scalp avulsion）：是最为严重的头皮损伤（图 9-4），常由于发辫卷入转动机器所致，往往将头皮自帽状腱膜下疏松结缔组织层撕脱，有时还连同部分骨膜。伤后失血较多，易发生休克，应及时处理。处置：①皮瓣未完全脱离，供血好，可清创缝合；②皮瓣完全脱落，无明显缺损，无明显污染，血管断端整齐，伤后 6 h 以内，可试行血管吻合，再全层缝合撕脱的头皮；如因条件有限，不能进行此法，则将撕脱的皮瓣切成类似中厚皮片，置于骨膜上再缝合包扎；③如撕脱皮瓣挫伤或污染严重、不能利用，而骨膜尚未撕脱，又不能做转移皮瓣，可取腹部或大腿中厚皮片做游离植皮；若骨膜已破坏，颅骨外露，先做局部筋膜转移，再植皮；④伤后已久，创面感染或经上述处理失败，进行创面清洁更换敷料，待肉芽生长再行邮票状植皮。如颅骨裸露，还需要做多处颅骨钻孔至板障，待钻孔处长出肉芽再行植皮。

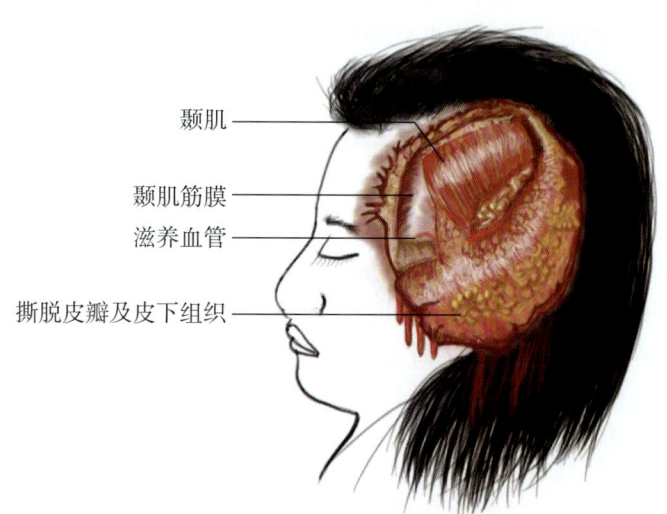

图 9-4 头皮撕脱伤，皮下组织暴露

3．病例分析及处置　患者为颅脑创伤，GCS 评分 15 分，枕部接触硬物为减速性损伤，着力点部位头皮撕裂出血为着力伤。除软组织着力伤外，应考虑深部的颅骨骨折和颅骨骨折继发的颅内出血，以及减速性损伤可能造成对冲部位脑挫裂伤。平扫头颅 CT 检查可以对颅骨及颅内情况进行较为充分的了解。该患者头颅 CT 平扫检查结果为阴性。急诊体格检查头皮裂伤，可见创缘规整，皮下仍有活动出血，毛发混于伤口内，骨膜完整，触诊无明显凹陷性或线性骨折。予以一期清创缝合，加压包扎伤口。

头皮损伤临床实践要点

如果头部被锐器损伤，切口边缘整齐、没有意识障碍或其他神经系统症状，则属于头皮撕裂伤，而非颅脑损伤。

头皮检查

1. 任何头皮伤口或损伤需要认真探查检视。
2. 因为头皮皮下血管丰富，致密结缔组织富含纤维，损伤后血管不容易回缩止血，延长凝血时间，容易造成大量失血。
3. 伤口中如发现脑组织，表明有颅骨骨折和硬脑膜撕裂。
4. 未被发现的头皮撕裂伤是潜在感染源，可能造成感染。
5. 缝合头皮伤口时，用戴着手套的手指轻触下方的颅骨，可能发现骨折线。

临床病例（二）

案例摘要

颅骨骨折

男性，25 岁，无既往病史，4 天前在一次交通事故后出现右侧面部无力和右侧听力损失。平扫 CT 检查发现面颅骨骨折、右侧颞骨骨折。外院住院 2 天，否认有明显的鼻漏或耳漏，但主诉有耳出血。

问题：
（1）颅骨骨折的受伤机制和分类是什么？
（2）颅盖骨和颅底骨折的特点有哪些？
（3）应注意对这位患者的哪些情况进行处置，如何处置？

1．颅骨骨折的受伤机制与分类　骨折性状主要取决于作用力大小、作用力方向以及颅骨接触的面积。致伤物体大、撞击速度慢，多形成线性骨折；接触面积大、速度快，易造成凹陷骨折；接触面积小、速度快，易造成圆锥样凹陷骨折或穿入性骨折。垂直作用于颅盖骨的作用力，常造成凹陷骨折或粉碎性骨折；与颅盖骨呈一定角度的作用力，常引起线性骨折。当作用力非常大时，头部发生快速移动，能量向颈椎传递或颈部直接受力，易造成颈椎骨折。颈椎骨折在搬动时错位可造成脊髓损伤，引起患者呼吸、肢体运动功能障碍，急救时应予以支撑保护。

颅骨骨折的分类

（1）按骨折形态分类：线性骨折、凹陷性骨折、粉碎性骨折、洞形（穿入性）骨折。
（2）按骨折部位分类：颅盖骨折、颅底骨折。
（3）按创伤性质分类：根据是否与外界相通可分为闭合性骨折、开放性骨折。颅底骨折虽不与外界相通，但如伴有硬脑膜破损引起脑脊液漏或颅内积气，一般视为内开放性骨折。

2．颅盖骨骨折　颅盖骨骨折常见类型包括线性骨折（liner fracture）和凹陷性骨折（depressed fracture）两种。线性骨折多为颅骨全层断裂，骨折线多单一，也可呈放射状。凹陷性骨折多为全层颅骨陷入，也可为内板凹陷。婴幼儿颅骨较软，着力部位可以出现看不到骨折线的乒乓球样凹陷。

3．颅底骨折　颅底骨折可以是颅盖骨骨折的延伸，也可以是远隔撞击形成应力波及颅底的结果。造成颅底骨折的常见着力点：颅底、面部或下颌骨和远隔颅骨。颅底硬膜与颅骨结合紧密，颅底骨折常造成硬膜撕裂，脑脊液漏形成。当脑脊液沿额窦、筛窦或经中耳沿着耳咽鼓管进入鼻腔时，形成鼻漏。当脑脊液、血液经中耳和破裂的鼓膜由外耳道流出时，形成耳漏。气体经额窦或筛窦进入颅腔可引起颅内积气。当眶壁骨折时，血液进入眼睑和球结膜下形成瘀斑，俗称"熊猫眼"或"眼睛征"。后颅窝骨折常累及岩骨和枕骨基底部，乳突和枕下部的皮下瘀斑称为"Battle征"，血液也可积聚于咽后壁出现黏膜下淤血（图9-5）。颅底骨折线经过颅底重要神经孔裂，可造成相应神经损伤。因此，颅底骨折常见的临床表现：①耳、鼻出血或脑脊液漏；②脑神经损伤；③皮下或黏膜下瘀斑（表9-4）。

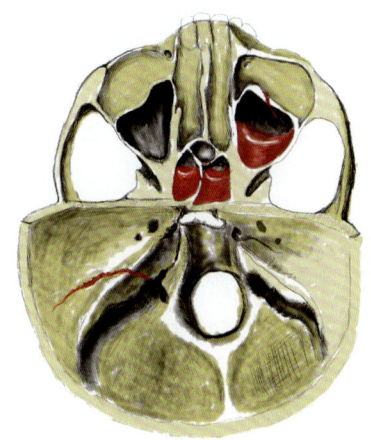

图 9-5　颅底骨折示意图

表 9-4　颅底骨折常见临床表现

部位	皮下、黏膜下瘀斑	脑脊液漏	脑神经损伤	其他
前颅窝骨折	熊猫眼、眼睛征	鼻漏	嗅神经	
中颅窝骨折	颞部皮肤肿胀	鼻漏、耳漏	Ⅱ～Ⅵ、Ⅶ～Ⅷ	颈动脉-海绵窦瘘
后颅窝骨折	Battle征、咽后壁黏膜下淤血		Ⅸ～Ⅻ	

4．病例分析及处置　颞骨骨折致颞骨内走行的面神经损伤是该患者面瘫的疑似原因。面神经（Ⅶ）为混合神经，司面部表情肌运动、舌前2/3味觉、下颌下腺、舌下腺和泪腺分泌，也向镫骨肌、二腹肌、茎突肌发出运动支。它经内耳门进入内听道，在颞骨内走行，经茎乳孔出颅。

颞骨岩部骨折可伴有面神经损伤。听力损害往往继发于中耳听骨链断裂或内耳损伤。颞骨骨折引起的听力损害可为传导性、感音神经性或混合性。听骨链断裂和中耳内积存的血液或脑脊液是传导听力减退的常见原因。如果前庭、半规管或耳蜗受累，常会导致严重的感音性听力减退。

> **知识拓展**
>
> **传导性/感音性听力障碍的临床鉴别**
>
>   Weber 试验将振动音叉放在头部中线额骨上，声音偏向传导性听力障碍一侧或感音神经性听力障碍的健侧。
>
>   Rinne 试验通过将音叉放在耳朵旁边和乳突上进行空气传导和骨传导的比较，正常情况下，空气传导大于骨传导，而当骨传导大于空气传导时，说明出现传导听力减退。

  脑脊液漏虽然在本病例中没有出现，但可能是颞骨骨折的相关并发症。颞骨骨折造成硬脑膜撕裂，脑脊液和血液可经气房进入中耳，并分别可能流向外耳道或鼻腔，称为耳漏和鼻漏。脑脊液漏、面神经损伤、听力损伤、大血管损伤、前庭功能障碍都是颞骨创伤的潜在并发症。认识到所有这些并发症及其治疗重叠是颞骨骨折治疗的关键。

  清醒患者，完全的、立即出现面神经损伤时可考虑面神经减压手术。该患者 Weber 试验右侧声音更大，Rinne 试验双侧骨传导大于空气传导，复合右侧传导性听力损害表现。早期的传导性听力损害可因中耳渗出液吸收、听骨骨折修复而改善，持续性听力损害则需要进行手术探查。

  脑脊液漏是潜在颅内感染的原因之一，需要预防性应用抗生素。当存在感染时，需要进行脑脊液细菌培养，指导抗生素应用。注意观察脑脊液漏情况，应采用通便、抬高床头的方法，避免屏气用力；在有高流量或持续泄漏风险时，需要考虑腰大池引流，必要时行脑脊液漏的修补手术。

  颞骨骨折常与硬膜外出血有关，临床应注意患者意识、瞳孔、肢体活动以及生命体征的变化。

> **颅盖骨/颅底骨折临床实践要点**
>
>   （1）颅骨骨折通过常规触诊检查很难发现，可通过X线、头颅CT（骨窗）、三维重建等影像学检查发现。
>
>   （2）小的凹陷性骨折触诊时应与边缘较硬的头皮血肿相鉴别。
>
>   （3）凹陷性骨折造成脑组织受压、挫裂伤，临床上可出现局灶神经功能障碍或癫痫。如伴发颅内出血，可造成颅内压增高。静脉窦损伤可出现致命大出血。
>
>   （4）凹陷深度大于1 cm的骨折、重要功能区的骨折、骨折片刺入脑内、骨折引起瘫痪、失语或局限性癫痫者，一般认为需要手术处理。
>
>   （5）非功能区轻度凹陷或无脑组织压迫症状的静脉窦区凹陷性骨折不应手术。
>
>   （6）闭合性颅底骨折，骨折本身不需要处理。
>
>   （7）开放性颅底骨折，或伴有神经、血管损伤者，应根据具体情况进行处置。
>
> **思考题：**
> 1. 没有脑脊液漏的颞骨骨折是否需要抗生素预防？
> 2. 如何鉴别传导性听力减退？
> 3. 颅底骨折的临床表现有哪些？

临床病例（三）

案例摘要

硬脑膜外血肿（epidural hematoma）

男性，40岁，骑自行车时不慎摔伤头部，受伤当时患者出现短暂性一过性意识障碍，约半小时后被送至急诊科。在急诊就诊过程中，患者反复呕吐，并再次出现昏迷，查体评估患者 GCS 为 7 分，左侧肢体存在自主活动，双侧瞳孔等大，直径 3.0 mm，对光反射迟钝，脑干反射未见明显异常。

问题：
（1）脑膜的结构有哪些？
（2）下一步应对该患者进行哪些紧急处置？
（3）一个有创伤的患者是否应该进行头部 CT 扫描的判定标准是什么？
（4）此患者头部外伤的鉴别诊断是什么？

---

1. 脑膜的结构　脑膜覆盖于脑表面，由三层组成：硬脑膜、蛛网膜和软脑膜。

（1）硬脑膜：一层厚而致密的纤维层，包围并保护大脑和脊髓。当脑神经和脊神经离开颅骨或脊柱时，硬脑膜沿着脑神经和脊神经延伸，并与鞘相连。硬脑膜可分为两层：骨膜层和脑膜层。脑膜层在脑半球之间以及大脑与小脑之间形成反折，即大脑镰、小脑镰、小脑幕等结构。

（2）蛛网膜：由胶原纤维和弹性纤维构成的透明膜，其内表面覆盖着鳞状上皮细胞。蛛网膜松散地覆盖于大脑表面。蛛网膜层被包含 CSF 的蛛网膜下腔与软脑膜分离。蛛网膜下腔被软脑膜和蛛网膜的小梁穿过。蛛网膜在大脑之间架起桥梁，形成脑池。大量脑脊液就位于这些脑池中。蛛网膜颗粒是高度折叠的蛛网膜的簇状集合，通过硬脑膜进入硬脑膜窦。脑脊液就是通过这层薄膜进入血液的。

（3）软脑膜：最内层。这一层脆弱易碎，属于纤维膜。软脑膜跟随大脑的轮廓，不能与大脑分离。它以隔膜的形式沿着血管周围空间进入大脑。

创伤继发脑膜出血的类型见图 9-6。

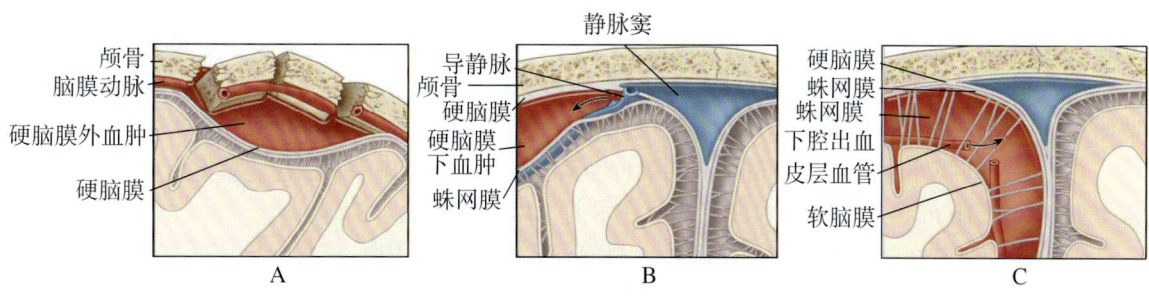

图 9-6　创伤继发脑膜出血示意图
A．硬脑膜外血肿；B．硬脑膜下血肿；C．蛛网膜下腔出血

2. 病例分析及处置　在任何创伤病例中，首先要维持患者气道和血液循环稳定。如果患者的 GCS 评分到 7 分，则需要先行气管插管维持气道通畅。患者伤后一过性意识障碍往往提示可能存在原发性颅脑损伤，清醒后短时间内再次出现意识障碍，称为中间清醒期（受伤当时意识丧失数分钟或数小时，后意识障碍好转，后因硬脑膜外血肿压迫脑组织而再度昏迷）。这是大部

分硬脑膜外血肿患者的典型表现。患者神经功能障碍定位于左侧半球。需要进行头部CT扫描以明确诊断（图9-7）。该患者肢体偏瘫需要与其他形式的颅内病变进行鉴别。创伤后2 h内进行CT扫描，显示左侧颅骨骨折和双凸镜形状的硬脑膜外血肿，以及中线移位，可明确诊断。

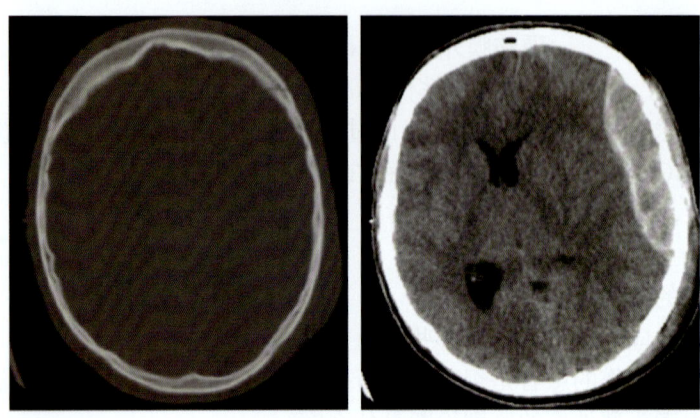

图 9-7　硬脑膜外血肿平扫CT结果

> **知识拓展**
>
> **硬脑膜外血肿的CT表现**
>
> 　　头颅CT扫描时，铁-血红蛋白复合物所构成的急性出血产物呈特征性高密度影。
> 　　硬脑膜外出血最典型的表现为颅骨内板与硬脑膜之间双凸镜形或弓形高密度影。这是动脉性出血导致硬脑膜从颅骨内板表面剥离的结果。
> 　　出血也可由于颅骨内出血或静脉窦破裂出血造成。静脉性的硬脑膜外血肿可跨越中线或小脑幕上下，常位于矢状窦或横窦附近。
> 　　后颅窝硬脑膜外血肿，常因体积较小，早期患者通常没有症状，但血肿扩大、脑干受压时，会导致病情突然恶化。

　　脑膜中动脉是颈外动脉最大的分支，也是脑膜血管中最大的分支。创伤性颞骨骨折可撕裂脑膜中动脉分支，造成硬脑膜外血肿。静脉窦破裂引起的创伤性出血也可发生。静脉性硬脑膜外血肿的神经系统症状恶化比动脉出血变化要轻，但撕裂的静脉窦增加了手术的风险和难度。矢状窦或横窦区域的凹陷性颅骨骨折，硬脑膜外血肿应考虑为静脉性可能。CT血管造影/静脉造影有助于明确静脉窦与硬脑膜外血肿的关系，在不影响手术的情况下，应考虑该项检查。

　　该患者硬脑膜外血肿大于30 ml，有明确神经系统症状，应考虑手术治疗。幕上血肿大于30 ml，幕下血肿大于10 ml，是开颅手术征。并应在术前予以甘露醇脱水治疗。

　　硬脑膜外血肿在颅内血肿中预后最好，目前死亡率已降至10%左右。导致死亡的主要原因：①诊治延误，脑疝已久，脑干发生不可逆损害；②血肿清除不彻底或止血不佳，术后再度形成血肿；③遗漏其他部位血肿；④并发严重颅脑损伤或其他合并伤。

知识拓展

硬脑膜外血肿临床实践要点

（1）如果患者出现中间清醒期，不应漏诊硬脑膜外血肿。

（2）如果首次CT扫描于伤后6 h以内进行，应注意延迟性硬脑膜外血肿出现和血肿扩大的可能。需要注意区分动脉性和静脉性硬脑膜外血肿。

（3）目前的观点是，少量硬脑膜外血肿（最大厚度＜10 mm）且无神经系统症状的患者可以进行保守治疗。无局灶性神经功能障碍、GCS大于8分、体积小于30 ml、中线偏移小于5 mm、血肿厚度小于15 mm的患者可以非手术治疗。然而，非手术患者需要持续监测患者的神经功能变化，并进行头部CT扫描。

（4）硬脑膜外血肿超过30 ml，即使GCS正常，由于突然恶化的风险很高，也应该进行手术。此外，即使在GCS评分为14~15分的情况下，中线偏移大于5 mm和血肿厚度大于15 mm也是手术指征。

（5）当考虑手术时，应在术前确定硬脑膜外血肿的原因，以便开颅位置可以控制出血点。当硬脑膜外血肿清除，硬脑膜张力高或疑有硬脑膜下血肿时，应切开硬脑膜探查。

对于少数病情危急、来不及做CT检查的患者，应直接手术钻孔探查，扩大成骨窗清除血肿。钻孔顺序可根据损伤方式和机制、瞳孔散大侧别、头部着力点、颅骨骨折部位来确定。一般先在瞳孔散大侧颞部骨折线处钻孔，可发现60%~70%的硬脑膜外血肿。

临床病例（四）

案例摘要

急性硬脑膜下血肿

男性，50岁，被机动车撞伤后意识障碍半小时，由救护车送入急诊。现场情况，患者伤后双眼紧闭，呻吟，对问询没有反应，疼痛刺激下四肢能动。于急诊行气管插管和呼吸机支持通气。患者心动过缓，心率52次/分，血压168/108 mmHg。查体：昏迷，GCS 4分，左侧瞳孔6 mm，对光反射消失，右侧瞳孔2 mm，对光反射迟钝。气管插管时呛咳及呕吐反射存在，角膜反射存在。刺痛时右上肢和下肢呈伸直状态，左上肢和下肢呈屈曲状态。身体其他部位检查未见明显异常。

问题：

（1）下一步宜采取的检查是什么？

（2）患者各项生命体征的意义是什么？瞳孔检查的意义是什么？神经系统检查的意义是什么？

（3）有哪些鉴别诊断需要注意？

1. **病例分析及处置** 患者有急性颅脑损伤的病史和体格检查结果。GCS 4分属于重型颅脑损伤，提示病情危重。神经系统检查发现，昏迷，瞳孔不等大，左侧瞳孔散大、对光反射消失，是由于左侧半球急性占位效应造成左侧颞叶钩回疝，左侧动眼神经受压导致神经功能障碍的结果。瞳孔散大侧提示颅内出血、水肿发生的一侧。右侧强直体位与小脑幕切迹疝中脑受压迫有关。患者生命体征中相对高血压和心动过缓为库欣反射（Cushing reflex），常见于后颅窝受压和小脑扁桃体疝。这种急性占位效应包括硬脑膜外血肿、硬脑膜下血肿、脑出血/脑挫裂伤、脑组织水肿，或兼而有之。其他少见情况包括造成严重脑水肿的脑梗死或癫痫后状态。

下一步的检查应包括血、尿常规和实验室检查，凝血检查和急诊头颅 CT 检查，应常规进行创伤高级生命支持评估和脊髓损伤预防措施。

患者在急诊血流动力学相对稳定，呼吸浅快，予以气管插管，专科检查未发现明显的附加损伤，急诊行头颅 CT 检查。血、尿常规和实验室检查及凝血检查未见明显异常。平扫头颅 CT 检查提示（图 9-8）：急性左侧硬脑膜下血肿，呈高密度，新月形，跨越骨缝。这一特点可与硬脑膜外血肿相鉴别。可能存在脑实质挫裂伤和外侧裂蛛网膜下腔出血。左侧脑室消失，右侧脑室后角扩大可能继发于镰下疝压迫导致脑脊液循环障碍，中线明显移位。硬脑膜下血肿相关脑实质损伤和水肿比硬脑膜外血肿更常见。薄层的硬脑膜下血肿也可能与中线移位和神经功能减退不成比例，往往提示存在较为严重的脑损伤、脑水肿或缺血，可能需要手术干预。

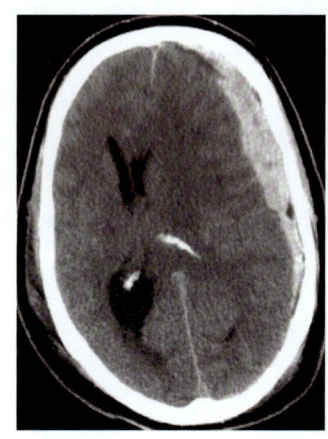
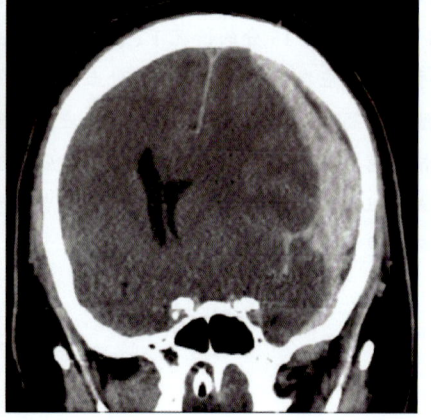

图 9-8　创伤性急性硬脑膜下血肿平扫头颅 CT 检查结果

该患者急性硬脑膜下血肿，有占位效应、中线移位、脑实质挫裂伤或蛛网膜下腔出血，对侧脑室因脑脊液循环障碍扩大。检查提示有脑疝综合征和脑干功能障碍。根据现场报告，患者的神经系统检查已经恶化，这表明病情迅速恶化，需要进行急诊开颅并清除颅内血肿。

急性硬脑膜下血肿外科手术指征如下。

（1）CT 扫描硬脑膜下血肿厚度大于 10 mm 或中线偏移大于 5 mm。

（2）硬脑膜下血肿厚度小于 10 mm，中线偏移小于 5 mm，具备以下情况之一者：

1）从受伤到入院，GCS 至少下降 2 分；

2）不对称瞳孔散大和固定；

3）ICP 大于 20 mmHg。

开颅手术应包括额叶、顶叶和颞叶的广泛减压。应小心避免损伤静脉窦。皮肤切口一般采用大的额、顶、颞问号形切口。骨瓣切除范围直径约 15 cm，清除硬脑膜下血肿，注意小的皮质表面静脉或动脉出血是急性硬脑膜下血肿的来源。减压后，需要注意处理脑水肿和颅内压增高。

2. 急性硬脑膜下血肿来源　急性和亚急性硬脑膜下血肿主要的来源是皮质的血管，大多由对冲性脑挫裂伤所致，可视为脑挫裂伤的一种并发症，称为复合性硬膜下血肿。另一种较少见的血肿是由于大脑表面回流到静脉窦的桥静脉或静脉窦本身，在脑实质惯性平移或旋转运动时发生撕裂所致，可不伴有脑挫裂伤，称为单纯性硬脑膜下血肿。自发性硬脑膜下血肿也可见于凝血功能障碍、镰状细胞病、血小板减少、脑萎缩和脑脊液外引流等情况。

3. 意识、瞳孔、肢体活动、生命体征变化的临床意义　急性硬脑膜下血肿患者病情轻重不一，从无症状到进行性脑疝和死亡。任何怀疑颅内出血的病例都应进行详细的体格检查和医学影像学检查。可使用格拉斯哥昏迷量表进行评价。创伤患者，瞳孔变化可以即时反映颅内压、颅内出血和脑疝进展的变化情况。对于气管插管、药物镇静的患者，瞳孔变化检查也是唯一可以采取的神经系统查体。重点需要关注瞳孔的大小，双侧是否等大，以及对光反射等。

CT 检查时，硬脑膜下血肿不受颅骨骨缝限制，它可占据整个大脑半球凸面。这一特征有助于区分硬脑膜下血肿和硬脑膜外血肿。硬脑膜下血肿相关脑实质损伤和水肿比硬脑膜外血肿更常见。硬脑膜下血肿多少可能与脑中线移位、神经功能障碍不成比例关系，这往往提示颅脑损伤脑水肿或缺血较为严重，需要手术干预。

患者诊断为急性硬脑膜下血肿，血肿已形成占位效应、中线移位、脑实质或蛛网膜下腔损伤，对侧脑室因脑脊液循环受阻而扩大。体格检查提示有脑疝综合征和脑干损伤风险。神经系统检查已经恶化，表明病情迅速恶化。需要急诊开颅并清除血肿。术后需要对脑水肿和颅内压增高进行管理。术后影像学检查和神经系统检查可早期识别脑水肿增高或其他颅内出血扩大。

急性硬脑膜下血肿的预后通常与术前患者神经功能状态相关。高龄、GCS 评分较低、神经功能障碍是急性硬脑膜下血肿预后不良的独立危险因素。

急性硬脑膜下血肿临床实践要点

（1）神经系统功能障碍进行性恶化的患者需要急诊干预。
（2）大的开颅皮瓣可有助于清除血块、发现并控制出血点，更好地进行减压。
（3）手术中应小心避免显露矢状窦或横窦或撕裂引流静脉。

临床病例（五）

案例摘要

慢性硬脑膜下血肿（chronic subdural hematoma）

女性，75 岁，以持续头痛和右手笨拙 2 周就诊。既往患有冠状动脉粥样硬化性心脏病、慢性阻塞性肺部疾病和糖尿病。半年前植入冠状动脉支架，每天服用阿司匹林和氯吡格雷治疗。患者近期有数次摔伤，对于是否撞到了头部描述不清。体格检查：清醒，时间、空间定向力正常，生命体征稳定，脑神经检查未见明显异常，右上肢无力，肌力Ⅳ级。

问题：

1．下一步需要进行哪些实验室检查及影像学检查？
2．摔伤病史的临床意义是什么？服药史的临床意义是什么？神经系统检查的结果有哪些？
3．根据该患者目前情况，是否需要进一步检查？
4．需要与哪些疾病进行鉴别诊断？

1．病例分析及处置　患者有头痛史，伴有轻度右侧肢体无力，定位于左侧大脑半球病变。既往跌倒史提示可能存在颅脑外伤性出血的可能。缓慢起病，提示为慢性创伤性出血可能，如慢性硬脑膜下血肿。鉴别诊断还要考虑小的皮质或内囊梗死或出血。患者出现症状的时间较长，应考虑为慢性进展，排除急性脑卒中事件的可能性。左后额叶占位性病变（如肿瘤或脓肿）、癫痫发作后出现某种形式的后遗状态的可能性较小。下一步的检查应包括进一步体格检查，如心脏和颈动脉听诊，寻找潜在的栓子来源，血常规、凝血检查、心电图检查以及头部CT检查。

患者的实验室检查结果无明显异常。心电图、心血管评估与神经系统症状无关。头部CT检查结果如图9-9所示。患者影像学表现为急性-慢性混合型硬脑膜下血肿。左额叶可见低密度、等密度和高密度的混合血液成分。镰下中线结构有轻度向右移位，左侧脑沟消失。大多数慢性硬脑膜下血肿患者年龄大于50岁，抗血小板和抗凝血药物使用会增加颅内出血的风险。患者在完善检查后应行慢性硬脑膜下血肿钻孔引流术。

慢性硬脑膜下血肿影像学表现（图9-9）及相关临床特点

（1）CT扫描，急性出血后的第1周呈高密度，第2周亚急性期的出血呈脑组织等密度，随着血液慢性期液化，呈低密度。

（2）硬脑膜下血肿可于半球表面形成新月形，可沿小脑幕和大脑镰旁形成。

（3）混合密度硬脑膜下血肿提示同一硬脑膜下腔在不同的间隔多次血肿，目前处于不同阶段。

（4）影像学上分隔，由成纤维细胞和纤维蛋白形成，可将硬脑膜下出血分割为不同腔室。随着时间的推移，膜上的新生血管也会发生，导致多次出血。

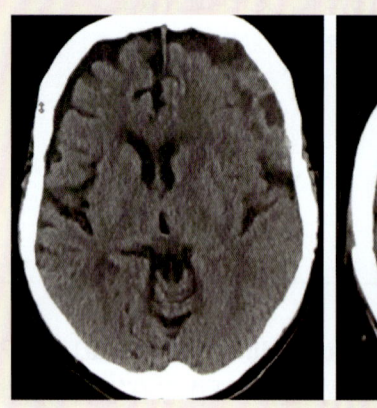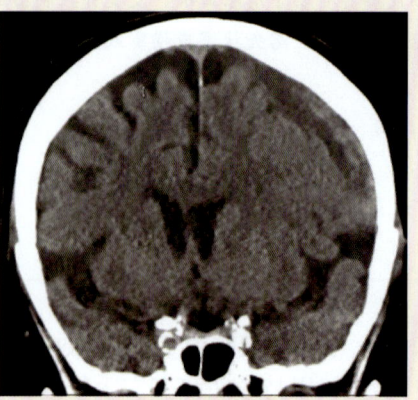

图9-9 慢性硬脑膜下血肿CT扫描

2. 外伤史、服药史、神经系统检查的临床意义 病史收集时应重点关注：包括使用抗血小板药物或抗凝剂、近期创伤、有凝血病史、既往颅内血肿诊断、癫痫史等。体格检查时应注意意识和精神状态、语言或认知、肢体活动和肌力变化情况。

等密度硬脑膜下血肿在平扫CT有时较难测量，可试行增强CT或MRI检查，但需要更长的扫描时间。中线结构的移位、脑室的受压和脑沟的消失，可以间接指示硬脑膜下血肿的范围。

3. 手术治疗 需要手术的患者应纠正血液抗凝状态。这项工作对于病情恶化的患者应急诊进行，对于择期手术患者应于术前几天开始。对没有神经功能缺陷或仅有少量血肿的患者予以观察，需要定期行头颅CT扫描来评估硬脑膜下血肿的进展。已液化的低密度血肿可进行钻孔引流。

有神经功能障碍的患者，如果身体一般状况足够稳定，可以接受手术。血肿厚度大于1cm的患者可接受手术治疗。双侧硬脑膜下血肿更容易出现神经功能障碍，应考虑及早手术。首选钻孔引流术：血肿较小者在顶结节处钻一孔即可，较大者在额部再钻一孔，切开硬脑膜和血肿壁层包裹，经骨孔置入导管于血肿腔，用生理盐水反复冲洗直至流出液清亮为止。保留顶结节钻孔处的导管，引流2~3天，多可治愈。

慢性硬脑膜下血肿临床实践要点

（1）查体时需要关注神经系统的侧别和位置。如果出现新的急性症状，则需要对可能存在的脑卒中进行筛查。

（2）抗凝、抗血小板药物是与轻微部外伤相关的颅内出血的危险因素。慢性硬脑膜下血肿可与远期微小头部创伤有关，部分患者可以是自发的，可能与营养不良、维生素 C 缺乏、硬脑膜出血性或血管性疾病相关。

（3）慢性硬脑膜下血肿常存在薄厚不一的包膜。

（4）间歇性神经功能障碍或癫痫发作可能与慢性出血对皮质及血管的刺激有关。

临床病例（六）

案例摘要

脑挫裂伤（brain contusion and laceration）

男性，22 岁，有 1 型糖尿病病史，从 2 m 高的梯子跌落后意识不清 1 h 来诊。摔伤时，患者头部撞到了邻近的建筑物上，随后失去了知觉。急诊查体：GCS 13 分（自发睁眼、问话回答错误、刺痛肢体定位）。瞳孔对光反射存在，面部对称，四肢存在自主活动。CT 平扫显示双侧前额部出血挫伤伴脑水肿（图 9-10）。

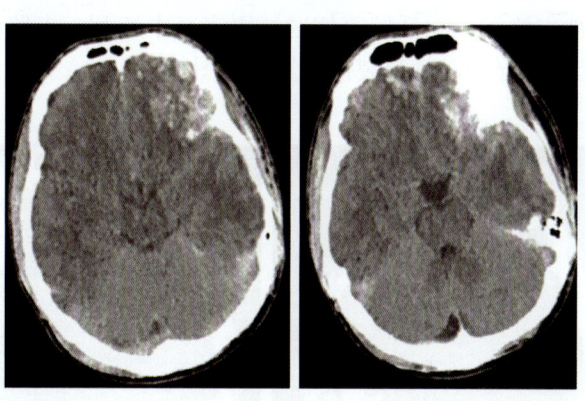

图 9-10　脑挫裂伤患者入急诊即时头颅 CT 扫描

问题：

（1）该患者应考虑哪些诊断？如何处置？

（2）脑挫裂伤的病理生理学机制是什么？

（3）脑挫裂伤临床处置应注意哪些事项？

1. **病例分析及处置**　患者需住院观察，接受严密的神经功能检查。口服左乙拉西坦以预防癫痫发作。初次头颅 CT 扫描 6 h 后复查头颅 CT，结果显示其脑挫裂伤范围有所扩大，再经 6 h 后复查 CT，显示双额挫裂伤基本稳定。

由于患者临床检查结果良好，影像学上无明显占位迹象，遂采取非手术治疗。患者的医疗管理包括密切观察、重复进行影像学检查，应用左乙拉西坦预防癫痫发作，患者的神经检查结果持续改善。患者在第 8 天出现急性精神状态下降，GCS 为 10 分。再次头颅 CT 检查，显示大脑水肿加重，同侧脑室受压，中线移位（图 9-11）。

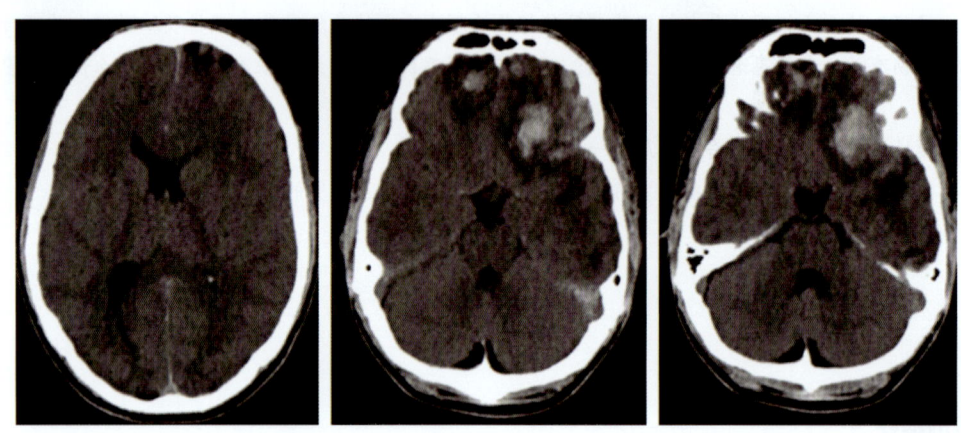

图 9-11　脑挫裂伤患者入院后第 8 天出现意识障碍加重，复查头颅 CT 提示脑水肿较前明显

检查患者血钠水平为 126 mmol/L，被重新送进 NCCU 接受进一步治疗。以盐片和高渗盐水开始补充电解质。患者 GCS 评分在一天后提高到 15 分，并于住院 10 天后出院，接受门诊治疗。出院后 1 个月就诊随访。患者的认知功能改善满意，包括适当的短期记忆和词语表达能力。患者父母描述患者伤后出现脾气改变，表现为易怒，但伤后 1 个月左右，患者行为基本恢复正常。门诊检查，患者神志清醒，问话回答切题，语言基本流利，走路姿势无偏斜，步伐无拖沓且平稳。复查头颅 CT 平扫显示双额挫裂伤恢复期（图 9-12）。

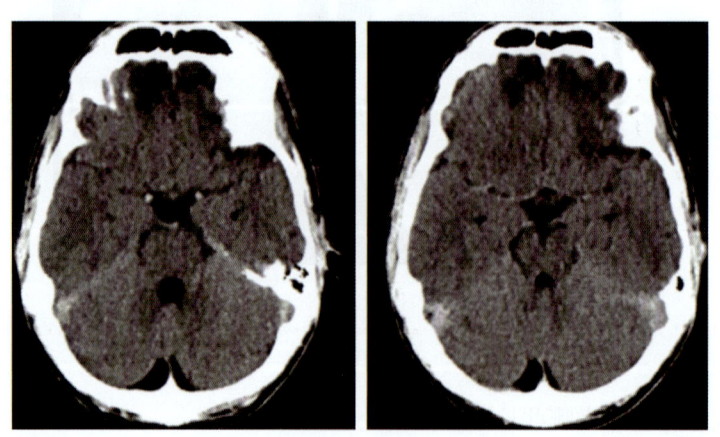

图 9-12　脑挫裂伤后 1 个月复查头颅 CT 提示，原脑挫裂伤位置脑组织软化呈低密度灶，无占位效应

2. 脑挫裂伤的病理生理机制　脑挫裂伤是原发性创伤性颅脑损伤的一种亚型。脑挫裂伤典型致伤机制是着力伤或交通事故、摔倒时的对冲伤。轻者仅见局部软脑膜下皮质散在点状出血。严重者脑皮质及深部白质广泛挫碎、破裂、坏死，局部出血、水肿，甚至形成血肿。显微镜下可见脑组织出血，皮质分层不清或消失；神经元胞质空泡形成，尼氏体消失，核固缩、碎裂、溶解，轴突肿胀、断裂，髓鞘崩解；胶质细胞变性、肿胀；毛细血管充血，细胞外间隙水肿。脑挫裂伤常见部位是额叶、颞叶的前端及底面以及着力部位。

CT 扫描可见挫裂伤区域因出血呈高密度或混杂密度，挫裂伤边缘因血管源性水肿而呈低密度。此外，CT 扫描还可以了解脑室受压、中线结构移位等情况。MRI 检查时间较长，一般很少用于急性颅脑损伤的检查诊断。但对于较轻的脑挫裂伤灶的显示，MRI 优于 CT。X 线检查虽然不能显示脑挫裂伤，但可了解骨折情况。腰椎穿刺检查脑脊液中是否含血液，可与脑震荡鉴别。同时可测定颅内压或引流血性脑脊液以减轻症状。但对颅内压明显增高的患者，腰椎穿刺应谨慎或禁忌。

3．脑挫裂伤患者神经监护管理

（1）体位：患者清醒时可抬高床头 15°～30°，以利于颅内静脉血回流。但对于昏迷患者，宜采取侧卧或侧俯卧，以免唾液、呕吐物误吸。

（2）保持气道通畅，必要时行气管切开呼吸机辅助呼吸。

（3）营养支持。

（4）躁动和癫痫管理。

（5）高热处理。

（6）脑保护、促苏醒和功能恢复治疗。

（7）防治脑水肿或脑肿胀：除原发性颅脑损伤特别严重，伤后立即或迅速死亡外，继发性脑水肿或脑肿胀和颅内血肿是导致脑挫裂伤患者早期死亡的主要原因。因此，控制脑水肿或脑肿胀是治疗脑挫裂伤最为重要的环节之一。

（8）手术治疗：下列情况应考虑手术治疗：①继发性脑水肿严重，脱水治疗无效，病情日趋恶化；②颅内血肿清除后，颅内压无明显缓解，脑挫裂伤区继续膨出，而又除外颅内其他部位血肿；③脑挫裂伤灶或血肿清除后，伤情一度好转，以后又恶化出现脑疝。手术方法包括脑挫裂伤灶清除、额极或颞极切除、颞肌下减压或骨瓣切除减压等。

（9）脑挫裂伤预后相关因素：①颅脑损伤部位、程度和范围；②有无脑干或下丘脑损伤；③是否合并其他脏器损伤；④诊治是否及时、恰当。

脑挫裂伤临床实践要点

（1）脑挫裂伤通常会发生进展性出血，应密切监测患者神经功能变化，出现变化时应进行影像学复查。

（2）颞叶内侧脑挫裂伤靠近小脑幕游离缘，在颅内压不增加的情况下，可在小脑幕区切迹方向产生占位效应。脑挫裂伤水肿，甚至形成小脑幕切迹疝。如果复查头颅 CT 发现颞叶脑挫裂伤及水肿面积增大，可考虑进行手术减压。

（3）低钠血症常见于颅脑损伤患者，必须密切监测。低钠血症导致脑水肿加重，可导致神经功能的恶化。

（4）颅脑损伤患者低钠血症的两个最常见原因是脑盐消耗（CSW）和不适当的利尿激素分泌综合征（SIADH）；其他潜在的原因是盐摄入量不足和垂体功能障碍。颅脑损伤患者应监测低钠血症，需要进行电解质连续监测。

（5）低钠血症治疗方案包括液体限制、膳食盐补充和氟化可的松的使用。对于脑外伤患者的低钠血症，早期应使用盐补充和盐保留治疗，同时应谨慎使用液体限制。

临床病例（七）

案例摘要

弥漫性轴索损伤（diffuse axonal injury，DAI）

男性，30岁，在车祸中被撞伤导致意识丧失2 h入院。患者在现场急救时，昏迷、无反应，于院前行气管插管。到达医院时，患者呈昏迷状态，双侧瞳孔直径2.0 mm，对光反射迟钝，四肢对刺痛无反应。

问题：
1．该患者需要哪些急诊处置？可能的诊断是什么？
2．明确诊断需要进行哪些检查？
3．弥漫性轴索损伤的病理及临床分级有哪些？

1．**病例分析与处置** 患者受到严重创伤时，复苏是关键的。高级创伤生命支持标准要求确保气道通畅和维持血流动力学稳定。然后再进行专科神经系统功能评估。患者因为车祸所致重型颅脑创伤，应考虑存在复合损伤的可能性，遂进行头颅CT、颈椎CT、颈部CT血管造影，胸部、腹部、骨盆、下肢CT检查。头部CT显示由于应变剪切力造成的多处出血灶，损伤遍布大脑半球（图9-13）。

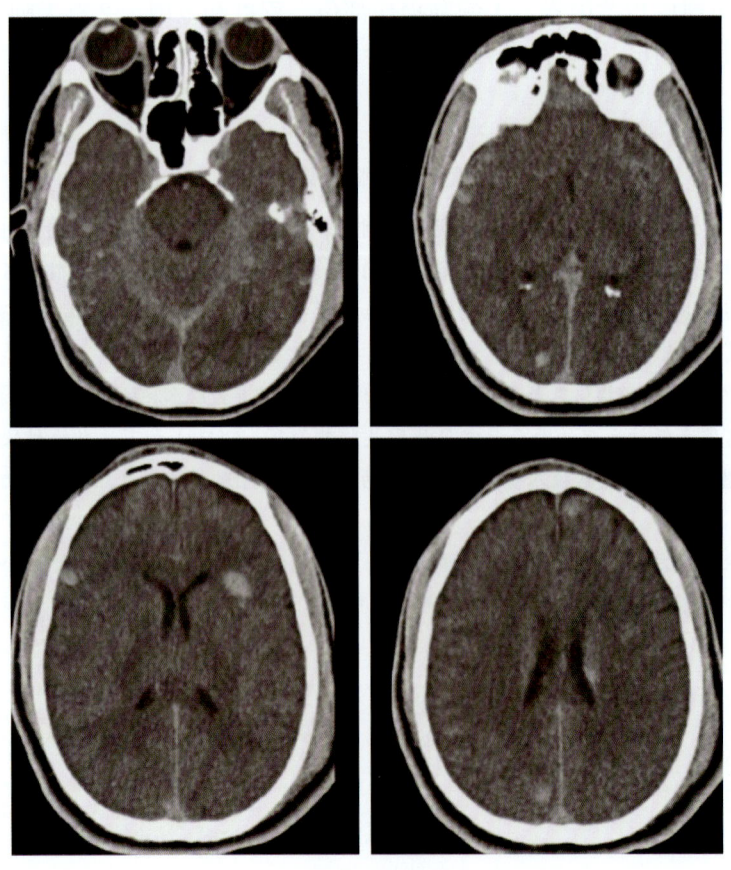

图9-13 弥散性轴索损伤显示脑内多发点片状出血灶

根据临床检查，患者遭受了严重的创伤性颅脑损伤（traumatic brain injuries，TBI），可能包括脑挫裂伤、继发型颅内血肿等局灶性病变以及弥漫性轴索损伤等病变。弥漫性轴索损伤的临床表现通常与 CT 检查结果不成比例，神经损害的程度与轴突损伤的严重程度有关。轻度弥漫性轴索损伤以头痛最常见，如脑震荡。然而，严重的弥漫性轴索损伤可能包括意识丧失、昏迷、长期植物人状态或认知障碍。在急性期，意识障碍或昏迷提示可能存在脑干和（或）间脑弥漫性轴索损伤的病理改变，包括轴突肿胀和沃勒变性等。无论是否怀疑弥漫性轴索损伤，患者都应采取与任何严重脑外伤相似的治疗，包括复苏和神经监测。

一旦怀疑弥漫性轴索损伤（diffuse axonal injury，DAI），对弥漫性轴索损伤病变进行分类和定位可能有助于确定患者的预后。然而，这种疾病的标准治疗方法包括颅内压监测、脑血流（CBF）和脑氧合监测、脑电图、神经成像和液体生物标志物。神经影像学是诊断 DAI 的最佳工具。头部 CT 是最常用的影像学手段。弥漫性轴索损伤相关 CT 表现，为沿白质纤维束分布的小点状出血（高密度），典型部位包括胼胝体和脑干。CT 检查能够发现病灶，往往提示弥漫性轴索损伤伤情较为严重。

MRI 是诊断弥漫性轴索损伤的首选无创方案，可以发现大脑半球、胼胝体和脑干的白质中存在微出血。磁敏感加权成像（SWI）和 T2* 加权梯度回波（T2*GRE）是检测微出血的首选序列，SWI 对脑干等深部病变更敏感。

弥漫性轴索损伤也可表现为非出血性病变，如与轴索损伤相关的局部水肿。液体衰减反转恢复序列（FLAIR）和扩散加权成像（DWI）可以检测到此类病变。虽然 FLAIR 序列对鉴别脑室周围白质、局部胼胝体和脑干的病变很有用，但 DWI 对检测非出血性损伤更敏感。DWI 上的病变可能与最初的格拉斯哥昏迷评分（GCS）和昏迷时间有关。然而，这两个序列都是时间依赖性的，在损伤 3 个月后上述病灶消退则难以通过磁共振检查发现阳性结果。

目前，弥散张量（DTI）序列已被证明是检测弥漫性轴索损伤最有效的方法。DTI 可实现白质束的三维重建和损伤的定量评估。然而，数据采集和后处理的差异以及成本仍然限制了许多方法的临床适用性。技术的进步、测序的标准化和成本的降低可能会使这些先进的成像方式在创伤性脑损伤患者的治疗中更加普遍。

2．弥漫性轴索损伤机制及病理变化　头部受到加速性旋转外力作用时，因剪切应力造成脑内神经轴索肿胀断裂为主要特征的损伤，在重型颅脑损伤中占 28%～50%。

脑弥漫性轴索损伤好发于神经轴索聚集区，如胼胝体、脑干、灰白质交界处、小脑、内囊和基底节。肉眼可见损伤区组织间裂隙和血管撕裂性出血灶，一般不伴明显脑挫裂伤和颅内血肿。显微镜下发现轴索球（axonal retraction ball）是确认弥漫性轴索损伤的主要依据。轴索球是轴索断裂后，近断端轴浆溢出膨大的结果，为圆形或卵圆形小体，直径 5～20 μm，一般在伤后 12 h 出现，2 周内逐渐增多，持续约 2 个月。

弥漫性轴索损伤可分三级：Ⅰ级，显微镜下发现轴索球，分布于轴索聚集区，以胼胝体和矢状窦区白质为主；Ⅱ级，除具有Ⅰ级特点外，肉眼可见胼胝体有撕裂出血灶；Ⅲ级，除具有Ⅱ级特点外，尚可见脑干上端背外侧组织撕裂出血灶。

3．弥漫性轴索损伤与原发脑干损伤和脑震荡的关系，近年有一些观点认为原发性脑干损伤实际就是最严重的（Ⅲ级）弥漫性轴索损伤，而脑震荡则是最轻的类型。

弥漫性轴索损伤临床实践要点

无论CT还是MRI均不能直接显示受损的轴索，只能以弥漫性轴索损伤中的组织撕裂出血作为诊断间接依据。

弥漫性轴索损伤公认的诊断标准：
（1）伤后持续昏迷（＞6h）；
（2）CT显示脑组织撕裂出血或正常；
（3）颅内压正常，但临床状况差；
（4）无明确脑结构异常的伤后持续植物状态；
（5）创伤后期弥漫性脑萎缩；
（6）尸检见特征性病理改变。

临床病例（八）

案例摘要

脑震荡（concussion）

男性，41岁，在足球比赛中争顶头球时与对方冲撞伤及头部，随后倒地，意识丧失约1min，然后试图自行坐起，动作笨拙。场地急救行颈椎固定，抬离现场，送至急诊进一步诊断治疗。

问题：
（1）患者可能的诊断是什么？
（2）脑震荡的病理生理机制及临床意义有哪些？

1. **病例分析与处置** 脑震荡是最为轻微的脑损伤，其特点为伤后即刻发生短暂意识障碍和近事遗忘。关于其发生机制至今尚有争议。一般认为脑震荡引起的意识障碍主要是脑干网状结构受损的结果。这种损伤与颅脑损伤时脑脊液的冲击（脑脊液经脑室系统骤然移动）、外力打击瞬间产生的颅内压力变化、脑血管功能紊乱、脑干的机械性牵拉或扭曲等因素有一定关系。治疗：脑震荡无需特殊治疗，一般卧床休息5～7天，酌用镇静、镇痛药物，做好解释工作，消除患者畏惧心理，多数患者在2周内恢复正常，预后良好。

2. **脑震荡的病理生理机制** 传统认为脑震荡只是中枢神经系统暂时的功能障碍，并无可见的器质性损害。但近年研究发现，受力部位会出现神经元线粒体、轴突肿胀、间质水肿、脑脊液乙酰胆碱和钾离子浓度升高，影响轴突传导或脑组织代谢的酶系统紊乱。临床资料也证实，有半数脑震荡患者的脑干听觉诱发电位检查提示有器质性损害。有学者指出，脑震荡可能是一种最轻的弥漫性轴索损伤。

3. **脑震荡的临床表现** 临床表现：伤后立即出现的短暂意识丧失，持续数分钟至十几分钟，一般不超过半小时。表现为瞬间的意识混乱或恍惚，并无昏迷。同时伴有面色苍白、瞳孔改变、出冷汗、血压下降、脉弱、呼吸浅慢等自主神经和脑干功能紊乱的表现。患者意识恢复后，对受伤当时和伤情近期的情况不能记忆，即逆行性遗忘。多有头痛、头晕、疲乏无力、失眠、耳鸣、心悸、畏光、情绪不稳、记忆力减退等症状，持续数日、数周，少数持续时间较长。神经系统检查多无明显阳性体征。如做腰椎穿刺，显示颅内压力正常和脑脊液检查无红细胞。CT检查颅内无异常。

> **整合思考题**
>
> 男性，因车祸致头部外伤伴昏迷 1 h 入院。查体：GCS 评分 5 分，右侧顶枕部头皮血肿，右侧瞳孔直径 5 mm，对光反射迟钝，左侧瞳孔直径 3 mm，对光反射灵敏。头颅 CT 示：右侧额极、颞极脑挫裂伤伴脑内血肿，左侧额叶脑挫裂伤。请回答以下问题：
> 1. 患者的颅脑损伤可能诊断是什么？
> 2. 最可能损伤的血管是哪根？
> 3. 可能的损伤机制是什么？
> 4. 患者可能出现的颅脑病理生理改变有哪些？
> 5. 患者的治疗原则是什么？

（刘 波 伍 刚）

第二节　神经系统肿瘤

导学目标

本节数字资源

- **基本目标**
  1. 解释神经系统肿瘤引起临床症状的两大机制。
  2. 从神经系统肿瘤的起源角度，结合基础知识理解不同神经系统肿瘤的好发部位，总结各典型神经系统肿瘤（胶质瘤、脑膜瘤、垂体瘤和听神经瘤）的临床表现，理解神经系统肿瘤临床表现与脑解剖及功能定位之间的关系。
  3. 解释时间（年龄和病程）因素对肿瘤发生发展的影响。
  4. 从神经系统肿瘤的发生发展特点，概括神经系统肿瘤的辅助检查选择原则和主要特点。
  5. 从神经系统肿瘤的部位和生长特性等特点，理解神经系统肿瘤的手术指征和手术方案。
  6. 阐述神经系统肿瘤的复发和转移机制，解释各典型神经系统肿瘤的放化疗选择原则。

- **发展目标**
  1. 运用解剖学知识，概括常见典型脑肿瘤的手术入路和切口设计原则。
  2. 应用分子生物学和细胞生物学知识，开拓诊治的研究思路，探讨胶质瘤等恶性神经系统肿瘤未来治疗的方向。
  3. 运用解剖学和影像学知识，提升神经系统疾病定位和定性诊断的能力。

一、概述

神经系统肿瘤可以是神经系统内的良性或恶性赘生物，它可以原发于神经系统，也可从身体其他部位扩散（转移）而来。无论肿瘤是良性还是恶性，均是细胞异常生长的结果。因为颅骨和脊柱都不能膨胀，缺乏代偿空间，神经系统肿瘤逐渐变大后，会造成神经系统的严重损害。神经系统肿瘤可以通过手术、放射治疗、化学治疗或最常见的联合疗法进行治疗。

案例9-1

女性，26岁，既往体健。阵发性前额钝痛2个月，疲劳诱发，休息后暂缓。偶有喷射性呕吐，渐伴视物模糊、重影，头痛日重，出现左腿乏力2周。就诊查颅脑CT示：右侧丘脑、侧脑室内团块状混杂密度影，双侧脑室扩张。

诊断：脑内占位（丘脑、侧脑室，右侧），梗阻性脑积水。

问题：
1. 患者出现头痛、呕吐、视物模糊的原因是什么？
2. 患者左腿乏力的原因是什么？
3. 患者还需要完善哪些辅助检查？
4. 后续治疗措施包括哪些？

（杨 军）

二、胶质瘤

胶质瘤是最常见的原发颅脑肿瘤，发病率占成人原发性颅内肿瘤的40%～50%。病因尚不明确。脑胶质瘤来源于不同分化期的神经上皮组织，根据组织病理类型，世界卫生组织（WHO）将胶质瘤分为Ⅰ～Ⅳ级。低级别胶质瘤（Ⅰ～Ⅱ级）分化程度较高，预后相对良好；高级别胶质瘤（Ⅲ～Ⅳ级）分化程度低，预后差。

在各种类型胶质瘤中，以星形细胞肿瘤最常见，约占胶质瘤整体的75%。胶质母细胞瘤（Glioblastoma，GBM）是星形细胞瘤中恶性程度最高的一种亚型，属于Ⅳ级，多为原发性，多见于额颞部，呈侵袭性生长，瘤周脑组织多被肿瘤细胞浸润。以现代神经外科手术切除为核心的放、化疗等综合治疗措施仍然不能根治GBM，病情极易复发，患者的平均生存时间小于16个月，5年生存率小于10%。

低级别胶质瘤生长相对缓慢，病程较长，平均为3.5年。大部分患者起病时感头痛、肢体无力、呕吐等。在CT上常表现为低密度的脑内病灶，信号均匀，无明显占位表现，无出血或坏死灶，无明显水肿影。在MRI上T1W图像呈低信号，T2W和FLAIR图像呈高信号，强化不显或轻度强化。

高级别胶质瘤生长速度较快，病程短。患者表现为颅高压和局灶性神经功能障碍，体征有脑神经障碍、视神经盘水肿、偏瘫和失语等。在CT上呈低、等混合密度影，偶呈高密度影，周围脑组织呈片状低密度，边界不清。MRI上，在T1W图像上呈低信号，T2W图像上呈高信号，界限不清，呈不规则的环形或岛形强化。

案例8-1中的患者颅脑磁共振检查显示：右侧丘脑和侧脑室内见团块状混杂等-稍长T1，混杂稍长T2信号影，病灶DWI呈稍高信号，不均一强化，范围约4.8 cm×6.9 cm×4.1 cm，邻近脑实质受压，透明隔和第三脑室受压左移，幕上脑室扩张。

影像诊断：右侧丘脑及侧脑室胶质瘤，脑积水。
原始影像图片如图 9-14 所示。

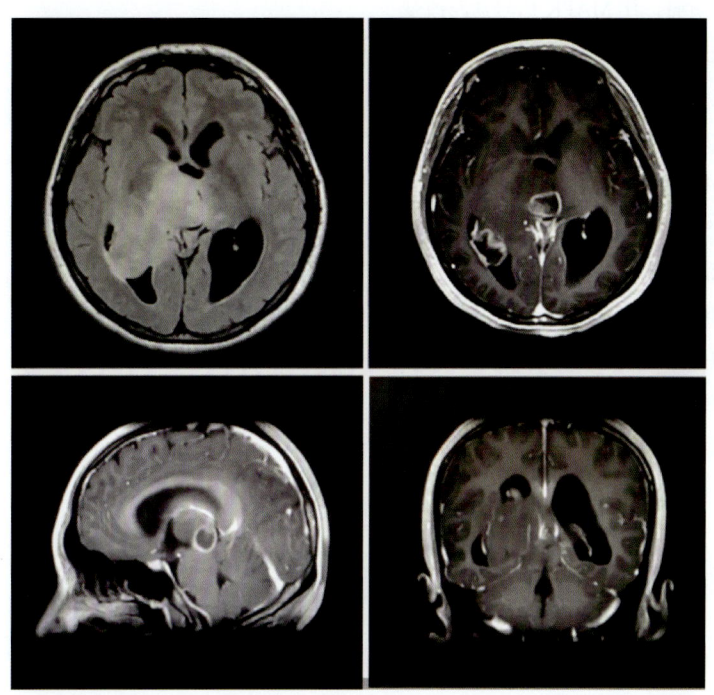

图 9-14　患者 T2-FLAIR 轴位，T1 增强轴位，T1 增强矢状位，T1 增强冠状位图像

请思考：肿瘤考虑是何性质？需要与哪些疾病相鉴别？

【鉴别诊断】

1．原发性癫痫　本病多见于儿童及青少年，多无局限性神经体征。

2．颅内感染　由各种病原体如细菌、病毒、真菌等侵犯脑实质或脑膜所致。常见症状是全身感染中毒症状、脑膜刺激征和颅高压等。脑肿瘤患者通常无高热等感染中毒症状。

3．脑卒中　好发于中、老年人，既往有高血压和动脉硬化等病史。常见症状有意识障碍、偏瘫、感觉障碍、头痛、呕吐等。在 CT 上，缺血性病灶是低密度影，出血性病灶是高密度影。

【神经病理学与分子病理学诊断】

脑胶质瘤是一组具有胶质细胞表型特征的神经上皮肿瘤的总称。2021 年 6 月，世界卫生组织发布了第 5 版《WHO 中枢神经系统肿瘤分类》（表 9-5），在组织学诊断的基础上引入一系列分子诊断指标，形成整合诊断及分层报告体系，重新定义多种肿瘤类型和亚型，重点推进分子诊断在中枢神经系统肿瘤分类中的应用。

表 9-5　2021 年 WHO 中枢神经系统肿瘤分类（第 5 版）

胶质瘤，胶质神经元肿瘤和神经元肿瘤
成人型弥漫性胶质瘤
星形细胞瘤，*IDH* 突变型
少突胶质细胞瘤，*IDH* 突变伴 1p/19q 联合缺失型
胶质母细胞，*IDH* 野生型
儿童型弥漫性低级别胶质瘤
弥漫性星形细胞瘤，伴 *MYB* 或 *MYBL1* 改变

血管中心型胶质瘤

青少年多形性低级别神经上皮肿瘤

弥漫性低级别胶质瘤，伴 MAPK 信号通路改变

儿童型弥漫性高级别胶质瘤

弥漫性中线胶质瘤，伴 H3 K27 改变

弥漫性半球胶质瘤，H3 G34 突变型

弥漫性儿童型高级别胶质瘤，H3 及 IDH 野生型

婴儿型半球胶质瘤

局限性星形细胞胶质瘤

毛细胞型星形细胞瘤

具有毛样特征的高级别星形细胞瘤

多形性黄色星形细胞瘤

室管膜下巨细胞星形细胞瘤

脊索样胶质瘤

星形母细胞瘤，伴 MN1 改变

胶质神经元和神经元肿瘤

节细胞胶质瘤

婴儿促纤维增生型节细胞胶质瘤/婴儿促纤维增生型星形细胞瘤

胚胎发育不良性神经上皮肿瘤

具有少突胶质细胞瘤祥征及簇状核的弥漫性胶质神经元肿瘤

乳头状胶质神经元肿瘤.

形成菊形团的胶质神经元肿瘤

黏液样胶质神经元肿瘤

弥漫性软脑膜胶质神经元肿瘤

节细胞瘤

多结节及空泡状神经元肿瘤

小脑发育不良性节细胞瘤（L，hermitte. Duclos 病）

中区神经细胞瘤

脑室外神经细胞瘤

小脑脂肪神经细胞瘤

室管膜肿瘤

幕上室管膜瘤

幕上室管膜瘤，ZFTA 融合阳性

幕上室管膜瘤，YAP1 融合阳性

后颅窝室管膜瘤

后颅窝室管膜瘤，PFA 组

后颅窝室管膜瘤，PFB 组

脊髓室管膜瘤

脊髓室管膜瘤，伴 MYCN 扩增

黏液乳头型室管膜瘤

室管膜下瘤

胶质瘤分子分型已经成为病理诊断的重要组成部分，其中 *IDH1/2* 突变、MGMT 启动子甲基化、1p/19q 共缺失三个基因事件的发现被认为是胶质瘤病理诊断的里程碑。2008 年，两种异柠檬酸脱氢酶突变亚型（*IDH1/2*）在胶质瘤中被发现。*IDH* 突变是胶质瘤发病机制中的早期分子事件，早于 *TP53* 突变。*IDH* 突变往往存在于低级别胶质瘤和年轻患者中，预示预后良好。染色体 1p/19q 共缺失是少突胶质细胞瘤的标志物，少突胶质细胞瘤往往还同时伴有 *IDH* 突变和 *TERT* 启动子区突变，预示着较好的药物敏感性。单 *TERT* 突变型和不伴有这三种突变类型的胶质瘤预后较差，多见于胶质母细胞瘤，近期有学者提出在胶质母细胞瘤患者中人为接种 IDH 抗体疫苗的设想。*ATRX* 突变常见于星形细胞瘤中，与胶质瘤分型相关，常与 *TP53* 和 *IDH1* 突变共存，但极少与 1p/19q 共缺失同时存在。*H3F3A* 突变发生于中线胶质瘤当中，最常见于青少年患者，往往伴随 *TP53* 突变和 *ATRX* 突变，而不伴有 *IDH1* 突变。伴有 *H3F3A* 突变的胶质瘤生长部位手术切除难度大，预后差。O^6- 甲基鸟嘌呤 DNA 甲基转移酶（O^6-methylguanine-DNA methyltransferase，MGMT）是一种独特的 DNA 修复蛋白。胶质瘤中 MGMT 甲基化常伴有较好的预后，联合替莫唑胺治疗时，伴 MGMT 甲基化患者中位生存期明显提高。因此胶质瘤的未来治疗方向也应在基因治疗上。

病理诊断

弥漫性中线胶质瘤，*H3K27M* 突变型，WHO 4 级。

免疫组化结果：GFAP（弥漫 +），NF（-），Oligo-2（弥漫 +），Ki-67（70%+），P53（弥漫 +），ATRX（弥漫 +），IDH R132H（-），H3K27M（弥漫 +），H3K27Me3（-），EMA（+/-），Nestin（+/-），D2-40（-），Vimentin（-），S-100（-），CD34（-），BRAFV600E（-），EGFR（弥漫 +）。

分子检测：MGMT 启动子甲基化（-），EGFR 扩增 FISH 检测（-）。

原始病理图如图 9-15 所示。

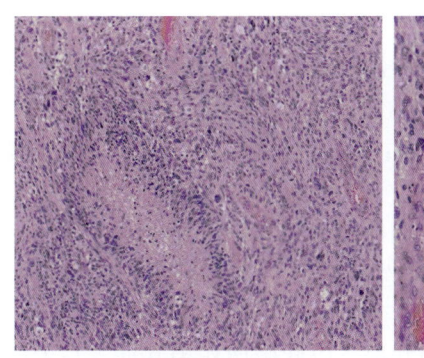
假栅栏状排列

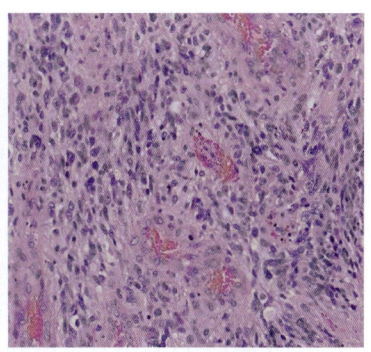
血管内皮细胞肿胀

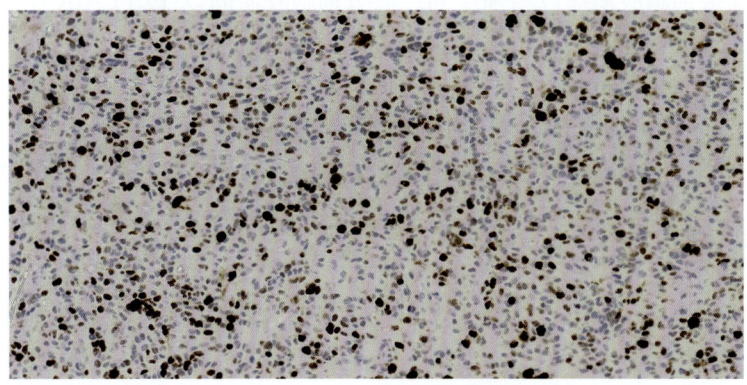
免疫组化Ki-67阳性率＞70%

图 9-15　患者术后病理

知识拓展

弥漫性中线胶质瘤

- 弥漫性中线胶质瘤是 2016 年版世界卫生组织（WHO）中枢神经系统肿瘤分类标准中新增的胶质瘤分类，具有 3 个显著特点：①肿瘤弥漫性生长，边界不清；②肿瘤起源于中枢神经系统中线部位（丘脑、鞍区、脑干、脊髓）；③肿瘤具有特征性组蛋白 H3F3A 突变。肿瘤好发于儿童和青少年，恶性程度高，中位生存期 9～12 个月，预后很差。
- 对于伴 H3K27 突变弥漫性中线胶质瘤，2021 年版 WHO 指南将其归为儿童高级别胶质瘤，包含青少年人群。
- 2021 年版 WHO 指南的更新使临床更加清晰中枢神经系统肿瘤的生物学特性，以形态学作为初筛，以分子进一步指导分型预后，为临床医生和患者提供了更有效的帮助；但是指南中越来越细的分子分型，给临床实际应用也带来了一定程度的挑战。

【治疗原则】

脑胶质瘤治疗以手术切除为主，辅以放疗、化疗、电场治疗等综合治疗措施。切除瘤体能缓解临床症状，减容瘤组织，利用肿瘤标本明确病理学诊断和分子诊断。

1. 手术

(1) 基本原则是在保证神经功能安全的前提下，最大限度切除肿瘤组织。为此，神经导航、黄荧光显像技术、电生理监测、术中唤醒、术中超声和 MRI 实时影像等新技术有助于实现最大限度安全切除肿瘤。

(2) 肿瘤切除术的适应证和禁忌证

适应证：脑内占位诊断明确，有对应的神经功能障碍，有对应的癫痫发作伴颅高压和（或）脑疝。

禁忌证：患者一般状况差，不能耐受手术；有严重心、肺、肝、肾等器官功能障碍；有血液病等凝血异常。

(3) 多模态辅助技术：多模态辅助技术的应用有助于胶质瘤边界的辨别和神经功能保护。推荐神经导航、黄荧光显像引导技术、神经电生理监测、功能区胶质瘤术中唤醒、术中超声和 MRI 实时影像。

(4) 切除程度：应在术后 72 h 内复查磁共振，以此影像作为基准，与术前影像对比来判断肿瘤切除程度。高级别脑胶质瘤以增强序列、低级别脑胶质瘤以 T2/FLAIR 序列为依据，将切除程度分为 4 个等级：全切除、次全切除、部分切除、肿瘤活检。

(5) 肿瘤活检术：运用导航定位、立体定向或者机器人定位等方式进行穿刺活检。

案例手术过程：在导航指引下，手术显微镜下，行右侧顶枕开颅、三角区入路肿瘤切除术，辅以黄荧光显像+神经电生理监测。冰冻病理提示：间变星型胶质瘤 WHO Ⅲ级。次全切除肿瘤。

原始手术图如图 9-16 所示。

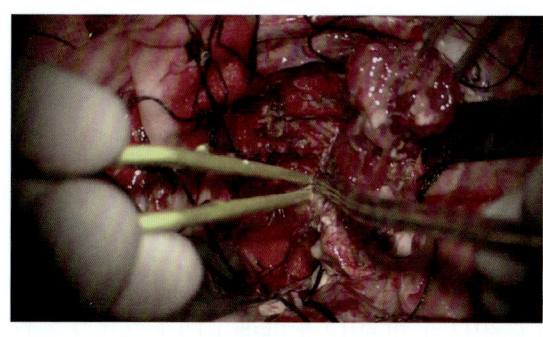
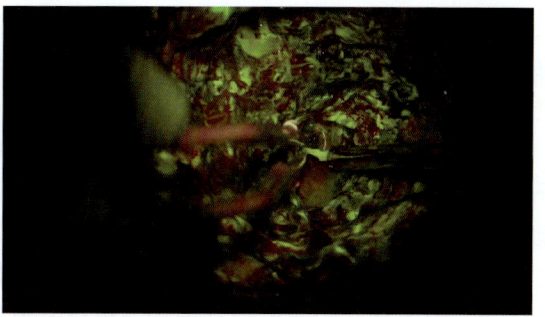

图 9-16　术中显微镜下切除肿瘤，切除后显微镜下切换黄荧光寻找残余病灶

脑胶质瘤多学科诊疗（MDT）　脑胶质瘤是需要多个学科综合治疗的疾病，MDT 诊疗应贯穿脑胶质瘤规范化诊疗的全程。MDT 由相关专科医师和专业人员组成。核心临床专业包括神经外科学、医学影像学、神经和分子病理学、肿瘤放射治疗、神经内科、神经康复等。召集人一般由患者的临床主诊科室的权威专家担任，主持并全程参与讨论。

案例 8-1 的多学科诊疗（MDT）意见如下。

诊断：弥漫性中线胶质瘤，H3K27M 突变型，WHO 4 级，预后极差。

手术切除绝大部分肿瘤，但丘脑部分肿瘤出于手术安全性和术后功能考虑有所残留，术后需积极辅助治疗以抑制复发。

患者幕上脑积水，限期行脑室腹腔分流术。

根据最新诊疗指南，建议术后行替莫唑胺同步放化疗 + 替莫唑胺强化化疗 + 肿瘤电场治疗。

原始放疗，电场治疗图如图 9-17 所示。

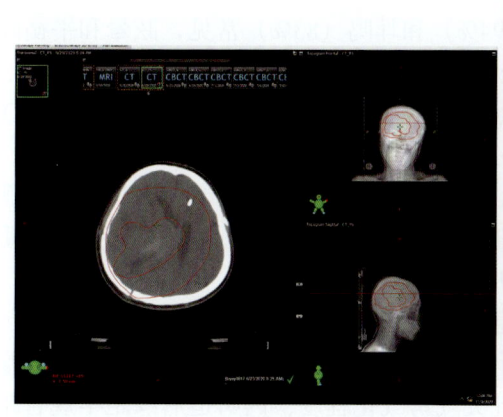
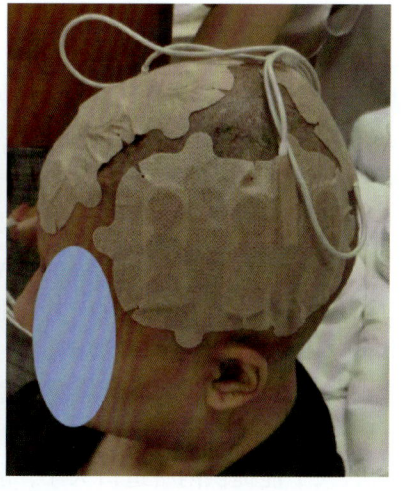

图 9-17　患者术后放疗靶区规划图，患者术后佩戴肿瘤电场治疗

2．放疗　放射治疗通常是在明确肿瘤病理后，采用 6-10MV 直线加速器，常规分次，择机进行，立体定向放疗（SRT）不适用于脑胶质瘤的初治。术后早期放疗能有效延长高级别胶质瘤患者的总生存期，强烈推荐术后尽早（手术后 2～6 周）开始放疗。推荐采用三维适形（3D-CRT）或适形调强技术（IMRT），常规分次放疗。推荐放射治疗照射总剂量为 54～60 Gy，1.8～2.0 Gy/次，分割 30～33 次，每日 1 次。

3．同步放化疗　放疗应与替莫唑胺化疗同步应用，利用放疗导致的血-脑屏障通透性增加，同步应用替莫唑胺化疗提高诊疗效果。强烈推荐高级别胶质瘤成人初治患者放疗联合替莫唑胺［75 mg/（m²·d）］同步化疗，并随后辅以替莫唑胺［150～200 mg/m²·d，第1～5天］每28天一个周期的辅助化疗，持续6周期。存在 MGMT 启动子甲基化的高级别胶质瘤患者有更好的预后。

4. 肿瘤电场治疗（tumor-treating fields，TTFields） 肿瘤电场治疗可通过特定低强度、中频率的交变电场干扰肿瘤细胞的有丝分裂，抑制肿瘤细胞的增殖，导致肿瘤细胞凋亡。同时，肿瘤电场治疗不会刺激正常脑组织或引起脑组织发热，其只针对特定的、有丝分裂中的肿瘤细胞发挥治疗作用。有研究发现，肿瘤电场治疗可显著延长高级别胶质瘤患者的无进展生存期和总生存期。美国食品药品监督管理局（FDA）分别于 2011 年和 2015 年批准了同步放化疗＋替莫唑胺联合肿瘤电场治疗复发胶质母细胞瘤和新发胶质母细胞瘤。2018年，美国国立综合癌症网络（NCCN）将"同步放化疗＋替莫唑胺联合肿瘤电场治疗"作为新发胶质母细胞瘤治疗的Ⅰ类推荐意见。2018年12月，国家卫生健康委员会发布的《脑胶质瘤诊疗规范》也将肿瘤电场治疗纳入了胶质母细胞瘤的治疗方案，综合目前研究结果，认为电场治疗安全且有效，推荐用于新发胶质母细胞瘤和复发高级别脑胶质瘤的治疗。

尽管弥漫性胶质瘤仍然被认为是一种不可治愈的疾病，并且高级别胶质瘤预后更差，但是目前分子病理研究、放疗、多种化疗/靶向药物、物理治疗/电场治疗等多方面治疗手段的进步都为攻克胶质瘤奠定了基础。胶质瘤 MDT 多学科综合治疗和个体化治疗将会在未来胶质瘤治疗领域占据越来越重要的地位。

（孙建军　马千权　陈　新）

三、脑神经和椎旁神经肿瘤

（一）听神经瘤

听神经瘤（acoustic neuroma）起源于前庭神经鞘膜，又名前庭神经鞘瘤（vestibular schwannima），是颅内常见的肿瘤之一，占颅内肿瘤的 8%～10%，占 CPA 区肿瘤的 80%～90%。

临床表现以单侧感音神经性听力丧失（94%）和耳鸣（83%）常见，眩晕和平衡障碍等发生率为 17%～75%。大的肿瘤可引起三叉神经和面神经的神经功能障碍，以及脑干受压和脑积水。

听神经瘤发生于内听道的前庭神经上支的中枢与周围部分移行处的髓鞘（Obersteiner-Redlich 区）的施万细胞。肿瘤与神经的分支相连，可实性、囊变、出血、脂肪变等。显微镜下有两种结构：①致密型、束状型或 Antoni A 型：细胞呈整齐栅栏状或旋涡状排列，栅行之间为无核的空白区；②网状型或 Antoni B 型：细胞形态不一，排列疏松，方向不定，间质中有大量水肿液或积液样基质，形成微小囊腔或融合成大囊腔。

听力检查对于诊断和治疗决策有重要意义，包含：电测听、脑干听觉诱发电位（BEAP）、语言分辨测试、眼球震颤电图，可协助判断肿瘤在前庭神经上的起源部位。MRI 是鉴别听神经瘤的首选方法，CT 能提供内听道口大小、乳突气房气化程度、内听道后缘距半规管距离等手术相关的解剖信息。听神经瘤影像学表现为实质性的结节性肿块，常伴内听道变宽，在 T1 加权成像上呈等信号，有明显的增强，T2 加权成像上为不均匀的高信号，较大的病变可表现为囊变或出血等，通常没有钙化。

听神经瘤的治疗目的在于控制肿瘤并保存患者的生活质量，力争保留面神经、听神经功能。对于偶然发现的、小的、无症状的肿瘤可进行随访观察或立体定向放射治疗。听神经瘤的 Koos 分级见表 9-6 所列。对于大的肿瘤（Koos Ⅳ级），应首选手术治疗；对于小的肿瘤，若合并囊变、出血或结合患者意愿，也可考虑手术治疗；手术入路包含枕下乙状窦后入路、经迷路入路、中颅窝入路等。

表 9-6 听神经瘤的 Koos 分级

Koos 分级	肿瘤描述
Ⅰ	小的管内段肿瘤
Ⅱ	突入桥小脑角的小的肿瘤，不与脑干接触
Ⅲ	肿瘤占据桥小脑角脑池，无脑干移位
Ⅳ	伴有脑干和脑神经移位的大的肿瘤

（二）神经纤维瘤病

神经系统主要由神经组织构成，神经组织主要包括两种细胞成分：神经元和神经胶质。神经胶质主要由星形胶质细胞、少突胶质细胞、小胶质细胞、室管膜细胞、施万细胞和卫星细胞等构成。神经元包括胞体和突起，突起包括树突和轴突。轴突在外周部神经内膜、神经束膜、神经外膜的多层包裹下形成粗细不等的神经。

神经纤维瘤可作为孤立性病变存在，也可表现为多发病变。多发的神经纤维瘤常是神经纤维瘤病（neurofibromatosis，NF）的一种临床表现。神经纤维瘤病分为两型。美国国家卫生协会（National Institutes of Health，NIH）于 1988 年提出了统一的 NF-1 诊断标准，包括以下两项或两项以上即可诊断为 NF-1：①牛奶咖啡色斑 6 个或 6 个以上；其最大直径，青春期前患者为 5 mm 以上，青春期后患者必须达 15 mm 以上。②一个丛状神经纤维瘤或两个以上任何类型的神经纤维瘤；③虹膜有两个或以上色素错构瘤；④腋窝或腹股沟雀斑；⑤视神经胶质瘤；⑥特征性骨质改变，如蝶骨大翼发育不良、长骨皮质变薄、假关节等；⑦一级亲属（父母、子女和兄弟姐妹）患 NF-1。

符合下列任何一项即可诊断为 NF-2：①双侧听神经瘤；②一级亲属中有 NF-2 患者，伴单侧听神经瘤；③下列任何两个病变，神经鞘瘤、神经纤维瘤、脑膜瘤、胶质瘤、青少年晶状体后包膜下混浊。

神经鞘瘤和神经纤维瘤存在很多类似，但仍存在一些不同。神经鞘瘤起源于施万细胞，神经纤维瘤由神经束膜样细胞、施万细胞和纤维母细胞等构成。神经鞘瘤离心性生长，神经纤维瘤包裹其起源神经。与神经鞘瘤相比，组织学层面上，神经纤维瘤细胞核更小，其血管不发生透明变性。基因研究显示，NF-1 病由位于 17q 染色体上的 *NF-1* 基因突变引起，该基因突变可导致下游的 RAS-RAF-MEK-ERK 和 PI3K-AKT-mTOR 信号通路异常活化，进而导致肿瘤生长。肿瘤微环境中基质细胞也参与了肿瘤的增殖。NF-2 病由位于 22q12.2 的 *NF-2* 肿瘤抑制基因失活引起。

治疗：①神经纤维瘤病目前不能根治；②外科治疗上，选择导致患者主诉的病灶进行切除；③对于 NF-1 患者，MEK 抑制剂司美替尼及 mTOR 抑制剂西罗莫司已进入临床试验阶段，均被证实有缩小肿瘤体积及延缓疾病进展的效果，肿瘤微环境中基质细胞上的 c-kit 酪氨酸激酶抑制剂伊马替尼也被证实有效。

（三）其他病种

三叉神经鞘瘤

三叉神经为第 V 对脑神经，属于混合脑神经，含一般躯体感觉和特殊内脏运动两种纤维。三叉神经从脑桥基底部与小脑中脚交界处出、入脑，运动根向上前侧方经脑桥小脑角池走向岩顶部，在三叉神经孔处穿过颅中窝的硬膜，进入麦氏囊，穿经三叉神经半月节进入三叉神经的下颌神经，经卵圆孔出颅，随下颌神经分支分布于咀嚼肌等。运动根内尚含有从外周至三叉神经中脑核的纤维，主要传导咀嚼肌的本体感觉。头面部的痛温觉和触压觉传导为 3 级神经元的传导通路。第 1 级神经元为三叉神经半月节，其是假单极神经元，周围突分布于外周皮肤，纤维分别汇集为三叉神经的分支，眼神经、上颌神经和下颌神经，中枢突集中构成粗大的三叉神经感觉根，止于三叉神经诸感觉核，其中传导痛、温觉的纤维主要终止于三叉神经脊束核；传导触压觉的纤维主要终止于三叉神经脑桥核。第 2 级神经元胞体位于三叉神经脊束核和三叉神经脑桥核内，他们发出纤维交叉至对侧，组成三叉丘系，止于背侧丘脑的腹后内侧核。第 3 级神经元的胞体在背侧丘脑的腹后内侧核，发出纤维经内囊后肢，投射到中央后回下部。

因此，三叉神经鞘瘤主要的临床表现为同侧三叉神经受累的症状，如面部麻木、疼痛、咀嚼肌无力、角膜反射减退。如肿瘤体积增大，压迫三叉神经走形区域周围组织，则可表现为动眼神经、滑车神经、展神经、面神经受累和小脑、脑干受压的症状和体征。此外，还可以出现颅内压增高的表现。

神经电生理检查可以发现三叉神经受损的表现。头颅 MRI 检查可发现三叉神经走形区域的占位，信号特征和其他神经鞘瘤类似。

手术治疗为首选治疗方法，立体定向放射外科适用于病灶较小、因其他原因难以耐受手术治疗或不愿进行手术治疗者。根据肿瘤起源与解剖位置可将三叉神经鞘瘤分为 4 型。A 型：起源于半月神经节，主要位于中颅窝；B 型：起源于三叉神经根部，主要位于后颅窝；C 型：位于中后颅窝，呈"哑铃"型；D 型：起源于三叉神经外周支。A 型多采用颞下入路和额颞（翼点）入路，硬膜下或硬膜外切除肿瘤；B 型多采用乙状窦后入路；C 型切除困难，可采用颞下和额颞经岩前入路、乙状窦前入路、岩前-岩后联合入路；D 型对于中颅窝向眶内生长者，需在额颞或颞下开颅的基础上增加眶外侧壁及顶壁骨质的磨除；侵犯中颅窝底骨质向翼腭窝、颞下窝生长的肿瘤可使用颅眶颧硬膜外入路；向颅外扩展广泛并向咽旁间隙延伸的肿瘤，需经眶颧联合经颈或下颌入路。

颈静脉球瘤

颈静脉球瘤（glomus jugulare tumors）起源于副神经节，也称副神经节瘤（paraganglioma）。发生于颈静脉孔附近，是最常见的颈静脉孔区原发性肿瘤，女性多见，男女比例约为 1∶6，高发年龄 50～60 岁。

临床表现包括耳部症状、神经学症状和神经内分泌症状。早期有头晕、眩晕及颈枕区疼痛等，侵犯中耳可造成听力丧失，由于肿瘤富含血管，搏动性耳鸣也常见。肿瘤较大时可侵犯邻近结构，出现三叉神经和面神经受累症状、后组脑神经症状、小脑症状、Horner 综合征、脑积水等，颈静脉回流受阻时可出现高颅压症状。另外，颈静脉球具有化学感受器功能，可分泌儿茶酚胺，导致阵发性面部潮红、心动过速、高血压等症状。

典型的颈静脉球瘤细胞呈卵圆形或多边形，胞质丰富，嗜伊红或细颗粒状，细胞分解不清，呈"合体"状，细胞核圆形或卵圆形，核分裂象少见。免疫组化特征包括：神经元特异性烯醇化酶（NSE）、嗜铬粒蛋白 A（CgA）、突触素（SY）等，其中至少有一项呈阳性反应。

影像学检查：CT 检查肿瘤呈等或高密度影，边界不清，增强后均匀强化，颈静脉孔扩大，周围骨质可有不规则破坏。MRI 检查肿瘤呈 T1 等信号，T2 不均匀信号，瘤内可见条索状血管流空影，增强扫描肿瘤呈明显强化。脑血管造影可进一步评估动脉受累程度、肿瘤主要血供、脑组织侧支循环情况、静脉窦堵塞情况等，并可于术前行肿瘤供血动脉栓塞，减少术中出血。

手术是最主要的治疗手段。手术入路包括：经耳内及耳后入路、经颞下窝入路、经迷路入路、迷路后入路、侧颅底入路等。术前进行超选择性栓塞肿瘤供血动脉，可减少肿瘤出血，提高肿瘤全切率。对于手术无法切除或未全切除者、高龄或不适宜手术者可选择立体定向放射治疗。

（马长城　司　雨　陈素华）

四、脑（脊）膜瘤

脑（脊）膜瘤的病因目前尚不明确，现有的研究证据表明其发生是由多种因素导致的，包括复杂的内外环境改变以及基因变异等。脑（脊）膜瘤是一种起源于脑（脊）膜及其衍生物的肿瘤，大多数来自蛛网膜帽状细胞，也有少数来自硬膜成纤维细胞或软脑膜细胞。由于脑（脊）膜包裹脑和脊髓，因此脑（脊）膜瘤常发生于脑和脊髓表面。由于该肿瘤大多起源于蛛网膜帽状细胞，其最常见于富含蛛网膜颗粒的部位，如矢状窦旁、大脑镰旁和大脑半球凸面等。此外，该肿瘤还可发生于任何含有蛛网膜成分的部位，如颅底、椎管内、脑室内等。约90%的脑（脊）膜瘤是良性的，仅有10%是非典型或恶性肿瘤。因肿瘤生长缓慢，大多数患者无明显的临床症状，但少数患者可因肿瘤压迫脑组织或神经血管结构而出现相应的癫痫症状、颅高压症状或神经功能缺损。

（一）脑膜瘤

脑膜瘤由瑞士医生Felix Plater于1614年首次报道，是颅内第二大常见的原发性肿瘤，占所有颅内肿瘤的20%~37%。据流行病学报道，脑膜瘤的人群发病率约为7.7/10万人，在女性更为常见，男女比例约为2∶3。脑膜瘤可以出现在任何年龄，但最常见于50岁以上的人群。因多数患者可无症状，因此其检出率与真实发病率之间存在较大偏倚。随着CT/MRI的发展和普及，无症状性脑膜瘤的检出率较前显著增加。

【常见部位及临床表现】

脑膜瘤的临床表现包括三大类：一是非特异性的颅内高压症状（头痛、恶心、呕吐），二是癫痫，三是局灶性的神经功能缺损（受压脑区原有功能的损害）。脑膜瘤的常见部位包括：

（1）矢状窦旁和大脑镰旁（约占25%）：癫痫是较常见的首发症状，表现为局部或大发作；可出现受压脑区相应的神经功能缺损，如邻近额叶者可出现精神障碍而表现为痴呆、情感淡漠或欣快，并出现性格改变，邻近感觉运动区者可导致偏身感觉障碍或肢体无力，邻近枕叶者可导致视野障碍。

（2）大脑半球凸面（约占19%）：主要表现为不同程度的颅高压症状，及与受压脑区相应的神经功能缺损，部分患者可出现癫痫。

（3）蝶骨嵴（约占17%）：最常见的症状是头痛和癫痫。内侧型肿瘤多起源于前床突，可压迫视神经出现视力下降。当侵及海绵窦或眼眶时可因Ⅲ、Ⅳ、Ⅵ脑神经受压而出现眼球突出、眼球运动障碍、瞳孔散大等表现。患者亦可表现为精神症状、嗅觉障碍等。

（4）其他部位：①鞍上、鞍旁及鞍结节（约占9%），局灶症状包括视觉障碍、垂体内分泌功能障碍和嗅觉减退等；②后颅窝，包括岩斜区、桥小脑角区等（约占8%），局灶症状包括第Ⅶ、Ⅷ对脑神经受损、小脑症状和脑干症状；③嗅沟（约占8%），局灶症状主要是嗅觉丧失；④中颅窝，含Meckel腔（约占4%），局灶症状主要是患侧三叉神经受损症状，感觉异常常见，可有运动功能受累；⑤小脑幕（约占3%），多表现为小脑症状或枕叶神经功能缺损症状。

【病理学分型】

脑膜瘤多为良性，缓慢膨胀生长，因此多呈球形或结节状。由于肿瘤起源于脑膜，往往与硬脑膜紧密粘连，甚至侵犯邻近颅骨，少数为扁平型。脑膜瘤多有包膜，与周围脑组织边界清楚。依据肿瘤供血与病理亚型的不同，肿瘤质地也常不一致，砂砾体型与纤维型脑膜瘤质地较硬，而内皮型质地脆软。脑膜瘤组织病理形态学表现广泛多样，漩涡状和砂砾体是多组亚型常见的特点。脑膜瘤波形蛋白阳性，角蛋白阳性，酸性胶质蛋白阴性，抗Leu-T为阴性。绝大多数脑膜瘤上皮膜抗原（EMA）阳性，但在不典型和间变型脑膜瘤少见。

根据脑膜瘤的组织病理学特征，世界卫生组织（WHO）将其分为三个级别，共15种亚型。

（1）良性脑膜瘤（WHO Ⅰ级）：含9个亚型（脑膜内皮细胞型、纤维型、过渡型、砂砾体型、血管瘤型、微囊型、分泌型、富于淋巴浆细胞型、化生型），约占所有脑膜瘤的90%，呈良性生物学特征，分化程度高，侵袭性低，生长缓慢。

(2) 非典型脑膜瘤（WHO Ⅱ级）：含3个亚型（非典型、透明细胞型、脊索样），约占所有脑膜瘤的8%，侵袭性介于良、恶性脑膜瘤之间。

(3) 恶性脑膜瘤（WHO Ⅲ级）：含3个亚型（横纹肌样、乳头状、间变性），约占所有脑膜瘤的2%，分化差，侵袭性高，生长活跃。

【辅助检查及其典型表现】

(1) CT：由于CT快速简便，常作为初筛检查。表现为等密度或稍高密度、边界清楚、明显均一强化的团块样病灶。CT对瘤内钙化、颅骨增生、破坏或吸收征象等显示较清楚。

(2) MRI：MRI是首选检查，表现为等长T1、等长T2信号，肿瘤内部信号多较均匀，偶可见囊变、钙化、坏死，呈明显均匀强化。由于肿瘤的血供多来自所附着的硬膜，因此周边硬膜的血管增生，呈线状强化，即脑膜尾征。

(3) DSA、CTA/MRA及MRV：肿瘤生长较大时，为满足肿瘤生长所需，其供血动脉往往异常增粗；随着肿瘤的生长，颅内重要血管可能被肿瘤挤压甚至包埋在肿瘤内。通过这些血管检查可判断颅内重要血管、肿瘤供血动脉、引流静脉和静脉窦的情况。

【治疗方法及选择依据】

脑膜瘤的治疗方法主要包括：保守观察、手术切除、放射治疗和化疗。

(1) 保守观察：对于体积较小且无症状的脑膜瘤患者，可暂不干预，但需在随访观察期间进行定期的影像学复查。

(2) 手术切除：对于已有症状或在随访期间生长迅速的脑膜瘤患者，则应手术治疗。手术入路的选择需要严格保护正常解剖结构，并使病变得到充分的显露。比如凸面脑膜瘤多选择肿瘤部位对应的头皮马蹄形切口。血供丰富的脑膜瘤可先行供血动脉栓塞术。对于已受肿瘤侵犯的邻近硬膜及颅骨，也应尽量争取完全切除。脑膜瘤的术后复发率可参考Simpson切除程度分级来估计（表9-7）。

表9-7 Simpson切除程度分级

Simpson分级	切除程度	10年复发率
Ⅰ	完全切除肿瘤及肿瘤所累及的颅骨和硬脑膜	9%
Ⅱ	完全切除肿瘤并电灼肿瘤所附着的硬脑膜	19%
Ⅲ	完全切除肿瘤，但不对肿瘤所附着的硬脑膜进行任何处理	29%
Ⅳ	肿瘤次全切除	40%

(3) 放射治疗和化疗：放射治疗方法包括光子射线、质子射线、分割剂量外照射治疗。适用于难以手术切除或一般条件不能耐受手术的患者。未能完全切除的脑膜瘤患者，可考虑术后放疗。WHO Ⅲ级的恶性脑膜瘤，应常规术后放疗。放射治疗需警惕脑水肿或放射性坏死导致神经功能缺损的风险。目前尚无针对脑膜瘤的特效化疗药物。

(二) 脊膜瘤

脊膜瘤的起源和病理分型与脑膜瘤类似。主要发病年龄为40~70岁，女性多见。绝大多数位于硬膜下、髓外部位，与硬膜关系密切，尤以胸椎管常见。脊膜瘤多数生长缓慢，主要表现为慢性进行性脊髓压迫症状，常以麻木起病。多需手术治疗，预后良好，复发率较低。

（林国中　杨辰龙）

五、鞍区肿瘤

（一）垂体瘤

垂体腺瘤（pituitary adenoma）是颅内最常见的良性肿瘤之一。垂体从解剖上大体分前叶、后叶两部分（胚胎发育过程中尚有中间叶）。其中前叶又称腺垂体，具有内分泌功能，分泌生长激素（GH）、泌乳素（PRL）、促甲状腺素（TSH）、促肾上腺皮质激素（ACTH）、黄体生成素（FSH）和卵泡刺激素（LH）等激素。垂体腺瘤即垂体前叶发生的肿瘤。2021年WHO第五版中枢神经系统肿瘤分类中对垂体腺瘤采纳了新的名称——垂体神经内分泌肿瘤（pituitary neuroendocrine tumor，PitNET）。按肿瘤发生的激素分泌细胞不同，将肿瘤从微观结构及功能上分为以下几类：

1) 生长激素细胞腺瘤（somatotroph adenoma）；
2) 泌乳素细胞腺瘤（lactotroph adenoma）；
3) 促甲状腺素细胞腺瘤（thyrotroph adenoma）；
4) 促肾上腺皮质激素细胞腺瘤（corticotroph adenoma）；
5) 促性腺激素细胞腺瘤（gonadotroph adenoma）；
6) 零细胞腺瘤（null-cell adenoma）；
7) 多激素和双激素细胞腺瘤（plurihormonal and double adenomas）。

上述七类根据细胞发生谱系，又可划归为嗜酸性细胞、促性腺激素细胞、促肾上腺皮质激素细胞三大类，临床病理检测中分别可对不同的转录因子（PIT-1、SF-1、T-PIT）进行免疫组化检测加以确定。

【临床表现】

除零细胞腺瘤外，其他各激素细胞型腺瘤也存在因不同分子机制并不分泌激素的亚型，称为"沉默型"腺瘤。对于非"沉默型"的功能性垂体腺瘤来说，由于分泌的激素类型不同，患者可表现出不同的内分泌症状。例如，生长激素细胞腺瘤的主要表现为青春发育期前的患者因激素刺激导致巨人症，青春发育结束后的患者会出现鼻、唇肥厚，手脚肥厚、宽大等肢端肥大症的表现；舌咽部器官如软腭肥厚可出现鼾症，心脏肥大可导致患者晚期出现心力衰竭的症状和体征，如端坐呼吸、下肢肿胀。泌乳素细胞腺瘤主要表现为：女性月经不规律或闭经、泌乳、不孕（Forbis-Albright综合征）；男性阳痿、性欲下降，皮肤苍白、细腻。促甲状腺素细胞腺瘤可因分泌TSH增多刺激甲状腺产生继发性甲亢，表现为亢奋、食欲亢进、心率增快、脉压增大等。促肾上腺皮质激素细胞腺瘤则可刺激肾上腺功能亢进而出现满月脸、水牛背、皮肤紫纹以及其他Cushing综合征的表现。顾名思义，多激素和双激素细胞腺瘤所产生的内分泌症状则由所分泌的几种激素决定。零细胞腺瘤不含任何激素分泌细胞，但与其他各型"沉默型"腺瘤都有可能因肿瘤增大压迫正常垂体而产生垂体功能低下的各种表现。

除内分泌症状外，肿瘤增大会对垂体周围解剖结构造成压迫，从而产生局部神经受压或颅内压增高表现。最典型的局部神经表现是垂体上方的视交叉受压产生视野缺损和视力下降。根据视交叉中视神经纤维走行的方式，视交叉受压常导致患者的双眼颞侧偏盲。早期肿瘤刺激垂体硬膜囊及压迫鞍隔可引起头痛。当肿瘤进一步向上增长，可能因第三脑室底受压导致脑脊液循环障碍而形成脑积水，促进患者的颅内压增高，从而在晚期可出现剧烈头痛、呕吐甚至意识障碍。

【辅助检查】

根据头痛及特征性的内分泌症状、双眼颞侧偏盲等体征，医生接诊后常能比较容易给出"垂体腺瘤"的诊断印象。为进一步确诊还需要以下检查：①相关内分泌激素检测以获得上述各内分泌激素的客观水平；②鞍区薄层CT和垂体磁共振检查以观察垂体大小和构造有无异常（动态增强磁共振常可因肿瘤与正常垂体间造影剂充盈的时间差而发现延迟增强的微腺瘤的存在）；③视觉相关检查。其中，内分泌激素化验一个很重要的作用是鉴别因下丘脑-垂体-靶腺轴的其他内分泌器官功能低下造成的代偿性垂体增生。以原发性甲状腺功能减退为例，其也可引起垂体增大、垂体分泌 TSH 增多，但甲状腺分泌的 T_3、T_4 水平是下降的；而垂体促甲状腺素细胞腺瘤不仅 TSH 水平升高，下游 T_3、T_4 也升高。

【治疗】

如同前述，垂体腺瘤的治疗主要着眼于两方面：减少内分泌激素紊乱和解除肿瘤压迫。功能性垂体腺瘤所产生的激素增多常常会引起不适，甚至影响寿命，需通过治疗减少激素分泌。但目前仅泌乳素细胞腺瘤中的大部分和生长激素细胞腺瘤中的小部分可以用药物抑制激素分泌（泌乳素细胞腺瘤可用多巴胺受体激动剂溴隐亭或卡麦角林、生长激素细胞腺瘤可用生长抑素受体激动剂兰瑞肽等），其他功能性腺瘤尚无有效药物，只能通过手术切除肿瘤达到减少激素分泌的目的。而因肿瘤压迫造成的一种或几种垂体激素分泌减少则需应用相应的激素类似物补充替代治疗，如体外补充生长激素、甲状腺激素、盐皮质激素、性激素等。

手术适应证如下：①激素分泌增多的功能性垂体腺瘤，药物无效或不能耐受药物者；②非泌乳素细胞腺瘤的其他类型，因肿瘤增大对周围神经造成压迫或引起颅内压增高者（注：泌乳素细胞腺瘤患者口服溴隐亭除可降低泌乳素水平外，也可使肿瘤缩小，故可先口服药物观察肿瘤体积，体积减小不明显或不能耐受药物时再考虑手术）。因手术本身有损伤正常垂体、引起垂体功能低下的风险，故术前若已有垂体功能低下，要及时进行纠正。手术方式目前多选择经鼻蝶内镜或显微镜进行的微创手术，少数肿瘤向鞍上鞍外生长侵袭或鼻蝶窦存在感染的患者则需开颅手术。因可能存在的手术损伤，术后需注意观察患者的视力、颅内压增高表现、尿量、电解质情况及激素水平，围术期及术后早期一般常规补充肾上腺皮质激素以防发生垂体危象。

（二）颅咽管瘤

颅咽管瘤（craniopharyngioma）为生长缓慢的先天性良性肿瘤，占颅内肿瘤的 2%～5%，位居儿童颅内肿瘤的第二位，占所有儿童颅内肿瘤的 6%～15%，占儿童鞍区肿瘤的 54%。颅咽管瘤的发病有两个高峰期，分别为 5～15 岁的儿童和 40～60 岁的成人。颅咽管是胚胎发育时 Rathke's 囊与原始口腔相连的细长管道，正常情况下该管随胚胎发育而逐渐消失。颅咽管瘤即起源于胚胎期颅咽管的残余组织，主要包括两种组织类型：①造釉型：起源于颅咽管的上皮细胞或 Rathke's 囊的残留，常见于儿童；②乳头型：起源于原始口凹残存的鳞状上皮细胞，常见于成人。颅咽管瘤的发病没有显著的性别差异，但有明显的地域特征，常见于东亚和非洲地区。

颅咽管瘤的典型症状包括：①内分泌功能紊乱：因肿瘤压迫腺垂体导致垂体功能低下，使其分泌的生长激素、促甲状腺激素、促肾上腺皮质激素及促性腺激素明显减少，表现为生长发育迟缓、皮肤干燥及第二性征不发育等；②视力、视野障碍：颅咽管瘤压迫视交叉可有视神经原发性萎缩及双颞侧偏盲，颅内压增高时可引起视神经盘水肿，并于晚期导致视神经继发性萎缩，表现为视野向心性缩小，少数肿瘤可向前颅窝生长而导致 Foster-Kennedy 综合征；③颅内压增高：颅咽管瘤阻塞室间孔，可引起梗阻性脑积水，同时巨大肿瘤本身的占位效应也可能导致颅内压增高，表现为头痛、呕吐、视神经盘水肿甚至继发性视神经萎缩。

影像学上，有 60%～70% 的颅咽管瘤伴有鞍上或鞍内的钙化影，有诊断价值。手术是颅咽管瘤最主要的治疗手段，应在充分保护视神经及重要血管结构和垂体-下丘脑功能的前提下积极追求全切除。在全切除可能导致严重并发症时，应以尽量缩小肿瘤体积为手术目的，以期减轻肿瘤对视神经的压迫，并重建脑脊液循环通路，同时宜在术后辅以放疗。

（谢京城　于国强）

六、间叶性非脑膜上皮来源的肿瘤

(一) 血管母细胞瘤

血管母细胞瘤（hemangioblastoma，HGB）又称血管网状细胞瘤（angioreticuloma），是中枢神经系统少见的良性肿瘤，起源于中胚叶细胞的胚胎残余组织，为富含血管的、局限性生长的肿瘤，好发于小脑、脊髓以及脑干。大多数血管母细胞瘤的发病属于散发性，约25%属于希佩尔-林道病（von Hippel-Lindau disease，VHL）的一种临床表现形式，且有家族遗传倾向。

【临床表现】

HGB可因压迫神经结构、出血、囊变或副肿瘤并发症而引起局部或全身症状。患者多以头痛为首发症状，因该病多见于小脑，常表现为间断性枕下神经痛；部分患者可出现眩晕、呕吐、共济障碍；继发梗阻性脑积水出现颅内压增高症状。

【病理学特点】

HGB没有真正的包膜，呈边界清楚并有丰富血管的红色结节，可为实性或含瘤结节的囊性病变。70%的小脑HGB为含结节的囊性病变，结节富含血管，位于软脑膜附近，为肿瘤实体；囊壁是受压的小脑而非肿瘤组织；囊液黄色、清亮，蛋白质含量较高，由于囊壁很薄，水分子可以自由通过，而蛋白质分子难以通过，所以囊变逐渐增大，形成占位效应，压迫周围神经结构产生症状。

【辅助检查】

CT上实性病变表现为等密度、强化明显的结节；囊性者囊肿部分不强化，结节部分明显强化。MRI典型特征为小脑内存在囊肿伴增强的囊壁结节，或是脊髓表面或脊髓内均匀增强的病灶（图9-18）。

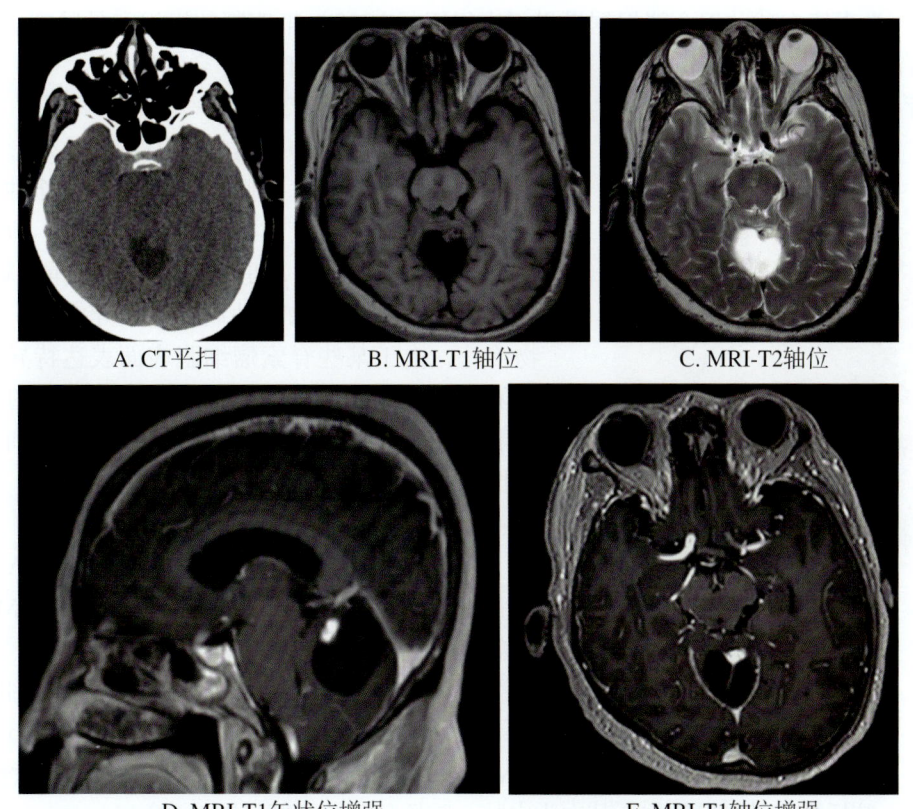

A. CT平扫　　B. MRI-T1轴位　　C. MRI-T2轴位

D. MRI-T1矢状位增强　　E. MRI-T1轴位增强

图9-18　小脑蚓部血管母细胞瘤影像

【治疗】

HGB以手术治疗为主，对于散发性HGB，手术切除可以治愈。因结节部分为肿瘤实体，囊性变者需切除瘤结节，以防复发。对于实性者考虑到出血风险，应避免分块切除，可沿肿瘤边界分离，切断肿瘤血供，双极电凝肿瘤表面可缩小体积以做到整块切除。此外，术前栓塞可减少术中出血。

因本病对放疗不敏感，放疗的有效性仍存疑问。对不宜手术者，放疗可能有助于减小肿瘤体积或延缓其生长。

（二）脊索瘤

脊索瘤（chordoma）是一种较罕见的骨恶性肿瘤，年发病率0.51～8/100万，患病率不足1/10万，起源于胚胎时期的脊索残留组织。脊索为身体背部起支持作用的棒状结构，是脊索动物门区别于其他动物的解剖结构。其组织起源是胚胎上下胚层之间的细胞条索。脊索起初具有诱导作用，以后大部分退化消失，残存部分演化为成人的椎间盘髓核组织。在胚胎期间，脊索上端分布于颅底的蝶骨和枕骨，下端分布于骶尾部，如果脊索组织退化不全，可发展为脊索瘤，因此脊索瘤的好发部位为颅底蝶枕部和骶尾部。

【临床表现】

临床表现与脊索瘤的发生部位密切相关。颅底部位的脊索瘤如累及蝶骨、斜坡，可压迫损伤局部视神经，引起视力和视野减退；损伤动眼神经、滑车神经、展神经，导致眼球活动障碍；损伤垂体、下丘脑，引起垂体功能低下、内分泌功能紊乱、水电解质紊乱等，压迫脑干引起肢体感觉运动障碍；骶尾部的脊索瘤侵犯破坏骶骨，进而损伤骶管内的马尾神经，引起下肢感觉运动障碍，二便功能障碍及性功能障碍。有30%～40%的脊索瘤晚期会发生转移，且一般发生在局部复发以后。

【病理学特点】

2015年脊索瘤全球共识会议根据世界卫生组织（WHO）第四版软组织和骨肿瘤病理学分类标准，将脊索瘤分为4种亚型：经典型、软骨型、去分化型和肉瘤样脊索瘤。

【治疗】

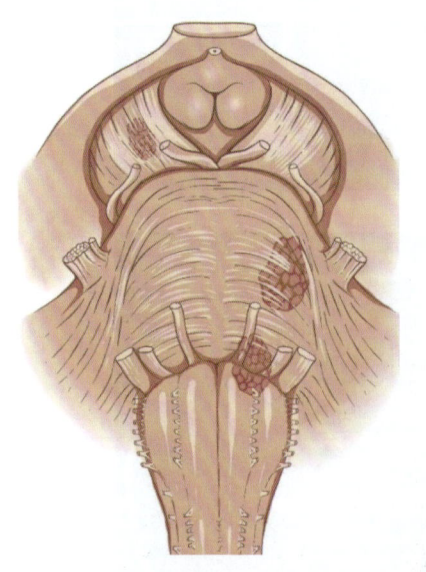

图9-19 脑干海绵状血管瘤好发部位示意图

对于任何部位的脊索瘤，手术质量是影响患者预后的决定因素。手术原则为最大限度切除肿瘤、保护神经功能。其他治疗方式包括：①放疗，即采用放射线直接杀伤肿瘤细胞，是手术后治疗的重要辅助手段，也是无法行手术切除的肿瘤姑息治疗方法；②靶向药物治疗，由于某些脊索瘤细胞表面表达特异性受体如酪氨酸激酶（RTK）受体，可以采用相应的受体抑制剂等直接阻断，通过阻断细胞信号通路达到抑制肿瘤生长的目的。

（三）脑干海绵状血管瘤

海绵状血管瘤（cavernous angioma，CA）又称海绵状血管畸形（cavernous malformation，CM），是指由众多薄壁血管组成的海绵状异常血管团，这些畸形血管紧密相贴，血管间没有或极少有脑实质组织。

发生在脑干的海绵状血管瘤（brainstem cavernous angioma，BCA）占颅内海绵状血管瘤的9%～35%，脑桥是其最好发部位，其次为中脑、脑桥延髓结合部（图9-19）。

【临床表现】

(1) 无症状或仅表现为轻度头痛,因影像学检查发现本病。

(2) 出血:由于脑干内有大量神经核团和纤维束,可出现进行性神经功能障碍,如面瘫、吞咽困难、饮水呛咳、头晕、复视等脑神经功能障碍以及肢体瘫痪、感觉障碍等传导束症状;严重时可导致昏迷、呼吸循环衰竭等。

【病理学特点】

肉眼观察表现为饱满的成簇紫色颗粒,呈特征性的"桑葚样"外观。镜下可见扩张的薄壁毛细血管,被覆单层内皮细胞和一层薄的纤维外膜,管壁没有弹力纤维和平滑肌,典型病灶的血管之间并没有脑组织填充。反复隐匿性出血者,病灶周边可见含铁血黄素沉着伴脑组织胶质增生。

【辅助检查】

CT可见不同程度钙化、不规则高密度团块,病灶可轻度强化或不强化。MRI通常能确诊,T1和T2像上出现特征性"爆米花"样混杂信号,周围为低信号环(含铁血黄素沉着)(图9-20)。由于BCA血流量少,血管造影无法观察到病变,常被称为"血管造影隐匿性"。

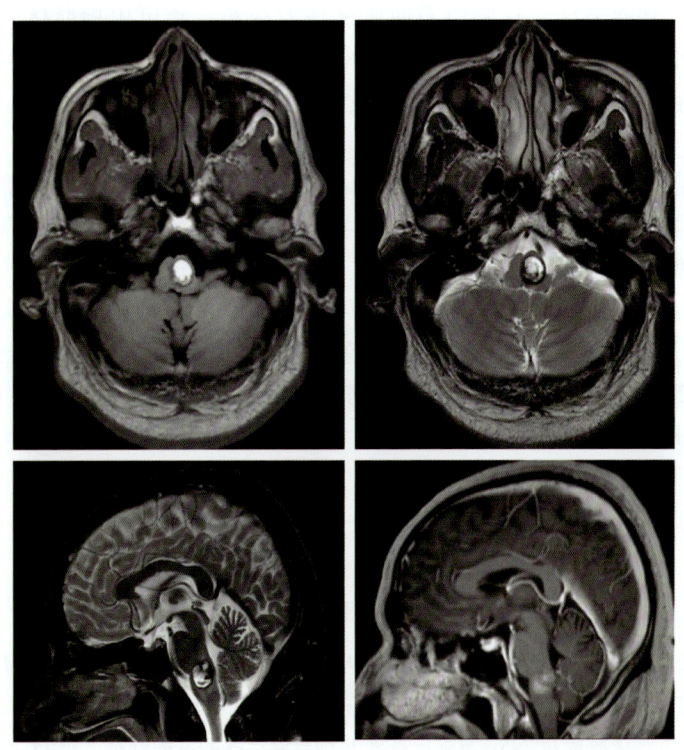

图 9-20 脑干(脑桥延髓结合部)海绵状血管瘤伴出血 MRI 影像

A. T1像呈团状高信号影; B、C. 略混杂T2信号,边缘可见短T2信号影(含铁血黄素); D. T1增强见病灶周边强化

【治疗】

对于无症状者,可保守观察。对反复出血,出现进行性神经功能减退者需手术治疗,运用神经导航、显微外科技术可提高手术疗效。

(王 涛 韩芸峰 尹晓亮)

七、淋巴和造血系统肿瘤

中枢神经系统淋巴瘤包括原发中枢神经系统淋巴瘤（primary central nervous system lymphoma，PCNSL）和继发性淋巴瘤，后者为全身淋巴瘤侵入中枢神经系统所致。以下着重介绍 PCNSL 的临床特点和相关治疗。

PCNSL 是起源于中枢神经系统且具有侵袭性的结外非霍奇金淋巴瘤，病灶原发且仅限于中枢神经系统（大脑、脑膜、眼及其附属器和脊髓）。PCNSL 约占颅内肿瘤的 4%，占结外淋巴瘤的 4%～6%，是继胶质母细胞瘤和弥漫性星形细胞瘤之后，排名第三位的中枢神经系统恶性肿瘤。发病中位年龄约为 52 岁，免疫缺陷患者发病的中位年龄约为 34 岁，男女患病比例约为 3∶2。绝大多数 PCNSL 患者的病理类型为弥漫性大 B 细胞淋巴瘤，少数则表现为 T 细胞淋巴瘤、Burkitt 淋巴瘤、淋巴母细胞淋巴瘤及低级别淋巴瘤等。PCNSL 病因尚不明确，目前认为与免疫抑制状态（包括 HIV 感染或医源性免疫抑制）相关。

【临床特点】

PCNSL 常病程短，头痛、呕吐等高颅压症状为常见的早期表现，并可出现认知异常、嗜睡、人格改变等。局限性体征取决于肿瘤累及的部位和范围，大部分 PCNSL 发生于幕上区的深部结构，大脑半球、基底节区、丘脑以及胼胝体皆有分布，故可出现肢体麻木、瘫痪、失语和共济失调等，癫痫少见。有 10%～20% 的 PCNSL 患者病灶发生于眼部，可出现视力下降、复视等症状。另有不足 1% 的病变累及脊髓，首发症状常为不对称的下肢无力。

【病理学特点】

病变多发生于幕上，好发于基底节、胼胝体、脑室周围白质和小脑蚓部。肿瘤组织标本肉眼观察通常显示出柔软灰白的鱼肉外观，有的可见坏死及出血灶。镜下肿瘤组织通常由中心母细胞组成，较少由免疫母细胞组成，以弥漫性、侵袭性或血管周围生长模式浸润神经实质，肿瘤细胞形态均一，呈椭圆形或圆形，核深染，可见核仁及核分裂象，偶见病理性核分裂象，缺乏细胞间粘连和胞质突起。免疫组织化学染色与系统性 DLBCL 相同，表达 B 细胞标志物如 CD19、CD20、CD22 和 CD79a，浆细胞标志物（CD38、CD138）不存在，部分可表达 CD10、BCL-6、CD30 等，Ki-67 增殖指数高。

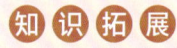

PCNSL 的基因突变研究

全基因组测序发现，PCNSL 肿瘤细胞可以出现 *PRDM1*、*CARD11*、*MYD 88*、*PIM1*、*CD79B*、*BTG 2* 以及 *BRAF* 等基因突变，IgH-BCL-6 转位，6p21、6q、8q12 等的缺失，以及 7q、11q 和 12 号染色体异常扩增等基因异常改变，这些是 PCNSL 与弥漫性大 B 细胞淋巴瘤共有的特征，但 PCNSL 中 PIM1 的突变率几乎达 100%，远远高于弥漫性大 B 细胞淋巴瘤。NF-κB 信号通路中 PIM1、BTG 2、CD 44、XBP1 以及 NFKBIE 等基因在 PCNSL 肿瘤样本中呈现较高的突变率和驱动活性，提示 NF-κB 信号通路在 PCNSL 发生中具有重要作用。

【诊断】

1．病理活检　立体定位活检获得病理学诊断是诊断 PCNSL 的"金标准"，也是最直接、最准确的手段。

2．影像学诊断　最常用且有提示意义的影像学检查是磁共振（magnetic resonance imaging，MRI）检查。PCNSL 常表现为 T1 加权像不均匀稍低信号或相等信号，T2 加权像呈边界清楚的高信号，其周围由于水肿可表现出 T2-FlAIR 的高信号，弥散加权成像呈高信号，增强序列为均匀强化，扩散张量成像的各向异性值明显低于胶质瘤等其他脑肿瘤。全身（18F）- FDG PET/CT 可用于鉴别颅内淋巴瘤是否原发，并及早发现治疗后肿瘤复发风险。

【治疗】

因为血-脑屏障的存在，标准淋巴瘤化疗对 PCNSL 的作用有限。大剂量甲氨蝶呤加或不加全脑放疗是最有效的治疗方法。尽管初始治疗缓解率高，但总体预后仍然很差，复发率高。随着研究的不断深入，人们发现免疫逃避机制、Toll 样受体通路、B 细胞受体通路及肿瘤免疫微环境受抑制是 PCNSL 发病的关键机制。并且靶向治疗和免疫治疗及与之相关的联合用药成为 PCNSL 治疗的研究热点。手术仅适用于立体定位活检获取病理，或高颅压并发急性脑疝的患者。

（于 涛 吴 超）

八、生殖细胞肿瘤

颅内生殖细胞肿瘤（germ cell tumor，GCT）是一种少见的颅内胚胎性肿瘤，多见于儿童和青少年，在亚洲占所有儿童脑肿瘤的 11%~15%。2016 年 WHO 将其分为 7 种亚型，其中生殖细胞瘤最为常见，占 GCT 的 50%~70%。颅内生殖细胞肿瘤主要发生于脑中线部位，松果体区和鞍上区是最常见部位，分别占 51% 和 30%，另有 8.5% 为多发。除成熟畸胎瘤外，其余 GTC 均为恶性，且易经脑脊液播散种植转移。

【临床表现】

1. 松果体区 GCT 的临床表现　肿瘤早期压迫导水管引起梗阻性脑积水，出现颅内压增高，表现为头痛、呕吐、视神经盘水肿、嗜睡等；其他尚有视力减退（视神经继发性萎缩）等；继之压迫动眼神经核，表现为眼球垂直方向运动障碍，瞳孔散大或不等大（又名 Parinaud 综合征）；晚期压迫四叠体下丘造成听力减退、压迫小脑上蚓部或小脑上脚造成走路不稳等。一般病程较短，20 天至 1.5 年，平均为 4 个月。

2. 鞍区 GCT 的临床表现　鞍区 GCT 的临床表现为"三联征"：尿崩症、视力减退和垂体功能低下。此部位肿瘤起源于神经垂体，早期浸润和破坏神经垂体引起尿崩症，70%~90% 的病例以尿崩症为首发症状；随着肿瘤生长，可浸润和压迫视神经及视交叉，引起视力、视野障碍，主要表现为视力减退，视野多为双颞侧偏盲，个别有同向性偏盲或视野缩小；肿瘤生长的同时也可浸润和压迫腺垂体，造成其内分泌功能减退，儿童表现为发育停滞（矮小及性征不发育），成人可出现性欲减退、阳痿或闭经等。另外，当肿瘤生长较大时，也可阻塞室间孔（foramen of Monro），造成颅压增高，双侧脑室扩大。

3. 双灶性颅内 GCT　有 5%~25% 的患者同时存在鞍上区和松果体区两个部位肿瘤，可以表现为松果体区占位症状，更多病例首先出现鞍上区病变症状，双灶性颅内 GCT 多见于生殖细胞瘤，多为独立同步原发性肿瘤。

4. 性早熟　颅内 GCT 除了肿瘤占位效应所引起的临床症状外，许多肿瘤本身还有内分泌功能，可导致一系列相应的临床表现。绒毛膜癌可分泌 β-HCG，引起性早熟。另外，松果体区畸胎瘤也可表现为性早熟。松果体分泌的褪黑激素可抑制垂体前叶的功能，特别是降低垂体前叶内促性腺激素的含量和减少这种激素的分泌。儿童和青春前期松果体腺体的功能十分活跃，因而抑制了性征发育；到青春期开始，逐渐退化而使性征得以发育。儿童松果体区肿瘤破坏了松果体腺的正常分泌，使其性征提前发育而表现为性早熟。

【诊断】

1. 影像学特征

(1) 鞍区生殖细胞瘤：CT 图像常为等高密度影，质地均匀，增强 MR 呈均匀强化。垂体柄增粗是早期鞍区生殖细胞瘤的特征性影像学表现，神经垂体 T1WI 高信号消失是鞍区生殖细胞瘤的另一特征性影像学表现。

（2）松果体区生殖细胞瘤：MR 的特点与鞍区生殖细胞瘤类似，CT 图像显示肿瘤边缘有规整的圆形钙化点，是此部位生殖细胞瘤的特征性表现。

（3）畸胎瘤或以畸胎瘤为主要成分的混合生殖细胞肿瘤：CT 平扫提示肿块多呈囊实性包块，呈分叶状或结节状，可含钙化（或骨化）灶、囊液与脂肪；MR 检查肿块常表现为多房囊性，边界清，增强扫描可见肿块不均匀强化。绒癌常血运丰富，瘤内常见坏死出血。

2. 肿瘤标记物　脑脊液中 AFP 和 β-hCG 的测定比血清检测更敏感，如无临床禁忌，血清和脑脊液肿瘤标记物均应送检。

【治疗】

首先进行手术治疗，目的是明确病理诊断、降低颅内压和解除神经压迫，术后辅助放射治疗和化疗。合并脑积水、颅内压增高的患者，可先行脑室引流或分流手术。肿瘤对放疗较敏感。全脑和脊髓照射对肿瘤播散有预防作用。联合应用化疗可以延长缓解期，并能减少放射治疗剂量。生殖细胞瘤的种植播散是影响生存质量的主要原因。

（陈晓东　马国佛）

九、CNS 的转移性肿瘤

脑转移瘤

脑转移瘤（brain metastases，BM）是一种常见的肿瘤并发症，属于继发性脑肿瘤。由于诸多化疗药物不能很好地透过血-脑屏障，使得颅内成为肿瘤细胞生长的"避难所"。研究表明：20% 成年恶性肿瘤患者会出现症状性脑转移。尸检结果表明：有 25%～30% 发生肿瘤播散的患者可合并无症状性脑转移。BM 发生率取决于原发肿瘤类型，其中肺癌脑转移发生率最高（44%），其次为乳腺癌（10%）、肾癌（7%）、胃肠道肿瘤（6%）和黑色素瘤（3%）；而前列腺癌、妇科肿瘤、头颈部肿瘤和非黑色素瘤皮肤癌则很少出现脑转移。

【临床表现】

BM 常见症状和体征可分为颅内压增高症状和局部症状。头痛、呕吐是最常见的颅内压增高症状，除 BM 本身占位效应外，瘤周水肿、出血、继发脑脊液循环阻塞均可导致颅内压增高。当肿瘤细胞经椎-基底动脉系统转移至后颅窝时，很容易引发脑积水，导致头痛、恶心、呕吐及意识障碍等症状。

局部症状因转移瘤的位置不同可表现迥异，当肿瘤细胞经颈内动脉系统转移至颅内时，病灶主要分布于大脑中动脉供血区。如病灶累及额叶，可导致性格改变或运动性失语；累及颞叶可导致癫痫发作、短期记忆改变或感觉性失语症。累及顶叶可引起书写困难、计算障碍、手指失认；累及枕叶影响视放射及舌回，可导致同向对侧视野缺损。幕下 BM 则通常引起步态共济失调和辨距不良等协调障碍；脑干病变可导致脑神经功能障碍及四肢运动感觉障碍。

【辅助检查】

磁共振（MR）已经成为诊断 BM 的主要检查手段，它比 CT 更敏感，尤其针对位于后颅窝及脑干的病灶。此外，MR 检查对 BM 与脑脓肿、脑卒中等疾病的鉴别有独特优势（图 9-21）。典型 BM 在 MR 序列上表现为"小病灶大水肿"，病灶常位于灰质和白质交界区，单发或多发的圆形或类圆形病灶，边界清楚，常合并明显的指套样水肿，这是由于肿瘤细胞生长活跃，供应肿瘤营养的血管壁发育不全，通透性增加，导致出现严重的血管源性脑水肿。近些年，正电子发射计算机断层显像（PET-CT）在 BM 诊断中发挥着重要作用，以 ^{18}F-氟脱氧葡萄糖标记的 PET-

CT（^{18}F-FDG-PET/CT）为例，由于肿瘤组织代谢旺盛，需要大量葡萄糖来维持自身营养供应，所以肿瘤在 ^{18}F-FDG-PET/CT 上呈现为高代谢，其标准化摄取值（SUV）显著增高（图 9-22）。

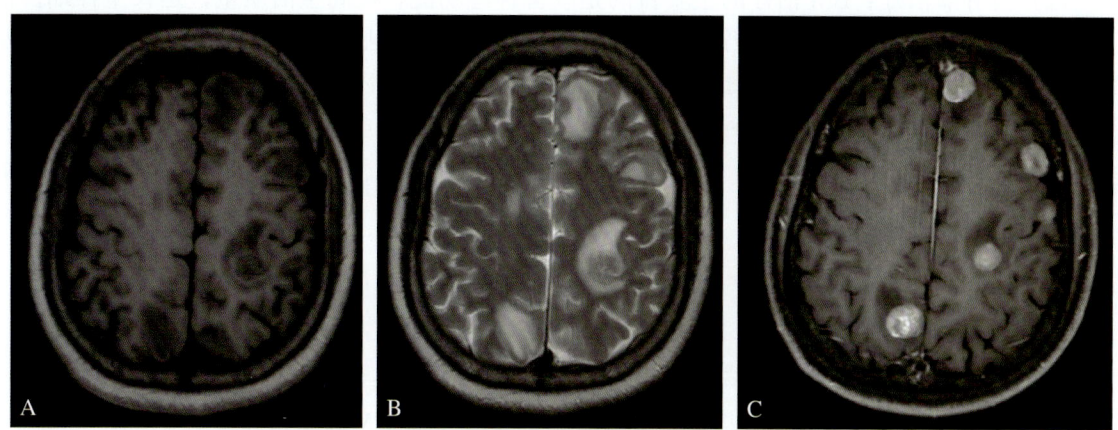

图 9-21　典型多发脑转移瘤 MR 图像

A．T1WI 序列显示左额及右顶叶多发低信号病灶；B．T2WI 序列显示左额及右顶叶多发高信号病灶，伴有水肿；C．T1WI 增强序列显示左额及右顶叶病灶对比增强后可见明显强化

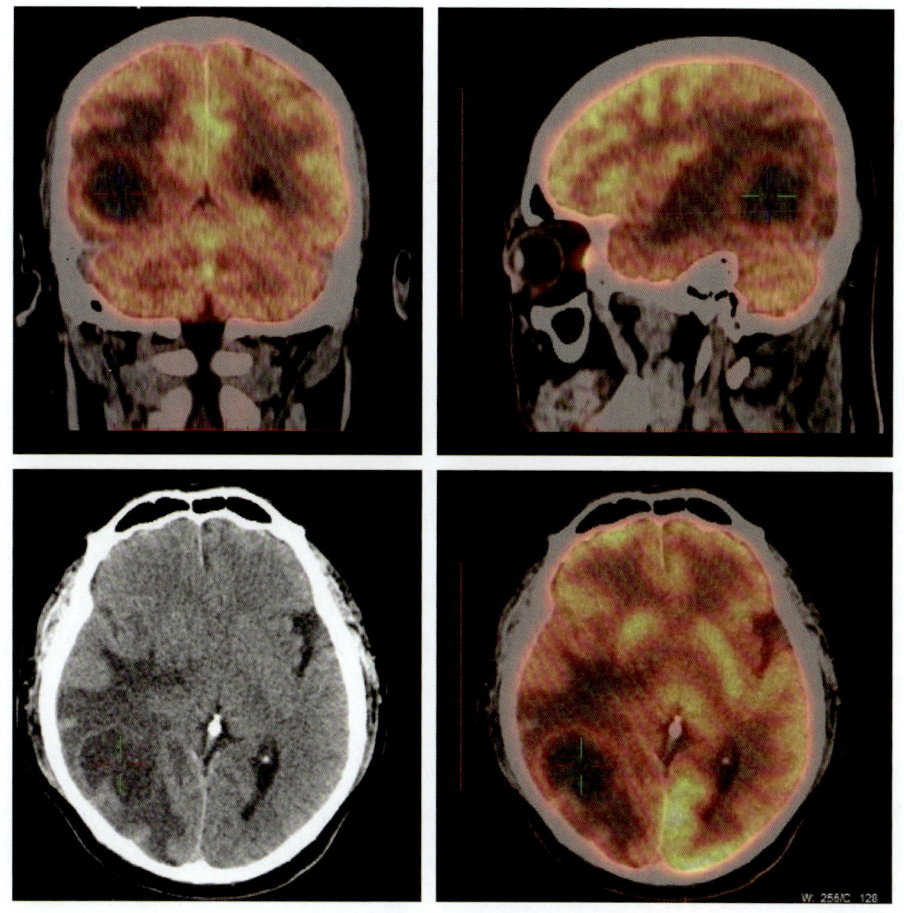

图 9-22　典型单发脑转移瘤 MR 图像

CT 显示左颞叶可见一类圆形病灶，瘤周伴有明显指套样水肿，^{18}F-FDG-PET/CT 提示该病灶呈高代谢，SUV 最高值为 9.5

【治疗】

（1）对症治疗：甘露醇联合皮质类固醇激素可用于缓解因颅内压升高导致的局灶性功能障

碍、头痛等。甘露醇可以提高血浆渗透压，使组织内水分进入血管内，从而减轻脑水肿，降低颅内压。皮质类固醇激素可以恢复血-脑屏障的完整性，从而减轻脑水肿。

(2) 抗肿瘤治疗：BM 治疗的主要目的是改善神经功能，提高生活质量，延长生存期。治疗手段主要包括手术、化疗、放疗、靶向治疗。通常依据患者基础状态、原发肿瘤病理类型及控制情况、脑转移瘤的位置和数量来综合制订治疗方案。具体治疗建议可参考表 9-8。

表 9-8　BM 综合治疗建议

临床情况		治疗方案
原发灶不明或未确诊		手术切除或立体定向活检
未控制的全身广泛转移、预期寿命短、KPS 评分 < 70		活检 +WBRT 或临终关怀
全身病变稳定，KPS 评分 ≥ 70		
单发转移灶	有症状、大型或可达部位病变	手术 +WBRT
	无症状、小型或无法到达部位病变	WBRT±SRS
多发转移灶	其中一个大型病变占位效应明显，危及生命	切除大型病变 + 剩余病灶 WBRT
	病变 ≤ 3 个：有症状且能被切除	手术 +WBRT 或 SRS+WBRT
	病变 ≤ 3 个：无法切除	WBRT 或 SRS+WBRT
	病变 > 3 个：占位效应不明显	WBRT

注：KPS，Karnofky performance scale；WBRT，全脑放疗；SRS，立体定向放射外科。

近年来，随着对 BM 分子生物学研究的深入，靶向治疗逐渐被认识，靶向药物也开始在临床上应用，如可透过血-脑屏障的表皮生长因子受体（EGFR）酪氨酸激酶抑制剂（TKI），对合并 EGFR 突变的非小细胞肺癌疗效显著。

（刘　彬　蒋海辉）

十、头皮颅骨肿瘤

（一）头皮肿物

1. 良性肿瘤　如脂肪瘤、皮脂腺囊肿、血管瘤、纤维瘤等，临床表现为皮下结节或凸出皮肤的赘生物，多生长缓慢，一般无特殊不适。治疗以手术切除为主，良性肿瘤大多有清楚的边界，由于头皮血供丰富，尤其涉及枕动脉、颞浅动脉等区域的病变，特别要注意术中止血。

2. 恶性肿瘤　如基底细胞癌、鳞状细胞癌、转移瘤等。这类肿瘤往往表现为溃疡性结节，伴水肿、出血等，周围可有假包膜形成。恶性肿瘤往往需要扩大切除，侵及颅骨者，应一期切除到正常颅骨 1 cm，缺损范围不大者，一般不做修补。头皮缺损后要进行转移皮瓣植皮，术后结合具体病理性质，辅以放化疗。

（二）颅骨肿瘤

颅骨肿瘤是少见疾病，包括：①良性肿瘤，如骨瘤、骨化性纤维瘤、骨软骨瘤、板障内脑膜瘤等。外生型一般无症状，如影响外观或生长较快，应手术切除。对于大的、累及颅内的需要行骨瓣切除，然后修补颅骨。累及颅底的病变，因部位所限很难全部切除，只能部分切除减压。②恶性肿瘤，如颅骨骨髓瘤、软骨肉瘤、转移瘤等，对于骨髓瘤目前尚无根治方法，主要应用化学治疗。转移瘤单发并在颅盖者，可行手术切除；对于多发或不能全切的转移瘤，一般应根据原发肿瘤的性质，采用放射治疗和化学治疗。③类肿瘤病变，如颅骨嗜酸性肉芽肿、骨纤维异常增殖症、外伤性骨囊肿等，治疗以手术切除为主，一般预后较好。

（张　嘉）

整合思考题

1. 65岁男性，高血压病3年，自服药物血压控制好。晚饭后突发呕吐，为喷射状，之后逐渐不能回答问题，不能站立和正常活动，随之失去对外界的反应。家属急送医院，接诊医师查体：浅昏迷，不语，双眼活动差，双瞳孔不等大，左右瞳孔直径比例为4：2.5，对光反射左侧迟钝、右侧灵敏。右侧肢体不动，左侧肢体可自主活动。家属补充：患者1周内常诉头痛。颅脑CT示：左侧岛叶类圆形中、高密度混杂影，占位周边低密度带，中线右侧偏移超过2cm，侧脑室和大脑镰受压向右侧移位。

请思考：

（1）颅脑供血血管，脑肿瘤血供情况。
（2）脑急性出血性卒中和肿瘤卒中出血来源。
（3）诊疗计划和术前准备差异性。
（4）缓慢脑疝和突发脑疝的差异。

2. 63岁女性，5年前曾行乳腺癌手术，当时病理为原位癌，未行化疗和激素治疗，每年都行常规复查，未见肿瘤复发和播散。头痛、头晕2周，无法准确表述生活物品3天，突发四肢抽搐、口吐白沫2h来诊。查体：神清可语，有混合型失语表现，双眼活动充分、粗测视野右侧同向性偏盲，双瞳等、约2.0 mm，光反射灵敏，四肢可自主活动，肌力5级，生理反射存在，病理征阴性。颅脑CT示：左侧枕叶混杂密度占位、左侧颞叶内侧低密度占位；平扫和增强颅脑磁共振示：左侧枕叶脑内近侧脑室后角区域混杂信号占位，环形不均一强化，脉络丛后动脉参与供血，左侧颞叶偏长T1、稍长T2信号影，占位效应不显，无明显强化。

请思考：

（1）原发和继发脑肿瘤细胞、组织的区别。
（2）原发和继发脑肿瘤血供情况。
（3）单发和多发脑肿瘤发生机制。
（4）诊疗计划、辅助治疗和预后。

3. 脑膜瘤为颅内常见的良性肿瘤，如果肿瘤生长在中央回区（中央沟及中央前后回）深部大脑镰旁，术前检查提示在肿瘤浅部有脑组织覆盖，有中央沟静脉与矢状窦汇合。

请思考治疗方案并设计手术入路。

4. 75岁女性，主因"头痛5个月，视力下降1个月，癫痫大发作5天"入院。

患者5个月前无明显诱因出现头痛，未予重视。1个月前开始出现右眼视力下降，曾于眼科就诊，考虑为白内障，因年龄原因，未行手术治疗。5天前无明显诱因突发癫痫大发作，表现为意识丧失、四肢抽搐、全身肌肉强直性收缩、口吐白沫、牙关紧闭、角弓反张、双眼上翻，持续约10 min后自行缓解，一天内发作3次。遂于我院就诊，查颅脑MRI提示颅内占位性病变，位于右侧蝶骨嵴，伴周围脑水肿（图9-23）。行手术治疗，术中见肿瘤压迫右侧视神经，手术基本完全切除肿瘤并电灼肿瘤所附着的硬脑膜。术后病理回报：脑膜瘤，部分区域生长活跃，考虑为WHO Ⅱ级。

请思考下一步应如何处理。

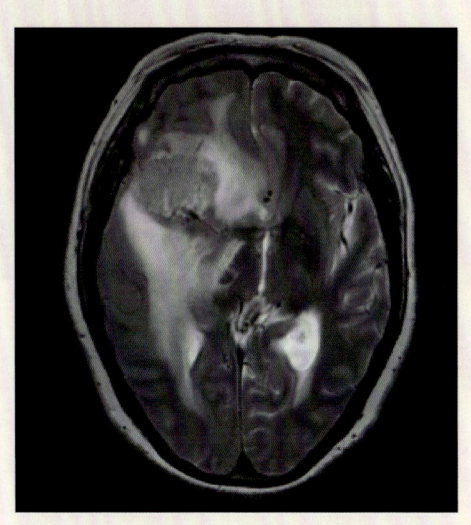

图9-23 患者MRI检查

5. 54岁女性，10年前无明显诱因开始出现手足粗大，伴有面容宽大、下颌突出、鼻肥大、睡觉打鼾、多汗、多饮多尿的表现，无停经泌乳、向心性肥胖、甲亢等不适症状，未予重视及治疗。4个月前开始出现双眼视力下降。体温：36.5℃，血压：138/85 mmHg，体重：65 kg。神志清楚，言语流利，对答切题，面容宽大，下颌突出，鼻肥大，唇厚，手足粗大肥厚，双侧瞳孔等大等圆，直径约3 mm，对光反射灵敏，视力左眼0.6，右眼0.8，左眼颞下部分视野缺损。内分泌检查：生长激素7.23 ng/ml（0~3）；胰岛素样生长因子Ⅰ 501 ng/ml（127~424 ng/ml）；余激素水平正常。颅脑MRI示鞍区团块状等T1等T2信号，大小约19 mm×27 mm×20 mm，扫描呈明显强化，视交叉受压上抬。

请分析本例患者的病史、体格检查和辅助检查阳性结果，简述诊断与鉴别诊断，分析治疗方案。

6. 17岁女性，主诉：月经紊乱1年，视物模糊1月余。现病史：患者1年前出现月经紊乱，每半月1次，量少，7个月前至今停经，未予治疗。1月前无诱因出现双眼视物模糊。检查视野示左眼颞侧下方视野缺失。患者无多饮多尿，无面容改变及手脚增大，无皮肤紫纹、痤疮，无明显体重增加。实验室检查：LH 3.58 IU/L，FSH 11.68 IU/L，E2 27 pg/ml，PRL 36.57 ng/ml，睾酮0.45 ng/ml，生长激素0.6 ng/ml，ACTH 22.4 pg/ml，未见明显异常。影像学检查如9-24所示。

请分析该疾病的影像学特征，应完善什么检查？最可能的诊断是什么？治疗方案是什么？

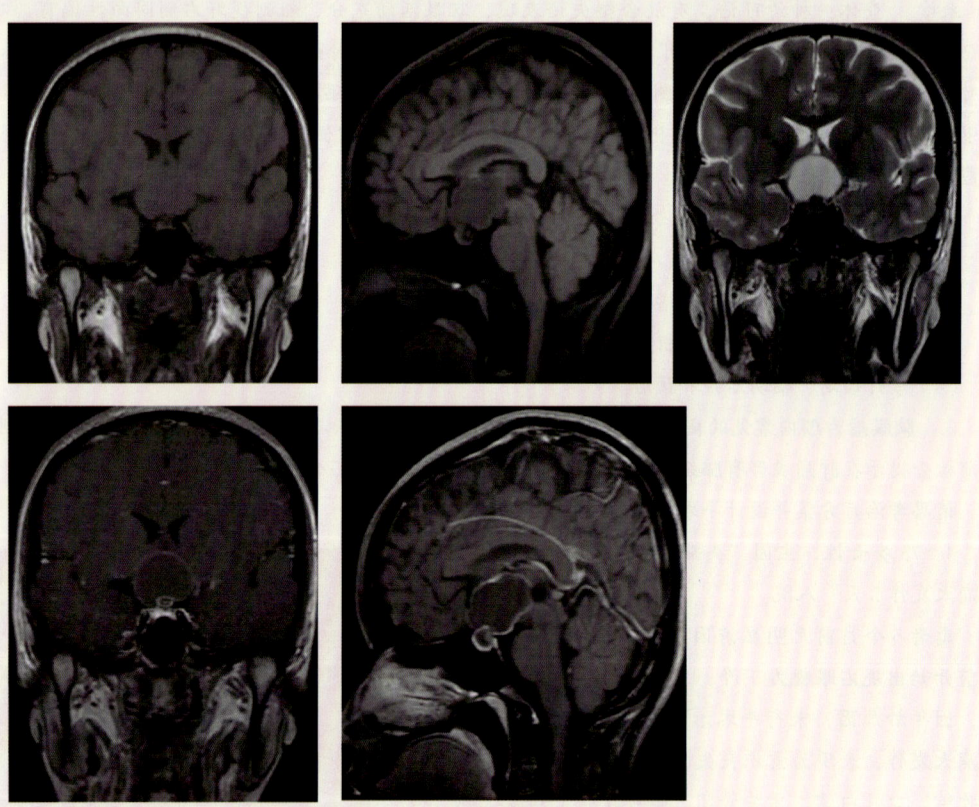

图9-24　患者影像学检查

7. 61岁男性，主因"左耳鸣伴左侧面部麻木、左侧听力进行性下降2年"入院。患者2年前无诱因出现左耳鸣，为高调蝉鸣，同时出现左侧面部麻木伴左侧听力逐渐下降，无饮水呛咳、吞咽困难、行走不稳等，行CT及MR示听神经瘤，2年来左耳听力进行性下降，5个月前复查颅脑MR增强提示：左侧桥小脑角区占位病变，考虑听神经瘤伴出血。既往史：否认高血压、糖尿病、冠心病病史。神经系统查体：神志清楚，言语流利，对答切题，步态正常，双瞳孔等大等圆，直径3 mm，对光反射灵敏，面纹对称，伸舌居中，粗测左耳听力下降，四肢肌力Ⅴ级，肌张力正常，Romberg征阳性，指鼻试验欠稳准，生理反射存在，病理征未引出。听力检查：左耳高频听力受损。颅脑增强MRI检查提示：左侧桥小脑脚区占位，大小3.2 mm × 2.8 mm × 1.5 mm，病变伴囊变，增强扫描实性部分明显强化。颞骨CT：左侧桥小脑脚区占位，左侧内听道口扩大。

请结合患者病史、症状、体征及相关检查，简述诊断、鉴别诊断及治疗方案。

26岁女性，肢体麻木无力3月来诊。3月前颈部按摩后出现躯干和四肢麻木伴无力，无力以左侧肢体为著。无发热，无盗汗，无饮水呛咳。发病以来体重无明显变化。既往无特殊病史，无手术史。直系亲属无遗传病家族史。查体：体温36.5℃，血压130/80 mmHg，心律90次/分，呼吸18次/分。体表多发牛奶咖啡斑和皮下结节，神志清楚，语言流利，面纹对称，伸舌居中，C2水平以下针刺觉减退，左上肢和左下肢肌力Ⅳ级，右上肢和右下肢肌力Ⅴ级，腹壁反射减退，肱二头肌腱反射、肱三头肌腱反射、膝腱反射、跟腱反射亢进，双侧Hoffmann征阳性，双侧巴氏征阳性。眼科检查可见虹膜错构瘤。颅脑MRI未见明显异常。脊柱MRI：颈椎至腰椎椎管内多发占位性病变，最大者位于C2髓外硬膜下，脊髓明显受压。

请分析本例患者的病史、体格检查和辅助检查阳性结果，简述诊断与鉴别诊断，分析治疗方案。

（杨　军）

参考文献

[1] 王维治. 神经病学. 3 版. 北京：人民卫生出版社，2021.

[2] Marjorie A E, Jennifer W. A Colour Atlas of the Brain and Spinal Cord. London：Wolfe Publishing Ltd，1991.

[3] Nina E F. Coupled electrophysiological, hemodynamic, and cerebrospinal fluid oscillations in human sleep. Science，2019，366（6465）：628-631.

[4] Kjeld M. A mesothelium divides the subarachnoid space into functional compartments. Nature，2023，379（6627）：84-88.

[5] Adina M T, Patricia R, Peter S. 神经系统——基础与临床（第 2 版）. 王韵，译. 北京：北京大学医学出版社，2019.

[6] Zheng M X. Trial of contralateral seventh cervical nerve transfer for spastic arm paralysis. N Engl J Med，2018，378（1）：22-34.

[7] Zhao C, Liu X L, Wang J C, et al. The positive impact of intruducing public engagement as a self-directed learning strategy in undergraduate nervous system educaton. Medical Education Online，2024，29：2383017.

[8] 唐军民，张雷. 组织学与胚胎学. 4 版. 北京：北京大学医学出版社，2018.

[9] 张卫光，张雅芳，武艳. 系统解剖学. 4 版. 北京：北京大学医学出版社，2018.

[10] 丁文龙，刘学政. 系统解剖学. 9 版. 北京：人民卫生出版社，2018.

[11] 徐传达. 系统解剖学. 3 版. 北京：高等教育出版社，2012.

[12] Adina M T, Patricia R, Peter S. 神经系统：第 2 版. 王韵，译. 北京：北京大学医学出版社，2019.

[13] 闫剑群. 中枢神经系统与感觉器官. 北京：人民卫生出版社，2015.

[14] 管又飞，朱进霞，罗自强. 医学生理学. 4 版. 北京：北京大学医学出版社，2018.

[15] 韩济生. 神经科学. 4 版. 北京：北京大学医学出版社，2022.

[16] Mark F B, Barry W C, Michael A P. Neuroscience：exploring the brain. 4th ed. Amsterdam：Wolters Kluwer，2016.

[17] Zimmerman A L, Kovatsis E M, Pozsgai R Y, et al. Distinct modes of presynaptic inhibition of cutaneous afferents and their functions in behavior. Neuron. 2019，102（2）：420-434. e8.

[18] Zhang J, Tan L, Ren Y, et al. Presynaptic Excitation via GABAB Receptors in Habenula Cholinergic Neurons Regulates Fear Memory Expression. Cell，2016，166（3）：716-728.

[19] 陈瑛顾，张晨，董伟，等. 神经递质释放的分子机制. 中国细胞生物学学报，2019，41（1）：33-41.

[20] Luo L Q. 神经生物学原理. 李沉简，李芃芃，高小井等，译. 北京：高等教育出版社，2018.

[21] 陈霞，许讯. 湿性年龄相关性黄斑变性的治疗进展. 老年医学与保健，2021，27（1）：1-3.

[22] Cho H, Yang Y D, Lee J, et al. The calcium-activated chloride channel anoctamin 1 acts as a heat sensor in nociceptive neurons. Nat Neurosci，2012，15（7）：1015-1021.

[23] Choe H W, Kim Y J, Park J H, et al. Crystal structure of metarhodopsin Ⅱ. Nature, 2011, 471 (7340): 651-655.

[24] Kazmierczak P, Sakaguchi H, Tokita J, et al. Cadherin 23 and protocadherin 15 interact to form tip-link filaments in sensory hair cells. Nature, 2007, 449 (7158): 87-91.

[25] Moehring F, Halder P, Seal R P, et al. Uncovering the Cells and Circuits of Touch in Normal and Pathological Settings. Neuron, 2018, 100 (2): 349-360.

[26] Noël J, Zimmermann K, Busserolles J, et al. The mechano-activated K^+ channels TRAAK and TREK-1 control both warm and cold perception. EMBO J, 2009, 28 (9): 1308-1318.

[27] Zhao Q, Zhou H, Chi S, et al. Structure and mechanogating mechanism of the Piezo1 channel. Nature, 2018, 554 (7693): 487-492.

[28] Susan S. Gray's Anatomy: The Anatomical Basis of Clinical Practice. 41st ed. Philadelphia: Elsevier, 2016.

[29] Frank H N. 奈特人体解剖学彩色图谱: 第7版. 张卫光, 译. 北京: 人民卫生出版社, 2019.

[30] Frank H N. 奈特图解医学全集: 第7卷神经系统. 2版. 北京: 北京大学医学出版社, 2020.

[31] Zheng M X, Hua X Y, Feng J T. et al. Trial of Contralateral Seventh Cervical Nerve Transfer for Spastic Arm Paralysis. N Engl J Med, 2017, 378 (1): 22-34.

[32] Kiernan J A. BARR's The human nervous system. 10 th ed. Philadelphia: Lippincott William & Wikins, 2014.

[33] Stephen G, Waxman. Clinical Neuroanatomy. 28th ed. New York: Mcgraw-hill Education, 2016.

[34] 李学军. 杨宝学. 药理学. 2版. 北京: 北京大学医学出版社, 2016.

[35] 杨宝峰, 陈建国. 药理学. 9版. 北京: 人民卫生出版社, 2018.

[36] 徐启武. 脊髓脊柱外科学. 上海: 上海科学技术出版社. 2009.

[37] The Netter Collection of Medical Illustrations: Spinal Cord and Peripheral Motor and Sensory Systems. 2nd ed. Philadelphia: Elsevier, 2013.

[38] Robert B D, Joseph J, John C M, et al. Bradley's Neurology in Clinical Practice. 7th ed. Elsevier Limited, 2016.

[39] Michael P S, Edward C B. Benzel's Spine Surgery. 4th ed. Philadelphia: Elsevier, 2016.

[40] Basbaum A I., Bautista D M, Scherrer G, et al. Cellular and Molecular Mechanisms of Pain. Cell, 2009, 139:267-284.

[41] Goadsby PJ, Holland PR, Martins-Oliveira M, et al. Pathophysiology of Migraine: A Disorder of Sensory Processing. Physiol Rev, 2017, 97: 553-622.

[42] Songping Y, Qiuying Z, Shuiyu L, et al. Immunoreactivity of Vesicular Glutamate Transporter 2 Corresponds to Cytochrome Oxidase-Rich Subcompartments in the Visual Cortex of Squirrel Monkeys. Front Neuroanat, 2021, 18 (15): 629473.

[43] 王庭槐. 生理学. 9版. 北京: 人民卫生出版社, 2018.

[44] 于龙川. 神经生物学. 2版. 北京: 北京大学出版社, 2022.

[45] Ropper A H, Klein J P. Cerebral venous thrombosis. N Engl J Med,2021,385(1):59-64.

[46] Qu H, Li Y, Chen M, et al. Cavernous sinus thrombosis: an insidious and dangerous "do-not-miss" diagnosis. Headache, 2021, 61 (7): 1144-1149.

[47] 王拥军, 李子孝, 谷鸿秋, 等. 中国卒中报告2019 (中文版). 中国卒中杂志, 2020, 15 (10): 1037-1043.

[48] GBD 2016 Lifetime Risk of Stroke Collaborators, Feigin V L, Nguyen G, et al. Global,

regional, and country-specific lifetime risks of stroke, 1990 and 2016. N Engl J Med, 2018, 379 (25): 2429-2437.

[49] 樊东升. 缺血性脑血管病. 北京：人民卫生出版社，2021.

[50] Datta A, Sarmah D, Mounica L, et al. Cell Death Pathways in Ischemic Stroke and Targeted Pharmacotherapy. Transl Stroke Res, 2020, 11 (6): 1185-1202.

[51] 吴江. 神经病学. 3版. 北京：人民卫生出版社，2015.

[52] 中国抗癫痫协会. 临床诊疗指南：癫痫病分册. 北京：人民卫生出版社，2015.

[53] Ingrid E. Scheffer ILAE classification of the epilepsies：Position paper of the ILAE Commission for Classification and Terminology. Epilepsia, 2017, 58 (4): 512-521.

[54] Bear M F, Connons B W, Paradiso M A. Neuroscience：Exploring the Brain. 4th ed. Baltimore：Lippincott Williams & Wilkins Inc, 2015.

[55] 王建枝，吴立玲，陈琪. 疾病机制. 北京：人民卫生出版社，2019.

[56] Zheng Q, Xie W, Lückemeyer D D. Synchronized cluster firing, a distinct form of sensory neuron activation, drives spontaneous pain. Neuron, 2022, 110 (2): 209-220.

[57] Qi X T, Cui K, Zhang Y. A nociceptive neuronal ensemble in the dorsomedial prefrontal cortex underlies pain chronicity. Cell Rep, 2022, 41 (11): 111833.

[58] 贾建平，陈生弟. 神经病学. 8版. 北京：人民卫生出版社，2018.

[59] 朱玉飞，王璐，董钊等. 310例紧张型头痛患者临床特点分析. 中国疼痛医学杂志，2014，20 (8): 565-568.

[60] 杜昕欣，周兰，卢泽堂等. 紧张型头痛的药物治疗. 中国疼痛医学杂志，2021，7 (7): 529-532.

[61] 王维治. 神经病学. 3版. 北京：人民卫生出版社，2021.

[62] 王朝霞，袁云. 常染色体显性遗传脑动脉病伴皮质下梗死及白质脑病. 中华神经科杂志，2021，54 (7): 7.

[63] 北京医学会罕见病分会，北京医学会神经内科分会神经肌肉病学组，中国肌营养不良协作组. Duchenne型肌营养不良多学科管理专家共识. 中华医学杂志，2018，98 (35): 2803-2814.

[64] 北京医学会罕见病分会，北京医学会神经内科分会神经肌肉病学组，中国线粒体病协作组. 中国线粒体脑肌病伴高乳酸血症和卒中样发作的诊治专家共识. 中华神经科杂志，2020，053 (3): 171-178.

[65] 贾建平. 中国痴呆与认知障碍诊治指南（2015版）. 北京：人民卫生出版社，2016.

[66] 田金洲. 中国痴呆诊疗指南（2017年版）. 北京：人民卫生出版社，2018.

[67] 陈生弟. 神经病学-神经变性性疾病. 北京：人民军医出版社，2006.

[68] 中华医学会神经病学分会帕金森病及运动障碍学组，中国医师协会神经内科分会帕金森病及运动障碍学组. 帕金森病非运动症状管理专家共识（2020）. 中华医学杂志，2020，100 (27): 2084-2089.

[69] 中华医学会神经外科学分会功能神经外科学组，中华医学会神经病学分会帕金森病及运动障碍学组，中国医师协会神经内科医师分会帕金森病及运动障碍学组，中国神经调控联盟，中国帕金森病脑深部电刺激疗法专家组. 中国帕金森病脑深部电刺激疗法专家共识（第二版）. 中华神经外科杂志，2020，36 (4): 325-335.

[70] 中华医学会神经病学分会肌电图与临床神经电生理学组. 中国肌萎缩侧索硬化诊断和治疗指南. 中华神经科杂志，2012，45 (7): 531-3.

[71] Nicola W, Sandra A. Neuroinflammation and CNA Disorders. Hoboken：Wiley, 2014.

[72] 曹雪涛．医学免疫学．7版．北京：人民卫生出版社，2018．

[73] 王月丹．医学免疫学．北京：北京大学医学出版社，2015．

[74] 中华医学会神经病学分会神经免疫学组．多发性硬化诊断与治疗中国指南（2023版）．中华神经科杂志，2024（57）1：10-23．

[75] 中国免疫学会神经免疫分会．中国视神经脊髓炎谱系疾病诊断与治疗指南（2020版）．中国神经病学与神经免疫学杂志，2020，28（5）：155-166．

[76] 中华医学会神经病学分会感染性疾病与脑脊液细胞学学组．《中国自身免疫性脑炎诊治专家共识．中华神经科杂志，2022，55（9）：931-949．

[77] Wingerchuk D M，Lucchinetti C F．Neuromyelitis Optica Spectrum Disorder．N Engl J Med，2022，387：631-639．

[78] 中华医学会神经病学分会，中华医学会神经病学分会周围神经病协作组，中华医学会神经病学分会肌电图与临床神经电生理学组，等．中国吉兰-巴雷综合征诊治指南2019．中华神经科杂志，2019，52（11）：877-882．

[79] 中华医学会神经病学分会，中华医学会神经病学分会周围神经病协作组，中华医学会神经病学分会肌电图及临床神经电生理学组，中华医学会神经病学分会神经肌肉病学组．慢性炎性脱髓鞘性多发性神经根神经病诊治中国专家共识2022．中华神经科杂志，2023，56（2）：125-132．

[80] 中国免疫学会神经免疫分会．中国重症肌无力诊断和治疗指南（2020版）．中国神经免疫学和神经病学杂志，2021，28（1）：1-12．

[81] 中华医学会神经病学分会，中华医学会神经病学分会神经肌肉病学组，中华医学会神经病学分会肌电图及临床神经生理学组．中国多发性肌炎诊治共识．中华神经科杂志，2015，48（11）：946-949．

[82] Lundberg I E，Tjärnlund A，Bottai M，et al．2017 European League Against Rheumatism/American College of Rheumatology classification criteria for adult and juvenile idiopathic inflammatory myopathies and their major subgroups．Ann Rheum Dis，2017，76（12）：1955-1964．

[83] 中华医学会神经病学分会感染性疾病与脑脊液细胞学学组．中枢神经系统感染性疾病的脑脊液宏基因组学第二代测序应用专家共识．中华神经科杂志，2021，54（12）：7．

[84] 赵玉沛，陈孝平．外科学．3版．北京：人民卫生出版社，2015．

[85] Christopher J M，Jack J．Neurotrauma（Neurosurgery by example）．Oxford：Oxford University Press，2020．

[86] 王忠诚．王忠诚神经外科学．2版．武汉：湖北科学技术出版社，2015．

[87] Louis D N，Perry A，Wesseling P，et al．The 2021 WHO Classification of Tumors of the Central Nervous System：a summary．Neuro Oncol，2021，23（8）：1231-1251．

[88] Torp S H，Solheim O，Skjulsvik A J．The WHO 2021 Classification of Central Nervous System tumours：a practical update on what neurosurgeons need to know-a minireview．Acta Neurochir（Wien），2022，164（9）：2453-2464．

中英文专业词汇索引

5-HT 弥散性调节系统（diffuse modulatory system）054
5-HT 转运体（serotonin transporter，SERT）054
α-γ 共同激活（α-γ coactivation）231
γ 环路（γ loop）231

A

阿尔茨海默病（Alzheimer's disease，AD）273
阿托品（atropine）147
癌症痛（cancer pain）373
氨基酸能神经元（aminoacidergic neuron）015
胺能神经元（aminergic neuron）014
暗电流（dark current）084
暗适应（dark adaptation）080

B

Becker 型肌营养不良（Becker muscular dystrophy，BMD）404
巴宾斯基征（Babinski sign）234
白交通支（white communicating branch）137
白天过度嗜睡（excessive daytime sleepiness）265
白质（white matter）022
板内核群（intralaminar nuclear group）189
半身舞蹈症（hemiballism）191
背侧丘脑（dorsal thalamus）029
背侧丘脑束（thalamic fasciculus）200
背侧纵束（dorsal longitudinal fasciculus）173，192
背侧组（dorsal subgroup）188
背根神经节（dorsal root ganglion，DRG）375
背内侧核（dorsomedial nucleus）188，191
背外侧核（dorsolateral nucleus，LD）188
本体感觉（proprioception）061
鼻睫神经（nasociliary nerve）122
闭孔神经（obturator nerve）113
臂丛（brachial plexus）108
边缘层（marginal layer）010
边缘系统（limbic system）204
边缘叶（limbic lobe）033
边缘支（marginal ramus）033
编码（encoding）267
丙戊酸钠（sodium valproate）361
玻璃体（vitreous body）076
薄束（fasciculus gracilis）161
薄束核（gracile nucleus）173
薄束结节（gracile tubercle）025
补充运动区（supplementary motor cortex）196

C

Corti 螺旋器（spiral organ of Corti）095
CT 血管成像（CT angiography，CTA）283
苍白球（globus pallidus）199
操作式条件反射（operant conditioning）270
侧副沟（collateral sulcus）033
侧脑室（lateral ventricle）198
侧脑室静脉（vein of lateral ventricle）299
侧向抑制（lateral inhibition）086
长时程增强（long-term potentiation，LTP）274，379
长时记忆（long-term memory）267
长中央动脉（long central artery）288
肠系膜上神经节（superior mesenteric ganglion）135
肠系膜下神经节（inferior mesenteric ganglion）135
常染色体显性遗传脑动脉病伴皮质下梗死及白质脑病（cerebral autosomal dominant arteriopathy with subcortical infarcts and leukoencephalopathy，CADASIL）399
撤光 - 中心细胞（OFF-center cell）086

陈述性记忆（declarative memory）268
成神经胶质细胞（glioblast）010
成神经细胞（neuroblast）010
尺神经（ulnar nerve）111
齿状核（dentate nucleus）185
齿状回（dentate gyrus）033
初级运动皮质（primary motor cortex）238
触点（touch spot）068
触觉小体（tactile corpuscle）019
触觉阈（touch threshold）068
传出神经（efferent nerves）022
传入神经（afferent nerves）022
垂直柱（vertical column）194
锤骨（malleus）090
次级躯体感觉区（secondary somatic sensory area）196
次级运动皮质（secondary motor cortex）240
丛集性头痛（cluster headache）391
促肾上腺皮质激素（adrenocorticotropic hormone, ACTH）253
猝倒（cataplexy）265
催产素（oxytocin, OXT）249

D

Duchenne 型肌营养不良（Duchenne muscular dystrophy, DMD）404
大脑大静脉（great cerebral vein）298
大脑动脉环（cerebral arterial circle）296
大脑沟（cerebral sulci）031
大脑横裂（cerebral transverse fissure）031
大脑后动脉（posterior cerebral artery）294
大脑回（cerebral gyrus）031
大脑脚（cerebral peduncle）026
大脑内静脉（internal cerebral veins）298
大脑前动脉（anterior cerebral artery）285
大脑前静脉（anterior cerebral vein）299
大脑上静脉（superior cerebral veins）297
大脑下静脉（inferior cerebral vein）297
大脑小脑（cerebrocerebellum）029, 245
大脑中动脉（middle cerebral artery）288
大脑中浅静脉（superficial middle cerebral veins）297
大脑中深静脉（deep middle cerebral vein）299

大脑纵裂（cerebral longitudinal fissure）031
代谢型谷氨酸受体（metabotropic glutamate receptor, mGluR）055
单向传递（unidirectional conduction）040
胆碱能神经元（cholinergic neuron）014
岛盖（opercula）032
岛叶（insula）032
镫骨（stapes）091
镫骨肌神经（stapedial nerve）124
低颅压性头痛（intracranial hypotension headache）393
低阈值机械感受器（low-threshold mechanoreceptor, LTMR）066
底丘脑（subthalamus）030
底丘脑核（subthalamic nucleus）191
底丘脑束（subthalamic fasciculus）191
骶丛（sacral plexus）113
骶副交感核（sacral parasympathetic nucleus）159
骶神经（sacral nerves）105
第Ⅰ躯体感觉区（primary somatosensory area）196
第Ⅰ躯体运动区（primary somatomotor area）195
第二痛（second pain）069
第三脑室（third ventricle）031
第四脑室（fourth ventricle）027
第四脑室脉络丛（choroid plexus of fourth ventricle）027
第四脑室脉络组织（tela choroidea of fourth ventricle）027
第四脑室外侧孔（lateral aperture of fourth ventricle）027
第四脑室正中孔（median aperture of fourth ventricle）027
第一痛（first pain）069
电能动性（eletromotility）096
电突触（electrical synapse）035
电压门控钙通道（voltage-gated calcium channel, VGCC）036, 375
电压门控通道（voltage-gated channel）011
电压依赖性阻滞作用（voltage-dependent block）359
顶盖被盖束（tectotegmental tract）179

顶盖脊髓束（tectospinal tract）179, 240
顶盖前区（pretectal area）181
顶核（fastigial nucleus）185
顶上小叶（superior parietal lobule）032
顶下动脉（parietal inferior artery）289
顶下小叶（inferior parietal lobule）032
顶叶（parietal lobe）032
顶叶后动脉（posterior parietal artery）289
顶叶前动脉（anterior parietal artery）289
顶枕沟（parietooccipital sulcus）031, 033
顶枕颞桥束（parietooccipitotemporal tract）202
动脉瘤性蛛网膜下腔出血（aneurysmal subarachnoid hemorrhage，aSAH）334
动纤毛（kinocilium）099
动眼神经（oculomotor nerve）120
动眼神经副核（accessory nucleus of oculomotor）181
动眼神经核（oculomotor nucleus）181
动员（mobilization）037
豆核袢（lenticular ansa）200
豆核束（lenticular fasciculus）200
豆状核（lentiform nucleus）199
毒蕈碱型受体（muscatinic receptor，M-AChR）047
端脑（telencephalon）031
短时记忆（short-term memory）267
短暂性脑缺血发作（transient ischemic attack，TIA）310
短中央动脉（short central artery）288
对比增强（contrast enhancement）087
对侧伸肌反射（crossed extensor reflex）234
对立色学说（opponent color theory）085
多巴胺转运体（dopamine transporter，DAT）051
多极神经元（multipolar neuron）013
多觉型伤害性感受器（polymodal nociceptor）070
多形层（polymorphic layer）204
多形细胞层（multiform layer）194

E

额极（frontal pole）031
额极动脉（frontopolar artery）286
额前动脉（prefrontal artery）289
额桥束（frontopontine tract）202
额上回（superior frontal gyrus）032
额神经（frontal nerve）122
额下回（inferior frontal gyrus）032
额叶（frontal lobe）032
额中回（middle frontal gyrus）032
耳大神经（great auricular nerve）106
耳颞神经（auriculotemporal nerve）122
耳神经节（otic ganglion）128
耳声发射（otoacoustic emissions，OAE）095
耳石（otolith）099
耳石器官（otolith organ）098
耳蜗（cochlea）091
耳蜗放大器（cochlear amplifier）096
耳蜗内电位（endocochlear potential，EP）094

F

发作性睡病（narcolepsy）265
翻正反射（righting reflex）238
反牵张反射（inverse stretch reflex）233
反射运动（reflex movement）224
返动脉（recurrent artery）288
泛化（generalization）271
房水（aqueous humor）075
非陈述性记忆（nondeclarative memory）268
非联合型学习（non-associative learning）269
非条件刺激（unconditioned stimulus，US）270
非条件反应（unconditioned response，UR）270
腓浅神经（superficial peroneal nerve）115
腓深神经（deep peroneal nerve）115
腓总神经（common peroneal nerve）115
肺丛（pulmonary plexus）140
分子层（molecular layer）194, 204
伏隔核（nucleus accumbens）205
辐辏反射（convergence reflex）079
辅助运动区（supplementary motor area，SMA）240
副膈神经（accessory phrenic nerve）108
副交感神经（parasympathetic nerve）138
副神经（accessory nerve）130
副神经核（accessory nucleus）171
腹侧组（ventral subgroup）188

腹后核（ventral posterior nucleus，VP）189
腹后内侧核（ventral posteromedial nucleus，VPM）189, 377
腹后外侧核（ventral posterolateral nucleus，VPL）189, 377
腹内侧核（ventromedial nucleus）191
腹前核（ventral anterior nucleus，VA）188
腹腔丛（celiac plexus）130, 140
腹腔神经节（celiac ganglion）135
腹腔支（celiac branches）130
腹外侧导水管周围灰质（ventrolateral periaqueductal gray，vlPAG）263
腹外侧核（ventral lateral nucleus，VL）188
腹下丛（hypogastric plexus）140
腹主动脉丛（abdominal aortic plexus）140

G

盖膜（tectorial membrane）096
肝支（hepatic branches）130
感觉（sensation）060
感觉神经（sensory nerves）022
感觉神经末梢（sensory nerve ending）018
感觉神经元（sensory neuron）014
感受器（sensory receptor）018
感受器电位（receptor potential）061
橄榄（olive）025
高尔基Ⅱ型神经元（Golgi type Ⅱ neuron）013
高尔基Ⅰ型神经元（Golgi type Ⅰ neuron）013
高阈值机械感受器（high-threshold mechanoreceptor，HTMR）066
隔核（septal nuclei）204
隔区（septal area）033, 204
膈神经（phrenic nerve）106
给光 - 中心细胞（ON-center cell）086
弓形束（arcuate fasciculus）202
弓状纤维（arcuate fibers）202
巩膜（sclera）073
钩（uncus）033
钩束（uncinate fasciculus）202
孤束（solitary tract）172
孤束核（nucleus of solitary tract）172
谷氨酸脱羧酶（glutamine acid decarboxylase，GAD）057

股后皮神经（posterior femoral cutaneous nerve）115
股神经（femoral nerve）113
股外侧皮神经（lateral femoral cutaneous nerve）113
骨半规管（bony semicircular canals）091
骨迷路（bony labyrinth）091
鼓室（tympanic cavity）089
鼓室上隐窝（epitympanic recess）090
鼓室神经（tympanic nerve）127
鼓索（chorda tympani）124
光感受器细胞（photoreceptor）082

H

海马（hippocampus）033
海马沟（hippocampal sulcus）033
海马结构（hippocampal formation）033, 204
海马连合（hippocampal commissure）202
海马旁回（parahippocampal gyrus）033
黑质（substantia nigra）179, 242
亨廷顿病（Huntington disease，HD）244
红核（red nucleus）181
红核脊髓束（rubrospinal tract）240
虹膜（iris）073
喉返神经（recurrent laryngeal nerve）130
喉上神经（superior laryngeal nerve）128
喉下神经（inferior laryngeal nerve）130
后穿质（posterior perforated substance）026
后根（posterior root）105
后核（posterior nucleus）191
后交通动脉（posterior communicating artery）284
后连合（posterior commissure）029, 031
后丘脑（metathalamus）029
后屈束（fasciculus retroflexus）191
后外侧沟（posterolateral sulcus）024
后外侧核（posterior lateral nucleus，LP）188
后外侧裂（posterolateral fissure）028
后正中沟（posterior median sulcus）024
后支（posterior branch）105
后肢（posterior limb）202
后中间沟（posterior intermediate sulcus）024
壶腹（ampulla）100
壶腹嵴（crista ampullaris）100

虎斑小体（tigroid body）011
滑车上神经（supratrochlear nerve）122
滑车神经（trochlear nerve）121
滑车神经核（trochlear nucleus）179
化学感觉（chemical sense）061
化学门控通道（chemical-gated channel）011
化学性突触（chemical synapse）035
环层小体（lamellar corpuscle）019, 066
黄斑（macula lutea）074
黄斑中央凹（macula fovea）082
灰交通支（gray communicating branch）137
灰结节（tuber cinereum）030
灰质（gray matter）022

J

机械伤害性感受器（mechanical nociceptor）070
机械温度伤害性感受器（mechanothermal nociceptor）070
肌紧张（muscle tone）232
肌膜（sarcolemma）020
肌皮神经（musculocutaneous nerve）109
肌梭（muscle spindle）019, 230
肌萎缩侧索硬化症（amyotrophic lateral sclerosis, ALS）235
奇神经节（ganglion impar）138
基底沟（basilar sulcus）026
基底核（basal nuclei）199, 242
基底静脉（basal vein）299
基底膜（basilar membrane）093
基底前脑（basal forebrain）205
基底前脑（basal forebrain, BF）262
基底神经节（basal ganglion）242
棘器（spine apparatus）012
脊膜支（meningeal branch）105
脊神经（spinal nerves）021, 105
脊神经节（spinal ganglion）105
脊髓（spinal cord）021, 023, 157
脊髓反射（spinal reflex）232
脊髓后动脉（posterior spinal artery）291
脊髓节段（segment of spinal cord）024
脊髓前动脉（anterior spinal artery）291
脊髓丘脑束（spinothalamic tract, STT）377
脊髓小脑（spinocerebellum）029, 245

脊髓小脑性共济失调（spinocerebellar ataxia, SCA）402
脊髓圆锥（conus medullaris）024
记忆（memory）267
岬（promontory）090
颊神经（buccal nerve）123
颊支（buccal branches）125
假单极神经元（pseudounipolar neuron）013
间脑（diencephalon）029, 188
肩胛背神经（dorsal scapular nerve）108
肩胛上神经（suprascapular nerve）108
肩胛下神经（subscapular nerve）109
简化眼（reduced eye）077
腱反射（tendon reflex）232
腱器官（tendon organ）232
缰核（habenular nucleus）191
缰核脚间束（habenulointerpeduncular tract）191
缰连合（habenular commissure）029
缰三角（habenular trigone）029
降钙素基因相关肽（calcitonin gene-related peptide, CGRP）374
交感干（sympathetic trunk）135
交感干神经节（ganglion of sympathetic trunk）135
交感神经（sympathetic nerve）134
交通支（communicating branch）105, 135
胶质界膜（glia limitans）015
胶质细胞（glial cell）015
胶状质（substantia gelatinosa）159
角回（angular gyrus）032
角回动脉（artery of angular gyrus）289
角膜（cornea）073
脚板（foot plate）015
脚间窝（interpeduncular fossa）026
接触脑脊液的神经元系统（CSF-contacting neuronal system）303
节后神经元（postganglionic neuron）020, 134
节后纤维（postganglionic fiber）021
节间反射（intersegmental reflex）234
节间支（interganglionic branches）135
节律运动（rhythmic movement）224
节前神经元（preganglionic neuron）020, 134
节前纤维（preganglionic fiber）020

结间体（internode）017
结节漏斗束（tuberohypophyseal tract）192
结节区（tuberal region）191
睫状神经节（ciliary ganglion）120
睫状体（ciliary body）073
界沟（sulcus limitans）027
紧张型头痛（tension-type headache，TTH）390
近点（near point）078
近视（myopia）076
经典条件反射（classical conditioning）269
晶状体（lens）075
精氨酸后叶加压素（arginine vasopressin，AVP）249
精神依赖性（psychic dependence）387
颈丛（cervical plexus）106
颈动脉窦支（carotid sinus branch）127
颈动脉管（carotid canal）090
颈横神经（transverse nerve of neck）106
颈紧张反射（tonic neck reflex）238
颈静脉窝（jugular fossa）089
颈内动脉（internal carotid artery）282
颈袢（ansa cervicalis）108
颈膨大（cervical enlargement）024
颈神经（cervical nerves）105
颈胸神经节（cervicothoracic ganglion）137
颈支（cervical branch）125
胫神经（tibial nerve）115
静纤毛（stereocilium）095
静止性震颤（static tremor）244
旧皮质（paleocortex）194
旧纹状体（paleostriatum）200
旧小脑（paleocerebellum）029
咀嚼肌神经（nerves for muscles of mastication）123
距状沟（calcarine sulcus）033
觉醒（wakefulness）259

K

抗肌萎缩蛋白（dystrophin）398
抗肌萎缩蛋白病（dystrophinopathy）404
抗利尿激素（antidiuretic hormone，ADH）249
颗粒层（granular layer）184
颗粒细胞（granular cell）184，194

可溶性N-乙基顺丁烯二酰亚胺敏感因子附着蛋白的受体蛋白（soluble N-ethylmaleimidesensitive factor attachment proteins receptors，SNARE）037
空间认知（spatial cognition）277
扣带（cingulum）202
扣带沟（cingulate sulcus）033
扣带回（cingulate gyrus）033
快速眼动（rapid eye movement，REM）257
快突触后电位（fast postsynaptic potential）040
眶动脉（orbital artery）286
眶额动脉（orbitofrontal artery）289
眶回（orbital gyrus）033
眶上神经（supraorbital nerve）122
眶下神经（infraorbital nerve）122
蓝斑（locus ceruleus）027，178

L

蓝斑核（locus coeruleus，LC）262
郎飞结（Ranvier node）017
酪氨酸羟化酶（tyrosine hydroxylase，TH）049
肋间神经（intercostal nerve）112
泪腺神经（lacrimal nerve）122
离子通道（ionic channel）011
离子型谷氨酸受体（ionotropic glutamate receptor，iGluR）055
连合纤维（commissural fibers）201
联合型学习（associative learning）269
联络纤维（association fibers）202
两点辨别阈（threshold of two point discrimination）068
菱形窝（rhomboid fossa）027
漏斗（infundibulum）030
漏斗核（infundibular nucleus）191
漏斗隐窝（infundibular recess）031
螺旋膜（spiral membrane）093
螺旋器（spiral organ）093

M

Meissner触觉小体（Meissner's corpuscle）066
Merkel盘（Merkel's disk）066
马尾（cauda equina）024
脉络丛静脉（choroid vein）298

脉络丛前动脉（anterior choroidal artery）285
脉络膜（choroid）074
慢突触后电位（slow postsynaptic potential）040
慢性偏头痛（chronic migraine）388
慢性炎症性疼痛（chronic inflammatory pain）373
盲点（blind spot）083
锚定（docking）037
梅氏小体（Meissner corpuscle）019
孟德尔疾病（Mendelian disorder）396
迷路动脉（labyrinth artery）293
迷路紧张反射（tonic labyrinthine reflex）238
迷走神经（vagus nerve）128
迷走神经背核（dorsal nucleus of vagus nerve）173
迷走神经三角（vagal triangle）027
面神经（facial nerve）124
面神经管凸（prominence of facial canal）090
面神经核（nucleus of facial nerve）176
面神经丘（facial colliculus）027
敏感化（sensitization）269
明适应（light adaptation）080
膜半规管（membranous semicircular duct）093
膜迷路（membranous labyrinth）092
膜融合（fusion）037

N

耐受性（tolerance）386
囊斑（macula）099
囊泡 GABA 转运体（vesicular GABA transporter, VGAT）058
囊泡单胺转运体（vesicular monoamine transporters, VMATs）050
脑（brain）021
脑出血（intracerebral hemorrhage, ICH）326
脑淀粉样血管病（cerebral amyloid angiopathy, CAA）330
脑干（brain stem）025, 170
脑梗死（cerebral infarction）316
脑脊液（cerebral spinal fluid, CSF）302
脑脊液 - 脑屏障（CSF-brain barrier）299
脑静脉系统血栓形成（cerebral venous thrombosis, CVT）322

脑膜支（meningeal branches）291
脑桥（pons）025, 170
脑桥被盖核 / 背外侧被盖核（pedunculopontine tegmental nucleus / laterodorsal tegmental nucleus，PPT/LDT）261
脑桥动脉（pontine artery）294
脑桥核（pontine nucleus）177
脑桥基底部（basilar part）025
脑桥外侧被盖核（lateral pontine tegmentum, LPT）263
脑桥 - 外侧膝状体 - 枕叶锋电位（ponto-geniculo-occipital spike，PGO 锋电位）264
脑桥小脑三角（cerebellopontine triangle）026
脑神经（cranial nerves）021, 116
脑细胞外间隙（extracellular space，ECS）300
内侧带（medial zone）191
内侧核群（medial nuclear group）182, 188
内侧隆起（medial eminence）027
内侧前穿动脉（medial anterior perforating artery）288
内侧丘系（medial lemniscus）172
内侧纹状动脉（medial striate artery）288
内侧膝状体（medial geniculate body）029
内侧嗅纹（medial olfactory stria）033
内侧支（medial branches）290
内侧纵束（medial longitudinal fasciculus）172
内耳（internal ear）091
内颗粒层（internal granular layer）194
内囊（internal capsule）202
内髓板（internal medullary lamina）188
内嗅皮质（entorhinal cortex）278
内源性阿片肽（endogenous opioid peptides）382
内脏大神经（greater splanchnic nerve）137
内脏感觉（visceral sense）061
内脏感觉神经（visceral sensory nerve）141
内脏神经（visceral nerves）022
内脏神经系统（visceral nervous system）132
内脏小神经（lesser splanchnic nerve）137
内脏运动神经（visceral motor nerve）022, 133
内脏运动神经末梢（visceral motor nerve ending）020
内锥体细胞层（internal pyramidal layer）194
尼氏体（Nissl body）011

拟胆碱药（cholinergic drugs）144
逆行性遗忘（retrograde amnesia）273
颞横回（transverse temporal gyrus）033
颞极动脉（temporal polar artery）289
颞上回（superior temporal gyrus）033
颞下回（inferior temporal gyrus）033
颞叶（temporal lobe）033
颞叶后动脉（posterior temporal artery）289
颞叶后支（posterior temporal branches）294
颞叶前动脉（anterior temporal artery）289
颞叶前支（anterior temporal branches）294
颞叶中动脉（middle temporal artery）289
颞叶中支（intermediate temporal branches）294
颞支（temporal branches）125
颞中回（middle temporal gyrus）033

P

P物质（substance P，SP）374
帕金森病（Parkinson disease，PD）244
帕奇尼小体（Pacinian corpuscle）019
排放（volley）098
旁中央动脉（paracentral artery）286
盆丛（pelvic plexus）141
盆内脏神经（pelvic splanchnic nerves）138
膨体（varicosity）021
皮质（cortex）022
皮质醇释放激素（cortisol releasing hormone，CRH）253
皮质核束（corticonuclear tract）180，225
皮质脊髓侧束（lateral corticospinal tract）225
皮质脊髓前束（anterior corticospinal tract）225
皮质脊髓束（corticospinal tract）162，180，225
皮质扩展性抑制（cortical spreading depressing，CSD）389
皮质脑干束（cortical brain stem tract）225
皮质脑桥束（corticopontine tract）180
皮质支（cortical branch）282
胼胝体（corpus callosum）031，201
胼胝体沟（callosal sulcus）033
胼胝体后静脉（posterior vein of callosal body）299
胼胝体下回（subcallosal gyrus）033
漂白（bleaching）083

频率依赖性阻滞作用（frequency-dependent block）359
平衡感觉（static sense）098
平衡觉区（vestibular area）197
平行纤维（parallel fiber）184
屏状核（claustrum）200

Q

启动（priming）037
髂腹股沟神经（ilioinguinal nerve）113
髂腹下神经（iliohypogastric nerve）113
牵涉痛（referred pain）142，380
牵张反射（stretch reflex）232
前臂外侧皮神经（lateral antebrachial cutaneous nerve）109
前穿质（anterior perforated substance）034
前根（anterior root）105
前核（anterior nucleus）191
前核群（anterior nuclear group）188
前交通动脉（anterior communicating artery）285
前连合（anterior commissure）031，202
前脑内侧束（medial forebrain bundle）192
前内侧丘纹动脉（anteromedial thalamostriate arteries）288
前庭（vestibule）091
前庭窗（fenestra vestibuli）090
前庭脊髓束（vestibulospinal tract）240
前庭膜（vestibular membrane）093
前庭器（vestibular organ）088
前庭区（vestibular area）027
前庭神经（vestibular nerve）126
前庭神经核（vestibular nuclei）176
前庭神经节（vestibular ganglion）126
前庭蜗器（vestibulocochlear organ）088
前庭蜗神经（vestibulocochlear nerve）126
前庭小脑（vestibulocerebellum）029，245
前外侧沟（anterolateral sulcus）024
前外侧丘纹动脉（anterolateral thalamostriate arteries）290
前外侧中央动脉（anterolateral central arteries）290
前运动区（premotor area，PMA）240
前正中裂（anterior median fissure）024

前支（anterior branch）105
前肢（anterior limb）202
强化（reinforcement）270
强直后增强（posttetanic potentiation）041
壳（putamen）199
情境记忆（episodic memory）272
穹窿（fornix）202
穹窿连合（commissure of fornix）202
丘脑（thalamus）029
丘脑间黏合（interthalamic adhesion）029
丘脑前辐射（anterior thalamic radiation）202
丘脑前核（anterior nucleus）188
丘脑前结节（anterior thalamic tubercle）029
丘脑髓纹（thalamic medullary stria）029
丘脑网状核（thalamic reticular nucleus）189
丘脑枕（pulvinar）029
丘脑中央辐射（central thalamic radiation）202
丘脑综合征（thalamic syndrome）190
丘纹静脉（thalamostriate vein）298
球囊（saccule）092，099
球囊斑（macula sacculi）092
球状核（globose nucleus）185
屈肌反射（flexor reflex）234
躯体感觉（somatic sensation）061
躯体神经（somatic nerves）022
躯体依赖性（physical dependence）386
躯体运动（somatic movement）224
躯体运动神经末梢（somatic motor nerve ending）019
去大脑僵直（decerebrate rigidity）237
去甲肾上腺素（noradrenaline，NA）152
去皮质僵直（decorticate rigidity）237
颧神经（zygomatic nerves）122
颧支（zygomatic branches）125

R

REM 睡眠发生（REM-on）263
REM 睡眠终止（REM-off）263
Ruffini 小体（Ruffini's corpuscle）066
桡神经（radial nerve）109
认知（cognition）277
绒球（flocculus）028
绒球脚（peduncle of flocculus）028
绒球小结叶（flocculonodular lobe）028
乳头被盖束（mamillotegmental tract）192
乳头丘脑束（mamillothalamic tract）192
乳头区（mamillary region）191
乳头体（mamillary body）030
乳头体核（mamillary body nucleus）191
乳突窦（mastoid antrum）090

S

三叉丘系（trigeminal lemniscus）177
三叉神经（trigeminal nerve）121
三叉神经脊束（spinal tract of trigeminal nerve）171
三叉神经脊束核（spinal nucleus of trigeminal nerve）171
三叉神经节（trigeminal ganglion）121，375
三叉神经脑桥核（pontine nucleus of trigeminal nerve）177
三叉神经运动核（motor nucleus of trigeminal nerve）177
三叉神经中脑核（mesencephalic nucleus of trigeminal nerve）178
三环类抗抑郁药（tricyclic antidepressants，TCAs）054
三原色学说（trichromatic theory）085
散光眼（astigmatism）080
色氨酸羟化酶（tryptophan hydroxylase，TPH）053
色觉（color vision）085
色盲（color blindness）086
伤害性感受器（nociceptor）069，373
伤害性感受器激活剂（nociceptor activator）070
伤害性感受器敏化剂（nociceptor sensitizer）070
上橄榄核（superior olivary nucleus）177
上颌神经（maxillary nerve）122
上睑提肌（levator palpebrae superioris）076
上泌涎核（superior salivatory nucleus）176
上丘（superior colliculus）026，181
上丘臂（brachium of superior colliculus）026
上丘脑（epithalamus）029
上丘脑静脉（epithalamic vein）299
上神经节（superior ganglion）127
上髓帆（superior medullary velum）026，027

中英文专业词汇索引

上纹体静脉（superior striate veins）298
上吻合静脉（superior anastomotic vein）297
上斜肌（superior oblique muscle）077
上行网状激活系统（ascending reticular activating system，ARAS）049, 183, 261
上牙槽神经（superior alveolar nerve）122
上运动神经元（upper motor neuron，UMN）225
上纵束（superior longitudinal fasciculus）202
少突胶质细胞（oligodendrocyte）015
舌回（lingual gyrus）033
舌神经（lingual nerve）122
舌下神经（hypoglossal nerve）131
舌下神经核（hypoglossal nucleus）173
舌下神经三角（hypoglossal triangle）027
舌下周核（perihypoglossal nuclei）173
舌咽神经（glossopharyngeal nerve）127
舌支（lingual branch）127
神经（nerve）018, 023
神经板（neural plate）009
神经病理性疼痛（neuropathic pain）373
神经递质（neurotransmitters）042
神经递质释放的量子假说（quantal hypothesis of neurotransmitter release）039
神经反射（neural reflex）035
神经沟（neural groove）009
神经管（neuronal tube）009
神经核（nucleus）022
神经回路（neural circuit）035
神经肌连接（neuromuscular junction）020
神经嵴（neuronal crest）009
神经胶质（neuroglia）015
神经胶质细胞（neuroglial cell）009
神经节（ganglion）023
神经节细胞（ganglion cell）083
神经膜（neurilemma）017
神经末梢（nerve ending）018
神经内膜（endoneurium）018, 023
神经上皮（neuroepithelium）010
神经束（nerve tract）023
神经束膜（perineurium）018, 023
神经肽（neuropeptide）043
神经调质（neuromodulator）043
神经外膜（epineurium）018, 023

神经细胞（nerve cell）009
神经纤维（nerve fiber）016
神经元（neuron）009
神经元核内包涵体病（neuronal intranuclear inclusion disease）401
神经原纤维（neurofibril）012
神经褶（neural fold）009
神经组织（nerve tissue）009
肾上腺素（adrenaline，Adr）151
生物节律（biorhythm）249
生殖股神经（genitofemoral nerve）113
失读症（alexia）276
失眠症（insomnia）265
失写症（agraphia）276
失语症（aphasia）276
食管支（esophageal branches）130
视辐射（optic radiation）202
视杆细胞（rod cell）082
视交叉（optic chiasma）030
视交叉上核（suprachiasmatic nucleus）191
视觉传导通路（visual pathway）215
视觉区（visual area）196
视觉性语言中枢（visual speech area）197
视敏度（visual acuity）080
视器（visual organ）072
视前区（preoptic region）191
视色素（photopigment）082
视上垂体束（supraopticohypophyseal tract）192
视上核（supraoptic nucleus）191
视上核（supraoptic nucleus，SON）249
视上区（supraoptic region）191
视神经（optic nerve）118
视神经盘（optic disc）074, 083
视束（optic tract）030
视调节（visual accommodation）078
视网膜（retina）074
视野（visual field）081, 215
视轴（optic axis）072
视锥细胞（cone cell）082
视紫红质（rhodopsin）082
室管膜层（ependymal layer）010
室管膜细胞（ependymal cell）015
室旁核（paraventricular nucleus）191

室周带（periventricular zone）191
手足徐动症（athetosis）200
受体（receptor）045
书写中枢（writing area）197
树突（dendrite）012
树突棘（dendritic spine）012
数字剪影血管造影（digital subtraction angiography，DSA）323
栓系（tethering）037
栓状核（emboliform nucleus）185
双耳强度差（interaural level difference）098
双耳时间差（interaural time difference）098
双极神经元（bipolar neuron）013
双极细胞（bipolar cell）083
水平裂（horizontal fissure）028
水平细胞（horizontal cell）083,194
睡眠（sleep）259
睡眠性幻觉（hypnagogic hallucination）265
睡眠性麻痹（sleep paralysis）265
顺行性遗忘（anterograde amnesia）273
瞬时受体电位（transient receptor potential，TRP）069
四叠体（corpora quadrigemina）026
松果体（pineal body）029
松果体隐窝（pineal recess）031
随意运动（voluntary movement）224
髓磷脂（myelin）017
髓纹（striae medullares）025
髓质（medulla）023
梭内肌纤维（intrafusal muscle fiber）019
梭形细胞（fusiform cell）194
锁骨上神经（supraclavicular nerves）106
锁相（phase locking）098

T

苔藓纤维（mossy fiber）184
肽能神经元（peptidergic neuron）015
套层（mantle layer）010
特殊感觉（special sense）061
疼痛（pain）069,373
提取（retrieval）267
条件刺激（conditioned stimulus，CS）270
条件反应（conditioned response，UR）270

听辐射（auditory radiation）202
听结节（acoustic tubercle）027
听觉传导通路（auditory pathway）221
听觉区（auditory area）197
听觉性语言中枢（auditory speech area）197
听小骨（auditory ossicles）090
听阈（hearing threshold）093
瞳孔（pupil）073
瞳孔对光反射（pupillary light reflex）079,216
瞳孔近反射（near reflex of the pupil）079
投射纤维（projection fibers）202
透明隔静脉（vein of septum pellucidum）299
突触（synapse）035
突触传递（synaptic transmission）035
突触后电位（post-synaptic potential，PSP）037
突触后膜（postsynaptic membrane）036
突触间隙（synaptic cleft）036
突触可塑性（synaptic plasticity）041
突触前膜（presynaptic membrane）036
突触前受体（presynaptic receptor）046
突触小泡（synaptic vesicle）036
突触小体（synaptic knob）036
突触延搁（synaptic delay）040
突触整合（synaptic integration）041
褪黑素（melatonin）191
臀上神经（superior gluteal nerve）114
臀下神经（inferior gluteal nerve）114
椭圆囊（utricle）092,099
椭圆球囊管（utriculosaccular duct）092

W

Wernicke失语（Wernicke's aphasia）198
外侧带（lateral zone）191
外侧沟（lateral sulcus）031
外侧核群（lateral nuclear group）183,188
外侧丘系（lateral lemniscus）176
外侧膝状体（lateral geniculate body）029
外侧嗅纹（lateral olfactory stria）033
外侧隐窝（lateral recess）027
外侧支（lateral branches）290
外耳（external ear）089
外颗粒层（external granular layer）194
外髓板（external medullary lamina，EML）189

外锥体细胞层（external pyramidal layer）194
网格细胞（grid cell）278
网状脊髓束（reticulospinal tract）183，241
网状结构（reticular formation）182
微小终板电位（miniature end-plate potential，mEPP）039
尾神经（coccygeal nerves）105
尾状核（caudate nucleus）199
尾状核横静脉（transverse caudate veins）298
尾状核纵静脉（longitudinal caudate veins）298
卫星细胞（satellite cell）015
未定带（zona incerta）191
位觉器（organon status）088
位置细胞（place cell）278
味觉区（gustatory area）197
味蕾（taste bud）102
胃后支（posterior gastric branches）130
胃前支（anterior gastric branches）130
纹状体（striatum）200，242
纹状体内囊动脉（striatocapsular artery）285
蜗背侧核（dorsal cochlear nucleus）175
蜗窗（fenestra cochleae）090
蜗腹侧核（ventral cochlear nucleus）175
蜗管（cochlear duct）093
蜗器（cochlear organ）088
蜗神经（cochlear nerve）127
蜗神经核（cochlear nuclei）175
蜗神经节（cochlear ganglion）127
无长突细胞（amacrine cell）083
无髓神经纤维（unmyelinated nerve fiber）016
无先兆偏头痛（migraine without aura）388
舞蹈症（chorea）200

X

膝（genu）201，202
习惯化（habituation）269
细胞外基质（extracellular matrix，ECM）300
下背外侧被盖核（sublaterodorsal tegmental nucleus，SLD）263
下橄榄核（inferior olivary nucleus）173
下颌神经（mandibular nerve）122
下颌下神经节（submandibular ganglion）125
下颌缘支（marginal mandibular branch）125

下泌涎核（inferior salivatory nucleus）175
下丘（inferior colliculus）026，179
下丘臂（brachium of inferior colliculus）026
下丘脑（hypothalamus）030
下丘脑沟（hypothalamic sulcus）029
下丘脑视前区的腹外侧区（ventrolateral preoptic area，VLPO）262
下丘脑室旁核（paraventricular nucleus，PVN）249
下神经节（inferior ganglion）127
下髓帆（inferior medullary velum）027
下托（subiculum）033
下纹状体静脉（inferior striate veins）299
下吻合静脉（inferior anastomotic vein）297
下斜肌（inferior oblique muscle）077
下牙槽神经（inferior alveolar nerve）123
下运动神经元（lower motor neuron，LMN）225
下纵束（inferior longitudinal fasciculus）202
纤维束（fasciculus）023
纤维性星形胶质细胞（fibrous astrocyte）015
消退（extinction）270
小胶质细胞（microglia）015
小结（nodule）028
小脑（cerebellum）028，245
小脑半球（cerebellar hemispheres）028
小脑半球外侧部（lateral part of hemisphere）029
小脑半球中间部（middle part of hemisphere）029
小脑扁桃体（tonsil of cerebellum）028
小脑后切迹（posterior cerebellar notches）028
小脑后叶（posterior lobe）028
小脑前切迹（anterior cerebellar notches）028
小脑前叶（anterior lobe of cerebellum）028
小脑上动脉（superior cerebellar artery）294
小脑上脚（superior cerebellar peduncle）026，180，185
小脑下后动脉（posterior inferior cerebellar artery）291
小脑下脚（inferior cerebellar peduncle）025，178，185
小脑下前动脉（anterior inferior cerebellar artery）293
小脑小球（glomerulus）184

小脑叶片（cerebellar folia）028
小脑蚓（vermis）028
小脑中脚（middle cerebellar peduncle）026，177，185
效应器（effector）019
楔前动脉（precuneal artery）287
楔束（fasciculus cuneatus）161
楔束核（cuneate nucleus）173
楔束结节（cuneate tubercle）025
楔叶（cuneus）033
斜方体（trapezoid body）176
心丛（cardiac plexus）140
新皮质（neocortex）194
新纹状体（neostriatum）200
新小脑（neocerebellum）029
兴奋性突触（excitatory synapse）036
兴奋性突触后电位（excitatory postsynaptic potential，EPSP）040
星形胶质细胞（astrocyte）015
星状神经节（stellate ganglion）137
行波（traveling wave）096
杏仁体（amygdaloid body）200
胸背神经（thoracodorsal nerve）109
胸长神经（long thoracic nerve）108
胸核（nucleus thoracicus）159
胸内侧神经（medial pectoral nerve）109
胸神经（thoracic nerves）105
胸外侧神经（lateral pectoral nerve）109
胸心支（thoracic cardiac branches）130
嗅沟（olfactory groove）033
嗅觉区（olfactory area）197
嗅脑（rhinencephalon）204
嗅球（olfactory bulb）033
嗅三角（olfactory trigone）033
嗅神经（olfactory nerve）118
嗅束（olfactory tract）033
选择性 5-HT 重摄取抑制剂（selective serotonin reuptake inhibitors，SSRIs）054
血管磁共振成像（magnetic resonance angiography，MRA）283
血管活性肠肽（vasoactive intestinal peptide，VIP）251
血 - 脑脊液屏障（blood-CSF barrier）299
血 - 脑屏障（blood-brain barrier，BBB）299

Y

压部（splenium）201
咽支（pharyngeal branches）127
烟碱型受体（nicotinic receptor，N-AChR）047
延髓（medulla oblongata）025，170
延髓动脉（oblongatal artery）291
延髓脑桥沟（bulbopontine sulcus）025
岩大神经（greater petrosal nerve）124
岩小神经（lesser petrosal nerve）127
眼动脉（ophthalmic artery）284
眼房（chamber of eyeball）075
眼副器（accessory organs of the eye）076
眼球（eyeball）072
眼球壁（wall of the eyeball）072
眼球内容物（content of the eyeball）075
眼球外肌（extraocular muscles）076
眼神经（ophthalmic nerve）122
眼轴（ocular axis）072
腰丛（lumbar plexus）112
腰骶干（lumbosacral trunk）113
腰骶膨大（lumbosacral enlargement）024
腰内脏神经（lumbar splanchnic nerve）137
腰神经（lumbar nerves）105
药物过度使用性头痛（medication overuse headache，MOH）392
腋神经（axillary nerve）109
遗忘（loss of memory）272
遗忘症（amnesia）273
疑核（nucleus ambiguus）173
乙酰胆碱（acetylcholine，ACh）046
乙酰胆碱酯酶（acetyleholinesterase，AChE）047
异丙肾上腺素（isoprenaline）153
异源受体（heteroreceptor）046
抑制性突触（inhibitory synapse）036
抑制性突触后电位（inhibitory postsynaptic potential，IPSP）040
翼腭神经（pterygopalatine nerves）122
翼腭神经节（pterygopalatine ganglion）125
阴部神经（pudendal nerve）115
音调拓扑图（tonotopy）096

蚓部（vermis）029
蚓垂（uvula of vermis）028
蚓锥体（pyramid of vermis）028
应激（stress）252
优势半球（dominant hemisphere）275
游离神经末梢（free nerve ending）018
有被囊的神经末梢（encapsulated nerve ending）018
有机磷酸酯类（organophosphates）147
有髓神经纤维（myelinated nerve fiber）016
有先兆偏头痛（migraine with aura）388
语言（language）275
语义记忆（semantic memory）272
原浆性星形胶质细胞（protoplasmic astrocyte）015
原裂（primary fissure）028
原皮质（archicortex）194
原小脑（archicerebellum）029
缘上回（supramarginal gyrus）032
远点（far point）078
远视（hypermetropia）076
远视眼（hyperopia）080
运动单位（motor unit）228
运动低下-强直综合征（hypokinetic-rigid syndromes）200
运动过多-张力障碍综合征（hyperkinetic-dystonic syndromes）200
运动皮质（motor cortex）240
运动前区（premotor cortex）196
运动丘脑（motorthalamus）190
运动神经（motor nerves）022
运动神经末梢（motor nerve ending）019
运动神经元（motor neuron）014, 159
运动神经元池（motor neuron pool）228
运动性语言中枢（motor speech area）197
运动终板（motor end plate）020
运动柱（motor column）239

Z

再巩固（reconsolidation）268
闸门控制学说（gate control theory）376
展神经（abducent nerve）123
展神经核（abducens nucleus）176
折光系统（refractive system）077
砧骨（incus）091
枕（pulvinar，Pul）188
枕极（occipital pole）031
枕前切迹（preoccipital notch）031
枕小神经（lesser occipital nerve）106
枕叶（occipital lobe）033
枕叶静脉（occipital veins）299
震颤麻痹（paralysis agitans）200
正中沟（median sulcus）027
正中隆起（median eminence）030
正中神经（median nerve）111
正中视前核（median preoptic nucleus，MnPO）263
支气管支（bronchial branches）130
知觉（perception）207
脂褐素（lipofuscin）012
直回（straight gyrus）033
中耳（middle ear）089
中缝背核（dorsal raphe nucleus，DRN）262
中缝核群（rapheal nuclei）182
中间核（interposed nuclei）185
中间内侧核（intermediomedial nucleus）159
中间皮质（mesocortex）194
中间神经（intermediate nerve）124
中间神经元（interneuron）014
中间外侧核（intermediolateral nucleus）159
中脑（mesencephalon）026
中脑导水管周围灰质（periaqueductal grey，PAG）378
中脑水管（mesencephalic aqueduct）026
中枢模式发生器（central pattern generator，CPG）235
中枢神经系统（central nervous system）021
中枢性嗜睡症（central disorder of hypersomnolence）265
中线核群（midline nuclear group）189
中型多棘神经元（medium spiny neuron，MSN）243
中央凹（fovea centralis）074
中央沟（central sulcus）031
中央沟动脉（artery of central sulcus）289
中央后沟动脉（artery of postcentral sulcus）289

中央后回（postcentral gyrus）032
中央旁沟（paracentral sulcus）033
中央旁小叶（paracentral lobule）033
中央前沟动脉（artery of precentral sulcus）289
中央前回（precentral gyrus）032
中央支（central branch）282
终板（lamina terminalis）031
终板电位（end-plate potential）039
终板旁回（paraterminal gyrus）033
终丝（filum terminale）024
终纹（terminal stria）029
终足（end foot）015
周围神经系统（peripheral nervous system）021
轴膜（axolemma）012
轴丘（axon hillock）013
轴突（axon）012
轴质（axoplasm）012
昼夜节律（circadian rhythm）259
蛛网膜下腔出血（subarachnoid hemorrhage，SAH）334
主动脉肾神经节（aorticorenal ganglion）135

状态反射（attitudinal reflex）238
椎动脉（vertebral artery）290
椎-基底动脉（vertebral-basilar artery）290
锥隆起（pyramidal eminence）090
椎旁神经节（paravertebral ganglia）135
椎前神经节（prevertebral ganglion）135
锥体（pyramid）025
锥体层（pyramidal layer）204
锥体束（pyramidal tract）180
锥体外系（extra pyramidal system）225
锥体系（pyramidal system）225
锥体细胞（pyramidal cell）194
姿势反射（postural reflex）237
自身受体（autoreceptor）046
自主神经系统（autonomic nervous system）022，132
最大可听阈（maximal auditory threshold）093
最后公路（final common path）229
最后区（area postrema）174
坐骨神经（sciatic nerve）114